D1690195

Lehrbuch der Phoniatrie
und Pädaudiologie

Lehrbuch der Phoniatrie und Pädaudiologie

Jürgen Wendler, Wolfram Seidner,
Gerhard Kittel und Ulrich Eysholdt

Mit Beiträgen von
J. Hanson
B. Kollmeier
O. Schindler
J. Schmieschek
H. Schröter-Morasch
H. K. Schutte
W. Ziegler

3., völlig neu bearbeitete und erweiterte Auflage
171 Abbildungen, 27 Tabellen

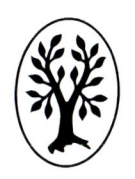

Georg Thieme Verlag Stuttgart · New York 1996

Die Deutsche Bibliothek – CIP-Einheitsaufnahme

Lehrbuch der Phoniatrie und Pädaudiologie / Jürgen Wendler
... Mit Beitr. von J. Hanson ... – 3., völlig neubearb. und erw.
Aufl. – Stuttgart ; New York : Thieme, 1996
  2. Aufl. u.d.T.: Wendler, Jürgen: Lehrbuch der Phoniatrie
  ISBN 3-13-102293-0
NE: Wendler, Jürgen [Hrsg.]; Hanson, Jürg

1. Auflage 1977
2. Auflage 1987

Die beiden Auflagen erschienen unter „Wendler/Seidner: Lehrbuch der Phoniatrie"
im VEB Thieme, Leipzig.

Geschützte Warennamen (Warenzeichen) werden **nicht** besonders kenntlich gemacht. Aus dem Fehlen eines solchen Hinweises kann also nicht geschlossen werden, daß es sich um einen freien Warennamen handele.

Das Werk, einschließlich aller seiner Teile, ist urheberrechtlich geschützt. Jede Verwertung außerhalb der engen Grenzen des Urheberrechtsgesetzes ist ohne Zustimmung des Verlages unzulässig und strafbar. Das gilt insbesondere für Vervielfältigungen, Übersetzungen, Mikroverfilmungen und die Einspeicherung und Verarbeitung in elektronischen Systemen.

© 1996 Georg Thieme Verlag,
Rüdigerstraße 14, 70469 Stuttgart
Printed in Germany
Satz: Mitterweger, Plankstadt
Druck: Gulde-Druck GmbH, Tübingen

ISBN 3-13-102293-0   3 4 5 6

Wichtiger Hinweis:

Wie jede Wissenschaft ist die Medizin ständigen Entwicklungen unterworfen. Forschung und klinische Erfahrungen erweitern unsere Erkenntnisse, insbesondere was Behandlung und medikamentöse Therapie anbelangt. Soweit in diesem Werk eine Dosierung oder eine Applikation erwähnt wird, darf der Leser zwar darauf vertrauen, daß Autoren, Herausgeber und Verlag große Sorgfalt darauf verwandt haben, daß diese Angabe **dem Wissensstand bei Fertigstellung des Werkes** entspricht.

Für Angaben über Dosierungsanweisungen und Applikationsformen kann vom Verlag jedoch keine Gewähr übernommen werden. **Jeder Benutzer ist angehalten,** durch sorgfältige Prüfung der Beipackzettel der verwendeten Präparate und gegebenenfalls nach Konsultation eines Spezialisten festzustellen, ob die dort gegebene Empfehlung .für Dosierungen oder die Beachtung von Kontraindikationen gegenüber der Angabe in diesem Buch abweicht. Eine solche Prüfung ist besonders wichtig bei selten verwendeten Präparaten oder solchen, die neu auf den Markt gebracht worden sind. **Jede Dosierung oder Applikation erfolgt auf eigene Gefahr des Benutzers.** Autoren und Verlag appellieren an jeden Benutzer, ihm etwa auffallende Ungenauigkeiten dem Verlag mitzuteilen.

Vorwort

Die deutsche Wiedervereinigung erwies sich sehr bald als eine außerordentliche Herausforderung in allen Lebensbereichen. Unterschiedliche Erfahrungen aus 45jähriger Nachkriegsgeschichte führten häufig zu größeren Schwierigkeiten im neuen Zusammenleben, als mancher erwartet hatte. Für einen Ausgleich und die Überwindung solcher Zwangslagen bietet sich gemeinsame Arbeit an. Ein Ergebnis unserer eigenen Bemühungen zeigt jetzt dieses Buch, das auf der bewährten Grundkonzeption des 1977 und 1987 bei Thieme Leipzig erschienenen Lehrbuchs der Phoniatrie von Wendler und Seidner basiert. Kittel und Eysholdt verzichteten im Interesse einer gemeinsamen Arbeit auf ein bereits konzipiertes Buchprojekt. Durch ihre Mitarbeit und die Gewinnung weiterer Autoren sollten die Voraussetzungen für ein auf breiten Erfahrungen aus ganz Deutschland beruhendes Lehrbuch geschaffen werden, das die Hauptinhalte des 1992 vom Deutschen Ärztetag etablierten medizinischen Fachgebiets für Kommunikationsstörungen in geschlossener Form vermittelt. Da die deutsche Phoniatrie und Pädaudiologie immer auch dem europäischen Profil des Faches verpflichtet ist, sehen wir die Beteiligung von zwei angesehenen ausländischen Kollegen als einen begrüßenswerten Gewinn an.
Das Buch wendet sich im Sinne einer Einführung zunächst an die zukünftigen Fachärzte für Phoniatrie und Pädaudiologie, soll aber auch den angehenden Hals-Nasen-Ohren-Ärzten unerläßliche Grundkenntnisse anbieten, so wie sie seit 1993 von der Internationalen Föderation der Otorhinolaryngologischen Gesellschaften (IFOS) als verbindlich empfohlen werden. Interesse erwarten wir weiterhin bei anderen medizinischen Nachbardisziplinen und natürlich bei der Logopädie, für die ein solider phoniatrisch-pädaudiologischer Unterricht eine wichtige Basis bleibt. Auch Gehörlosen- und Sprachheilpädagogen werden Wissenswertes finden.
Da der Umfang eines Buches in jedem Fall begrenzt ist und die potentiellen Inhalte ständig zunehmen, war strenge Auswahl geboten, auch unter schmerzlichem Verzicht auf Gutes und Bewährtes. Was wir vorlegen, ist ein Kompromiß mit möglichst weitgehender Annäherung an unsere ursprüngliche Zielstellung.
Wenn die Hauptautoren nicht bei ihren einzelnen Kapiteln genannt sind, so soll damit zum Ausdruck kommen, daß die in diesem Buch vertretenen Auffassungen von allen Beteiligten getragen werden. Gelegentliche Meinungsunterschiede, wie sie in allen Wissenschaftsbereichen auftreten, ließen sich abgleichen oder wurden akzeptiert, ohne daß jahrelange freundschaftliche Verbindungen darunter gelitten hätten. Bei schwerwiegenden Gegensätzen hätte es dieses Buch nicht gegeben.
Wir danken dem Georg Thieme Verlag für die entgegenkommende Unterstützung des gemeinsamen Vorhabens und wünschen uns eine freundliche Aufnahme bei unseren künftigen Lesern.

Berlin und Erlangen, im März 1996

Jürgen Wendler
Wolfram Seidner
Gerhard Kittel
Ulrich Eysholdt

Anschriften

Eysholdt, U., Prof. Dr. rer. nat.,
Dr. med., Dipl.-Phys. Vorstand der
Abt. Phoniatrie und Pädaudiologie,
HNO-Klinik der Friedrich-Alexander-
Universität Erlangen-Nürnberg
Erlangen, Waldstr. 1, D-91054 Erlangen

Hanson, J., Prof. Dr. med.,
Direktor des Instituts für Phoniatrie und
Pädaudiologie Klinikum der Friedrich-
Schiller-Universität Jena, D-07740 Jena
(Sprache und Sprechen: Entwicklung;
Sprach- und Sprechstörungen: Verzögerte
Sprachentwicklung)

Kittel, G., Prof. Dr. med.,
Emer. Vorstand der Abt. für Phoniatrie
und Pädaudiologie, HNO-Klinik der
Friedrich-Alexander-Universität
Erlangen-Nürnberg
Zum Aussichtsturm 19/21
D-91080 Marloffstein

Kollmeier, B., Prof. Dr. rer. nat. Dr. med.,
Fachbereich 8, Physik,
Arbeitsgruppe Medizinische Physik,
Carl von Ossietzky Universität Oldenburg
Carl-von-Ossietzky-Str. 9-11,
D-26111 Oldenburg
(Physikalische Grundlagen der
Informationsübertragung; Sprache und
Information)

Schindler, O., Prof. Dr. med., Istituto
Policattedra di Audiologia e Fonologia,
Università degli Studi di Torino Via Genova,
I-10126 Torino
(Sprache und Sprechen: Physiologische
Grundlagen der Sprache und des Sprechens,
Linguistische Grundlagen; Sprach- und
Sprechstörungen: Dysphasien)

Schmieschek, Jutta, Dipl.-Psych.,
Abt. Audiologie der HNO-Klinik am
Universitätsklinikum Charité der
Humboldt-Universität zu Berlin,
Schumannstr. 20/21, D-10117 Berlin
(Grundbegriffe der Klinischen Psychologie)

Schröter-Morasch, H., Dr. med.,
Städtisches Krankenhaus München-
Bogenhausen, Abt. für Neuropsychologie,
Englschalkingerstr. 77, D-81925 München
(Sprach- und Sprechstörungen: Dysarthrien
und Sprechapraxie; Schlucken. Beides zu-
sammen mit W. Ziegler)

Schutte, H.K., Prof. Dr. med., Leiter des
Stimmlaboratoriums am Institut für
Medizinische Physiologie der Universität
Groningen, Bloemsingel 10,
NL-9712 KZ Groningen
(Stimme: Physiologische Grundlagen)

Seidner, W., Prof. Dr. med., Leiter der Abt.
Phoniatrie und Pädaudiologie der HNO-
Klinik am Universitätsklinikum Charité
der Humboldt-Universität zu Berlin,
Schumannstr. 20/21, D-10117 Berlin

Wendler, J., Prof. Dr. med., Emer. Leiter
der Abt. Phoniatrie und Pädaudiologie
der HNO-Klinik am Universitätsklinikum
Charité der Humboldt-Universität
zu Berlin, Sültstr. 30, D-10409 Berlin

Ziegler, W., Dr. med. Städtisches
Krankenhaus München-Bogenhausen,
Abt. für Neuropsychologie,
Englschalkingerstr. 77, D-81925 München
(mit H. Schröter-Morasch, Sprach- und
Sprechstörungen: Dysarthrien und Sprech-
apraxie; Schlucken)

Inhaltsverzeichnis

1 Phoniatrie und Pädaudiologie – die medizinische Disziplin für Kommunikationsstörungen 1
Fachgebietsbestimmung 1
Wissenschaftsgeschichte 3

2 Physikalische Grundlagen der Informationsübertragung 8
Schwingungen 8
   Anregung des Vokaltrakts durch Stimmlippenschwingungen 9
      Rauschanregung 9
      Periodische Anregung 10
   Filterung (Faltung) 12
   Fourier-Transformation 13
   Digitalisierung von Signalen, Abtasttheorem 15
   Diskrete Fouriertransformation und FFT 17
   Spektrogramm (Sonagramm) 18
Schallausbreitung 18
   Wellenwiderstand, Reflexion 19
   Röhrenmodell des Vokaltrakts 20
Pegelrechnung und Lautheit 22
Raumakustik 23

3 Sprache und Information 25
Informationstheorie 25
Anwendung der Informationstheorie in der Phonetik 29
Phonetische und akustische Sprachmerkmale 31

4 Grundbegriffe der Klinischen Psychologie 34
Begriffsbestimmung 34
Testpsychologische Untersuchungsmethoden 34
   Aufgabenstellung und Charakteristika 34
   Anwendungsbereiche klinisch-psychologischer Tests 35
      Diagnostik von umschriebenen und komplexen Leistungen und Fähigkeiten .. 35
      Diagnostik von Persönlichkeitsstrukturen und psychopathologischen Phänomenen 38
   Voraussetzungen, Aussagemöglichkeiten und Grenzen psychologischer Testuntersuchungen 39
Psychotherapeutische Methoden 40

5 Stimme 44

Physiologische Grundlagen 44
   Funktion der Atmung 44
      Atemtypen 44
      Lungenvolumina und -kapazitäten 45
      Ruhe- und Stimmatmung 45
   Funktion des Kehlkopfes 47
      Primär- und Sekundärfunktion 47
      Aufbau des Kehlkopfes 47
      Spannapparat 52
      Glottisfunktion 54
   Funktion der Ansatzräume 59
      Aufbau und Funktion 59
      Akustische Wirkung der Ansatzräume 61
   Stimmfunktionen 62
      Tonhöhe 62
      Stimmstärke 63
      Phonationsdauer 63
   Stimmerzeugungstheorien 63
      Historische Grundlagen 63
      Myoelastisch-aerodynamische Theorie 64
   Zentrale Steuerung 64
Entwicklung 69
   Kindesalter 69
   Pubertätsalter 70
   Mittleres Erwachsenenalter 71
   Greisenalter 72
Sprech- und Singstimme 73
   Sprech- und Sprecherstimme 73
   Sing- und Sängerstimme 74
      Sprechen und Singen 74
      Klassifizierung 75
      Atmung und Stützvorgang 76
      Register 76
      Klangbildung in den Ansatzräumen 78
      Vibrato und Tremolo 78
      Stimmprüfung bei Sängern 78
      Ausgewählte Krankheitsbilder und Besonderheiten der Behandlung 79
Diagnostik 83
   Anamnese 83
   Atmung 84
      Atemtypen 84
      Pneumographie 85
      Aerodynamische Messungen 85
      Röntgenuntersuchungen 87
   Kehlkopf 87
      Äußere Untersuchung 87
      Innere Untersuchung 87
      Schwingungsablauf der Stimmlippen 90
      Röntgenuntersuchungen 95
      Elektromyographie 96

Stimme	98
Auditive Beurteilung	98
Elektroakustische Methoden	102
Leistungsprüfung des Stimmapparates	109
Tauglichkeitsuntersuchungen	110
Stimmbelastungstests	110
Klinik	**114**
Pathophysiologische Grundlagen	114
Dysphonie	115
Einteilungen	117
Entwicklungsbedingte Dysphonien	117
Angeborene und erworbene Dysphonien bei Kindern	117
Mutationsdysphonien	118
Stimme in Klimakterium und Menopause	121
Vorzeitiges Altern	121
Hormonelle Dysphonien	121
Stimme vor und während der Menstruation	121
Stimme während der Schwangerschaft	122
Seitenwirkungen von Medikamenten	122
Spezifische Krankheitsbilder	123
Funktionelle Dysphonien	125
Ätiologie	126
Einteilung	129
Häufigkeit	129
Diagnostische Klassifizierung	129
Besondere Erscheinungsformen	132
Folgen funktioneller Dysphonien	133
Polypen und Ödeme	135
Kontaktveränderungen	136
Organische Dysphonien	137
Dysplastische Dysphonien	152
Entzündungen	154
Muskelschädigungen	156
Zysten und Zelen	157
Epitheldysplasien	157
Tumoren	157
Lähmungen	160
Traumen	164
Therapie	**169**
Physikalische Therapie	169
Wärmeanwendung	169
Reizstromtherapie	169
Medikamentöse Therapie	170
Entzündungsbehandlung	170
Anästhesie	170
Botulinumtoxin-Therapie	170
Operative Therapie, Phonochirurgie	171
Indirekte Mikrochirurgie	171
Direkte Mikrochirurgie	172
Thyreoplastiken	172
Glottoplastiken	173
Laser-Arytänoidektomie	173

Verstärkung der Stimmlippen	174
Übende Verfahren	174
Atemübungen	175
Summ- und Resonanzübungen	175
Stimmhaftes Kauen	175
Lockerungsübungen	176
Atemwurfübungen	176
Armstoß- und Armwurfübungen	176
Akzentmethode	176
Biofeedback	176
Psychotherapie	177
Behandlung spezieller Krankheitsbilder	177
Mutationsstörungen	177
Funktionelle Dysphonien	177
Psychogene Aphonie	178
Taschenfaltenstimme	178
Phonationsverdickungen (Stimmlippenknötchen)	178
Kontaktveränderungen	180
Einseitige Stimmlippenlähmung	180
Verordnung von Stimm-, Sprech- und Sprachbehandlungen	181
Stimmrehabilitation nach Tumorchirurgie des Kehlkopfes	182
Stimmrehabilitation nach Teilresektionen	183
Stimmrehabilitation nach Laryngektomie	184
Ruktus-Ösophagusstimme	185
Prothesen-Ösophagusstimme	186
Shuntoperationen	189
Elektronische Sprechhilfen	189
Vergleichende Wertung der Stimmrehabilitationsverfahren	189
Psychosoziale Rehabilitation	190

6 Sprache und Sprechen ... 192

Physiologische Grundlagen der Sprache und des Sprechens	192
Phylogenese und Heuristik der Sprache	193
Physiologische Grundlagen der oralen Sprache und des Sprechens	196
Input-Mechanismen	196
Output-Mechanismen	199
Zentrale Steuerung	201
Linguistische Grundlagen	202
Linguistische Ebenen	208
Phonologisch-phonetische Ebene	209
Semantisch-lexikalische Ebene	209
Grammatisch-syntaktische Ebene	211
Pragmatische Ebene	211
Akustische Phonetik	211
Vokale	212
Konsonanten	213
Entwicklung	215
Voraussetzungen der normalen Sprachentwicklung	215
Hören	216
Sehen	217
Taktiles Empfinden und Feinmotorik	217

    Psychisch-geistige Voraussetzungen 217
  Sprachliche Vorstufen 218
    Schreiperiode 218
    Lallperioden 218
    Nachahmung (Echolalie) 218
    Sprachverstehen und intentionale Kundgabe 218
    Beginnende Symbolfunktion der Sprache – das erste Wort 219
  Entwickelte Symbolfunktion der Sprache 219
    Herausbildung logischer Begriffe – erstes Fragealter 219
    Kindliche Lautbildung 219
    Entwicklung von Wortschatz, Syntax und Grammatik – zweites Fragealter . . . 220
Sprach- und Sprechstörungen 222
  Verzögerte Sprachentwicklung 222
    Vorbemerkungen 222
    Definition 222
    Ätiologie 224
    Ätiopathogenetische Zusammenhänge 224
    Klinische Symptomatologie 226
    Diagnostik 227
    Therapie 228
    Prognose 229
  Dyslalien – entwicklungsbedingte Störungen der Artikulation 231
    Ätiologie 232
    Einteilungen 232
    Häufigkeit 235
    Diagnostik 235
    Therapie 235
    Prognose 238
  Dysglossien 239
    Labiale Dysglossien 239
    Dentale Dysglossien 239
    Linguale Dysglossien 239
  Näseln 241
    Offenes Näseln 242
    Geschlossenes Näseln 248
    Gemischtes Näseln 249
  Dysarthrien und Sprechapraxie 250
    Dysarthrien 250
    Sprechapraxie 256
  Dysphasien 258
    Die zentrale Verarbeitung in den kommunikativen und sprachlichen
    Funktionen 258
    Allgemeine Typologie 261
    Klinische Klassifikation 265
    Ätiopathogenetische Elemente 267
    Diagnostische Elemente 268
    Therapeutische Elemente 272
    Prognose 273
  Redefluß-Störungen 274
    Stottern 274
    Poltern 287
  Neurotische und psychotische Störungen der Sprache 291

  Logoneurosen 291
  Dysphrasien 293
 Phoniatrische Aspekte bei neurologischen Erkrankungen 295
  Frühkindliche Hirnschädigungen 295
  Bulbärparalyse 295
  Amyotrophe Lateralsklerose (ALS) 295
  Multiple Sklerose 296
  Morbus Parkinson 296
  Morbus Alzheimer 296
  Chorea (Veitstanz) 296
  Traumatisches Mittelhirnsyndrom 296
  Spasmodische Dysphonie 297
  Glottische Bewegungsstörungen 297
 Nonverbale Kommunikation 298
  Voraussetzungen 298
  Prinzipien 299
  Methoden 300

7 Schlucken 302

Physiologie 302
Schluckstörungen 304
Ätiologie 304
 Strukturelle Veränderungen 304
 Beeinträchtigungen der sensomotorischen Steuerung 304
Klinik 305
 Störungen der oralen Phase 305
 Störungen der pharyngealen Phase 305
 Störungen der ösophagealen Phase 306
Diagnostik 309
 Klinische Untersuchung 309
 HNO-ärztliche bzw. phoniatrische Untersuchung 309
 Röntgen-Hochgeschwindigkeitskinematographie bzw. Videofluoroskopie 310
 Manometrie 310
 ph- Metrie 310
Therapie 310
 Sofortmaßnahmen 310
 Behandlung der Grunderkrankung 310
 Konservative Behandlung von Passagehindernissen 310
 Medikamentöse Behandlung 310
 Funktionelle Therapie 311
 Chirurgische Interventionen 311

8 Gehör 313

Anatomische und physiologische Grundlagen
 Außen- und Mittelohr 313
 Innenohr 314
 Hörbahn 316
 Physiologie 317
  Schalleitung und Impedanztransformation 317
  Reizaufnahme 318
  Dynamik des Gehörs 319

    Richtungshören 319
    Verarbeitung auf der peripheren Hörbahn 320
    Spracherkennung 321
Entwicklung und Reifung 322
    Embryologie 322
    Reifung der Hörbahn 322
Pädaudiologische Diagnostik 323
    Objektive Verfahren der Audiometrie 324
        Impedanzmessung 325
        Evozierte otoakustische Emissionen 329
        Evozierte Potentiale (ERA) 334
    Subjektive Verfahren der Audiometrie 340
        Grundsätze 340
        Tonschwellenaudiometrie 340
        Sprachaudiometrie 344
        Überschwellige Audiometrie 346
    Screeningverfahren 346
        Reflexaudiometrische Tests 346
        Automatisierte BERA (ALGO) 347
        Vorsorge-Untersuchungen 347
    Flankierende Diagnostik 348
        Neuropädiatrie 348
        Psychologie 348
        Humangenetik 348
        Augenklinik 348
Pädaudiologische Klinik 349
    Schalleitungsschwerhörigkeiten 349
        Fremdkörper 350
        Mißbildungen von Außen- und Mittelohr 350
        Tubenbelüftungsstörungen 353
        Entzündungen 354
        Traumatisch bedingte Schalleitungsschwerhörigkeiten 356
        Otosklerose 357
    Innenohrschwerhörigkeiten 357
    Retrokochleäre und zentrale Schwer- und Fehlhörigkeiten 363
Pädaudiologische Therapie 365
    Konservative Therapie 365
        Fremdkörper 365
        Tubenbelüftungsstörungen 365
        Entzündliche Erkrankungen des Ohres 366
        Traumatisch bedingte Schalleitungsschwerhörigkeiten 367
        Innenohrschwerhörigkeiten 367
        Angeborene hereditäre Schwerhörigkeit 358
        Angeborene erworbene Innenohrschwerhörigkeit 359
        Postnatal erworbene Innenohrschwerhörigkeit 361
    Operative Therapie (ohne apparative Implantate) 367
        Fremdkörper 367
        Mißbildungen von Außen- und Mittelohr 368
        Tubenbelüftungsstörungen 370
        Mittelohrentzündungen 371
        traumatisch bedingte Schalleitungsschwerhörigkeiten 372
        Otosklerose 372

  Innenohrschwerhörigkeit 373
 Apparative Therapie (Hörgeräteversorgung) 373
  Bauweise von Hörgeräten 374
  Hörgerätetypen 375
  Hörgeräteanpassung beim Kind 379
  Sonderhörhilfen 380
Kochleäre Implantation 382
 Prinzip 382
 Typen und Funktion 382
 Indikation 383
  Patientenvorauswahl 383
  Prognose 383
  Kontraindikation 384
 Präoperative Diagnostik 384
  Promontoriumstest und Elektrokochleographie 384
  Hörgeräteüberprüfung 385
  Sprachstatus 385
  Röntgendiagnostik 385
  Intelligenz und Lernfähigkeit 385
  Motivation 386
  Präoperative Beratung 386
  Präoperatives Trainingsprogramm 386
 Operatives Vorgehen 386
 Risiken und Komplikationsmöglichkeiten 386
 Nachbehandlung 387
  Anpassung des Sprachprozessors 387
  Hör- und Sprachtraining 388
 Rehabilitation 389
 Ergebnisse 389
 Besonderheiten bei Kindern 390
 Ausblick 390
Organisatorische Erfordernisse und Voraussetzungen 391
 Epidemiologie 391
 Früherfassung 392
  Siebtest im Neugeborenen- und Säuglingsalter 392
  Siebtest im Kleinkindes- und Kindergartenalter 393
 Förderungsmethoden 394
  Lautspracherziehung 394
  Gebärdensprache 394
  Lautsprachbegleitende Gebärde 395
 Integration 396
  Frühförderung 396
  Elternaufgaben 397
  Pädagogische Aufgaben 397
  Ärztliche Interventionen 400

9 Begutachtung 403

Allgemeine Richtlinien 403
 Gesetzliche Unfallversicherung 403
 Gesetzliche Krankenversicherung (GKV) 403
 Bundesversorgungsgesetz (BVG) 404

Schwerbehindertengesetz (SchwBG) 404
Bundessozialhilfegesetz (BSHG) 404
Hörstörungen 404
   Hörstörungen bei Kindern 405
Sprech-, Sprach- und Redeflußstörungen 406
Stimmstörungen 407
   Berufsdysphonien 407
   Hormonelle Dysphonien 408
   Stimmlippenlähmungen 408
   Verletzungen des Kehlkopfes 408
   Maligne Geschwülste des Kehlkopfs 409

Sachverzeichnis **412**

1 Phoniatrie und Pädaudiologie – die medizinische Disziplin für Kommunikationsstörungen

Fachgebietsbestimmung

Die Phoniatrie und Pädaudiologie ist das medizinische Fachgebiet, das sich auf die Pathophysiologie der Kommunikation gründet und für Erkrankungen und Störungen der Sprache und der Stimme sowie für kindliche Hörstörungen zuständig ist. Das Fach basiert auf den anatomisch-physiologischen, diagnostischen und therapeutischen Grundlagen der Otorhinolaryngologie und hat enge Beziehungen zu anderen medizinischen (z. B. Neurologie, Psychiatrie, Pädiatrie, Stomatologie, Kieferorthopädie) und nichtmedizinischen Fachgebieten (z. B. Logopädie, Linguistik, Phonetik, Psychologie, Verhaltenswissenschaften, Pädagogik, Akustik, Kommunikationswissenschaften). Diese Grundlagen gewährleisten, daß physische, psychische, entwicklungsbedingte, funktionelle und verhaltensmäßige Aspekte der Kommunikation durch die Phoniatrie und Pädaudiologie in kompetenter Weise vertreten werden. Daraus folgt die eigenverantwortliche und koordinierende Zuständigkeit des Phoniaters und Pädaudiologen für die Einheit von Prophylaxe, Diagnostik, Therapie, Rehabilitation, Begutachtung, Forschung und Lehre in bezug auf die oben genannten Erkrankungen und Störungen.

Diese Definition geht auf eine Formulierung der Union der Europäischen Phoniater (UEP) aus dem Jahre 1991 zurück und gilt auch als Leitlinie des Weiterbildungsprogramms für die Phoniatrie und Pädaudiologie in der Bundesrepublik Deutschland, wo der Deutsche Ärztetag 1992 die Anerkennung als selbständiges medizinisches Gebiet beschlossen hat.

Die Sprache ist Gegenstand einer ganzen Reihe von wissenschaftlichen Disziplinen, die sehr unterschiedlichen Zielsetzungen und Methoden folgen. Als wichtigste Partnerdisziplin für nichtmedizinische Heilberufe auf diesem Gebiet ist hier die *Logopädie* besonders hervorzuheben, deren Profil für die Bundesrepublik Deutschland in der Ausbildungs- und Prüfungsordnung für Logopäden (LogAPrO) vom 1. Oktober 1980 festgelegt ist. Die logopädische Diagnostik, Therapie und Beratung von Patienten mit Störungen der Stimme, der Sprache, der Artikulation, des Redeflusses, der Schriftsprache und bei Störungen des Gehörs (soweit diese sich auf Stimme, Sprechen und Sprache auswirken) erfolgt selbständig und eigenverantwortlich in Zusammenarbeit mit dem behandelnden Arzt und auf dessen Verordnung hin. Im angloamerikanischen Sprachgebrauch entspricht dieser Tätigkeitsbereich am ehesten dem der „Speech pathology".

Die Phoniatrie als medizinische Wissenschaft ist für die Betrachtungsweisen von Stimme, Sprache und Hörvermögen zuständig, die sich mit den Fragen nach Gesundheit und Krankheit auseinandersetzen.

Für die *Kompetenz von Phoniatrie und Pädaudiologie* im Vergleich mit anderen der Kommunikation zugewandten Fachgebieten lassen sich folgende Schwerpunkte besonders hervorheben.

Inhaltlich: Pathophysiologie und Ätiopathogenese von Kommunikationsstörungen, koordinierte Prävention, Diagnostik, Therapie und Rehabilitation von Kommunikationsstörungen, versicherungsrechtliche Entscheidungen, wie Begutachtungen zur Arbeitsfähigkeit, Tauglichkeit, Invalidität, usw.

Methodisch: Invasive interventionelle Diagnostik und Therapie, d. h. alle Methoden, die unmittelbar in physiologische bzw. pathophysiologische Abläufe eingreifen, wie endoskopische Untersuchungen, Verordnung von Medikamenten, Durchführung von funktionell orientierten Eingriffen. Dies schließt keinesfalls aus, daß auch eine Vielzahl anderer, nichtinvasiver Methoden dem Phoniater und Pädaudiologen jederzeit zur Verfügung stehen muß.

Kompetenz wird auch gemessen an der Notwendigkeit zur Mitwirkung bei interdisziplinären Maßnahmen mit speziellen Methoden, die anderen Disziplinen nicht zur Verfügung stehen oder für deren Anwendung anderen Disziplinen die wissenschaftlichen, praktischen und rechtlichen Grundlagen fehlen.

Die Diskussionen um eine Fachgebietsbestimmung im Rahmen der Union der Europäischen Phoniater haben inzwischen zu einer weitgehenden Verständigung im Sinne der eingangs wiedergegebenen Definition geführt, auch wenn es in einzelnen Ländern noch abweichende Verhältnisse gibt, die der nationalen Klärung bedürfen.

Wissenschaftsgeschichte

Die Definition der Phoniatrie als medizinische Wissenschaft für die Pathophysiologie der menschlichen Kommunikation wurde 1987 von Schindler in einer historischen Modellkonstruktion eingeführt, die sich zunächst nur auf die verbale Kommunikation bezieht und in Abb. 1.1 als Schema wiedergegeben ist. Danach trat mit der Wende zum 20. Jahrhundert eine deutliche Differenzierung hervor.

Bis zum Ende des 19. Jahrhunderts herrschte auf dem Gebiet der Stimm- und Sprachheilkunde, wie Flatau 1932 (1) schrieb, „ein dunkler, mittelalterlicher Betrieb von reisenden Wanderlehrern und Wundermännern, die ihr System geheimhielten". Trotzdem gab es natürlich auch schon vor dieser Zeit exakte Beobachter und klare Denker, die zu ganz erstaunlichen Einsichten und Schlußfolgerungen kamen. Panconcelli-Calzia (8) hat uns mit seiner Sammlung 3000 Jahre Stimmforschung ein eindrucksvolles Kaleidoskop zur Geschichte der Phoniatrie hinterlassen. Weitere Übersichten vermitteln eine Vielzahl von Einzelheiten, auf die hier nicht näher eingegangen werden kannn (15, 16, 18, 19).

Mit der Gründung der Royal Society in England während der zweiten Hälfte des 17. Jahrhunderts entstand ein wichtiges wissenschaftliches Forum, das die weitere Entwicklung auf vielen Gebieten maßgebend beeinflußte.

Bereits im 18. Jahrhundert bemühte man sich um eine systematische Sprachanbildung bei Gehörlosen und hochgradig Schwerhörigen, wobei Heinicke in Deutschland den Prinzipien der Lautsprache folgte, während in Frankreich von de l'Eppe einer neu entwickelten Zeichensprache mit Gebärden der Vorzug gegeben wurde.

In der zweiten Hälfte des 19. Jahrhunderts festigte sich das wissenschaftliche Fundament der Stimm- und Sprachheilkunde, zu dem der Physiologe Johannes Müller bereits 1840 mit grundlegenden Versuchen an exzidierten Kehlköpfen wichtige Beiträge geleistet hatte. Mit seiner Anthropophonik veröffentlichte Carl Ludwig Merkel 1863 ein Werk, das eine Fülle von physiologischen Einsichten auf dem Gebiet der Stimme und Sprache vermittelte. Mit der Einführung des Kehlkopfspiegels, 1840 bereits von dem englischen Arzt Liston zur Untersuchung von Patienten eingesetzt und 1854 von dem spanischen Gesangslehrer Manuel Garcia zur Beobachtung der eigenen Stimmlippen während des Singens benutzt, eröffneten sich neue Möglichkeiten für eine genauere Beurteilung der an der Stimmbildung wesentlich beteiligten Strukturen des Kehlkopfes. Der Wiener Nervenarzt Türck, der 1857/58 erste systematische klinische Untersuchungen mit dem Kehlkopfspiegel durchführte, und der Physiologe Czermak (Pest, Prag), der um die gleiche Zeit diese Methode propagierte und als erster eine künstliche Lichtquelle an Stelle des bis dahin benutzten Sonnenlichtes einsetzte, stritten sich erbittert um die Priorität für die indirekte Laryngoskopie („Türckenkrieg" der Laryngologie). Broca (1861) und Wernicke (1874) überwanden mit der hirnlokalisatorischen Plazierung der motorischen und der sensorischen Aphasie die bis dahin bestehenden spekulativen Vorstellungen über die Aphasien.

Das etwa waren der geschichtliche Hintergrund und die wissenschaftliche Umgebung für die Formierung der Phoniatrie als Wissenschaftsgebiet. Den Weg dazu ebneten der Internist Adolf Kußmaul mit seinem Buch „Die Störungen der Sprache" (1877) und der Berliner Taubstummenlehrer Albert Gutzmann (Das Stottern und seine gründliche Beseitigung durch ein methodisch geordnetes und praktisch erprobtes Verfahren, 1879). Dessen Sohn Hermann Gutzmann (Abb. 1.2) studierte Medizin und promovierte 1887 mit einer Arbeit über das Stottern. Von 1888 an veranstaltete er zusammen mit seinem Vater Kurse über Sprachstörungen für Ärzte und Lehrer.

Die Etablierung der Phoniatrie in Deutschland kann mit dem Jahr 1905 angesetzt werden. In diesem Jahr habilitierte sich Hermann Gutzmann mit der Arbeit „Die Atembewegungen in ihrer Beziehung zu den Sprachstörungen" an der Medizinischen Fakultät der Berliner Universität,

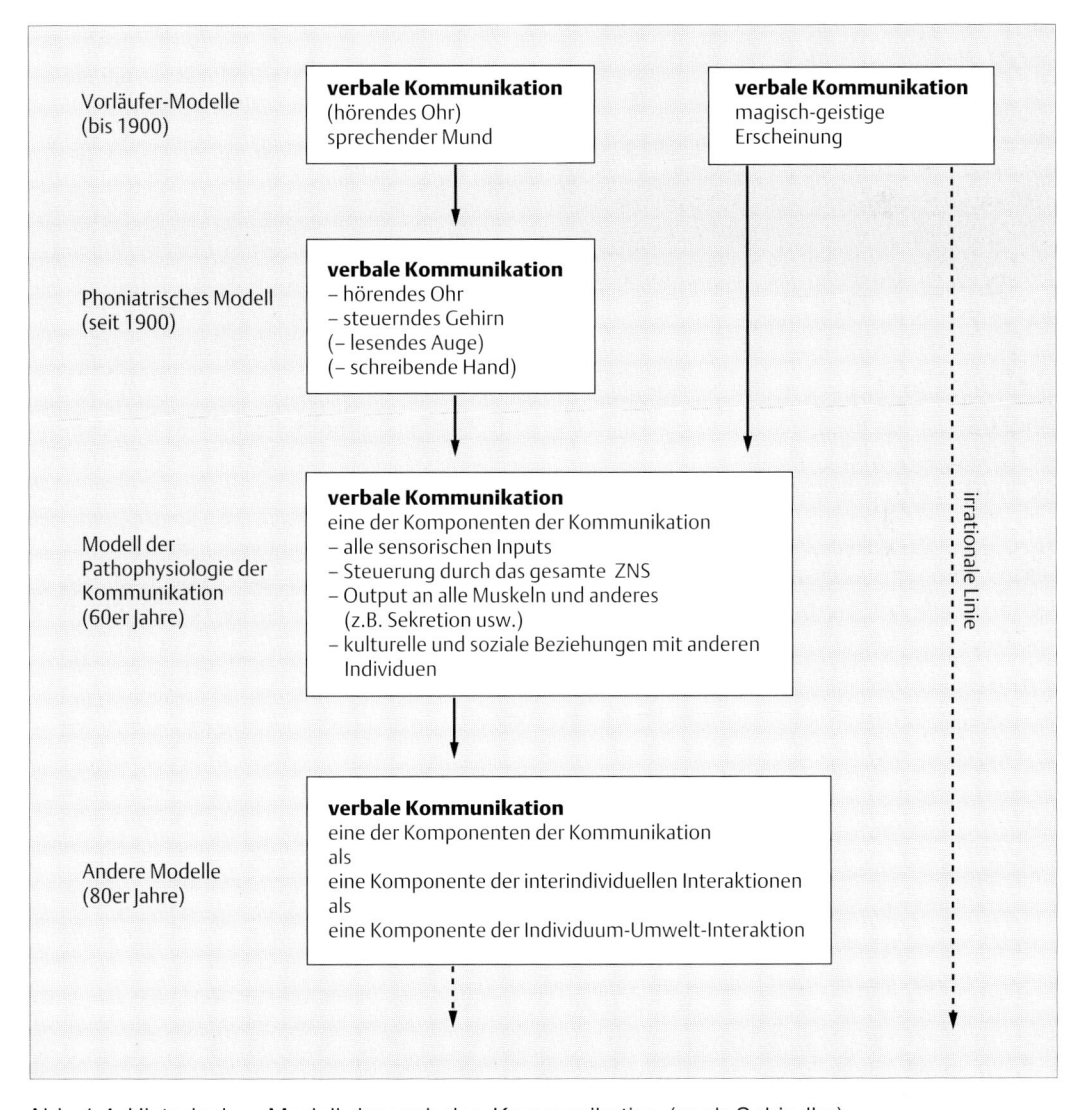

Abb. 1.1 Historisches Modell der verbalen Kommunikation (nach Schindler).

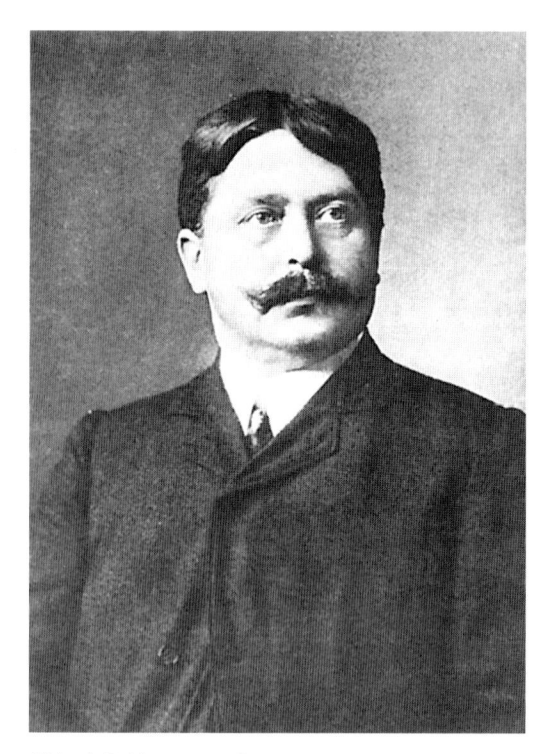

Abb. 1.2 Hermann Gutzmann sen.

und zwar für das Fach Interne Medizin. Am 30. Januar 1905 hielt er dann seine Antrittsvorlesung mit dem Thema „Die Sprachstörungen als Gegenstand des klinischen Unterrichts". Damit war das Fundament für eine neue Lehrdisziplin, die Phoniatrie, gelegt, die H. Gutzmann so entwickelte, „daß sie als selbständige Wissenschaft Aufnahme in die gesamte Medizin gefunden hat". Zumsteeg, der den letzten Satz formulierte, nannte Hermann Gutzmann in seinem Nekrolog 1923 den Begründer und Vater der Stimmheilkunde und den Schöpfer der modernen Phoniatrie. Diese Bezeichnung für das medizinische Spezialgebiet war von den Gutzmann-Schülern Stern und Seeman 1920 eingeführt worden und trat an die Stelle des von Fröschels bis dahin bevorzugten Wortes Logopädie.

Gutzmann (1865 – 1922) setzte sich in 13 Büchern und in mehr als 300 wissenschaftlichen Publikationen mit allen wichtigen Fragen dieses Fachgebietes intensiv auseinander und bearbeitete alle die Teilgebiete, die wir heute unter dem Begriff Phoniatrie und Pädaudiologie zusammenfassen: Stottern, Dysarthrien, Rhinolalien, Sprache der Schwerhörigen und Gehörlosen, emotionale Einflüsse auf Sprache und Stimme, organische und funktionell bedingte Erkrankungen der Stimme. Dabei folgte H. Gutzmann der Grundidee, bei Wahrung seiner Spezifität immer auf dem Boden der Gesamtmedizin zu bleiben. Er arbeitete eng mit dem laryngologisch fundierten Stimmspezialisten Flatau, dem Berliner Ordinarius für Laryngorhinologie Fränkel und mit dem bekannten Phonetiker Wethlo zusammen. Namen wie Nadoleczny, Seeman und R. Schilling gehören in diesen Kreis.

Die streng physiologisch orientierte Berliner Schule, die sich auf diese Weise formierte – ihre Vertreter wurden auch die „Organisten" genannt – fand ihren Antipoden in der tiefenpsychologisch orientierten Wiener Schule, den sogenannten Psychologisten, angeführt von Emil Fröschels (Abb. 1.3), einem Schüler von Urbantschitsch.

Hermann Gutzmann ging in seiner Arbeit stets von den engsten Beziehungen zur Laryngologie aus, ohne dabei andere wichtige Nachbardisziplinen zu vernachlässigen, wie Neurologie, Psychiatrie, Psychologie, Kieferchirurgie, Stomatologie, Phonetik, Pädagogik. Besonders die Notwendigkeit zur engen Zusammenarbeit mit pädagogischen Disziplinen betonte H. Gutzmann immer wieder, und er praktizierte sie auch durch das jahrelange Zusammenwirken mit seinem Vater in hervorragender Weise.

Die medizinisch fundierte Phoniatrie in Europa war zu Beginn unseres Jahrhunderts führend in der Welt, ihre Entwicklung ging hauptsächlich von zwei Zentren aus: Berlin und Wien. Die meisten wissenschaftlichen Veröffentlichungen erschienen zunächst in deutscher Sprache. Bald entwickelten sich aber in zahlreichen europäischen Ländern, oft den Vorbildern von Berlin und Wien folgend, eigene medizinische Spezialrichtungen für Krankheiten der Stimme und Sprache, sogar anerkannt als selbständiges Fachgebiet in Schweden seit 1931 und in Finnland seit 1948. Einen Überblick dazu haben kompetente Repräsentanten aus 21 Ländern, darunter auch Japan und die USA, in der Festschrift „75 Jahre Phoniatrie" (18) gegeben. In Amerika zeichnete sich zu Beginn der 20er Jahre eine eigenständige Entwicklung ab, die sich zunächst noch weitgehend an die europäischen Vorbilder anlehnte, bald aber eigene Wege einschlug. Unter dem Oberbegriff Speech pathology fanden sich Vertreter verschiedener wissenschaftlicher Disziplinen zusammen: Psychologen, Philosophen, Philologen, Linguisten, Pädagogen; Mediziner bildeten die Ausnahmen. Besonders auf dem Gebiet des Stotterns entwickelten sich in Amerika neue Vorstellungen, die von psycholinguistischen und lerntheoretischen Grundlagen wesentlich beeinflußt wurden. Führende Vertreter der amerikanischen Sprachtherapie wie Johnson, van Riper, Bloodstein, Sheehan fanden auch in Europa in den letzten Jahren zunehmende Beachtung und prägten vor allem die Entwicklung in der gesamten englisch sprechenden Welt. Auf dem Gebiet der medizinischen, laryngologisch orientierten Stimmheilkunde setzte v. Leden mit seinen Mitarbeitern im Institut für Laryngologie und Stimmstörungen (Los Angeles) neue Maßstäbe, die unter anderem auch eine ähnliche Profilierung in Japan förderten, mit herausragenden Fachleuten wie Hirano und Isshiki. Für Afrika bildet seit 1974 Ägypten einen wichtigen Kern mit Kotby, der weitgehend dem schwedischen Modell folgt.

Nach dem 2. Weltkrieg entwickelte sich Prag zum führenden phoniatrischen Zentrum Europas. Hier eröffnete M. Seeman 1967 eine eigenständige phoniatrische Universitätsklinik, die mit einem phoniatrischen Forschungslabor verbunden wurde. Diese erste phoniatrische Klinik der Welt bestimmte mit den Arbeiten von M. Seeman, E. Sedláčková und K. Sedláček entscheidend die weitere Entwicklung der Phoniatrie in Europa. Dabei ist besonders hervorzuheben, daß die von H. Gutzmann eingeführte einheitliche Betrachtungsweise der sprachlichen Verständigung zum Prinzip der Prager Schule wurde. Die Bereiche Stimme, Sprechen, Sprache und Gehör bestimmen die Grundlagen des Faches und charakterisieren die, wie wir heute sagen, kommunikationsbezogene medizinische Disziplin der Phoniatrie. Sie gehört fast in allen europäischen Ländern zu den anerkannten Spezialzweigen der Medizin. Ihre Vertreter

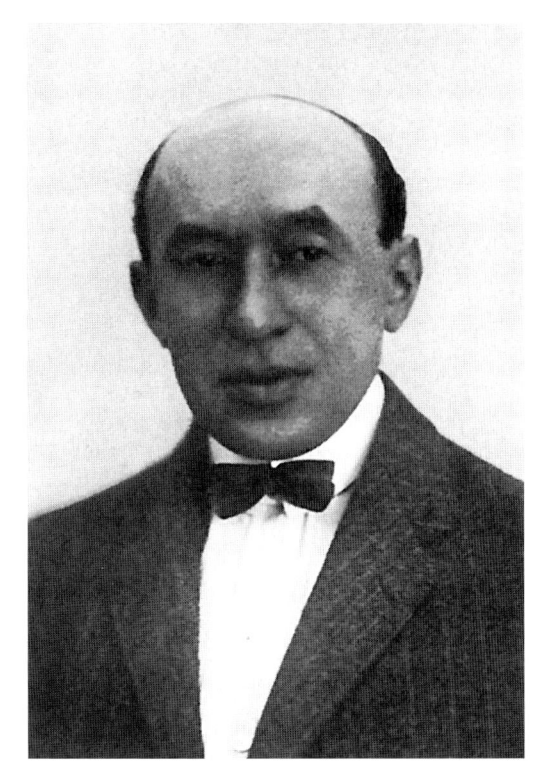

Abb. 1.3 Emil Fröschel

haben sich 1971 in der Union der Europäischen Phoniater (UEP) zusammengeschlossen. Diese Vereinigung, die sich neben wissenschaftlichen Fragestellungen vor allem auch wichtigen berufspolitischen Aufgaben zuwendet, konnte die Weiterentwicklung der Phoniatrie maßgeblich stimulieren und vor allem wesentlich dazu beitragen, daß auch im politisch streng geteilten Europa ein enger kollegialer und freundschaftlicher Zusammenhalt der Phoniater aus Ost und West in vorbildlicher Weise gepflegt wurde.

Bereits 1924 war in Wien die Internationale Gesellschaft für Logopädie und Phoniatrie (IALP) gegründet worden. Durch ihre Kongresse und die 1948 in ihrem Namen von Luchsinger (Zürich), Seeman (Prag) und Tarneaud (Paris) in der Schweiz herausgegebene Zeitschrift „Folia phoniatrica" förderte sie die Profilierung des Fachgebietes beträchtlich (11). In diesem Zusammenhang muß auch das Lehrbuch (1949, 1959) und spätere Handbuch (1970) der Stimm- und Sprachheilkunde von Luchsinger und Arnold genannt werden, das als wesentliches, international anerkanntes Standardwerk das phoniatrische Fachwissen seiner Zeit grundlegend zusammenfaßte. Seit 1977 erscheint eine deutsche Zeitschrift, Sprache – Stimme – Gehör, die unter der Schriftleitung von Biesalski weite Anerkennung gefunden hat. An amerikanischen Zeitschriften von internationalem Rang seien Journal of Speech and Hearing Disorders, Journal of Speech and Hearing Research, Journal of Voice und Journal of Communication Disorders genannt.

Nach dem 2. Weltkrieg war, wie so vieles, auch die Phoniatrie fast vernichtet. 1945 arbeitete auf dem Gebiet der damaligen sowjetischen Besatzungszone nur noch H. Gutzmann jun. in Berlin als Leiter des Ambulatoriums für Stimm- und Sprachgestörte. 1948 mußte er die Charité verlassen, und damit war die führende deutsche phoniatrische Institution zerschlagen.

Die anschließende Entwicklung verlief in beiden Teilen Deutschlands weitgehend ähnlich, in sehr kleinen und mühsamen Schritten, aber trotzdem stetig. H. Gutzmann jun. faßte in Westberlin Fuß. Ihre für die Phoniatrie grundlegende Arbeit konnten R. Schilling in Freiburg/Br. und H. Loebell in Münster fortsetzen. Berendes und A. Schilling folgten in Marburg. Um die gleiche Zeit begann Habermann an der Universitäts-HNO-Klinik Leipzig wissenschaftliche und praktische Phoniatriearbeit aufzunehmen. In Halle beschäftigte sich Pfau von 1953 an in systematischer Weise mit der Phoniatrie und gründete 1954 eine neue Abteilung an der Universitäts-HNO-Klinik. Im Frühjahr 1960 fand dort unter Mitwirkung zahlreicher Fachleute aus Ost und West ein Phoniatriekurs statt (12), der reges Interesse hervorrief und die Entwicklung in ganz Deutschland stimulierte. So nahm auch in der Bundesrepublik die Deutsche Gesellschaft für Sprach- und Stimmheilkunde ihre Aktivitäten wieder auf. Die Phoniatrie-Symposien der Gesellschaft für Otorhinolaryngologie und zervikofaziale Chirurgie der DDR, die 1963 von Moser in Leipzig initiiert wurden, trugen weiterhin zur Profilierung des Fachgebietes bei. Gleiches gilt für die 1966 ins Leben gerufene Arbeitsgemeinschaft Deutschsprachiger Phoniater sowie für die in der Bundesrepublik 1983 gegründete Deutsche Gesellschaft für Phoniatrie und Pädaudiologie (DGPP). Dabei geht die generelle Einbeziehung der Pädaudiologie vor allem auf Biesalski zurück, dem es auch gelang, die erste deutsche Universitätsklinik für Kommunikationsstörungen zu errichten (Mainz 1972). An den meisten Universitäts-HNO-Kliniken entstanden bald phoniatrische Abteilungen. In der DDR kamen an HNO-Abteilungen von Bezirkskrankenhäusern und größeren Polikliniken weitere hinzu. Seit 1969 gibt es auch an der Berliner Charité wieder eine Abteilung Phoniatrie.

1974 konstituierte sich im Rahmen der Gesellschaft für ORL und zervikofaziale Chirurgie der DDR eine Sektion Phoniatrie, die 1977 in Weimar den VI. Kongreß der UEP organisierte. Im gleichen Jahr erfolgte in der DDR die Anerkennung der Phoniatrie als Subspezialisierungsgebiet der HNO-Heilkunde mit einem eigenen Bildungsprogramm von 2 Jahren. Der Deutsche Ärztetag traf eine entsprechende Regelung für die Bundesrepublik Deutschland 1978 mit der Teilgebietsanerkennung Phoniatrie und Pädaudiologie. 1988 fand der XV. Kongreß der Union der Europäischen Phoniater in Erlangen statt, wo erstmals eine deutlich größere Anzahl von Teilnehmern aus den damals noch sozialistischen Staaten ermöglicht werden konnte. Als 1992 die Internationale Gesellschaft für Logopädie und Phoniatrie ihren ersten Weltkongreß auf deutschem Boden in Hannover abhielt, war die deutsche Teilung bereits überwunden, und die im selben Jahr vom Deutschen Ärztetag bestätigte Anerkennung von Phoniatrie und Pädaudiologie als selbständiges medizinisches Gebiet gilt nun für ganz Deutschland. 1993 beschlossen die Delegierten zum HNO-Welt-Kongreß in Istanbul eine dringende Empfehlung für einen weltweit obligaten Phoniatrieanteil im Rahmen der Weiterbildung zum HNO-Arzt (9).

Zusammenfassung

Die Phoniatrie und Pädaudiologie ist die medizinische Disziplin für Kommunikationsstörungen, in der Bundesrepublik Deutschland seit 1992 als selbständiges medizinisches Gebiet anerkannt. Erkrankungen und Störungen in bezug auf Stimme, Sprache und kindliches Hörvermögen bilden die Schwerpunkte dieses Faches, das der HNO-Heilkunde besonders eng verbunden ist, aber auch zu zahlreichen anderen – medizinischen wie nichtmedizinischen – Wissenschaften interdisziplinäre Beziehungen aufweist. Als Ergebnis einer langen wissenschaftlichen Entwicklung ist das fachspezifische Profil von Phoniatrie und Pädaudiologie heute inhaltlich charakterisiert durch Pathophysiologie und Ätiopathogenese von Kommunikationsstörungen sowie durch deren koordinierte Prävention, Diagnostik, Therapie und Rehabilitation; versicherungsrechtliche Entscheidungen wie Begutachtungen zur Arbeitsfähigkeit, Invalidität usw. kommen hinzu. Methodisch ist die interventionelle (invasive) Diagnostik und Therapie hervorzuheben mit allen Verfahren, die unmittelbar in physiologische bzw. pathophysiologische Vorgänge eingreifen und anderen Disziplinen nicht in angemessener Weise zur Verfügung stehen. Damit sind auch die abgrenzenden Konturen zum wichtigsten Partnerfach, der Logopädie, klar beschrieben. Die selbständige und eigenverantwortliche Tätigkeit in diesem nichtmedizinischen Heilberufsgebiet erfolgt stets in Zusammenarbeit mit dem behandelnden Arzt und auf dessen Verordnung hin.

Literatur

1 Flatau, Th.: Sprach- und Stimmstörungen. Neue dtsch. Klin. 10 (1932) 186
2 Fröschels, E.: Lehrbuch der Sprachheilkunde, 2. Aufl. Deuticke, Leipzig 1925
3 Gutzmann, H.: Sprachheilkunde. Kornfeld, Berlin 1912
4 Kußmaul, A.: Die Störungen der Sprache, 4. Aufl. Leipzig 1910
5 von Leden, H.: From Galen to Gutzmann. HNO-Prax. 6 (1981) 175
6 Luchsinger, R., G. E. Arnold,: Lehrbuch der Stimm- und Sprachheilkunde, 2. Aufl. Springer, Wien 1959
7 Luchsinger, R., G. E. Arnold,: Handbuch der Stimm- und Sprachheilkunde, 3. Aufl. Springer, Wien 1970
8 Panconcelli-Calzia, G.: 3000 Jahre Stimmforschung. Elwert, Marburg 1961
9 Paper on basic phoniatic education in the frame of ENT training programs. IFOS Newsl. Autumn 1993
10 Perelló, J.: Lexikon de communicologia. Augusta, Barcelona 1977
11 Perelló, J.: The History of IALP 1924-1982. Augusta, Barcelona 1982
12 Phoniatrics, a subspeciality of otolaryngology (1986). IFOS Newsl. December 1986
13 Phoniatrie, hrsg. von H. Jakobi, Barth, Leipzig 1963
14 Phoniatrie-Pädaudiologie, 2. Aufl., 2 Bde., hrsg. von P. Biesalski, F. Frank. Thieme, Stuttgart 1994
15 Rieber, R. W., E. Fröschels: A historical review of the European literature in speech pathology. In Rieber, R. W., R. S. Brubaker: Speech Pathology. North-Holland, Amsterdam 1966
16 Schindler, O.: Morbidity, epidemiology and system analysis in phoniatrics. Introduction, literature, updating. Proc. XIVth Congr. UEP, Dresden (GDR) 1987, (pp. 99)
17 Seeman, M.: Sprachstörungen bei Kindern, 3. Aufl. VEB Volk und Gesundheit, Berlin 1969
18 Wendler, J.: 75 Jahre Phoniatrie. Festschrift zu Ehren von Hermann Gutzmann sen. Humboldt-Universität, Berlin 1980
19 West, R.: An historical review of the American literature in speech pathology. In Rieber, R. W., R. S. Brubaker: Speech Pathology. North-Holland, Amsterdam 1966

2 Physikalische Grundlagen der Informationsübertragung

Die sprachliche Kommunikation als effiziente Informationsübertragung von Mensch zu Mensch ist ein komplexes, in vielen Aspekten noch nicht vollständig verstandenes Phänomen. Aus physikalischer Sicht ist der Übertragungsweg von der Spracherzeugung im Vokaltrakt des Sprechers bis zur Umwandlung des Sprachschalls in neuronale Impulse im Ohr des Empfängers von Interesse. Diese Kette der Informationsübertragung kann folgendermaßen beschrieben werden: Im Gehirn des Sprechers werden die Sprachlaute als Steuersequenzen erzeugt, die die akustische Sprachproduktion steuern. Durch den Atemluftstrom wird dabei eine *periodische Schwingung* der Stimmlippen angeregt oder (bei Reibelauten) ein *Strömungsgeräusch* an der engsten Stelle des Vokaltraktes gebildet. Der durch diese Schwingungsphänomene erzeugte Schall wird je nach Stellung der Artikulationsorgane im Vokaltrakt (Zunge, Gaumen, Kiefer, Lippen) verformt. Man spricht von einer *„akustischen Filterung"* des „Primärschalls" (d.h. der Stimmlippenschwingung oder des Strömungsgeräusches) durch die sich zeitlich ändernden Hohlräume des Vokaltraktes. Der auf diese Weise geformte Schall wird vom Mund in die umgebende Luft abgestrahlt und breitet sich bis zum Ohr des Empfängers fort, wobei durch den umgebenden Raum oder durch Reflexionen und Beugung an Gegenständen im Schallweg eine weitere Verformung (Filterung) des Schalls auftritt. Am Kopf und Außenohr des Empfängers findet – je nach Einfallsrichtung – eine weitere Filterung des Schalls statt, so daß der Empfänger den Herkunftsort des Schalls lokalisieren kann. Anschließend wird der Schall im Mittelohr so umgesetzt (*Impedanzanpassung*), daß ein möglichst großer Teil des eintreffenden Luftschalls auf den im Innenohr fortgeleiteten Wasserschall übertragen wird. Im Innenohr erfolgt schließlich die Analyse der zeitabhängigen Verformung des Schalls durch die Aufspaltung in verschiedene Frequenzen (Frequenz-Orts-Transformation = Tonotopie) und die Kodierung dieser Bestandteile in neuronale Impulse.

Die folgenden physikalischen Grundlagen sollen zu einem besseren Verständnis dieser Vorgänge beim Informationsaustausch beitragen.

Schwingungen

Ein grundlegendes Phänomen bei der sprachlichen Kommunikation ist das Auftreten von Schwingungen, die entweder als mechanische Schwingungen (z.B. Vibrationen der Stimmlippen), als akustische Schwingungen (Schwingungen der Luftmoleküle bei der Ausbreitung von Schall), oder als elektrische Schwingungen auftreten (z.B. die von einem Mikrophon aufgezeichneten elektrischen Schwingungen, die ein möglichst getreues Abbild der auf das Mikrophon einfallenden akustischen Schwingungen darstellen). Allgemein ist eine Schwingung als ein Vorgang definiert, dessen Ausgangsgröße (z.B. die momentane Ausgangsspannung des Mikrophons) sich im zeitlichen Verlauf stark verändert. Eine Schwingung ist entweder ein *unperiodischer*, einmaliger Vorgang (z.B. das Strömungsgeräusch bei einem Reibelaut) oder ein *periodischer* Vorgang (z.B. die Stimmlippenschwingung bei einem gehaltenen Ton), bei dem sich der Ablauf eines Zeitabschnitts der Schwingung (die Periode) in einer regelmäßigen Abfolge wiederholt (Abb. 2.1). Als Schwingungsam-

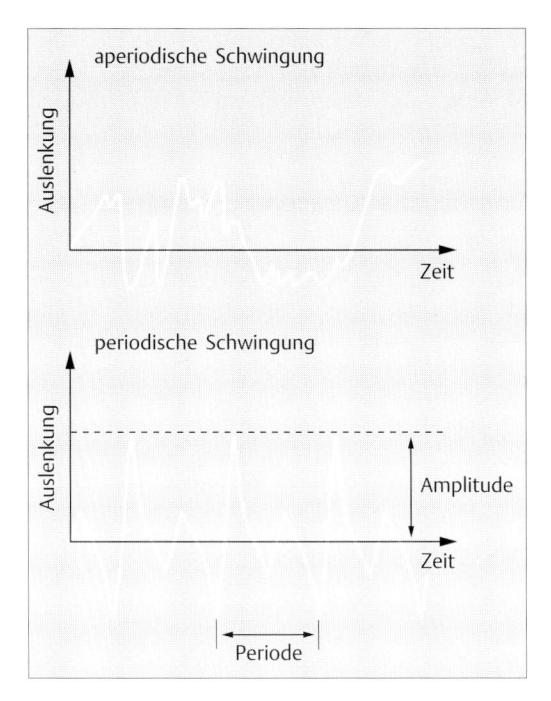

Abb. 2.1 Beispiel einer aperiodischen Schwingung und einer periodischen Schwingung. Letztere ist durch eine Periodendauer und eine Amplitude gekennzeichnet.

plitude wird dabei die größte Auslenkung in jeder Periode bezeichnet, während bei einer aperiodischen Schwingung nur eine „mittlere" Amplitude angegeben werden kann.

Meist wird jedoch in beiden Fällen nicht die maximale Auslenkung, sondern der *Effektivwert* der Amplitude angegeben, d. h. eine rechteckförmige (konstante) Auslenkung mit derselben Leistung. Zur Berechnung dieses Werts wird die momentane Auslenkung quadriert (Momentanleistung), für eine bestimmte Zeit die mittlere Momentanleistung berechnet und aus dem Mittelwert die Quadratwurzel gezogen (Root Mean Square = RMS-Wert).

Anregung des Vokaltrakts durch Stimmlippenschwingungen

Schwingungen im Vokaltrakt werden ausgelöst und unterhalten durch Stimmlippenschwingungen bzw. Strömungsgeräusche. Der Antrieb dieser beiden unterschiedlichen Schwingungsanregungen ist der Atemluftstrom, der aufgrund des Druckunterschiedes zwischen der Trachea und der Mundöffnung entsteht. Die Druckdifferenz wird durch die respiratorische Muskulatur erzeugt und steigt daher mit zunehmender Kraftanstrengung an. Sie führt zu einem *Luftstrom* durch den Vokaltrakt, der sich als Produkt aus der Strömungsgeschwindigkeit v und der Querschnittsfläche q des Vokaltraktes darstellt. Wenn Δp die Druckdifferenz und R den Strömungswiderstand bezeichnet, gilt:

$$\text{Luftstrom} = v \cdot q = \Delta p / R \qquad (2.1)$$

Der Luftstrom ist proportional zur Druckdifferenz und umgekehrt proportional zum Strömungswiderstand durch den Vokaltrakt: Ist der Strömungswiderstand hoch (z. B. durch eine starke Einengung), so muß ein wesentlich höherer Druckunterschied von der respiratorischen Muskulatur aufgewandt werden, um den gleichen Atemfluß aufrechtzuerhalten wie bei einem kleinen Strömungswiderstand, wenn der Vokaltrakt gut durchgängig ist.

Rauschanregung

Eine wichtige Eigenschaft der Luftströmung wird durch den Gegensatz *laminar* oder *turbulent* beschrieben: Bei einer laminaren, regelmäßigen Strömung behalten die Luftmoleküle ihre Nachbarschaftsbeziehungen, und es bildet sich ein regelmäßiges Strömungsprofil entlang der Querschnittsfläche aus. Bei einer turbulenten Strömung treten dagegen irreguläre Wirbel auf, die die Nachbarschaftsbeziehungen zwischen den beteiligten Luftmolekülen zerstören und zu einem nicht berechenbaren Strömungsprofil führen (Abb. 2.2).

Während eine laminare Strömung bei der normalen Atmung und bei der Phonation von Vokalen auftritt, wird eine turbulente Strömung durch eine starke Einengung des Vokaltraktes und gleichzeitige Erhöhung des Atemstroms hervorgerufen, wie es bei *Reibelauten* der Fall ist. Die Wirbel der turbulenten Strömung führen dann zu der als Rauschen wahrgenommenen, aperiodischen Schwingung an der Einengungsstelle des Vokaltraktes.

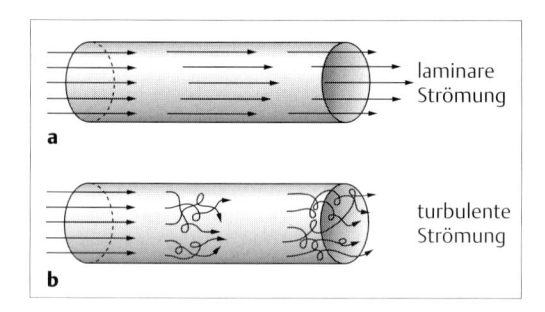

Abb. 2.2 Schematisches Strömungsprofil bei einer laminaren Strömung (**a**) und einer turbulenten Strömung (**b**). Bei der turbulenten Strömung treten Wirbel auf und der Strömungswiderstand des durchströmten Rohres steigt stark an.

Der Übergang zwischen einer laminaren und einer turbulenten Strömung wird durch die *Reynolds-Zahl* Re angegeben, die für ein durchströmtes Rohr definiert ist als:

$$\text{Re} = \rho \cdot v \cdot d / \eta \qquad (2.2)$$

Dabei bezeichnet ρ die Dichte des strömenden Mediums, v die (mittlere) Strömungsgeschwindigkeit im Rohr, d den Rohrdurchmesser und η die Viskosität (Zähigkeit) des strömenden Mediums. Für kleine Reynolds-Zahlen ist die Strömung *laminar* (etwa Re <1700). Mit zunehmender Reynolds-Zahl kann die Strömung von einer laminaren in eine turbulente Strömung umkippen, während für große Reynolds-Zahlen die Strömung immer *turbulent* ist. Im Fall des Vokaltrakts wird die Turbulenz bei einer Einengung (Verkleinerung von d) dadurch hervorgerufen, daß die Strömungsgeschwindigkeit v an der Einengungsstelle sehr stark ansteigen muß, um trotz der Verengung des Querschnittes noch einen genügend hohen Atemluftstrom durchzulassen. Dadurch wird die Reynolds-Zahl auf Werte über 1700 erhöht und eine turbulente Strömung setzt ein. Eine laminare Strömung beginnt erst wieder, wenn die Strömungsgeschwindigkeit und die Reynolds-Zahl wieder absinken, was entweder durch eine Verringerung des Atemdurchflusses oder durch eine Vergrößerung der Querschnittsfläche (Aufhebung der Einengung) möglich ist. Der Strömungswiderstand R ist bei turbulenter Strömung wesentlich höher als bei laminarer, so daß der Umschlag laminar nach turbulent zu einem *Strömungsgeräusch* und zu einer Erhöhung des Strömungswiderstandes führt.

Periodische Anregung

Die Vorstellung einer nichtperiodischen Schwingung an einer Einengung im Vokaltrakt geht von der Voraussetzung aus, daß die Einengung für eine gewisse Zeit konstant bleibt und nicht selbst mit einer Schwingung überlagert ist. Wird die Einengung jedoch von einem schwingungsfähigen Gebilde (z. B. der Glottis in Phonationsstellung oder den Lippen beim Blechbläser) hervorgerufen, tritt eine Wechselwirkung zwischen dem Atemluftstrom und der Einengungsstelle auf, die zu einer selbsterregten, periodischen Schwingung der Einengung führt. Eine wichtige Rolle spielt dabei der *Bernoulli-Effekt*: Wenn ein Gas der Dichte ρ sich mit einer Strömungsgeschwindigkeit v bewegt, so vermindert sich der wirksame Druck p, wobei gilt:

$$p + \frac{1}{2}\rho v^2 = \text{const} = p_0 \qquad (2.3)$$

Dabei bezeichnet p_0 den Luftdruck, der im statischen Fall (ohne Strömung) vorliegen würde. Der Bernoulli-Effekt ist für den Auftrieb bei Flugzeugen wichtig, deren Tragflächenprofil so gestaltet ist, daß die Strömungsgeschwindigkeit an der Oberkante höher ist als an der Unterkante. Weil der effektive Druck p an der Oberkante kleiner ist als an der Unterkante, resultiert eine Kraft nach oben, die das Flugzeug bei entsprechender Fluggeschwindigkeit in der Luft hält. Im Fall des Vokaltraktes führt der Bernoulli-Effekt zu einem Druckabfall an der Glottis, der mit zunehmender Strömungsgeschwindigkeit v ansteigt, sobald der Querschnitt q verringert wird und der Gesamt-Luftstrom gleich bleibt (Gleichung 2.1). Dieser Druckabfall kann bei einer instabilen Rohrwandung sogar zu einem temporären Kollaps des Rohres führen, z. B. bei einem Luftballon, bei dem die Luft herausgelassen wird (5).

Ähnlich wie die Entstehung des Ausblasegeräusches kann man sich die Anregung der Glottisschwingung vorstellen: Der Bernoulli-Effekt bewirkt, daß in der Öffnungsphase der Glottis-Schwingung aufgrund der Strömungsgeschwindigkeit des Luftstroms ein Unterdruck entsteht, der die Stimmlippen zusammenzieht. Sobald die Stimmlippen jedoch geschlossen sind, ist der Luftstrom unterbunden und die zusammentreibende Kraft entfällt, so daß die Stimmlippen sich wieder öffnen können, die Luftströmung wieder einsetzen kann und der Zyklus von vorne beginnt. So entsteht eine periodische Schwingung, die vom Atemluftstrom unterhalten wird. Der Bernoulli-Effekt ist jedoch nicht die einzige Rückstellkraft, die den periodischen Verschluß der Stimmlippen bewirkt, so daß sein Einfluß auf die Stimmlippenschwingung nicht überschätzt werden sollte.

Die *Frequenz* der angeregten Schwingung ist abhängig von der Masse, der Reibung und der Elastizität der beteiligten Strukturen der Glottis, wobei der relative Einfluß jeder dieser Komponenten nur näherungsweise angegeben werden kann: Bei dem betrachteten System handelt es sich um ein komplexes, nichtlineares Schwingungssystem, für dessen quantitative Behandlung umfangreiche Modellrechnungen durchgeführt wurden.

Klinisch wird eine Stimmlippe zuweilen mit einer schwingenden Saite verglichen, deren Tonhöhe (*Eigenfrequenz*) von ihrer Länge und der mechanischen Spannung abhängt. Dieses Modell berücksichtigt nicht die schwingende Masse der Stimmlippen und kann nur als qualitatives Denkmodell gewertet werden.

Eine einfache mathematische Beschreibung nimmt an, eine Stimmlippe sei eine elastisch und gedämpft aufgehängte Masse, die im Prinzip eine Schwingung senkrecht zur Strömungsrichtung ausführt (Abb. 2.3). Die Eigenfrequenz, d.h. die Frequenz, mit der dieses simplifizierte Einmassenmodell bei äußerer Anregung schwingen kann, beträgt approximativ:

$$f_0 = \frac{1}{2\pi} \cdot \sqrt{\frac{D}{m}} \qquad (2.4)$$

Dabei bezeichnet D die Federkonstante (Steifigkeit der elastischen Aufhängung) und m die Größe der schwingenden Masse. Nach diesem extrem vereinfachten Modell schwingt die Glottis vergleichbar einer mechanischen Pendeluhr: Wenn die unterhaltende Energiezufuhr fehlt (d.h. die Uhr nicht aufgezogen ist), kann das System nach einmaliger Auslenkung eine

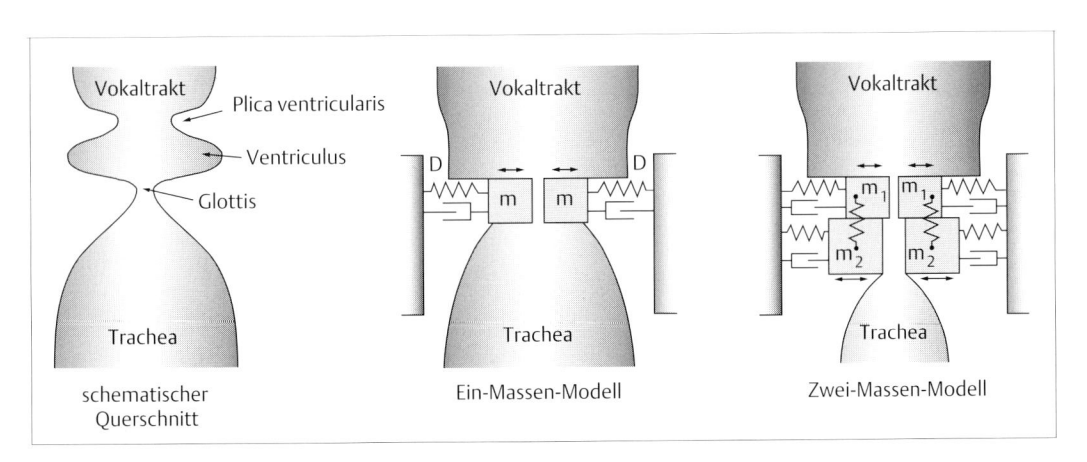

Abb. 2.3 Schematische Darstellung der Schwingungsanregung in der Glottis mit einem einfachen physikalischen Modell. Beim Einmassenmodell ist auf jeder Seite die schwingende Masse m mit einer Feder (Federkonstante D) und einer Dämpfung aufgehängt. Beim Zweimassenmodell sind auf jeder Seite zwei Massen m_1 und m_2 über eine Feder miteinander verbunden und jeweils mit Federn und Dämpfungselementen aufgehängt.

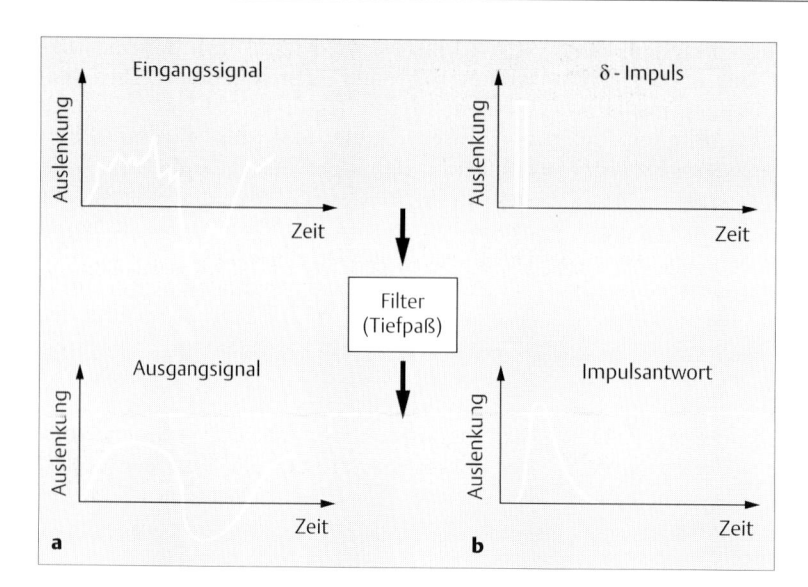

Abb. 2.4 Wirkung eines Tiefpaßfilters auf ein beliebiges Eingangssignal (**a**) bzw. auf einen Impuls (**b**). Beim Ausgangssignal sind die hohen Frequenzen (schnelle Änderungen des Zeitsignals) unterdrückt. Das Ausgangssignal errechnet sich dabei als Faltung („Verschmierung") des Eingangssignals mit der Impulsantwort des Filters.

langsam ausklingende Schwingung bei seiner Eigenfrequenz durchführen („Ventiltönchen"). Ist jedoch ein stetiger Energiezufluß vorhanden (d. h. ist die Uhr aufgezogen), so führt sie eine konstante, selbsterregte Schwingung bei der Eigenfrequenz aus. Eine Erhöhung der Masse (z. B. Infiltration, ausgeprägte Ödembildung) führt zu einer Herabsetzung der Eigenfrequenz, eine Versteifung der Aufhängung (z. B. durch Anspannung des M. vocalis) zu einer Erhöhung der Frequenz. Das einfache *Einmassenmodell* kann die genaue Schwingungsform der Glottis, die z. B. durch stroboskopische Untersuchungen bekannt ist, nicht richtig wiedergeben und beschreibt auch die verschiedenen Arten der Schwingungsform, die Register, nicht richtig. Daher wurden komplexere Modelle (z. B. Zweimassenmodell (3), 16-Massen-Modell (6)) entwickelt und erfolgreich eingesetzt. Bei dem *Zweimassenmodell* wird eine Stimmlippe durch zwei miteinander elastisch gekoppelte Massen beschrieben, die jeweils elastisch am Kehlkopf aufgehängt sind und deren Schwingung eine Dämpfung erfährt (Abb. 2.3). In jüngerer Zeit wendet man auch die in anderen Gebieten der Physik erfolgreiche Methode der nichtlinearen Dynamik auf Stimmlippenschwingungen an (Chaostheorie).

Filterung (Faltung)

Von Wichtigkeit ist es nun, was mit einer Schwingung passiert, wenn sie gefiltert wird (z. B. die Filterung des von den Stimmlippen abgestrahlten akustischen Signals durch den Vokaltrakt oder die Filterung eines Mikrophonsignals durch ein elektronisches Filter). Bei der Filterung wird die ursprüngliche Signalform „verschmiert", was sich mathematisch als „Faltung" des ursprünglichen Signals mit der sogenannten Impulsantwort des Übertragungsweges formulieren läßt. Die *Impulsantwort* ist dabei das Ausgangssignal des Übertragungsweges, das sich bei Einspeisung eines (im Idealfall unendlich) kurzen rechteckförmigen Impulses (δ-Impuls) ergibt. Die Impulsantwort beschreibt damit die Veränderung eines sehr kurzen Signales durch den Übertragungsweg. Die Verschmierung eines beliebig geformten Eingangssignales durch diesen Übertragungsweg kann daher errechnet werden, indem man sich das Eingangssignal aus einer Serie von δ-Impulsen zusammengesetzt denkt und das Ausgangssignal als Überlagerung der Antworten auf diese kurzen δ-Impulse (Abb. 2.4).

Mathematisch formuliert heißt es: Wenn $s(t)$ das Eingangssignal (d. h. die Schwingungsauslenkung zum Zeitpunkt t und $h(t)$ die Impulsantwort ist, dann berechnet sich das Ausgangssignal y(t) als Faltungsintegral (4):

$$y(t) = s(t) * h(t) = \int_{-\infty}^{\infty} s(t-\tau) h(t) d\tau \quad (2.5)$$

Wegen der durch Gleichung 2.5 beschriebenen zeitlichen Verschmierung weist das akustische Signal an der Mundöffnung eine andere Schwingungsform auf als an der Glottis. Es kann sich aufgrund der verschiedenen Stellung der Artikulations-Organe bei gleichem Glottiseingangssignal stark verändern.

Fourier-Transformation

Da die Wirkung einer Filterung im Zeitbereich (d.h. nach Gleichung 2.5) wenig anschaulich und auch mathematisch umständlich ist, bedient man sich lieber einer Beschreibung der Vorgänge im *Frequenzbereich*, die mathematisch der Darstellung im Zeitbereich äquivalent ist. Dazu zerlegt man ein Zeitsignal in seine Bestandteile, die zu unterschiedlichen Frequenzen gehören (d.h. in Sinusschwingungen unterschiedlicher Frequenz mit jeweils passender Amplitude und Phase). Diese Zerlegung eines beliebigen Zeitsignals in verschiedene Frequenzkomponenten entspricht in erster Näherung der Frequenz-Orts-Transformation, die im Innenohr vor sich geht (S. 319).

Die mathematische Beziehung zwischen einem Zeitsignal und dem durch diese Zerlegung in Amplituden von verschiedenen sinusförmigen Schwingungen mit unterschiedlichen Frequenzen entstehenden Spektrum nennt man Fouriertrans-Formation. Ein Beispiel für eine derartige Zerlegung eines unperiodischen Signals in verschiedene sinusförmige Schwingungen unterschiedlicher Amplitude ist in Abb. 2.5 dargestellt: Durch Überlagerung (Aufaddition) mehrerer Sinusschwingungen, die im Frequenzverhältnis 1:3:5 ... stehen, läßt sich ein rechteckförmiger Signalverlauf annähern.

Die Größe der Amplitude einer jeden dieser Sinusschwingungen als Funktion ihrer Frequenz f wird als Spektrum S(f) oder Fourier-Transformierte des Zeitsignals s(t) bezeichnet, wobei die Beziehung gilt:

$$s(t) \leftrightarrow |S(f)|^2 = \left(\int_{-\infty}^{\infty} s(t) \cos 2\pi f t \, dt \right)^2$$
$$+ \left(\int_{-\infty}^{\infty} s(t) \sin 2\pi f t \, dt \right)^2 \quad (2.6)$$

Die beiden Terme auf der rechten Seite deuten darauf hin, daß sich im allgemeinen die Schwingung bei jeder Frequenz f jeweils aus einem cosinus- und sinusförmigen Anteil zusammensetzt. Das Verhältnis aus cosinusförmiger und sinusförmiger Komponente ergibt dabei die *Phasenlage* des

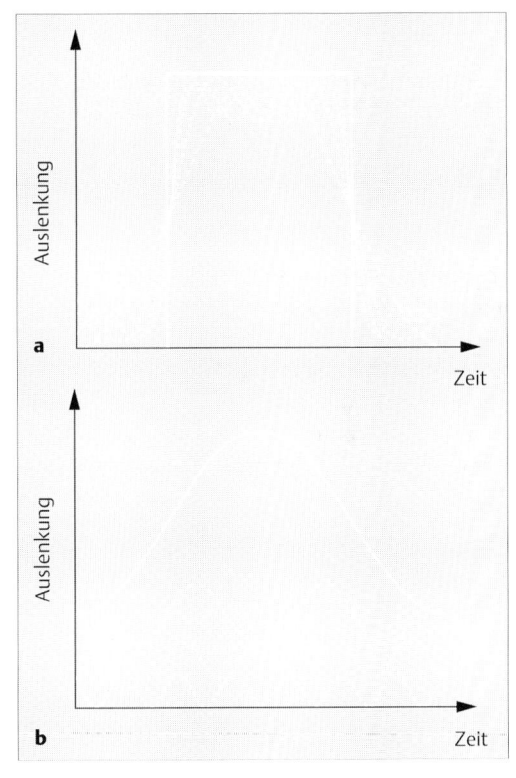

Abb. 2.5 Schematische Darstellung der Fourier-Zerlegung eines rechteckförmigen Signals, das durch Aufaddition (**b**) der in dargestellten Sinusschwingungen erzeugt werden kann. Je mehr Komponenten berücksichtigt werden, um so besser wird die Rechteckfunktion von der Summe dieser Komponenten angenähert (**a**). Die Frequenzen der beteiligten Komponenten stehen im Verhältnis 1:3:5:...

Spektrums bei der Frequenz f. Die Fourier-Transformierte eines rechteckförmigen Signals hat Maxima bei den Frequenzen $f_0 = 2/T$, $3 \cdot f_0$, $5 \cdot f_0$, $7 \cdot f_0$ usw., wenn T die Dauer des Rechtecks ist. In der Praxis wird meist nur das Betragsquadrat von S(f) betrachtet, das sogenannte *Leistungsspektrum*, bei dem die Phasenlage der einzelnen Komponenten (und damit das Verhältnis aus cosinus- und sinusförmigen Anteil) keine Rolle mehr spielt. Man kann die Fouriertransformation auch als Filterung des Eingangssignals mit einem Filter auffassen, das nur die jeweils betrachtete Frequenz f passieren läßt und alle anderen Frequenzkomponenten unterdrückt.

Die Wirkung einer Filterung, die in Gleichung 2.5 durch die Faltung des Eingangssignals mit der Impulsantwort im Zeitbereich beschrieben wurde, läßt sich nun im Frequenzbereich als Multiplikation ausdrücken: Wenn S(f) bzw. H(f) die Fourier-Transformierten des Zeitsignals s(t) bzw. der Impulsantwort h(t) sind, dann berechnet sich die Fourier-Transformierte Y(f) des Ausgangssignals y(t) nach:

$$Y(f) = S(f) \cdot H(f)$$
$$|\qquad |\qquad |$$
$$y(t) = s(t) * h(t).$$

Der Frequenzgehalt des Ausgangssignals bestimmt sich also aus dem Frequenzgehalt des Eingangssignals, das mit der sogenannten *Übertragungsfunktion* H(f) multipliziert wird. Ein Tiefpaßfilter hat demnach eine Übertragungsfunktion H(f), die bei niedrigen Frequenzen einen großen Wert besitzt und bei hohen Frequenzen einen ganz kleinen Wert, so daß nur die niedrigen Frequenzen durchgelassen werden. In dem Beispiel der Spracherzeugung führt die Übertragungsfunktion H(f) des Vokaltraktes dazu, daß bestimmte Frequenzen des Stimmlippensignals bevorzugt und andere unterdrückt werden. Durch diesen Vorgang entstehen die „*Formanten*", d. h. die für jeden Vokal charakteristischen Frequenzbereiche mit besonders hoher Energie: Das Stimmlippensignal besitzt ein flaches Spektrum, bei dem alle vorkommenden Frequenzen ungefähr die gleichen Amplitude aufweisen. Die Multiplikation mit der Übertragungsfunktion des Vokaltraktes, die bei nur einigen wenigen Resonanzfrequenzen ein Maximum hat, führt zu prominenten Maxima im Spektrum des Sprachsignals. Die Frequenzen dieser Formanten hängen von der jeweiligen Stellung des Vokaltraktes ab und nicht von der Art der Stimmlippenschwingung, die beispielsweise je nach Sprechaufwand, Gemützustand oder nach Alter und Geschlecht des Sprechers sehr unterschiedlich sein kann.

Die besondere Bedeutung der Fourier-Transformation beruht auf dem Faltungssatz: Eine Faltung im Zeitbereich ist äquivalent zu einer Multiplikation im Frequenzbereich. Dieser Satz gilt auch in umgekehrter Richtung: Eine Multiplikation im Zeitbereich ist verbunden mit einer Faltung im Frequenzbereich. Während wir den ersten Zusammenhang neben der Beschreibung der Filterung auch für die Beschreibung des Spektrums von periodischen Signalen benötigen, wird der zweite Zusammenhang für die Erklärung des Spektrums von digitalisierten Signalen und des Abtasttheorems notwendig.

Im allgemeinen Fall sind wir davon ausgegangen, daß das zu analysierende Zeitsignal s(t) aperiodisch ist, d. h. zu einem bestimmtem Zeitpunkt anfängt, mehr oder weniger irregulär verläuft und zu einem definierten Zeitpunkt wieder aufhört. Das Spektrum eines aperiodischen Signals ist ebenfalls aperiodisch und kontinuierlich, d. h. zu jeder Frequenz weist das Spektrum einen bestimmten Beitrag auf (Abb. 2.**6**). Im Spektrum eines periodischen Signals treten jedoch nicht mehr alle Frequenzen auf, sondern nur noch die Grundfrequenz der Schwingung und ihre ganzzahligen Vielfachen. Es ist ein *Linienspektrum* (Abb. 2.**6**), dessen Feinstruktur durch die Grundfrequenz gegeben wird und dessen Grobstuktur sich aus der Schwingungsform einer Periode der Schwingung ergibt.

Dieses Phänomen ist aus der Musik bekannt: Eine schwingende Saite strahlt nur Frequenzen des Grundtons und der Obertöne ab. Die Klangqualität eines Instruments läßt sich durch den Gehalt an Obertönen erklären.

Abb. 2.6 Fourier-Transformierte eines aperiodischen Signals (**a**) und eines periodischen Signals (**b**). Das Spektrum eines aperiodischen, einmaligen Zeitvorganges ist kontinuierlich, während das Spektrum eines periodischen Vorganges ein Linienspektrum ist, bei dem die Grundfrequenz und ganzzahlige Vielfache der Grundfrequenz (Harmonische) auftreten.

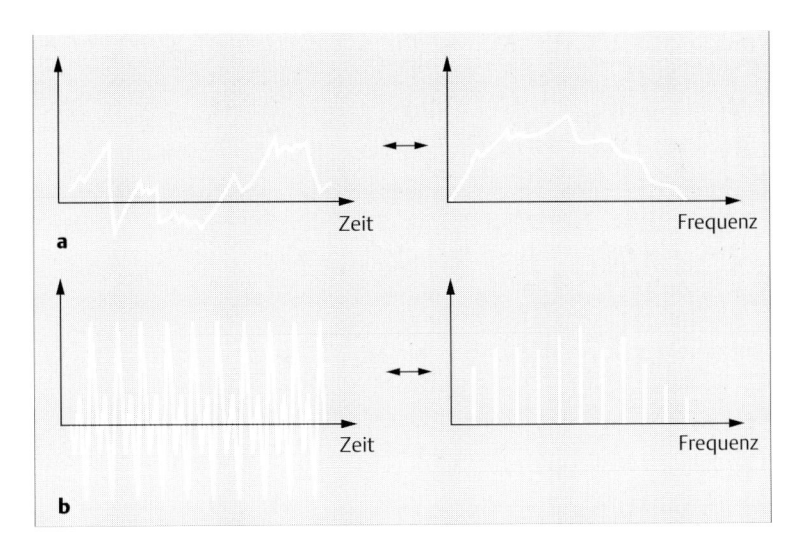

Anhand des o.a. Faltungssatzes läßt sich der Übergang von einem kontinuierlichen Spektrum zu einem Linienspektrum dadurch erklären, daß sich die periodische Schwingung auffassen läßt als die Faltung („Verschmierung") eines mit der Grundfrequenz wiederholten δ-Pulses mit der Schwingungsform einer Periode der Schwingung. Das Spektrum dieser Faltung ist nach dem Faltungssatz (2.7) das Produkt aus den Fouriertransformierten dieser beiden Funktionen: Das Spektrum des periodischen δ-Pulses ist ein flaches Linienspektrum, und das Spektrum der einzelnen Schwingungsperiode ist kontinuierlich. Das resultierende Spektrum hat also eine Linienstruktur, wobei die Amplituden der bei den einzelnen Frequenzen auftauchenden Linien durch das Spektrum einer Periode des Vorgangs bestimmt sind. Aus diesem Grunde ist es für die Berechnung des Frequenzgehaltes einer periodischen Schwingung nur notwendig, eine Periode der Schwingung genau zu kennen, weil die Grobstruktur des Spektrums dieser periodischen Schwingung durch das Spektrum dieser einen Periode bestimmt wird, während die Feinstruktur eines periodischen Vorgangs immer ein Linienspektrum mit der Grundfrequenz als Frequenzabstand ist.

Digitalisierung von Signalen, Abtasttheorem

Wenn Schallereignisse mit Hilfe des Computers aufgezeichnet und analysiert werden sollen, ergibt sich das Problem, daß in dem Computer nur eine begrenzte Anzahl von Speicherplätzen vorhanden ist, in denen das akustische Signal möglichst ohne Qualitätsverluste abgespeichert werden muß.

Dieses Problem wird dadurch gelöst, daß man die Amplitude des Signals nur zu bestimmten Zeitpunkten und nur mit einer begrenzten Genauigkeit mißt (abtastet) und diese Meßwerte in die Speicherzellen des Computers einträgt: Während die momentane Auslenkung eines akustischen Signals (das beispielsweise als elektrisches Mikrophonsignal vorliegt) jeden beliebigen Wert zwischen der positiven und negativen Maximalaussteuerung annehmen kann, wird mit dem *Analog-Digital-Wandler* der gesamte Aussteuerungsbereich in eine bestimmte Zahl von Stufen unterteilt. Beim 16-bit-A/D-Wandler handelt es sich z.B. um $2^{16} = 65536$ Stufen, von denen jeweils diejenige Stufe als Abtastwert ausgewählt wird, innerhalb derer das Eingangssignal momentan liegt. Je mehr Stufen zur Verfügung stehen, desto geringer wird der Fehler bei der Digitalisierung, der sich als zusätzliches Rauschen (*Quantisierungsrauschen*) im digitalisierten Signal bemerkbar macht. Im Idealfall liegt das Quantisierungsrauschen bei einem 16-bit-Wandler um etwa 96 dB unter der Vollaussteuerung. In der Praxis muß man mit Sprachaufnahmen sicher unterhalb der Aussteuerungsgrenze des A/D-Wandlers bleiben, so daß aufgrund der hohen Empfindlichkeit des Gehörs das Quantisierungsrauschen selbst bei 16-bit-

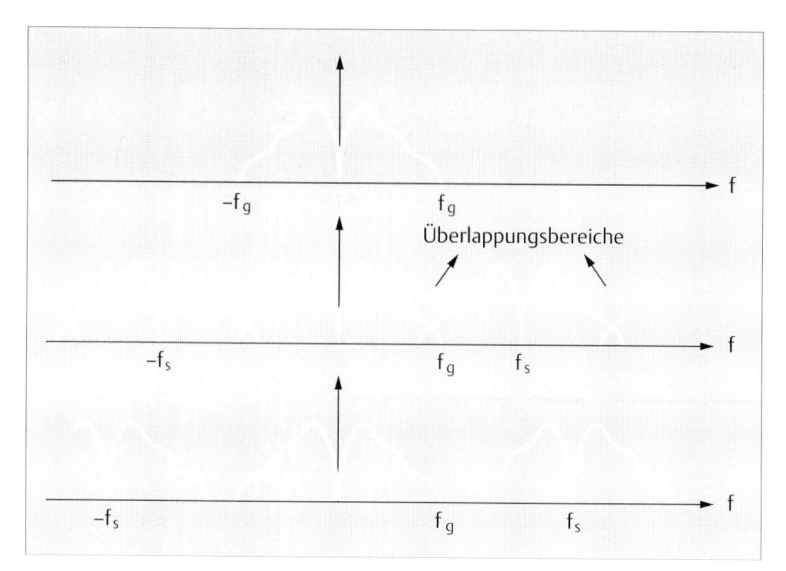

Abb. 2.7 Erläuterungen zum Abtasttheorema. (**a**) Die höchste im ursprünglichen Signal vorkommende Frequenz f_g darf nicht größer als die Hälfte der Abtastfrequenz f_s sein. Wenn diese Bedingung nicht erfüllt ist (**b**), überlappen sich die hohen Frequenzen des ursprünglichen Spektrums mit Anteilen des durch die Abtastung periodisch wiederholten Spektrums, so daß in den Überlappungsbereichen „Spiegelfrequenzen" hörbar werden und keine Rekonstruktion möglich ist. Wenn die Abtastfrequenz f_s dagegen mehr als doppelt so groß wie die höchste Frequenz f_g ist (**c**), tritt keine Überlappung ein und das Originalsignal kann aus dem digitalisierten Signal exakt rekonstruiert werden.

A/D-Wandlern durchaus gehört werden kann.

Das analoge (zeitlich kontinuierliche) Signal wird nicht zu beliebigen Zeitpunkten abgetastet, sondern nur zu bestimmten Zeitpunkten in gleichmäßigen Abständen: Zu jedem ganzzahligen Vielfachen einer bestimmten Abtastperiode T wird der Momentanwert des analogen Eingangssignals quantisiert und abgespeichert. Fehler treten auf, wenn sich das analoge Eingangssignal von einem Abtastzeitpunkt zum nächsten zu schnell ändert: Die höchste im analogen Eingangssignal vorkommende Frequenz (die ein Maß für die Geschwindigkeit ist, mit der sich das Gesamtsignal ändert) darf maximal halb so groß sein wie die Abtastfrequenz. Diese Bedingung wird als *Abtasttheorem* bezeichnet.

Das Abtasttheorem läßt sich anhand des Faltungssatzes erklären: Die Abtastung im Zeitbereich entspricht der Multiplikation des analogen Eingangssignals mit einer δ-Pulsfolge (d. h. einem periodisch mit der Abtastperiode wiederholten δ-Puls). Das Spektrum dieses Signals ist die Faltung des ursprünglichen Signalspektrums mit einer δ-Pulsfolge, die die Periode der Abtastfrequenz im Frequenzbereich aufweist.

Das resultierende Spektrum des periodisch abgetasteten Signals ist eine periodische Wiederholung des Originalspektrums im Frequenzbereich.

Dabei können sich die Frequenzanteile des Originalspektrums mit denen der ersten Wiederholung überlappen, wobei sogenannte *Spiegelfrequenzen* (Aliases) auftreten, d. h. unerwünschte Überlagerungen, die eine exakte Rekonstruktion des Originalsignals unmöglich machen. Diese Überlagerung findet nicht statt, wenn das Abtasttheorem eingehalten wird.

In der Praxis benötigt man für die Digitalisierung von Audiosignalen eine Abtastrate von 44 kHz (CD-Qualität), für die weitgehend störungsfreie Digitalisierung von Sprache reicht eine Abtastfrequenz von 15 kHz aus, sofern Tiefpaßfilter mit genügend steiler Flanke bei einer Grenzfrequenz von 5 kHz eingesetzt werden, um die Aliasing-Artefakte zu unterdrücken (Abb. 2.7).

Diskrete Fourier-Transformation und FFT

Die schwierige Berechnung der Fourier-Transformation nach Gleichung 2.6 wird erleichtert, wenn das Zeitsignal bereits digitalisiert im Computer vorliegt. Soll das Spektrum ebenfalls im Computer gespeichert werden, muß sowohl das Zeitsignal als auch das zugehörige Spektrum endlich und diskret sein, was physikalisch unmöglich ist. Zur Lösung dieses Problems nimmt man an, das diskrete, endliche (u.U. aperiodische) Signal sei eine *Periode* des entsprechend fortgesetzten, periodischen und diskreten Signals. Die Fourier-Transformierte dieses periodischen Signals ist ein (diskretes) Linienspektrum (S. 14), und aufgrund der diskreten Abtastung des Zeitsignals ist das Spektrum periodisch (S. 15).

Die Beziehung zu einer Periode dieses (periodischen und diskreten) Spektrums des Zeitsignals wird durch die diskrete Fourier-Transformation hergestellt.

Sie ist damit eine spezielle, für Computeranwendungen geeignete Form der Fourier-Transformation (Gleichung 2.6), die sich auf den hier betrachteten Spezialfall von periodischen, diskreten Signalen bezieht. Um den dafür notwendigen Rechenaufwand zu minimieren, gibt es schnelle Programme (Algorithmen), die als Fast Fou-

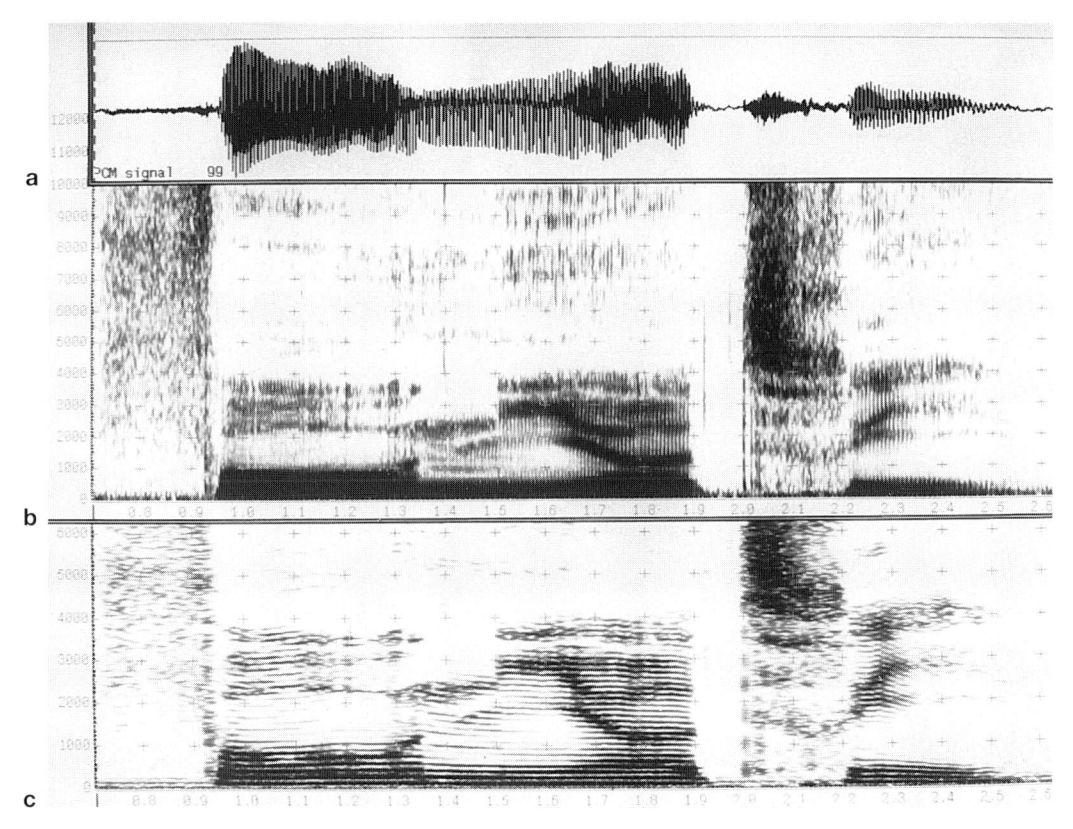

Abb. 2.8 Spektrogramm (Sonagramm) des Wortes „Phoniatrie", gesprochen von einem männlichen Sprecher. **a** zeigt das Zeitsignal, **b** ein Breitbandspektrogramm (geringe Frequenzauflösung, hohe Zeitauflösung) und **c** ein Schmalbandspektrogramm (hohe Frequenzauflösung, geringe Zeitauflösung). Auf der x-Achse ist die Zeit aufgetragen, die für alle drei Teilbilder übereinstimmt. Auf der y-Achse ist beim Zeitsignal die Auslenkung und bei den beiden Spektrogrammen die Frequenz (bis max. 10000 Hz) aufgetragen. Die Schwärzung gibt beim Spektrogramm die zu einem gewissen Zeitpunkt bei einer bestimmten Frequenz auftretende Energie wieder.

rier Transform (FFT) bezeichnet werden. Sie erlauben insbesondere bei sehr langen Signalen einen enormen Zeitgewinn, lassen sich aber nur auf Signale mit einer bestimmten Zahl von Abtastwerten anwenden (im Standardfall bei Zweierpotenzen, z. B. 128, 256, 512,1024, usw.).

Spektrogramm (Sonagramm)

Bei der als Spektrogramm oder Sonagramm bezeichneten Analyse des Sprachschalls wird das Sprachsignal in seiner zeitlichen Entwicklung spektral analysiert, d. h. es werden sogenannte *Kurzzeitspektren* gebildet, die als Funktion der Zeit aufgetragen werden. Ziel dieser Darstellung ist es, die zeitlich veränderliche Filterung durch die Artikulatoren des Vokaltraktes möglichst gut in ihrem zeitlichen Verlauf aufzulösen. Dazu wird das (zum Beispiel mit einem Mikrophon aufgenommene) Sprachsignal in kurze, sich teilweise überlappende Zeitsegmente zerlegt (typischerweise 20 ms). Von jedem dieser Zeitintervalle wird eine Fourier-Transformation zur Errechnung des Leistungsspektrums durchgeführt. Die so erhaltenen Leistungsspektren werden in ein zweidimensionales Koordinatenkreuz eingezeichnet, wobei auf der x-Achse die Zeit (d. h. der Zeitpunkt des jeweils analysierten Zeitsegmentes) und auf der y-Achse die Frequenz aufgetragen wird. Der zu je einem bestimmtem Zeitpunkt und einer bestimmten Frequenz zugehörige Betrag des Leistungsspektrums wird als Schwärzung an diesem Punkt in der Zeit-Frequenz-Ebene aufgetragen, so daß insgesamt die zeitliche Entwicklung des Leistungsspektrums an dem Verlauf der geschwärzten Stellen des Spektrogramms abgelesen werden kann. Insbesondere sind die *Formantübergänge* erkennbar, die durch die zeitliche Änderung der Resonanzen des Vokaltraktes resultieren (2).

Beim Spektrogramm gilt die Zeit-Frequenz-Unschärferelation, d. h. man erreicht entweder eine gute zeitliche Auflösung (durch die Wahl kleiner Analysezeitfenster) und nimmt dafür eine schlechte spektrale Auflösung (d. h. eine nur sehr grobe Schätzung des jeweiligen Leistungsspektrums) in Kauf oder man wählt lange Analyseintervalle mit einer guten spektralen Auflösung, dafür leidet jedoch die zeitliche Auflösung. Im ersten Fall kann man die Schwingungsperioden der Glottis einzeln auflösen, während im zweiten Fall die harmonischen Obertöne der Grundfrequenz (ganzzahlige Vielfache der Glottisperioden) im Spektrogramm sichtbar werden (Abb. 2.**8**).

Schallausbreitung

Während im vorhergehenden Abschnitt die fundamentalen Eigenschaften von Schwingungen und ihre Analyse beschrieben wurden, soll im folgenden die Ausbreitung des Schalls im gasförmigen oder flüssigen Medium betrachtet werden und die Veränderungen, die der Schall durch diese Ausbreitung erfahren kann. Bei der Schallausbreitung werden die Partikel des Mediums in Schwingungen versetzt, die an ihre Umgebung weitergeleitet werden. Diese Schwingungen der Partikel können entweder parallel zur Ausbreitungsrichtung erfolgen (*Longitudinalwellen*) oder senkrecht zur Ausbreitungsrichtung (*Transversalwellen*, Abb. 2.9). Dabei schwingt jedes der Partikel um seine Ruhelage mit einer gewissen Zeitverzögerung gegenüber den benachbarten Partikeln. Auf diese Weise bewegt sich die Welle über das Medium hinweg, ohne daß die Partikel des Mediums im Mittel ihre Position verändern.

In Festkörpern sind aufgrund der elastischen Eigenschaften verschiedene Wellenformen von Longitudinal- und Transversalwellen ausbreitungsfähig. In Flüssigkeiten und Gasen wird Schall nur als Longitudinalwelle weitergeleitet, d. h. die einzelnen Flüssigkeits- oder Gaspartikel schwingen parallel zur Ausbreitungsrichtung (Abb. 2.9). Wir beschränken uns hier auf die Schallausbreitung in Gasen und Flüssigkeiten. Jede Schallwelle wird durch die Größen Schalldruck p (an einem bestimmten Ort meßbarer Wechseldruck) und Schallschnelle v (an einem bestimmten Ort auftretende Geschwindigkeit der Partikel) gekennzeichnet. Der Schalldruck ist an den Stellen höch-

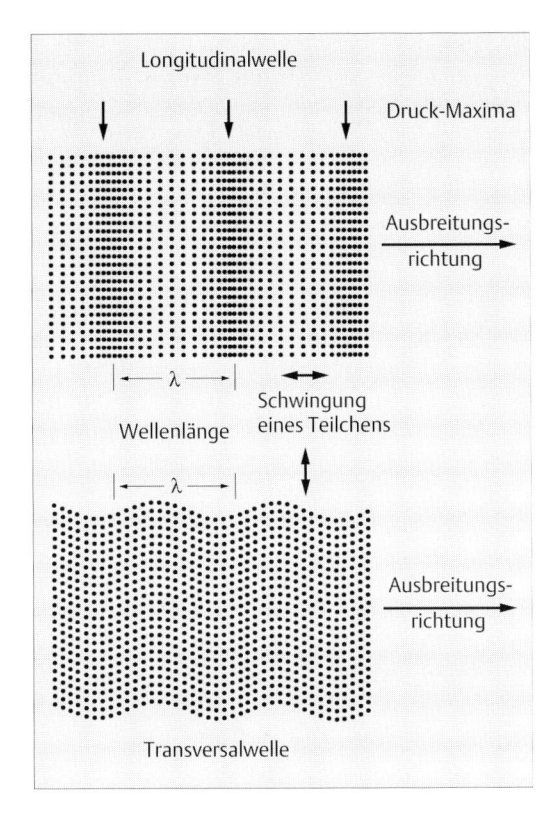

Abb. 2.9 Arten der Wellenausbreitung in einem Medium. Bei der Longitudinalwelle schwingen die Teilchen parallel zur Ausbreitungsrichtung, bei der Transversalwelle senkrecht zur Ausbreitungsrichtung.

ster Verdichtung der Partikel am größten und nimmt an den Stellen höchster Verdünnung den maximalen negativen Wert an. Die Schallschnelle ist dort maximal, wo die Ausgleichsströmung zwischen Druckmaximum und -minimum am größten ist.

Für Schallwellen, die sich in diesen Medien z. B. in x-Richtung ausbreiten, muß der Schalldruck die Bedingung der Wellengleichung erfüllen, d. h.

$$\left(\frac{d}{dx}\right)^2 p = \frac{1}{c^2}\left(\frac{d}{dt}\right)^2 p \quad (2.8)$$

Dabei bezeichnet $(d/dx)^2$ die zweite Ableitung nach dem Ort und $(d/dt)^2$ die zweite Ableitung nach der Zeit. c bezeichnet die Ausbreitungsgeschwindigkeit der Schallwelle (*Schallgeschwindigkeit*), die von den Eigenschaften des Mediums abhängt (z. B. von der Temperatur und dem Luftdruck bei gasförmigen Medien). In Luft beträgt sie (bei 20 °C) c = 344 m/s. Die Wellengleichung hat als allgemeine Lösungen Schallwellen der Form $p(x,t) = p_0 \cdot g(t - x/c)$, wobei x der Abstand in der räumlichen Richtung ist, in die sich die Welle mit der Schallgeschwindigkeit c ausbreitet. In diesem allgemeinen Fall kann die Schallwelle eine beliebige Form annehmen, die sich mit der Schallgeschwindigkeit über das gesamte Medium ausbreitet (d. h. die Funktion g ist nicht näher bestimmt). Zur Vereinfachung zerlegt man diese beliebige Schallwelle in sinusförmige Elementarwellen, die sich als ebene Wellen in eine bestimmte Richtung ausbreiten und die sämtlich Lösungen der Wellengleichung sind. Da sich jedes beliebige Wellenfeld als Überlagerung aus diesen Elementarwellen zusammensetzen läßt, werden wir uns im weiteren auf die Beschreibung dieser sinusförmigen Wellen beschränken. Sie haben die Form:

$$p(x,t) = p_0 \sin\left[2\pi f(t - x/c) + \psi\right] \quad (2.9)$$

Gleichung 2.9 beschreibt eine sinusförmig in x-Richtung laufende Welle mit der Frequenz f, die eine Amplitude p_0 und eine Phase ψ aufweist. Im Vergleich mit der allgemeinen Form $g(t-x/c)$ wird hier ein sinusförmiger Verlauf mit einer bestimmten Frequenz f und einer Phase ψ festgelegt. Als Wellenlänge l bezeichnet man die Strecke, die die Welle während einer Schwingungsperiode zurücklegt, so daß die Beziehung gilt:

$$c = f \cdot \lambda \quad (2.10)$$

Wellenwiderstand, Reflexion

Bisher haben wir nur den Schalldruck p betrachtet, obwohl nahezu die gleichen Beziehungen auch für die Schallschnelle v gelten. Beide Größen sind eng miteinander verknüpft: Bei einer fortschreitenden Schallwelle sind sie phasengleich und bei einer stehenden Schallwelle ist ihr Maximum um $1/4$ Wellenlänge gegeneinander phasenverschoben. Für ihren Betrag gilt folgende Beziehung, wobei ϱ die Dichte des Mediums und c die Schallgeschwindigkeit ist:

$$|v| = \frac{1}{\rho c} \cdot p \qquad (2.11)$$

Abgesehen von einer etwaigen Phasenverschiebung zwischen Schallschnelle und -druck (und der Tatsache, daß die Schnelle eine vektorielle Größe und der Druck ein Skalar ist), gilt also eine Proportionalität zwischen den beiden Größen.

Die Größe $Z = p/|v| = \rho \cdot c$ wird als Wellenwiderstand oder Kennimpedanz des Mediums bezeichnet, wobei die Wortwahl an die Analogie zum elektrischen Widerstand erinnert, der nach dem Ohmschen Gesetz als Quotient aus Spannung und Strom definiert ist. Bei einem Medium mit einem großen Wellenwiderstand (z. B. Wasser mit $Z = 1{,}48 \cdot 10^6$ kg m^{-2} s^{-1}) muß demnach ein hoher Schalldruck auftreten, um eine bestimmte Schallschnelle zu erzeugen, während bei einem Medium mit einem niedrigen Wellenwiderstand (z. B. Luft mit $Z = 414$ kg m^{-2}s^{-1}) ein wesentlich kleinerer Schalldruck ausreicht. An einer Grenzfläche zwischen zwei Medien, bei der sich der Wellenwiderstand Z ändert, kann eine einlaufende Schallwelle daher nicht ungehindert von einem Medium in das andere übertreten. Die einfallende Welle wird zu einem Teil reflektiert und zum übrigen Teil in das zweite Medium weitergeleitet. Wenn mit p_e der Schalldruck der einfallenden Schallwelle und mit p_r der Schalldruck der reflektierten Schallwelle bezeichnet wird und mit Z_1 bzw. Z_2 der Wellenwiderstand des ersten bzw. zweiten Mediums, berechnet sich der Schalldruck der reflektierten Schallwelle nach:

$$p_r = p_e \cdot (Z_1 - Z_2)/(Z_1 + Z_2) \qquad (2.12)$$

Der Anteil der reflektierten Welle wird immer dann groß, wenn Z_1 und Z_2 stark voneinander abweichen: Bei „schallhartem" Übergang (Z_2 sehr viel größer als Z_1, z. B. beim Übergang von Luft nach Wasser) und bei „schallweichem" Übergang (Z_1 sehr viel größer als Z_2, z. B. beim Übergang von Wasser nach Luft) wird daher fast sämtliche auf die Grenzfläche einfallende Schallenergie reflektiert, so daß in beiden Fällen fast keine Schallenergie auf das andere Medium übertragen wird. In unserem Beispiel des Übergangs von Luft auf Wasser wird der Schalldruck um etwa den Faktor 3500 gedämpft, so daß eine Abschwächung um etwa 30 dB resultiert. Eine verlustfreie Übertragung tritt nur auf, wenn der Wellenwiderstand in beiden Medien gleich ist, so daß zur Vermeidung von Reflexionsverlusten eine weitgehende Angleichung der Wellenwiderstände notwendig ist.

Beim Hören gleicht das Mittelohr den Wellenwiderstand des Luftschalls auf den Wellenwiderstand des Wasserschalls im Innenohr an, um diese Abschwächung zu minimieren. Dabei werden die Flächenunterschiede zwischen Trommelfell und ovalem Fenster und der Hebelarm zwischen Hammergriff und Amboß bzw. Steigbügel ausgenutzt. Bei einer Fehlfunktion des Mittelohres tritt eine Schalleitungsschwerhörigkeit auf, bei der bis zu etwa 30 dB durch die fehlende Impedanzanpassung bedingt sein kann (S. 317).

Röhrenmodell des Vokaltrakts

Aufbauend auf der Reflexion von Schallwellen an Grenzflächen, bei denen der Wellenwiderstand geändert wird, soll im folgenden die Filterung der von der Glottisschwingung abgestrahlten akustischen Schallwellen durch den Vokaltrakt näher betrachtet werden. Der Vokaltrakt kann in erster Näherung als ein schlauchförmiges Gebilde mit veränderlichem Querschnitt angesehen werden, an den der Nasenrachen bei entsprechender Stellung des Gaumensegels angekoppelt werden kann (Abb. 2.**10**). Der über die Länge des Vokaltrakts veränderliche Querschnitt ist charakteristisch für eine bestimmte Artikulationsstellung und damit ausschlaggebend für die Filterwirkung bei einem bestimmten Laut. Bestimmte Frequenzbereiche können das Röhrensystem besonders gut passieren: Sie werden als Resonanzfrequenzen des Vokaltraktes in einer bestimmten Stellung bezeichnet. Im Spektrogramm bilden sie sich als Formanten ab.

Um die Entstehung dieser Resonanzfrequenzen besser zu verstehen, denke man sich das röhrenförmige Gebilde zerlegt in mehrere Schlauchsegmente, die jeweils

Abb. 2.10 **Röhrenmodell des Vokaltraktes.** Der in **a** schematisch dargestellte Vokaltrakt wird als Röhrensystem (**b**) aufgefaßt, für dessen physikalische Beschreibung die Unterteilung in kurze Röhrensegmente mit unterschiedlichem Durchmesser notwendig ist (**c**). An jedem dieser Röhrensegmente werden die von zentral oder peripher stammenden Schallwellen zum Teil reflektiert und zum Teil weitergeleitet (**d**). Je nach effektiver Form des Vokaltrakts werden daher bestimmte Frequenzen herausgefiltert oder verstärkt (Formanten).

einen konstanten, aber von Schlauch zu Schlauch variierenden Querschnitt aufweisen. Beim Übergang von einem Schlauchsegment zum nächsten ändert sich der Wellenwiderstand des durch den Schlauch geführten Schalls um den Faktor A/A', wobei A die Querschnittsfläche des ersten und A' die Querschnittsfläche des darauffolgenden Schlauchsegmentes bezeichnet. Gemäß S. 19 wird die Schallwelle an der Impedanz teilweise reflektiert, teilweise weitergeleitet (Abb. 2.10). Die Abfolge von Reflexionen und Phasendrehungen bei aufeinanderfolgenden Röhren-Segmenten führt dazu, daß sich – bei bestimmten Frequenzen – reflektierter und nichtreflektierter Schallanteil gegenseitig teilweise aufheben, so daß eine Abschwächung dieser Frequenz beim Durchlaufen des Vokaltraktes entsteht. Dagegen kommt es bei anderen Frequenzen zu einer positiven Interferenz mit geringer Abschwächung des fortgeleiteten Schalls, die zur Ausbildung der Formanten führt. Durch zeitliche Änderung des Querschnittverlaufes verschieben sich die Formanten ständig, so daß die akustische Filterung des Glottissignals die Artikulationsstellung widerspiegelt.

Anhand dieses Röhrenmodells für die akustische Filterung im Vokaltrakt wird intuitiv die Bedeutung der Mundöffnungs-Fläche für die Schallabstrahlung klar: Eine Vergrößerung der Mundöffnung führt nicht zwangsläufig zu einer verbesserten Schallübertragung des Glottissignals auf die Luft im umgebenden Raum und somit zu einer Erhöhung des Schalldrucks, sondern kann sich sogar negativ auf die von einem Sprecher oder Sänger nach außen abgestrahlte

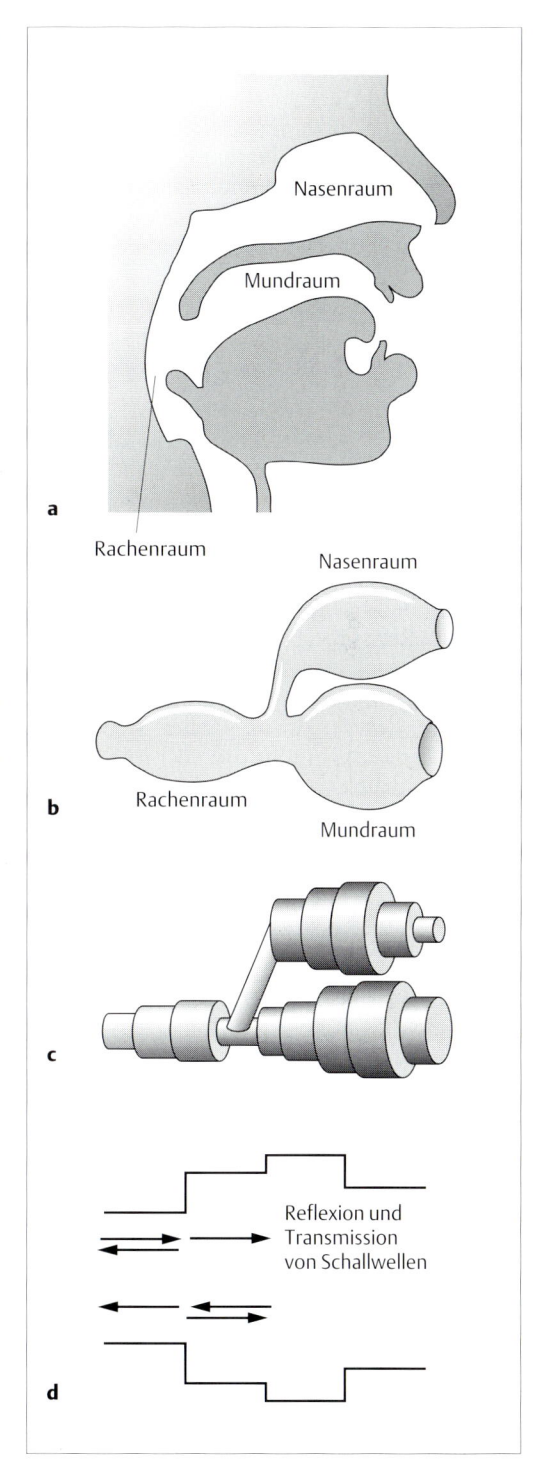

Schalleistung bemerkbar machen, da eine sprunghafte Änderung der effektiven Querschnittsfläche zu einer Zunahme des reflektierten Anteils und einer Abnahme des durch das Segment durchgelassenen Schallanteils führen kann. Daher erreichen geübte Sänger auch mit beinahe geschlossenem Mund höhere Schalldrücke im Außenbereich als ungeübte Sänger, die die Stellung ihres Vokaltraktes nicht optimal im Hinblick auf eine möglichst große Schallenergieabgabe steuern können.

Pegelrechnung und Lautheit

Der in der Natur vorkommende Bereich von Schalldrucken ist sehr groß (Ruhehörschwelle bei 1 kHz bei $2 \cdot 10^{-5}$ N/m², Unbehaglichkeitsschwelle bei ca. 20 N/m²). Außerdem interessiert zumeist nicht der absolute Schalldruck, sondern das Verhältnis zu einem Referenzwert. Daher verwendet man in der Praxis nicht die absolute Größe des Schalldrucks, sondern die logarithmische Dezibelskala, mit der der Logarithmus eines Schall-Druck-Verhältnisses angegeben wird. Der zu einem Schalldruck p gehörende Schalldruckpegel L ist definiert als:

$$L = 20 \cdot \log_{10} \frac{p}{p_0} [\text{dB SPL}] \qquad (2.13)$$

(mit $p_0 = 2 \cdot 10^{-5}$ N/m² $= 2 \cdot 10^{-4}$ µbar)

Die Abkürzung SPL für Sound pressure level zeigt dabei an, daß als Referenzschalldruck p der in Gleichung 2.13 angegebene genormte Wert verwendet wurde. Wenn statt linearer Größen (wie Schalldruck und -schnelle) quadratische Größen (wie die Schalleistung I) betrachtet werden, bestimmt sich der Pegel nach:

$$L = 10 \cdot \log_{10} |I| / |I_0| \qquad (2.14)$$

Der Faktor 10 (anstelle des Faktors 20 für den Schalldruck) wird wegen der Proportionalität zwischen I und p^2 verwendet. Auf diese Weise wird unabhängig von der jeweils betrachteten Wellenkenngröße derselbe dB-Wert berechnet.

Für die Praxis sind die folgenden Werte wichtig:

1 dB kleinster hörbarer Pegelunterschied,
3 dB Verdoppelung der Leistung,
6 dB Verdoppelung der Amplitude, Vervierfachung der Leistung,
10 dB Verdoppelung der subjektiven Lautstärke, zehnfache Leistung,
20 dB zehnfache Amplitude, 100fache Leistung.

Als dB HL (hearing level) wird der auf die frequenzabhängige Ruhehörschwelle eines mittleren Normalhörigen bezogene Schalldruckpegel angegeben, während dB SL (sensation level) den auf die individuelle Ruhehörschwelle eines bestimmten Patienten bezogenen Schalldruckpegel angibt. Mit dB(A) wird der A-bewertete Schalldruckpegel bezeichnet, der nach einer Filterung (Frequenzgewichtung) des Schalls gemessen wird. Dabei werden tiefe und hohe Frequenzen ähnlich den Eigenschaften des menschlichen Gehörs bei niedrigen Pegeln abgeschwächt. Bei der Bestimmung des Pegels von zeitlich sich ändernden Schallen (z. B. Sprache) ist außerdem die Zeitkonstante zu berücksichtigen, mit der das Pegelmeßgerät den Schall mittelt: Für den subjektiven Lautstärkeneindruck von Sprache ist der über sehr kurze Zeiten gemittelte, maximal auftretende Pegel am relevantesten (Pegelmesser-Stellung „Impuls" oder „Fast"). Die größeren Mittelungszeiten (Pegelmesserstellung „Slow") werden dagegen zur Steigerung der Meßgenauigkeit bei stationären Schallen (z. B. Fahrzeuggeräuschen) verwendet, aber auch bei der akustischen Analyse von quasistationären Schallen wie ausgehaltenen Vokalen.

Die mit einem Pegelmesser objektiv meßbaren Schallpegel repräsentieren selbst bei geeigneter Einstellung der Parameter (z. B. A-Bewertung, Stellung „Impuls") nur approximativ die von normalhörenden Menschen wahrgenommene Lautstärke des Schalls. Wenn man sich auf reine Töne (Sinustöne) beschränkt, wird die wahrgenommene Lautstärke durch die Phonskala beschrieben: Bei 1 kHz ist der Phonwert eines Sinustons gleich seinem Pegel in dB

SPL. Für einen Sinuston mit einer beliebigen Frequenz ist dagegen der Phonwert gleich dem Pegel eines Sinustons bei 1 kHz, der den gleichen Lautstärkeneindruck hervorruft. Für Sinustöne können daher *Isophone* (Kurven gleicher Lautstärke) aufgestellt werden, d. h. die Pegel der Sinustöne gleicher wahrgenommener Lautstärke in Abhängigkeit von der Frequenz. Sie haben für niedrige Pegel einen ähnlichen Verlauf wie die Ruhehörschwelle und flachen zu höheren Pegeln ab.

Die Phonskala gibt zwar die Lautstärkenverhältnisse für Sinustöne richtig wieder, kann aber für natürliche akustische Signale, die in der Regel breitbandig sind, nicht ohne weiteres angewendet werden und stimmt auch nicht notwendigerweise mit der empfundenen Lautstärke überein. Beispielsweise können zwei Schalle mit gleichem Schallpegel, aber unterschiedlicher Bandbreite eine stark unterschiedliche Lautstärkenwahrnehmung hervorrufen. Um zu einer besseren Schätzung der subjektiv wahrnehmbaren Lautstärke beliebiger Schalle zu gelangen, benutzt man die auf psychoakustischen Experimenten beruhende Lautheit (7), deren Berechnung in ISO 532B festgelegt wurde, und für deren Messung es bereits kommerziell erhältliche Geräte gibt. Der eintreffende Schall wird in Frequenzbänder zerlegt, und in jedem Frequenzband wird eine Teil-Lautheit berechnet.

Dabei wird der Abstand des in jedem Frequenzband vorhandenen Schallanteils von der Hörschwelle und der Anstieg der Lautheit mit zunehmendem Schallpegel berücksichtigt, d. h. die ungefähre Verdopplung der Lautheit bei einem Pegelanstieg um 10 dB. Anschließend wird der psychoakustische Effekt der Maskierung berücksichtigt, d. h. die Verdeckung von hochfrequenten Anteilen niedriger Energie durch tieffrequente Anteile höherer Energie.

Über die verbleibenden, für die Bildung der Lautheit relevanten Frequenzanteile wird im Frequenzbereich und im Zeitbereich gemittelt. Der resultierende Lautheitswert in „sone" erscheint aufgrund umfangreicher Untersuchungen von Zwicker u. Fastl (7) ein besseres Maß für die subjektive Bewertung eines Schalls zu sein als das dB(A), auch wenn einige Details des Berechnungsverfahrens umstritten sind.

Raumakustik

Wird eine Schallquelle (z. B. ein Sprecher oder ein Sänger) in einem geschlossenen Raum positioniert, so gelangt der Schall nicht nur auf direktem Weg von der Schallquelle zum Schallempfänger (z. B. zum Ohr des Hörers), sondern kann auch indirekt über Reflexionen an den Wänden, der Decke und dem Boden des Raums den Empfänger erreichen. Die unterschiedlichen Wege mit ihren jeweils verschiedenen Laufzeiten und Abschwächungen sowie Phasendrehungen des Schalls führen zu einer Filterung (d. h. klanglichen Verfärbung) des ursprünglich abgestrahlten Schalls und haben zur Folge, daß sich kein homogenes, aus einer Richtung kommendes Schallfeld aufbaut, sondern ein diffuses Schallfeld entsteht, bei dem die Schallwellen statistisch von allen verschiedenen Raumrichtungen eintreffen können. Eine charakteristische Größe für die akustische Verfärbung des Raums ist die *Nachhallzeit*. Sie ist definiert als die Zeit, in der die von einer impulsförmigen Anregung des Raumes (z. B. durch einen Knall) stammende Schallenergie um 60 dB (d. h. um den Faktor eine Million, 10^6) abgefallen ist. Für Konferenzräume und Säle mit einer guten Sprachverständlichkeit sollte sie unter einer Sekunde liegen, während für Musikdarbietungen in Konzertsälen ein Bereich zwischen 1,5 s und 2,5 s erstrebenswert ist. In Kirchen und Kathedralen beträgt sie bis zu 8 s, so daß Musik mit schneller zeitlicher Variation schlecht übertragen wird. Die für Aufführung in Kathedralen am besten geeignete Musik (z. B. Gregorianische Gesänge) ist kompositorisch durch langsame Übergänge an die akustischen Verhältnisse angepaßt.

Als *Hallradius* bezeichnet man den räumlichen Bereich, in dem der Direktschallanteil größer als das diffuse Schallfeld des Nachhalls ist. Mit zunehmendem Volumen V (in m^3) des Raumes nimmt der Hallradius R (in m) zu, weil der Einfluß der Reflexionen an der Decke und den

Wänden abnimmt. Mit zunehmender Nachhallzeit T (in s) nimmt der Hallradius jedoch ab, weil der Einfluß des diffusen Nachhall-Schallfeldes zunimmt. Dabei gilt die Beziehung (1):

$$R = 0.057 \cdot \sqrt{(V/T)} \qquad (2.15)$$

Der Hallradius ist für Musiker und Sänger von praktischer Bedeutung, weil ein Zusammenspiel mit Musikern, die sich außerhalb des Hallradius befinden, durch die Zeitverzögerung und Diffusität des Nachhalls stark beeinträchtigt ist. Obwohl außerhalb des Hallradius der Direktschallanteil geringer als der aus allen Richtungen einfallende Nachhall-Anteil ist, gelingt dem Menschen dennoch eine Ortung der Schallquelle, weil er die geringe Zeitverzögerung zwischen Direktschall und Nachhallvorgang ausnutzen kann und zur Ortung nur den zeitlich zuerst eintreffenden Direktschall verwendet. Dieses Phänomen wird als *Gesetz der ersten Wellenfront* bezeichnet und z.B. bei hochwertigen Übertragungsanlagen in Sälen eingesetzt, bei denen der verstärkte Schall erst mit einer bestimmten Zeitverzögerung aus den Lautsprechern abgestrahlt wird.

Literatur

1 Cremer, L.: Statistische Raumakustik. Hirzel, Stuttgart 1961
2 Fant, C.G.M.: Speech Sounds and Features. MIT Press, Cambridge USA 1973
3 Ishizaka, K., J.L. Flanagan: Synthesis of voiced sounds from a two-mass model of the vocal cords. Bell Syst. Techn. J. 51 (1972) 1233
4 Lüke, H.D.: Signalübertragung. Springer, Berlin 1975
5 Meyer, E., E.G. Neumann: Physikalische und technische Akustik. Vieweg, Braunschweig 1979
6 Titze, I.R.: The human vocal chords: A mathematical model (Part 2). Phonetica 29 (1974) 1
7 Zwicker, E., H. Fastl: Psychoacoustics: Facts and Models. Springer, Berlin 1990

Zusammenfassung

Bei der Stimmerzeugung tritt durch den Antrieb des Atemluftstroms entweder eine periodische Glottisschwingung oder ein aperiodisches Strömungsgeräusch an einer Konstriktion des Vokaltraktes auf. Der Einfluß des Bernoulli-Effekts (Unterdruck im strömenden Medium) an der Entstehung der periodischen Glottisschwingung wird noch kontrovers diskutiert. Eine rauschförmige, aperiodische Schwingung bei einer Konstriktion des Vokaltraktes entsteht dagegen durch turbulente Strömung. Beide Formen der Schallanregung werden durch den Vokaltrakt akustisch gefiltert (verformt). Die Filterung kann sowohl im Zeitbereich als auch im Frequenzbereich beschrieben werden. Die Stellung der Artikulationsorgane übt dabei einen entscheidenden Einfluß auf die Art der Filterung aus, so daß der Hörer aus der Filterung des akustischen Signals auf die Artikulation und auf die intendierten Sprachlaute zurückschließen kann. Der Sprachschall breitet sich als Longitudinalwelle im Raum aus, wobei eine weitere Filterung auf dem Weg zum Ohr des Empfängers auftritt. Zur Analyse des Sprachsignals wird es mit einem Mikrophon aufgenommen und mit einem Analog-Digital-Wandler im Rechner gespeichert. Dabei stellen die Auflösung des Wandlers und die Abtastfrequenz mögliche Fehlerquellen dar. Mit dem Spektrogramm wird eine Frequenzanalyse der Sprache in Abhängigkeit von der Zeit durchgeführt, wobei entweder die Zeit- oder die Frequenzauflösung der Analyse groß sein kann.

3 Sprache und Information

Die Fähigkeit des Menschen, Gedanken durch sprachliche Kommunikation effizient auszutauschen, gehört zu den höchsten evolutionären Entwicklungsstufen und bildet die Grundlage unserer Kultur. Die besondere, nur dem Menschen eigene Fähigkeit gründet sich auf die generelle Funktion des Informationswechsels, der als allgemeines Lebensprinzip in gleicher Weise charakterisierbar ist wie der Stoffwechsel, nämlich durch Aufnahme, Verarbeitung und Abgabe von Information. Bei der menschlichen Kommunikation werden Gedanken, die wir uns als bestimmte Aktivitätszustände des Gehirns vorstellen können, in Informationen umgesetzt, die entweder als geschriebene oder gesprochene Sprache oder durch nonverbale Signale geäußert werden. Bei der akustischen Kommunikation benutzt der Mensch das Stimm- und Artikulationssystem, um ein Schallereignis (akustische Realisation der Sprache) zu produzieren, das direkt vom Empfänger mit Hilfe seines Hörorgans aufgenommen werden kann oder das sich aufzeichnen läßt. Die Sprache stellt sich dabei als eine äußerst effiziente, robuste und schnelle Art der Informationsübermittlung dar, die in ihrer Geschwindigkeit von keiner anderen Art der zwischenmenschlichen Informationsübermittlung (z. B. Zeichensprache, Bildersprache, ...) übertroffen wird.

Da die meisten der bei der Sprachproduktion und -perzeption beteiligten Vorgänge unbewußt ablaufen, ist man sich der besonderen Bedeutung des akustischen Kommunikationskanals zumeist nicht bewußt. Erst wenn Störungen in der sprachlichen Kommunikation entstehen (z. B. bei Schwerhörigkeit oder Taubheit) tritt diese Bedeutung für die soziale Integration und die persönliche Entwicklung des Individuums hervor. So sind zum Beispiel taubgeborene Kinder in der Regel wesentlich stärker in ihrer geistigen Entwicklung behindert als blindgeborene Kinder, weil sie von dem fördernden Einfluß der akustischen sprachlichen Kommunikation ausgeschlossen sind. Um zu einem genaueren Verständnis der bei der sprachlichen Kommunikation und Informationsübermittlung beteiligten Prozesse und Begriffe zu gelangen, sollen im folgenden einige Grundlagen aus dem Gebiet der Informationstheorie und der Phonetik näher erläutert werden.

Informationstheorie

Der zunächst abstrakt erscheinende Begriff der Information wird durch die Informationstheorie von Shannon in einem mathematischen Formalismus erfaßt (4, 5). Die Theorie befaßt sich allgemein mit Systemen, die mehrere mögliche Zustände annehmen können, und verknüpft das Auftreten eines bestimmten Zustands des Systems mit der Information, die man aus diesem Zustand gewinnt. Diese Information ist durch die Wahrscheinlichkeit bestimmt, mit der dieser Zustand auftritt: Je weniger wahrscheinlich der Zustand ist (d. h. je schwerer es ist, das Auftreten dieses Zustandes zu „raten"), desto mehr Information wird aus dem Auftreten dieses Zustandes gezogen. Wenn beispielsweise ein Arzt eine Untersuchungsmethode anwendet, bei der N verschiedene Befunde erhoben werden können (es also N verschiedene „Zustände" gibt), so wird die diagnostische Information bei dem Befund am größten sein, der am wenigsten häufig auftritt (d. h. sich am wenigsten bereits vor der Untersuchung voraussagen läßt).

Die Information H, die einem Zustand i zugeordnet wird, errechnet sich aufgrund der Wahrscheinlichkeit p(i), mit der der Zustand angenommen wird. Für die Definition von H müssen jedoch weitere Anforderungen erfüllt werden. Beispielsweise muß die Information, die sich aus dem Auftreten von zwei voneinander unabhängig auftretenden Zuständen ergibt, sich als Summe der Information dieser einzelnen Zustände darstellen. Daher wird die Information H(i) des Zustandes i wie folgt definiert:

$$H(i) = -ld(p(i)) = -\log_2(p(i)) \quad (3.1)$$

ld (p(i)) bezeichnet den dualen Logarithmus von p(i), d.h. den Exponenten zur Basis zwei, der zu einer Darstellung von p(i) als Zweierpotenz benötigt wird. Es gilt also:

$$p(i) = 2^{ld(p(i))} \quad (3.2)$$

Der duale Logarithmus kann Werte zwischen 0 und unendlich großen negativen Zahlen annehmen, wenn p(i) Werte im Bereich zwischen 1 (d.h. der Zustand i tritt sicher auf) und 0 annimmt (d.h. der Zustand i tritt sicher nicht, also mit der Wahrscheinlichkeit 0 auf). Die Information ist daher groß, wenn die Wahrscheinlichkeit klein ist und ist gleich null, wenn der Zustand sicher ist, also sein Auftreten schon von vornherein fest steht.

Durch die Benutzung des dualen Logarithmus läßt sich die Information direkt in *bit* ausdrücken, d.h. in Anzahl der Binärstellen (die entweder den Wert 0 oder 1 annehmen können), die eine zugehörige Information darstellen. Beispielsweise kann man für einen Würfel, der 8 Flächen aufweist und daher 8 verschiedene Zahlen mit jeweils der Wahrscheinlichkeit 1/8 bei jedem Würfeln produziert, nach Gleichung 3.1 die Information H(i) errechnen: Wenn wir mit i=1, 2,...8 jeweils den Zustand bezeichnen, daß der Würfel die Zahl i produziert hat, dann ist die Information jedes einzelnen Zustandes

$$H(i) = -ld(p(i)) = -ld(1/8) = 3 \quad (3.3)$$

Um die Information des Würfelns (d.h. das Ergebnis eines Wurfes mit diesem Würfel) auf dem Computer darzustellen, benötigt man also 3 bit, d.h. drei binäre Stellen, die gerade ausreichen, um die Zahlen zwischen 0 (entspricht z.B. 000) und 7 (entspricht z.B. 111) mit einer Ziffernkombination von Nullen und Einsen darzustellen.

Wenn das betrachtete System eine feste Anzahl von N Zuständen besitzt, die jeweils eine unterschiedliche Auftretenswahrscheinlichkeit haben, besitzt der Zustand mit der geringsten Wahrscheinlichkeit p(i) die größte Information. Oft ist aber die Wahrscheinlichkeit, daß einer der N Zustände angenommen werden kann, für alle Zustände gleich und beträgt 1/N (wie beim Beispiel des Würfels). Für diesen Fall kann die Information jedes einzelnen Zustandes dadurch gesteigert werden, daß N vergrößert wird, also die Anzahl der möglichen Ereignisse vergrößert wird. Für eine ärztliche Untersuchungsmethode bedeutet das, daß der Informationsgewinn größer wird, je mehr unterschiedliche Befunde mit der Methode erhoben werden können: Methoden mit nur zwei unterschiedlichen möglichen Ergebnissen (z.B. bestimmte Screeningverfahren) geben nur eine begrenzte Information, während differenzierte Untersuchungsverfahren sehr viele unterschiedliche Ergebnisse produzieren können, die jeweils einen hohen Informationswert aufweisen.

Oft ist es jedoch wichtig, nicht nur den Informationsgehalt eines einzelnen Zustandes, sondern den mittleren Informationsgehalt aller möglichen Zustände zu erfassen. Wenn beispielsweise dem Arzt mehrere verschiedene Untersuchungsverfahren zur Auswahl stehen, wird er das Verfahren wählen, das im Mittel (und nicht nur für ein bestimmtes Ergebnis) die größte Information liefert. Dazu ist es notwendig, den Mittelwert der Informationen über die verschiedenen Zustände i zu bilden. Jede dieser Einzelinformationen H(i) wird daher mit der Wahrscheinlichkeit p(i) gewichtet, mit der diese Information überhaupt auftreten kann, und die Summe wird über diese gewichteten Einzelinformationen gebildet:

$$H = \sum_{i=1}^{N} p(i) \cdot H(i) = -\sum_{i=1}^{N} p(i) \cdot ld(p(i)) \quad (3.4)$$

Die auf diese Weise definierte mittlere Information entspricht der *Entropie* aus der

Thermodynamik, die sich auch als Maß für die Unordnung eines Systems auffassen läßt. Im Fall des Würfels mit 8 verschiedenen Flächen ist die mittlere Information H genauso groß wie die Information H(i) jedes einzelnen Zustandes, weil jeder Zustand dieselbe Information hat. Für den Fall der ärztlichen Untersuchungsmethoden wird ein Screeningverfahren, bei dem nur zwei verschiedene Befunde möglich sind (z. B. auffälliger Befund mit Wahrscheinlichkeit p(1)= 1/8 und unauffälliger Befund mit Wahrscheinlichkeit p(2) =7/8) eine geringere mittlere Information H erbringen als eine Untersuchungsmethode mit mehreren verschiedenen Befunden (z. B. 8 verschiedene Befunde, die jeweils die Auftretenswahrscheinlichkeit p(i) = 1/8 haben).

Für die Buchstaben der deutschen Sprache errechnet sich aufgrund ihrer Häufigkeitsverteilung die mittlere Information zu 4,11 bit pro Buchstabe. Wenn man dagegen die mittlere Information eines Wortes der deutschen Sprache errechnet und die mittlere Anzahl von 5,6 Buchstaben pro Wort zugrundelegt, führt das zu einer mittleren Information von etwa 1 bit pro Buchstabe. Dieser Unterschied wird durch die *Redundanz*, d. h. den Informationsüberlapp der Buchstaben in einem Wort bedingt: Da bestimmte Buchstabenkombinationen in Wörtern sehr häufig vorkommen und gewisse Kombinationen überhaupt nur „erlaubt" sind, wird ein großer Teil der von einem Buchstaben übertragenen Information bereits von den begleitenden, übrigen Buchstaben übermittelt. Die verbleibende Restinformation, die nicht bereits durch die anderen Buchstaben übertragen wurde, ist daher kleiner als die Information des einzelnen zu übertragenden Buchstabens. Ein ähnlicher Effekt tritt bei dem Informationsgehalt eines vollständigen Satzes auf, der geringer ist als der Informationsgehalt jedes der Ein-

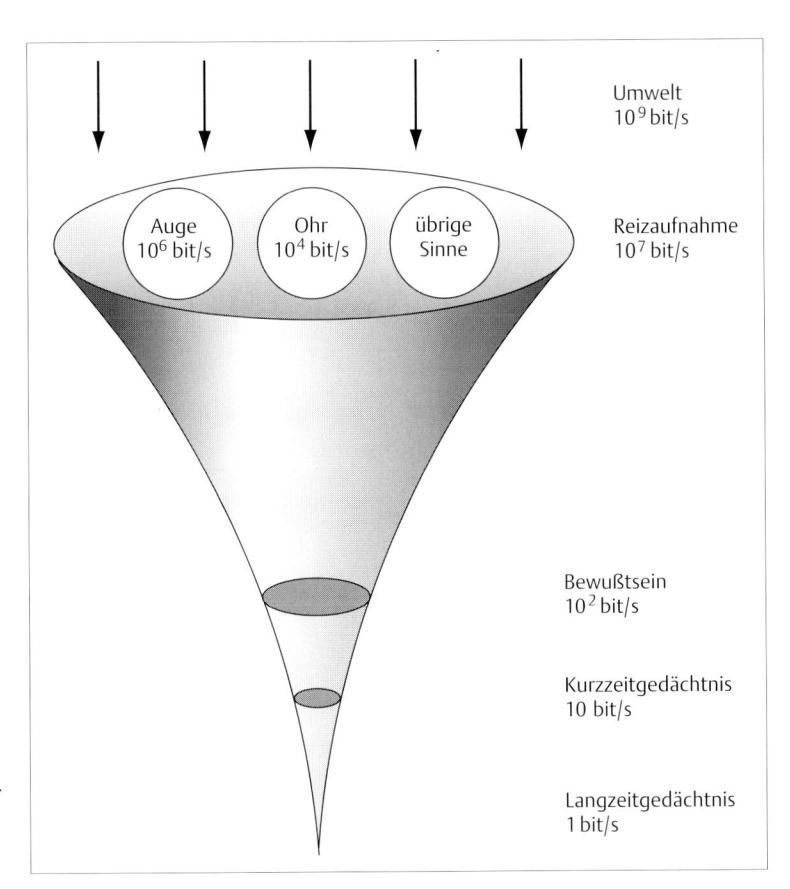

Abb. 3.1 Reduktion der in das Bewußtsein und in das Gedächtnis gelangenden Informationsmenge pro Zeiteinheit (ungefähre Angaben in bit/s).

Umwelt 10^9 bit/s

Auge 10^6 bit/s Ohr 10^4 bit/s übrige Sinne

Reizaufnahme 10^7 bit/s

Bewußtsein 10^2 bit/s

Kurzzeitgedächtnis 10 bit/s

Langzeitgedächtnis 1 bit/s

zelwörter. Auf diese Weise kann der Satzinhalt verstanden werden, ohne daß jedes einzelne Wort erkannt wurde, da ein fehlendes oder fehlerhaft übertragenes Wort aufgrund des Satzzusammenhanges erraten werden kann. Die Redundanz einer zu übertragenen Information verringert daher die Anfälligkeit gegen Übertragungsfehler.

Anhand des Beispiels der in Buchstaben, Wörtern und Sätzen berechenbaren Information wird bereits deutlich, daß sich die Informationstheorie insbesondere mit der Übertragung von Information beschäftigt. Aufbauend auf der oben gegebenen Definition der mittleren Information kann man die Informationsübertragungsgeschwindigkeit in bit/s definieren als diejenige Informationsmenge (in bit), die in 1 s von einem System zu einem anderen System übertragen wird. Dieser Begriff ist zur Beschreibung der Informationsaufnahme und Datenreduktion sinnvoll, die das Gehirn bei der Verarbeitung akustischer, visueller und anderer Sinnesinformationen bewerkstelligt: Während mit dem Auge eine Informationsrate von etwa 10^6 bit/s und mit dem Ohr eine Übertragungsrate von etwa 10^4 bit/s möglich sind, gelangen in unser Bewußtsein nur etwa 10^2 bit/s und in das Gedächtnis nur etwa 10 bit/s (Kurzzeit-Gedächtnis) bzw. 1 bit/s (Langzeitgedächtnis) (Abb. 3.1).

Für den Fall der Kommunikation, die sich auf der Ebene der Umwelt abspielt, ist jedoch nicht die nachgeschaltete Informationsreduktion interessant, im Gegenteil: Das Ziel einer guten Sprachübertragung ist die möglichst vollständige Übertragung der von einem Sender ausgesandten Information zum Empfänger. Zwischen dem Sender und dem Empfänger befindet sich eine Übertragungsstrecke (ein „Kanal"), auf der Informationen verloren gehen können und zusätzliche, irrelevante Informationen hinzugefügt werden können. Der beim Empfänger ankommende Teil der vom Sender ausgesandten Information wird als *Transinformation* bezeichnet. Wir bezeichnen mit p(i) wieder die Wahrscheinlichkeit des Zustandes i am Eingang der Übertragungsstrecke und mit p'(j) die Wahrscheinlichkeit, daß am Ausgang der Übertragungsstrecke der Zustand j angezeigt wird. Mit p(i,j) wird dagegen die Verbundwahrscheinlichkeit bezeichnet, daß am Eingang der Zustand i und zugleich am Ausgang der Zustand j angezeigt wird. Die Transinformation T berechnet sich dann zu:

$$T = -\sum_{i=1}^{N}\sum_{j=1}^{N} p(i,j) \cdot ld[p(i) \cdot p'(j)/p(i,j)]$$
(3.5)

Die Transinformation erreicht den maximalen Wert, wenn die vollständige Information des Eingangs auf den Ausgang gelangt und ist dann gleich der Information H, die am Eingang vorliegt (Gleichung 3.4). Sie nimmt dagegen den Wert 0 an, wenn keinerlei Information des Eingangs auf den Ausgang übertragen wird.

Die Definition der Transinformation wird im Beispiel des Arztes für den Fall deutlich, daß er einen Untersuchungsbefund z. B. einem anderen Arzt über ein mehr oder weniger gestörtes Übertragungsmedium (z. B. Faxgerät oder mündliche Übertragung durch eine dritte Person) mitteilen will:

Wenn die Übertragung fehlerfrei ist, besitzt der empfangende Arzt dieselbe Information wie der sendende Arzt. Wenn allerdings Übertragungsfehler auftreten, weiß der Empfänger nicht genau, welches der N möglichen Untersuchungsergebnisse der Sender übertragen wollte, so daß Verwechslungen auftreten können und die Information des Empfängers geringer ist als die ursprüngliche Information des Senders.

Ein Maß für den Anteil der übertragenen Information stellt der *Transinformationsindex TI* dar, der als Verhältnis aus Transinformation und Eingangsinformation gebildet wird:

$$TI = T/H \qquad (3.6)$$

Der Transinformationsindex kann Werte zwischen 0 und 1 annehmen. Bei fehlerloser Übertragung ist der Transinformationsindex 1, während er bei vollständiger Störung der Übertragung (d. h. die übertragene Information ist vollständig unabhängig von der gesendeten Information) den Wert 0 annimmt. Der Transinformationsindex mißt daher unabhängig von der Eingangsinformation die Güte des Informationsübertragungsweges. Er wird in der Audiologie beispielsweise dazu benutzt um zu berechnen, wieviel Information über ein akustisches Sprachsignal vom schwerhörigen Patienten aufgenommen wurde unabhängig von der Information, die in den einzelnen Sprachelementen enthalten ist (S. 345).

Anwendung der Informationstheorie in der Phonetik

Die Phonetik beschäftigt sich mit der Umsetzung von abstrakten, idealisierten sprachlichen Elementen (den *Phonemen*) in akustisch realisierte Laute. Dabei treten mehrere Umwandlungsprozesse auf: Die geschriebene oder im Gehirn zusammengesetzte Sprache wird in Phoneme umgesetzt. Ein Phonem ist dabei die kleinste bedeutungsunterscheidende lautliche Einheit. Ein Beispiel dafür wäre die Umsetzung des Wortes Sinn in /[z], [ɪ], [n]/.

Werden Phoneme als *Laute* akustisch realisiert, so zeigt sich eine große Variationsbreite, die durch den Dialekt des Sprechers oder den Kontext beeinflußt werden kann. Selbst bei demselben Sprecher und denselben Randbedingungen können unterschiedliche lautliche Umsetzungen eines bestimmten Phonems auftreten. Zu einem Phonem gehört also eine Vielzahl von akustisch realisierten Lauten.

Ein Hörer empfindet die unterschiedlichen Laute in der Regel als zu demselben Phonem gehörig, obwohl er die Unterschiede durchaus wahrnehmen kann und sie interpretiert (z. B. als Ausdruck der Sprechanstrengung oder der subjektiven Befindlichkeit des Sprechers). Die Unterscheidung zwischen verschiedenen Lauten gelingt dem Hörer aufgrund der zeitlichen Entwicklung der spektralen Zusammensetzung des Sprachschalls. Die Phonetik beschäftigt sich daher mit der Ausmessung und Beschreibung von Lauten, die z. B. mit Hilfe des Spektrogramms visualisiert werden, und mit der Zuordnung zwischen Phonemen und Lauten.

Eine dem menschlichen Sprechvorgang ähnliche Folge von Verarbeitungsschritten wird bei der künstlichen Synthese von Sprache nachgebildet: Bei dem ersten Schritt dieser als „text to speech conversion" bezeichneten *Sprachsynthese* wird ein geschriebener Text in Grapheme (d.h. Schriftform von Phonemen) oder Abfolgen von Graphemen umgesetzt (text to graphem conversion). Im nächsten Schritt werden diese Phonemfolgen als Steuersequenzen für einen Sprachsynthetisator verwendet (graphem to speech conversion). Je mehr von der kontextabhängigen Umsetzung eines Phonems in einen Laut bei der Sprachsynthese berücksichtigt wird, um so natürlicher klingt die synthetisierte Sprache. Deshalb wird z. B. der Effekt der Koartikulation berücksichtigt, d. h. die lautlichen Variationen beim Übergang von einem Phonem zu dem nächstfolgenden. Außerdem wird die Grundfrequenz entsprechend der zu erwartenden Satzmelodie variiert (3).

Ein Konzept zur Beschreibung der Sprachübertragung geht davon aus, daß die Wahrnehmung von Sprache auf dem Erkennen definierter akustischer Merkmale (cues) beruht. Diese Sprachmerkmale werden nicht seriell (wie das akustische Sprachsignal) angeboten, sondern parallel, d. h. in einer bestimmten Äußerung finden sich mehrere Sprachmerkmale, die der Hörer unabhängig voneinander erkennt und für die Erkennung des vorliegenden Lautes ausnutzt. Sprechen bedeutet demnach die parallele Übermittlung bestimmter Werte für die Sprachmerkmale in diskreten Zeitabständen. Jedes Phonem ist durch eine charakteristische Kombination der Sprachmerkmale eindeutig bestimmt. Die Artikulation von Wörtern und Sätzen bewirkt im Sinne der Informationstheorie einen diskreten Informationsstrom durch verschiedene gleichzeitig aktive Kanäle (Abb. 3.**2**). Die sprachliche Realisation eines vorgegebenen Phonems bewirkt, daß ein bestimmtes Sprachmerkmal einen von mehreren möglichen Werten annimmt. Beispielsweise kann das Sprachmerkmal Stimmhaftigkeit den Wert 1 annehmen (stimmhafter Laut) oder den zweiten Wert 0 (stimmloser Laut). Jedes dieser Merkmale wird nun über einen eigenen Übertragungskanal zum Spracherkennungssystem des Empfängers übertragen. Der Kanal besteht aus dem akustischen Übertra-

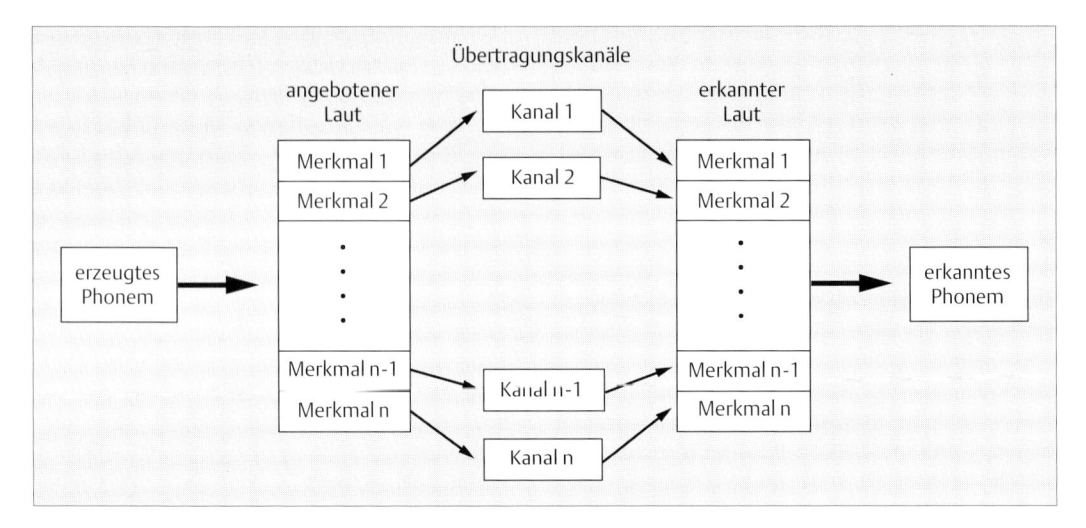

Abb. 3.2 Prinzip der Sprachübertragung anhand von Sprachmerkmalen, mit denen jeder Sprachlaut eindeutig charakterisiert wird. Aus der Verwechslung des angebotenen Lautes mit anderen Lauten, die durch eine unterschiedliche Merkmalskombination charakterisiert sind, kann auf Fehler bei der Übertragung der einzelnen Sprachmerkmale geschlossen werden.

gungsweg an das Ohr des Empfängers und aus der Dekodierung des Signals im ZNS des Empfängers, die beispielsweise bei Schwerhörigkeit oder Aphasie gestört sein kann. Der Empfänger erkennt die Ausprägung bestimmter Merkmale und fügt die Kombination dieser Merkmale zu dem erkannten Phonem zusammen.

Unter dieser Vorstellung kann das auditorische System aufgrund der Übertragungseigenschaften der einzelnen perzeptiven Kanäle beurteilt werden. Bei einem ungestörten Kanal wird eine hohe Transinformation für das durch ihn übertragene Merkmal beobachtet, die Störung der Übertragung wird zu einer niedrigeren Transinformation für das betreffende Merkmal führen. Für die Berechnung der Transinformation durch einen Kanal werden die für ein bestimmtes Merkmal angebotenen und erkannten Werte in einem quadratischen Zahlenschema angeordnet (*Verwechselungsmatrix*). Die Zeilen- bzw. Spaltenzahl der Verwechselungsmatrix entspricht der Zahl der Werte, die das Merkmal annehmen kann. Wird z. B. ein angebotenes Phonem a, bei dem das Merkmal den i-ten Wert hat (z. B. 1 für stimmhaft), von einer Versuchsperson als Phonem b erkannt, das bei diesem Merkmal den j-ten Wert aufweist (z. B. 0 für stimmlos), so führt das zu einem Eintrag in der Verwechslungsmatrix an der Stelle (i, j). Nach einer hinreichend großen Zahl von Antworten erhält man auf diese Weise eine Matrix mit den Einträgen $p(i,j)$, aus der die Transinformation des jeweils zugrundegelegten Sprachmerkmals berechnet werden kann. In bezug auf die Formel (3.5) bedeutet $p(i)$ die Wahrscheinlichkeit (bzw. relative Häufigkeit), mit der am Eingang des Kanals der i-te Wert des zugehörigen Sprachmerkmals beobachtet wird, $p'(j)$ die Wahrscheinlichkeit, daß am Ausgang des Kanals unabhängig vom Eingangswert der j-te Wert des Merkmals erkannt wird, und $p(i,j)$ die Wahrscheinlichkeit, daß der j-te Merkmalswert erkannt wird, während der i-te Merkmalswert in Wirklichkeit vorgelegen hat. Die Transinformation erreicht einen Maximalwert, wenn die Matrix $p(i,j)$ eine Diagonalform hat, d. h. wenn die Merkmalswerte i immer richtig als i erkannt werden und nie anders.

Wenn man ein bestimmtes System von Sprachmerkmalen zugrundelegt, kann aufgrund der bei Normalhörenden auftretenden Transinformation die Störung einzelner Übertragungskanäle bei Schwerhörigen festgestellt werden. Der Vergleich der Merkmalsübertragung durch die Ohren eines Schwerhörigen mit den Werten, die bei Normalhörigkeit erreicht werden, kann Hinweise auf die Ursache einer Hörstörung liefern und damit eine Diagnose erleichtern. Die *Transinformationsanalyse* wird daher vorwiegend bei der Bewertung und Optimierung von Hörhilfen angewandt, z. B. für hochgradig Schwerhörige oder für Kochleaimplantatträger.

Ein Problem der Transinformationsanalyse ist die häufige Redundanz der untersuchten Sprachmerkmale. Enthalten unterschiedliche Merkmale eines Systems Anteile der gleichen Information, so ist die Summe der durch alle Merkmale zusammen übertragenen Information größer als die Eingangsinformation. Zur Umgehung dieses Problems kann die sequentielle Transinformationsanalyse eingesetzt werden (6). Bei dieser Methode wird von der Transinformation eines bestimmten Merkmals derjenige Beitrag abgezogen, der bereits durch die Transinformation der übrigen Sprachmerkmale erfaßt wurde.

Phonetische und akustische Sprachmerkmale

Voraussetzung für die Untersuchungen von Phonemverwechslungen mit Hilfe der Transinformationsanalyse ist die Definition eines Systems von Merkmalen, das die Sprache möglichst gut beschreibt. Bei einem derartigen System sollten Phoneme, deren akustische Realisationen als ähnlich empfunden werden, auch in ihrer Merkmalsrepräsentation ähnlich sein. Darüber hinaus müssen Phoneme eindeutig durch die Werte ihrer Merkmale charakterisiert sein, und die Unterscheidbarkeit der Phoneme muß durch das System vollständig erklärt werden (Eindeutigkeit, Vollständigkeit). Schließlich sollten die Merkmale eine möglichst geringe Redundanz aufweisen (Unabhängigkeit). Für die Anwendung in der Hördiagnostik und der Anpassung von Hörgräten bzw. Kochleaimplantaten ergibt sich als weitere Forderung, daß ein Merkmalssatz physikalisch-akustisch definiert ist und damit Rückschlüsse auf die akustischen Ursachen einer Fehlhörigkeit erlaubt.

Das Auffinden eines diesen Anforderungen angepaßten Merkmalsystems erweist sich als äußerst schwierig. In der Literatur werden unterschiedliche Systeme verwendet, die vorwiegend auf der englischen Sprache basieren. Grundlage für die am häufigsten verwendeten Typen von Merkmalssystemen ist das von Jakobson und Mitarbeiter (1951) entwickelte distinctive feature system (*distinktive Sprachmerkmale*) für die englische Sprache. In diesem Konzept werden die Merkmale aus den Stellungen des Mund-Rachen-Raumes bei der Artikulation der jeweiligen Phoneme abgeleitet. Einem Merkmal entspricht dabei das Vorhandensein bzw. die Abwesenheit einer Anregung der Stimmlippen oder das Ausmaß der Deformation des Vokaltraktes aus seiner Ruhelage. Da es für jedes Phonem eine verhältnismäßig genau angebbare Kombination von Hals-, Zungen- und Lippenstellungen gibt und sich alle artikulierbaren Laute aus diesen Stellungen und der Atmung ableiten lassen, garantiert diese Definition die Eindeutigkeit und die Vollständigkeit der Darstellung. Eine weitere Eigenschaft der distinktiven Merkmale ist ihre Binarität, d. h. bei einem Phonem ist ein Merkmal entweder vorhanden oder nicht, es gibt keine Abstufungen der Werte des Merkmals.

Die distinktiven Merkmale für die Konsonanten der deutschen Sprache sind in Tab. 3.1 aufgelistet. Neben artikulatorischen Merkmalen, deren Bedeutung sofort ersichtlich ist (z. B. stimmhaft, nasal, vokalisch, konsonantisch) ergibt sich die Bedeutung anderer Merkmale (z. B. kompakt, dunkel, scharf, abrupt, gespannt) erst aus ihrer Zuordnung zu den jeweiligen Konsonanten. Ein Problem beim Einsatz dieses und weiterer Merkmalssätze in der Transinformationsanalyse ist es jedoch, daß die Merkmale auf phonetisch orientierten Beschreibungen (z. B. Stimmhaftigkeit) basieren. Selbst die teilweise akustisch orientierten Beschreibungen (z.B. Abruptheit, Schärfe) benutzen eine metaphorische Umschrei-

3 Sprache und Information

Tabelle 3.1 Distinktive Sprachmerkmale für die Konsonanten der deutschen Sprache.

	vokalisch	konsonantisch	kompakt	dunkel	nasal	abrupt	gespannt	scharf	stimmhaft
b (Bad)	−	+	−	+	−	+	−	+	−
d (Du)	−	+	−	−	−	+	−	+	−
f (Fee)	−	+	−	+	−	−	+	−	+
g (Gut)	−	+	+	+	−	+	−	+	−
h (Haar)	−	−	+	+	−	−	+	−	−
k (Kai)	−	+	+	+	−	+	+	−	−
l (Lag)	+	+	−	−	−	−	−	+	−
m (Mal)	−	+	−	+	+	+	−	+	−
n (Nun)	−	+	−	−	+	+	−	+	−
p (Pein)	−	+	−	+	−	+	+	−	−
r (Raus)	+	+	−	−	−	+	−	+	−
s (daS)	−	+	−	−	−	−	+	−	+
S (Scheu)	−	+	+	−	−	−	+	−	+
t (Tal)	−	+	−	−	−	+	+	−	−
v (Vase)	−	+	−	+	−	−	−	+	−
x (daCH)	−	+	+	+	−	−	−	−	−
z (Sinn)	−	+	−	−	−	−	−	+	+
j (Jod)	−	+	+	−	−	−	−	+	−

+ = Merkmal liegt vor.
− = Merkmal liegt nicht vor.

bung, weil keine passenden Adjektive für die Kennzeichnung auditiver Wahrnehmungen zur Verfügung stehen.

Aus der gestörten Übertragung eines dieser Merkmale kann man nicht direkt auf die Art oder die akustische Ursache dieser Störung schließen. Daher wurden mehrere Ansätze in der Literatur beschrieben, akustisch orientierte Sprachmerkmale zu definieren, die einen direkten Zusammenhang zu den physikalischen Eigenschaften eines Sprachsignals aufweisen und in enger Beziehung zu psychoakustisch meßbaren Größen des Gehörs stehen. Bei Vokalen kann zum Beispiel die Lage des ersten und des zweiten Formanten, die in bestimmte Frequenzbereiche gerastert eingestuft werden, als Merkmalssystem verwendet werden (7). Ein ähnlich akustisch definiertes Merkmal ist die Dauer von Vokalen oder die spektrale Leistungsdichte, die ein bestimmter Vokal in einem bestimmten Frequenzband aufweist. Der Nachteil dieser akustisch definierten Sprachmerkmale liegt jedoch darin, daß sie sich nur auf einen bestimmten Sprecher und einen bestimmten Dialekt beziehen können und wegen der akustischen Variabilität von gesprochener Sprache schlecht zu generalisieren sind. Außerdem ist es nur sehr schwer möglich, aus der Transinformation akustisch orientierter Sprachmerkmale Rückschlüsse auf den akustischen Übertragungsweg zu ziehen.

Die Transinformationsanalyse und sequentielle Transinformationsanalyse wurden für die Untersuchung von Fehlhörigkeiten bei hochgradig Schwerhörigen und Kochleaimplantatträgern eingesetzt (1). Mit dieser Technik lassen sich Unterschiede zwischen verschiedenen Arten der Hörgeräte- bzw. Kochleaimplantversorgung aufzeigen, die sich für die Optimierung der jeweiligen rehabilitativen Maßnahme ausnutzen lassen.

Zusammenfassung

Die Fähigkeit des Menschen zur effizienten sprachlichen Kommunikation ist eine wesentliche evolutionäre Errungenschaft. Da sich die Sprachkommunikation zumeist unbewußt vollzieht, wird ihre Bedeutung für die individuelle Entwicklung erst bei Kommunikationsstörungen deutlich. Zur quantitativen Erfassung des Informationsflusses bei der Kommunikation dient die Informationstheorie: Die Information eines Zustandes ist um so größer, je kleiner die Wahrscheinlichkeit ist, mit der er angenommen wird. Die über sämtliche möglichen Zustände des betrachteten Systems gemittelte Information entspricht dabei der Entropie des Systems. Weiterhin wird als Redundanz die Überlappung von Information bezeichnet. Sie führt zu einer geringeren Fehleranfälligkeit bei der Informationsübertragung. Im Gehirn findet eine aufmerksamkeitsgesteuerte Reduzierung der von den Sinnesrezeptoren aufgenommenen Informationsrate von etwa 10^7 bit pro Sekunde auf etwa 1 bit pro Sekunde statt, die in das Langzeitgedächtnis aufgenommen wird. Störungen des Kommunikationsweges verringern die übertragene Information. Der aus dieser Verringerung errechnete Transinformationsindex kann zur Erfassung der gestörten Übertragung von Sprachmerkmalen verwendet werden. Neben artikulatorischen Sprachmerkmalen, für die die „distinktiven" Merkmale das wichtigste Beispiel sind, lassen sich akustische Sprachmerkmale für die Transinformationsanalyse nutzen.

Literatur

1. Dillier, N., T. Spillmann: Deutsche Version der Minimal Auditory Capability (MAC)-Test-Batterie: Anwendungen bei Hörgeräte- und CI-Trägern mit und ohne Störlärm. In Kollmeier, B.: Moderne Verfahren der Sprachaudiometrie. Median-Verlag, Heidelberg 1992 (S. 238–263)
2. Jakobson, R., M. Halle, C.G.M. Fant: Preliminaries to Speech Analysis: The Distinctive Features and Their Correlates. MIT Press, Cambridge USA 1951
3. Klatt, D.H.: Review of text-to-speech conversion for English. J. acoust. Soc. Amer. 82 (1987) 737
4. Shannon, C., W. Weaver: The Mathematical Theory of Communication. University of Illinois Press, Urbana Ill. 1949
5. Steinbuch, K.: Kommunikationstechnik. Springer, Berlin 1977
6. Wang, M.D., R.C. Bilger: Consonant confusions in noise: A study of perceptual features. J. acoust. Soc. Amer. 54 (1973) 1248
7. Wesselkamp, M., B. Kollmeier: Analyse von Phonemverwechslungen. In Kollmeier, B.: Moderne Verfahren der Sprachaudiometrie, Median-Verlag, Heidelberg 1992 (S. 70-85)

4 Grundbegriffe der Klinischen Psychologie

Begriffsbestimmung

Die Klinische Psychologie wendet die Ergebnisse und Methoden aller psychologischen Grundlagendisziplinen (allgemeine Psychologie, Entwicklungs-, Persönlichkeits- und Sozialpsychologie) im klinischen Bereich an. Sie befaßt sich mit der Diagnostik, Therapie und Prävention von Störungen der Person-Umwelt-Beziehungen. Ein spezifischer Ansatz liegt im Aufdecken psychologischer Gesetzmäßigkeiten der Entstehung und Veränderung abnormen Verhaltens und Erlebens.

Testpsychologische Untersuchungsmethoden

Aufgabenstellung und Charakteristika

In den verschiedenen Fachgebieten der Medizin ergibt sich oft bei vielfältigen diagnostischen Fragestellungen die Notwendigkeit einer psychologischen Zusatzuntersuchung mit psychodiagnostischen Verfahren. Sie wird besonders dann erforderlich, wenn die klinischen Untersuchungen Hinweise auf bestimmte Funktionsstörungen oder Persönlichkeitsveränderungen liefern.

Nach Poeck (33) lassen sich folgende Aufgabengebiete unterscheiden:

- Feststellung des aktuellen Zustands im Leistungs- und Persönlichkeitsbereich zur Objektivierung von Funktionsbeeinträchtigungen, gutachterlichen Stellungnahmen und Beurteilung der Rehabilitationsmöglichkeiten,
- Feststellung von Veränderungen der psychischen Funktionen (Verlaufsuntersuchungen) zur Beurteilung von Behandlungseffekten, progredienten oder reversiblen Krankheitsverläufen,
- Versuch der Differenzierung zwischen Patienten mit und ohne Organschädigung.

Für die klinisch-diagnostischen Entscheidungsprozesse und Urteilsfindungen stehen neben Exploration und Dauerbeobachtung heute zahlreiche psychologische Testverfahren zur Verfügung. Psychologische Tests sind als Verfahren zu charakterisieren, die unter definierten Bedingungen der Entnahme repräsentativer Stichproben aus dem Denken, dem Erlebens- und Verhaltensrepertoire einer Person dienen sollen. Dabei nennt man solche Verfahren, die eine Messung, also die quantitative Aussage über den relativen Grad der individuellen psychischen Merkmalsausprägung, gestatten, psychometrische Tests.

Diese müssen folgenden testtheoretischen Gütekriterien genügen:

- Objektivität: Unabhängigkeit der Testergebnisse vom Untersucher und Auswerter.
- Reliabilität: Zuverlässigkeit, mit der eine Messung bei Wiederholungsuntersuchungen unter gleichen Bedingungen zum gleichen Resultat führt.
- Validität: Gültigkeit. Es wird ein vorgegebenes Merkmal erfaßt und nicht ein anderes.
- Normierung: Die Eichung eines Tests an einer repräsentativen Stichprobe ist die Voraussetzung für einen quantitativen Vergleich der Testwerte des Einzelfalls mit den Normwerten verschiedener Bezugsgruppen, z. B. Alters-, Geschlechts-, Bildungs- und Diagnosegruppen.

In der Psychopathometrie werden neben hochzuverlässigen, aber meist sehr homogenen Einzeltests (Schmalbandverfahren), auch komplexere Testverfahren, sogenannte Testbatterien, verwendet, die im allgemeinen zwar weniger zuverlässig sind, dafür aber ein breiteres Merkmalsspektrum (Breitbandverfahren) erfassen. Es handelt sich dann um eine Kombination von Einzeltests, die nur in ihrer gegenseitigen Bezugnahme von psychometrischer Aussagekraft sind.

Anwendungsbereiche klinisch-psychologischer Tests

Die Durchführung und Interpretation der Mehrzahl psychologischer Testverfahren setzt eine klinisch-psychologische Spezialausbildung voraus und ist Aufgabengebiet des klinischen Psychologen. Der Arzt benötigt aber zur Formulierung psychodiagnostisch relevanter Fragestellungen Grundkenntnisse über Anwendungsgebiete und Aussagemöglichkeiten praxisüblicher Testverfahren. Darüber hinaus gibt es eine Reihe von psychologischen Screeningverfahren, die schon vielfach Bestandteil der ärztlichen Untersuchung sind.

Eine ausführliche Darstellung gebräuchlicher Testverfahren findet sich in der Literatur (3, 7, 31).

Diagnostik von umschriebenen und komplexen Leistungen und Fähigkeiten

Entwicklungstests

Sie dienen der Beurteilung des Entwicklungsstandes intellektueller, sozialer und motorischer Fähigkeiten bei Kindern im Kleinkind- und Schulalter. Mit der diagnostischen Abklärung des kindlichen Entwicklungsstandes und der Erstellung von Normen haben sich besonders Bühler u. Hetzer (10) beschäftigt. Die Kleinkindertests, die bis in die 70er Jahre dominierten, umfassen eine Testreihe vom 1. Lebensmonat bis zum 6. Lebensjahr zur Entwicklungsdiagnose. Auch wenn sie nach heutigen Maßstäben in ihren Normen als nicht mehr zeitgemäß gelten, haben sie doch für die neueren Entwicklungstests Pate gestanden, denn diese beziehen ihre Items zu einem großen Teil aus dem damals erprobten Aufgabenpool. So kann man nur von teilweisen Neukonstruktionen sprechen. An neueren Verfahren ist hier die Münchener Funktionelle Entwicklungsdiagnostik (MFED) für das 1.–3. Lebensjahr (20) zu nennen. Sie ermittelt den Entwicklungsstand in 7 Untersuchungsbereichen (Grobmotorik, Handgeschicklichkeit, Perzeption, aktive Sprache, Sprachverständnis, Sozialverhalten, Selbständigkeit). Für jede Ausgabe liegen Normwerte vor.

Der Heidelberger Sprachentwicklungstest (HSET; 18) ist ein spezieller Entwicklungstest zur differenzierenden und differenzierten Erfassung der sprachlichen Fähigkeiten von Kindern zwischen dem 3. und 9. Lebensjahr. Er zeichnet sich mit seinen 13 theoretisch und empirisch fundierten Untertests dadurch aus, daß er den Sprachbereich so umfassend wie kein anderes Verfahren diagnostiziert. Erwähnung muß auch die motometrische Rostock-Oseretzky-Skala (ROS) (28) finden, die zur Ermittlung des Entwicklungsstandes koordinativer motorischer Fähigkeiten für das Alter von 5–11 Jahren dient. Das Verfahren eignet sich besonders zur Klärung des Vorliegens einer frühkindlichen Hirnschädigung bzw. der Erkennung der Hauptstörungsbereiche für die Anwendung und Verlaufskontrolle einer motorischen Therapie.

Diese Testverfahren werden beim sprachentwicklungsverzögerten Kind in vollem Umfang angewandt. So lassen sich neben der Sprachretardation relativ häufig Rückstände auf den Gebieten der sprachfreien Leistung diagnostizieren. Das Leistungsprofil der Testergebnisse bei den unterschiedlichen Anforderungen zeigt hier oft ein recht disproportionales Bild. Besonders häufig sind Rückstände im feinmotorischen Bereich und in den differenzierten Sozialbezügen zu finden. Als prägnantes Beispiel seien die Stammler mittleren und schweren Ausprägungsgrades erwähnt.

Lerntests

Hier handelt es sich um diagnostische Verfahren, die den Probanden ein standardisiertes Lernmaterial bieten und als diagnostische Information den Erfolg bewerten, den sie bei dieser Lernaufgabe erreichen. Im Gegensatz zu den klassischen Fähigkeitstests werden Lerntests also trainiert; sie enthalten deshalb gewöhnlich zwei Messungen, eine vor und eine nach dem Training.

Ein neueres Verfahren auf diesem Gebiet ist der Vorschul-Lerntest (VLT), der

der Untersuchung des anschaulich-konkreten Denkens im Vorschulalter dient (35). Er enthält drei Aufgabenserien zur optischen Differenzierung von Figuren, zur Beachtung von Relationen und zur Form-Farb-Abstraktion. Der praktische Anwendungsbereich liegt besonders in der Feststellung förderungsbedürftiger Kinder und der Früherfassung hilfsschulbedürftiger Kinder im Alter von 5–6 Jahren.

Der Mengenfolgentest (MFT; 19) gestattet als Kurzzeitlerntest für Schulanfänger Aussagen über die Lernfähigkeit im Mathematikunterricht.

Die obengenannten Verfahren sind gut geeignet, um im Zweifelsfall das besonders in seinem aktiven Wortschatz und in der Satzbildung stark verzögerte und sozial gehemmte Kind mit normaler geistiger Veranlagung vom debilen Kind zu unterscheiden. Nicht selten machen sprachlich sehr unbeholfene Kinder einen debilen Eindruck (Pseudodebilität), selbst dann noch, wenn sie längere Zeit im Sprachheilkindergarten gefördert wurden.

Intelligenzdiagnostik

Unter Intelligenz versteht man – allgemein formuliert – die hierarchisch strukturierte Gesamtheit der Denkfähigkeiten. Die Intelligenz wird also an Denkleistungen sichtbar, für deren Erfassung eine große Anzahl psychometrischer Testverfahren zur Verfügung steht. Gewöhnlich wird zunächst das allgemeine Intelligenzniveau von Probanden – meist in Form des sogenannten Intelligenzquotienten (IQ) – ermittelt. Dieser IQ gestattet einen Vergleich der individuellen kognitiven Leistung mit der Normverteilung und ist so von klinischer Bedeutung. Man muß sich aber im klaren sein, daß Intelligenztests in der Regel nur eine quantitative Bestimmung des gegenwärtigen intellektuellen Zustandes erlauben. So stellt der IQ als Maßzahl eine operative Simplifikation dar, die keinen ausreichenden Zugang zur individuellen Begabungsqualität mit der Analyse der Denkverläufe gestattet.

Der Mehrfachwahl-Wortschatztest (MWT-B; 29) verlangt, aus 37 Reihen von 5 Wörtern jeweils das eine richtige unter anderen, ähnlich klingenden, aber sinnlosen Buchstabenkonfigurationen, herauszufinden. Dieses einfach zu handhabende, in wenigen Minuten durchführbare und auszuwertende Kurzverfahren, das im Laufe des Lebens erworbenes sprachliches Wissen abfragt, ist gut geeignet, das prämorbide Intelligenzniveau einzuschätzen.

Die progressiven Matrizen von Raven (SPM) dienen schon lange als ein von sprachlichen Fähigkeiten und Schulbildung weitgehend unabhängiges Verfahren zur Messung allgemeiner Intelligenzdispositionen. Der Test fordert, in 60 schwierigkeitsgestaffelten Aufgaben Gesetzmäßigkeiten des Aufbaus figuraler Muster zu erkennen und die eine richtige aus mehreren angebotenen Lösungsmöglichkeiten zu benennen. Eine nichtverbale Intelligenztestreihe, die besonders für gehörlose Kinder verbreitet Anwendung findet, stammt von Snijders-Oomen (40). Diese sorgfältig standardisierte und jetzt in einer revidierten Neufassung (SON-R) vorliegende Testbatterie zur individuellen Untersuchung der Intelligenz von nicht gehörlosen, aber gehörgeschädigten, und von gehörlosen Kindern im Alter von 5,5–17 Jahren besteht aus 7 Subtests (Kategorien, Analogien, Situationen, Bildgeschichten, Mosaike, Zeichenmuster, Suchbilder). Die Tests sind abwechslungsreich und auch für ältere Kinder nicht langweilig. Hingewiesen sei auch auf den Peabody Picture Vocabulary Test, (PPVT; 15). Dieser bei Kindern verschiedener Altersstufen anwendbare Test ist deswegen besonders interessant, weil er in erster Linie den Wortschatz prüft, ohne dabei die Fähigkeit zur Wortbildung vorauszusetzen.

Das heute im klinischen Bereich noch immer am häufigsten angewandte Verfahren zur Prüfung der Intelligenz ist der Hamburg-Wechsler-Intelligenztest, der in einer Form für Erwachsene (HAWIE) und einer für Kinder (HAWIK) existiert. Er liegt seit kurzem in einer revidierten Form vor, da die Aufgaben und Normen der alten Fassung überholungsbedürftig waren. Dieser Test gliedert sich in einen Verbal- und einen Handlungsteil. Ein Vorzug dieses Verfahrens gegenüber Papier-Bleistift-Tests besteht im engen Kontakt des Untersuchers mit den Probanden bei der Testdurchführung und der Beobachtbarkeit des Handlungsverlaufs.

Psychometrisch besser fundierte Verfahren, die über die Bestimmung eines allgemeinen Intelligenzniveaus hinausgehen und eine Profilanalyse über die verschiedenartigen Intelligenzbereiche der Probanden ermöglichen, sind Testbatterien wie das Leistungsprüfsystem (LPS; 25) oder der Intelligenzstrukturtest (IST; 2). Beide enthalten Parallelformen für Wiederholungsuntersuchungen. Sie unterscheiden spezielle Fähigkeiten des sprach- und zahlengebundenen Denkens, der Abstraktions- und Kombinationsfähigkeit. Dabei scheint das LPS aufgrund seiner differenzierten und faktorenanalytisch fundierten Erfassung verschiedener Denkbereiche in Verbindung mit einer hohen Untertestzuverlässigkeit besonders klinisch relevante Aussagen über Störungen der Denkfähigkeit zu ermöglichen.

Vom phoniatrischen Aspekt aus muß die intellektuelle Leistungsfähigkeit in allen Funktionen immer dann untersucht werden, wenn ein weitgehendes oder totales Unvermögen im Sprech- oder Sprachbereich vorliegt, z. B. bei Sprachentwicklungsstörungen, universellem Stammeln, schwerem Stottern oder Mutismus. Durch diese Untersuchungen lassen sich isolierte Minderleistung und allgemein intellektueller Tiefstand differenzieren.

Spezielle Verfahren zur Diagnostik intellektueller Vorfeldfunktionen

Die psychische Leistungsfähigkeit wird aber nicht nur durch das Intelligenzniveau bestimmt. Für die Realisierung potentieller geistiger Fähigkeiten sind selbst bei einem gut motivierten Menschen einige andere außerintellektuelle leistungsbeeinflussende Faktoren, sogenannte kognitive Vorfeldfunktionen, wesentlich mit von Bedeutung. Gerade viele zerebral bedingte Leistungsstörungen drücken sich erfahrungsgemäß weniger in eigentlichen intellektuellen Einbußen als in zumindest teilweisen Einschränkungen dieser peripheren Leistungsfunktionen, wie Konzentrationsvermögen, Merkfähigkeit, Antriebslage und Reaktionsgeschwindigkeit aus. Dem Versuch der psychometrischen Quantifizierung solcher Teilleistungsstörungen kommt heute insbesondere für Verlaufsuntersuchungen und Begutachtungen eine große Bedeutung zu.

Konzentrationsfähigkeit

Für diese Untersuchung steht eine Vielzahl von standardisierten Tests zur Verfügung. Die allen gemeinsame Anforderung besteht im schnellen und richtigen Bearbeiten eines einfachen, homogenen Aufgabenmaterials. Die Bewertung bezieht sich auf die erreichte Mengenleistung und Leistungsgüte. Neben Sortieraufgaben, z. B. beim Konzentrationsverlaufstest KVT (1), und Rechenaufgaben werden hier besonders Durchstreichtests angewandt. Am gebräuchlichsten ist neben dem Bourdon-Test (9) der Aufmerksamkeitsbelastungstest (Test d2; 8). Die Probanden müssen hierbei aus 14 Reihen von ähnlichen Buchstaben jeweils einen ganz bestimmten herausfinden und markieren.

Hinsichtlich Störungen der *Gedächtnisleistung* ist klinisch besonders das Kurzzeitgedächtnis, also die sogenannte Merkfähigkeit, bedeutsam. Sehr bekannt für die Prüfung der visuellen figuralen Merkfähigkeit ist der Benton-Test, der die zeichnerische Reproduktion von nur für 5–10 s zur Ansicht gebotenen abstrakt-geometrischen Figuren verlangt. Der Merkfähigkeitstest (Memory Scale) von Wechsler u. Stone (42) prüft die kurzfristige Speicherung verbaler, numerischer und visueller Informationen. Als am besten ausgearbeitete Testbatterie ist der Lern- und Gedächtnistest (LGT 3; 4) zu nennen, der in mehreren Untertests sowohl sprachliche als auch figurale Inhalte prüft. Die Normen beziehen sich allerdings auf eine sehr leistungsstarke Population. Für die klinische Verwertbarkeit der Ergebnisse von Gedächtnistests ist grundsätzlich zu beachten, daß diese experimentellen Behaltungsleistungen nach bewußtem Einprägen von Lernstoff nicht unbedingt mit der allgemein zerebral bedingten Merkschwäche im Alltag korrelieren muß.

Die Untersuchung *psychomotorischer Funktionen* erfolgt vorwiegend mit apparativen Verfahren. Ein typisches Gerät zur

Prüfung der Reaktionsgeschwindigkeit auf wechselnde optische und akustische Reize ist das Wiener Determinationsgerät, das sich auch für die Untersuchung der Dauerbelastbarkeit eignet.

Besondere Bedeutung kommt diesen Untersuchungsverfahren z. B. dann zu, wenn ein chronisch stimmgestörter Patient besonders im Sprechberuf seinen Anforderungen nicht mehr genügen kann, aber auch allgemein über ein Nachlassen seines Leistungsvermögens klagt. Es gilt dann hier, eine Entscheidung zu treffen, ob nur Berufsunfähigkeit oder schon Invalidität vorliegt.

Diagnostik zerebraler Sprachstörungen

Die Diagnostik einer Aphasie erfordert einen gezielten klinischen Untersuchungsablauf. An psychologischen Prüfverfahren ist hier der Test von Goodglass und Kaplan (17) zu nennen. Er gestattet eine detaillierte Beschreibung der aphasischen Sprachstörung. Mit ihm werden alle sprachlichen und zum Teil nichtsprachlichen Modalitäten in einer Vielzahl von Aufgabengruppen untersucht, die zu 37 Variablen führen. Als bekanntestes Verfahren zur Auslese von aphasischen Patienten aus einer Gesamtpopulation von Hirngeschädigten hat sich der Tokentest (13) bewährt. In jüngerer Zeit ist ein standardisiertes und hinsichtlich seiner Gütekriterien überprüftes Verfahren, der Aachener Aphasietest (AAT; 26), vorgelegt worden. Die sprachlichen Anforderungen dieses Tests sind so gehalten, daß auch leichte aphasische Störungen erfaßt werden können. Der AAT eignet sich nicht nur für die einmalige Diagnose und Beschreibung aphasischer Syndrome, sondern auch für die wiederholte Anwendung zur Verlaufsbeobachtung. Diese Testbatterie umfaßt die Untertests Spontansprache, Tokentest, Nachsprechen, Schriftsprache, Benennen und Sprachverständnis (S. 270).

Diagnostik von Persönlichkeitsstrukturen und psychopathologischen Phänomenen

Schwieriger zugänglich als der Leistungsbereich ist die strukturelle und charakteristische Eigenart der Persönlichkeit. Die *Exploration*, das persönlich erkundende Gespräch, ist die am häufigsten angewandte psychodiagnostische Methode, auf die in der Einzeluntersuchung nicht verzichtet werden kann. Sie gilt gerade im klinischen Bereich als das Kernstück einer differenzierten individuellen Persönlichkeitsdiagnostik. Die relevanten Zusammenhänge der Person-Umwelt-Beziehung in ihrer Einmaligkeit der Lebensgeschichte dialektisch zu erfassen, gelingt nicht ohne Exploration. Die Selbstdarstellung der Probanden in Wort und Mimik, die Art der Probleme, die sie zur Sprache bringen, können viele Anknüpfungspunkte für Hypothesen liefern. Dabei geht es nicht nur darum, Fakten aus der Vergangenheit und Gegenwart zu sammeln, sondern zu erkennen, welche subjektive Relevanz diese Begebenheiten haben. Natürlich muß man sich bei dieser Methode der Fehlerquellen bewußt sein, die in der intuitiven Bewertung durch den Untersucher liegen. Deswegen ist eine multimodale Diagnostik erforderlich, in der sich Fremd- und Selbstbeurteilung, Exploration und Testmethoden ergänzen.

Zur quantitativen Erfassung von klinisch-psychologisch relevanten Zuständen gibt es eine Vielzahl *standardisierter Beurteilungsverfahren*, die sich auf Einstellungen, Haltungen, Befindlichkeitslagen beziehen. Gewöhnlich sind es Fragebögen, die bei jedem Item der Untersuchten die Entscheidung verlangen, ob zutreffend oder nicht. Durch Addition der erreichten Punktwerte wird der Ausprägungsgrad psychischer Normalabweichungen ermittelt und auf vorgegebene Skalen übertragen. Diese Skalen können sich auf einen Aspekt, z. B. Angst (eindimensionale Skala) oder mehrere Aspekte, z. B. Aggressivität, Depressivität, Geselligkeit (mehrdimensionale Skala), beziehen. Manche dieser Fragebögen enthalten Kontrollfragen, mit denen eine Abschätzung der Testehrlichkeit versucht wird.

Hierher gehören einige brauchbare *Screeningverfahren*, also Siebtests, die z. B. zum Auffinden neuroseverdächtiger Personen nützlich sein und in der allgemeinärztlichen Praxis bei Reihenuntersuchungen Anwendung finden können. Zu nennen sind der Beschwerdefragebogen (BFB) und der Verhaltensfragebogen (VFB) von Höck u. Hess (22, 23). Diese Verfahren können auch wie die Befindlichkeitsskala (B-S; 43) für Veränderungsmessungen und den Effektivitätsnachweis in der Psychotherapie sinnvoll Anwendung finden.

Neben diesen Befindlichkeitsskalen und Beschwerdelisten gibt es standardisierte *Persönlichkeitsfragebögen und -inventare*. Sie basieren auf bestimmten persönlichkeitstheoretischen Grundkonzepten und erfassen verschiedene Persönlichkeitsdimensionen und -eigenschaften. Zu nennen sind hier der Giessen-Test (5), dessen Skalen sich auf soziale Resonanz, Kontrolle, Grundstimmung, Durchlässigkeit und soziale Potenz beziehen. Als sehr natürlich für die klinisch-psychologische Diagnostik hat sich auch das Freiburger Persönlichkeitsinventar (FPI; 16) erwiesen. Es erschließt neun relevante Persönlichkeitsdimensionen. Hingewiesen sei auch auf den mehrdimensionalen Persönlichkeitstest für Erwachsene (MPT; 37). Am bekanntesten ist wohl der MMPI (Minnesota Multiphasic Personality Inventory), auch in seiner deutschen Bearbeitung (41). Er versucht neben der kategorialen Erfassung wesentlicher psychopathologisch bedeutsamer Persönlichkeitsmerkmale die Differenzierung von neurotischen und psychiatrischen Syndromen.

Verschiedentlich werden auch *projektive Testverfahren* wie der thematische Apperzeptionstest (TAT; 32) und der bekannte Rorschach-Test (36) angewandt. Es wird bei diesen Verfahren unterstellt, daß sich in den Deutungen eines vieldeutig-unstrukturierten Reizmaterials, z. B. Farbklecksen, die Persönlichkeit des Probanden entäußere, gewissermaßen innere Zuständlichkeiten nach außen projiziert werden. Der Nachteil dieser Verfahren liegt in der mangelhaften Objektivität der Durchführung, Auswertung und Interpretation sowie in ihrer umstrittenen Validität. Grundsätzlich eignen sich projektive Verfahren nicht zu einem Rückschluß auf das Vorhandensein von bestimmten Persönlichkeitsdimensionen. Als Quelle für Hypothesen können sie aber für die Diagnosefindung oft gute Dienste leisten.

Unter den phoniatrischen Patienten mit überwiegend psychogen bedingten Stimm- und Sprachstörungen bringt in manchen Fällen die genaue Leistungsdiagnostik wenig Anhaltspunkte für ursächliche Zusammenhänge. Erst in der Erhellung der Lebensgeschichte und im Aufdecken charakterlicher Eigenarten mit Hilfe der eben geschilderten Verfahren können spezifische Probleme, wie sie z. B. bei psychogenen Dysphonien und Aphonien bestehen, in ihrer Entstehung und Fixierung verständlich und erklärbar gemacht werden. Diese Erkenntnisse stellen dann Ansatzpunkte für therapeutische Konzepte dar.

Voraussetzungen, Aussagemöglichkeiten und Grenzen psychologischer Testuntersuchungen

Psychologische Testverfahren können sich in der Klinik als nützliche Hilfsmittel erweisen und wichtige Informationen für Diagnose und Behandlungsverlauf liefern. Vor der Testauswahl ist es erforderlich, sich aus Vorbefunden und Anamnesen Arbeitshypothesen zu bilden und von Fall zu Fall die Anwendbarkeit der Tests zu prüfen, die durch aktuelle, situative und motivationale Faktoren eingeschränkt sein und dann zu ungültigen Resultaten führen kann.

Die Interpretation der Testergebnisse muß immer im Zusammenhang mit allen anderen erhobenen psychologischen und medizinischen Befunden erfolgen. Dabei ist zu bedenken, daß normabweichende Testergebnisse grundsätzlich vieldeutig interpretierbar sein können. Zu beantworten ist auch die wichtige Frage nach der Übertragbarkeit der experimentell gewonnenen Aussagen auf die reale Lebenssituation des Patienten. Eine psychologische Beurteilung darf sich also nicht mechanistisch auf die isolierte Bewertung von untersuchten Einzelfunktionen beschränken. Die einzelnen Ergebnisse erhalten ihren Stellenwert erst durch die Bezugsetzung zur „Ganzheit" der Persönlichkeit, die sich nicht allein durch Tests erfassen läßt. Die richtige Zusammenschau der Befunde ist das wesentlichste schöpferische Moment des Psychodiagnostikers.

Psychotherapeutische Methoden

Als Psychotherapie werden alle Ansätze bezeichnet, die durch systematische Beeinflussung eine Veränderung des Erlebens und Verhaltens von Patienten anstreben und sich dazu psychologischer Mittel bedienen. Im letzten Jahrzehnt war eine vielfältige Methodenentwicklung auf diesem Gebiet zu verzeichnen. Schätzungsweise sind heute in der Literatur etwa 40 verschiedene Psychotherapiesysteme und um 200 Einzelmethoden bekannt, die sich hinsichtlich ihrer wissenschaftlichen Begründung unterscheiden. So liegen den zahlreichen Verfahren oft divergierende persönlichkeits- und neurosepsychologische Annahmen zugrunde. Der Umstand, daß es keiner Schulrichtung gelang, die Allgemeingültigkeit ihres Standpunktes zu rechtfertigen, zeigt, daß diese verschiedenen Ansätze mehr als sich ergänzende Betrachtungsmöglichkeiten menschlicher Problemkonstellationen aufzufassen sind, von denen sich im Einzelfall jeweils eine andere als zweckmäßiger erweisen kann (11). Es ist zu begrüßen, daß unter der Anerkennung dieses Prinzips der Aspektivität die Konfrontation der beiden einflußreichsten psychotherapeutischen Schulmeinungen, der Psychoanalyse und der Verhaltenstherapie, in letzter Zeit zunehmend sachlichen Integrationsbemühungen Platz macht.

Neurosen. Psychotherapeutische Methoden finden vor allem bei neurotischen Fehlhaltungen Anwendung. Die Bezeichnung Neurose ist keine Krankheitseinheit, sondern ein Sammelbegriff, der nach Erscheinungsform und Ursache unterschiedliche Fälle umfaßt und außerdem von verschiedenen Schulmeinungen geprägt ist. Weitgehende Einigkeit herrscht aber darüber, daß es sich bei Neurosen um nichtorganische, funktionelle Erkrankungen infolge erlebnisbedingter Störungen der zerebralen Reizverarbeitung handelt. Sie können sich manifstieren als

– nachhaltige vegetative Affektreaktionen,
– nachhaltige bedingtreflektorische Störungen,
– sekundäre psychische Fehlentwicklungen,
– primäre psychische Fehlentwicklungen (24).

Diese Neuroseformen entsprechen nach der Einteilung von J. H. Schultz (38) weitgehend den exogenen Fremdneurosen, physiogenen Randneurosen, psychogenen Schichtneurosen und charakterogenen Kernneurosen. Gewöhnlich ist die Entwicklung einer Neurose nicht auf einen einzelnen Faktor zurückzuführen, sondern multikonditional bedingt.

Insbesondere sind primäre psychische Fehlentwicklungen, die als in der Kindheit erworbene Anpassungsstörungen aufgefaßt werden und allgemein eine konflikthafte Lebensbewältigung bedingen, zu unterscheiden von sekundären psychischen Fehlentwicklungen, die sich im Laufe des Lebens durch affektive Fehlverarbeitung von ungünstigen Erlebnissen bei einer sonst unauffälligen Persönlichkeitsstruktur herausbilden können. Die unterschiedlichen Neuroseformen erfordern auch jeweils andere Behandlungsstrategien. Das sei am Beispiel von Sprachstörungen verdeutlicht, die oft mit Selbstunsicherheit einhergehen. Ist das mangelnde Selbstvertrauen von primärer Bedeutung und die Sprachstörung Ausdruck der allgemeinen Gehemmtheit, wird sich die Therapie vornehmlich auf die psychische Fehlhaltung richten müssen. Dagegen wird man sich dort, wo die Selbstunsicherheit sekundäre Folge einer Sprachstörung ist, wesentlich auf Sprachübungen orientieren. So verlangt eine erfolgreiche Therapie ein flexibles Vorgehen, das je nach den Besonderheiten des einzelnen Patienten unterschiedliche Behandlungstechniken auswählt und kombiniert. Befreit man die zahlreichen Methoden der Psychotherapie von ihrer unterschiedlichen Terminologie, verbleiben als Grundlagen im weitesten Sinne Beratung und Übung.

Beratung, Gespräch

Psychagogische Verfahren nehmen einen wichtigen Platz im Rahmen der kleinen Psychotherapie ein. Im Vordergrund steht die Aufklärung des Patienten über Natur und Herkunft seiner Beschwerden. Das ist ein rationales Verfahren. Durch diesen Einblick in die Entstehung der Symptomatik und ihre psychische Verankerung können oft gerade bei initialen Störungen Befürchtungen und Fehlerwartungen abgebaut werden, und der Patient wird beruhigt und zu einem zweckmäßigen Verhalten motiviert. So kann der phoniatrische Patient über die Bedeutung der Sprache im seelischen Gesamtzusammenhang aufgeklärt werden und die Einflüsse von Angst, Unsicherheitsgefühl, Konflikterleben und Zuversicht auf Stimme, Sprache und Sprechablauf verstehen lernen. Er kann zur Einsicht geführt werden, daß Schonhaltung und Vermeidung sprachlicher Schwierigkeiten die Störung fixieren.

Entspannungsverfahren

Hierbei erfolgt eine indirekte Beeinflussung der unwillkürlich steuernden körperlichen Regulationssysteme mit Hilfe von Vorstellungen. In den Entspannungsübungen, die physiologisch und psychologisch systematisierte Aufeinanderfolgen von Autosuggestionen beinhalten, wird ein dem Schlaf ähnlicher Ruhetonus der Muskulatur, des Kreislaufs und der Atmung erreicht. Neben der heute weniger angewandten Hypnose ist hier besonders das autogene Training (AT) nach J. H. Schultz (39), auch als konzentrative Selbstentspannung bezeichnet, zu nennen. Durch die genau abgestuften Entspannungsübungen in den sechs Bereichen Bewegungsmuskeln, Blutgefäße, Herz, Atmung, Bauchorgane, Kopf, wird mit Hilfe von formelhaften Vorstellungen eine immer größer werdende willensmäßige Beherrschung vegetativ gesteuerter Körperfunktionen erreicht. Es gibt inzwischen viele Modifikationen dieser Entspannungsmethode, die generell als unspezifische Basisbehandlung bei vielen psychosomatischen Störungen Anwendung findet.

Auch als Bestandteil der phoniatrisch-logopädischen Behandlung hat sich das AT vielfach bewährt, da die Entspannung des ganzen Körpers günstige Voraussetzungen für die Einflußnahme auf feinmotorische Funktionsabläufe schafft. So können, aufbauend auf die Beherrschung des autogenen Trainings, Überspannungszustände im Bereich des Kehlkopfes und der Sprechmuskulatur reduziert werden (14). Das AT läßt sich einzeln oder in Gruppen durchführen. Bei der individuellen Therapie wird eine Übungsstufe mit dem Patienten trainiert, der dann eine Woche täglich allein übt; dann erfolgt gemeinsam die Erarbeitung der nächsten Übungsstufe. Ähnlich verfährt man bei der gruppenmäßigen Durchführung, wo sich die gegenseitige Stimulierung der einzelnen Gruppenmitglieder zusätzlich verstärkend auswirken kann. Unter den zahlreichen Modifikationen des AT sei auf die gebräuchliche progressive Muskelentspannung von Jacobson (27) hingewiesen.

Dynamische Gruppenpsychotherapie

Darunter versteht man die Psychotherapie kleinerer Gruppen von psychogen gestörten Patienten, die unter Einbeziehung analytischer, sozialgenetischer und vor allem gruppendynamischer Aspekte eine Strukturveränderung der Persönlichkeit des Patienten anstrebt (21). Psychodynamische Auffassungen sehen in einer intrapsychischen Konflikthaftigkeit die Ursache der Neurose. Schwerpunkte der Therapie sind dann die Aufdeckung und Bearbeitung von meist unbewußten Konflikten. Die dynamische Gruppenpsychotherapie ist heute die ambulant und stationär am häufigsten angewandte psychotherapeutische Methode. Neben ökonomischen Faktoren sprechen eine Reihe sachlicher Gründe dafür. Ihr Hauptanwendungsgebiet sind soziale Anpassungsstörungen, speziell die erwähnten primären psychischen Fehlentwicklungen. In Patientengruppen von 8–10 Mitgliedern lernt der einzelne Patient seine eigenen Haltungen und Einstellungen in der „Spiegelsituation" der Gruppe kennen, kann sie überprüfen und korrigieren. Die gegenseitige Einflußnahme spielt sich auf der rationalen und emotionalen Ebene ab. Die Gruppensituation ist sozialpsychologisch ein Übungsfeld der Kommunikation. Darüber hinaus ergibt sich gerade für den sprachgehemmten Patienten hier Gelegenheit, sich in der affektiv getönten Gruppenatmosphäre sprachlich artikulieren zu lernen.

Verhaltenstherapie

Sie geht von der funktionalen Analyse des symptomatischen Verhaltens aus. Symptome im Sinne von problematischen, störenden Verhaltensweisen sind nach lerntheoretischer Sicht nicht Indikatoren dahinter liegender unbewußter Prozesse und verdrängter Konflikte, sondern erworbene Reaktionsweisen, die wie andere soziale Verhaltensmuster erlernt worden sind. Ihre Entstehung vollzieht sich nach bestimmten Gesetzmäßigkeiten des Lernens, im wesentlichen nach der klassischen und instrumentellen Konditionierung; diese sind auch Grundlage für die traditionelle Verhaltenstherapie, die sich in zwei Hauptrichtungen erstrecken kann: Löschen von unangepaßten, meist angstbesetzten situationsgebundenen Verhaltensweisen oder/und Aufbau von zuvor nicht vorhandenen, erwünschten Verhaltensweisen. Der Verhaltensbegriff wird weitgefaßt. Er beinhaltet Manifestationen psychischen Geschehens auf allen operationalisierbaren Ebenen, so auf der autonomen-physiologischen, der subjektiv emotionalen und der motorischen Ebene. Neurotische Manifestationen können auf jeder dieser Ebenen auftreten. Besonders können sich Spannungszustände im motorischen Bereich – unter dem Aspekt sind auch neurotische Sprachstörungen zu betrachten – verselbständigen, „funktionell autonom" werden. Hier sind dann symptomorientierte Therapiemaßnahmen erforderlich. Überhaupt verdienen bei sekundären psychischen Fehlentwicklungen verhaltenstherapeutische Techniken den Vorzug. Seit Anfang der 80er Jahre ist in der Verhaltenstherapie eine zunehmende kognitive Orientierung zu verzeichnen. Verstärkt fanden nun sozialpsychologische Erkenntnisse und die früher nicht so beachtete Interaktion zwischen Therapeut und Patient Berücksichtigung.

Ganz besonders haben sich verhaltenstherapeutische Praktiken bei den Phobien bewährt, wo die Methode der systematischen Desensibilisierung zur Anwendung kommt. Die systematische stufenweise Konfrontation des entspannten Patienten mit den vorgestellten oder realen Angstreizen führt zur Gewöhnung und zur Löschung der Angst. Beim Aufbau neuer erwünschter Verhaltensweisen haben Lernen durch positive Verstärkung und Selbstkontrolle den Vorzug. Auch für den Abbau von Sprachängsten lassen sich diese Verfahren gut einsetzen. Umstritten ist die zur Tilgung unerwünschter sozialer Verhaltensweisen wie Deviationen und Süchte noch zuweilen angewandte Aversionstherapie. Die Gliederung der Behandlungsmaßnahmen in konkrete Einzelschritte ermöglicht eine genaue Kontrolle des Therapieverlaufs. In phoniatrisch-logopädischer Sicht lassen sich so individuell spezifische Therapiepläne aufstellen, die von spezifischen Übungen des Sprechens und Lesens, über Entspannungsmethoden und Selbstbehauptungstraining bis zur Erprobung des Lerneffektes im Alltag reichen. Ein entsprechendes Verhaltenstherapieprogramm für Stotterer hat Demuth (12) vorgestellt. Durch seine aktive Rolle ist der Patient dabei in der Lage, zunehmend Selbstkontrolle auszuüben und leichte Rückfälle abzufangen. Nützliche praktische Hinweise und Fallschilderungen zur Stotterertherapie gibt auch Leonhard (30), dessen Individualtherapie viele verhaltenstherapeutische Elemente aufweist.

Zusammenfassung

Für die Diagnostik und Therapie von Sprach-, Stimm- und kindlichen Hörstörungen kann die klinische Psychologie durch die Analyse und Beeinflussung von psychischen Funktionsstörungen und Persönlichkeitsveränderungen einen wichtigen Beitrag leisten. – Die üblichen testpsychologischen Untersuchungsmethoden zur Prüfung von umschriebenen und komplexen Leistungen und Fähigkeiten dienen der Planung individueller Behandlungsstrategien. Zahlreiche zere–

bral bedingte Leistungsstörungen drücken sich dabei weniger in intellektuellen Defiziten als in Einschränkungen mehr peripherer Leistungsfunktionen wie Konzentrationsvermögen, Merkfähigkeit, Antrieb und Reaktionsgeschwindigkeit aus und erfordern entsprechende Berücksichtigung. – Die Diagnostik der schwieriger zugänglichen Persönlichkeitsstruktur geht von einem multimodalen Ansatz aus, in dem sich Fremd- und Selbstbeurteilung, Exploration und Testmethoden ergänzen, um Einstellungen, Haltungen und Befindlichkeitslagen zu erfassen. Als Kernstück einer differenzierten individuellen Persönlichkeitsdiagnostik gilt nach wie vor die Exploration in einem sachkundig geführten Gespräch. – Psychische Fehlhaltungen und Neurosen als nichtorganische, funktionelle Erkrankungen infolge erlebnisbedingter Störungen der zerebralen Reizverarbeitung lassen sich durch unterschiedliche psychotherapeutische Behandlungsmethoden systematisch beeinflussen. Dabei sind Beratung und Übung die wesentlichsten Elemente, mit deren Hilfe eine Veränderung von Erleben und Verhalten angestrebt wird.

Literatur

1. Abels, S.: KVT. Konzentrationsverlaufstest. Hogrefe, Göttingen 1961
2. Amthauer, R.: Der Intelligenzstrukturtest. Hogrefe, Göttingen 1962
3. Arnold, W.: Psychologisches Praktikum, Bd. 2. Fischer, Stuttgart 1972
4. Bäumler, G.: Lern- und Gedächtnistest – LGT 3. Hogrefe, Göttingen 1974
5. Beckmann, D.; H. E. Richter: Der Giessen-Test. Huber, Bern 1972
6. Benton, A. L.: Der Benton-Test, Handbuch. Huber, Bern 1972
7. Brickenkamp, R.: Handbuch psychologischer und pädagogischer Tests. Hogrefe, Göttingen 1974
8. Brickenkamp, R.: Test d2. Aufmerksamkeits-Belastungs-Test. Hogrefe, Göttingen 1981
9. Bourdon, N.: Boudon-Test. Hogrefe, Göttingen 1955
10. Bühler, C., H. Hetzer: Kleinkindertests. Barth, München 1953
11. Cohen, R.: Verhaltenstherapie zu Beginn der achtziger Jahre. Psychol. Rdsch. 35 (1984) 1
12. Demuth, W.: Klinische Praxis der Verhaltenstherapie. Enke, Stuttgart 1981
13. de Renzi, E., L. A. Vignolo: The Token-Test. Brain 85 (1962) 665
14. Dostalova, N.: Elemente des autogenen Trainings in der Komplextherapie des Stotterns. Folia phoniat. 26 (1974) 181
15. Dunn, L.M.: Peabody Picture Vocabulary Test – Revised (PPVT-R). Hogrefe, Göttingen 1992
16. Fahrenberg, J., H. Selg, R. Hampel: Freiburger Persönlichkeitsinventar FPI, 3. Aufl. Hogrefe, Göttingen 1970
17. Goodglass, H., E. Kaplan: The Assessment of Asphasia and Related Disorders. Lea & Febinger, Philadelphia 1972
18. Grimm, H., H. Schöler: Heidelberger Sprachentwicklungstest (HSET). Hogrefe, Göttingen 1977
19. Guthke, J.: Mengenfolgen-Test (MFT). Psychodiagnostisches Zentrum, Berlin 1983
20. Hellbrügge, Th., G. Köhler, H. Egelkraut: Münchener Funktionelle Entwicklungsdiagnostik (MFED). Eigenverlag Kinderzentrum München 1978, 1984
21. Höck, H.: Gruppentherapie in Klinik und Praxis. Fischer, Jena 1967
22. Höck, H., H. Hess: Der Beschwerdefragebogen (BFB). Verlag der Wissenschaften, Berlin 1975
23. Höck, H., H. Hess: Der Verhaltensfragebogen (VFB). Verlag der Wissenschaften, Berlin 1976
24. Höck, H., W. König: Neurosenlehre und Psychotherapie. Fischer, Jena 1976
25. Horn, W.: Leistungsprüfsystem (LPS). Hogrefe, Göttingen 1962
26. Huber, W., D. Weniger, K. Poeck, R. Willmes: Der Aachener Aphasietest. Hogrefe, Göttingen 1982
27. Jacobson, E.: Progressive relaxation. Chicago University, Chicago 1938
28. Kurth, E.: Motometrische Entwicklungsdiagnostik. Verlag der Wissenschaften, Berlin 1978
29. Lehrl, S.: Mehrfachwahl-Wortschatz-Test (MWT). Straube, Erlangen 1977
30. Leonhard, K.: Individualtherapie der Neurosen. Fischer, Jena 1963
31. Littmann E.: Testpsychologische Untersuchungen. In Neumann, J., E. Littmann, J. Ott: Psychiatrischer Untersuchungskurs. VEB Thieme, Leipzig 1982
32. Murray, H. A.: Thematik Apperzeption Test. Cambridge University Press, Cambridge 1943
33. Poeck, K.: Klinische Neuropsychologie, 2 Aufl. Thieme, Stuttgart 1989
34. Raven, J. C.: Progressive Matrices. Lewis, London 1938
35. Roether, D.: Vorschul-Lerntest (VLT). Psychodiagnostisches Zentrum, Berlin 1970
36. Rorschach, H.: Psychodiagnostik. Huber, Bern 1941
37. Schmidt, H.: Mehrdimensionaler Persönlichkeitstest für Erwachsene. Westermann, Braunschweig 1981
38. Schultz, J.H.: Grundlagen der Neurosenlehre. Thieme, Stuttgart 1955
39. Schultz, J.H.: Das autogene Training, 19. Aufl. Thieme, Stuttgart 1991
40. Snijders-Oomen: Nichtverbale Intelligenztestreihe (SON-R). Hogrefe, Göttingen 1992
41. Spreen, O.: MMPI Saarbrücken. Huber, Bern 1963
42. Wechsler, D.: Die Messung der Intelligenz Erwachsener. Huber, Bern 1956
43. Zerrsen, D. v., D.-M. Koeller, E.-R. Rey: Die Befindlichkeitsskala (B-S). Arzneimittel-Forsch. (1970) 20

5 Stimme

Physiologische Grundlagen

Für ausführliche und systematische Studien der Organsysteme, die der Bildung von Stimme und Sprache dienen, sei auf anatomische und physiologische Lehrbücher verwiesen. Die folgende zusammenfassende Darstellung aus phoniatrischer Sicht wendet sich den einzelnen Funktionsbereichen Atmung, Glottis, Ansatzräumen und Zentralnervensystem zu. Die anatomische Nachbarschaft und die funktionelle Verflechtung zwischen diesen Bereichen sind aber so eng, daß nur eine ganzheitliche Betrachtung den wirklichen Verhältnissen gerecht wird. Durch eine anschließende Erörterung verschiedener Stimmfunktionen soll das Zusammenwirken dieser Bereiche verdeutlicht werden.

Funktion der Atmung

Aus stimmphysiologischer Sicht interessiert vor allem die Luftbewegung zwischen dem Lungeninneren und der Umgebung und umgekehrt (äußere Atmung). Die Atembewegungen können sich dabei, extrem gesehen, in zwei Varianten vollziehen, überwiegend abdominal oder überwiegend thorakal.

Atemtypen

Abdominalatmung

Während der Einatmung vergrößert sich der Thoraxraum überwiegend durch Zwerchfellaktivität. Die Kontraktion der Muskelfasern bewirkt ein Abflachen des kuppelartig nach oben gewölbten Zwerchfells, und die Lungen erweitern sich vor allem im unteren Anteil. Die Baucheingeweide weichen zwangsläufig aus und wölben die Bauchwand vor. Die Ausatmung beginnt mit Beendigung der Zwerchfellkontraktion. In Ruhe bewirken die bei der Einatmung gespeicherten elastischen Kräfte (gedehnte Lunge, komprimierte lufthaltige Baucheingeweide, ausgedehnte Bauchwand) die Rückverlagerung des erschlafften Zwerchfells in die Inspirationsstellung. Dieser passive Vorgang wird bei verstärkter Ausatmung durch Aktivität der Bauchwandmuskulatur wesentlich unterstützt. Die Zwerchfellbewegungen sind für den Gasaustausch bedeutungsvoll, denn sie fördern in Ruhe etwa zwei Drittel des Atemvolumens.

Thorakalatmung

Der Thoraxraum vergrößert sich während der Einatmung vor allem durch Veränderung der Rippenstellung, weshalb synonym auch von Kostalatmung gesprochen wird. Die Rippen werden entgegen dem elastischen Lungenzug und gegen die Schwerkraft durch Kontraktion der äußeren Zwischenrippenmuskeln gehoben und erweitern den Brustraum lateral (kaudal) und sagittal (kranial). Wenn die äußeren Interkostalmuskeln erschlaffen, folgt die Ausatmung. Die elastischen Rückstellkräfte der Lunge und die Schwerkraft bringen den Thorax in die Ausgangsstellung, der Thoraxraum verkleinert sich. Nur bei forciertem Atmen oder bei Bewegungseinschränkung der Rippen im Alter können Hilfsatemmuskeln diesen fast ausschließlich passiv ablaufenden Ausatmungsvorgang aktiv unterstützen. Die Einatmung wird durch die Muskeln des Schultergürtels gefördert, die Ausatmung durch die inneren Zwischenrippenmuskeln. Mittels thorakaler Atmung kann in Ruhe etwa ein Drittel des Atem-

Abb. 5.1 Lungenvolumina und Lungenkapazitäten.

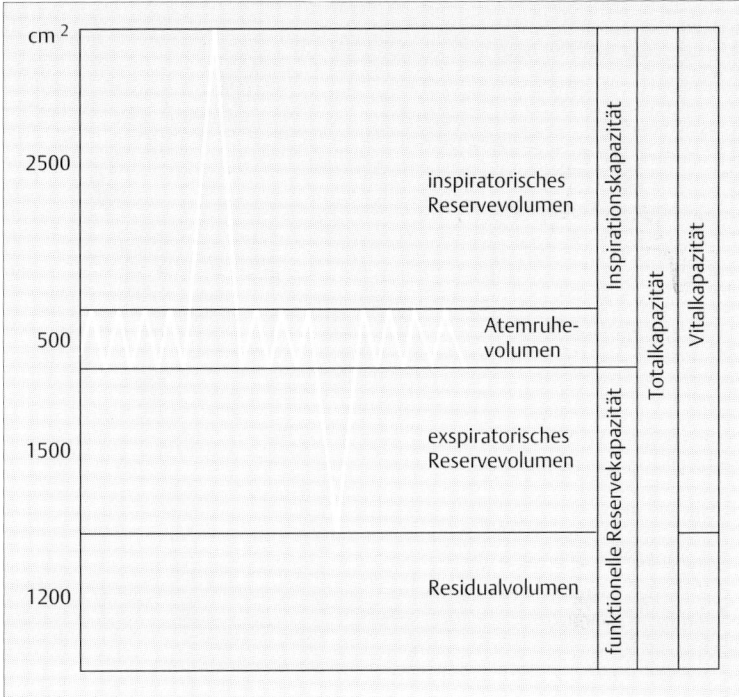

volumens bewegt werden. Die geschilderten abdominalen und thorakalen Atembewegungen sind selten isoliert, sondern meist kombiniert zu beobachten. Je nach körperlicher Belastung tritt, reflektorisch gesteuert, die eine oder andere Atembewegung stärker hervor.

Lungenvolumina und -kapazitäten

Durch die Flüssigkeitskoppelung der Pleurablätter müssen die Lungen den Thoraxbewegungen folgen und je nach Größe der Auslenkungen verschiedene Luftvolumina bewegen (Abb. 5.1). In Ruhe werden beim Erwachsenen etwa 500 ml Luft ein- oder ausgeatmet (Atemruhevolumen). Zusätzlich können durch vertiefte Inspiration etwa 2500 ml aufgenommen werden (inspiratorisches Reservevolumen). Nach Ausatmung des Ruhevolumens lassen sich durch verstärkte Exspiration zusätzlich etwa 1500 ml heraustreiben (exspiratorisches Reservevolumen), danach verbleiben noch immer etwa 1200 ml in der Lunge (Residualvolumen). Im klinischen Gebrauch faßt man verschiedene Volumina als Lungenkapazitäten zusammen. Die Totalkapazität umfaßt die Summe aller Volumina. Die Vitalkapazität (3500–5000 ml) besteht aus derjenigen Luftmenge, die nach maximaler Einatmung durch stärkste Ausatmung aus der Lunge herauszubringen ist. Beeinflußt wird die Vitalkapazität vor allem durch Geschlecht, Körpergröße und -masse, Alter, Trainingszustand u.a. Für die Phoniatrie ist die Größe der Lungenvolumina und -kapazitäten von untergeordneter Bedeutung, da keine direkten Beziehungen zu Qualität und Quantität stimmlicher Leistungen bestehen.

Ruhe- und Stimmatmung

Die Atmung hat primär die für den Stoffwechsel nötige Gastransportfunktion zu erfüllen. Dabei werden die Atembewegungen unter Steuerung des Zentralnervensystems automatisch reguliert und ökonomische Ventilationsleistungen eingestellt (chemische und physikalische Atemregulation). Das gilt vor allem für die Atmung ohne Stimmgebung (respiratio muta). Der reflek-

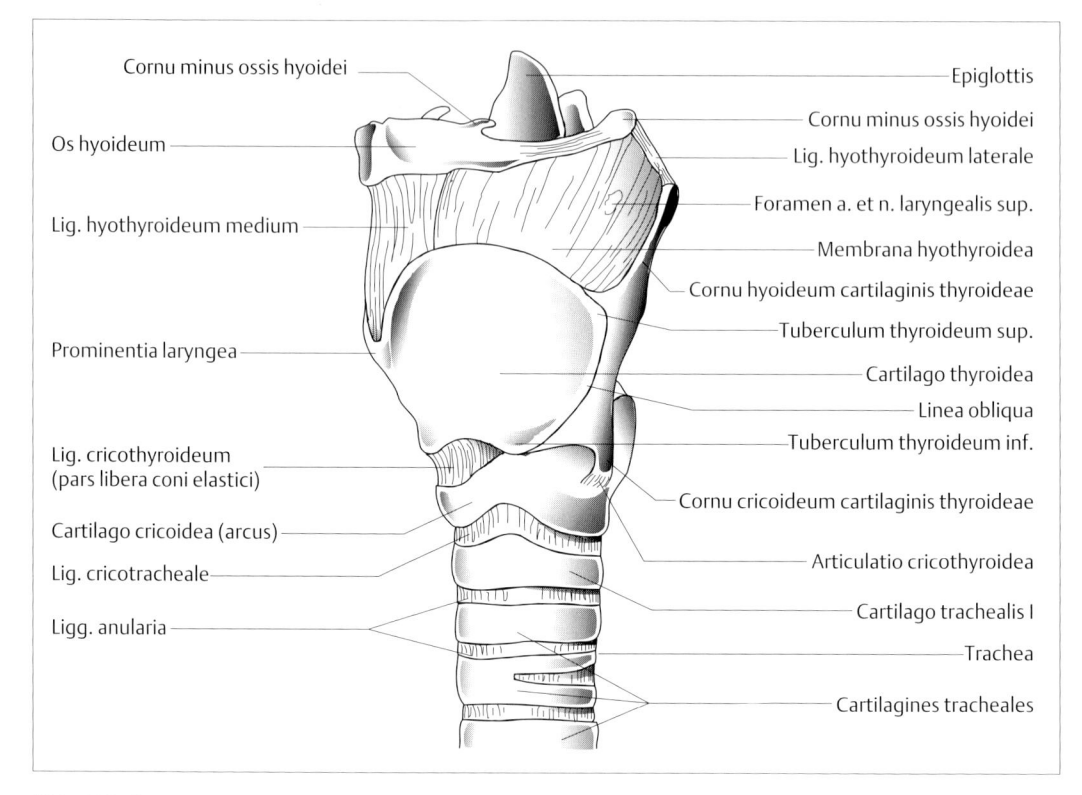

Abb. 5.2 Stützgerüst und Bänder des Kehlkopfs. Ansicht von lateral.

torisch gesteuerten Grundfunktion der Atmung ordnet sich die Stimmatmung (Respiratio phonatoria), die die Exspirationsphase zur Stimmgebung ausnutzt, unter. In Grenzen sind aber Ein- und Ausatmung (Atemfrequenz, Atemvolumen, Atemtyp) durch kortikale Impulse für die Phonation beeinflußbar. Das zeitliche Verhältnis entgegengesetzter Atemphasen variiert in Abhängigkeit von stimmlichen Anforderungen. Während sich in Ruhe Ein- und Ausatmung wie 1:1,2 (1:1,1 bis 1,9) verhalten, gilt für die Stimmatmung etwa 1:8. Das Verhältnis ändert sich besonders beim Singen sehr stark und kann noch größere Unterschiede zwischen Ein- und Ausatmungsphase aufweisen. Für das Sprechen und Singen gilt die kombinierte Atmung (Kostoabdominalatmung) als funktionell richtig und erstrebenswert, weil sie in ökonomischer Weise die notwendigen Atemvolumina bereitstellt und den Atemdruck an die Kehlkopfspannung differenziert anpassen kann. Diese Anpassung hängt von der zu erbringenden phonischen Leistung ab und setzt ein fein abgestuftes Wechselspiel zwischen Zwerchfell- und Bauchdeckenspannung voraus. Die Hochatmung (Brust- und Schulteratmung) wird, besonders bei gleichzeitiger Kontraktion der Bauchdeckenmuskulatur während der Inspiration, als uneffektiv abgelehnt.

Eine effektive Atemfunktion während der Stimmgebung setzt eine normale Haltung voraus. Dabei sind neben dem Thorax nicht nur die Wirbelsäule und der Schultergürtel beteiligt, sondern auch das Becken und die Extremitäten. Vor allem die Haltung der Wirbelsäule wirkt sich auf die Atemfunktion aus, indem sowohl die Atemvolumina als auch die feinen Einstellbewegungen der Atemmuskulatur beeinflußt werden können. Die für die normale Atem- und Stimmfunktion günstige Haltung zeigt eine Tendenz zur Wirbelsäulenstreckung bei gleichzeitiger Horizontalstellung des Beckengürtels.

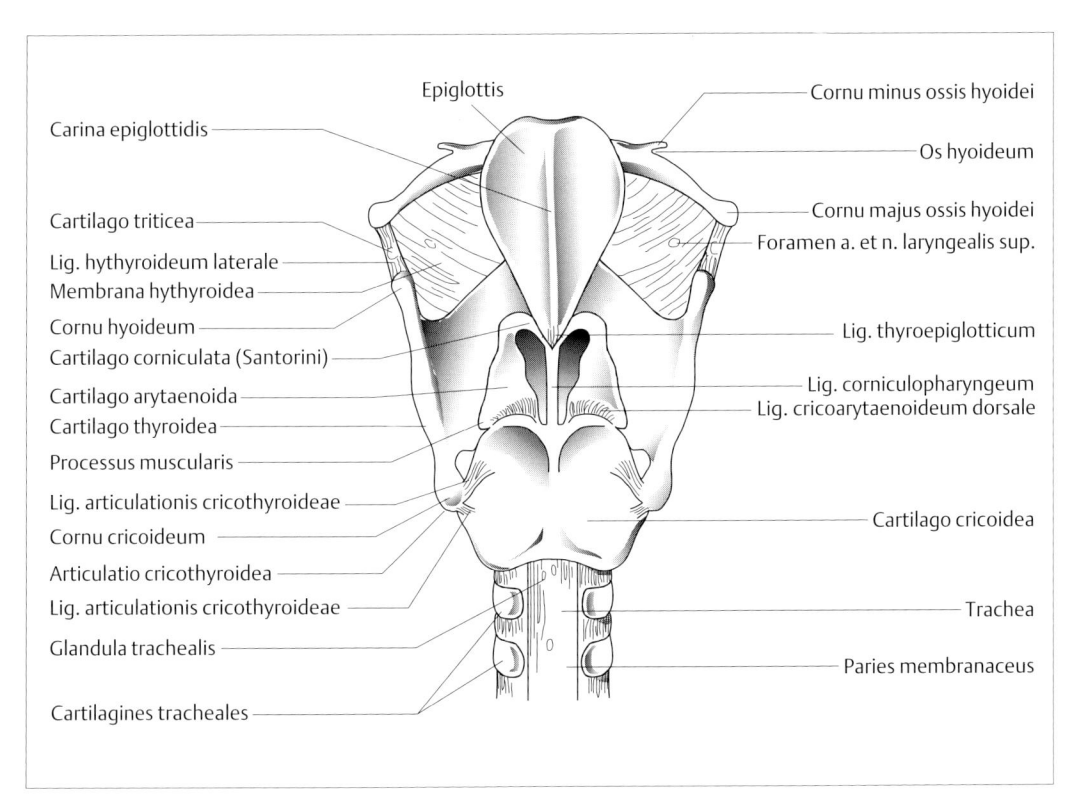

Abb. 5.3 Stützgerüst und Bänder des Kehlkopfs. Ansicht von dorsal.

Funktion des Kehlkopfes

Primär- und Sekundärfunktion

Primär übt die Glottis reflektorisch eine Sphinkterfunktion aus zum Schutze der Luftwege vor eindringenden Fremdkörpern, Sekreten oder fehlgeschluckten Nahrungsbestandteilen. Auf die Stimmlippen gelangte Partikel werden nach Preßverschluß der Glottis und Sprengung dieses Verschlusses während der Ausatmung herausgeschleudert (Hustenstoß). Sekundär dient die Glottis der Stimmerzeugung. Der Atemapparat ist die Kraftquelle für den Glottisgenerator, die treibende Kraft, auf die sich die Stimmlippenschwingungen einstellen. Die Vibrationsmuster werden also von der jeweiligen muskulären Einstellung im Kehlkopf und aerodynamischen Parametern (subglottaler Druck, Luftströmung) bestimmt. Mit „respiratorischer Beweglichkeit" der Stimmlippen sind Abduktion und Adduktion gemeint, also die groben Einstellbewegungen für Atmung oder Stimmgebung bzw. Husten. Die „phonatorische Beweglichkeit" bezieht sich auf die mit bloßem Auge nicht wahrnehmbaren Schwingungen der Stimmlippen während der Phonation.

Es ist also möglich, daß eine Stimmlippe respiratorisch stillsteht und zugleich phonatorisch voll beweglich ist (z. B. bei Stimmlippenlähmung) oder daß sie respiratorisch normale Beweglichkeit zeigt bei gleichzeitigem phonatorischen Stillstand (z. B. bei Stimmlippenkarzinom).

Aufbau des Kehlkopfes

Stützgerüst

Das Stützgerüst des Kehlkopfes besteht aus Schildknorpel (Cartilago thyroidea), Ringknorpel (Cartilago cricoidea), zwei Aryknorpeln (Stellknorpeln, Cartilagines arytaenoideae), je zwei Nebenknorpeln (Cartilagines corniculatae Santorini; Cartilagines cuneiformes Wrisbergi) und dem Kehl-

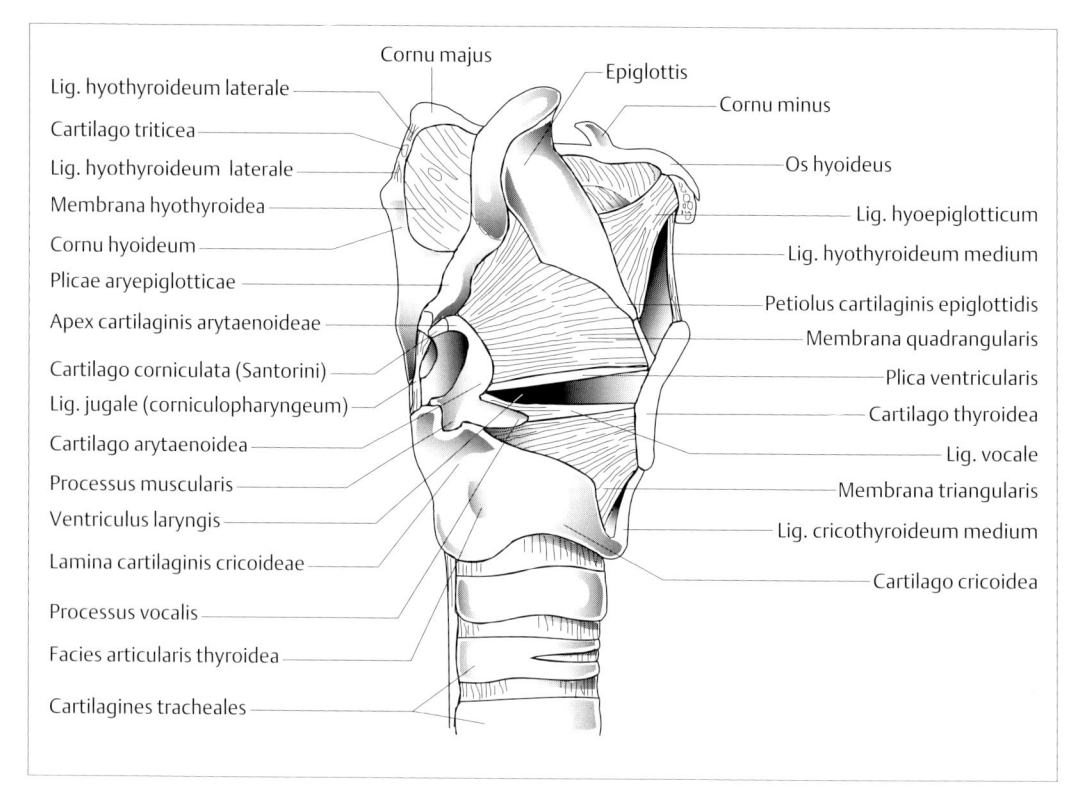

Abb. 5.4 Membranen, Falten und Bänder des Kehlkopfs.

deckel (Cartilago epiglottica). Die Schildknorpelplatten sind ventral in einem unterschiedlich großen Winkel vereinigt (beim Mann etwa 90°, bei Knaben vor der Pubertät und beim weiblichen Geschlecht 120°). Der vordere obere Anteil der Schildknorpelplatten bildet die Prominentia laryngea (Adamsapfel des Mannes).

Gelenke

Kriothyroidgelenke. Die seitlichen Gelenkflächen des Ringknorpels bilden mit den unteren Hörnern des Schildknorpels Gelenke, die vor allem eine drehende Scharnierbewegung um eine frontale Achse ermöglichen. Aufgrund dieser Bauweise kann bei Kontraktion der Mm. cricothyroidei (S. 52) der Ringknorpelbogen gegen den Schildknorpel bewegt werden. Durch die zwangsläufig folgende Rückverlagerung der Aryknorpel spannen sich die Stimmlippen (Abb. 5.2–5.4).

Krikoarytänoidgelenke. Die Gelenke zwischen Aryknorpel und Ringknorpelplatte sind so gestaltet, daß nicht, wie oft angenommen wird, während der Phonation allein eine Drehbewegung erfolgt und die Processus vocales in einer horizontalen Ebene zur Mitte schwenken bzw. während der Respiration wieder zur Seite, sondern es findet eine Kipp-Gleit-Bewegung statt (Abb. 5.5). Zur Phonationsstellung bewegen sich die Aryknorpel nach vorn unten und zur Mitte, zur Respiration erfolgt die rückläufige Bewegung.

Die beiden Gelenke, die sich vor der höchsten Erhebung der Ringknorpelplatte befinden, sind wie Zylindergelenke aufgebaut. Den konvexen Gelenkkörper bildet die Facies articularis des oberen, etwas gekrümmten Ringknorpelrandes, den konkaven die Basis des Aryknorpels, wobei die Gelenkachsen von medial-kranial-dorsal nach lateral-kaudal-ventral verlaufen. Die Gelenkkapsel ist allseitig schlaff und gestattet eine geringe Translation in Richtung der Achse. Das Lig. cricoarytaenoideum dorsale verstärkt die Kapsel und übt eine Halte- und Bremsfunktion aus.

Abb. 5.5 Bewegungsmöglichkeiten der Aryknorpel (nach Pernkopf).

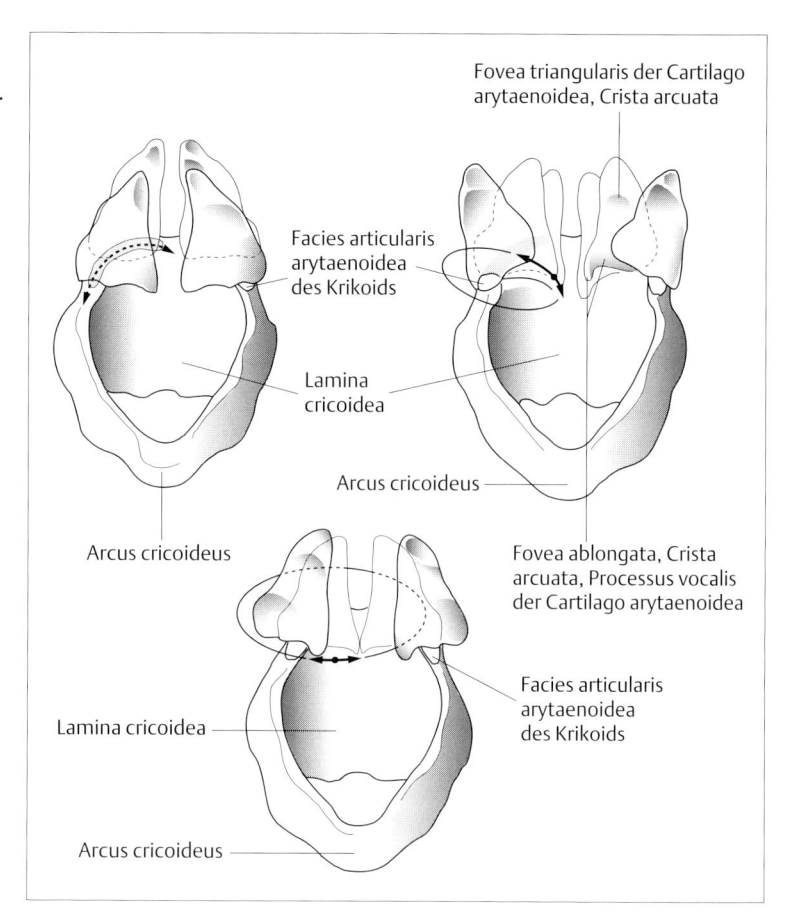

Verknöcherung

Die physiologische Verknöcherung des Kehlkopfs beginnt beim weiblichen Geschlecht etwa im 5. Lebensjahr, beim männlichen Geschlecht überwiegend zwischen dem 18. und 20. Lebensjahr und weist starke individuelle Schwankungen auf (13). Der Schildknorpel verknöchert beim Mann stärker als bei der Frau. Beim Mann ist eine fast vollständige Ossifikation frühestens im 50. Lebensjahr nachweisbar, bei der Frau erst im 76. Jahr, allerdings findet sich kein fester Zusammenhang zwischen Alter und Verknöcherungsgrad. Die Verknöcherung des Ringknorpels beginnt gleichzeitig mit den Schildknorpelveränderungen, prägt sich aber nur selten vollständig aus. Die Aryknorpel verknöchern einige Jahre später, komplett erst im Greisenalter. Die Processus vocales bleiben zeitlebens knorpelig erhalten.

Muskulatur

Die Muskeln des Kehlkopfes verengen oder erweitern den Raum zwischen den Stimmlippen, spannen oder entspannen die Stimmlippen und verändern ihre Form. Dadurch wird über die Verschlußfunktion zum Schutz der Luftwege hinaus eine modulationsfähige Stimmgebung ermöglicht. Nach ihrer Funktion lassen sich drei Muskelgruppen einteilen: Abduktoren, Adduktoren und Tensoren (Tab. 5.1, Abb. 5.6). Während der Phonation laufen die Muskelaktionen komplex ab und lassen – zumindest bei der Spiegeluntersuchung – Einzelaktivitäten nicht erkennen. Deshalb ist es kaum gerechtfertigt, für pathologische Glottisbilder bestimmte Muskeln festzulegen und z. B. von einer Transversus-, Internus- oder Postikusparese zu sprechen. Neben den aufgeführten Kehlkopfmuskeln wirken

50 5 Stimme

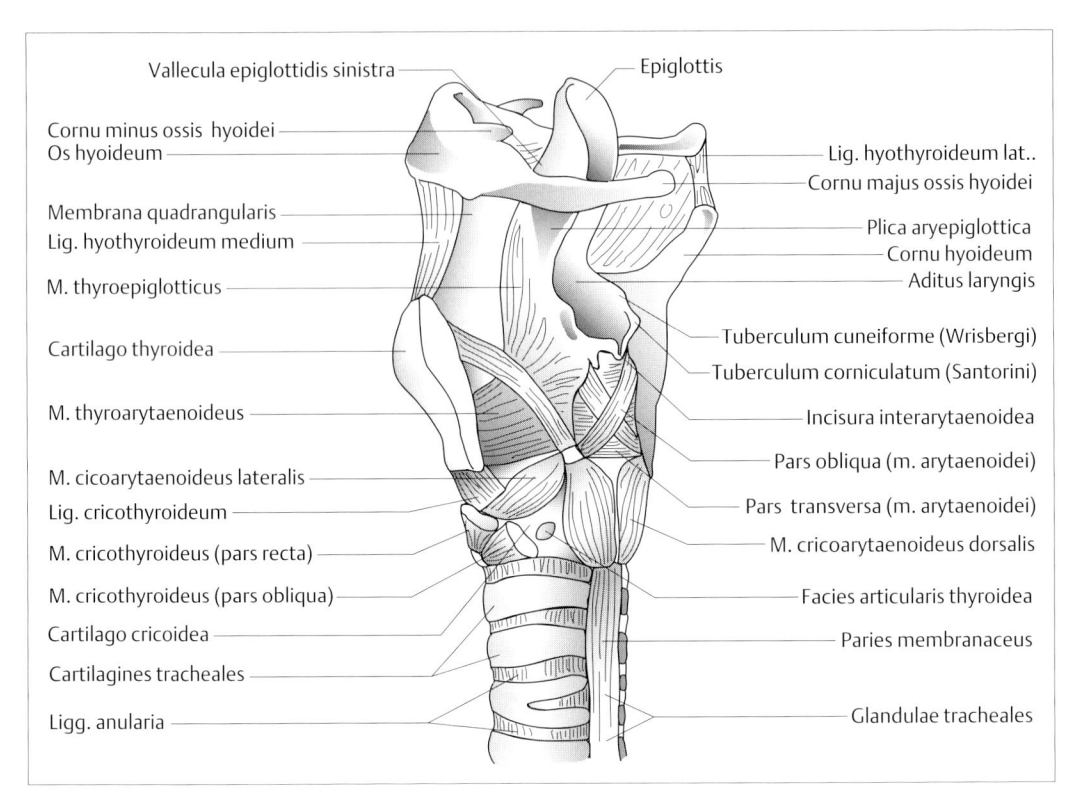

Abb. 5.6 Kehlkopfmuskeln.

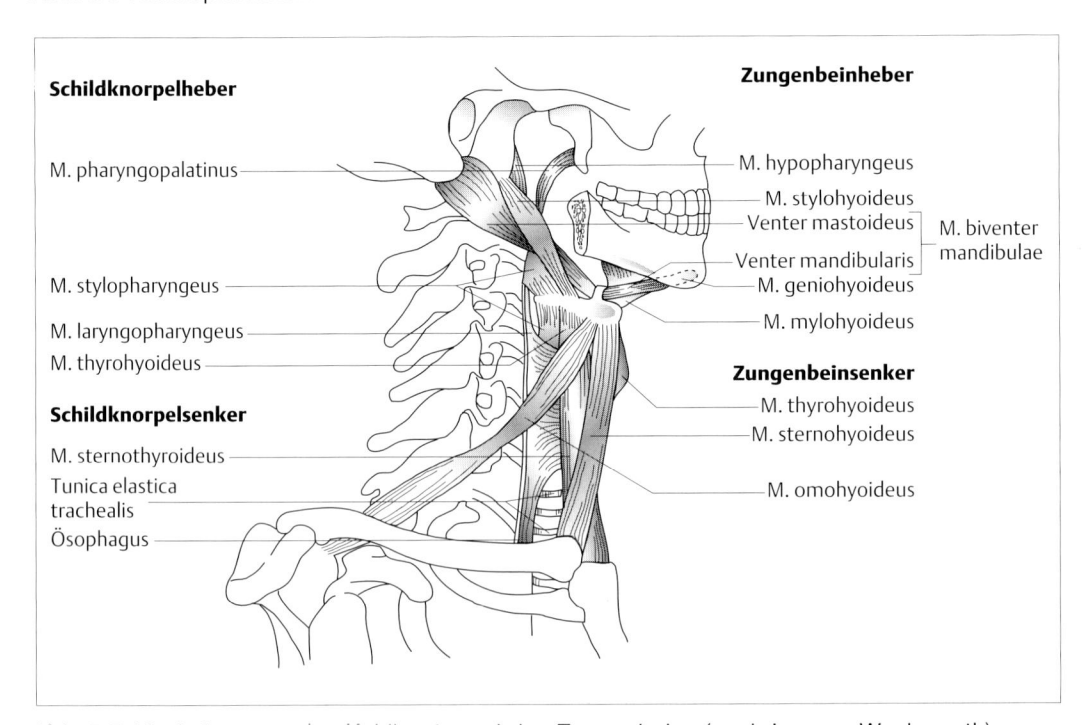

Abb. 5.7 Muskelgurtung des Kehlkopts und des Zungenbeins (nach Lanz u. Wachsmuth).

Tabelle 5.1 Muskeln des Kehlkopfs (nach Alverdes)

Muskel	Ursprung	Ansatz	Funktion
Öffner M. cricoarytaenoideus dorsalis	Hinterfläche der Ringknorpelplatte	Processus muscularis des Aryknorpels	zieht den Processus muscularis nach hinten und unten, wodurch sich die Stimmritze öffnet; alleiniger Öffner der Stimmritze!
Schließer M. cricoarytaenoideus lateralis	Ringknorpelbogen oberer Rand der Außenfläche	Processus muscularis des Aryknorpels	zieht den Processus muscularis nach vorn und unten, wodurch sich die Stimmritze schließt; Gegenspieler des M. cricoarytaenoideus dorsalis
M. arytaenoideus (Pars transversa, Pars obliqua)	in querem und schrägem Verlauf zwischen den Aryknorpeln		nähert die Aryknorpel und schließt die Stimmritze
M. thyroarytaenoideus syn. M. vocalis	Innenfläche des Schildknorpels	Processus vocalis und laterale Fläche des Aryknorpels	nähert die Aryknorpel und schließt die Stimmritze
Spanner M. thyroarytaenoideus syn. M. vocalis	s. o.	s. o.	spannt die Stimmlippen (Feinspannung)
M. cricothyroideus (Pars recta, Pars obliqua)	Unterrand und Cornu cricoideum des Schildknorpels	vorderer Teil des Ringknorpelbogens	hebt den Ringknorpelbogen, kippt die Ringknorpelplatte mit den Aryknorpeln nach hinten und spannt die Stimmlippen – Grobspannung, Rahmeneinstellung
M. cricopharyngeus	Seitenfläche des Ringknorpels	Mitte der Pharynxhinterwand	senkt den Ringknorpelbogen, kippt die Ringknorpelplatte mit den Aryknorpeln nach vorn und entspannt die Stimmlippen; Gegenspieler des M. cricothyroideus

Hilfsmuskeln, die am Zungenbein oder am Schildknorpel ansetzen und die Kehlkopffunktion beeinflussen. Sie heben und senken den Kehlkopf oder fixieren ihn (Abb. 5.7).

Innervation

Die Nervenversorgung des Kehlkopfes entstammt dem N. vagus. Der N. laryngeus superior zweigt sich beiderseits auf und bildet einen Ramus externus (motorisch), der den M. cricothyroideus innerviert, und einen Ramus internus (sensibel), der durch die Membrana hyothyroidea zur Schleimhaut des Kehlkopfs zieht. Die übrigen Kehlkopfmuskeln versorgt der N. laryngeus inferior (N. recurrens), der links die Aorta und rechts die A. subclavia unterläuft. (Abb. 5.46, S. 137).

Schleimhaut

Die Räume des Kehlkopfes werden vom mehrzeiligen Flimmerepithel der Luftwege ausgekleidet, das auch Becherzellen enthält. Vor allem die mukoserösen Drüsen der Epiglottis und der Taschenfalten halten die Schleimhaut feucht, denn das mehrschichtige, unverhornte Plattenepithel der Stimmlippen trägt nur wenige Drüsen. Gegenüber dem Muskelkörper und dem Ligament ist die Schleimhaut verschieblich, vor allem im Bereich der Randkante.

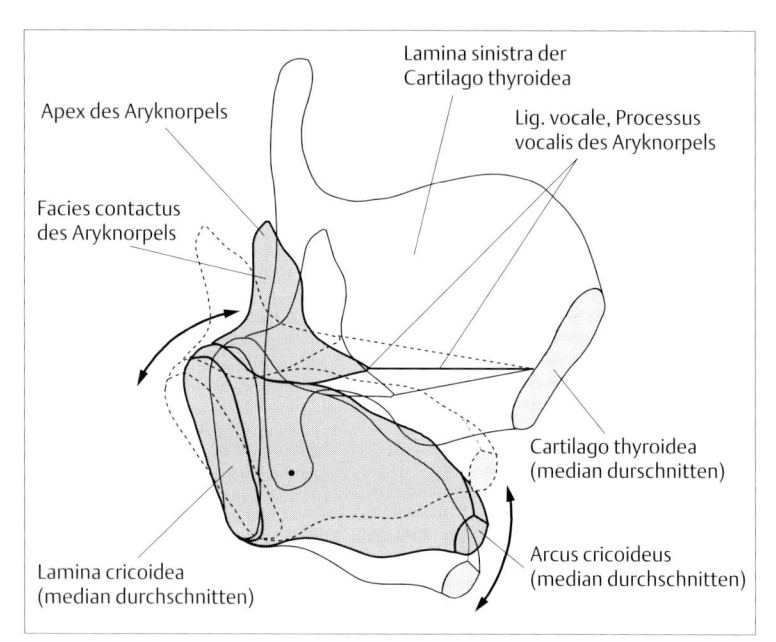

Abb. 5.8 „Kippmechanismus" (nach Pernkopf).

Bildbeschriftungen:
- Apex des Aryknorpels
- Facies contactus des Aryknorpels
- Lamina sinistra der Cartilago thyroidea
- Lig. vocale, Processus vocalis des Aryknorpels
- Cartilago thyroidea (median durschnitten)
- Arcus cricoideus (median durchschnitten)
- Lamina cricoidea (median durchschnitten)

Spannapparat

Den Tonhöhenvariationen der menschlichen Stimme liegen Änderungen der Stimmlippenspannung zugrunde. Der Spannapparat des Kehlkopfes wirkt durch den knorpeligen Rahmen (Schild- und Ringknorpel) und das Zusammenspiel zweier Muskelpaare: Mm. cricothyroidei und Mm. vocales. Die Spannungserhöhung ist zunächst durch eine veränderte „Rahmeneinstellung" möglich, die die Mm. cricothyroidei herbeiführen. Bei Kontraktion dieser Muskeln wird der Ringknorpelbogen an den Schildknorpel gekippt, wodurch sich die Ringknorpelplatte nach dorsal und kaudal verlagert. Die aufsitzenden Aryknorpel werden mitgeführt, und es kommt zur Verlängerung und Anspannung der Stimmlippen (Abb. 5.8, „Kippmechanismus") und damit zu einer Steigerung der Tonhöhe. Die Feineinstellung erfolgt durch die Vokalismuskeln im Zusammenwirken mit der gesamten inneren Larynxmuskulatur. Ist der Kippmechanismus erschöpft, verlängern sich die Stimmlippen nur noch unbedeutend. Ein weiteres Anheben der Tonhöhe macht dann eine verstärkte Aktivität der Mm. cricothyroidei bei weitgehender Entspannung der Mm. vocales notwendig. An der unteren Grenze des Tonhöhenumfanges erfolgt die Entspannung und Verkürzung der Stimmlippen nicht primär durch den M. vocalis, weil eine aktive Verkürzung nicht gleichzeitig die nötige Entspannung gewährleisten kann, sondern durch Aktivität der Mm. cricopharyngei. Diese entspringen hinter den Aa. cricothyroidei, können in diesem Bereich den Ringknorpel nach oben ziehen und damit den Ringknorpelbogen abwärts kippen (67). Die Muskeln wirken so als Antagonisten der Mm. cricothyroidei (Abb. 5.9).

Weitere am Kehlkopf angreifende Kräfte können eine Stimmlippenverkürzung unterstützen (Abb. 5.10), der M. aryepiglotticus in Kopplung an Epiglottis, Membrana hyoepiglottica, Zungenbein und Unterkiefer einerseits und Epiglottis, M. genioglossus und Zunge andererseits (3). Schließlich ist der Kehlkopf ständig dem Zug durch die Trachea ausgesetzt (2), in der Stärke abhängig von Zwerchfellstand und Kopfstellung. Dorsalflexion des Kopfes und tiefe Einatmung sowie ein Aufsteigen des Kehlkopfes beim Bilden hoher Töne vergrößern den Trachealzug und bewirken eine Verkürzung der Stimmlippen, da die Kraft des Trachealzuges hauptsächlich vor dem Krikothyroidgelenk angreift. Alle Muskeln, die den Kehlkopf aufwärts bewegen und somit den Zug durch die Trachea verstärken, unterstützen eine Stimmlippenverkürzung (4,5). Umgekehrt wirkt

Physiologische Grundlagen   53

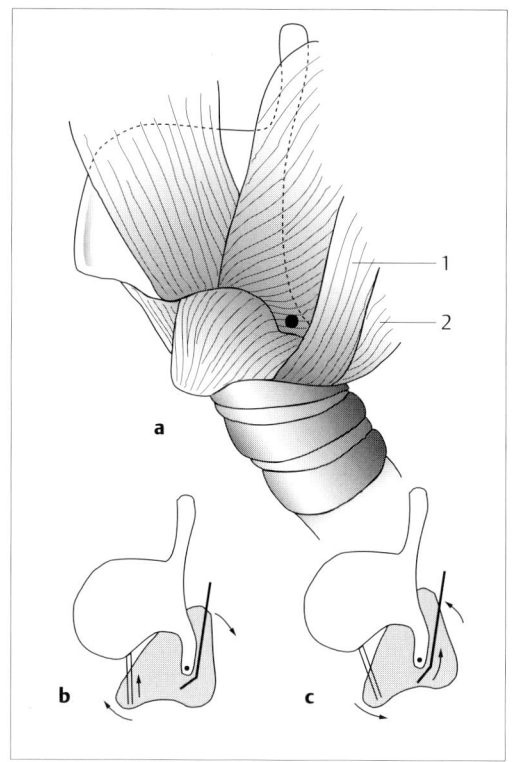

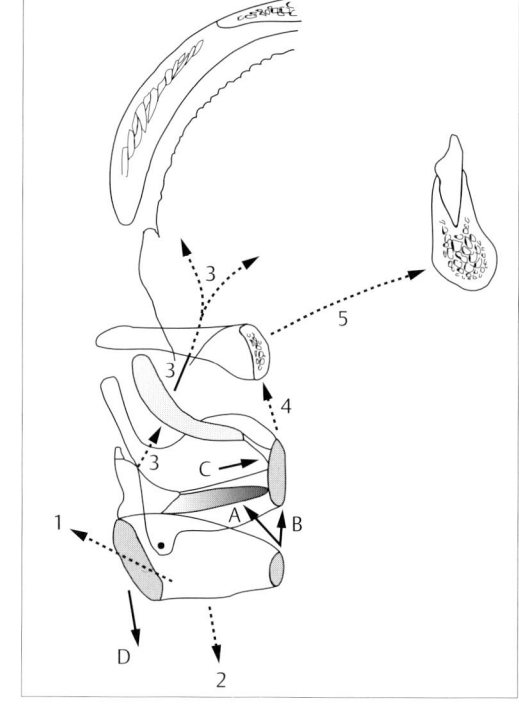

Abb. 5.**9** M. cricopharyngeus. **a** Lage des Muskels (1 = aufsteigende Fasern, 2 = Pars fundiformis). **b** und **c** Antagonismus M. cricothyroideus/M. cricopharyngeus (nach Zenker).

Abb. 5.**10** Erweitertes Schema des Spannapparates (nach Zenker). Ausgezogene Pfeile = stimmlippenverlängernde (spannungserhöhende) Kräfte, gestrichelte Pfeile = stimmlippenverkürzende (spannungsvermindernde) Kräfte (weitere Erläuterungen s. Text).

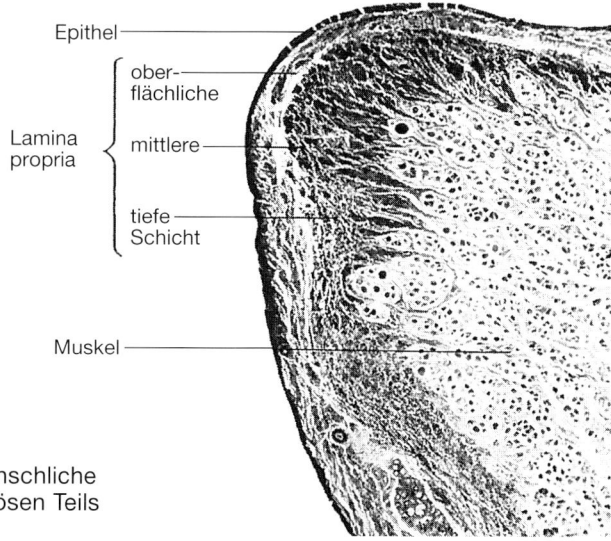

Abb. 5.**11** Frontalschnitt durch die menschliche Stimmlippe in der Mitte des membranösen Teils (nach Hirano).

neben dem M. cricothyroideus (A) das Lig. conicum einer Verkürzung der Stimmlippen entgegen (B). Außerdem können an den Aryknorpeln und an der Ringknorpelplatte entspringende Ösophagusmuskeln durch Zug nach unten sowie der M. thyropharyngeus durch Annäherung beider Schildknorpelplatten eine Stimmlippenverlängerung herbeiführen (C,D).

Glottisfunktion

Aufbau der Stimmlippen

Die Stimmlippen bestehen aus Stimmband (Lig. vocale, oberer freier Rand des Conus elasticus), Vokalismuskel, Bindegewebe, Nerven, Gefäßen und verschieblicher umhüllender Schleimhaut (Abb. 5.11). Der Begriff Stimmband sollte vermieden werden, wenn die gesamte Stimmlippe oder Schleimhautanteile gemeint sind. Hirano hat darauf hingewiesen, daß der typische Schichtaufbau der menschlichen Stimmlippe von großer funktioneller Bedeutung ist, wie in der „Body-cover"-Theorie der Stimmerzeugung zum Ausdruck kommt (16, 17, 19). Die abweichenden Darstellungen über den Bau des M. vocalis sind wahrscheinlich auf verschiedene Untersuchungsmethoden

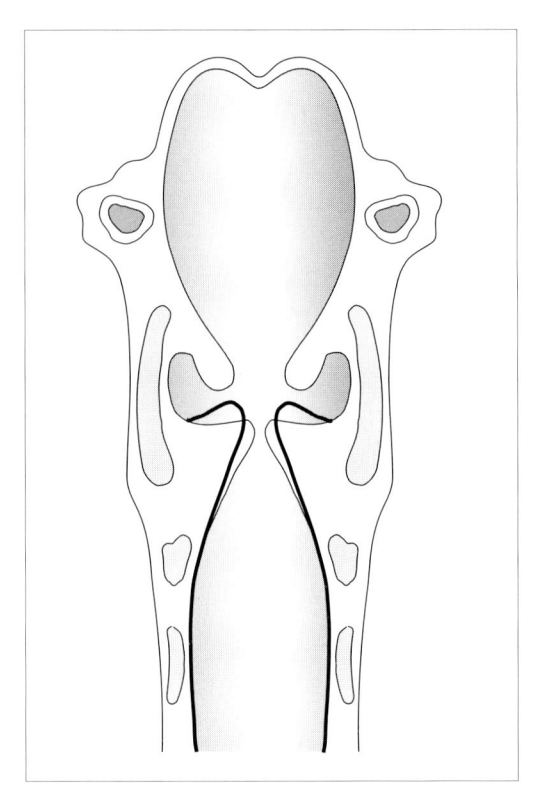

Abb. 5.**12** Schwingungsablauf der Stimmlippen, Grundbewegung (nach Schönhärl).

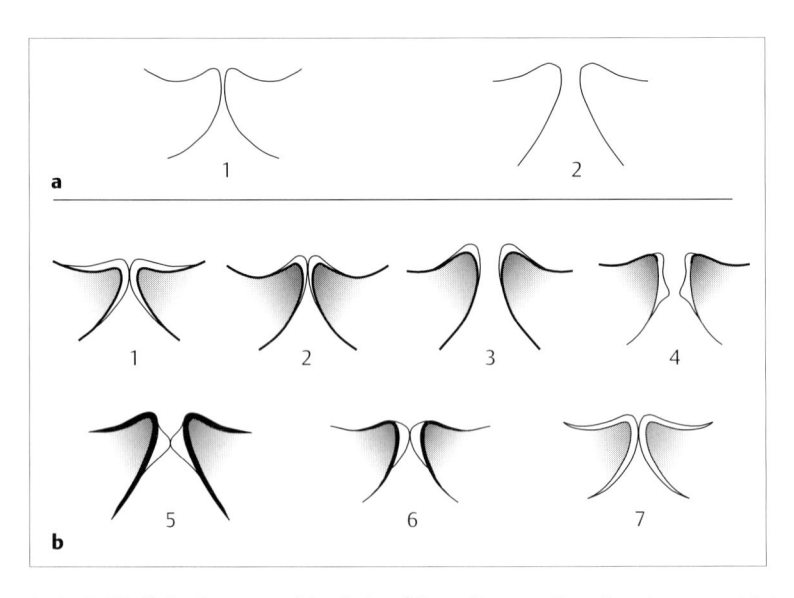

Abb. 5.**13** Schwingungsablauf der Stimmlippen, Randkantenverschiebung.
a Grundbewegung, **b** Schleimhautbewegung (nach Schönhärl).

Abb. 5.**14** Normaler Bewegungsablauf der Stimmlippen während der Phonation (nach Schönhärl).

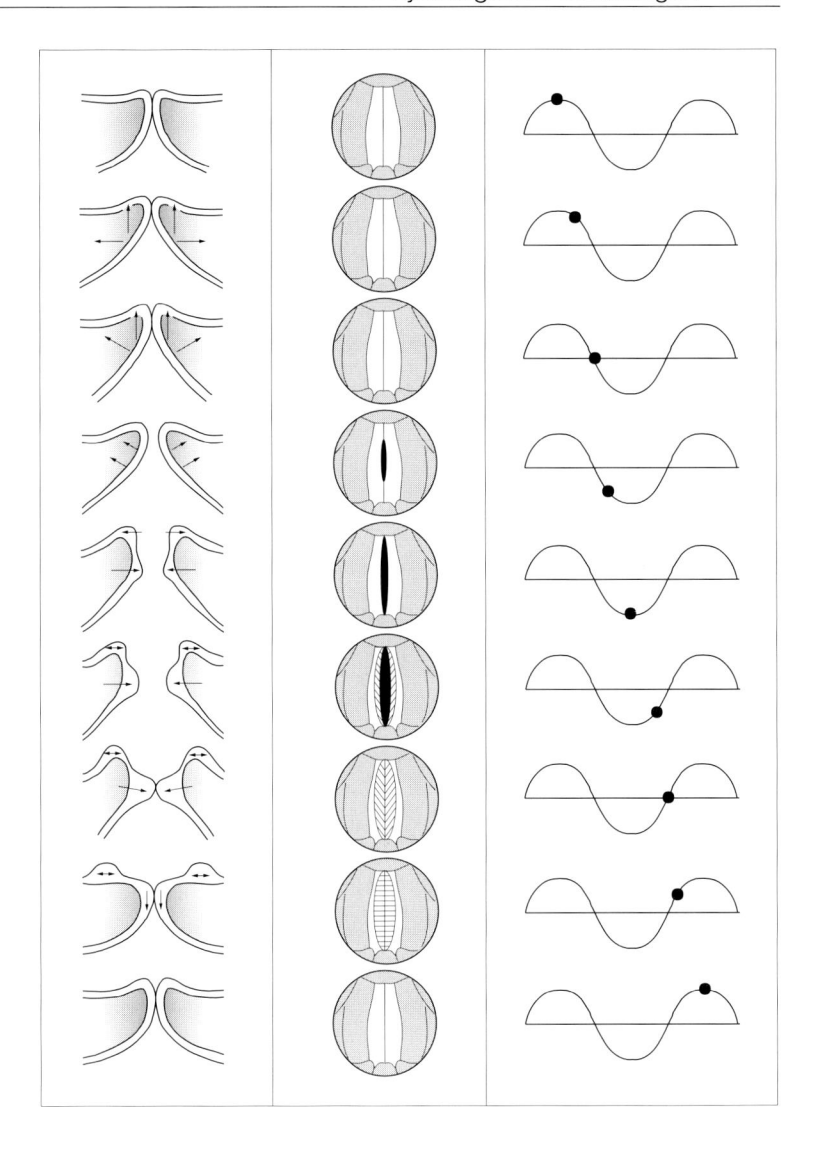

zurückzuführen. Es gilt heute als gesichert, daß die Muskelfasern vom medialen Teil der Schildknorpelplatten zu den Aryknorpeln verlaufen und nicht überwiegend in die Stimmbänder einstrahlen (2, 60). Übereinstimmung besteht darin, daß sich der M. vocalis aus zwei Teilen zusammensetzt: Portio thyrovocalis mit Ansatz am Processus vocalis, Portio thyromuscularis mit Ansatz am Processus muscularis. Die Faserbündel verlaufen meist in langgestreckten Spiraltouren mit zopfartiger Verflechtung (38). Diese zopfförmig angeordneten Muskelbündel sind in ihrer Ausprägung etwas für den Menschen Spezifisches und ermöglichen sehr feine Abstufungen des Spannungszustandes.

Schwingungsablauf

Die schwingenden Stimmlippen bewegen sich nicht allein in der Horizontalebene, sondern zugleich in vertikaler Richtung (Abb. 5.**12**, 5.**13**). Zusätzlich zu dieser Grundbewegung und weitgehend unabhängig von ihr erfolgt die Randkantenverschiebung, eine Eigenbewegung der gegenüber Muskelkörper und Stimmband ver-

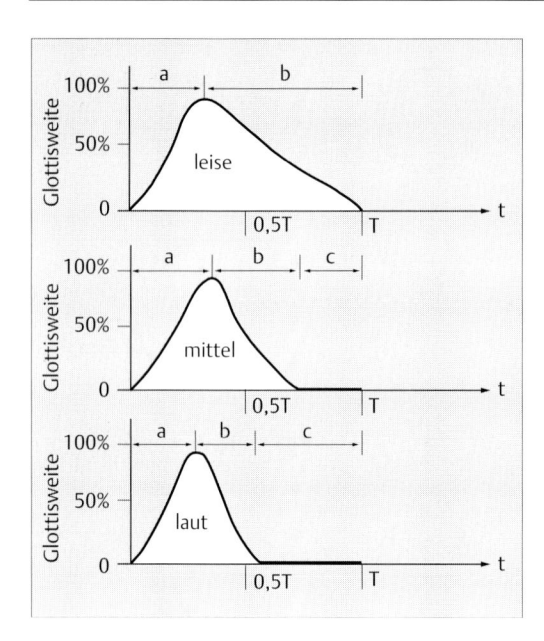

Abb. 5.**15** Änderung des Phasenverhältnisses zugunsten der Schlußphase bei ansteigender Stimmstärke. a = Öffnungsphase, b = Schließungsphase, c = Schlußphase, T = Periode.

schieblichen Schleimhaut (34, 46). Dabei rollt die Schleimhaut ellipsenförmig ab und zeigt in bestimmten Schwingungsphasen auch entgegengesetzte Bewegungstendenzen. Während kraniale Anteile in der Öffnungsphase noch nicht vollständig auf der Stimmlippenoberfläche nach lateral verstrichen sind, beginnt subglottisch schon eine Medialverlagerung, die die Schlußphase einleitet (Abb. 5.**14**).

Hirano (16, 18) machte darauf aufmerksam, daß sich die Gewebeschichten in Abhängigkeit vom Spannungszustand der Stimmlippen unterschiedlich am Schwingungsablauf beteiligen. Bei geringer Stimmlippenspannung werden Muskel und Schleimhaut gleichermaßen verformt, aber mit zunehmender Anspannung nimmt der Anteil muskulärer Wellenbewegungen ab. Bei stärkster Spannung von Muskel und Schleimhaut ergeben sich nur noch Schwingungen kleiner Amplitude ohne wellenformige Bewegungen.

Der Schwingungsablauf ändert sich bei Variation der Tonhöhe: Mit zunehmender Tonhöhe nehmen die Amplituden und die Randkantenverschiebung ab. Phasenverhältnisse und Schlußphase innerhalb eines Zyklus werden dagegen weniger von der Tonhöhe beeinflußt, sondern überwiegend von der Stimmstärke (Abb. 5.**15**). Mit zunehmender Stimmstärke verkleinert sich der Offenquotient (Verhältnis von offenem zu geschlossenem Anteil innerhalb einer Schwingungsperiode). Gleichzeitig nimmt der Geschwindigkeitsquotient (Verhältnis der Geschwindigkeit der Lateralbewegung zur Geschwindigkeit der Medialbewegung während der offenen Phase) zu, d. h. die Schließungsphase verkürzt sich, die Stimmlippen kehren von der Lateralposition innerhalb einer Periode schneller in die Medianposition zurück (50, 53). Die Änderung des Phasenverhältnisses zugunsten der Schlußphase bei ansteigender Stimmstärke ist ein wesentliches Merkmal im Schwingungsverhalten der Stimmlippen. Mit wachsender Stimmintensität werden die Amplituden weiter, und die Randkantenverschiebung prägt sich deutlicher aus.

Primärschall des Kehlkopfes

Durch die Stimmlippenschwingungen entsteht eine Folge von Stimmpulsen, die einer Serie von harmonischen Obertönen mit gleichmäßig abnehmenden Amplituden entspricht (51, Abb. 5.**16**). Die Art der Schallerzeugung im Glottisbereich als Quelle hängt dabei vom Schwingungsverhalten der Stimmlippen ab. Konstitutionelle Eigenschaften wie Länge und Dicke der Stimmlippen, das Verhältnis ihrer muskulären und bindegewebigen Anteile zueinander sowie die Ausprägung von Seitendifferenzen bilden die Grundlage. Zustandsänderungen der schwingenden Gewebe und nervale Steuerungsmechanismen wirken sich ebenfalls aus. Bei stimmgesunden Personen entsprechen Schwingungen geringer Amplitude und kurzer Schlußphase einfacheren Schallformen mit schmaleren Spektren. Unter Steigerung des subglottischen Druckes und der Stimmstärke kommt es zur Verlängerung der Schlußphase, und so entstehen komplizierter zusammengesetzte und breitere Spektren mit mehr Obertönen (59). Bei Steigerung der Tonhöhe verringert sich infolge der zunehmenden Grundfrequenz, die den Abstand zwischen den Teiltönen bestimmt, die Teiltonzahl.

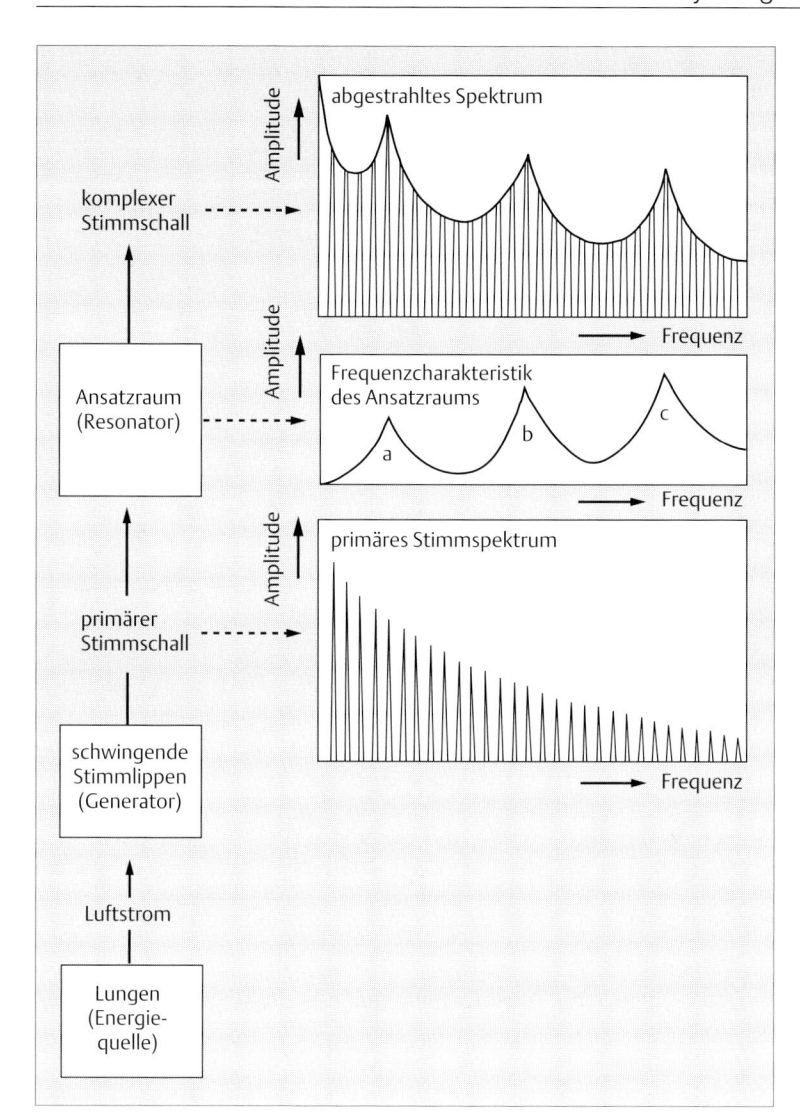

Abb. 5.**16** Schematische Darstellung der Stimmbildung (nach Sundberg).

Aerodynamik der Glottis

Wie eng die Funktionen von Glottis und Ansatzräumen zusammenwirken und voneinander abhängen, zeigen hochauflösende Druckmessungen im Glottisbereich (44; Abb. 5.**17**).

Direkte Messungen mittels eines Miniaturdruckwandlers mit großer Empfindlichkeit (bis 10 kHz) zeigten bei einem Ton hoher Klangqualität (Sänger) im Moment des Glottisschlusses: 1. eine starke und plötzliche akustische Anregung der Ansatzräume, die aus dem Phonogramm und der Schallpegelkurve abzuleiten ist, 2. einen maximalen subglottalen Druck zum Zeitpunkt des Glottisschlusses, 3. ein supraglottisches Druckminimum. Die drei genannten Besonderheiten waren in diesem Fall gleichzeitig zu beobachten. Das ist nicht immer so, aber doch typisch für einen gut produzierten Ton. Bei weiterer Analyse der Druckkurven während der Glottisschlußphase ist es möglich, die Resonanzeffekte in den sub- und supraglottalen Räumen zu beschreiben. Beide Druckkurven haben eine einfache Struktur, was eine sehr starke Dominanz der niederfrequenten Formanten der jeweiligen Räume anzeigt. Die subglottalen akustischen Druckimpulse laufen innerhalb der Glottisschlußphase bis zum anderen akustischen Ende des subglottalen Raumes und zurück. Aus der benötigten Zeit für eine Schwingungsperiode läßt

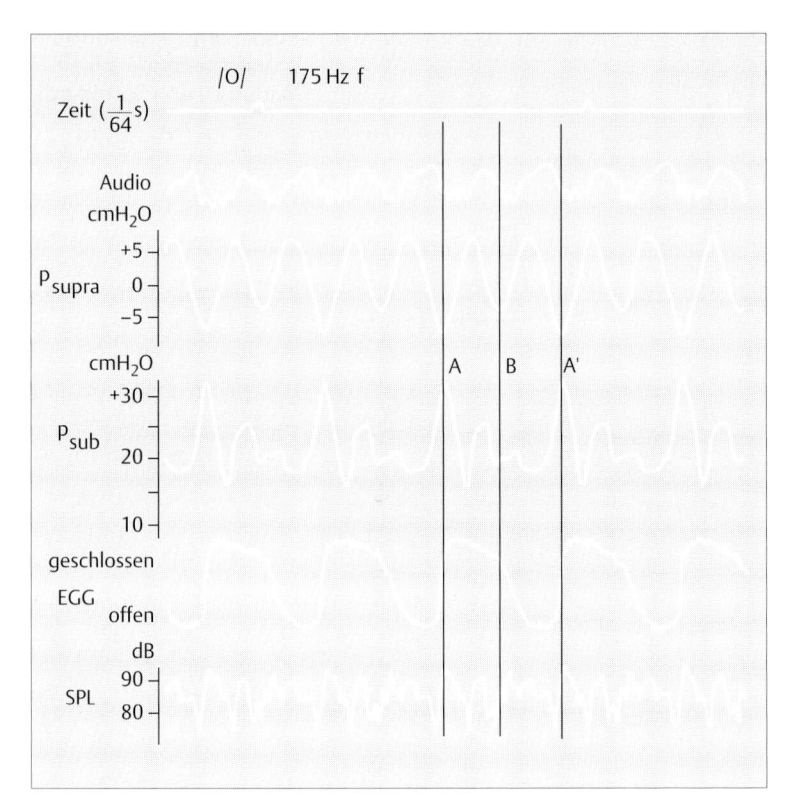

Abb. 5.17 Fünf glottale Perioden einer Phonation, Vokal /o/, Frequenz 175 Hz (Tonhöhe f). Das Phonogramm (Audio) und die Schalldruckkurve (SPL) sind zur Kompensierung der Zeit, die für den Lauttransport von der Glottis bis zum Mikrophon benötigt wird, um 1,5 ms verschoben worden. Die vertikalen Linien A und A' markieren den Glottisschluß, die Linie B zeigt den Moment der Glottisöffnung an (EGG = Elektroglottogramm): gleichzeitiges Auftreten von Minimum P_{supra} (supraglottischer Druck), Maximum P_{sub} (subglottischer Druck), Glottisschließung und akustischer Exzitation der Ansatzräume (nach Schutte und Miller).

sich ableiten, daß der subglottale Raum in den Lungen auf eine Frequenz von etwa 500 Hz anspricht. Diese Feststellung stimmt mit anderen Literaturangaben überein (6). In gleicher Weise kann supraglottisch eine starke Resonanz bei etwa der doppelten Grundfrequenz, also bei 350 Hz, beobachtet werden. Diese Frequenz entspricht dem ersten Vokalformanten vom Vokal /o/. Sie ist zwar tief, aber durchaus passend zum Ansatzraum dieses Probanden. Die verfügbare Zeit reicht aber nicht für eine Komplettierung eines Schwingungszyklus aus, weil sich die Glottis schon wieder öffnet und der supraglottale Druck nicht soweit absinken kann wie zum Zeitpunkt des Glottisschlusses. Durch die beginnende Glottisöffnung verhindert der hindurchgehende Luftimpuls den supraglottalen Druckabfall. Kurze Zeit später, wenn die Glottis vollständig geöffnet ist (Abb. 5.17 B-A'), bewirkt der glottale Puls eine Amplitudenverstärkung des supraglottalen Druckes. Subglottal ergibt sich dabei ein leichter Druckabfall. Es besteht also bei Qualitätsstimmen eine passende Abstimmung zwischen Glottisöffnungsmoment und supraglottaler Resonanz. Die festliegende subglottale Resonanz und die abstimmbare supraglottale Resonanz während des Glottisschlusses funktionieren unabhängig voneinander. Bis zum Moment der Glottisöffnung zeigt die subglottale Druckkurve das Bild einer stark gedämpften Oszillation (Abb. 5.17 A-B). Nach Öffnung der Glottis ist die Situation völlig anders, die sub- und supraglottalen Räume sind dann akustisch miteinander gekoppelt. Während der Schließungsphase bewegen sich die Stimmlippen mit allmählich zunehmender Geschwindigkeit wieder zueinander. Dadurch wird die ausströmende Luft nicht nur behindert, sondern es entsteht auch im Zusammenhang mit der kinetischen Energie der bewegenden Luftsäule eine starke Zunahme des dynamischen transglottalen Druckes. Das schnelle Schließen der Glottis und die abrupte Unterbrechung des Luftstromes verursachen eine starke Anregung des Ansatzraumes mit einem obertonreichen Frequenzspektrum.

Der Tiefpunkt in der subglottalen Druckkurve während der Offenphase der Glottis entspricht dem minimalen subglottalen Druck, der mit den Druckwerten übereinstimmt, die bis jetzt publiziert worden sind (24). Diese Werte wurden bisher immer von ungeübten Probanden während des Singens oder Sprechens gewonnen. Die jetzigen Daten stammen von einem professionellen Sänger und unterscheiden sich von Nichtsängern dadurch, daß das Minimum des subglottalen Druckes während der Schlußphase oft niedriger ist als das Minimum während der offenen Phase. Dies läßt sich durch den sehr raschen Glottisschluß bei geübtem Singen erklären. Dadurch entsteht im Zusammenhang mit einer starken Anregung des Ansatzraumes ein hoher subglottaler Druckgipfel, der von einem starken Druckabfall gefolgt wird.

Wirkungsgrad der Stimmerzeugung

Die rhythmischen Unterbrechungen der Luftsäule – hier ist die Modalfunktion (S. 76) gemeint – wandeln die Gleichstrom (DC)-Energie in Wechselstrom (AC)-Energie um. Die von der Kraftquelle bereitgestellte Energie W ist in erster Annäherung das Produkt aus subglottalem Druck (P_{sub}) und der Luftströmungsrate (V), also W = P_{sub} × V. Allerdings ist der Wert W bei günstigen akustischen Beziehungen zwischen Glottis und Vokaltrakt nicht realistisch. Vokaltraktresonanzen können nämlich unter bestimmten Bedingungen die Druckmuster oberhalb und unterhalb der Glottis derart beeinflussen, daß die Formel nicht mehr zutrifft und dann korrigiert werden muß. Diese Bedingungen betreffen besondere Vokaleinstellungen auf einer bestimmten Tonhöhe und in einem bestimmten Register. Der Wirkungsgrad einer Stimme, vor allem der trainierten Singstimme, wird also nicht allein vom subglottalen Druck und der Luftströmungsrate beeinflußt (42), sondern auch wesentlich durch die Abstimmung (tuning) des Vokaltraktes (34, 28). Berechnungen des stimmlichen Wirkungsgrades müssen demzufolge aus der Beziehung von abgestrahlter Klangkraft (berechnet aus Schalldruckpegeln, die mit einem definierten Mund-Mikrophon-Abstand gemessen wurden) und den Werten von subglottalem Druck und Luftströmungsrate erfolgen.

Der Wirkungsgrad bei Stimmgesunden reicht von $1 \cdot 10^{-5}$ bis zu $1 \cdot 10^{-3}$ (3, 21, 32, 40), wobei er mit höherem Schalldruckpegel wegen der zunehmenden Stimmlippenspannung und der kürzeren glottalen Öffnungszeit ansteigt (3, 5, 41). Eine Zunahme des stimmlichen Wirkungsgrades geht jedoch nicht notwendigerweise mit einer Zunahme physiologischer Phonationsmuster einher.

Die simultane Messung von subglottalem Druck, Luftströmung und Stimmstärke für Bestimmungen des Wirkungsgrads hat zwar einige interessante Einsichten in grundlegende funktionelle Zusammenhänge gebracht, die diagnostische Genauigkeit in der Stimmpathologie ließ sich jedoch nicht verbessern. Die Untersuchungen haben gezeigt, daß vor allem der subglottische Druck und seine Veränderungen aussagekräftig sind, nicht so sehr die mittlere Luftstromrate. Die früher gemachten Feststellungen, eine geringe Luftströmungsgeschwindigkeit und ein niedriges verbrauchtes Luftvolumen ließen auf eine hohe Spannung der laryngealen Strukturen schließen, während eine hohe Luftströmungsgeschwindigkeit und ein hohes verbrauchtes Volumen umgekehrte Verhältnisse anzeigten, sind durchaus nicht immer zutreffend (27, 41, 42, 43, 45, 48).

Funktion der Ansatzräume

Aufbau und Funktion

Mit „Ansatzräumen" bezeichnet man alle lufthaltigen Räume oberhalb der Glottis, die der Klang- und Lautbildung dienen. Diese Funktion üben jedoch nicht nur die Luftwege aus, sondern auch die oberen Speisewege einschließlich der Recessus piriformes. Die Ansatzräume bestehen einerseits aus starren Anteilen (Nase, Nasennebenhöhlen, z. T. Nasenrachen), deren Volumen meist nur durch verschiedene Schwellungs-

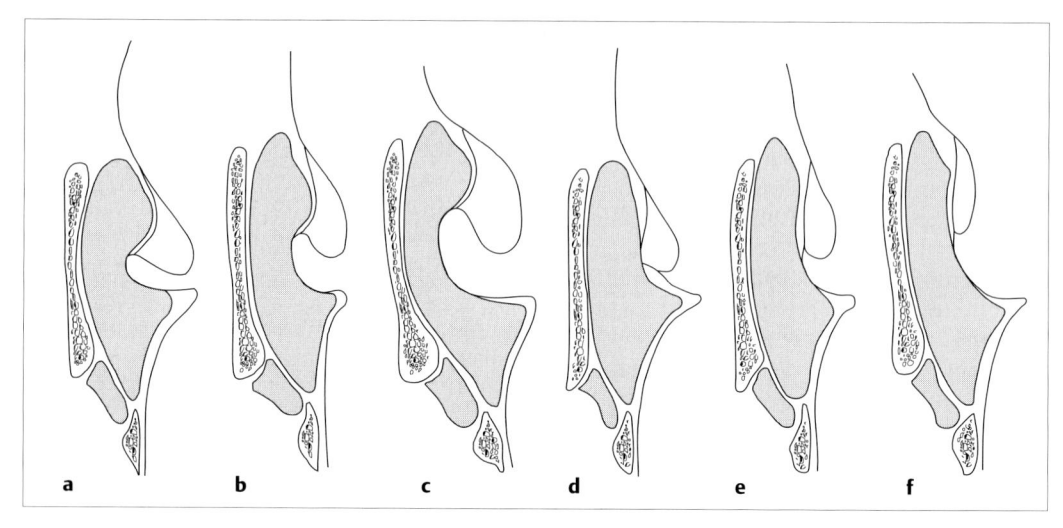

Abb. 5.**18** Halbschematische Darstellung des Formverhaltens des Sinus Morgagni während der Respiration (**a–c**) und der Phonation (**d–f**) in Höhe des vorderen (**a** u. **d**), mittleren (**b** u. **f**) und hinteren (**c** u. **f**) Stimmlippendrittels (nach Minnigerode).

zustände der sie auskleidenden Weichteile geringfügig variiert, und andererseits aus stärker veränderbaren Anteilen (Morgagni-Ventrikel, Vestibulum laryngis, Recessus piriformes, Rachen, Mundhöhle). Durch zahlreiche Bewegungsvarianten von Kehlkopf (Gesamtbewegung), Kehldeckel, Gaumensegel, Zunge, Mundbodenmuskulatur, Unterkiefer und Lippen können die Räume in ihrer Form vielfältig umgestaltet werden. Mit Artikulation bezeichnet man alle in den Ansatzräumen ablaufenden Bewegungsvorgänge, die Laute hervorbringen oder ausformen.

Morgagni-Ventrikel

Ihr Einfluß auf die stimmlichen Leistungen wird unterschiedlich beurteilt.

Planimetrische Auswertung lateraler Röntgenaufnahmen ergaben große Ventrikel bei sehr guten Stimmen. Die Ventrikel scheinen dabei nicht als Resonatoren zu funktionieren, sondern wie festelastische, annähernd exponentiell gebaute und der schallerzeugenden Glottis nachgeordnete Trichter, die eine richtungsbestimmende Bündelung der Schallabstrahlung bewirken und so zu einer Verstärkung der Stimmleistung beitragen (31, Abb. 5.**18**).

Vestibulum laryngis

An der Erweiterung der Ventrikel während der Stimmgebung sind die Wrisberg-Knorpel beteiligt. Ihre in die freien Taschenfaltenränder auslaufender horizontalen Schenkel werden durch die Ligg. aryepiglottica, die bei der Einwärtsbewegung zur Phonation angespannt werden, nach lateral vorn oben aufgerichtet und spannen die Ventrikel zum Mundstück auf. Einseitige Formvarianten der seitlichen Kehlkopfwände, hervorgerufen durch Taschenfaltenvorwölbungen, können die Stimme beeinträchtigen und zu einer erhöhten Ermüdbarkeit führen (30, 31).

Recessus piriformes

Die Weite der Recessus piriformes hat Einfluß auf den Stimmklang. Ihre Ausschaltung bewirkte in der Mehrzahl der Fälle eine Verarmung des Spektrums (10).

Gaumensegel

Der weiche Gaumen kann als bewegliche Muskelplatte zwischen Meso- und Epipharynx beide Räume voneinander trennen oder miteinander verbinden. Das Gaumensegel beteiligt sich nicht nur beim Atmen,

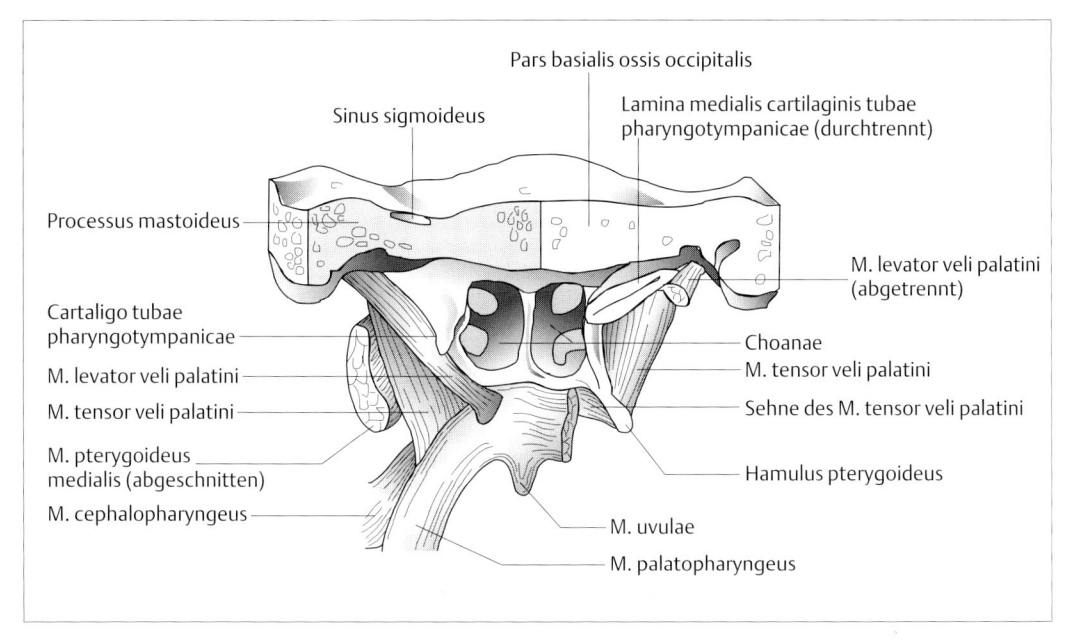

Abb. 5.19 Muskeln des weichen Gaumens von dorsal.

Saugen, Schlucken, Niesen und auch bei der Belüftung der Tuben, sondern es beeinflußt auch die Klang- und Lautbildung wesentlich.

Zwei Muskelgruppen bestimmen die Funktion des weichen Gaumens (Abb. 5.19). Die eine Gruppe hat ihren Ursprung an der Schädelbasis und zieht zum Gaumensegel: Der M. levator veli palatini, versorgt vom N. vagus, hebt das Gaumensegel, verschließt das Tubenostium, Levatorwulst; der M. tensor veli palatini, versorgt vom N. trigeminus, spannt das Gaumensegel, öffnet das Tubenostium. Die andere Gruppe, innerviert vom N. vagus, verläuft vom Gaumensegel zu Zungengrund und Rachenwand: Der M. palatoglossus verläuft im vorderen Gaumenbogen zur Zungenwurzel, der M. palatopharyngeus im hinteren Gaumenbogen zu den Schlundschnürern; beide verengen den Isthmus faucium (Abb. 5.20).

Der Abschluß des Nasenrachens vom Mundrachen wird überwiegend durch die Gaumensegelheber ermöglicht, zugleich wölbt sich aber häufig auch der obere Schlundschnürer wulstförmig dem Gaumensegel von hinten (Passavant-Wulst) und von den Seiten her entgegen, so daß ein velopharyngealer Sphinkter entsteht. Die Uvula ist für diese Sphinkterfunktion entbehrlich. Zwischen Vokalbildung und Gaumensegelaktivität bestehen charakteristische Beziehungen. So ist die Verschlußkraft des weichen Gaumens z. B. beim /i/ deutlich stärker ausgeprägt als beim /a/.

Akustische Wirkung der Ansatzräume

Vokalartikulation

Außer durch den Glottisgenerator wird die Klangfarbe durch die supraglottalen Räume und ihr Resonanzverhalten wesentlich beeinflußt. Die vielgestaltigen muskulären Einstellungsmöglichkeiten geben diesen Räumen ihre besondere Bedeutung.

Zur Ausbildung einer bestimmten Vokalfarbe wird das ganze Ansatzrohr durch eine Stelle kleinsten Querschnittes, den „Artikulationspunkt", in zwei Räume geteilt, die der Mund- und Rachenhöhle entsprechen. Jeder dieser beiden Räume erzeugt einen der beiden Hauptformanten. Die Ansatzräume funktionieren demnach als ein System gekoppelter Resonatoren (Helmholtz 1896). Diese Partialraumtheorie der Vokalartikulation geriet in Schwierigkeiten, als die oberhalb der Hauptresonanzen liegenden Formantgebiete entdeckt

Ursprung im Resonanzverhalten der Ansatzräume als Ganzem bzw. der insgesamt umschlossenen Luftsäule haben (56). Dabei werden die Resonanzfrequenzen nicht durch die Teilvolumina der Ansatzräume bestimmt, sondern durch den Verlauf ihres Querschnittes.

Klangfarbe und Resonanz

Untersuchungen mit Miniaturdruckwandlern (44) haben nachgewiesen, wie bedeutsam eine wirkungsvolle Resonanzabstimmung in den Ansatzräumen für die Klangfarbe ist. Aus den Ergebnissen kann abgeleitet werden, daß die zeitlichen Verhältnisse zwischen Schluß- und Offenphase der Glottis und die auftretenden Druckverläufe bedeutungsvoll sind. Ein in dieser Hinsicht ungünstiges Verhalten kann die Resonanzabstimmung mit den Ansatzräumen sehr nachteilig beeinflussen. Umgekehrt muß eine Resonanzabstimmung der Ansatzräume sowohl auf die Tonhöhe als auch auf die Dauer des Glottisschlusses erfolgen, wenn nicht eine starke Einschränkung der Klangfähigkeit der Stimme resultieren soll. Da die Grundtonhöhe die Teiltonstruktur vorgibt, kommt es besonders bei hohen Tönen (mit wenigen, weit auseinanderliegenden Teiltönen) darauf an, die Formantabstimmung der Ansatzräume so zu wählen, daß die Teiltonenergiemaxima des primären Kehlkopfschalls optimal verstärkt werden. Andernfalls würde auf Dauer auch die stimmliche Belastbarkeit negativ beeinflußt.

Stimmfunktionen

Tonhöhe

Zur Steigerung der Tonhöhe ist eine Zunahme der Stimmlippenspannung erforderlich, zur Senkung der Tonhöhe eine Spannungsabnahme. Tonhöhenänderungen basieren im Wesentlichen auf verschiedenen Einstellungen des Spannapparates. Außerdem wirken sich aber die von außen am Kehlkopf angreifenden Mechanismen auf Tonhöhenvariationen aus. Zugleich beeinflußt der subglottale Druck die Tonhöhe: Ein zunehmender Druck führt zur Tonerhöhung, bzw. eine Tonerhöhung geht mit einer

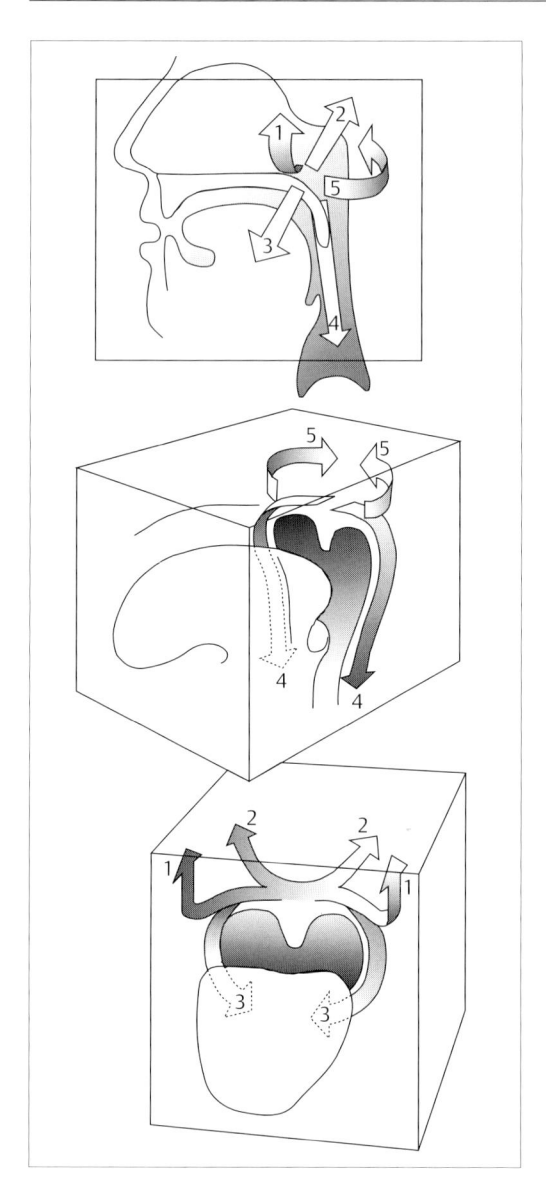

Abb. 5.**20** Schematische Darstellung der velopharyngealen Muskeln. Die Pfeile zeigen die Wirkungsrichtung an (nach Fritzell).
1 M. tensor veli palatini
2 M. levator veli palatini
3 M. palatoglossus
4 M. palatopharyngeus
5 M. constrictor pharyngis superior

wurden; sie konnte aus ihren Voraussetzungen nur zwei Formanten mathematisch ableiten. Es wurde deshalb der Schluß gezogen, daß alle Formanten eines Vokals ihren

Steigerung des subglottalen Druckes einher. Soll ein Ton auf einer bestimmten Frequenz gehalten und allmählich lauter gesungen werden, was ja auch mit einer Steigerung des subglottischen Druckes einhergeht, läßt sich eine zwangsläufige Tonerhöhung durch Spannungsänderungen der inneren Kehlkopfmuskulatur kompensieren. Die mittlere Luftströmungsgeschwindigkeit wächst bei steigender Tonhöhe von den mittleren zu den hohen Tönen (u. a. 47, 66). Allen Vokalen, die in gleicher Tonhöhe und mit gleicher Intensität phoniert werden, liegt der gleiche subglottische Druck zugrunde. Lediglich beim Ein- und Absetzen eines Tones wird meist ein geringgradiger Anstieg bzw. Abfall gefunden (25).

Stimmstärke

Die Stimmstärke ist vor allem eine Funktion des subglottischen Druckes. Zwischen den logarithmierten Werten von subglottischem Druck und Stimmintensität besteht bei gleichbleibender Luftströmungsgeschwindigkeit in physiologischen Grenzen zwischen 150–660 ml/s eine annähernd lineare Beziehung. Allerdings geht bei höheren Tönen größere Stimmintensität meist mit einer vermehrten Strömungsgeschwindigkeit einher (u.a. 47, 66). Bei Änderungen der Stimmstärke ändert sich auch der Schwingungsablauf der Stimmlippen (S. 56).

Phonationsdauer

Die Phonationsdauer wird bei der Beurteilung der Glottisfunktion als einfach zu erfassender Meßwert recht hoch eingeschätzt. Die maximale Phonationszeit hängt vor allem von der Strömungsgeschwindigkeit und der Vitalkapazität ab, wird aber von weiteren Faktoren beeinflußt: Alter, Geschlecht, Emotion, Stoffwechsellage u. a. Da bei längerem Tonhalten die Phonation zunehmend pathologische Merkmale aufweist, ist ihre diagnostische Bedeutung zu relativieren (22, 35, 43, 48).

Wie sehr die Phonationsdauer von der laryngealen Einstellung abhängt, zeigen die bei Stimmgesunden gemessenen Luftströmungsgeschwindigkeiten von 50 ml/s bis 600 ml/s mit einem Mittelwert um 100 ml/s (15, 21, 22, 23, 65, 67). Es wurden zwar nach weiteren Untersuchungen realistischer erscheinende Mittelwerte um 200 ml/s angegeben (41, 52), jedoch ließ sich eine klare Beziehung zwischen Luftstromrate und Schalldruck oder Grundfrequenz nicht finden. Ein besonderes Problem scheint die Wahl des Registers bzw. der Klangfarbe zu sein. Sie ist schwer festzulegen und bleibt stets eine freie Variable, besonders bei Patienten mit Stimmstörungen.

Stimmerzeugungstheorien

Historische Grundlagen

Die ersten Stimmerzeugungstheorien von Müller (1839) wurden durch Modellversuche mit einer Polsterpfeife gestützt (8): Bewegliche Pfeifenlippen in einem Rohr begannen durch einen anblasenden Luftstrom zu schwingen. Analog ergab sich für die Stimmlippenschwingungen, daß sie aus dem Wechselspiel von muskulären Kräften im Kehlkopf und subglottischem Druckaufbau entstehen. Später wurde die Aerodynamik der Phonation differenzierter gesehen und darauf hingewiesen, daß die Bernoulli-Strömungsgesetze auch auf die Kehlkopffunktion anwendbar sind (55). Der Abfall des statischen Druckes in der Enge zwischen den Stimmlippen wirkt zusätzlich zu den muskulären Kräften und unterstützt die Schließungsbewegung. Bei periodischem Wechselspiel dieser Kräfte entstehen regelmäßige Stimmlippenschwingungen, die den Stimmschall erzeugen.

Die neurochronaxische, zerebrale Theorie der Stimmerzeugung von Husson (20), nach der allein einzelne Nervenimpulse und muskuläre Aktionen die Stimmlippenschwingungen erzeugen, ist widerlegt. Es gibt keine Muskelfasern, die am Stimmband selbst ansetzen (S. 55). Reizversuche am N. recurrens und Hochgeschwindigkeitsaufnahmen sowie stroboskopische Untersuchungen der Stimmlippenschwingungen ließen erkennen, daß keine Beziehungen zwischen Reizfrequenz und hörbarem Ton bestehen und daß ohne Anblaseluft keine Stimmlippenschwingungen auftreten. Ab etwa 70 Reizimpulsen pro Sekunde kommt es zur Dauerkontraktion der Vokalismuskulatur.

Modellversuche mit einer Membranpolsterpfeife (49) ergänzten die myoelastisch-acrodynamische Stimmtheorie und wiesen darauf hin, daß eine lockere und verschiebliche Schleimhaut Voraussetzung für die Bildung der Stimme sein muß. Die Schleimhaut arbeitet als Initialvibrator, und die Stimmlippenmuskulatur bildet den schwachgedämpften frequenzbestimmenden Schwingungsmechanismus, der danach erregt wird.

Myoelastisch-aerodynamische Theorie

Die heute prinzipiell gültige Theorie der Phonation gründet sich nach wie vor auf die Wirkung myoelastischer und aerodynamischer Prinzipien.

Die klassische myoelastisch-aerodynamische Theorie (van den Berg 1958) geht davon aus, daß die Glottis durch einen erhöhten subglottalen Druck geöffnet wird: Wenn der erhöhte subglottale Druck den durch die adduzierten Stimmlippen hervorgerufenen Widerstand überwindet, wird die Glottis geöffnet, und Luft strömt hindurch. Durch eine kombinierte Wirkung kommt es nachfolgend wieder zum Glottisschluß:

1. Die entweichende Luft senkt den subglottalen Druck unter den Schwellenwert für die Öffnung,
2. die elastischen Kräfte in den Stimmlippen führen zur Schließung,
3. der Bernoulli-Effekt unterstützt die Schließungsfunktion.

Neuere Ergebnisse (S. 57) zeigen allerdings einige Besonderheiten, die mit der klassischen myoelastisch-aerodynamischen Theorie nicht in Einklang zu bringen sind und zu ihrer Ergänzung oder Neuformulierung führen müssen. Eine wichtige Feststellung ist z. B. die Tatsache, daß der subglottale Druck in der Schließungsphase ansteigt, zu Beginn der Schlußphase am grössten ist und während der Periode des vollständigen Glottisschlusses dann rasch abfällt. Weitere Forschungsresultate sind zu berücksichtigen, z. B. biomechanische Faktoren, die zur Selbsterhaltung der Stimmlippenschwingungen beitragen (54), oder daß sich die Trägheit der bewegten Luftsäule auf die Form der glottalen Pulse auswirkt (39), daß die akustische Impedanz der Ansatzräume die Stimmlippenschwingungen beeinflußt und welche Folgen die normalen, ungleichmäßigen Bewegungen der Stimmlippengewebe haben. Eine Neuformulierung der Theorie der Stimmerzeugung muß auch die bis jetzt unberücksichtigt gebliebenen Energieverluste beachten, die z. B. als aerodynamische Energieübertragung in das Gewebe auftreten. Andere Gesichtspunkte ergeben sich aus den mit der Antriebsluft zusammenhängenden Trägheits-, Widerstands- und Turbulenzphänomenen in den stets geänderten Glottisöffnungen, die vor allem bei kleinen glottalen Öffnungen wichtig sind. Auch die Kompressibilität der Luft wird bis jetzt nur ungenügend beachtet. Speziell bei Stimmlippenschwingungen mit großen Amplituden treten ständig Änderungen in den Antriebskräften mit unterschiedlichen Schwingungsmustern auf. Diese Änderungen können Folge von Trägheitsphänomenen der durch die Glottis entweichenden Luft sein, aber auch durch unterschiedliche Steifigkeit der verschiedenen Stimmlippengewebe entstehen.

Zentrale Steuerung

Die Aktivitäten des Zentralnervensystems während der Stimmgebung müssen die Funktionskreise Atmung, Glottis und Ansatzräume gleichermaßen berücksichtigen und aufeinander abstimmen. Neben der chemischen und physikalischen Atemregulation für Atemvolumen, Atemfrequenz und Atemtyp, die kortikal beeinflußbar ist, kommt Reflexmechanismen zur Einstellung des glottischen Widerstandes auf den subglottischen Druck wesentliche Bedeutung zu. Die Frage, ob Muskelspindeln in den Kehlkopfmuskeln vorhanden sind, wird uneinheitlich beantwortet.

Mechanorezeptoren in der Kehlkopfschleimhaut, in den Kehlkopfgelenken und in den Muskelsehnen sind beschrieben worden. Tierexperimente (61, 62, 63) ergaben verschiedene laryngeale Mechanorezeptoren: langsam reagierende muskuläre Mechanorezeptoren für tonische Einstellreflexe, schnell reagierende artikuläre Mechanorezeptoren für phasenspezifische Einstellreflexe und sehr empfindliche mukosäre Mechanorezeptoren für Adduktionsreflexe.

Sowohl afferente als auch efferente periphere Nerven verlaufen in den Nn. vagi, deren Kerne im Rautenhirn mit verschiede-

Abb. 5.21 Schema des neuralen Reflexkreises der Kehlkopfmuskeln und der zentralnervösen Einwirkungsmöglichkeiten (nach Dunker).

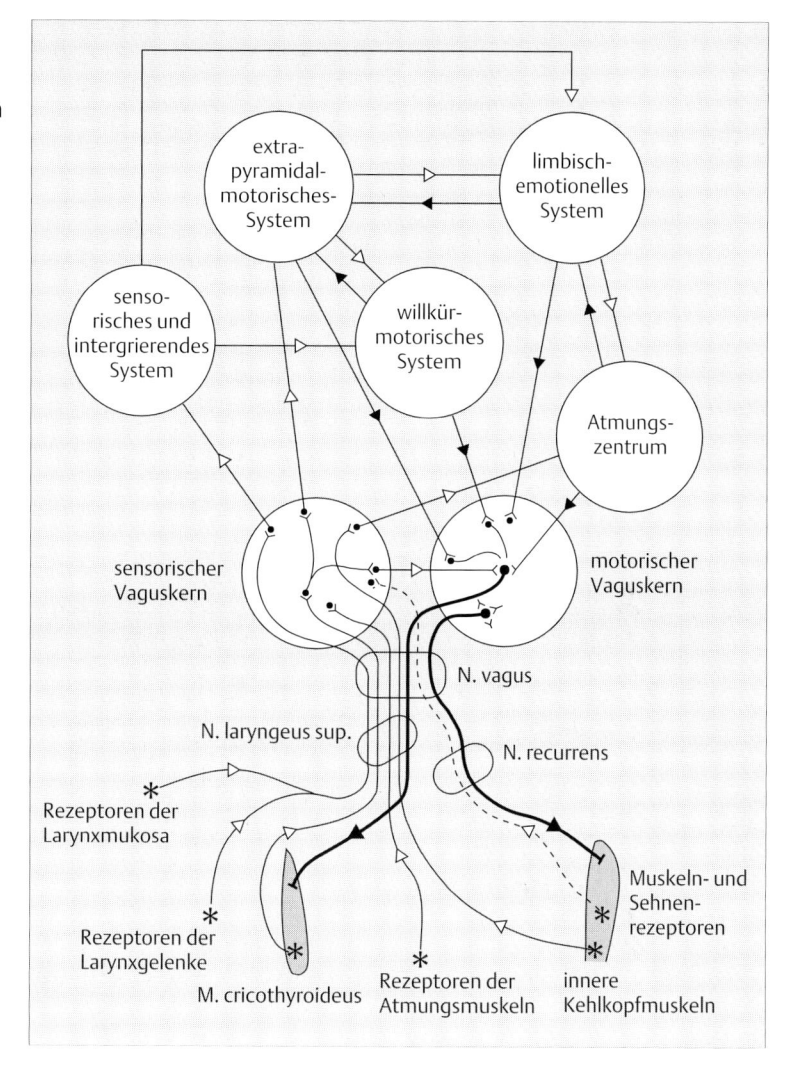

nen Systemen wechselseitig in Beziehung treten (Abb. 5.21). Vor allem Sensorik, Willkürmotorik sowie extrapyramidal-motorische und limbisch-emotionelle Einflüsse greifen steuernd in den Phonationsvorgang ein. Schon auf der niedrigsten Funktionsstufe sind zentralnervöse Verknüpfungen und gegenseitige Beeinflussungsmöglichkeiten vielfältig vorhanden. Die Signale durchlaufen in den sensorischen und motorischen Vaguskernen des Rautenhirns zahlreiche Synapsen, an denen sie sich gegenseitig hemmend und fördernd beeinflussen können und mit Impulsen aus atmungssteuernden bulbären Strukturen koordiniert werden.

Das Zusammenspiel der in eine besonders große Zahl von Funktionseinheiten aufgeteilten Kehlkopfmuskeln wird also überwiegend von den autonomen Schaltkreisen des Rautenhirns bestimmt (7). Berücksichtigt man noch die Modifikationen durch höhere Funktionsstufen, dann wird deutlich, daß die Steuerungsvorgänge für die Stimmgebung kaum übersehbar ablaufen und noch durch zahlreiche Experimente abzuklären sind.

Für den unmittelbaren Funktionsablauf der Stimmproduktion gibt es eine zeitlich präzis festgelegte dreiteilige Ereignisabfolge mit einer willensmäßigen präphonatorischen Einstellung der

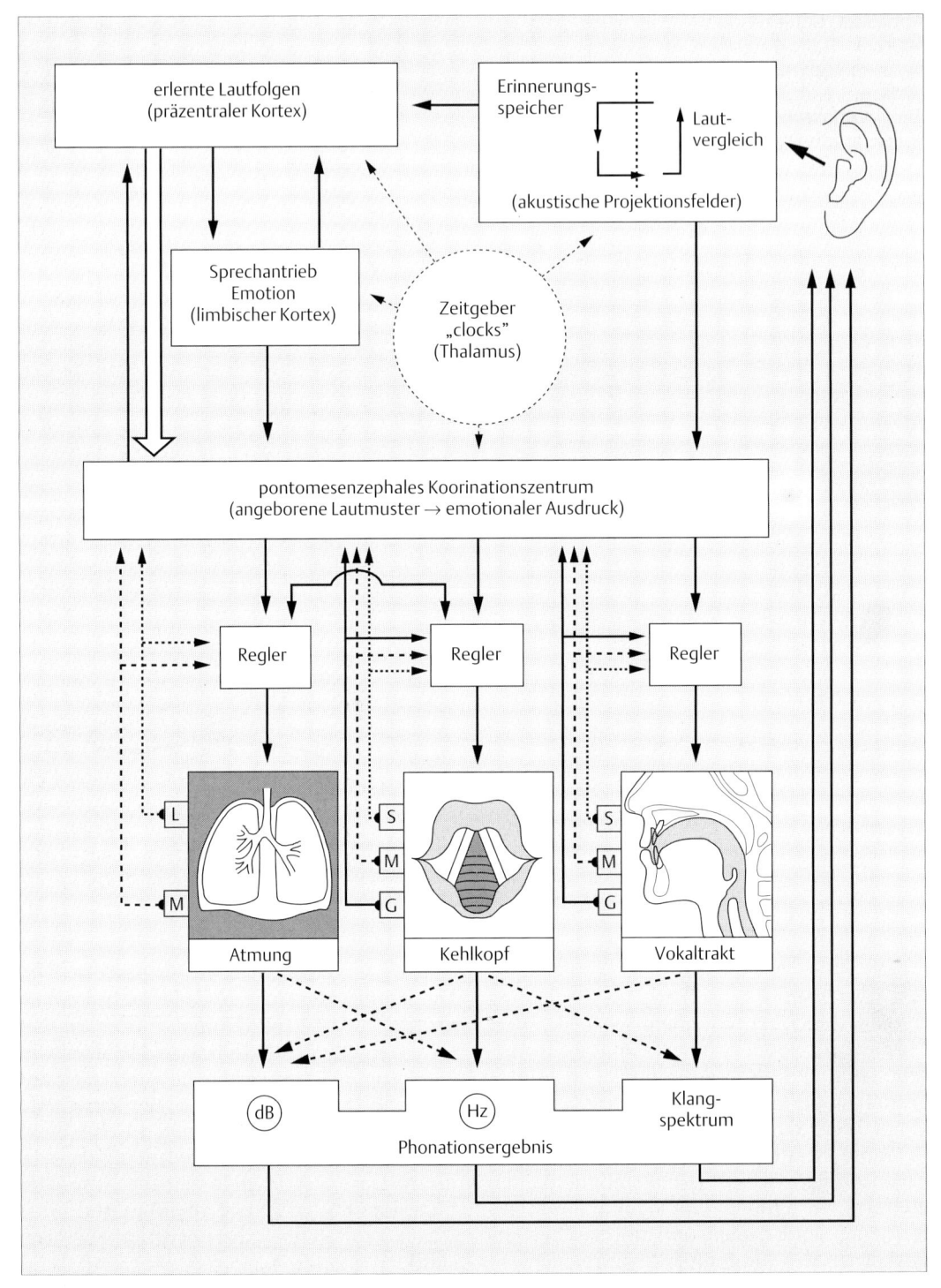

Abb. 5.**22** Phonatorisches Kontrollsystem. S = submuköse, M = muskuläre, G = artikuläre, L = pulmonale Mechanorezeptoren (nach Schultz-Coulon).

Stimmlippenmuskulatur, mit intraphonatorischen Modulationen der laryngealen Muskelaktivität durch die laryngealen Rezeptorsysteme und mit einer postphonatorischen Korrektureinstellung durch akustische Selbstkontrolle (63).

Afferenzen aus dem Bereich der Ansatzräume, vor allem als Lage- und Bewegungsempfindungen, scheinen gegenüber dem Kehlkopfinnern von großer Bedeutung zu sein. Sie informieren sehr differenziert über den Funktionszustand insbesondere von Unterkiefer, Gaumensegel, Zunge und Lippen. Auch die Kehlkopfstellung wird auf diese Weise kontrolliert (Abb. 5.**22**). Diese Kinästhesien sind eine wichtige Voraussetzung dafür, daß die Muskelaktivitäten der Artikulation mit denen der Phonation koordiniert werden können.

Bei der Kontrolle der Stimme überwiegen die Leistungen des akustischen Analysators (audiophonatorische Kontrolle). Sie richten sich nicht nur auf Grundfrequenz, Lautstärke und Dauer von Tönen, sondern auch auf Feinheiten von Klängen und Geräuschen (Klangfarben, Stimmausdruck, Stimmung), wie sie mit apparativen Hilfsmitteln bis heute nicht zu erreichen sind. Hörreize aus der Umgebung beeinflussen die Stimmgebung in starkem Maße. Dabei ergibt sich nicht nur eine unmittelbare, direkt-reflektorische Steuerung der an der Stimmgebung beteiligten Organe über den Höranalysator, sondern es beteiligen sich höhere zentrale Funktionen. Da jede stimmliche Äußerung auch „Stimmungsäußerung" ist, werden Höreindrücke von Stimmen der Umwelt stets unter Beteiligung psychischer Vorgänge mehr oder weniger intensiv verarbeitet. Aus der Art der Verarbeitung ergeben sich Rückwirkungen auf die Stimmproduktion des Perzipierenden, z. B. in der Anpassung an den Tonfall des Gesprächspartners, an das stimmliches Vorbild im Unterricht oder auch bei Übungsbehandlungen.

Zusammenfassung

Die menschliche Stimmbildung ist ein hochkomplexer, ganzheitlicher psychophysischer Prozeß, an dem die Funktionsbereiche Atmung, Stimmlippenschwingungen, Klangbildung und zentralnervöse Steuerung beteiligt sind. Die Atmungsfunktionen sind weniger in den äußerlich sichtbaren Atembewegungen (Atemtyp), sondern vielmehr in ihrer Aerodynamik und hochdifferenzierten Anpassung an die Kehlkopffunktion bedeutsam. Die Effektivität der Stimmerzeugung hängt vor allem vom Modus der Stimmlippenschwingungen ab, die Exspirationsluft in Schall umwandeln. Das Schwingungsverhalten der Stimmlippen wird sowohl von der Tonhöhe als auch von der Stimmstärke grundlegend bestimmt. – Die traditionelle myoelastisch-aerodynamische Theorie der Stimmerzeugung ist prinzipiell nach wie vor gültig, bedarf aber der Ergänzung, weil auch sub- und supraglottale Resonanzphänomene die Stimmbildung stärker beeinflussen, als bisher bekannt war. Einerseits wirken die Phasenverhältnisse der Glottisschwingungen und die auftretenden Druckverläufe auf die Resonanzabstimmung mit den Ansatzräumen ein, andererseits beeinflußt diese Resonanzabstimmung die Tonhöhe und die Dauer des Glottisschlusses. Reflexmechanismen zur Einstellung des glottischen Widerstandes auf den subglottischen Druck werden von zentralen Steuerungsvorgängen überlagert, die von Hörwahrnehmungen (audiophonatorische Kontrolle), Kinästhesien und auch Vibrationsempfindungen ausgehen und so die Ansatzräume zur Klangbildung bewußt ausformen können.

Literatur

1. Alverdes, K.: Grundlagen der Anatomie. Thieme, Leipzig 1956
2. van den Berg, J., J. Moll: Zur Anatomie des menschlichen Musculus vocalis. Z. Anat. Entw.-Gesch. 118 (1951) 465
3. van den Berg, J.: Direct and indirect determination of the mean subglottic pressure. Folia phoniat. 8 (1956) 1
4. van den Berg, J.: Myoelastic-aerodynamic theory of voice production. J. Speech Res. 1 (1958) 227
5. Cavagna, G.A., R. Margaria: Airflow rates and efficiency changes during phonation. Ann. N.Y. Acad. Sci. 155 (1968) 152
6. Cranen, B., L. Boves: Pressure measurements during speech productions using semiconductor miniature pressure transducers. Impact on models for speech production. J. acoust. Soc. Amer. 77 (1985) 1543

7. Dunker, E.: Neue Ergebnisse der Kehlkopfphysiologie. Folia phoniat. 21 (1969) 161
8. Ewald, J.R.: Die Physiologie des Kehlkopfs und der Luftröhre; Stimmbildung. In Heymann, P.: Handbuch der Laryngologie, Bd. I. Wien 1898
9. Fant, C. G. M.: Acoustic Theory of Speech Production. Mouton, The Hague 1960
10. Flach, M., H. Schwickardi, H.: Die Recessus piriformes unter phoniatrischer Sicht. Folia phoniat. 18 (1966) 153
11. Fritzell, B.: The velopharyngeal muscles in speech. Acta oto-laryngol., Suppl. 250 (1969)
12. Goerttler, K.: Die Anordnung, Histologie und Histogenese der quergestreiften Muskulatur im menschlichen Stimmband. Z. Anat. Entw.-Gesch. 115 (1950) 352
13. Heinemann, M.: Die Ossifikation des menschlichen Kehlkopfes aus phoniatrischer Sicht. Acta oto-laryngol. 68 (1969) 543
14. Helmholtz, H.: Die Lehre von den Tonempfindungen, 5.Aufl. Vieweg, Braunschweig 1896
15. Hirano, M., Y. Koike, H. von Leden: Maximum phonation time an air usage during phonation. Folia phoniat. 20 (1968) 185
16. Hirano, M.: Morphological structure of the vocal cord as a vibrator and its variations. Folia phoniat. 26 (1974) 89
17. Hirano, M., S. Kurita, T. Nakashima: The structure of the vocal folds. In Stevens, K.N., M. Hirano: Vocal Fold Physiology. University of Tokyo Press, Tokyo 1981 (p.33)
18. Hirano, M.: The role of the layer structure of the vocal fold in register control. Vox humana (Sonninen-Festschrift), University of Jyväskylä, Papers Speech Res. 5 (1982) 50
19. Hirano, M., S. Kurita: Histological structure of the vocal fold and its normal and pathologic variations. In Kirchner, J.A.: Vocal Fold Histopathology. College-Hill Press, San Diego 1986 (p.17)
20. Husson, R.: Physiologie de la phonation. Masson, Paris 1962
21. Isshiki, N., H. von Leden: Hoarseness: aerodynamic studies. Arch. Otolaryngol. 80 (1964) 206
22. Isshiki, N., H. Okamura, M. Morimoto: Maximum phonation time and air flow rate during phonation: simple clinical test for vocal function. Ann. Otol. 76 (1967) 998
23. Iwata, S., H. von Leden: Phonation quotient in patients with laryngeal diseases. Folia phoniat. 22 (1970) 117
24. Kitzing, P., B. Carlborg, A.G. Löfqist: Aerodynamic and glottographic studies of the laryngeal vibratory cycle. Folia phoniat. 34 (1982) 216
25. Koike, Y., M. Hirano, H. von Leden: Vocal initiation: Acoustic and aerodynamic investigations of normal subjects. Folia phoniat. 19 (1967) 173
26. v. Lanz, T., W. Wachsmuth: Praktische Anatomie. Springer, Berlin 1955
27. v. Leden, H.: Objektive Messungen der Kehlkopffunktion. HNO 15 (1967) 80
28. Miller, D. G.: Some observations on the soprano voice. NATS 43 (1987) 12
29. Miller, D. G., H. K. Schutte: Formant tuning in a professional baritone. J. Voice 4 (1990) 231
30. Minnigerode, B.: Untersuchungen zur Funktionsanalyse der Wrisbergschen Knorpel des menschlichen Kehlkopfes. Arch. Ohr.-, Nas.- u. Kehlk. Heilk. 186 (1965) 247
31. Minnigerode, B.: Bau und Funktion des Sinus Morgagni für die menschliche Stimmbildung in neuer Sicht. Arch. klin. exp. Ohr.-, Nas.- u. Kehlk.-Heilk. 187 (1966) 845
32. Moser, M., G. Kittel: Automatisierte bodyplethysmographische Atemmessungen: Der phonatorische Wirkungsgrad. HNO 27 (1979) 100
33. Müller, J.: Über die Kompensation der physischen Kräfte am menschlichen Stimmorgan, mit Bemerkungen über die Stimme der Säugetiere, Vögel und Amphibien. Hirschwald, Berlin 1839
34. Musehold, A.: Stroboskopische und phoniatrische Studien über die Stellung der Stimmlippe im Brust- und Falsett-Register. Arch. Laryngol. Rhinol. 7 (1898) 1
35. Neimann, G.S., B.L. Edeson: Procedural aspects of eliciting maximum phonation time. Folia phoniat. 33 (1981) 285
36. Oeken, F.-W.: Beitrag zur Schallanalyse des primären Kehlkopftones. Arch. Ohr.-, Nas.- u. Kehlk.-Heilk. 180 (1962) 800
37. Pernkopf, E.: Topographische Anatomie des Menschen. Urban & Schwarzenberg, München 1952
38. Rohen, J. W.: Über den konstruktiven Bau des M. vocalis bei Mensch und Primaten. HNO 16 (1968) 111
39. Rothenberg, M.: Acoustic interaction between the glottal source and the vocal tract. In Stevens, K. N., M. Hirano: Vocal Fold Physiology. University of Tokyo Press, Tokyo 1981 (p. 305)
40. Rubin, H. J., M. LeCover, W. Vennard: Vocal intensity: subglottic pressure and air flow relationships in singers. Folia phoniat. 19 (1969) 393
41. Schutte, H. K.: The Efficiency of Voice Production. Med. Habil., Groningen 1980
42. Schutte, H. K.: Efficiency of professional singing voices in terms of energy ratio. Folia phoniat. 36 (1984) 225
43. Schutte, H. K.: Aerodynamics of phonation. Acta oto-rhino-laryngol. belg. 40 (1986) 344
44. Schutte, H. K.: Resonanzspiele der Gesangsstimme in ihren Beziehungen zu supra- und subglottalen Druckverläufen; Konsequenzen für die Stimmbildungstheorie. Folia phoniat. 40 (1988) 65
45. Schutte, H. K.: Integrated aerodynamic measurements. J. Voice 6 (1992) 127
46. Schönhärl, E.: Die Stroboskopie in der praktischen Laryngologie. Thieme, Stuttgart 1960
47. Seidner, W., J. Wendler, E. Stürzebecher: Das normale Phono-Pneumotachogramm. Proc. 16th Int. Congr. of Log. and Phoniat., Interlaken 1975 (p. 471)
48. Seidner, W., E. Stürzebecher: Variabilität normaler Phono-Pneumotachogramme. Proc. 17th Int. Congr. of Log. and Phoniat., Copenhagen 1978 (p. 563)
49. Smith, S.: Remarks on the physiology of the vibrations of the vocal cords. Folia phoniat. 6 (1954) 166
50. Sonesson, B.: On the anatomy and vibratory pattern of the human vocal folds. Acta oto-laryngol., Suppl 156 (1960) 7
51. Sundberg, J: The science of the singing voice. Northern Illinois University Press, Dekalb/Ill. 1987
52. Tanaka, S., W.J. Gould: Vocal efficiency and aerodynamic aspects in voice disorders. Ann. Otol. 94 (1985) 29
53. Timcke, R., H. von Leden, P. Moore: Laryngeal vibrations: measurements of the glottic wave. Part l: The normal vibratory cycle. Part II: Physio-

logical variations. Arch. Otolaryngol. 68 (1958) 1; 69 (1959) 438
54. Titze, I.: Comments on the myoelastic-aerodynamic theory of phonation. J. Speech Res. 23 (1980) 495
55. Tonndorf, W.: Die Mechanik bei der Stimmlippenschwingung und beim Schnarchen, Z. Hals-, Nas.- u. Ohrenheilk. 12 (1925) 241
56. Ungeheuer, G.: Elemente einer akustischen Theorie der Vokalartikulation. Springer, Berlin 1962
57. Wendler, J.: Stimmlippenlänge und Tonhöhe. Z. Laryngol. Rhinol. Otol. 45 (1966) 355
58. Wendler, J.: Die physiologische Variabilität der Frauenstimme. Med. Habil., Halle (Saale) 1969
59. Winckel, F.: Elektroakustische Untersuchungen an der menschlichen Stimme. Folia phoniat. 4 (1952) 93
60. Wustrow, F.: Bau und Funktion des menschlichen Musculus vocalis. Z. Anat. Entw.-Gesch. 116 (1951) 506
61. Wyke, B. D.: Laryngeal myotatic reflexes and phonation. Folia phoniat. 26 (1974) 241
62. Wyke, B. D.: Laryngeal neuromuscular control systems in singing; a review of current concepts. Folia phoniat. 26 (1974) 295
63. Wyke, B. D.: Laryngeal reflex mechanisms in phonation. XVI.Int. Congr. Log. and Phoniat., Interlaken 1974. Karger, Basel 1976 (p. 528)
64. Yanagihara, N.: Significance of harmonic changes and noise components in hoarseness. J. Speech Res. 10 (1967) 531
65. Yanagihara, N., Y. Koike, H. von Leden: Phonation and respiration. Functional study in normal subjects. Folia phoniat. 18 (1966) 323
66. Yanagihara, N., Y. Koike: The regulation of sustained phonation. Folia phoniat. 19 (1967) 166
67. Yanagihara, N., H. von Leden: Respiration and phonation: the functional examination of laryngeal disease. Folia phoniat. 19 (1967) 153
68. Zenker, W., A. Zenker: Über die Regelung der Stimmlippenspannung durch von außen am Kehlkopf angreifende Mechanismen. Folia phoniat. 12 (1960) 1

Entwicklung

Kindesalter

Die ersten stimmlichen Äußerungen eines Menschen, die Säuglingsschreie, laufen zwar reflektorisch ab, aber sie informieren bereits über den Körper- und Gemütszustand des Kindes. Besonders das Unlustgeschrei bei Hunger und Durst, Schmerz und anderen unangenehmen Zuständen hat darüber hinaus Aufforderungscharakter, das vorhandene Übel zu beseitigen. Die Stimmeinsätze variieren bereits beim Säugling und zeigen als harte Einsätze Unzufriedenheit an und als weiche Zufriedenheit und Wohlbehagen.

Nach umfangreichen akustischen Untersuchungen der Säuglingsstimme (14) ist der Schrei des Neugeborenen – entsprechend der Unreife des Zentralnervensystems – als primitiver Reflexvorgang durch Gleichförmigkeit in Höhe und Farbe der Stimme gekennzeichnet. Der Tonhöhenumfang erreicht zwar fast 4 Oktaven (a–f^4), aber die häufigsten stimmlichen Äußerungen bewegen sich um a^1. Zwei Register fallen schon bei Säuglingen auf: das Brustregister und das Kehlkopfpfeifen, das einen Spielraum von drei Oktaven oberhalb der Bruststimmfunktion einnehmen kann. Die Dauer der Neugeborenenschreie ist als Gradmesser der Erregung verwendbar: Für den Ruhezustand sind kürzere, schwache Schreie mit weichen Stimmeinsätzen charakteristisch, für starke Erregung längere, intensivere Schreie mit harten Einsätzen. Der Stimmklang ändert sich bei Neugeborenen nur geringfügig und erinnert entweder an den Vokal a oder an ein offenes e. Die Autorin klassizifierte die Schreie Neugeborener in drei Hauptgruppen:
1. ruhige, übliche, elementare Schreie,
2. Modifikationen ruhiger Schreie,
3. Schreie, bei denen Tonhöhenänderungen dominieren („Höhenerscheinungen").
Unter Höhenerscheinungen werden verschiedene bizarre Lautäußerungen wie Kehlkopfpfeifen, Jodeln, Trällern und melodische Schreie eingereiht.

Die typische „Schreiatmung" des Säuglings zeigt kurze und tiefe Einatmung durch den Mund und langanhaltende Ausatmung. Die Entwicklung der Säuglingsstimme vollzieht sich unter gleichzeitiger Reifung des Zentralnervensystems bei zunehmender Funktionsfähigkeit des Höranalysators und äußert sich in immer stärker differenzierten stimmlichen Leistungen. Höreindrücke verbinden sich mit Kinästhesien und regeln die Phonationsabläufe. Während des 2. Lebensjahres wird die Stimme überwiegend und endgültig zum Träger der sich entwickelnden Lautsprache, wobei sich auch die Klangbilder aller Vokale stabilisieren. Auf den vorsprachlichen Stufen, die vorwiegend durch die Entwicklung der Stimme geprägt werden, übt die sprechende Umwelt einen starken Einfluß auf das Kind aus, weil es Melodie, Rhythmus und Betonung der Sprache zeitiger erfaßt als ihre Artikulation. Da Kinder bereits am Ende des 1. Lebensjahres krankhafte Stimmen

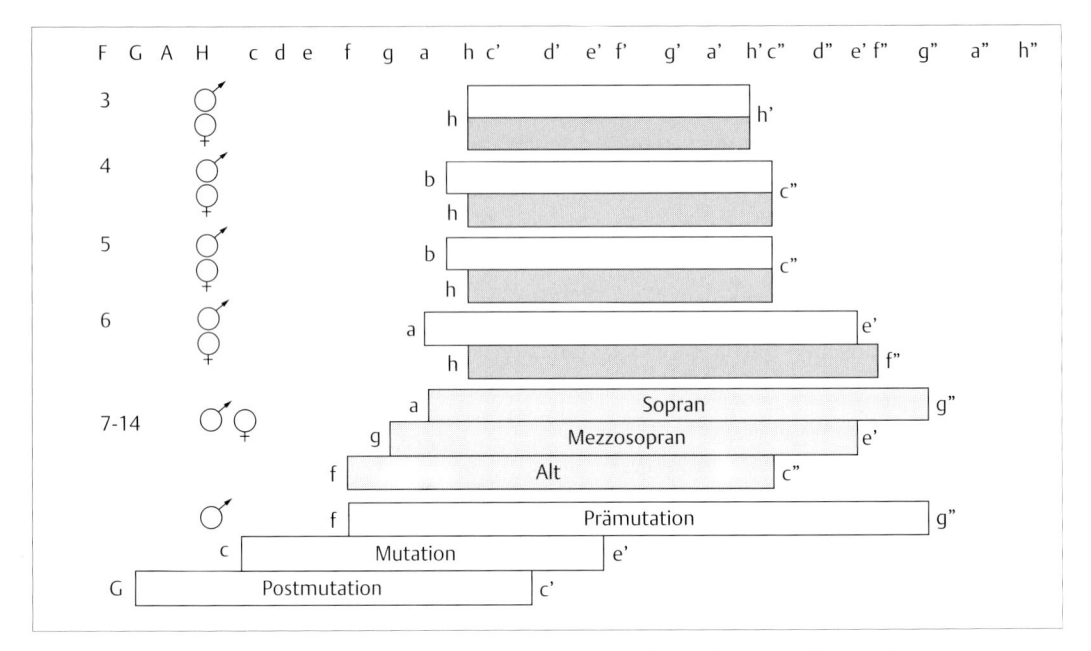

Abb. 5.**23** Stimmumfänge bei Kindern und Jugendlichen (nach Frank u. Tesarek).

unbewußt nachahmen können, ist es denkbar, daß die Ursachen später auftretender Stimmstörungen bereits in der frühen Kindheit liegen.

Die Stimmentwicklung während des Kleinkindes-, Vorschul- und Schulalters zeigt sich in einer allmählichen Erweiterung des Tonhöhenumfanges, einem Absinken der mittleren Sprechstimmlage, größerer Modulationsfähigkeit und steigendem Leistungsvermögen. Zugleich spiegelt sich in der zunehmenden klanglichen Differenzierung der Stimme die psychische Entwicklung des Kindes wider. Unter den altersabhängigen stimmlichen Merkmalen erfordert der Tonhöhenumfang besondere Beachtung, weil Überschreitungen der natürlichen Grenzen, vor allem nach oben, der Stimme sicher schaden.

Untersuchungen über Stimmumfänge im Kindesalter (3,4,5,7) finden oft noch nicht die gebührende Beachtung (Abb. 5.**23**). Die Stimmumfänge der Vorschulkinder sind ohne Zweifel größer als früher angegeben (13). Die Unterschiede dürften vor allem darauf zurückzuführen sein, daß heute die Kinder in den Kindergärten viel singen. Die Stimmen werden also systematisch geübt, und dadurch sind die natürlichen Tonhöhenumfänge eher einer Überprüfung zugänglich. Mit dem Eintritt in die Schule ist häufig zunächst ein Stillstand in der Singstimmentwicklung zu beobachten, da andere Aufgaben in den Vordergrund rücken und weniger gesungen wird als im Kindergarten. Etwa vom 9.–10. Lebensjahr an setzt dann eine zunehmende Erweiterung des Tonhöhenumfanges ein. Es ist dabei außerordentlich schwierig, konkrete Angaben für einzelne Altersstufen zu machen, weil die allgemeine Akzeleration auch diese Verhältnisse ständig verändert. Man kann davon ausgehen, daß im Alter von 7 bis 14 Jahren ein durchschnittlicher Tonhöhenumfang von d bis f^2 vorhanden ist.

Stimmübungen für das Singen sollten unter Anleitung sangeskundiger Pädagogen durchgeführt werden. Systematische Übungen wirken sich günstig aus, wenn die kindlichen Leistungsgrenzen auch in bezug auf die allgemeine körperliche und psychische Verfassung berücksichtigt werden.

Pubertätsalter

Die Umwandlung der kindlichen Stimme in die eines Erwachsenen während der Geschlechtsreifung heißt Mutation. Der Stimmwechsel kann sich auditiv besonders auffällig als Stimmbruch bemerkbar machen. Morphologisches Substrat der Stimmwechselerscheinungen ist die Größenzunahme des Kehlkopfes, der sich aus einem bei Mädchen und Knaben wenig unterschiedlichen Bau geschlechtsspezifisch umbildet. Für das veränderte Phonationsorgan sind die in der Kindheit erlernten nervalen Impulse inadäquat geworden, und dem Zerfall von Funktionen muß der Aufbau neuer Koordinationen folgen. Bei Knaben verändern sich Kehlkopf und Stimme wesentlich auffälliger als bei Mädchen, aber auch bei diesen wird ein Stimmwechsel beobachtet.

Der Kehlkopf des Jünglings wächst besonders im horizontalen Durchmesser, die Schildknorpelplatten bilden dann einen Winkel von 90° (gegenüber 120°) und verstärken sich im oberen Anteil zur Prominentia laryngea (Adamsapfel). Die Stimmlippen nehmen an Masse und Länge (um etwa 10 mm) zu. Die Stimme gewinnt an Umfang, und die mittlere Sprechstimmlage sinkt um eine Oktave auf A bis c, erreicht also den normalen Bereich des Mannes. Bei Wandlungen dieses Ausmaßes sind Stimmveränderungen unausbleiblich: Sie können als belegter bis rauher oder behauchter Klang oder durch ein Kippeln der Stimme auffallen. Bei etwa einem Fünftel der Knaben tritt der Stimmwechsel als Stimmbruch in Erscheinung: Die Sprechstimme kippt im Oktavabstand plötzlich nach unten in das Brustregister oder von diesem aufwärts in das Fistelregister. Die Mutation bei Mädchen läuft wesentlich unauffälliger ab. Der Kehlkopf wächst nicht so stark, die Stimmlippen verlängern sich nur um 3–4 mm, und die mittlere Sprechstimmlage sinkt lediglich um eine Terz auf a bis c^1. Ein Stimmbruch wird nicht beobachtet.

Die Mutation beginnt heute aufgrund der allgemeinen Akzeleration zeitiger und muß bei Knaben zwischen dem 13. und 15. Lebensjahr erwartet werden, bei den Mädchen im Durchschnitt ein Jahr früher. Erste Anzeichen können sich bereits im 9. Lebensjahr bemerkbar machen, als später Grenzfall gilt das 17. Lebensjahr. Menarche und Stimmwechsel müssen nicht gleichzeitig auftreten.

Drei Stadien charakterisieren den Verlauf (16): Das Stadium 1 (Prämutation), das sich durch eine rauhe und kräftigere Stimme sowie eine Einbuße hoher Gesangstöne vom Stadium 2 (Mutation) abgrenzen läßt, das im Verlauf von 2–3 Monaten die eigentliche Krise mit den stärksten Stimmveränderungen bedeutet, und das Stadium 3 (Postmutation), in dem sich während der Zeit von 2–3 Jahren die endgültige Stimmgattung ausbildet.

Der Kehlkopfspiegelbefund kann völlig unauffällig sein, jedoch lassen sich nicht selten aufgelockerte und gerötete Stimmlippen beobachten. Ein unvollkommener Glottisschluß in den hinteren Abschnitten (Mutationsdreieck) gehört zu den selteneren Erscheinungen.

Da die Singstimme einen längeren Zeitraum zur Umstellung benötigt als die Sprechstimme – es muß der ganze Tonhöhenumfang gefestigt werden – sollte eine Ausbildung für den Sängerberuf bei jungen Mädchen nicht vor dem 17. Lebensjahr bzw. bei jungen Männern nicht vor dem 18.–19. Lebensjahr beginnen. Dagegen ist Gesangsunterricht auch während einer nicht allzu stark ausgeprägten Stimmkrise möglich, wenn die Übungen durch einen erfahrenen Pädagogen geführt werden und die neu zu gebrauchende Stimmfunktion auf die richtige Lage bezogen ist. Kann gleichzeitig Stimmißbrauch durch Schreien beim Sport und Spiel und in Chören vermieden werden, ist Überängstlichkeit bezüglich einer dauerhaften Stimmstörung nicht gerechtfertigt.

Mittleres Erwachsenenalter

Die Stimme des mittleren Erwachsenenalters kann zeitlich von der Postmutationsphase bis zu beginnenden Altersveränderungen gerechnet werden. Es handelt sich in der Regel um den Zeitraum stärkster Anforderungen an die Stimme und intensivster Sprachkommunikation bei größter stimmlicher Leistungsfähigkeit. Die Stimmgattung hat sich herausgebildet und kann bei entsprechender Veranlagung für den Sängerberuf entwickelt und zum Ausgangspunkt hochdifferenzierter künstlerischer Leistungen werden.

Der Tonhöhenumfang erreicht seine größte Weite und ändert sich im Verlaufe von Jahrzehnten kaum, auch die mittlere Sprechstimmlage bleibt lange stabil. Auf der Grundlage somatischer Reife findet eine große Vielfalt von psychischen Vorgängen ihren Ausdruck, die menschliche Individualität in einer unendlichen Fülle stimmlicher und sprachlicher Nuancen – nicht nur in künstlerischen Berufen – hervortreten läßt.

Greisenalter

Es gibt keine Altersveränderungen der Stimme, die außerhalb des allgemeinen Involutionsvorganges ablaufen, sondern sie sind – das liegt in der Natur der Stimmproduktion – Ausdruck eines komplexen psychophysischen Geschehens. Wie bei anderen geriatrischen Befunderhebungen ist der Zusammenhang von Alter und Stimmfunktion weniger stark vom kalendarischen als vom biologischen Alter abhängig, und auch diese Beziehung erscheint meist diskrepant: Die Stimme klingt häufig jünger, als man nach der körperlichen und geistigen Verfassung vermuten möchte. Das Endokrinium übt einen sehr starken Einfluß auf das Altern der Stimme aus: Frauen sind durch die gravierenden hormonellen Veränderungen während des Klimakteriums in ihrer stimmlichen Leistungsfähigkeit besonders betroffen, vor allem in künstlerischen Berufen.

Die Stimmveränderungen gehen nicht nur vom Kehlkopf aus, sondern auch von Atemapparat, Ansatzräumen und zentralnervösen Regulationen. Die verminderten Atemexkursionen des Thorax reduzieren die Vitalkapazität und können sich leistungsmindernd auf die Stimme und ihr Volumen auswirken. Die Abnahme atmender Fläche unterstützt diesen Vorgang. Die fortschreitende enchondrale Ossifikation der großen Kehlkopfknorpel bedeutet Elastizitätsverlust, und die Atrophie der Taschenfaltendrüsen trägt zum Austrocknen der Kehlkopfschleimhaut bei. Die Stimmlippenfunktion wird außerdem durch Abnahme elastischer Bestandteile, Schwund des M. vocalis und Atrophie der Schleimhaut beeinträchtigt. Auch die Taschenfalten springen weniger stark hervor, und der Ventrikeleingang erscheint breiter. Der Rachen erweitert sich, wird schlaffer und verändert demzufolge die Klangbildung. Aufgrund des Elastizitätsverlustes, des Nachlassens muskulärer Leistungsfähigkeit und als Folge verminderter Präzision in den Koordinationsmechanismen kommt es zu einer Abnahme des Tonhöhenumfanges vorwiegend im unteren Grenzbereich, besteht eine Neigung zum Detonieren und Tremolieren, und höhere Töne lassen sich nicht längere Zeit halten. Diese hypofunktionellen (phonasthenischen) Symptome können mit Resonanzveränderungen im Sinne einer Klangminderung und nachlassender Modulationsfähigkeit einhergehen. Die Stimme hört sich manchmal behaucht, belegt, brüchig, kippelnd oder scharf und schrill an. Alle diese Veränderungen prägen sich in der Singstimme deutlicher aus als in der Sprechstimme. Bei Frauen besteht die Neigung zum Absinken der mittleren Sprechstimmlage, bei Männern tendiert sie zur Höhe und kann sogar als „Greisendiskant" auffällig werden (8).

Die hier aufgeführten Merkmale der Altersstimme sind oft nur einzeln und in geringer Ausprägung festzustellen, das heißt auch, die Altersstimme ist nicht ausnahmslos durch Zerfall differenzierter Funktionen gekennzeichnet. Sogar Sänger können sich manchmal eine leistungsfähige Stimme, meist aufgrund einer hervorragenden Gesangstechnik, bis ins höhere Alter erhalten. Die alternde Sängerin ist auf der Basis rasch einsetzender hormoneller Veränderungen weitaus stärker betroffen als der Sänger. Die Zeit des Klimakteriums ist manchmal eine Zeit der Stimmkrise, von der es kein Erholen gibt und die das Ende der sängerischen Laufbahn einleiten kann.

Ohne Zweifel bemerken viele alte Menschen, die stimmliche Höchstleistungen nicht vollbringen müssen, das Altern ihrer Stimme kaum und fühlen sich nicht stimmkrank oder kommunikationsgestört.

Zusammenfassung

Die Säuglingsstimme entwickelt sich unter gleichzeitiger Reifung des Zentralnervensystems bei zunehmender Funktionsfähigkeit des Höranalysators und erreicht in ihrer kommunikativen Bedeutung schnell vorsprachliche Stufen. Während des zweiten Lebensjahres wird die Stimme – in enger Wechselwirkung mit der Umwelt – endgültig zum Träger der sich entwickelnden Lautsprache. Die Stimmentwicklung bis zum Schulalter geht mit einer allmählichen Erweiterung des Tonhöhenumfanges, einem Absinken der mittleren Sprechstimmlage, größerer Modulationsfähigkeit und steigendem Leistungsvermögen einher. Während des Wechsels von der Kinder- zur Erwachsenenstimme (Mutation), der nur selten bei Knaben als Stimmbruch auffällig wird, sollte die Stimme nicht stärker belastet werden. Der Aufbau neuer Koordinationen für die veränderten Kehlkopfdimensionen kann allerdings durch vorsichtige Stimmbildung, die phasenspezifisch durchgeführt werden muß (bezogen auf Prämutation, Mutation, Postmutation), rascher erfolgen. Im mittleren Erwachsenenalter wird die Stimme meist am stärksten gefordert und erreicht größte Leistungs- und Ausdrucksfähigkeit. Altersveränderungen der Stimme laufen innerhalb des allgemeinen Involutionsvorganges ab und sind zugleich Ausdruck eines komplexen psychophysischen Geschehens, das individuell sehr unterschiedlich wahrgenommen wird.

Literatur

1. Ackermann, R., W. Pfau: Gerontologische Untersuchungen zur Störungsanfälligkeit der Sprechstimme bei Berufssprechern. Folia phoniat. 26 (1974) 95
2. Böhme, G., G. Hecker: Gerontologische Untersuchungen über Stimmumfang und Sprechstimmlage. Folia phoniat. 22 (1970) 176
3. Doll, J., F. Frank, M. Sparber: Neue Erkenntnisse über die stimmliche Entwicklung 12- bis 16jähriger Knabenstimmen. Sprache Stimme Gehör 10 (1986) 143
4. Frank, F., M. Sparber: Stimmumfänge bei Kindern aus neuer Sicht. Folia phoniat. 22 (1970) 397
5. Frank, F., M. Sparber: Stimmumfänge bei Erwachsenen aus neuer Sicht. Folia phoniat. 22 (1970) 403
6. Frank, F.: Hygiene, Altersabhängigkeit und Störungen der Singstimme. In Biesalski, P., F. Frank: Phoniatrie – Pädaudiologie, 2. Aufl. Thieme, Stuttgart 1994
7. Frank, F., L. Tesarek: Neue Erkenntnisse über Stimmumfänge bei sechsjährigen Knaben. Sprache Stimme Gehör 4 (1980) 147
8. Habermann, G.: Der alternde Larynx: Funktionelle Aspekte. HNO 20 (1972) 121
9. Habermann, G.: Stimme und Sprache – eine Einführung in ihre Physiologie und Hygiene, 2. Aufl. Thieme, Stuttgart 1986
10. Heinemann, M.: Die Ossifikation des menschlichen Kehlkopfes aus phoniatrischer Sicht. Acta otolaryngol. 68 (1969) 543
11. Hirschberg, J., T. Szende: Pathological Cry, Stridor, and Cough in infants. Akadémiai Kiado, Budapest 1982
12. Kittel, G., L. Hecht: Der erste Schrei – frequenzanalytische Untersuchungen. Sprache Stimme Gehör 1 (1977) 151
13. Paulsen, E.: Die Singstimme im jugendlichen Alter und der Schulgesang. Gnevkow & v. Gellhorn, Kiel 1900
14. Sedláčková, E.: The Development of an Infant's Voice in the Picture of Acoustic Analysis. CSAB, Prag 1967
15. Seeman, M.: Sprachstörungen bei Kindern. Volk und Gesundheit, Berlin 1969
16. Wasz-Höckert, O., V. Vuorenkoski, E. Valanne, K. Michelsson: Tonspektrographische Untersuchungen des Säuglingsschreies. Expertientia 18 (1962) 583

Sprech- und Singstimme

Neben der üblichen Unterscheidung von Sprech- und Singstimme erscheint es vor allem aus praktischen Gründen sinnvoll, die untrainierte und meist weniger intensiv eingesetzte Stimmfunktion (Sprechstimme, Singstimme) von der ausgebildeten und überwiegend beruflich gebrauchten Funktion abzugrenzen (Sprecherstimme, Sängerstimme).

Sprech- und Sprecherstimme

Berufe, deren Ausübung eine besondere, über das Maß der Konversation hinausgehende intensive Stimm- und Sprechleistungen erfordern, werden kurz als Sprechberufe (exakter wäre: Sprecherberufe) oder stimmintensive Berufe bezeichnet. Traditionell gehören dazu Lehrer, Hortnerinnen, Kindergärtnerinnen, Erzieher, Sprachmittler, Schauspieler, Verkäuferinnen, Telefonistinnen, Offiziere u.a. Tatsächlich erfordern aber auch zahlreiche andere Berufe einen hohen stimmlichen Einsatz, vor allem unter starken Belastungen wie Lärm und Hektik.

Die menschliche Stimme ist als Ausdrucks- und Eindrucksphänomen Träger wichtiger Informationen im emotionalen Bereich. „Sprich, damit ich dich sehe", soll Sokrates zu einem Schüler gesagt haben, der sich ihm vorstellte. Auch der Begriff, den wir mit dem Wort „Person" verbinden, charakterisiert, wenn auch etymologisch umstritten, dieselben Zusammenhänge. Abgeleitet von Persona, im Lateinischen die Schauspielermaske (von personare: hindurchtönen), wird das Wesen des Individuums gleichgesetzt mit dem Klang seiner Sprache, seiner Stimme, mit der hörbaren Äußerung. Jeder Mensch hat seinen ganz besonderen, ihm eigentümlichen Stimmklang. Er kann ihn absichtlich verändern, aber auch unwillkürliche Schwankungen erheblichen Ausmaßes wirken sich aus. Die seelische Verfassung, „die Stimmung", in der sich ein Mensch befindet, die Situation, in der eine Stimme erklingt, oder die gesellschaftliche Position, von der aus gesprochen wird, prägen den Klang einer Stimme oft entscheidend. Bei einer öffentlichen Ansprache klingt die Stimme desselben Menschen anders als bei einer Bitte um Verzeihung oder während eines Gesprächs mit einem geliebten Menschen.

Die Stimme der Autorität ist nicht die Stimme der Hilflosigkeit. Der napoleonische Schauspieler Talma, der als erster eine Ableitungsmethode zur Korrektur des falsch gebildeten R-Lautes angegeben hat, soll allein durch das Hersagen des Alphabets seine Hörer zum Lachen und Weinen gebracht haben (16). Alle diese Erscheinungen lassen sich physikalisch auf Unterschiede der Grundfrequenz, des Schalldrucks, der spektralen Zusammensetzung und des zeitlichen Ablaufs zurückführen. Die Vielzahl der möglichen Variationen und Kombinationen macht aber eine profunde Analyse der physikalischen, physiologischen und psychologischen Zusammenhänge außerordentlich schwierig. Neben fundierten Aussagen kommt es dabei nicht selten zu Spekulationen, die leicht in mystische Regionen geraten können.

Ein angehender Sprecher muß zweierlei lernen: einen physiologischen Stimmgebrauch, damit seine Stimme unter den großen Belastungen nicht versagt, und den bewußten Einsatz stimmlicher Mittel, um bestimmte Wirkungen zu erreichen.

Zum physiologischen Stimmgebrauch gehört vor allem die Orientierung auf die Indifferenzlage, d. h. auf ein Sprechen mit möglichst geringem Atemdruck und angemessener Kehlkopfspannung, sowie eine optimale Artikulation und Klangbildung in den Ansatzräumen. Besonders wichtig erscheint, häufige harte Stimmeinsätze, Artikulationsverlagerungen (Rückverlagerungen) und geringe Kieferöffnungsweiten zu vermeiden. Unphysiologischer (d. h. auch unökonomischer) Stimmgebrauch führt nicht nur zu frühzeitiger Ermüdung und Erschöpfung des Sprechers, sondern auch zu mangelhafter Ausdrucksfähigkeit. Auch der Zuhörer, der die muskulären Aktivitäten des Sprechers beim funktionellen Hören nachvollzieht, ermüdet dann rasch, die Sprecher-Hörer-Beziehung ist gestört. Der bewußte Einsatz der Sprechstimme mit dem Ziel, bestimmte Wirkungen zu erreichen, gehört vor allem in den Bereich des künstlerischen Sprechens. Die Anforderungen, die dabei an die Stimme gestellt werden, unterscheiden sich grundlegend vom umgangsprachlichen Stimmgebrauch mit seiner überwiegend unbewußten Steuerung. Durch die bewußte Führung und Kontrolle des Sprechvorganges nähern sich einzelne Leistungen der Sprechstimme den Singstimmfunktionen an.

Sing- und Sängerstimme

Sprechen und Singen

Sprechen und Singen unterscheiden sich nicht durch eine Grundeigenschaft, sondern nur graduell. Der Unterschied liegt bei äußerer Betrachtung vor allem in einer Verschiedenartigkeit der melodischen Tonbewegungen.

Während beim Sprechen stetige, gleitende Bewegungen des Grundtones vorherrschen, bestimmen beim Gesang sprunghafte Änderungen mit festliegenden Tonhöhen und Intervallen den melodischen Ablauf. Der Übergang vom Sprechen zum Singen ist vor allem psychischer Natur und besteht in einem Wechsel der Ausdrucksgrundhaltung. Ist dieser Wechsel vollzogen, ergibt sich dann eine ganze Reihe wesentlicher Unterschiede, besonders, wenn man umgangssprachliches Sprechen und künstlerisches Singen gegenüberstellt. Ein Sprecher kann nahezu jede Körperhaltung einnehmen, einem Sänger ist das nicht möglich. Die Atemfunktion läuft beim Singen differenzierter und verzögerter ab als beim Sprechen, und der Stützvorgang wird intensiver erlebt. Der Kehlkopf ist im Kunstgesang meist größeren Belastungen ausgesetzt, nicht nur aufgrund des Tonhaltens bzw. des Bemühens, den Stimmklang so wenig wie möglich zu unterbrechen, sondern auch durch das notwendige Singen in hoher Lage, oft nahe der oberen Grenze des Tonhöhenumfanges. Der Sänger verharrt viel häufiger auf Vokalen oder stimmhaften Konsonanten, er nimmt also öfter nahezu konstante Stellungen der Ansatzräume ein, während der Sprecher ständig umformt. Im Gesang ist die Melodie eines Satzes festgelegt und wird in bestimmten Tonschritten erreicht. Beim Sprechen gibt es diese Festlegungen nicht, der gleitende und sich schnell ändernde Melodieverlauf wird von der Aussage des Textes und der Interpretation durch den Sprechenden bestimmt. Auch während des gespannten Sprechens ist der benötigte Tonumfang meist nicht so groß wie während des Singens und bewegt sich vorwiegend in der unteren Hälfte des Gesamtumfangs.

In der Steuerung durch das Zentralnervensystem liegt wohl der wesentlichste Unterschied zwischen beiden Phonationsarten. Während beim Gebrauch der Umgangssprache der sachliche Inhalt im Vordergrund steht und die stimmlichen Funktionen weitgehend unterbewußt ablaufen, überwiegen beim Singen bewußt gesteuerte Stimmbildung und Klangformung.

Wenn man davon ausgeht, daß sowohl beim Singen als auch beim Sprechen die Bil-

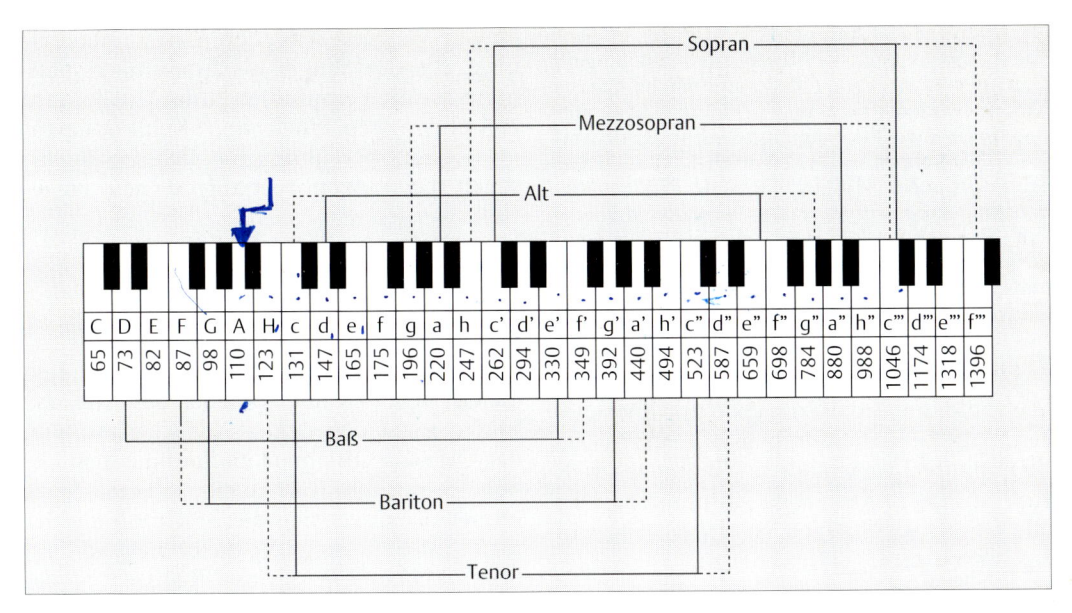

Abb. 5.24 Musikalische Tonhöhenumfänge verschiedener Stimmgattungen bei Sängern.

dung der Stimme mit den gleichen Organen und nach den gleichen physiologischen Prinzipien erfolgt, muß man erwarten, daß sich die akustischen Eigenschaften der Sprechstimme und der Singstimme im normalen wie im pathologischen Bereich nicht wesentlich unterscheiden. Eingehende Untersuchungen zeigten aber, daß diese Annahme weder für die normale noch für die gestörte Stimme zutrifft.

Umfangreiche akustische Analysen führten zu einem wichtigen Ergebnis: Die Spektren von gesungenen Vokalen unterscheiden sich von den Spektren gesprochener Vokale (18,28,29). Das mittlere Spektrum der Umgangssprache hat sein Maximum im Bereich 200–500 Hz und nimmt in Richtung auf die höheren Frequenzen ziemlich gleichmäßig ab, die Sängerstimme zeigt einen zusätzlichen spektralen Energiegipfel bei 2000–3500 Hz.

Klassifizierung

Die Klassifizierung der Sängerstimme in Stimmgattungen (Stimmlagen) und Stimmtypen (Stimmfächer) ist vorwiegend für die Darbietung der traditionellen Opern- und Konzertwerke gültig. Sie ergibt sich einmal aus der natürlichen Veranlagung der Sänger und zum anderen aus den Anforderungen in der künstlerischen Praxis. Nicht selten liegt in einer falschen Klassifizierung die Ursache von wiederkehrenden Stimmstörungen oder stimmlichem Versagen.

Stimmgattungen

Sie bezeichnen die hohen und tiefen Stimmlagen beider Geschlechter (Sopran, Alt, Tenor und Baß). Im Chorgesang erfolgt oft die Aufgliederung jeder Stimmgattung in eine 1. und 2. Stimme, im Sologesang kommen Zwischenformen vor: Mezzosopran, Bariton (Abb. 5.24). Klassifizierungsversuche müssen immer mehrere Merkmale berücksichtigen:

– Tonhöhenumfang,
– mittlere Stimmlage,
– mittlere Sprechstimmlage,
– Registergrenzen,
– Klangfarbe,
– Kaustimme,
– Körpergröße,
– Stimmlippenlänge.

Einzelmerkmale wie Stimmlippenlänge oder Klangfarbe reichen dazu nicht aus (20).

Nach eigenen Erfahrungen (Seidner) sollten Stimmentwicklung, Wohlbefinden beim Singen, Grad der Anstrengung bzw. stimmliche Belastbarkeit (Ermüdbarkeit und Erholung), Mißempfindungen sowie die Neigung zu sekundär organischen Stimmlippenveränderungen zusätzlich Beachtung finden. Mit der Messung von Sprech- und Singstimmprofilen ergibt sich die Möglichkeit, Stimmgattungen präziser zu klassifizieren. Die gemeinsame Einschätzung mit einem Gesangspädagogen ist in Grenzfällen immer zu empfehlen.

Stimmtypen

Die Einteilung in Stimmtypen gilt überwiegend für Bühnensolisten und versucht die Eignung für verschiedene Gesangspartien zu bestimmen. Eine enge Zusammenarbeit mit Gesangspädagogen ist dabei dringend zu empfehlen.

Atmung und Stützvorgang

Haltung und Atmung

Für eine normal funktionierende Sängeratmung ist eine überwiegend aufrechte und unverkrampfte Haltung erforderlich. Mit Haltung ist dabei nicht nur die Strekkung der Wirbelsäule, sondern das Gesamtbild des frei und aufrecht stehenden Menschen gemeint, die Einstellung des ganzen Körpers auf den Singvorgang. Jeder Haltungsverfall behindert die Atemexkursionen, wobei die Ausatmungsbewegungen dann auch vergröbert ablaufen, und jede Übertreibung kann zu Dysfunktionen führen. Besonders für Sänger gilt, daß sie die sogenannte kombinierte Atmung (Kostoabdominalatmung) gebrauchen müssen, weil sie die für das Singen erforderlichen Atemvolumina in ökonomischer Weise bereitstellt und der Ausatmungsvorgang fein genug an die Kehlkopfspannung angepaßt werden kann.

Stützvorgang

Die Beschreibung des Stützvorganges bezieht sich vor allem auf das Wechselspiel zwischen Ausatmungsstrom und Kehlkopffunktion. Ziel des Stützvorganges ist die kontrollierte Führung des Ausatmungsstromes während des Singens, die Verlängerung der Ausatmung im Sinne des möglichst langen Beibehaltens der Einatmungsstellung, die der Sänger als Einatmungsspannung deutlich empfinden kann. Die Balance zwischen Atemdruck und Kehlkopfspannung muß bei unterschiedlichen sängerischen Leistungen fortlaufend neu eingestellt werden.

Register

Definition.

Die Beobachtung verschiedener, aber in sich gleichartiger Klangbereiche der Stimme führte dazu, den Begriff des Registers von der Orgel zu entlehnen und auf die menschliche Stimmfunktion zu übertragen. Noch immer orientiert sich die Beschreibung der menschlichen Register überwiegend am Stimmklang (19): „Unter Register verstehen wir eine Reihe von aufeinanderfolgenden gleichartigen Stimmklängen, die das musikalisch geübte Ohr von einer anderen sich daran anschließenden Reihe ebenfalls unter sich gleichartiger Klänge an bestimmten Stellen abgrenzen kann..."

Einteilung

Es ist nicht möglich, für Sängerinnen und Sänger gleichlautende Registereinteilungen vorzunehmen. Bei Männern lassen sich aus physiologischer Sicht drei Hauptregister unterscheiden:

– ein sehr tiefes Register (Stroh- oder Kehlbaß; fry, pulse),
– ein mittleres Register (Brust- und Kopfregister; modal, normal),
– ein hohes Register (Falsett; loft, falsetto [3,4,13,14].

Der im Deutschen gebräuchliche Begriff „Fistel" kann in dieser Einteilung untergebracht werden, indem man ein natürliches, ungeschultes Falsett (engl. natural falsetto) von einem künstlerischen, geschulten Falsett (engl. artistic falsetto) unterscheidet. Beide lassen sich zwar nicht scharf trennen, aber die Fistelstimme würde dem natürlichen Falsett zuzuordnen sein, die männliche Altstimme (sog. Countertenor) dem künstlerischen Falsett (Abb. 5.25). Eigene Untersuchungen haben ergeben, daß klare Abgrenzungen zwischen der „natürlichen" (modalen, normalen) Stimme, die beim Singen überwiegend gebraucht wird, sowie dem Falsett möglich sind (21).

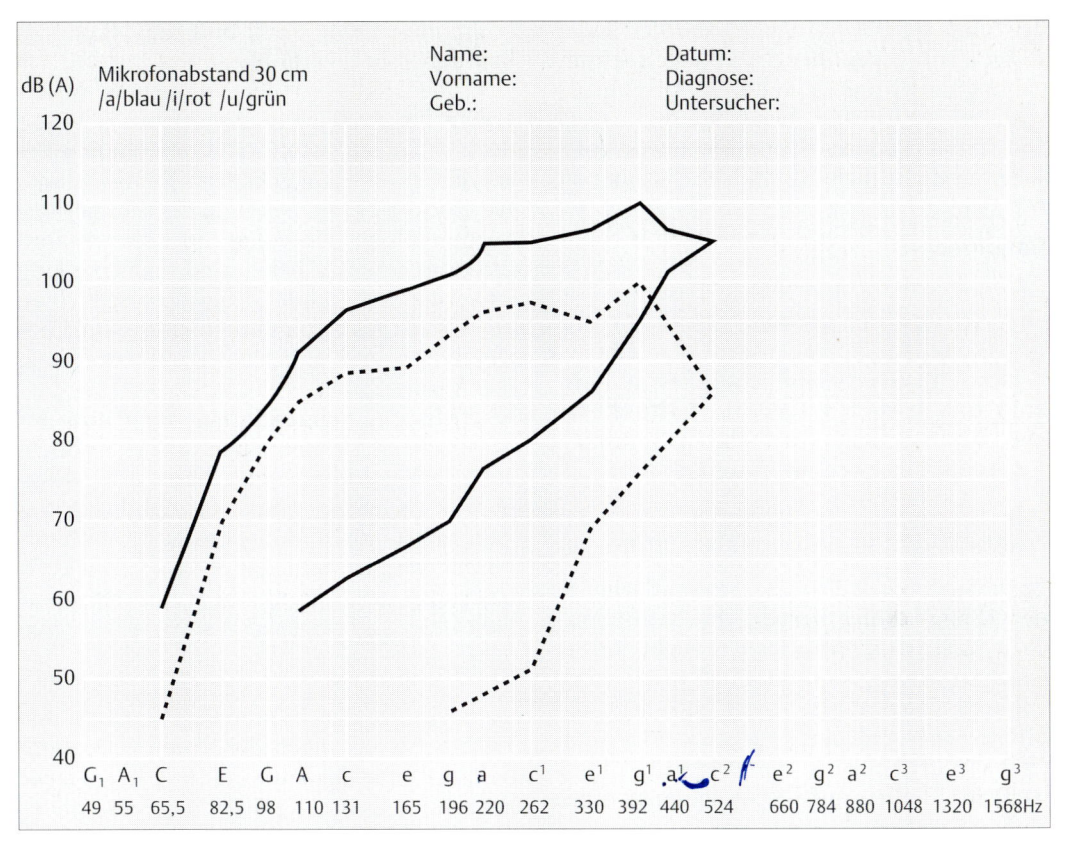

Abb. 5.25 Singstimmprofile vom lauten Singen (ausgezogene Kurven) mit Modalstimme (oben) und Fistelstimme (unten). Intensität des Sängerformantpegels jeweils simultan registriert (gestrichelte Kurven); Bariton, Vokal /a/.

Bei Frauen läßt sich im unteren Drittel des Tonhöhenumfanges ein Brustregister von einem höher liegenden Kopfregister abgrenzen, das aus physiologischer Sicht dem männlichen Falsett ähnelt und sich im typischen Sopranklang am deutlichsten ausprägt. Allerdings können in diesem Kopfregister zusätzlich Töne erzeugt werden, die wie das natürliche männliche Falsett, die Fistelstimme, klingen. Sie werden üblicherweise nicht im traditionellen Konzert- und Operngesang angewendet, aber in der Jazz- und Popularmusik, beim Jodeln und gar nicht so selten von kindlichen oder jugendlichen Chorsopranen. Der Bereich weiblicher Spitzentöne für das exponierte Koloratursingen wird Pfeif- oder Flageolettregister genannt.

Die Übergänge zwischen den Registern sind beim ungeschulten Sänger wesentlich deutlicher wahrnehmbar als beim geschulten. Als Ziel einer jeden Gesangsausbildung gilt, den naturgemäß vorhandenen Registerwechsel unhörbar zu machen (Registerausgleich). Auffällige Registerübergänge mit einem deutlichen Auseinanderfallen der Register bezeichnet man als Registerbruch (Registerdivergenz).

Jodeln

Beim Jodeln wechseln Brust- (Modal-) und Falsettregister sprunghaft miteinander, und durch die Kontrastierung der unterschiedlichen Stimmklänge wird ein besonderer Effekt erzielt. Die Sprünge lassen sich nicht mit Text verbinden und sind nur auf bestimmten Silben möglich, bevorzugt auf der Silbe Jo. Bei Klanganalysen der Jodelstimme tritt gegenüber der üblichen Stimmgebung die Grundwelle durch Formantverschiebungen stärker hervor. Jodeln ist als Sonderfunktion des Stimmapparates anzusehen und gilt nicht als stimmschädigend.

Bauchreden

Die sogenannte Bauchrednerstimme, die von Artisten mit großem Effekt für eine bestimmte Figur außerhalb der eigenen Person eingesetzt wird, entsteht im Kehlkopf und basiert auf der Falsettfunktion. Die Verfremdung wird durch minimale Artikulationsbewegungen unterstützt.

Klangbildung in den Ansatzräumen

Beim Singen treten einige Besonderheiten der Klangbildung hervor, die beim Sprechen nicht so stark oder gar nicht auffallen. Das betrifft hauptsächlich den Stimmsitz und Vokalausgleich, die Nasalität, das offene und gedeckte Singen sowie eine überwiegend negativ zu wertende Klangvariante, die gaumige Stimmgebung (auch Knödeln genannt).

Unter Vokalausgleich verstehen wir das Bemühen, den Vokaldualismus zwischen hellen Vokalen (e, i) und dunklen (o, u) beim Singen zu überwinden. Sängerischer Vokalausgleich ist untrennbar mit dem Phänomen des „Stimmsitzes" verbunden, wobei durch bestimmte Einstellungen der Ansatzräume unter Vernachlässigung einer deutlichen Vokalartikulation die Trag- und Durchdringungsfähigkeit der Stimme verbessert wird.

Guter Stimmsitz und deutliche Vokalartikulation sind also als gegensätzliche Ansatzraumfunktionen anzusehen, zwischen denen beim Singen balanciert werden muß. Spektrographisch lassen sich die Formanten F 1 und F 2 (Bereich stimmgattungs- und vokalabhängig, etwa 0,3–2 kHz) der Vokalartikulation zuordnen und die Formanten F 3 und F 4, manchmal F 5 (Bereich stimmgattungs-, vokal- und tonhöhenabhängig, etwa 2–5 kHz) der Durchdringungsfähigkeit (18,22,28,29,34).

Mit Nasalität wird ein nasaler Beiklang der Stimme bezeichnet, der – im Gegensatz zum offenen Näseln – ästhetisch akzeptiert wird (zumindest nicht stört) und die Tragfähigkeit der Stimme erhöht.

Die Helligkeit der Tongebung in der hohen Lage (sogenanntes offenes oder gedecktes Singen) zählt außerdem zu den Besonderheiten sängerischer Klangbildung. Als Decken bezeichnet man die sehr geringe Verdunkelung der Vokale in höherer Tonlage, um einen zu hellen und flachen Klang zu vermeiden und den Registerausgleich zu erleichtern. Es erfolgt unter Tiefstellung des Kehlkopfs und gleichzeitiger Erweiterung der Ansatzräume.

Mit gaumiger Stimmgebung und der drastisch wirkenden Assoziation Knödeln wird ausgedrückt, daß sich der Mesopharynx mit einer starken Wölbung des Zungengrundes und Hochstellung des Kehlkopfes verengt und damit eine „Rückverlagerung" des Stimmklanges bewirkt.

Vibrato und Tremolo

Dem Vibrato der Stimme liegen primär diskrete Schwankungen der Tonhöhe, sekundär aber auch der Intensität und Klangfarbe zugrunde. Es ist Kennzeichen besonderer stimmlicher bzw. sängerischer Fertigkeiten, wirkt ästhetisch angenehm und erhöht die Ausdrucksmöglichkeiten der Stimme. Deutlich hörbare Abweichungen, als Tremolo bezeichnet, gelten nicht nur als unschön, sie sind oft zugleich Anzeichen einer stimmlichen Fehlfunktion. Im Alter besteht die Neigung zu einem starren, unelastischen und zu schnellen Vibrato mit auffällig großen Tonhöhenschwankungen.

Stimmprüfung bei Sängern

Es ist dringend zu empfehlen, auch bei Sängern die Sprechstimmfunktion zu analysieren und die auditiven Untersuchungsverfahren bezüglich mittlerer Sprechstimmlage, Stimmeinsatz, Stimmklang und Steigerungsfähigkeit anzuwenden. Zur Beurteilung der Sängerstimme gehört dann wiederum die Untersuchung des Stimmeinsatzes und des Stimmklanges, darüber hinaus aber auch die Prüfung weiterer Merkmale. Die Befunde lassen sich in einem einfachen Erhebungsschema übersichtlich darstellen (Tab. 5.**2**).

Sprech- und Singstimme

Tabelle 5.2 Auditive Beurteilung der Sing- und Sängerstimme (nach Seidner)

Stimmeinsatz	weich, fest, hart, gehaucht
Stimmklang (Kehlkopf)	R 0 1 2 3 knarrend, kippelnd, diplophon B 0 1 2 3
Stimmabsatz	weich, fest, hart, ächzend
Gesamtklang (einschließlich „Stimmsitz")	klangvoll, unauffällig, klangarm nasal, nicht nasal, näselnd, kehlig, gaumig (knödelnd), scharf
Timbre	dunkel (wie Alt, Baß) mittel (wie Mezzosopran, Bariton) hell (wie Sopran, Tenor) natürlich, abgedunkelt, aufgehellt
Stimmstärke	laut, mittel, leise
Register	ausgeglichen, nicht ausgeglichen, divergierend
Vokalausgleich	beherrscht, teilweise beherrscht nicht beherrscht
Vibrato	ausgeprägt, angedeutet, fehlend gleichmäßig, ungleichmäßig zu schnell, „normal", zu langsam
Intonation	rein, unrein, falsch
Schwellton	gleichmäßig, ungleichmäßig stark, mittel, schwach lang, mittellang, kurz
Gesangstechnik	Note 1 2 3 4 5 6

Messungen von Sing- und Sprechstimmprofilen präzisieren die Befunderhebung und dienen der Dokumentation.

Die Beschreibung des Stimmklanges muß beim Sänger den Stimmsitz berücksichtigen, d.h. inwieweit die Stimme aus physiologischer, aber auch aus künstlerischer Sicht besonderen Anforderungen genügt. Nahezu gleichbleibende Stimmqualität bei verschiedenen Vokalen zeigt Beherrschung des Vokalausgleichs an. Die genannten Merkmale kann man gezielt mittels Gesangsübungen oder während des Singens von Liedern bzw. Arien prüfen. Die Registergrenzen lassen sich durch Tonleitern, auf- und abwärts gesungen, bestimmen, und der Untersucher vermerkt diejenige Tonhöhe oder denjenigen Tonbezirk, in dem eine Klangänderung eintritt. Der Schwellton (ital. messa di voce) gilt bei richtiger Ausführung als eine der schwierigsten gesangstechnischen Leistungen. Man verlangt nach einem leisen Einsatz das allmähliche Lauterwerden der Stimme bis zu größter Intensität und die allmähliche Rücknahme wiederum bis zum Piano. Zusätzlich ist es möglich, das Vibrato während des Schwellens zu beurteilen: Die Pulsationen treten normalerweise mit wachsender Lautstärke hervor und sollen auch bei größter Stimmintensität die Norm nicht überschreiten. Das Vibrato der Sängerstimme läßt sich am sichersten bei gehaltenen Tönen überprüfen. Ungenauigkeiten der Intonation bezeichnet man als Detonieren (zu tief singen) und Distonieren (zu hoch singen). Der Verlauf eines gehaltenen Tones, eines Schwelltones oder des textgebundenen Singens weist auf die Intonationsgenauigkeit hin. Zusätzlich kann man notieren, ob tonhöhen- oder lautstärkebezogene Auffälligkeiten auftreten.

Ausgewählte Krankheitsbilder und Besonderheiten der Behandlung

Der Sänger muß im Beruf sehr hohen stimmlichen Anforderungen genügen und verlangt daher zu recht eine spezialisierte und differenzierte Diagnostik und Therapie. Er darf deshalb nicht gleich als exaltiert eingeschätzt werden. Der behandelnde Arzt sollte nicht nur eine besondere Sensibilität gegenüber Künstlern und sogar musikalische Neigungen besitzen, sondern auch sängerische, insbesondere gesangstechnische Grundkenntnisse aufweisen. Um die spezifischen beruflichen und persönlichen Bedingungen erfragen zu können, unter denen die Stimmstörung auftrat, muß er sich unbedingt Zeit für ein ausführlicheres, klärendes Gespräch nehmen.

Dysodie

Die funktionelle Störung der Sing- und Sängerstimme wird als Dysodie (8) bezeichnet. Das Krankheitsbild gehört in den Formenkreis der funktionellen Dysphonien, und bezüglich der Ursachen, des Erscheinungsbildes und der Behandlung gilt grundsätzlich das auf S. 125 und S. 177) Gesagte. Weil aber bei funktionellen Störungen des Singens einige besondere Befunde auffallen, die kein Äquivalent in der Sprechstimmfunktion haben, und weil sogar das Singen bei völlig unauffälliger Sprechstimme gestört sein kann, ist die Beschreibung und Abgrenzung der sogenannten Dysodie zu rechtfertigen.

Die Stimme spricht nicht leicht genug an, es kommt zwangsläufig zu pathologischen Einsätzen. Das Pianosingen ist gestört, die Töne brechen sogar ab. Der Stimmsitz entfernt sich von seinem Optimum, es kann auch zu Veränderungen des Stimmklanges bis zur belegten oder behauchten Stimme kommen. Der Schwellton gelingt nicht kontinuierlich, und es ergeben sich Schwierigkeiten beim Registerwechsel. Die Intonation verliert ihre gewohnte Sicherheit, der Tonhöhenumfang wird eingeengt, besonders in der Tiefe, und das Vibrato verliert seine Elastizität. Die Höhe und das Forte werden nur durch gesteigerten Kraftaufwand erreicht. Im Hals treten Mißempfindungen auf, es kann das Gefühl der Trockenheit entstehen. Vermehrte Schleimbildung ist möglich und führt zu häufigem Räuspern. Die Stimme ermüdet rasch, das Singen strengt an und bereitet Unlust.

Die Kompensationsversuche der stimmlichen Leistungsschwäche sind an Hyperfunktionen im Halsbereich und an Reflexbewegungen zu erkennen. Der Kehlkopfbefund weist oft nur unerhebliche Abweichungen von der Norm auf. Aufgelockerte Stimmlippenschleimhaut mit Verschleimung (Ermüdungskatarrh) oder lokaler Schleimbildung, verstärkte Gefäßzeichnung oder Phonationsverdickungen – manchmal nur angedeutet – können vorhanden sein.

Als Ursache wirken eine zu kurze oder mangelhafte stimmtechnische Ausbildung, Überforderungen durch zu anstrengende Probenarbeit oder zu schwere Partien, starke psychische Belastungen, Allgemeinerkrankungen, die eine normale sängerische Berufsausübung einschränken, und falsche Klassifizierung bezüglich Stimmgattung oder Stimmtyp. Im Falle eines akuten Verlaufs durch kurzzeitige Überforderungen verhelfen meist einige Tage Stimmruhe zu voller sängerischer Leistungsfähigkeit. Treten wiederholt Beschwerden auf oder bestehen sie über Monate, ist eine ausführliche Analyse der persönlichen und vor allem der beruflichen Situation erforderlich. Häufig ist die Gesangstechnik seit Jahren vernachlässigt worden, und die Empfehlung gründlichen Unterrichts bzw. die Zusammenarbeit mit einem Gesangspädagogen ergeben sich dann zwangsläufig.

Erkältungsinfekte

Bezüglich der Ursachen und Verläufe von entzündlichen Erkrankungen der oberen Atemwege gilt weitgehend das auf S. 154 und S. 170 Gesagte. Die Behandlung verlangt Stimmruhe an erster Stelle, mild wirkende Medikamente sind bei den meist sensiblen Patienten zu bevorzugen.

In künstlerischen Stimmberufen kommt es besonders häufig vor, daß die Stimme während eines akuten Erkältungsinfektes eingeschätzt werden muß und von Theaterleitungen angefragt wird, ob eine Vorstellung noch am gleichen Tag möglich ist oder nicht. In jedem Zweifelsfalle sind Stimmruhe und gründliche Behandlung einer beruflichen Belastung vorzuziehen. Große und anstrengende Partien sollten auch bei beginnendem Infekt nicht gesungen werden. Bei kleineren Partien kann man großzügiger sein und einem Auftritt zustimmen, wenn die entzündlichen Erscheinungen gering ausgeprägt sind, die Stimmlippen stroboskopisch regelrecht schwingen, die Stimme unauffällig klingt und der Künstler auch auftreten möchte. Kortikoidanwendungen bleiben einem manchmal nicht erspart. Immer muß dann aber gewährleistet sein, daß nach der Vorstellung eine gründliche Behandlung – einschließlich der obligaten Stimmruhe – beginnt.

Phonationsverdickungen (sog. Stimmlippenknötchen)

Bei der Diagnose Stimmlippenknötchen, die im Bewußtsein der Sänger und künstlerischen Leiter noch immer etwas Erschreckendes an sich hat und das Ende einer sängerischen Laufbahn wahrscheinlich erscheinen läßt, bestehen günstige Therapieaussichten. Nicht immer sollte man den Sänger mit der Diagnose verschonen, wenn er durch die Mitteilung zu einer gründlichen konservativen Behandlung einschließlich angemessener Lebensweise veranlaßt wird. Immer sollte die berufliche Belastung erst dann wieder einsetzen, wenn die Erkrankung nach Organ- und Stimmbefund völlig überwunden ist. Eine Beratung des Künstlers zur Prophylaxe der Phonationsverdickungen darf nicht unterbleiben.

Operative Eingriffe

Bei über Wochen oder Monate bestehenden Phonationsverdickungen an den Stimmlippen entscheidet der mikro- oder lupenstroboskopische Befund sowie das Ausmaß von Stimmstörungen und Beschwerden über die zu wählende Therapie. Eine ausführliche Stimmprüfung und -dokumentation (S. 78) ist Grundlage einer jeden Entscheidung. Die Operationsindikation bei Sängern muß zwar mit besonderer Zurückhaltung gestellt werden, aber oft gibt es keine Alternative als die Verdickungen abzutragen. Das ist besonders dann erforderlich, wenn die Stimmstörung gesangstechnisch nicht kompensierbar ist. Bei geeigneten medikamentösen und operationstechnischen Voraussetzungen sind jedoch auch bei Sängern die Erfolge gut. Im Falle eines vorgesehenen Eingriffs empfiehlt es sich, den präoperativen Gesprächsverlauf kurz zu notieren. Die Abtragung folgt nach den auf S. 171 geschilderten Gesichtspunkten. Die postoperative Stimmruhe ist wie bei allen Abtragungen nötig. Nach Abheilung erfolgen gesangstechnische Übungen unter stimmhygienischen Aspekten, eventuell unter Mitarbeit eines Gesangspädagogen.

Andere operative Eingriffe, wie die Tonsillektomie oder die Septumplastik, werden auch bei Sängern allein aus allgemeinärztlicher Sicht durchgeführt und nicht aus gesangspädagogischen Erwägungen mit dem Ziel einer Stimmverbesserung. Eine Besserung des Stimmklanges durch diese Eingriffe ist zwar möglich, kann aber nicht angestrebt und versprochen werden und sollte nicht zu Spekulationen bei mangelhafter sängerischer Veranlagung führen.

Nach Tonsillektomie ist eine Verschlechterung der Stimme kaum zu erwarten, wenn der Operateur vorsichtig und gewebsschonend vorgeht und die Operation blutarm und unter guter Sicht erfolgt. Substanzdefekte und Narbenzüge, die die Beweglichkeit des Gaumensegels spürbar einschränken, bleiben dann meist aus. Stimmübungen sollten nach dem 7.–10. Tag post operationem beginnen und sind nicht nur auf die veränderten Resonanzverhältnisse, sondern auch auf die Schlußfunktion des Velums gerichtet.

Die Indikation zur Septumplastik kann bei Sängern im Einzelfall etwas weiter gefaßt, darf aber nicht grundsätzlich großzügig gestellt werden und muß nach wie vor von der behinderten Nasenatmung und deren Komplikationen ausgehen. Es besteht postoperativ eine Tendenz zur Verbesserung des Stimmklanges.

Menstruation

Mehr als drei Viertel aller Sängerinnen geben vor oder während der Menstruation bzw. in beiden Zeitabschnitten Beschwerden an (7,17), die als Mißempfindungen, Verschleimung, Atemschwäche und mangelhafte Stützfunktion beschrieben werden. Die Stimme wird als behaucht oder stärker heiser, weniger modulationsfähig, nicht leicht ansprechend geschildert, das Singen in der Höhe strengt an. Daneben bestehen eventuell die bekannten Allgemeinbeschwerden, die Teilursache der stimmlichen Leistungsminderung sein können. Im Kehlkopf besteht eine Neigung zu Schleimhautschwellungen, leichter Verschleimung, verstärkter Gefäßzeichnung und Schlußinsuffizienz der Stimmlippen. Beschwerden und Befunde prägen sich unterschiedlich nach Vielfalt und Stärkegrad aus. Die Frage nach möglicher Stimmbelastung wird durch die Heftigkeit der Beschwerden und den Kehlkopfbefund einschließlich Stroboskopie beantwortet.

Schwangerschaft

Während der Schwangerschaft kommt es bei den meisten Sängerinnen zu Timbreänderungen, die positiv auffallen und teilweise nach der Entbindung bestehen bleiben. Negative stimmliche Erscheinungen (Mattigkeit, verschiedene Heiserkeitsformen) treten seltener auf und bilden sich nach der Gravidität zurück. Laryngoskopisch zeigen sich Schleimhautschwellung, -auflockerung oder -trockenheit unterschiedlicher, aber meist geringer Ausprägung. Grundsätzlich ist in der zweiten Schwangerschaftshälfte Schonung angezeigt, und große, schwere Gesangspartien sollten gemieden werden (7).

Hormonbehandlung

Gegenüber Behandlungen mit Sexualhormonen ist bei Sängerinnen größte Zurückhaltung angezeigt. Es dürfen nur vitale Indikationen gelten, weil immer mit Seitenwirkungen auf die Stimme im Sinne der Virilisierung zu rechnen ist. In seltenen Fällen können auch Ovulationshemmer unerwünschte Nebenwirkungen auf die Stimme auslösen und sollten dann vermieden werden. Bei erheblichen Menstruationsbeschwerden sind günstige Auswirkungen möglich, weil die Stimme während der Abbruchblutung vergleichsweise weniger beeinträchtigt wird.

Die Besonderheiten der medikamentösen Behandlung von Sängern erstrecken sich auch auf die Anwendung der Psychopharmaka. In einer besonderen Situation von guter Wirkung, können sie aber auf die Dauer Schaden anrichten. Sie greifen am Symptom an und zwingen den Künstler in eine verhängnisvolle Abhängigkeit. Die Ursache der Leistungsschwäche aufzudecken, ist oft mühevoll, aber unumgänglich. Psychotherapeutische Beratung ist manchmal angezeigt.

Eine gesunde Lebensweise ist auch für Sänger sehr zu wünschen. Sie betrifft Ernährung, Schlaf, leichte sportliche Betätigung ebenso wie das Meiden von Genußgiften. Durch gezielte Maßnahmen, die der Abhärtung dienen, wird nicht nur Infekten der oberen Atemwege vorgebeugt, sondern die allgemeine körperliche Leistungsfähigkeit, die untrennbar mit der stimmlichen verbunden ist, insgesamt verbessert.

Zusammenfassung

Sowohl die ausgebildete und überwiegend beruflich gebrauchte Sprecher- und Sängerstimme als auch die untrainierte und meist weniger intensiv eingesetzte Sprech- und Singstimme sind wichtige Informationsträger im emotionalen Bereich. Bei jeder Stimmausbildung ist deshalb neben dem physiologischen Stimmgebrauch und dem Training der Belastbarkeit zu erlernen, wie man stimmliche Ausdrucksmittel bewußt einsetzt. – Auch wenn beim Sprechen und Singen die Bildung der Stimme grundsätzlich nach den gleichen Prinzipien erfolgt, so ergeben sich doch für die Sängerstimme einige Besonderheiten in den Bereichen Atmung, Kehlkopffunktion, Klangbildung und zentraler Steuerung. Deshalb erfordert die Sängerstimme eine differenzierte Diagnostik und Therapie, die nicht selten im Grenzbereich zur Gesangspädagogik liegt, z. B. bei der Anamnese- und Befunderhebung mit Stimmprüfung unter Einschluß gesangstechnischer Fertigkeiten. Die Klassifizierung von Stimmgattungen oder die Übungsbehandlung bei funktionellen Störungen (Dysodie) sollte deshalb möglichst in enger Zusammenarbeit mit Gesangspädagogen erfolgen. – Einige Krankheitsbilder erfordern bei Sängern besondere Aufmerksamkeit: Erkältungsinfekte, die mit Laryngitiden einhergehen, Phonationsverdickungen an den Stimmlippen („Knötchen"), Stimmstörungen während der Menstruation sowie nach der Gabe von Hormonen. Gleiches gilt für operative Eingriffe wie Tonsillektomien und Septumoperationen.

Literatur

1. Aderhold, E.: Sprecherziehung des Schauspielers. Henschel, Berlin 1963
2. Pfau, E.-M., H.-G. Streubel: Die Behandlung der gestörten Sprechstimme. Stimmfunktionstherapie. Thieme, Leipzig 1982
3. Colton, R.H.: Spectral characteristics of the modal and falsetto registers. Folia phoniat. 24 (1972) 337
4. Colton, R.H.: Vocal intensity in the modal and falsetto registers. Folia phoniat. 25 (1973) 62
5. Colton, R.H.: Some acoustic parameters related to the perception of modal-falsetto voice quality. Folia phoniat. 25 (1973) 302
6. Fiukowski, H.: Sprecherzieherisches Elementarbuch, 3. Aufl. Bibliographisches Institut, Leipzig 1978
7. Flach, M., R. Simon: Welchen Einfluß haben Menstruation und Schwangerschaft auf die ausgebildete Gesangsstimme? Folia phoniat. 21 (1969) 199
8. Flautau, Th.: Die funktionelle Stimmschwäche (Phonasthenie) der Sänger, Sprecher und Kommandorufer. Bürkner, Charlottenburg 1906
9. Forchhammer, J., V. Forchhammer: Theorie und Technik des Singens und Sprechens. Breitkopf & Härtel, Leipzig 1921
10. Gundermann, H.: Die Behandlung der gestörten Sprechstimme. Fischer, Stuttgart 1977
11. Habermann, G.: Stimme und Sprache, 2. Aufl. Thieme, Stuttgart 1986
12. Hanson, L.W.: A survey of research on vocal falsetto. NATS 43 (1987) 9
13. Hollien, H.: On vocal registers. J. Phonet. 2 (1974) 125
14. Hollien, H., W.S. Brown, K. Hollien: Vocal fold length associated with modal, falsetto and varying intensity phonations. Folia phoniat. 23 (1971) 66

15. Krech, H.: Die kombiniert-psychologische Übungstherapie. Wiss. Z. Univ. Halle, Ges.-Sprachw. 8 (1959) 397
16. Krech, H.: Einführung in die Sprechwissenschaft/Sprecherziehung, 2. Aufl. Potsdam 1967
17. Lacina, O.: Der Einfluß der Menstruation auf die Stimme der Sängerinnen. Folia phoniat. 20 (1968) 13
18. Morosow, W.P.: Biofistischeskije osnowi vokalnoi retschi. Nauka, Leningrad 1977
19. Nadoleczny, M.: Physiologie der Stimme und Sprache. Springer, Berlin 1925
20. Pfau, W.: Klassifizierung der menschlichen Stimme. Barth, Leipzig 1973
21. Schutte, H.K., W. Seidner: Registerabhängige Registrierung von Elektroglottogrammen. Sprache Stimme Gehör 12 (1988) 59
22. Seidner, W., H.K. Schutte, J. Wendler, A. Rauhut: Dependence of the high singing formant on pitch and vowel in different voice types. Proc. Stockh. Mus. Acoust. Conf., Stockholm 1985, Vol. I (p. 261)
23. Seidner, W., J. Wendler: Vocal registers in voice area measurements. Paper 8th Internat. Symp. CoMeT, Amsterdam 1981
24. Seidner, W., J. Wendler: Die Sängerstimme. Phoniatrische Grundlagen für die Gesangsausbildung, 2. Aufl. Henschel, Berlin 1982; Heinrichshofen, Wilhelmshaven 1982
25. Seidner, W., J. Wendler: Zur Physiologie und künstlerischen Anwendung des männlichen Falsetts. HNO-Informat. 17 (1992) 41
26. Stock, E., H. Fiukowski: Ziele und Methoden der Sprecherziehung. Niemeyer, Halle 1976
27. Stumpf, C.: Singen und Sprechen. Z. Psychol. 96 (1924) 1
28. Sundberg, J.: Formant structure and articulation of spoken and sung vowels. Folia phoniat. 22 (1970) 28
29. Sundberg, J.: Articulatory interpretation of the „singing formant". J. acoust. Soc. Amer. 55 (1974) 838
30. Sundberg, J.: The Science of the Singing Voice. Northern Illinois Press, Illinois 1987
31. Wendler, J., S. Fischer, W. Seidner, A. Rauhut, U. Wendler: Stroboglottometric and acoustic measures of natural vocal registers. Proc. Stockh. Mus. Acoust. Conf., Stockholm 1983, Vol. I (p. 333)
32. Wendler, J., W. Seidner: Considerations on vocal registers. Vox humana (Sonninen-Festschrift) University of Jyväskylä. Papers Speech Res. 5 (1982) 153
33. Wendler, J., W. Seidner, A. Rauhut, P. Jerzynski, L.C. Anders: Vocal registers in spectral analyses. Paper 8th Internat. Symp. CoMeT, Amsterdam 1981
34. Winckel, F.: Physikalische Kriterien für die objektive Stimmbeurteilung. Folia phoniat. 5 (1953) 232

Diagnostik

Anamnese

Die Erhebung der Anamnese soll immer ein Gespräch sein, das dazu beiträgt, ein vertrauensvolles Verhältnis zum Patienten aufzubauen. Bei Krankheiten der Stimme und Sprache kommt es besonders darauf an, daß der Patient im Arzt nicht nur einen sachkundigen Fachmann, sondern auch einen verständnisvollen Zuhörer findet. Der Untersucher sollte es verstehen, auch außerhalb der rein sprachlichen Mitteilung zu hören und zu beobachten und sich nicht auf eine Fragebogenaktion oder eine Art Verhör zu beschränken. Während dieses Gesprächs achtet er also auch auf Stimmklang, Sprech- und Ausdrucksweise sowie auf Mienenspiel, Mitbewegungen und eventuell vorhandene periphere Verspannungen.

Mehrfach wurde vorgeschlagen, zur Anamneseerhebung Leitschemata einzuführen. Als Hauptproblem stellte sich dabei die Detaillierung der Fragen heraus. Je mehr ein solches Schema ins einzelne geht, um so umfangreicher ist es, und rasch erscheint es nicht mehr praktikabel. Zusammenfassende Vereinfachungen bringen dagegen das Risiko mit sich, daß wichtige Einzelheiten nicht untergebracht werden können und verlorengehen. Trotzdem sollte man sich für ein Schema entschließen, damit die Vergleichbarkeit der Aufzeichnungen – wenigstens der eigenen – gewährleistet ist. Je nach Aufgabenstellung und Arbeitsschwerpunkt sollte sich jeder Untersucher eigene Varianten zusammenstellen.

Mit der jetzigen Anamnese sollte man beginnen. Patienten, die zum Arzt kommen, möchten zunächst einmal über die aktuellen Beschwerden berichten. Dabei ist zu klären:

– Was fällt auf,
– wem fällt etwas auf,
– unter welchen Umständen fällt etwas auf,
– seit wann fällt etwas auf,
– wie begann es,
– gibt es Hinweise über auslösende oder den Verlauf beeinflussende Ursachen.

Eine allgemeine Anamnese und eine HNO-Anamnese folgen in der üblichen Weise. Bei stimmgestörten Kindern interessiert besonders, ob die Heiserkeit wechselhaft und im Zusammenhang mit häufigen Erkältungsinfekten auftrat oder ob Überforderungen bei lebhaftem Temperament durch zu vieles, intensives und lautes Sprechen oder Schreien in Betracht kommen. Das gilt vor allem für die Diagnostik funktioneller Stimmstörungen einschließlich der Phonationsverdickungen (Schreiknötchen). Fragen nach Milieueinflüssen (Lärm, Heiserkeit in der Umgebung, Schwerhörigkeit anderer Familienmitglieder) vervollständigen das Bild. Angaben über gleichzeitige Atemnot erfordern dringende Abklärung (Tumor, Lähmung, Entzündung u.a.).

Bei Erwachsenen mit Stimmstörungen ist wichtig zu erfragen: Begann die Heiserkeit während eines Erkältungsinfektes oder bei stärkerer Stimmbelastung, trat die Störung plötzlich oder allmählich auf? Plötzlicher Beginn mit völligem Verlust der Stimme spricht für psychischen Ursprung. Meist liegt bei diesen Patienten kein Zusammenhang mit einem Erkältungsinfekt oder stärkerer Stimmbelastung vor, und Streß- und Konfliktsituationen stehen im Vordergrund. Weiterhin: Verlief die Heiserkeit stark wechselhaft oder nicht, war eine Tendenz zur Verschlechterung oder Besserung auffällig? Wechselhafter Verlauf ohne sicheren Einfluß von Erkältungsinfekten oder stärkeren Stimmbelastungen geht oft auf psychische Ursachen zurück. Außerdem sollte vermerkt werden, nach welcher Zeit der stimmlichen Beanspruchung und unter welchen Bedingungen Ermüdungserscheinungen auftraten und in welcher Form sie sich äußerten. Eine ermüdete Stimme erholt sich normalerweise nach einigen Stunden, mindestens über Nacht. Längere Erholungszeiten gelten als pathologisch. Umweltfaktoren, wie das familiäre und berufliche Milieu, verdienen ebenso Beachtung wie berufsspezifische Belastungen. Dazu gehören Fragen nach Temperaturschwankungen am Arbeitsplatz, Staub, Rauch, Gasen und Dämpfen sowie Lärmeinwirkungen. Bezüglich der Rauchgewohnheiten ist nicht nur der gegenwärtige Verbrauch aufschlußreich, sondern auch derjenige früherer Zeiten. Schließlich können sich häufige Streßsituationen auf die stimmliche Leistungsfähigkeit auswirken, sie dürfen dem Untersucher nicht verborgen bleiben. Fragen nach bereits erfolgten medikamentösen, operativen oder übenden Behandlungen vervollständigen die Anamnese. Wegen der bekannten Seitenwirkungen auf die Stimme ist sowohl bei Erwachsenen als auch bei Kindern zu erfragen, ob Hormoneinnahmen erfolgten.

Die Anamneseerhebung bei funktionellen Störungen der Sing- und Sängerstimme erfordert spezifische Kenntnisse und ein besonderes Einfühlungsvermögen. Entsprechend den differenzierten Anforderungen im Sängerberuf berichten Patienten oft in subtiler Weise über ihre Beschwerden, so daß bei mangelnder Erfahrung der Eindruck entstehen kann, die Angaben wären immer psychisch überlagert. Dem Untersucher sollten Grundfragen der Gesangsstimmbildung, spezifische Anforderungen im Sängerberuf, Fragen der sängerischen Leistungsfähigkeit und ihrer möglichen Beeinträchtigung geläufig sein, und er sollte seine Patienten auch als Künstler kennen.

Das Symptom der gestörten Stimme läßt sich also häufig schon bei der anamnestischen Erhebung nach ursächlichen Zusammenhängen einordnen, wenn biologische, psychische und soziale Bezüge gleichermaßen Berücksichtigung finden. Neben den spontanen Angaben über gegenwärtige Beschwerden sind immer auch gezielte Fragen nach Beginn, Verlauf und situativen Einflüssen wichtig.

Atmung

Atemtypen

Nach den Körperabschnitten im Bereich von Thorax und Abdomen, die während der Ruhe- oder Stimmatmung die stärksten Bewegungen zeigen, wird der Atemtyp bestimmt. Palpatorisch und visuell lassen sich vor allem folgende Atemtypen unterscheiden:

- Schulter- oder Schlüsselbeinatmung (Klavikularatmung),
- Brust- oder Rippenatmung (Thorakal-, Kostalatmung),
- Zwerchfell- oder Bauchatmung (Abdominalatmung).

Die Kombination von Brust- und Schulteratmung wird als Hochatmung bezeichnet, die Kombinaton von Brust- und Bauch-Flanken-Atmung als Tiefatmung. Wesentlich erscheint nur ein Unterscheidungsmerkmal, nämlich das Verhältnis der thorakalen zur abdominalen Atembewegung (S. 46).

Allerdings sind die peripheren Atembewegungen, die über die wichtige Balance zwischen subglottischem Druck und glottischem Widerstand nichts unmittelbar aussagen können, bei Untersuchungen der Stimmfunktion häufig überbewertet worden. Beispielsweise sind die Atembewegungen im Schulterbereich als hyperfunktionelle Mitbewegungen anzusehen und nicht als ein pathologischer Atemtyp, der Atemübungen erfordert.

Pneumographie

Was bezüglich der Bewertung der Atemtypen gesagt wurde, gilt auch für deren Registrierung. Bei der Gürtelpneumographie (18) werden respiratorische Umfangsänderungen mit Hilfe von Schläuchen, die um Thorax und Abdomen geschnallt werden, als Druckschwankungen registriert. Als methodische Variante ist die Aufzeichnung von Längenänderungen mittels unelastischer Gurte möglich. Die Aufzeichnungen geben Rhythmus, Amplitude und Frequenz der Atembewegungen wieder und lassen Irregularitäten, Niveauverschiebungen und Asynchronismen bei auffälliger Atemmechanik erkennen. Die klinische Relevanz des Verfahrens muß zumindest als fraglich angesehen werden.

Aerodynamische Messungen

Die Messung aerodynamischer Faktoren liefert wesentliche Informationen über die Leistungsfähigkeit des Glottisgenerators bei der Umsetzung von Luftdruck in Stimmschall (37), weshalb Untersuchungen dieser Atemgrößen in größerem Umfang durchgeführt wurden.

Spirometrie und Spirographie

Spirometrische Verfahren gehören zur Grunddiagnostik bei Lungenerkrankungen und bei der Bewertung laryngealer Atmungsbehinderungen, können jedoch zur Beurteilung der Stimmfunktion nur wenig beitragen. Die Meßwerte zeigen zwar die Größe der ventilierten Volumina an, geben aber die erreichten Geschwindigkeitswerte, ihre feinen Schwankungen und den zeitlichen Ablauf der einzelnen Atemphasen nur ungenau wieder. Außerdem eignet sich das geschlossene System des Spirometers nicht zur simultanen Registrierung von Stimmgrößen. Mit der Spirographie werden Atemzugvolumen, Atemfrequenz, Atemminutenvolumen, Atemzeitquotient, Vitalkapazität und Atemzug nach Tiffeneau registriert. Eine Beschränkung auf Vitalkapazität, Atemgrenzwert sowie forcierte ex- und inspiratorische Volumina genügt meist für eine Beurteilung der respiratorischen Leistungsfähigkeit.

Um den Schweregrad von Glottisstenosen einschätzen zu können, hat das forcierte exspiratorische Volumen (FEV) keinen hohen diagnostischen Wert. Indikationen zur Operation lassen sich vor allem aus dem Wert für den Peak Flow ableiten, der unter 40% des Normalwertes – bei entsprechenden klinischen Beschwerden – eine Glottiserweiterung als indiziert erscheinen läßt. Der Grenzbereich liegt zwischen 40 und 50% (48).

Pneumotachographie

Die Untersuchungsmethode wurde in der Phoniatrie benutzt, um während der Stimmgebung die Strömungsgeschwindigkeit der Exspirationsluft zu messen (u.a. 24, 37, 63, 67, 96, 97).

Da nach dem Hagen-Poiseulle-Gesetz bei laminarer Strömung in einem Rohr der Druckverlust zwischen zwei Punkten proportional der Strömungsgeschwindigkeit ist, kann sie mittels einer Differenzdruckmessung erfaßt werden. Eine andere Registriermöglichkeit besteht darin, im Meßrohr ein elektrisch beheiztes Drahtsieb zu plazieren, das sich in Abhängigkeit von der Luftströmungsgeschwindigkeit abkühlt. Aus der resultierenden Widerstandsänderung läßt sich die mittlere Luftstromquote berechnen. Das Meßrohr, durch das der Patient atmet bzw. phoniert, befindet sich an einer Gesichtsmaske, die Mund und Nase einschließt, oder an einem Mundstück.

Der Vorteil pneumotachographischer Untersuchungen gegenüber spirographischen Methoden besteht in der hohen Empfindlichkeit des Meßvorganges, der feinste Schwankungen der Strömungsgeschwindigkeit während der Phonation wiedergibt, sowie in der Offenheit des Systems, das gleichzeitig Stimmschallanalysen ermöglicht.

Nachteilig wirkt sich aus, daß sowohl Mundstück als auch Maske die Klangbildung in den Ansatzräumen und die Schallabstrahlung beeinträchtigen, Artikulationsbewegungen behindern und auditive Kontrollmöglichkeiten der Stimmgebung einschränken. Wegen großer Streuung der Meßwerte, die z. B. nicht einmal eine Abgrenzung Stimmgesunder und -kranker erlauben, ist das Verfahren für eine objektive Differenzierung stimmlicher Leistungen nicht geeignet (S. 109).

Messung des subglottalen Druckes

Bei der Erfassung von Atemgrößen während des Phonationsvorganges kommt Messungen des subglottischen Druckes Bedeutung zu, denn die Phonation basiert im wesentlichen auf dem Wechselspiel von glottischem Widerstand und subglottischem Druck. Die Messung des subglottischen Druckes kann auf verschiedene Weise erfolgen, z. B. mittels eines dünnen Katheters oder mit Hilfe eines Miniaturdruckmessers, der durch die Glottis in den subglottischen Raum eingeführt wird. Sollen gleichzeitig Klanganalysen und Messungen der Stimmintensität erfolgen, ist zu berücksichtigen, daß Schwingungsablauf und Stimmlippenschluß durch die Sonden möglicherweise behindert werden. Die Punktion der Trachea bzw. des subglottischen Raumes liefert die genauesten Ergebnisse, aber es erscheint nicht zumutbar, das Verfahren auch in der Praxis anzuwenden. Ähnliches gilt für indirekte Meßverfahren durch Ösophagussonden.

Unter bestimmten Bedingungen bestehen Beziehungen zwischen dem subglottischen und dem intraösophagealen Druck. Dabei können Druckänderungen im Ösophagus während der Phonation mit Hilfe von Ballonsonden oder mittels ballonfreier Sonden und kapazitiver Wandler aufgezeichnet werden. Die Sonde wird durch die Nase in die Speiseröhre eingeführt.

Die Messung aerodynamischer Größen trägt zwar zur Klärung physiologischer und pathophysiologischer Vorgänge während der Stimmbildung bei, aber bisher hat keine Methode den Rang eines in der Praxis anwendbaren Verfahrens erlangt.

Kombinierte Verfahren

Bei aerodynamischen Messungen in der Phoniatrie sind immer zugleich Stimmgrößen erfaßt worden, zumindest die Stimmstärke, häufig aber auch zusätzlich Tonhöhe und Phonationsdauer. Nach intensiven Bemühungen vor allem durch die Arbeitsgruppe um v. Leden (37) in den 60er Jahren hat sich später gezeigt, daß der diagnostische Wert der Pneumotachographie erheblich überschätzt worden ist. Sowohl die Ergebnisse der genannten Autoren als auch eigene phonopneumotachographische Untersuchungen (66, 67) ergaben keine Möglichkeit, Stimmgesunde und Stimmkranke klar zu trennen oder Stimmstörungen differenziert einzuschätzen. Lediglich Patienten mit einer ausgeprägten glottalen Schlußinsuffizienz erreichten Strömungswerte, die deutlich oberhalb des „Normalbereichs" lagen. In Einzelfällen ließen sich jedoch Funktionsverbesserungen durch Therapie gut dokumentieren, indem eine Reduzierung der mittleren Strömungsgeschwindigkeit angezeigt wurde.

Die fundiertesten aerodynamischen Untersuchungsergebnisse zur Effizienz der Stimmproduktion hat Schutte (63) publiziert. Der Autor setzte sowohl den subglottischen Druck (gemessen mittels Ösophagussonde) als auch die mittlere Strömungsgeschwindigkeit (pneumotachographisch gemessen mit einem oralen Tubus) in Beziehung zur Stimmintensität. Die Effizienz des Glottisgenerators wurde aus dem Verhältnis von Schallstärke (Schallkraft) und subglottischer Kraft bestimmt, wobei die subglottische Kraft durch das Produkt von mittlerer Strömungsgeschwindigkeit und mittlerem subglottischem Druck repräsentiert ist. Der Vergleich zwischen Stimmgesunden und -kranken ergab, daß der subglottische Druck ein besserer Indikator für abnorme aerodynamische Verhältnisse ist als die Strömungsgeschwindigkeit. Obwohl Stimmkranke nachweisbar mit verminderter Effizienz phonieren, gelang es auch bei diesen Untersuchungen nicht, bestimmte Effizienzwerte unterschiedlichen Krankheitsbildern zuzuordnen.

Mit anderen Untersuchungsverfahren ergaben sich auch keine praxisrelevanten Diagnosehilfen, z. B. mit der rechnerischen Ermittlung von sogenannten Voxfunktionsmustern aus Ösophagusdruck, Schalldruck und Grundfrequenz (77, 86) oder der automatischen Bestimmung des phonatorischen Wirkungsgrades aus subglottischem Druck, gemessen in einem Bodyplethysmographen, und der Schalleistung (45).

Röntgenuntersuchungen

Die Thoraxübersichtsaufnahme geht in ihrem diagnostischen Wert nicht über das hinaus, was für die Allgemeinmedizin und HNO-Heilkunde von Bedeutung ist. Spezielle Fragestellungen lassen sich mittels Computertomographie oder Magnetresonanztomographie (Kernspintomographie) abklären.

Kehlkopf

Äußere Untersuchung

Inspektion und Palpation. Vor allem die kraniokaudale Beweglichkeit des Kehlkopfes kann mühelos beobachtet werden. Dabei dient die Prominentia laryngea als Orientierungspunkt. Beim Sprechen treten lediglich geringe Stellungsänderungen des Kehlkopfes auf, aber während des Singens eines größeren Tonhöhenumfanges nehmen sie oft deutlich zu. Häufige Bewegungen und große Auslenkungen sprechen für eine unökonomische Stimmgebung und eine wenig ausgeprägte gesangstechnische Schulung. Kleine Bewegungen zeigen die umgekehrten Verhältnisse an.

Schiefstände des Kehlkopfs und andere Asymmetrien sind der inspektorischen oder palpatorischen Untersuchung ebenso zugänglich wie Veränderungen am Kehlkopfskelett und am Zungenbein nach Traumen im Halsbereich. Merkmale einer Hyperfunktion, wie venöse Stauungen oder muskuläre Verspannungen am Hals, müssen beachtet werden.

Druckprobe nach Gutzmann. Der Proband singt einen Ton, und der Untersucher drückt vorsichtig auf den Oberrand des Schildknorpels. Wird während des Singens plötzlich losgelassen, was kurzzeitig eine stärkere passive Anspannung der Mm. vocales bewirkt, kommt es bei einem Stimmgesunden in diesem Moment zu einer Tonerhöhung um einen halben oder einen ganzen Ton. Die Ausgangslage der Stimme wird dann augenblicklich wieder eingenommen. Bei krankhaften Veränderungen im Kehlkopf kann die Tonerhöhung ein größeres Intervall umfassen und die Rückkehr verzögert sein.

Innere Untersuchung

Grundsätzlich darf eine Stimmbehandlung erst dann beginnen, wenn eine Untersuchung des Kehlkopfes durchgeführt worden ist. Dabei gehören heute vergrößernde Optiken zur Grundausrüstung.

Indirekte Laryngoskopie

Die Kehlkopfspiegelung ist für phoniatrische Befunderhebungen ebenso unverzichtbar wie eine gründliche HNO-Spiegeluntersuchung. Man kommt mit der indirekten Laryngoskopie fast stets zum Ziel, auch wenn man nicht immer auf eine Oberflächenanästhesie der Schleimhaut (Rachenspray) verzichten kann. Außerdem ist mit der Lupenlaryngoskopie (80) meist ein sehr guter Überblick zu gewinnen. Leicht lassen sich mit entsprechenden Zusatzgeräten auch Photo- und Videodokumentationen sowie stroboskopische Untersuchungen durchführen.

Indirekte Larynxmikroskopie

Die Verwendung des Mikroskops hat sich auch in der phoniatrischen Praxis durchgesetzt. Es begann vor allem deshalb eine neue Epoche in der Phonochirurgie, weil das Operationsfeld mikroskopisch vergrößert werden konnte (32). Die funktionellen Gesichtspunkte traten noch stärker in den Vordergrund, als das Prinzip der Mikrolaryngoskopie auf die indirekte Laryngoskopie übertragen wurde. Selbstverständlich kann jeder Kehlkopf, der sich spiegeln läßt, auch unter dem Mikroskop betrachtet werden. Als besonderer Vorteil gegenüber der Lupenendoskopie ist die stereoskopische Sicht hervorzuheben.

Bei Verwendung der handelsüblichen Operationsmikroskope ist ein Objektiv von 300 mm empfehlenswert. Die indirekte Larynxmikroskopie zur diagnostischen Klärung unsicherer Befunde läuft fast wie die einfache Spiegeluntersuchung ab: Der Untersucher hält die Zunge des Patienten mit einer Hand wie gewöhnlich, Gesichtsfeld

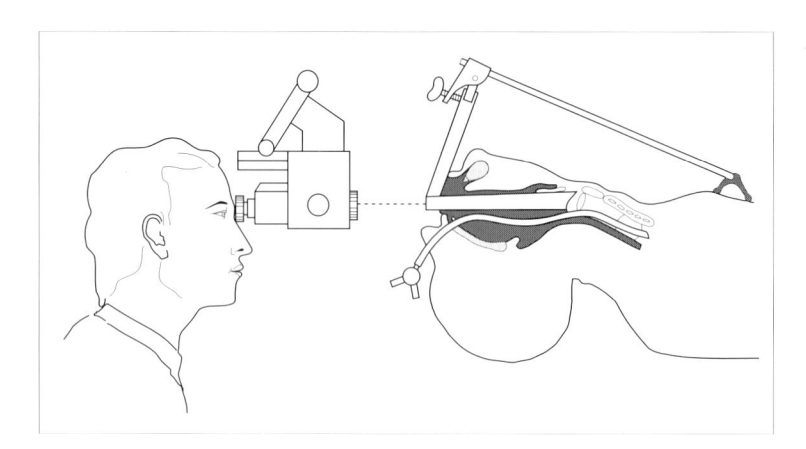

Abb. 5.**26** Direkte Larynxmikroskopie (nach Kleinsasser)

und Beleuchtung des Mikroskops werden auf den Rachen möglichst hoch eingestellt, dann wird der Kehlkopfspiegel eingeführt. Die Scharfeinstellung erfolgt durch vorsichtiges Annähern des Patientenkopfes an das Mikroskop. Falls der Reichert-Haken verwendet wird, muß sich der Patient die Zunge selbst halten.

Die Möglichkeiten einer genauen Befunderhebung sind durch die indirekte Larynxmikroskopie erheblich verbessert worden, z. B. wird man manchmal erst unter dem Mikroskop entscheiden können, ob eine Abtragung pathologischen Gewebes angezeigt ist oder nicht. Operative Eingriffe an den Stimmlippen in Lokalanästhesie sollten grundsätzlich nicht mehr ohne Mikroskop durchgeführt werden.

Direkte Laryngoskopie

Der direkte Zugang zum Kehlkopf wird bekanntlich dadurch möglich, daß man in Narkose Larynxspatel oder Laryngoskope bei dorsalflektiertem Kopf und Streckung des Mundboden-Zungengrund-Bereiches in Hypopharynx und Larynx einführt. Zur Beleuchtung wird Kaltlicht unter Verwendung von Lichtleitkabeln allgemein bevorzugt. In der Phoniatrie werden – wenn man an die Phonochirurgie denkt – überwiegend nur jene selbsthaltenden Laryngoskope verwendet, die gleichzeitig die Benutzung eines Mikroskops gestatten.

Larynxspatel können gebogen (McIntosh) oder gerade (Negus) ausgeführt sein und werden meist mit einem Batteriehandgriff für die distale Beleuchtung verbunden. Der Gebrauch von Larynxspateln und Laryngoskopen ohne optische Vergrößerung empfiehlt sich im wesentlichen für orientierende diagnostische Zwecke, z. B. bei der Abklärung kindlicher Heiserkeiten unter Verwendung der Maskennarkose.

Die Intubationsnarkose erlaubt ruhiges Arbeiten ohne Zeitdruck und gibt bei einer Blutung große Sicherheit bezüglich der Ventilation. Bei Injektorbeatmung sind bessere Sichtverhältnisse vorhanden, die sich vor allem bei stimmverbessernden Eingriffen bzw. bei der Operation wenig blutender Veränderungen günstig bemerkbar machen.

Flexible Endoskope (Fiberoptiken) ermöglichen zwar auch dann noch einen Überblick, wenn man mit der einfachen Spiegeluntersuchung oder der Lupenlaryngoskopie nicht zum Ziele kommt, z. B. bei Sichtbehinderungen im Larynxeingang, aber die verminderte Bildqualität durch Rasterung, geringe Vergrößerung, unzureichende Helligkeit und Distorsion genügt phoniatrischen Bedürfnissen meist noch nicht, vor allem nicht bei stroboskopischer Befunderhebung.

Direkte Larynxmikroskopie

Der Aufschwung der endoskopischen, funktionsbetonten Larynxchirurgie wäre ohne Gebrauch eines Mikroskopes undenkbar gewesen (32). In direkter stereoskopischer Sicht unter dem Operationsmikroskop mit einer Brennweite von 400 mm kann der Operateur feinste Veränderungen erkennen und exakt präparieren. Auch sehr kleine Eingriffe bleiben dabei unter präziser Kontrolle (Abb. 5.**26**).

Abb. 5.**27** Endophotoeinrichtung mit Lupenlaryngoskop, Kamera, Elektronenblitzgenerator und Kaltlichtprojektor (Storz)

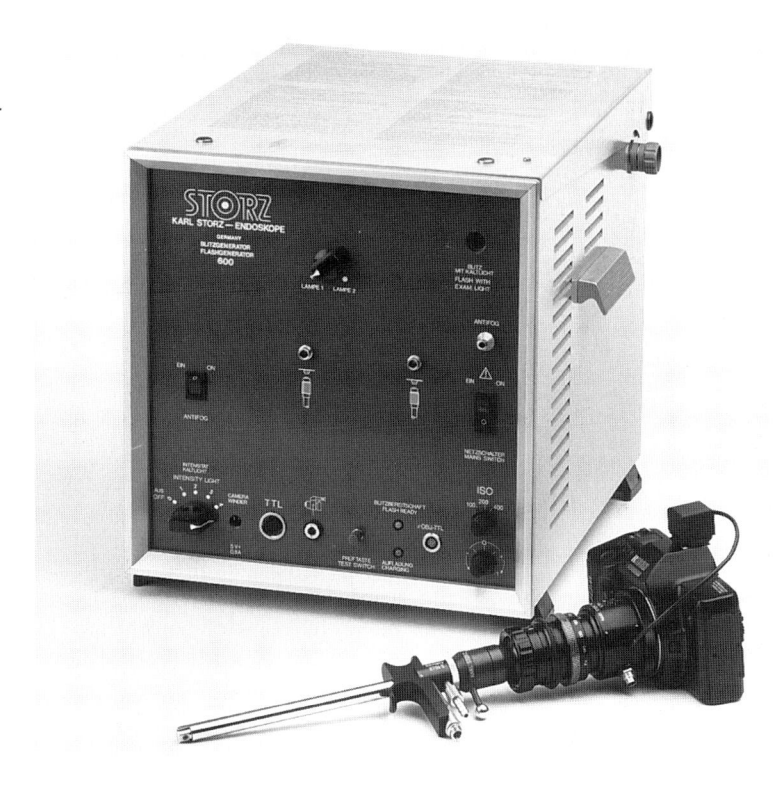

Bei allen diagnostischen und therapeutischen Vorhaben, welche die Möglichkeiten der indirekten Larynxmikroskopie übersteigen, ist die Stützautoskopie in Intubationsnarkose unter Verwendung des Mikroskopes angezeigt. Wenn allerdings das indirekte Vorgehen bei kurz- und dickhalsigen Patienten mit engem Pharynx- und Larynxeingang erheblich erschwert ist, gestattet die anschließend gebrauchte direkte Methode meist keinen leichteren Zugang.

Larynxphotographie

Die interessante Geschichte der Kehlkopfphotographie, die sich über 100 Jahre zurückverfolgen läßt, ist zwei Wege gegangen: den indirekten Weg über den Kehlkopfspiegel oder ein Endoskop mit einer Winkeloptik (90 oder 135°) sowie den direkten Weg durch ein Laryngoskop ohne oder mit Verwendung eines Endoskops mit Geradeausoptik (180°). Gegenwärtig erfolgen Photodokumentationen meist über ein Lupenendoskop, mit dem die Kamera verbunden werden kann.

Das Endoskop wird über ein Lichtleitkabel von einem Elektronenblitzgenerator versorgt, der nicht nur die Photoblitzlichtquelle mit verschiedenen Helligkeitsstufen, sondern auch einen Kaltlichtprojektor zur Beobachtung des Kehlkopfes enthält (Abb. 5.27). Ein Luftinsufflationsgerät kann das Beschlagen der distalen Endoskopoptik verhindern.

Bei Gebrauch eines Operationsmikroskopes läßt sich der Photoansatz sowohl beim indirekten als auch beim direkten Vorgehen benutzen. Nicht nur die jeweilige optimale Vergrößerung kommt den Photoaufnahmen zugute, sondern es wird auch Zeit gewonnen, da man sofort die jeweilige Situation festhalten kann und die Untersuchung allein aus Gründen der Photodokumentation nicht unterbrechen muß.

Direkte Laryngoskopien oder Stützautoskopien allein für Bilddokumentationen durchzuführen, ist nicht gerechtfertigt. Aus phoniatrischer Sicht erscheint es am

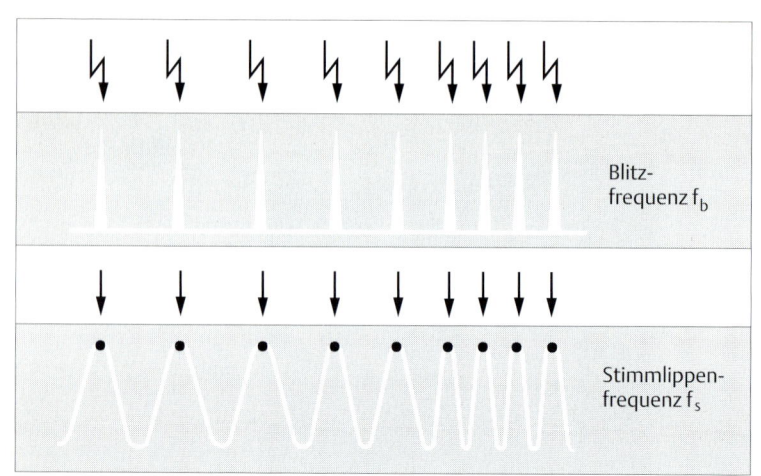

Abb. 5.28 Stroboskopisches Prinzip, stehendes Bild. Gleichheit von Blitzfrequenz der Lampe und Stimmlippenfrequenz, auch bei Frequenzänderung (nach Schönhärl).

Blitzfrequenz f_b

Stimmlippenfrequenz f_s

günstigsten, mittels Videolaryngoskopie und -stroboskopie sowohl die respiratorische als auch die phonatorische Beweglichkeit zu beobachten und mit einem Videorekorder aufzuzeichnen.

Videoendoskopie

Es wird ein Lupenlaryngoskop mit Winkeloptik oder ein Mikroskop benutzt und anstelle der Photokamera eine Videokamera verwendet. Die gute Qualität von lupenendoskopischen und mikroskopischen Videofarbaufnahmen, die geringe Dimensionierung der Geräte, vor allem der Kameras, die mühelose Bedienung und die sofortige Kontrollmöglichkeit der aufgenommenen Befunde favorisieren dieses Untersuchungsverfahren. Außerdem lassen sich damit – wie erwähnt – funktionelle Befunde präzise erfassen und dokumentieren. Das Verfahren dient auch als Argumentationshilfe für Therapieentscheidungen gemeinsam mit den Patienten und für prä- und posttherapeutische Vergleiche.

Schwingungsablauf der Stimmlippen
Stroboskopie

Rasche Bewegungsvorgänge, die das Auge nicht mehr zu erfassen vermag, können unter Verwendung von Impulslicht sichtbar gemacht werden, wenn sie periodisch oder nahezu periodisch ablaufen. Dieser sogenannte stroboskopische Effekt wird bei der Laryngostroboskopie zur Beurteilung der Stimmlippenschwingungen ausgenutzt und ist zu einer unverzichtbaren Untersuchungsmethode in der phoniatrischen und laryngologischen Praxis geworden.

Blitzt man regelmäßig schwingende Stimmlippen an, so stehen diese bei genauer Übereinstimmung von Stimmlippen- und Blitzfrequenz in einer bestimmten und vom Zeitpunkt des Blitzes abhängenden Phasenlage für den Beobachter still. Dieser Stillstand wird vorgetäuscht, weil die Stimmlippen immer nur dann beleuchtet werden, wenn sie in diese bestimmte Stellung gelangt sind. Die Impulsbilder, die jeweils einem anderen Schwingungsablauf angehören, kann der Gesichtssinn als Einzelbilder nicht auflösen. Divergieren Stimmlippen- und Blitzfrequenz nur wenig, so wird mit jeder neuen Schwingung eine Phase sichtbar, die von der vorher gesehenen geringfügig abweicht. Diese Abweichungen werden als langsame Bewegung wahrgenommen. Auch hier handelt es sich um eine Täuschung, denn jedes in seiner Phasenlage unterschiedliche Einzelbild gehört einer anderen Schwingungsperiode an. Das bewegte Bild ist also nicht identisch mit einer Zeitlupendarstellung, wie sie z. B. mit Hilfe der Hochgeschwindigkeitskinematographie erreicht wird.

Moderne Stroboskope bestehen aus elektronischem Steuergerät, Gasentladungslampe (Xenonblitzleuchte) und Fußregler. Die Steuerung der Blitzleuchte erfolgt durch die Stimme des Patienten unter Verwendung eines Mikrophons (Mikrophonsteuerung). Dabei wird die Frequenz der Stimmlippen, die der Grundfrequenz des Stimm-

Abb. 5.29 Stroboskopisches Prinzip, bewegtes Bild. Blitzfrequenz der Lampe geringer als Stimmlippenfrequenz, scheinbar langsamer Schwingungsablauf (nach an Schönhärl)

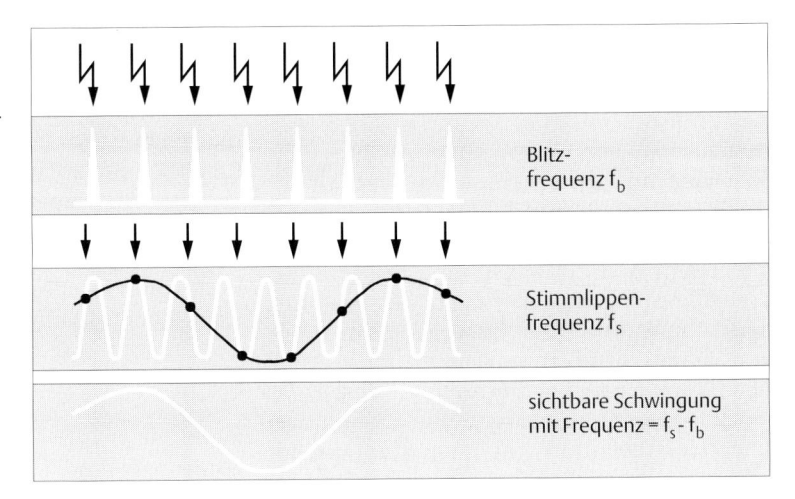

Blitzfrequenz f_b

Stimmlippenfrequenz f_s

sichtbare Schwingung mit Frequenz = $f_s - f_b$

schalls entspricht, durch ein Luftschall- oder Kehlkopfmikrophon abgenommen und zum Steuern der Impulslampe benutzt. Auf diese Weise erreicht man, daß die Lichtblitze zu den Stimmlippenschwingungen synchron ablaufen. Geringe Tonhöhenschwankungen werden sofort nachgeregelt (Abb. 5.28). Die Phasenlage des stehenden Bildes läßt sich über Fußschalter verschieben und ermöglicht so, einzelne Schwingungsphasen, z. B. die Schlußphase, in Ruhe zu beobachten. Andererseits ist es aber auch möglich, durch eine automatisierte Phasenschiebung, die in ihrem Tempo variiert werden kann, ein bewegtes Glottisbild zu erhalten, so daß ein Zeitlupeneffekt entsteht (Abb. 5.29). Die Tatsache, daß stroboskopische Bilder nicht den wirklichen Schwingungsablauf der Stimmlippen wiedergeben, fällt bei der klinischen Laryngoskopie nicht ins Gewicht und schränkt die Anwendungsmöglichkeiten nicht ein.

Umfassende Untersuchungen durch Schönhärl (58) lieferten die Grundlagen für eine breite klinische Anwendung der Stroboskopie sowie für eine einheitliche Bewertung der Befunde. Folgende stroboskopische Merkmale haben diagnostischen Wert erlangt:

Amplituden. Normalerweise treten seitengleiche Amplituden auf, die sich bei Intensitätssteigerung vergrößern und bei Intensitätsminderung verkleinern. Mit steigender Tonhöhe nimmt die Amplitudengröße ab. Man beschreibt die Amplituden als mittelgroß, klein oder groß und drückt pathologische Schwingungsweiten als verkleinert oder vergrößert aus. Seitendifferenzen der Amplitudengröße sowie die Abhängigkeit von Intensität und Tonhöhe müssen beachtet werden. Unregelmäßige Amplitudenschwankungen stellen sich im stehenden Bild als unscharfe Konturierung dar.

Phasenverlauf. Stimmgesunde zeigen phasengleiche Schwingungen, d. h. Öffnungs- oder Schließungsbewegungen vollziehen sich symmetrisch. Abweichungen fallen manchmal in Horizontalbewegungen des Glottisspaltes auf, die man dann als phasenungleiche Schwingungen beschreibt.

Regularität. Normalerweise laufen Stimmlippenschwingungen fast regelmäßig ab. Plötzliche Frequenzänderungen, die Ausdruck einer Funktionsstörung sein können, sind als Bildsprünge wahrnehmbar und werden als Frequenzwechselperioden bezeichnet.

Schwingungsrichtung. In der Regel sind „gegenschlagende" Schwingungen zu beobachten. In pathologischen Fällen, besonders bei Kehlkopflähmungen, kann die vertikale Komponente so sehr überwiegen, daß der Eindruck von „durchschlagenden" Schwingungen entsteht. Zuweilen treten dann auch Flatterbewegungen auf.

Randkantenverschiebung. Das Abrollen der Schleimhaut am Stimmlippenrand, die sogenannte Randkantenverschiebung, ist meist nur bei optischer Vergrößerung exakt zu beurteilen und folgt in seiner Ausprägung überwiegend dem Amplitudenverhalten. Die Randkantenverschiebung tritt bei Männern deutlicher hervor als bei Frauen. Bei fehlendem Muskeltonus, z. B. bei Stimmlippenlähmungen, schwingen die Stimmlippen manchmal als homogene Massen, und eine Randkantenverschiebung läßt sich dann nicht erkennen. Seitendifferenzen im Sinne einer einseitigen Einschränkung sind ein feiner Indikator für pathologische Veränderungen.

Schlußphase. Bei Stimmgesunden tritt die Schlußphase meist bei leiser Stimmgebung auf. Manchmal findet sich jedoch in tieferer Tonlage ein schmaler Spalt, der bei geringer Intensitätssteigerung verschwindet und dann nicht als pathologisch zu bewerten ist. Schlußphasen erst bei darüber hinausgehenden (mittleren) Intensitäten gelten als pathologisch. Es muß also protokolliert werden, ob der Stimmlippenschluß bei geringer, mittlerer oder hoher Intensität eintritt oder ob gar keine Schlußphase erreicht wird.

Phonatorischer Stillstand. Es handelt sich hierbei nicht um eine fehlende Beweglichkeit beim Wechsel von Respiration und Phonation (sog. respiratorischer Stillstand), sondern um die – fast immer einseitige – Aufhebung der Schwingungsfähigkeit, jenes Bewegungsphänomens an der Stimmlippe, das ohne technische Hilfsmittel, wie z. B. die Stroboskopie, visuell nicht wahrnehmbar ist. Grundsätzlich muß jeder partielle oder totale stroboskopische Stillstand, der länger als 2–3 Wochen beobachtet wird, den Verdacht auf eine maligne Infiltration erwecken! In gleicher Weise ist eine zunehmende Amplitudeneinschränkung zu bewerten. Allerdings können einer Schwingungsbehinderung auch entzündliche Prozesse oder narbige Veränderungen, z. B. nach wiederholten Eingriffen an den Stimmlippen, zugrunde liegen. Während bei Entzündungen Rückbildungstendenzen zu sehen sind, ist die bei Narbenzuständen gewöhnlich nicht der Fall (zu beachten: Anamnese, mikroskopischer Befund).

Untersuchungsbedingungen. Auch wenn die technische Entwicklung weit fortgeschritten ist, so bleibt die Laryngostroboskopie eine subjektive Untersuchungsmethode. Um die Ergebnisse vergleichbarer zu machen und die Abhängigkeit von Tonhöhe und Intensität bewerten zu können (S. 56), empfiehlt es sich, regelmäßig bei bestimmten Frequenzen zu untersuchen (beispielsweise Männer 131 Hz = c, Frauen 262 Hz = c^1) und die Intensität zu messen. Zumindest sind Tonhöhe und Stimmstärke zu protokollieren. Abweichungen vom normalen Schwingungsablauf treten bei geringen Intensitäten deutlicher hervor als bei stärkeren. Die Domäne der Stroboskopie ist die frühzeitige Diagnose von Stimmlippenmalignomen geblieben.

Mikrostroboskopie

Nachdem sowohl die stroboskopische als auch die mikroskopische Technik in die phoniatrische Praxis eingegangen waren, lag die Idee nahe, beide Untersuchungsmethoden zu kombinieren (41, 53, 74).

Gerätetechnisch sind verschiedene Variationen in Gebrauch. Entweder wird die stroboskopische Lichtquelle anstelle der Gleichlichtlampe des Mikroskopes plaziert oder neben ihr, wobei eine Umschaltung zwischen Gleich- und Impulslicht während des einzigen Untersuchungsganges vorteilhaft ist. Bei Verwendung eines Lichtleitkabels lassen sich beide Lichtarten wechselseitig einspeisen. Wenn das mittels eines Fußschalters geschehen kann, so wirkt sich das besonders während stimmverbessernder Eingriffe günstig aus, da man unmittelbar nach der Abtragung, die unter Gleichlicht geschieht, die Funktion der Stimmlippen unter stroboskopischem Licht überprüfen kann.

Die bekannten stroboskopischen Phänomene lassen sich genauer beschreiben und können in Details, die aufgrund der verschiedenen perzeptiven Fähigkeiten der Untersucher subjektiv variieren, mit größerer Sicherheit erkannt werden. Man sieht z. B. Einzelheiten im Ablauf der Randkantenverschiebung, die sonst verborgen bleiben. Vor allem bei der Frühdiagnose von Stimmlippenmalignomen und der Verlaufskontrolle

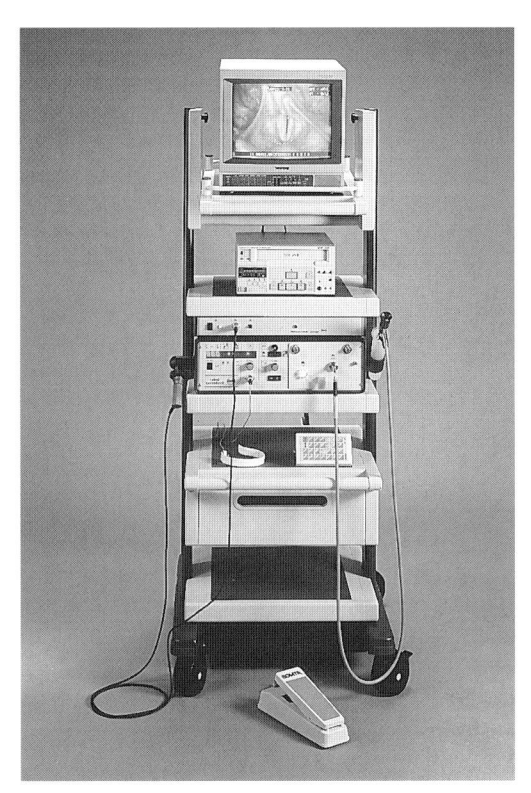

Abb. 5.**30** Endostroboskopeinheit Typ IV (ATMOS).

chronischer Laryngitiden ergeben sich daraus wesentliche Vorteile. Die sichtbaren Einzelheiten der Schleimhautbewegungen am Stimmlippenrand haben außerdem zu einer erheblichen Verfeinerung der Technik bei indirekten Abtragungen an den Stimmlippen geführt (S. 171).

Die Adaptation einer Videokamera an den Mitbeobachtertubus des Mikroskopes ermöglicht es, die Stimmlippenschwingungen auf einem Monitor auch für mehrere Untersucher sichtbar zu machen (26, 91). Auch hier sind durch Anschluß eines Videorekorders zeitunabhängige Auswertungen möglich.

Lupenstroboskopie

Die Entwicklung dieses Verfahrens (3) war zweifellos von dem gleichen Bemühen stimuliert, die Detailerkennbarkeit der Stimmlippenschwingungen zu verbessern. Die Anwendung am Patienten gelingt zwar meist rasch und erfolgreich, jedoch ergibt sich gegenüber der Mikrostroboskopie der Nachteil, daß eine stereoskopische Befunderhebung nicht möglich ist. Die Videostroboskopie wird meist über die Lupenstroboskopie unter zusätzlicher Verwendung einer Fernsehkette realisiert (Abb. 5.**30**).

Messung der Stimmlippenlänge

Über die Lupenendoskopie, mit der man die Stimmlippen meist in ganzer Ausdehnung übersehen kann, läßt sich die relative Länge als Bezugswert für andere Meßgrößen, z. B. die Amplitudenweite, gut ermitteln (Amplituden-Längen-Quotient nach Arndt). Hier ergeben sich Anwendungsmöglichkeiten bei der automatischen Meßwerterfassung und -verarbeitung von Schwingungsparametern der Stimmlippen.

Messungen der absoluten Stimmlippenlänge haben für die Praxis kaum eine Bedeutung, nicht einmal bei der Klassifizierung von Stimmgattungen.

Hochgeschwindigkeitsvideographie

Filmaufnahmen mit Bildfolgeraten von 6000 Bildern/s wurden erstmals 1941 zur Untersuchung des Ablaufs der Stimmlippenschwingungen eingesetzt. Nach mehreren Generationen der Geräteentwicklung ist es heute möglich, eine Hochgeschwindigkeitsvideokamera mit einem Lupenendoskop oder Mikroskop zu verbinden, um die Stimmlippenschwingungen damit aufzunehmen und mittels eines Rechners auszuwerten (Hochgeschwindigkeitsglottographie, 46). Das Verfahren steht auf der Schwelle zum klinischen Einsatz und dürfte auf lange Sicht die Stroboskopie ablösen.

Glottiskymographie

Zur photographischen Dokumentation der Stimmlippenschwingungen wurden zwei Verfahren entwickelt: die Larynxphotokymographie und die Glottisstreifenkymographie (15, 17).

Bei dem erstgenannten Verfahren wird der Kehlkopf über eine Spiegelreflexkamera mit einem Schlitzverschluß indirekt photographiert. Der Schlitzverschluß wird an einem Bildrand gestartet, der zur Längsachse der Stimmlippen senkrecht steht, und bewegt sich mit konstanter Geschwindigkeit über das Bildfeld hinweg. Auf dem Film ist dann jeweils jene Schwingungsphase abgebildet, die der Schlitz freigegeben hat, und es entsteht ein wellenförmiges Bild der Stimmlippenränder. Bei der sogenannten Glottisstreifenkymographie werden nacheinander linienförmige, zur Glottislängsachse senkrecht stehende Stimmlippenbereiche ausgewählt und in der Spaltblendenebene einer Schmalfilmkamera abgebildet. Während der Aufnahme wird der Film mit definierter Geschwindigkeit hinter der Spaltblende bewegt, so daß sich alle Stimmlippenstrukturen innerhalb des jeweiligen streifenförmigen Glottisausschnittes als schwingungsadäquate Wellenlinien erkennen lassen.

Fast alle diagnostischen Kriterien sind quantitativ erfaßbar:

- Frequenz,
- Amplitude,
- Frequenz- und Amplitudenunterschiede,
- Offen- und Schlußphase,
- Öffnungs- und Schließungsgeschwindigkeit,
- Form der Einzelschwingung,
- Periodizität,
- Randkantenverschiebung,
- Stimmlippenlänge,
- Taschenfaltenabstand und -schwingungen.

Dennoch haben sich die Untersuchungsmethoden nicht durchsetzen können, da der Kehlkopf indirekt nicht immer leicht zu photographieren ist, da technischer und finanzieller Aufwand in keinem angemessenen Verhältnis zum Nutzen stehen und da vor allem die heutige Videostroboskopie den praktischen Bedürfnissen stärker entgegenkommt.

Vielleicht setzt sich die Videokymographie (65) durch, bei der mittels eines starren Laryngoskopes und einer modifizierten CCD-Kamera die Stimmlippenamplituden erfaßt und auf einem Monitor wiedergegeben bzw. auf einem Rekorder gespeichert werden können. Ein Seitenvergleich der Amplitudenweite und des Phasenverlaufs ist sofort möglich.

Elektroglottographie

Das von zahlreichen Untersuchern gebrauchte und wiederholt modifizierte Verfahren zeichnet die Öffnungs- und Schließungsbewegungen der Stimmlippen ohne Einführen eines Instrumentes auf.

In Höhe der Stimmlippen werden zwei Elektroden auf die Haut über den Schildknorpelplatten angelegt und mit hochfrequentem Strom von geringer Intensität gespeist. Der Strom fließt durch den Kehlkopf, wird durch die phonatorisch oder respiratorisch hervorgerufenen Widerstandsänderungen amplitudenmoduliert und gibt ein Abbild des Bewegungsablaufes der Stimmlippen. Die Anzeige erfolgt durch einen Oszillographen oder ein Schreibgerät. Es gilt als sicher, daß die Wechselstromimpedanz der Glottis nicht durch den Stimmlippenabstand, sondern durch das Ausmaß des Stimmlippenkontaktes bestimmt wird. Im Glottogramm (Abb. 5.**31**), das die schnellere Glottisschließung als steile Flanke abbildet und die langsamere Öffnung als flache Flanke, sind also lediglich die zeitlichen Änderungen des Stimmlippenkontaktes sichtbar. Dadurch lassen sich weder Öffnungs- noch Schließungszeit exakt bestimmen. Auch der Beginn der Glottisöffnung kann nur ungenau erfaßt werden. Abgesehen davon, daß man Seitendifferenzen nicht erkennt, wirken sich verschiedene Faktoren auf die Kurvenform aus: Vokalisation, Lautstärke, Tonhöhe, Register, Bauart der Geräte, Ort und Art der Elektrodenplazierung.

Wegen der widersprüchlichen Angaben, die vor allem bei funktionellen Stimmstörungen erhoben wurden – ein pathologischer Schwingungsmechanismus führt nicht zwangsläufig zu einem pathologischen Glottogramm –, ist ein diagnostischer Wert des Verfahrens gegenwärtig nicht gegeben. Vielleicht bietet die Untersuchung des elektroglottographischen Offenquotienten („Quasi-Offenquotient") bei Schwelltönen eine Möglichkeit, Stimmgesunde von Stimmkranken zu trennen (19). Sichere Anwendungen sind gegeben, um Grundton- und Periodizitätsanalysen verläßlich durchzuführen und um Nullinienschwankungen durch Kehlkopfbewegungen zu bestimmen (61). Andere glottographische Verfahren (Abb. 5.**31**), wie die Photoelektroglottographie, bei der die Lichtdurchlässigkeit der Glottis gemessen wird, und die Ultraschallglottographie mit Darstellung des Schwingungsablaufs der Stimmlippen mittels Ultra-

Abb. 5.**31** Glottographische Untersuchungsmethoden. EGG = Elektroglottographie, PEGG = Photoelektroglottographie, UGG = Ultraschallglottographie, IF = Inversfilterung (akustische Glottographie) (nach Schultz-Coulon).

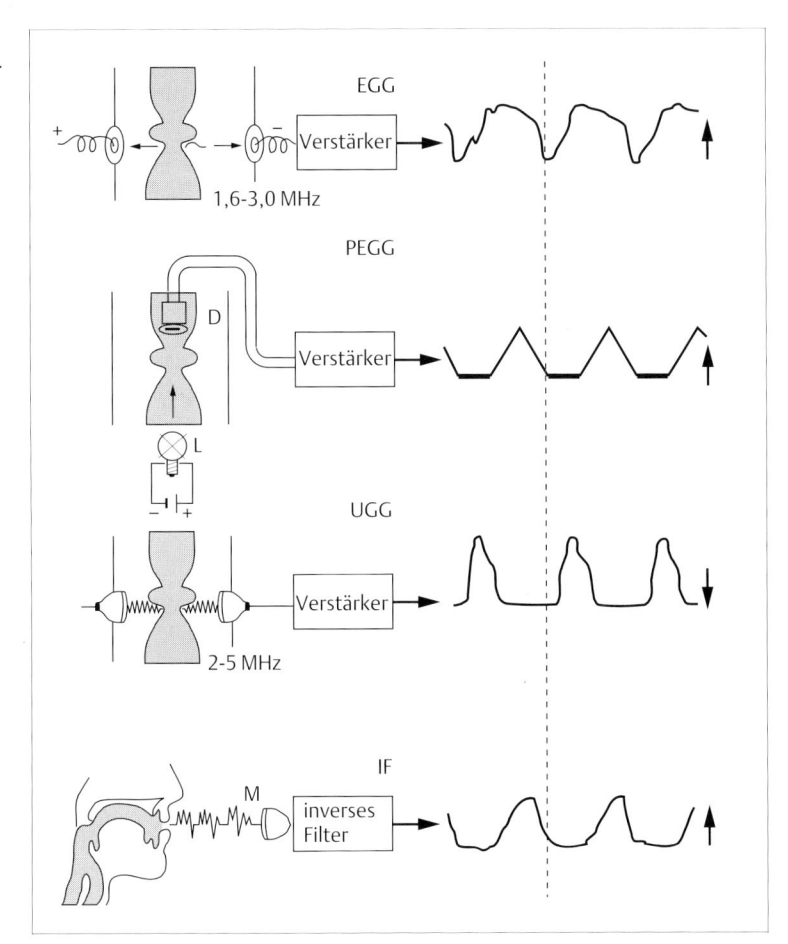

schallsender und -empfänger haben zwar eine wissenschaftliche, aber keine klinische Bedeutung erlangt.

Akustische Glottographie

Das Verfahren, auch als Inversfilterung bezeichnet, macht die Veränderungen des glottalen Spektrums, die in den Ansatzräumen durch Resonanz und Dämpfung geschehen, wieder rückgängig. Es ergibt sich ein akustisches Signal, das der Glottiswelle ähnelt. Verschiedene Filtertechniken (9) dienten der Grundlagenforschung, besonders auf dem Gebiet der Sprachsynthese, das klinische Interesse entsteht erst allmählich. Untersuchungen bei Stimmgestörten lassen erwarten, daß sich vielleicht ein Siebtest für die Diagnose von Kehlkopf-

erkrankungen entwickeln läßt, zumal es mit der Inversfilterung möglich ist, den bei der Stimmgebung unmodulierten Atemstrom (Gleichstrom, Direct current, DC-Flow) und den modulierten (Wechselstrom, Alternating current, AC-Flow) voneinander abzugrenzen. Aufwand und Kompliziertheit der Inversfilterung stehen einer weiten Verbreitung aber noch entgegen.

Röntgenuntersuchungen

Übersichtsaufnahmen. Die Übersichtsaufnahmen des Kehlkopfs im frontalen und im sagittalen Strahlengang dienen lediglich zur Orientierung, da Überlagerungseffekte von der Gegenseite oder der Halswirbelsäule eine präzise Befunderhebung erschweren. Neben der Diagnose von Frakturen läßt sich die Kehlkopfstellung und der Grad der Verknöcherung des Kehlkopfskeletts bestimmen.

Computertomographie. Röntgenologische Verfahren, Organe schichtweise darzustellen, haben nicht nur in der Laryngologie bei der Diagnostik von Tumoren, sondern auch in der Phoniatrie in ausgewählten Fällen Bedeutung erlangt. Dabei ist die traditionelle Tomographie heute fast ausschließlich durch die höher auflösende Computertomographie, die teilweise auch mit intravenöser Kontrastmittelgabe ausgeführt wird, ersetzt worden.

Aus Sicht der phoniatrischen Praxis ergibt sich, daß es wichtigere Kriterien bei der Stimmbeurteilung gibt als die Organdarstellung im Computertomogramm. Zum Ausschluß organischer Veränderungen, z. B. im Rahmen der Tumordiagnostik, ist das Verfahren jedoch unverzichtbar. Diese Aussage trifft auch auf die nichtröntgenologische Magnetresonanztomographie (Kernspintomographie) zu.

Elektromyographie

Die Ableitung elektrischer Muskelpotentiale geschieht am Kehlkopf über Nadel- bzw. Drahtelektroden und erfordert in der Anwendung und Auswertung besondere Erfahrungen.

Die Untersuchung erfolgt am sitzenden oder liegenden Patienten. Ausreichende Prämedikation und – bei Untersuchung im Larynxinnern – sorgfältige Schleimhautoberflächenanästhesie sind notwendig. Die Elektrode, monopolar oder bipolar, muß durch Haut oder Schleimhaut in den Muskel senkrecht zum Faserverlauf und an der dicksten Stelle eingestochen werden. Die inneren Kehlkopfmuskeln, besonders die Mm. vocales, lassen sich auf dem Wege der indirekten Laryngoskopie erreichen, aber auch der Zugang durch das Lig. cricothyroideum oder durch die Schildknorpelplatten wurde gewählt. Bei indirektem Vorgehen ist zu empfehlen, die Elektrodenapplikation lupenendoskopisch (85) oder mikroskopisch zu überwachen. Günstig erscheinen sogenannte Hookedwire-Elektroden, die aus sehr dünnen isolierten Kupferdrähten bestehen, deren Enden abisoliert und widerhakenähnlich gebogen sind. Die Drahtenden werden mittels einer Kanüle in den Muskel gestochen und können dort nach Entfernen der Kanüle für längerdauernde Messungen ohne stärkere Beeinträchtigung des Patienten verbleiben. Seltener wird mittels direkter Laryngoskopie in Narkose oder Neuroleptanalgesie vorgegangen. Die Potentialfolgen lassen sich oszillographisch anzeigen, akustisch darstellen oder ausschreiben. Mit Analog-Digital-Wandler und Datenspeicher sind rechnergestützte Auswertungen möglich (5). Gleichzeitige Aufzeichnungen des Stimmschalles erlauben eine Zuordnung von muskulärer Aktivität und Phonationsleistung.

Bei leichter Willkürinnervation kommt es zu Einzelpotentialen, die sich mit zunehmender Innervation vermehren und zu einem gemischten Muster (Intermediärmuster, Übergangsmuster) führen. Bei stärkster Innervation überlagern sich die Potentiale verschiedener motorischer Einheiten, und es entsteht ein Interferenzmuster. Gleichzeitig nehmen die Amplituden zu (Abb. 5.32). Zu Beginn des normalen Phonationsvorgangs steigt die elektrische Aktivität in den Mm. cricothyroidei, Mm. vocales und in den Adduktoren bereits vor Einsetzen des Tones deutlich an. Während des Tonhaltens ist die Aktivität dann geringer ausgeprägt als kurz vor der Tonproduktion (Abb. 5.33). Im M. cricoarytaenoideus posterior findet sich inspiratorisch eine deutliche Verstärkung der Aktionspotentiale nach Amplitude und Frequenz, bei Beendigung der Inspiration ist

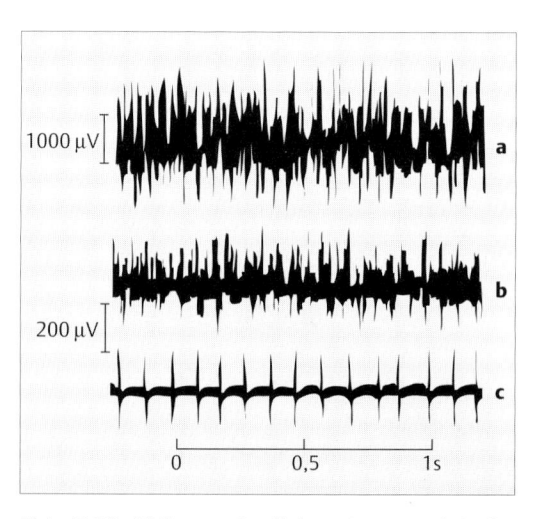

Abb. 5.32 Aktionspotentialmuster. **a** Interferenzmuster, **b** gemischtes Muster, **c** Potentiale einer einzelnen motorischen Einheit (nach Buchthal).

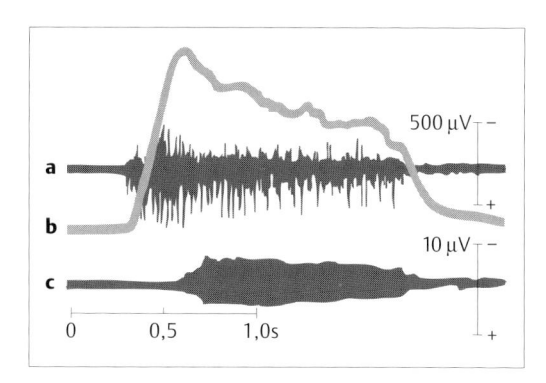

Abb. 5.33 Elektrische Aktivität im linken M. vocalis während der Phonation. **a** Aktionspotentiale, **b** durchschnittlicher Ausschlag der Aktionspotentiale, **c** Mikrophonsignal (nach Faaborg-Andersen).

diese Aktivität bis auf eine Hintergrundaktivität erloschen. Als Denervationszeichen treten Fibrillationen und positiv scharfe Wellen auf.

Aus klinischer Sicht ist die EMG gegenwärtig vor allem einsetzbar, um respiratorische Bewegungsstörungen der Stimmlippen differenziert zu beurteilen. Dafür ergeben sich folgende Möglichkeiten (42):

- Differentialdiagnose laryngealer Bewegungsstörungen (neurogen, arthrogen, myogen),
- Topodiagnostik neurogener Larynxschäden (oberer, unterer Kehlkopfnerv, motorische Endäste des N. recurrens),
- Frühbeurteilung des Schweregrades einer Denervation des Kehlkopfes (EMG innerhalb der ersten drei Wochen nach einer Nervenschädigung),
- Nachweis von Defektheilungen (z. B. paradoxe Reinnervation als mögliche Ursache fehlender oder unzureichender Bewegungswiederkehr der Stimmlippe nach neurogener Schädigung),
- Verlaufskontrolle neurogener Stimmlippenparesen als Voraussetzung für eventuelle spätere phonochirurgische oder kehlkopferweiternde Eingriffe.

Eine wichtige methodische Ergänzung ist mittels der Neuromyographie (Elektroneurographie) des Kehlkopfes möglich. Dabei erfolgt eine direkte Elektrostimulation des N. recurrens oder des N. laryngeus superior und eine Ableitung der entsprechenden Muskelantwortpotentiale. Wegen der häufigen Überlagerung von Reizeinbruch und Neuromyogramm wurde versucht, größere Nervenstrecken einzubeziehen. Das gelang mittels der Reflexmyographie (83): Der N. laryngeus superior wird in Höhe des Zungenbeins über Oberflächenelektroden gereizt und – nach Umschaltung im Vaguskernbereich – die Reflexantwort in der Kehlkopfmuskulatur elektromyographisch abgeleitet. Mit diesen ergänzenden Verfahren versucht man, den Schädigungsgrad (Neurapraxie, Axonotmesis und Neurotmesis) und die Prognose einer Rekurrensparese genauer zu bestimmen (29). Bei einer funktionellen Lähmung sind Reflexe auslösbar, aber die Willküraktivität im EMG ist reduziert und verändert. Eine degenerative Lähmung führt zu fehlenden oder pathologischen Reflexen (verlängerte Latenz, verkleinerte Amplituden), fehlender Willküraktivität im EMG und Denervierungszeichen nach 2–3 Wochen.

Die kombinierte Anwendung von EMG und Reflex-EMG empfehlen auch andere Untersucher (2), sie äußern sich aber über die prognostischen Aussagen zurückhaltender: Zeigt sich bei einer traumatischen Rekurrensschädigung im Sofort-EMG innerhalb der ersten zwei Wochen eine Restaktivität und ist im Reflex-EMG eine Antwort vorhanden, so läßt sich eine vollständige Nervendurchtrennung ausschließen. Andererseits ist eine funktionelle Lähmung nicht völlig unwahrscheinlich, wenn Potentiale und Reflexantwort fehlen. Das Spät-EMG (zwischen der 6. Woche bis etwa dem 6. Monat) helfe vor allem, die Indikation für stimmverbessernde oder glottiserweiternde Operationen zu stellen. Die prognostische Einschätzung nichttraumatischer Rekurrensschädigungen, z. B. der idiopathischen, sei mittels EMG nicht sicher gegeben. Trotz ausgeprägter Denervierungszeichen kehre bei diesen Erkrankungen häufig noch die Stimmlippenbeweglichkeit vollständig zurück.

Laryngeale Dysfunktionen ohne respiratorische Bewegungseinschränkungen der Stimmlippen sind elektromyographisch nicht sicher zu diagnostizieren, auch nicht bei spasmodischen Dysphonien, bei denen Aktionspotentiale normaler Frequenz und Amplituden vorhanden sein können (6, 57).

Neue Ansätze bringt die Magnetstimulation, die sowohl am wachen als auch am bewußtlosen oder narkotisierten Patienten eingesetzt werden kann. Über einen externen Stimulator lassen sich kortikale, zisternale (schädelbasisnahe) und periphere Reize setzen, deren neuromuskuläre Antworten nach lupenendoskopischer Elektrodenapplikation im Larynx ableitbar sind (10, 40, 84).

Stimme

Auditive Beurteilung

Jede auditive Stimmbeurteilung läßt sich auf die Merkmale Tonhöhe, Stimmstärke und Klangfarbe beziehen.

Tonhöhe: In der Akustik entspricht die Bezeichnung Ton einer einfachen Sinusschwingung, zusammengesetzte Schwingungen werden Klänge genannt. Nach dieser Definition tritt die menschliche Stimme als Klang und nicht als Ton in Erscheinung. In der musikalischen Terminologie gilt jedoch die Bezeichnung Klang für gleichzeitig erklingende Töne, unabhängig davon, ob diese Töne aus einfachen oder zusammengesetzten Schwingungen bestehen. In den allermeisten Fällen sind aber bei der Bildung eines musikalischen Klanges im physikalischen Sinne nicht mehrere Töne, sondern mehrere Klänge beteiligt. Da in bezug auf die Stimme der allgemeine Sprachgebrauch mehr Beziehungen zur Musik als zur Akustik hat, wird der Begriff Ton auch für die zusammengesetzten Schwingungen der menschlichen Stimme verwendet. Ihre Tonhöhe entspricht der Frequenz der Stimmlippen und wird in Schwingungen pro Sekunde (Hz) oder in Notennamen angegeben. Dabei braucht die Grundfrequenz im zusammengesetzten Spektrum eines Stimmklanges nicht enthalten zu sein, um wahrgenommen zu werden. In einem Klang aus zusammengesetzten Schwingungen ist die Schwingungszahl des ersten Teiltones, des Grundtones, immer gleich der Differenz der Schwingungszahlen von zwei aufeinanderfolgenden Gliedern der harmonischen Teiltonreihe, so daß auf Grund von subjektiven Tönen, die im Ohr entstehen (vor allem Differenztönen) und auf nichtlineare Transformation im Mittelohr zurückgeführt werden, die Tonhöhenwahrnehmung auch aus der Teiltonstruktur abgeleitet werden kann. Neben diesen Beziehungen zwischen Tonhöhe und Klangfarbe gibt es auch Abhängigkeiten der Tonhöhenwahrnehmung von der Lautstärke. Bei zunehmender Lautstärke sinkt die wahrgenommene Tonhöhe für Sinustöne im tieferen Bereich erheblich ab, während sie im hohen Bereich stark ansteigt. Nur im Frequenzbereich zwischen 1000 und 3000 Hz bleibt sie annähernd gleich. Da außerdem mit großen individuellen Unterschieden gerechnet werden muß, erweist sich die akustisch so einfach definierte Grundfrequenz auditiv im Sinne der Tonhöhe als ein sehr kompliziertes Phänomen.

Stimmstärke: Die Stärke einer Stimme läßt sich verschiedenartig definieren: als Lautstärke (physiologische Größe, gemessen in Phon), als Lautheit (psychologische Größe, gemessen in Sone) und als Schallpegel (physikalische Größe, gemessen in Dezibel). Verschiedene Faktoren beeinflussen die Wahrnehmung der Stimmstärke: Ein Klang mit vielen Teiltönen wird lauter wahrgenommen als ein Klang mit wenigen Teiltönen, auch wenn die Gesamtschallpegel beider Klänge gleich sind. Ebenso steigt die Lautheitsempfindung schneller an bei Klängen, deren Hauptenergie im höheren Bereich verteilt ist. Die im musikalischen Sprachgebrauch übliche Klassifizierung von Pianissimo bis Fortissimo stellt eine relative Abstufung dar, die weitgehend von individuellen Verhältnissen abhängt. Für die Einschätzung ist auch der physische Energieaufwand maßgeblich, den Musiker bzw. Sänger aufbringen müssen, um eine gewisse dynamische Stufe einzuhalten. Die Stufen werden durch den Grad der Anstrengung mitbestimmt.

Klangfarbe: Als Hauptmerkmal der Klangfarbe gilt das Teiltonspektrum. Wandlungen der Teiltonstruktur während der Dauer eines Klanges sowie dessen Ein- und Ausschwingvorgänge wirken sich ebenfalls aus und sind oft sogar entscheidend. Für die psychoakustische Bewertung des Spektrums kann man zwischen einem semantischen und einem ästhetischen Faktor unterscheiden. Die ästhetische Qualitätsstimme erfreut bei künstlerischen Darbietungen, die semantische Qualitätsstimme wird am Telefon am besten verstanden (95). Trotz umfangreicher Untersuchungen bereitet die Objektivierung von Klangfarbenunterschieden nach wie vor große Schwierigkeiten, so daß in der Praxis auditive Beurteilungen dominieren.

Stimmeinsätze

Die Art und Weise, wie die Phonation beginnt, wird als Stimmeinsatz bezeichnet. Der damit verbundene Höreindruck hat feste Beziehungen zum Schwingungsverhalten der Stimmlippen.

Gehauchter Stimmeinsatz: Die Stimmlippen werden von der Respirationsstellung in die Phonationsstellung gebracht, während gleichzeitig der für die Stimmgebung notwendige Atemstrom schon fließt. Die

Stimmlippen beginnen während der Annäherung allmählich zu schwingen, vorher ist bereits Atemluft unmoduliert verströmt (Schließeinsatz). Dem Stimmklang geht ein hörbares, h-artiges Reibegeräusch voraus.

Weicher Stimmeinsatz: Die Stimmlippen liegen in Phonationsstellung bis auf einen schmalen elliptischen Spalt locker aneinander, und der subglottische Anblasedruck wird allmählich wirksam. Die Schwingungen beginnen ohne ein wahrnehmbares Geräusch aus einer Offenphase heraus (Stelleinsatz).

Glottisschlageinsatz (fester und harter Einsatz): Die Stimmlippen legen sich fest aneinander (Vollverschluß), werden durch den Luftstau unterhalb der Glottis auseinandergetrieben und beginnen plötzlich zu schwingen. Je nach der auditiv wahrnehmbaren Härte des Glottisschlages und dem zugrunde liegenden Phonationsmechanismus wird eine stimmhygienisch günstige, physiologische Form (fester Einsatz, weicher Glottisschlag) von einer stimmschädigenden pathologischen Form (harter Einsatz, harter Glottisschlag) unterschieden (34). Die physiologische Variante entsteht durch eine nur leichte Anspannung der Stimmlippen in Phonationsstellung, so daß ein geringer subglottischer Druckanstieg nötig ist, den Verschluß zu lösen. Bei der pathologischen Variante sind die Stimmlippen aneinandergepreßt und werden durch einen stärker gestauten Luftstrom unterhalb der Glottis auseinandergesprengt (Sprengeinsatz). Es kommt zu einem knallartigen Geräusch, dem die Stimmlippenschwingungen plötzlich folgen. Dieser harte Einsatz sollte nur ausnahmsweise beim gespannten Sprechen oder Singen gebraucht werden, da die Gefahr rascher Stimmermüdung besteht. Bei ermüdeten Stimmen oder bei ausgeprägten Stimmstörungen drückt er auch als gepreßter Glottisschlag oder als geknarrter Einsatz (mehrere aufeinanderfolgende Glottisschläge) hyperfunktionelle Kompensationsversuche aus. Der feste Einsatz gehört zur deutschen Hochlautung und kann bei vokalischem Anlaut (Stamm- und Vorsilben) neben dem weichen Einsatz gebraucht werden.

Mittlere Sprechstimmlage

Die mittlere Sprechstimmlage bezeichnet eine Tonhöhe, um die sich die Stimme beim Sprechen bewegt und von der sie kurzzeitig nach oben oder unten abweicht. Unter ungespannten Bedingungen entspricht sie der sogenannten Indifferenzlage (35). Damit ist derjenige Bereich innerhalb des Tonhöhenumfanges gemeint, in dem mit geringstem Kraftaufwand anhaltend und mühelos gesprochen werden kann. Er liegt im unteren Drittel, eine Quarte bis Quinte über der unteren Grenze. Der Begriff mittlere Sprechstimmlage läßt sich darüber hinaus auch auf gespanntes Sprechen sowie auf pathologische Zustände anwenden. Angaben über die mittlere Sprechstimmlage gehören zu jedem Stimmbefund.

Für Männer wird der Bereich von G bis c und für Frauen und Kinder von g bis c^1 als normal angenommen. Die mittlere Sprechstimmlage ist nicht als Absolutwert interessant, sondern in bezug auf die untere Grenze des Tonhöhenumfanges.

Da Emotionen während des Sprechens die Tonhöhenbewegungen stark beeinflussen und es bei großen Auslenkungen der Sprechmelodie nur schwer möglich ist, die mittlere Sprechstimmlage zu bestimmen, bevorzugt man bei der Untersuchung zunächst Reihensprechen (Zahlen, Wochentage), gefühlmäßig neutrale oder ruhige Texte bzw. entsprechende Gespräche. Wiederholte Prüfungen festigen das Ergebnis. Der Vergleich der Sprechstimmlage mit einem Instrument (Klavier, Tongenerator, Stimmgabel) gestattet, die musikalische Tonhöhe oder die Frequenz zu ermitteln. Während des gespannten Sprechens beim lauten Lesen, Reihensprechen oder Rufen kann die mittlere Sprechstimmlage ebenfalls geprüft werden.

Kaustimme

Auf Grund der Wesenseinheit von Kau- und Artikulationsbewegungen erfolgen stimmliche Äußerungen beim lustbetonten Kauen in entspanntem Zustand (14). Diese tiefe, volle und gelöste Stimmgebung wird als Kaustimme bezeichnet. Sie liegt im unteren Bereich der normalen Sprechstimmlage, etwa eine Terz tiefer als die mittlere Sprechstimmlage (Indifferenzlage). Das Lusterlebnis des Essens und genußvollen Kauens wird vom

Untersucher suggeriert, und die Prüfung der Kauphonation schließt sich an. Man fordert den Patienten auf, mit geschlossenem Munde zu kauen und gleichzeitig die Stimme mitklingen zu lassen. Allmählich werden die Lippen geöffnet.

Tonhöhenumfang

Die höchsten und tiefsten Töne der menschlichen Stimme, die singend erreicht werden, begrenzen ihren Umfang (meist als Stimmumfang bezeichnet). Vom Säuglingsschrei ausgehend, der sich gewöhnlich um a^1 bewegt, vergrößert sich der Tonhöhenumfang im Laufe des Wachstums und erreicht während des Erwachsenenalters die größte Weite: mindestens zwei Oktaven, oft drei, selten vier. Der physiologische (absolute) Umfang reicht vom tiefsten, leise und locker anklingenden oder summend erreichten Ton bis zum höchsten Ton (auch Pfeif- oder Fistelton). Der kleinere musikalische Tonhöhenumfang, der musikalisch oder künstlerisch verwertbare Grenzen bezeichnet, sagt weniger aus, weil den subjektiven Anschauungen des Untersuchers relativ viel Spielraum überlassen bleibt. Protokolliert werden muß, ob die Spitzentöne mit gehaltenen Tönen oder Vokalisen erreicht worden sind.

Die Prüfung kann auf verschiedene Weise erfolgen. Es empfiehlt sich, mit einem subjektiv günstigen Vokal von einem mittelhohen Ton auszugehen und von da aus eine Tonleiter langsam in die Tiefe und anschließend in die Höhe – wenn möglich in Halbtonschritten – singen zu lassen. Klangliche Besonderheiten und das Ausmaß der Anstrengung bei den Spitzentönen sollten protokolliert werden.

Stimmerkrankungen gehen häufig mit einer Einschränkung des Tonhöhenumfanges einher, so daß seine Überprüfung regelmäßig erfolgen sollte, nicht nur bei Begutachtungen der Sing- und Sängerstimme. Zur Prüfung des Tonhöhenumfanges beim Sprechen eignet sich die Messung von Sprechstimmprofilen (S. 105).

Steigerungsfähigkeit

Die Stimmintensität läßt sich auditiv nicht exakt erfassen und beschreiben und erfordert apparative Voraussetzungen, z. B. für die Messung von Sprech- und Singstimmprofilen. Dagegen sind relativ präzise Aussagen zur Steigerungsfähigkeit in jedem Falle möglich.

Eine gesunde und leistungsfähige Stimme ist in der Lautstärke steigerungsfähig. Das Ausmaß erlaubt Rückschlüsse auf das stimmliche Leistungsvermögen, das bei Tauglichkeitsuntersuchungen für Berufe mit hoher Stimmbelastung und bei Vorliegen von Stimmstörungen einzuschätzen ist. Man läßt zunächst einen relativ neutralen Text ungespannt lesen, anschließend einen emotionsgeladenen so laut wie möglich. Man kann auch den Patienten zu bestimmten Ausrufen antreiben (Achtung! Hallo! Tor!). Der Grad des Lauterwerdens läßt sich nach dem subjektiven Höreindruck beschreiben als: nicht, schwach oder wenig (geringgradig), mittelgradig oder stark und sehr gut (hochgradig) steigerungsfähig. Gleichzeitig sollten die mittlere Sprechstimmlage und der Stimmklang bei einem bestimmten Steigerungsgrad notiert werden.

Der Einwand mancher Patienten, die laute Stimmanwendung dürfe z. B. während des Unterrichts keine Rolle spielen, und deshalb sei der Test entbehrlich, geht am Wesen dieser Untersuchung vorbei. Es handelt sich vielmehr darum, die Dynamik der Stimme zu erfassen und nicht zu übersehen, ob eventuell ein Patient während des gering gespannten Sprechens dynamisch schon seine Leistungsgrenze erreicht. Denn niemand kann über Stunden an dieser Grenze sprechen, ohne stimmlich relativ rasch zu ermüden oder zu versagen. Starke Steigerungsfähigkeit bedeutet in diesem Zusammenhang, Reserven für das gespannte Sprechen zu besitzen, und macht es wahrscheinlich, daß die Stimme über eine längere Zeit belastbar ist.

Die Prüfung des *Schwelltonvermögens* sucht nicht nur den Grad der Schwellfähigkeit eines gesungenen Tones zu erfassen, sondern auch die Kontinuität des An- und Abschwellens. Da ein richtig ausgeführter Schwellton eine der differenziertesten sängerischen Leistungen darstellt und eine hochentwickelte Gesangstechnik verlangt,

Tabelle 5.3 Vereinfachte Zusammenhänge zwischen physiologischen, akustischen und auditiven Aspekten des Stimmschalls (nach Wendler)

Genetisch (physiologisch)	Gennematisch (akustisch)	Perzeptiv (auditiv)	
Alle Abweichungen vom normalen Schwingungsmuster der Stimmlippen, zusätzliche Schallquellen	Geräuschanteile im Stimmschall	**Heiserkeit**	H
Irregularitäten der Stimmlippenschwingungen, zusätzliche Schallquellen	Geräuschanteile durch Aperiodizitäten der Grundschwingung des Stimmschalls, Überlagerungen	**Rauhigkeit**	R
Fehlender Stimmlippenschluß	Geräuschanteile durch Turbulenzen unmodulierter Ausatmungsluft	**Behauchtheit**	B

sollte man den Begriff Schwelltonvermögen nur bei Beurteilung der Sängerstimme anwenden.

Tonhaltedauer

Als Kriterium stimmlicher Leistungsfähigkeit gestattet die Tonhaltedauer lediglich eine Grundorientierung. Die Länge des Tonhaltens hängt von Intensität, Tonhöhe, Vokal, Gesangstechnik u.a. ab, und exakt vergleichbare Werte ergeben sich nur unter streng definierten und eingehaltenen Bedingungen. In der praktischen Anwendung hat nur die stark verkürzte Tonhaltedauer bei Erkrankungen, die mit mangelhaftem Glottisschluß einhergehen, diagnostische Bedeutung. Man läßt den Patienten so lange wie möglich summen oder einen Vokal mit leiser Stimme aushalten und mißt die Zeit in Sekunden. Ein stimmgesunder Erwachsener kann den Ton etwa 20–30 Sekunden halten. Werte unter 10 s gelten als sicher pathologisch.

Stimmklang

Die auditive Bewertung des Stimmklanges ist in starkem Maße von den Fähigkeiten des Untersuchers abhängig, Ausdrucksnuancen der menschlichen Stimme empfindsam aufzufassen und Klangeigentümlichkeiten assoziativ zu beschreiben. Das betrifft besonders die Stimmen von Künstlern. In der phoniatrischen Praxis kommt es jedoch darauf an zu entscheiden, ob krankhafte Veränderungen vorliegen oder nicht. Diese Entscheidung kann meist leicht getroffen werden. Es ergeben sich aber sofort Schwierigkeiten, wenn es darum geht, bestimmte Erscheinungsformen und Schweregrade pathologischer Stimmqualitäten zu beschreiben (49, 78). Große individuelle Unterschiede kann man nur vermeiden, wenn aus der Fülle gebräuchlicher Termini eine Auswahl und Reduzierung erfolgt und gleichzeitig passende Eigenschaftswörter den physikalisch-physiologischen Grundlagen zugeordnet werden.

Als Oberbegriff sollte von der Bezeichnung *heiser* ausgegangen werden. Darunter sind alle Stimmklänge mit pathologischen Geräuschanteilen zu verstehen. Ihnen liegt entweder unmodulierte Ausatmungsluft zugrunde, und zwar bei unvollständigem oder fehlendem Glottisschluß (Stimme *behaucht*), oder es sind Irregularitäten im Schwingungsablauf in bezug auf Frequenz, Amplitude oder Phasenverhältnisse vorhanden, die den heiseren Stimmklang verursachen (Stimme *rauh*, Tab. 5.3). Es hat sich bewährt, die einzelnen Faktoren R, B, H nach Schweregraden von 0 bis 3 zu klassifizieren (0 = nicht vorhanden, 1 = geringgradig, 2 = mittelgradig, 3 = hochgradig) und durch Indizes zu kennzeichnen).

Das wiedergegebene vereinfachte Schema stimmt jedoch nicht immer mit den vielfältigen Erscheinungen in der klinischen Praxis überein. Leichte

Schlußschwächen der Stimmlippen können auch zu einem belegten Stimmklang, d. h. zum Eindruck geringgradiger Rauhigkeit führen. Mit „klangvoll" bezeichnet man zusätzlich ein auditiv auffälliges, besonders günstiges Spektralmuster, mit „klangarm" das Gegenteil. Die normale Stimme wird als dicht und klar beschrieben (R0, B0, H0). Gegebenenfalls werden weitere wichtige Eigenschaften zusätzlich notiert, z. B. Hyper- oder Hyporhinophonie, Tremolieren, Kippeln.

Nach einer Faktorenanalyse der Heiserkeit mit 16 bipolaren Merkmalen wurde die sog. GRBAS-Skala abgleitet (G = Grad der Heiserkeit, R = Rauhigkeit, B = Behauchtheit, A = Asthenie (Schwäche), S = Spannung) (24) bzw. eine GRBA-Skala (25). Nach eigenen Erfahrungen kann auf das Merkmal Schwäche verzichtet werden. Gruppenhörversuche mit den Merkmalen Rauhigkeit, Behauchtheit und Heiserkeitsgrad (1, 47) haben hohe Verläßlichkeit ergeben und gezeigt, so daß man einer Objektivierung nahe kommt. Auditive Beurteilungsschemata, auch wenn sie sich unter systematischen Gesichtspunkten nur schwer fassen lassen, sind deshalb als Orientierungshilfen für die Praxis gut brauchbar.

Elektroakustische Methoden

Neben der auditiven Beurteilung von Stimm- und Sprechschall treten immer stärker elektroakustische Methoden in den Vordergrund, die die flüchtigen Erscheinungen dieser Schallereignisse konservieren und weiterführende Analysen ermöglichen. Alle diese Bemühungen dienen der Objektivierung von Befunden, die wegen ihrer Vergänglichkeit in besonderem Maße der Gefahr subjektiver Interpretation ausgesetzt sind.

Schallspeicherung und -wiedergabe

Für die Speicherung von Schall und seine Wiedergabe hat sich die digitale Audiotechnik zum hochwertigsten und zuverlässigsten Verfahren entwickelt. Entsprechende Geräte sollten zur Grundausrüstung jeder Behandlungsstelle gehören, die sich mit phoniatrischen Fragen befaßt. Im Verlauf von Übungen dienen Tonaufnahmen dazu, die Hörkontrolle zu verbessern, und wenn sie vor Beginn und nach Abschluß von Behandlungen herangezogen werden, helfen sie sowohl dem Therapeutenteam als auch den Patienten, die Resultate einzuschätzen. Zugleich stellen sie eine wichtige Dokumentation dar, die zu Gruppenhörbeurteilungen und Stimmschallanalysen genutzt werden kann.

Bei der Zusammenstellung von Mikrophonen, Rekordern, Verstärkern und Lautsprechern sind möglichst hohe Qualitätsansprüche zu stellen, damit Verfälschungen bei der Aufnahme und Wiedergabe vermieden werden. Als optimal gelten digitalisierte Aufnahmen auf Band oder Compactdisk, die nicht nur wegen ihrer echten Klangqualität, sondern auch wegen des raschen Zugriffes besonders vorteilhaft sind. Außerdem erhöht sich die Qualität nachfolgender Bearbeitungen, z. B. bei Spektralanalysen, erheblich.

Neben den gerätetechnischen Voraussetzungen kommt den Aufnahmebedingungen eine wichtige Bedeutung zu. Aufnahmeräume müssen zwar gegen Störschall von außen gut isoliert sein (Schalldämmung), die Raumakustik darf jedoch nicht zu wenig Nachhall aufweisen. Akustisch „trockene" Räume verleiten zum Forcieren der Stimme, was meist mit Fehlfunktionen einhergeht. Wohnzimmerakustik gilt für Stimm- und Sprechaufnahmen und deren Wiedergabe als optimal.

Messung der Stimmstärke

Als Maß für die Stimmstärke empfiehlt sich der unter definierten Bedingungen (Raumakustik, Mikrophonabstand) gemessene Schalldruckpegel in Dezibel (dB), wobei die A-Bewertung als am günstigsten angesehen wird. Es kommt weniger auf Impulsmessungen an als auf slow bewertete Messungen mit einem möglichst großen Pegelbereich, der bei unterschiedlichen Stimmstärken nur wenige Umschaltungen erfordert. Schallpegelmessungen werden in der phoniatrischen Praxis vor allem durchgeführt, um den Dynamikumfang der Sprech- und Singstimme zu bestimmen, um Stimmbelastungstests zu kontrollieren bzw. den erreichten Pegel als Feedback anzubieten und um Untersuchungsbedingungen festzulegen, z. B. bei strobosko-

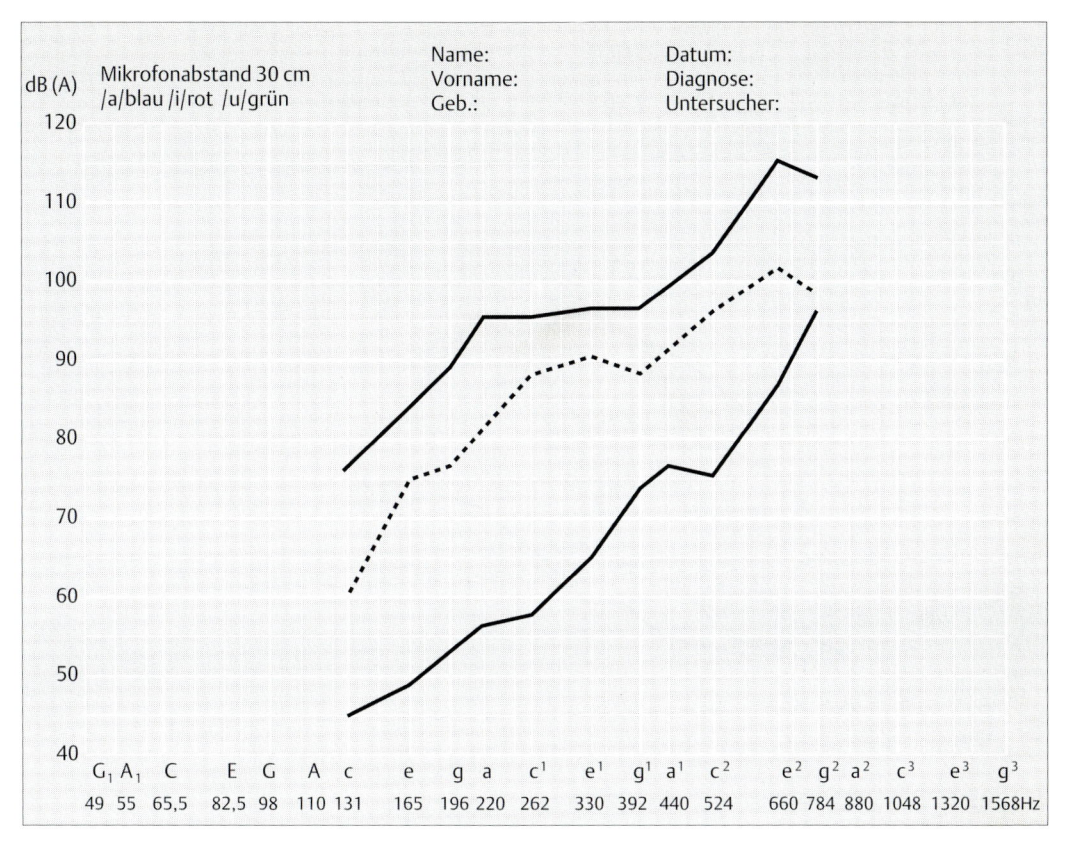

Abb. 5.**34** Spektrales Stimmfeld. Geschulte Stimme einer Opernsolistin (Alt), Vokal /a/; durchgezogene Kurven: Stimmschallpegel beim leisen und lauten Singen, unterbrochene Kurve: hoher Formantpegel (nach Seidner).

pischen Beurteilungen. Für prognostische Einschätzungen oder Begutachtungen erscheint es besonders wichtig, Schallpegelmessungen der Sprechstimme durchzuführen, um die individuelle, konstitutionelle Stimmgröße zu ermitteln (52; S. 104).

Messung der Tonhöhe

Zur Tonhöhenmessung der Stimme unter quasistationären Bedingungen (ausgehaltene Töne) genügen Frequenzanzeigegeräte, wie sie z. B. in Stroboskopen eingebaut sind. Die Stimmgrundschwingungen werden nach Schallabgriff über Körper- oder besser Luftschallmikrophon elektronisch nach ihrer Frequenz analysiert, die dann einem Anzeigeinstrument zugeführt und auch als Tonhöhe abgelesen werden kann. Mit Hilfe von Kleinrechnern läßt sich auch die mittlere Sprechstimmlage beim fortlaufenden Sprechen nach diesen Prinzipien ermitteln und darstellen. Das Hauptproblem besteht in der Zuverlässigkeit der Geräte, d. h. vor allem, inwieweit sich Oktavsprünge vermeiden lassen und auch leise oder heisere Stimmen korrekt erfaßt werden. Die Messung der Stimmgrundfrequenz mittels Elektroglottographie ist ebenfalls nutzbar.

Stimmumfangsprofile

Frequenzabhängige Intensitätsmessungen der Stimme werden vereinzelt schon seit Jahrzehnten durchgeführt (16, 69), aber erst mit der Publikation als Phonetogramm erfolgten Anstöße für eine weitere Verbreitung und klinische Anwendung (62, 64, 67). Die Bezeichnung Stimmfeld für

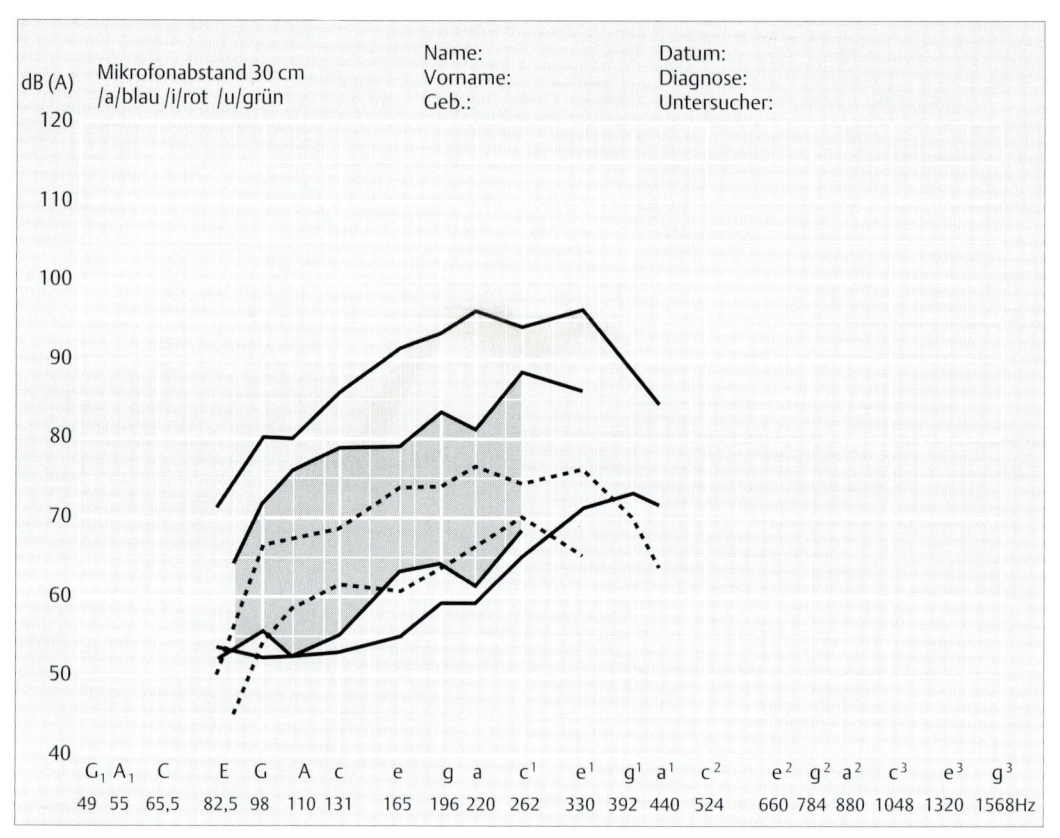

Abb. 5.35 Spektrale Stimmfelder, d.h. Singstimmprofile mit spektraler Bewertung vor (schraffiert) und nach Polypabtragung. Postoperativ Zunahme des Tonhöhen- und Dynamikumfanges sowie des hohen Formantpegels.

das Meßergebnis (55) tritt gegenüber dem Oberbegriff Stimmumfangsprofil zurück, da ein Flächenmaß die Besonderheiten des Tonhöhen- und Dynamikumfanges einer Stimme nicht wiedergibt. Präzisere Informationen bringen die Kurven an sich, d. h. ihre Lage, Ausdehnung und Steilheit sowie ihr Profil beim leisen und lauten Singen. Das Stimmkomitee der IALP empfiehlt deshalb für diese Untersuchungsmethode die Bezeichnung „Messung des Stimmumfangsprofils" (*voice range profile measurement*). Methodenvariationen werden eigenständig benannt.

Die zu prüfenden Tonhöhen werden entweder vorgegeben (Klavier, Tongenerator) oder akustisch aus dem Stimmsignal ermittelt. Der Proband soll so leise bzw. so laut wie möglich phonieren. Prüft man auf diese Weise den gesamten Tonhöhenumfang, mißt jeweils die Stimmintensität und trägt die Meßergebnisse in ein Koordinatensystem ein (X = Tonhöhe, Y = Stimmstärke), so ergibt sich ein rasch überschaubares Bild der Stimmleistung. Die Aufzeichnung kann auch halbautomatisch mittels eines XY-Rekorders oder computergestützt unter Verwendung eines Druckers erfolgen. Ein Standardisierungsvorschlag Stimmfeldmessung/Phonetographie wurde als Empfehlung der Union der Europäischen Phoniater publiziert und betrifft Einsatzmöglichkeiten, Geräteausstattung, Raumakustik, Mikrophonabstand, Registrierungsmöglichkeiten und Terminologie (71).

Stimmumfangsprofile lassen sich bei gesungenen Tönen ermitteln (Singstimmprofile), aber auch beim Sprechen (Sprechstimmprofile) (68).

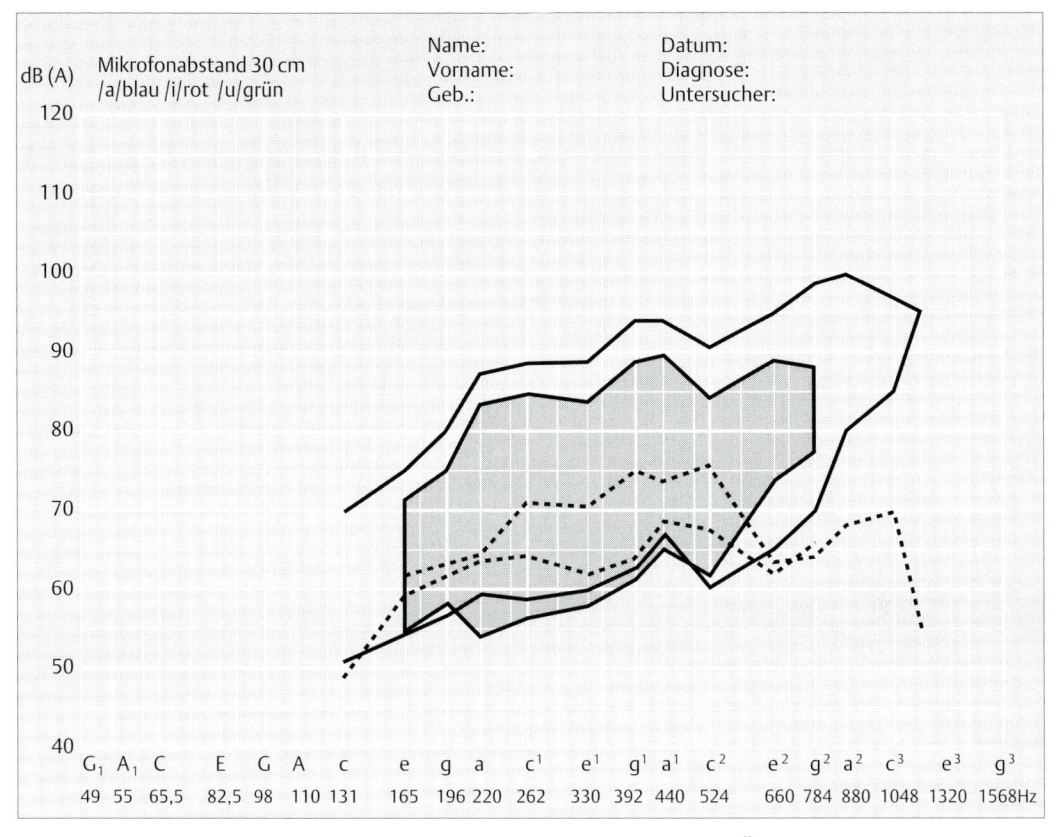

Abb. 5.36 Singstimmprofile mit spektraler Bewertung vor und nach Übungsbehandlung bei funktioneller Dysphonie. Prätherapeutisch: schraffierter Bereich; posttherapeutisch Vergrößerung des Tonhöhen- und Dynamikumfanges sowie des hohen Formantpegels, vor allem im Sprechstimmbereich.

Bei der Messung von Singstimmprofilen (herkömmlich auch Phonetographie, Stimmfeldmessung) erfordern nur sängerische Fragestellungen mehrere Vokale (/a/, /u/ und /i/) zu prüfen, sonst genügt der Vokal /a/. Mit dem Verfahren lassen sich sowohl Qualitätsunterschiede gesunder Stimmen als auch Funktionsstörungen kranker Stimmen erfassen. Allerdings muß man dabei den Klang der einzelnen Stimmleistungen mit berücksichtigen. Zunächst wurden auditiv erhobene Befunde einzelnen Meßpunkten hinzugefügt, später erfolgte beim lauten Singen die Registrierung des Schalldruckpegels zwischen 2 und 4 bzw. 5 kHz, der klanglich als Qualitätsmerkmal gilt (hoher Formantpegel, Sängerformantpegel). Das Verfahren, zunächst „Spektrale Stimmfeldmessung" genannt (76, Abb. 5.34), läßt sich korrekter bezeichnen: Messung von Singstimmprofilen mit spektraler Bewertung.

Die numerische Auswertung derartiger Messungen ergab statistisch gesichert, daß sich Qualitätsunterschiede zwischen verschiedenen stimmgesunden Probandengruppen objektivieren lassen (67, 69). Damit sind sowohl Tauglichkeitsentscheidungen für Stimmberufe zu präzisieren als auch gezielte Hinweise für eine Stimmausbildung zu geben bzw. Ausbildungsverläufe zu dokumentieren. Aber auch zur Therapieeinschätzung sind derartige spektral bewertete Messungen geeignet (88, Abb. 5.35–37).

Unter den gleichen Untersuchungsbedingungen wie für die Ermittlung von Sing stimmprofilen lassen sich Sprechstimm-

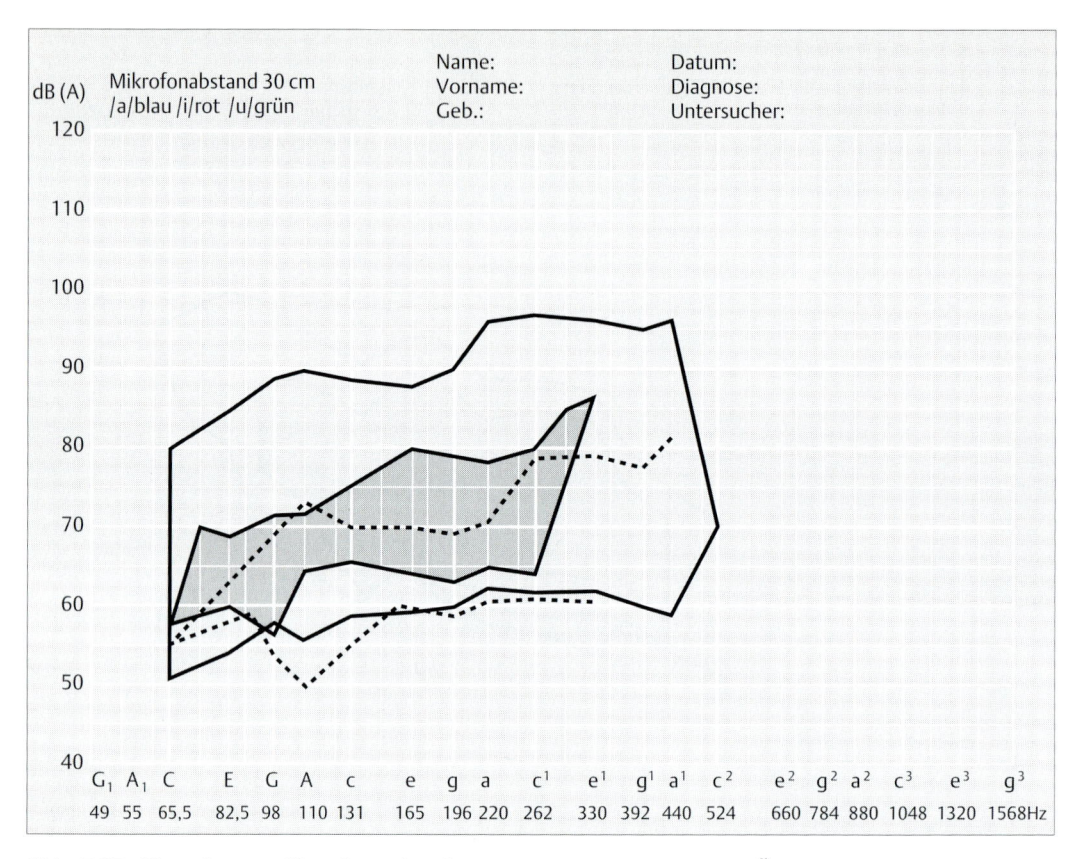

Abb. 5.**37** Singstimmprofile mit spektraler Bewertung vor und nach Übungsbehandlung bei einseitiger Stimmlippenlähmung. Prätherapeutisch: schraffierter Bereich. Verbesserung der Stimmfunktion in den gemessenen Parametern.

profile (68) messen, wenn eine Schallpegelanzeige in Echtzeit möglich ist. Man prüft Reihensprechen ungespannt bis zum Rufen, bestimmt die jeweilige mittlere Sprechstimmlage auditiv und trägt die einzelnen Spitzenschallpegel in das übliche Formular ein (Abb. 5.**38**). Stimmgesunde bzw. normal steigerungsfähige Stimmen erreichen als Spitzenwert 90 dB(A) oder mehr im Rahmen eines Tonhöhenbereiches von 8–10 Halbtönen (weiblich) bzw. 12–15 Halbtönen (männlich).

Die Bestimmung von Heiserkeitsfeldern (23) zeigt, wie wichtig die gleichzeitige Erfassung auditiver Befunde ist. Bei Stimmkranken wurde die Fläche zwischen den Schallpegelkurven des leisesten Singens und denjenigen bestimmt, bei denen Heiserkeit nicht mehr vorhanden war. Eine Besserung des Stimmklanges nach Therapie zeigte sich u.a. in einer Verkleinerung oder in einem Verschwinden des Heiserkeitsareals. Weitere Versuche, klangliche Besonderheiten der Stimme einzubeziehen, wurden unternommen (50), z.B. Jittermessungen über den gesamten Tonhöhen- und Dynamikumfang.

Flächendarstellungen der Stimmfunktionen (Sing- und Sprechstimmfeld, 20) können computergestützt erfolgen und basieren auf einer automatischen Erfassung der Tonhöhen und Schallpegel. Flächenvergleiche eignen sich dazu, die individuelle Stimmgröße zu bestimmen oder Therapieverläufe zu dokumentieren.

Klanganalysen

Subjektive Methoden führten bereits um die Jahrhundertwende zu wichtigen und subdB (A) Mikrofonabstand 30 cm /a/blau /i/rot /u/grün

Name: Datum:
Vorname: Diagnose:
Geb.: Untersucher:

Sprechstimmprofile

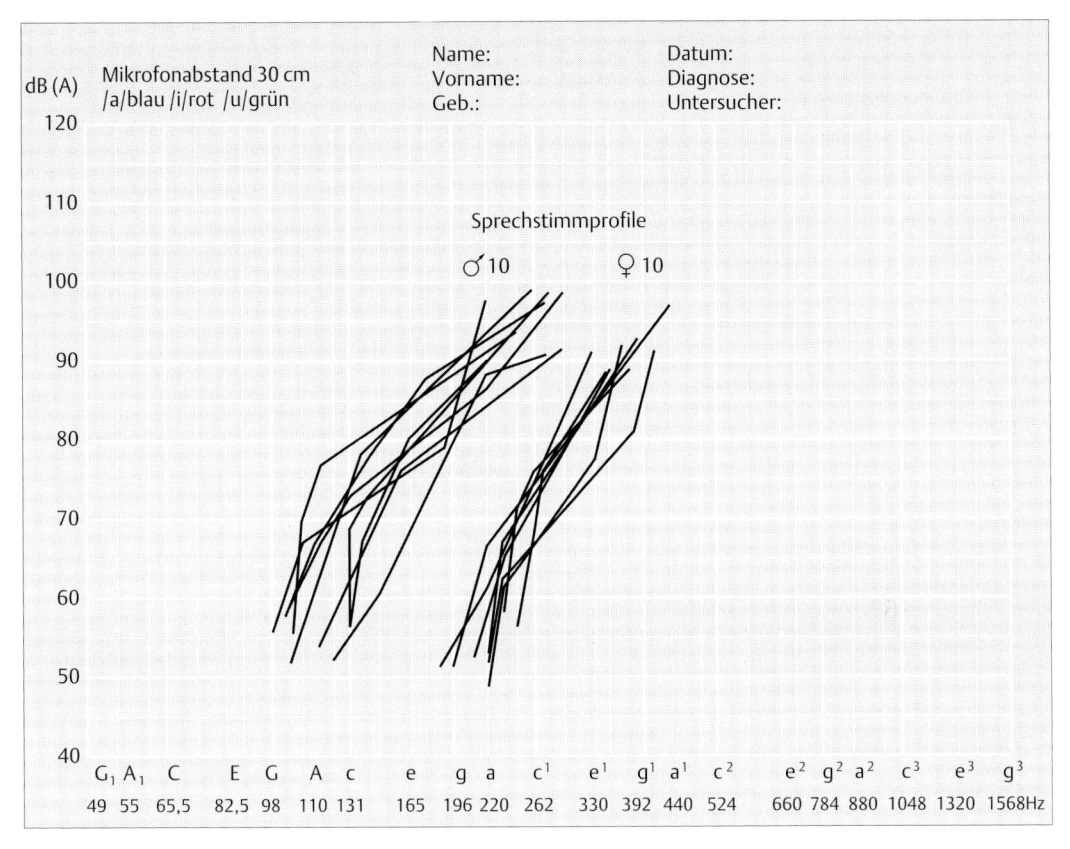

♂ 10   ♀ 10

G_1	A_1	C	E	G	A	c	e	g	a	c^1	e^1	g^1	a^1	c^2	e^2	g^2	a^2	c^3	e^3	g^3
49	55	65,5	82,5	98	110	131	165	196	220	262	330	392	440	524	660	784	880	1048	1320	1568Hz

Abb. 5.**38** Sprechstimmprofile (nach Seidner). Dynamikumfang von jeweils 10 stimmgesunden männlichen und weiblichen Probanden vom ungespannten Sprechen (Indifferenzlage) bis zum Rufen.

tilen Erkenntnissen über Schallstrukturen einschließlich der menschlichen Stimme. Nach Einführung der elektronischen Verstärkertechnik sowie der Entwicklung der Mikroelektronik werden hauptsächlich Verfahren angewendet, die im Zeitbereich vor allem die Grundwelle und im Frequenzbereich spektrale Charakteristika des Stimmsignals untersuchen.

Regularitätsanalysen. Es werden Grundfrequenz-, Amplituden- und Wellenformschwankungen gehaltener Vokale ermittelt, die in ihrer Korrelation Aussagen über die Stimmreinheit gestatten (27, 44). Einzelverfahren wie die Messung von Frequenzschwankungen (Jitter) und von Amplitudenschwankungen (Shimmer) sind bisher nicht ausreichend geeignet, Heiserkeiten und Heiserkeitsgrade differenziert darzustellen.

Spektralanalyse. Für die Spektralanalyse quasistationärer Klänge (z. B. ausgehaltener Vokale) werden Echtzeitanalysatoren mit Filtern oder digitale Signalprozessoren verwendet. Im Frequenzbereich von 25 Hz–20 kHz wird bei einem Dynamikumfang von 60 dB das gesamte Spektrum innerhalb weniger Millisekunden zur Darstellung gebracht (visuelle Kontrolle über Bildschirm und Digitalanzeige des Schallpegels in den einzelnen Frequenzbändern, Aufzeichnung mit Plotter oder Drucker). Der Einsatz mikroelektronischer Rechentechnik ermöglicht heute die mathematische Frequenzzerlegung komplexer Schalle (Fourier-Analyse, S. 13) nahezu in Echtzeit. Sowohl quasistationäre Vokalklänge als auch fortlaufende Sprache können mit der Fast-Fourier-Transformation (FFT) analysiert werden (S. 17).

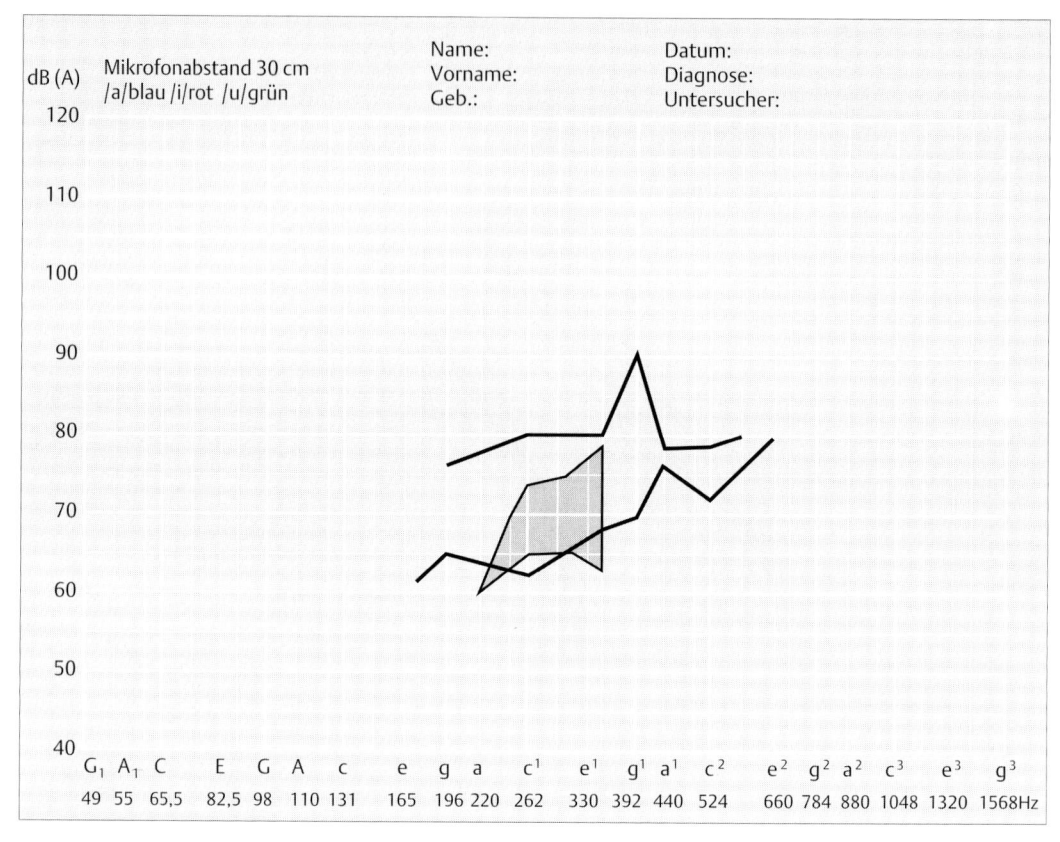

Abb. 5.39 Änderung der Sprech- und Singstimmprofile nach Thyreoplastik. **a** Postoperative Verbesserung des Tonhöhen- und Dynamikumfanges in den Singstimmprofilen (präoperativ: schraffiert).

Langzeitmittelwert-Spektralanalyse. Beim fortlaufenden Sprechen oder Singen werden in kurzen Abständen (Millisekundenbereich) Momentanwerte von in Echtzeit gewonnenen Spektren in einem Rechner gespeichert und gemittelt. Das so gewonnene Mittelwertspektrum verändert seine Gestalt schon nach 100 Mittelungsschritten nur noch wenig, und man kann davon ausgehen, daß sich etwa nach 2 Minuten ein stabiles spektrales Muster herausgebildet hat. Man spricht von Long time average spectrum (LTAS). Dieses spektrale Bild gibt die typischen Merkmale des jeweiligen individuellen Stimmklangs wieder und ist weitgehend unabhängig von der Art des gelesenen oder gesungenen Textes und auch von der Sprache, in der der Text abgefaßt ist. Versuche, dieses Verfahren zur Klassifizierung von Stimmqualitäten und Störungsgraden bei heiseren Stimmen einzusetzen (13, 43, 54, 92) haben bisher nicht zu einheitlichen, überzeugenden Ergebnissen geführt, weil bei der Mittelung offenbar zu viel wichtige Information verlorengeht.

Sonagraphie. Die dreidimensionale Darstellung gibt ein anschauliches, auch in farbigen Abstufungen mögliches Abbild des jeweiligen Stimmklangs. Die Abszisse gibt die Zeit wieder, die Ordinate den Frequenzbereich und Schwärzungsgrad oder Farbe die Intensität einer Schallkomponente in einem Frequenzbereich (Abb. 5.40). Mittels Konturdisplay lassen sich für Bereiche gleicher Intensität differenzierte Abstufungen nach der Art von Höhenlinien abbilden. Die sonagraphische Analyse ist vor allem bezüglich der Änderungen von Frequenz und Intensität in den einzelnen Klangkomponenten beim fortlaufenden Sprechen interessant und dient der genauen Darstellung von Lautübergängen, Abweichungen in der Lautbildung sowie von speziellen phonetischen Fragestellungen, z. B. der automatischen Spracherkennung und der Sprecheridentifikation. Aber auch für Heiserkeitsanalysen und für Quantifizierungen und zur Objektivierung und Klassifizierung des Näselns (4) ist die Sonagraphie einsetzbar. Moderne Geräte fungieren als Baustein von komplexen Meßplätzen. Sie arbeiten auf

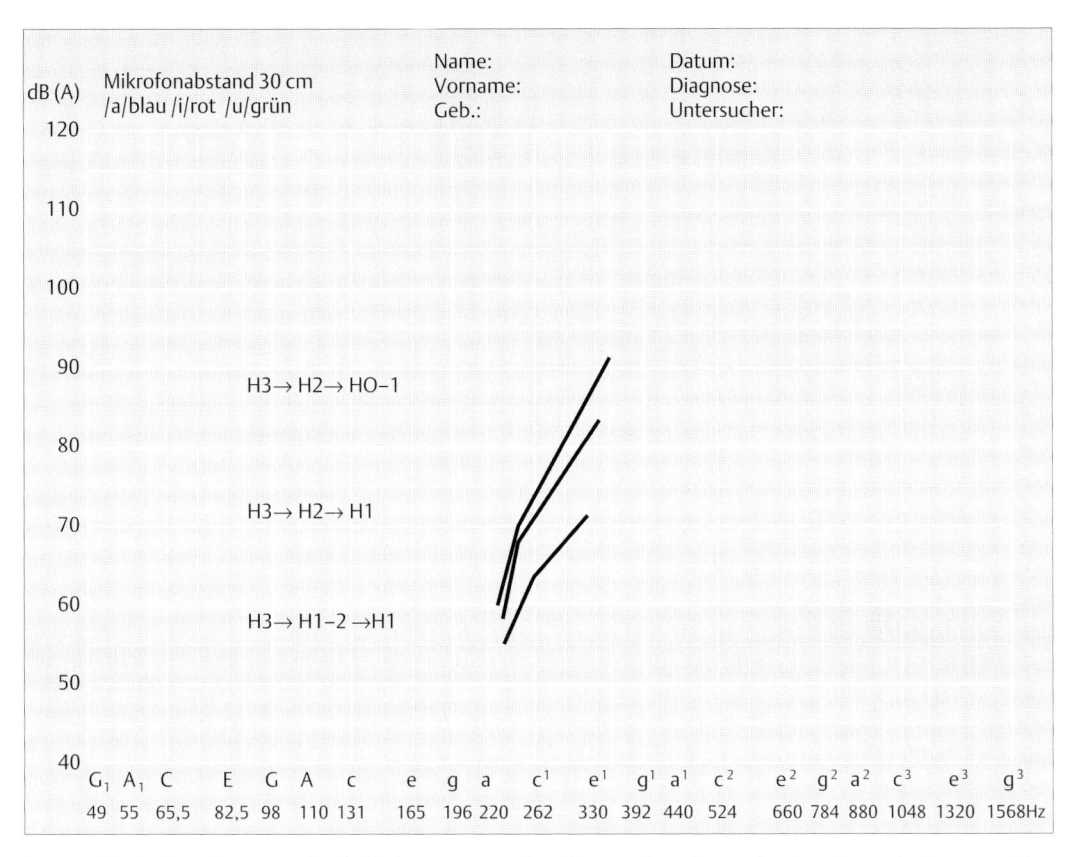

Abb. 5.**39 b** Posttherapeutisch Verbesserung des Dynamikumfangs in den Sprechstimmprofilen sowie Verminderung der Heiserkeit. Untere Kurve präoperativ, mittlere Kurve postoperativ, obere Kurve nach postoperativer Übungsbehandlung.

der Basis eines Personalcomputers mit digitalem Signalprozessor und können die sowohl für wissenschaftliche als auch klinische Fragestellungen (Therapieverläufe) gebraucht werden. Wahlweise lassen sich mehrere Parameter erfassen, analysieren, auf einem Monitor graphisch und/oder numerisch anzeigen, vergleichen, vielfältig bearbeiten und ausdrucken, z. B. Mikrophonsignale, Tonhöhen (auch als Tonhöhenverläufe), Stimmschallpegel (auch als Stimmumfangsprofile), Schmalbandspektren, Langzeitmittelwertspektren, Sonagramme. Regularitätsanalysen sind mit diesen Systemen ebenso realisierbar wie Bestimmungen des Signal-Rausch-Verhältnisses. Außerdem ist es möglich, Meßwerte nichtakustischer Untersuchungsverfahren (Elektroglottographie, Elektromyographie, Druckmessungen) synchron darzustellen und auszuwerten. – Neue Perspektiven zur Erforschung von akustischen Stimmparametern eröffnen die Ansätze der nichtlinearen Dynamik aus chaostheoretischer Sicht.

Leistungsprüfung des Stimmapparates

Objektive Prüfverfahren orientieren sich vor allem auf die Gebiete Aerodynamik, Stimmlippenschwingungen und Stimmschall. Nach wie vor besteht jedoch die Schwierigkeit darin, daß mehrere Funktionsbereiche zu analysieren sind, aus denen möglichst wenige, aber informative Meßgrößen gewonnen werden müssen. Dabei sollen apparativer und methodischer Aufwand nicht zu groß werden und die Belastungen für den Patienten gering ausfallen. Bis heute gibt es kein Untersuchungsverfahren, das diese Anforderungen erfüllt und den Phonationsvorgang in komplexer Weise erfaßt. Ohne Anwendung der Rechentechnik erscheint eine Realisierung auch zukünftig

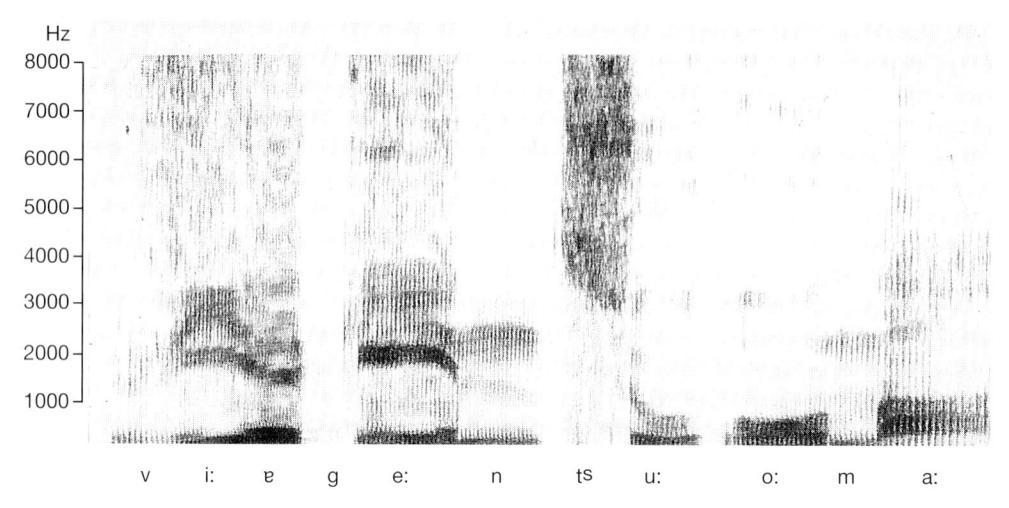

Abb. 5.40 Sonagramm „Wir gehn zu Oma", männlicher Sprecher.

ausgeschlossen. Gegenwärtig sind Einzelverfahren bzw. deren Kombination mit ein oder zwei anderen Verfahren brauchbar, um speziellen diagnostischen Fragestellungen nachzugehen. Für eine komplexe Einschätzung bietet jedoch die übliche klinisch-phoniatrische Untersuchung nach wie vor die besten Voraussetzungen. Ein für stimmliche Leistungen wesentlicher oder sogar entscheidender Faktor ist kaum objektiv erfaßbar: die Motivation.

Tauglichkeitsuntersuchungen

Die Notwendigkeit einer Tauglichkeitsuntersuchung für Berufe mit hoher Stimm- und Sprechbelastung muß nicht ausführlich begründet werden. Neben persönlichen sind es ökonomische Gründe, die zur Stimmbeurteilung vor Aufnahme des Studiums zwingen, um ein berufliches Versagen weniger wahrscheinlich zu machen. Die phoniatrische Tauglichkeitsuntersuchung prüft die organischen und funktionellen Voraussetzungen für besondere Stimm- und Sprechleistungen. Sie befaßt sich nicht mit der Eignung, d. h. den fachbezogenen Fähigkeiten und Fertigkeiten, die von den ausbildenden Instituten eingeschätzt werden.

Die in der vormaligen DDR obligatorischen Tauglichkeitsuntersuchungen für stimmintensive Berufe sind heute der individuellen Entscheidung der Betroffenen überlassen und werden von den Kassen nicht mehr getragen. Als tauglich gelten alle Untersuchten mit normalen Befunden (Anamnese, HNO-Spiegelbefund einschließlich Stroboskopie, Stimm- und Sprechstatus). Als untauglich müssen diejenigen angesehen werden, bei denen Abweichungen von der Norm bestehen, die mit hoher Wahrscheinlichkeit ein Versagen während der Berufsausbildung oder Berufsausübung erwarten lassen und denen nicht durch konservative oder operative Maßnahmen dauerhaft zu helfen ist.

Stimmbelastungstests

Stimmliche Belastbarkeit stellt sich als ein hochkomplexes Phänomen dar, das von vielen Faktoren beeinflußt wird. Deshalb erscheint es schwierig, ein einfaches, praktikables Testverfahren zu entwickeln. Zugleich ist es immer wieder notwendig, die stimmliche Belastbarkeit einzuschätzen. Einmal klagen Patienten über Belastungsbeschwerden, die sich im Moment der Untersuchung weder durch Kehlkopf- noch durch Stimmbefunde verifizieren lassen, zum anderen ergeben sich anamnestisch oft nur ungenaue Hinweise auf die Belastbarkeit der Stimme.

Zahlreiche Versuche wurden unternommen, gespanntes Sprechen über 30 oder 45 Minuten – mit und ohne Störschall – zu überprüfen. Vor und nach dem Test erfolgten Kehlkopfuntersuchungen einschließlich Stroboskopie, Stimmklangbeurteilungen sowie Fragen nach subjektiven Beschwerden (22).

Eigene Experimente (Belastungsphonographie, 73) u.a. mit optischer Pegelanzeige, Registrierungen des Schallpegels bzw. der Unterschreitungen eines geforderten Pegels, Pegelmessungen im spektralen Bereich, Messungen des Hautleitwertes und EMG-Aufzeichnungen führten nicht zu einem klinisch brauchbaren Verfahren im Sinne einer Objektivierung der stimmlichen Belastbarkeit. Ein sehr einfacher Test kann aber empfohlen werden (Wechseltest nach Seidner).

Der Proband liest einen einfach strukturierten Text bei einem Mikrophonabstand von 50 cm. Dabei ist für 5 Minuten ein slow bewerteter Pegel von 70–80 dB(A) einzuhalten, danach für 5 Min. ein Pegel von 75–85 dB(A) und anschließend für 5 Minuten wieder der niedrigere Pegel. Unter Verwendung eines PC kommen die Pegel bzw. deren Unterschreitungen als Feedback an einem Monitor zur Anzeige. Tonbandaufzeichnungen erfolgen in der Mitte jeder Testphase automatisch. Nach Ende des Tests werden die Pegelunterschreitungen säulenförmig auf dem Monitor dargestellt, in einer zweiten Graphik die Pegelschwankungen und die mittlere Sprechstimmlage als gleitende Mittelung über eine wählbare Anzahl von Meßpunkten. Die Bildschirmgraphik sowie die Zahlenwerte der Pegelunterschreitungen pro Minute können ausgedruckt werden. In einem Protokoll lassen sich auditive Befunde sowie besondere Auffälligkeiten, wie Merkmale der Anstrengung, fixieren.

Neben Merkmalen zunehmender Anstrengung, Verschlechterung des Stimmklanges und überhöhter mittlerer Sprechstimmlage sind es vor allem die größeren Pegelunterschreitungen, die es erlauben, Stimmkranke von Stimmgesunden abzugrenzen.

Veränderungen der Sprechstimmlage unter halbstündiger Stimmbelastung mit Störschall wurden bereits beschrieben (31). In der zweiten Hälfte der Belastungszeit ergab sich ein statistisch gesichertes Ansteigen der Stimme bei Stimmkranken gegenüber Stimmgesunden und Patienten nach erfolgreich absolvierter Übungsbehandlung. Nach Abschalten des Störschalls blieb die Sprechstimmlage bei Kranken gegenüber Gesunden erhöht.

Zusammenfassung

Stimmdiagnostik ohne eine gründliche Anamnese ist undenkbar, vor allem bei funktionellen Stimmstörungen. In der Praxis hat die auditive Stimmbeurteilung nach wie vor große Bedeutung. Neben Angaben zur mittleren Sprechstimmlage und zur Steigerungsfähigkeit ist vor allem eine Beurteilung des Stimmklangs erforderlich. Dabei dienen Klassifizierungs-Schemata wie das RBH-System einer dokumentationsgerechten Kategorisierung. Apparative Einzelverfahren gestatten keine klinisch relevanten Aussagen über die komplexen Phänomene Stimmqualität und Stimmleistung, weil sich die Funktionsbereiche Atmung, Stimmlippenschwingungen, Klangbildung und zentrale Steuerung einschließlich psychischer Vorgänge auf komplizierte Weise stets wechselseitig beeinflussen. Aerodynamische Messungen sagen zu wenig über die Effektivität der Stimmbildung aus und dienen lediglich individuellen Therapieverlaufskontrollen. Als unverzichtbar in der Praxis gilt die Stroboskopie in Verbindung mit der Lupenlaryngoskopie und der Larynxmikroskopie. Andere Verfahren zur Schwingungsanalyse der Stimmlippen können bei speziellen Fragestellungen hilfreich sein. Dies gilt auch für die Elektromyographie des Kehlkopfs. Computergestützte akustische Stimmanalysen im Zeit- und Frequenzbereich setzen sich in der Praxis erst allmählich durch. Sie werden aber bald ebenso praxisrelevant sein wie jetzt schon die tonhöhenbezogenen Messungen des Dynamikumfanges der Sprech- und Singstimme. Video- und Tonbanddokumentationen verbessern die Vergleichbarkeit der Befunde erheblich und ermöglichen weitergehende Analysen.

Literatur

1. Anders, L.C.: Auditive Beurteilung von Stimmen unterschiedlicher Heiserkeitsgrade. Diss., Halle (Saale) 1985
2. Arold, R., G. Limberg: Die Elektromyographie des Kehlkopfes. HNO 31 (1983) 353
3. Barth, V.: Die Lupenstroboskopie. HNO 25 (1977) 35
4. Bauer, H.: Das Wesen der Nasalität als artikulatorisches und psychoakustisches Problem. Arch. Ohr.-, Nas.- u. Kehlk.-Heilk. 182 (1963) 655
5. Berg, F., F. Sachse, W. Thumfart: Mikroprozessorgestützte Bewertung von Elektromyogrammen. Arch. Oto-Rhino-Laryngol. 231 (1981) 523
6. Blitzer, A., R.E. Lovelace, M.F. Brin, S. Fahn, M.E. Fink: Electromyographic findings in focal laryngeal

dystonia (spastic dysphonia). Ann. Otol. Rhinol. Laryngol. 94 (1985) 591
7. Buchthal, F.: Einführung in die Elektromyographie. Urban & Schwarzenberg, München 1958
8. Büttner, M., W. Seidner, P. Eichhorst: Der „Klangkoeffizient" – ein beachtenswerter Parameter bei der Messung von Singstimmprofilen. Sprache Stimme Gehör 15 (1991) 135
9. Childers, D.G., A.M. Smith, G.P. Moore: Relationships between electroglottograph, speech, and vocal cord contact. Folia phoniat. 36 (1984) 105
10. Cohen, L.G., B.J. Roth, J. Nilsson et al.: Effects of coil design on delivery of focal magnetic stimulation. Technical considerations. Electroencephalogr. clin. Neurophysiol. 75 (1990) 350
11. Dejonckere, P.H., P. Knoops: E.M.G. of the larynx. Pietteur, Louvain 1987
12. Faaborg-Andersen, K.: Electromyography of Laryngeal Muscles in Humans. Technics and Results. Karger, Basel 1965
13. Fritzell, B., B. Hammarberg: Clinical applications of acoustic voice analysis – background and perceptual factors. Proc. XVIIth Congr. IALP, Copenhagen 1977 (p. 477)
14. Fröschels, E.:Chewing method as therapy. Arch. Otolaryngol. 56 (1952) 427
15. Gall, V.: Glottis-Kymographie. Habil., Halle (Saale) 1984
16. Gramming, P.: The Phonetogram. An Experimental and Clinical Study., Malmö 1988
17. Gross, M.: Larynxfotokymographie. Sprache Stimme Gehör 9 (1985) 112
18. Gutzmann sen., H.,: Zur Frage nach den gegenseitigen Beziehungen zwischen Bauch- und Brustatmung. Verh. Kongr. innere Med. 1902, 508
19. Hacki, T.: Klassifizierung von Glottisdysfunktionen mit Hilfe der Elektroglottographie. Folia phoniat. 41 (1989) 43
20. Hacki, T.: Die Beurteilung der quantitativen Sprechstimmleistungen. Folia phoniat. 40 (1988) 190
21. Heidelbach, J.-G.: Über die Methodik, Wertigkeit und den Nutzen laryngologisch-phoniatrischer sowie gesangspädagogisch-psychologischer Untersuchungen für die Eignung zum Sängerberuf. Habil., Dresden 1976
22. Heinemann, M.: Zur Frage der Stimmbelastungsfähigkeit vor einer Ausbildung in Sprechberufen. Z. ärztl. Fortbild. 66 (1972) 411
23. Heinemann, M., H. Gabriel: Möglichkeiten und Grenzen der Stimmfeldmessung – Vorstellung des Heiserkeitsfeldes als Ergänzung der Methode. Sprache Stimme Gehör 6 (1982) 37
24. Hirano, M.: Clinical examination of voice. In Arnold, G.E., F. Winckel, B.D. Wyke: Disorders of Human Communication, Vol. 5. Springer, Wien 1981
25. Isshiki, N., Y. Takeuchi: Factor analysis of hoarseness. Stud. Phonol. 5 (1970) 37
26. Kittel, G.: Lupen-Mikro-TV-Farbstroboskopie mit Amplitudenbestimmungsmöglichkeiten. HNO 26 (1978) 94
27. Kittel, G., M. Moser: Objektivierung von Stimmunreinheiten mittels Computer. Sprache Stimme Gehör 5 (1981) 42
28. Kittel, G., W. Steiner, M.P. Jaumann: Lupenendoskopische Foto- und Filmdokumentation bei Stimmstörungen. Sprache Stimme Gehör 1 (1977) 42
29. Kittel, G., St. Thürmer, W. Thumfart: Das Kehlkopf-EMG als phoniatrische Untersuchungsmethode für Prognose und Verlaufskontrolle von Stimmlippenlähmungen. Sprache Stimme Gehör 6 (1982) 114
30. Kitzing, P.: Methode zur kombinierten photo- und elektroglottographischen Registrierung von Stimmlippenschwingungen. Folia phoniat. 29 (1977) 249
31. Kitzing, P.: Veränderung der Sprechstimmlage bei Dysphoniepatienten in Zusammenhang mit Stimmbelastung. HNO-Prax. 6 (1981) 215
32. Kleinsasser, O.: Mikrolaryngoskopie und endolaryngeale Mikrochirurgie. HNO 22 (1974) 33
33. Koike, Y., J. Markel: Application of inverse filtering for detecting laryngeal pathology. Ann. Otol. Rhinol. Laryngol. 84 (1975) 117
34. Krech, E.-M.: Sprechwissenschaftlich-phonetische Untersuchungen zum Gebrauch des Glottisschlageinsatzes in der allgemeinen deutschen Hochlautung. Karger, Basel 1968
35. Krech, H.: Zur Artikulationsbasis der deutschen Hochlautung. Z. Phonet. 8 (1954) 92
36. Ladefoget, P., N. McKinney: Loudness, sound pressure and subglottal pressure in speech. J. acoust. Soc. Amer. 35 (1963) 454
37. v. Leden, H.: Objektive Messungen der Kehlkopffunktion. HNO 15 (1967) 80
38. Luchsinger, R.: Schalldruck- unf Geschwindigkeitsregistrierungen der Atemluft beim Singen. Folia phoniat. 3 (1951) 25
39. Ludin, H.-P.: Praktische Elektromyographie. Enke, Stuttgart 1981
40. Ludlow, C.L., J. Yeh, L.G. Cohen et al.: Limitations of electromyography and magnetic stimulation for assessing laryngeal muscle control. Ann. Otol. Rhinol. Laryngol. 103 (1994) 16
41. McKelvie, P., P. Grey, C. North: Laryngeal strobomicroscope. Lancet 1970/II, 503
42. Miehlke, A., R. Arold: Chirurgie des N. recurrens – ein Ausblick. In Berendes, J., R. Link, F. Zöllner: Hals-Nasen-Ohren-Heilkunde in Praxis und Klinik, 2. Aufl., Bd. 4. Thieme, Stuttgart 1982
43. Morosow, W.P.: Biofisitscheskije osnowi vokalnoi retschi. Nauka, Leningrad 1977
44. Moser, M.: Objektive Skalen der Stimmreinheit. Sprache Stimme Gehör 8 (1984) 35
45. Moser, M., G. Kittel: Automatisierte bodyplethysmographische Atemmessungen: Der phonatorische Wirkungsgrad. HNO 27 (1979) 100
46. Moser, M., G. Kittel: Darstellung der Stimmlippenbewegung mittels digitaler Hochgeschwindigkeitserfassung. Sprache Stimme Gehör 2 (1990) 74
47. Nawka, T., L.C. Anders, J. Wendler: Die auditive Beurteilung heiserer Stimmen nach dem RBH-System. Sprache Stimme Gehör 18 (1994) 130
48. Nawka, T.: Endoskopische Mikrochirurgie mit dem CO_2-Laser. Habil., Berlin 1994
49. Nessel,E.: Die Berufsschäden des Kehlkopfes. Arch. Ohr.–, Nas. u. Kehlk.-Heilk. 185 (1965) 379
50. Pabon, J.P.H.: Objective acoustic voice-quality parameters in the computer phonetogram. J. Voice 5 (1991) 203
51. Pahn, J.: Die phoniatrische Tauglichkeitsuntersuchung für pädagogische Berufsgruppen. Habil., Rostock 1974
52. Pahn, J., D. Dahl, E. Pahn: Der Stimmschalldruck als Tauglichkeitskriterium für pädagogische Berufsgruppen. HNO-Prax. 1 (1976) 180

53. Pascher, W., R. Homoth, G. Kruse: Verbesserte visuelle Diagnostik in der Laryngologie und Phoniatrie. HNO 19 (1971) 373
54. Prytz, S., B. Frokjaer-Jensen: Long-term average spectra analyses of normal and pathological voices. Folia phoniat. 28 (1976) 280
55. Rauhut, A., E. Stürzebecher, H. Wagner, W. Seidner: Messung des Stimmfeldes. Folia phoniat. 31 (1979) 119
56. Rothenberg, M.: Measurement of airflow in speech. J. Speech Res. 20 (1977) 155
57. Schaefer, S.D., R.M. Roark, B.C. Watson et al.: Multichannel electromyographic observations in spasmodic dysphonia patients and normal control subjects. Ann. Otol. Rhinol. Laryngol. 101 (1992) 67
58. Schönhärl, E.: Die Stroboskopie in der praktischen Laryngologie. Thieme, Stuttgart 1960
59. Schultz-Coulon, H.-J.: Bestimmung und Beurteilung der individuellen mittleren Sprechstimmlage. Folia phoniat. 27 (1975) 375
60. Schultz-Coulon, H.-J.: Die Diagnostik der gestörten Stimmfunktion. Arch. Oto-Rhino-Laryngol. 227 (1980) 1
61. Schultz-Coulon, H.J., F. Klingholz: Objektive und semiobjektive Untersuchungsmethoden der Stimme. Proc. XVth Congr. Union. Europ. Phoniat., Erlangen 1988
62. Schutte, H.K.: Over het Fonetogram. Log. Fon. 47 (1975) 83
63. Schutte, H.K.: The Efficiency of Voice Production. Kemper, Groningen 1980
64. Schutte, H.K.: Untersuchungen von Stimmqualitäten durch Phonetographie. HNO-Prax. 5 (1980) 132
65. Schutte, H.K., J.G. Svec: Video-Kymography – a modern imaging system for analyzing regular and irregular vocal fold vibrations. Proc. XXth Congr. Collegium Medicorum Theatri, Santa Fe NM 1994
66. Seidner, W.: Phono-Pneumotachografie unter Belastung, Therapie und bei unterschiedlichen Stimmleistungen. Proc. and Abstr. IXth Congr. Union Europ. Phoniat., Amsterdam 1981 (p. 136)
67. Seidner, W.: Beiträge zur apparativen Stimmuntersuchung in der phoniatrischen Praxis. Habil., Berlin 1984
68. Seidner, W.: Objektive Qualitätsbeurteilung der Stimme mittels Dynamikmessungen. Z. klin. Med. 40 (1985) 1521
69. Seidner, W., H. Krüger, K.-D. Wernecke: Numerische Auswertung spektraler Stimmfelder. Sprache Stimme Gehör 9 (1985) 10
70. Seidner, W., G. Loewe: Tauglichkeit für Stimmberufe bei allergischen Erkrankungen des oberen Respirationstraktes. Dtsch. Ges. -Wes. 27 (1972) 1913
71. Seidner, W., H.K. Schutte: Empfehlung der UEP: Standardisierung Stimmfeldmessung/Phonetographie. HNO-Prax. 6 (1982) 305
72. Seidner, W., E. Stürzebecher: Variabilität normaler Phono-Pneumotachogramme. Proc. XVIIth Int. Congr. Log. Phoniat., Kopenhagen 1977 (p. 563)
73. Seidner, W., E. Stürzebecher, H. Wagner: Belastungsphonografie. Folia phoniat. 33 (1981) 100
74. Seidner, W., J. Wendler, G. Halbedl: Mikrostroboskopie. Folia phoniat. 24 (1972) 81
75. Seidner, W., J. Wendler, E. Stürzebecher: Normales Phono-Pneumotachogramm. Proc. XVIth Int. Congr. Log. Phoniat., Interlaken 1974 (p. 222)
76. Seidner, W., J. Wendler, H. Wagner, A. Rauhut: Spektrales Stimmfeld. HNO-Prax. 6 (1981) 187
77. Siegert, C.: Der intrathorakale Druck und seine Beziehungen zur Stimmfunktion. Folia phoniat. 21 (1969) 98
78. Sonninen, A.: Phoniatric viewpoints on hoarseness. Acta oto-laryngol. 263 (1970) 68
79. Sram, F., J. Pahn: Elektromyographie und Messung der elektrischen Erregbarkeit am Kehlkopf. HNO-Prax. 8 (1983) 259
80. v. Stuckrad, H., I. Lakatos: Über ein neues Lupenlaryngoskop (Epipharyngoskop). Z. Laryngol. Rhinol. Otol. 54 (1975) 336
81. Stürzebecher, E., H. Wagner, R. Becker, A. Rauhut, W. Seidner: Einrichtung zur simultanen Registrierung von Stimmfeld und hohem Sängerformant. HNO-Prax. 7 (1982) 223
82. Thumfart, W.F.: Electromyography of the larynx and related technics. Acta oto-rhino-laryngol. belg. 40 (1986) 358
83. Thumfart, W.F., R. Gschwandtner: Die Elektroneurographie der Kehlkopfnerven mittels lupenendoskopischer EMG-Ableitung aus dem Kehlkopf des wachen Patienten. Z. Laryngol. Rhinol. Otol. 59 (1980) 727
84. Thumfart, W.F., C. Pototschnig, P. Zorowka, H.E. Eckel: Electrophysiologic investigation of lower cranial nerve diseases by means of magnetically stimulated neuromyography of the larynx. Ann. otol. -rhinol. -laryngol. 101 (1992) 629
85. Thumfart, W., W. Steiner, M.P. Jaumann: Lupenendoskopische Elektromyographie des Musculus crico-arytaenoideus dorsalis (Posticus) am wachen Patienten. Arch. Ohr.-Nas. -u. Kehlk.-Heilk. 219 (1978) 492
86. Tostmann, R., C. Siegert, S.J. Ismailov, N.N. Pershin: Voxfunktionsmuster – Dokumente zur Objektivierung der Leistungsfähigkeit des Stimmorgans. Medizintechnik 21 (1981) 34
87. Waar, C.H., P.H. Damsté: Het Fonetogram. Log. Foniat. 40 (1968) 198
88. Walch, I.: Spektrale Stimmfeldmessungen zur Objektivierung von Therapie- und Ausbildungsverläufen. Diss., Berlin 1987
89. Wendler, J.: Die Bedeutung der Stimmstärke bei der stroboskopischen Untersuchung. Folia phoniat. 19 (1967) 73
90. Wendler, J.: Stroboskopie. Atmos, Lenzkirch 1993
91. Wendler, J., G. Halbedl, G. Schaaf, W. Seidner: Tele-Mikrostroboskopie. Folia phoniat. 25 (1973) 281
92. Wendler, J., E.T. Doherty, H. Hollien: Voice classification by means of long-term speech spectra. Folia phoniat. 32 (1980) 51
93. Wendler, J., C. Otto, T. Nawka: Stroboglottometrie – ein neues Verfahren zur Schwingungsanalyse der Stimmlippen. HNO-Praxis 8 (1983) 263
94. Winckel, F.: Physikalische Kriterien für objektive Stimmbeurteilung. Folia phoniat. 5 (1953) 232
95. Winckel, F.: Die psychoakustische Bewertung des Spektrums. Folia phoniat. 12 (1960) 129
96. Yanagihara, N.: Significance of harmonic changes and noise components in hoarseness. J. Speech Res. 10 (1967) 531
97. Yanagihara, N., Y. Koike, H. v. Leden: Phonation and respiration. Folia phoniat. 18 (1966) 323
98. Yanagihara, N., Y. Koike: The regulation of sustained phonation. Folia phoniat. 19 (1967) 1

Klinik

Krankheiten der Stimme äußern sich vor allem durch Veränderungen des Stimmklanges im Sinne der Heiserkeit sowie durch Einschränkungen der stimmlichen Leistungsfähigkeit. Sie stören die lautsprachliche Kommunikation und beeinträchtigen damit soziale Beziehungen in erheblichem Umfang. Das Symptom der kranken Stimme dient als Ordnungsbegriff und faßt eine ganze Gruppe von Krankheiten zusammen.

Die Bezeichnungen Stimmstörung und Stimmkrankheit werden meist synonym sowohl bei pathologischen Organ- als auch Funktionsbefunden im Bereich des Stimmapparates benutzt. Man versteht darunter Abweichungen verschiedener Stimmparameter von einer Norm, die durch verschiedene Faktoren beeinflußt wird. Traditionelle Einflüsse festigen diese Norm, aktuelle verändern sie meist. Dabei ist die *Krankheit der Stimme* als eine überwiegend selbständige Erkrankung des Stimmapparates anzusehen, wobei es im Einzelfall schwierig sein kann, die Wirkung von Allgemeinerkrankungen auszuschließen. Außerdem läßt sich nicht immer exakt bestimmen, ob eine funktionelle oder organische Ursache vorhanden ist. Dies gilt besonders für laryngoskopisch nicht erkennbare strukturelle Veränderungen, z.B. nach Einnahme von Anabolika oder bei konstitutionell bedingten Leistungsschwächen der Stimmlippen. Ist bei psychischen Störungen die Stimme verändert, kann selbst bei ihrem Totalverlust (Aphonie) der psychogene Hintergrund unerkannt bleiben, so daß eine Krankheit der Stimme und nicht eine Stimme der Krankheit diagnostiziert wird.

Die *Stimme der Krankheit* ist als eine pathologische Stimme zu verstehen, die aufgrund einer Allgemeinerkrankung mit einer mehr oder weniger starken Beeinträchtigung der körperlichen Leistungsfähigkeit und des Befindens entsteht. Die Stimmstörung fällt mehr als ein Symptom auf, nicht so sehr als eine eigenständige Erkrankung.

Pathophysiologische Grundlagen

Lebensvorgänge, die wir als krankhaft bezeichnen, lassen sich von unterschiedlichen Standpunkten aus definieren. Dabei erscheint es wichtig, daß einerseits den Beziehungen zwischen Individuum und Umwelt besondere Bedeutung zukommt und andererseits die gestörten Lebensvorgänge vielfach mit morphologisch faßbaren Strukturabweichungen primärer oder sekundärer Art einhergehen. Primäre Strukturveränderungen, die sich bei geringfügiger Manifestation oft nicht ermitteln lassen, bedingen abweichende Funktionen, die ihrerseits zu ausgeprägteren sekundären Organbefunden führen können. Andererseits gibt es aber auch Störungen, bei denen morphologische Veränderungen nicht erkennbar sind und die dann als funktionell eingeordnet werden.

Bezüglich der Stimmerkrankungen gilt die fehlerhafte Arbeitsweise von Regelsystemgliedern als wichtigste Störungsursache. Trotz normalen Aufbaus aller Strukturen eines Regulationssystems können Bauteile von ihrem normalen Verhalten abweichen und zu wenig, überschießend oder in falscher Richtung reagieren oder mit zu großer oder zu kleiner Geschwindigkeit auf Informationen antworten. Solche Fehler können sowohl in der Informationsweiterleitung begründet sein, z.B. in Veränderungen von Größe, Anzahl und Leitungsgeschwindigkeit der Aktionspotentiale neuraler Informationsmuster sowie in Blockierungen oder Fehlleitungen humoraler Übertragungen als auch in der Informationsverarbeitung im Zentralnervensystem. Aber auch falsche Informationsverarbeitung an den Erfolgsorganen führt zu Fehlsteuerungen. Fehler bei der Verarbeitung von Stellinformationen im Muskelsystem lösen abweichende mechanische Antworten aus und beeinflussen so die Motorik, z.B. auch Haltungs- und Stellungsregulationen. Der klinische Begriff der funktionellen Störung bezieht sich auf solche Regulationsabweichungen, er wird heute oft als „Software-Störung" bezeichnet. Dabei bleibt meist offen, welche Regulationsstörungen ursächlich wirken, weil sich die zugrundeliegenden pathologischen Vorgänge in der Praxis oft nur schwer oder nicht erfassen lassen. So werden funktionelle Störungen gewöhnlich dann angenommen, wenn morphologische Veränderungen fehlen oder mit den zur Verfügung stehenden Mitteln nicht erkennbar sind.

Eine Unterscheidung der Stimmkrankheiten nach organisch und funktionell ist allerdings nur dann sinnvoll, wenn die primäre Erscheinung des Krankheitsprozesses gekennzeichnet werden soll. Funktionelle Abweichungen führen nicht selten zu organischen Manifestationen (z. B. Phonationsverdickungen an den Stimmlippen), andererseits ergeben sich bei organischen Veränderungen fast immer auch Beeinträchtigungen der Funktion. Zwischen funktionell und organisch bestehen also keine exklusiven, sondern vielmehr komplementäre Beziehungen.

Dysphonie

Dysphonie ist als ein Oberbegriff zu verstehen und sollte nicht mit Heiserkeit gleichgesetzt werden (Definition der Union der Europäischen Phoniater, Köszeg 1979; 30). Heiserkeit ist zwar häufig das dominierende Krankheitszeichen, aber Belastungsschwächen der Stimme und Mißempfindungen im Kehlkopf- und Halsbereich werden von Patienten, die unter einer Stimmstörung leiden, häufig gleichzeitig, manchmal sogar vorrangig angegeben. Weitere Auffälligkeiten sind möglich (S. 125).

Heiserkeit

Unter diesem Begriff sind alle Stimmklänge mit auditiv wahrnehmbaren pathologischen Geräuschanteilen zu verstehen. Ihnen liegt entweder unmodulierte Ausatmungsluft zugrunde, und zwar bei unvollständiger oder fehlender Schlußphase der Stimmlippenschwingungen als sogenanntes additives Rauschen durch Turbulenzen, oder es bestehen Irregularitäten im Schwingungsablauf bezüglich Frequenzen, Amplituden oder Phasenverhältnissen, die ein multiplikatives Rauschen verursachen. Neben solchen Unreinheiten können auch andere Stimmparameter – einzeln oder kombiniert – verändert sein: Stimmein- und Ausschwingvorgänge, Indifferenzlage, Dynamik, Tonhöhenumfang, Tonhaltedauer, Klang- und Modulationsfähigkeit sowie Belastbarkeit. Ist lediglich der Reinheits- bzw. Unreinheitsparameter auffällig (S. 107), ist von *Dyssaphie* (σαφές: Reinheit) zu sprechen (29).

Obgleich eine auditive Klassifizierung von pathologischen Stimmklängen nach einer vier- oder sechsstufigen Geräuschskala nur grob sein kann, hat sie sich für eine vergleichbare Befund- und therapeutische Ergebnisdokumentation als hilfreich erwiesen. Eine scharfe Grenze zwischen normalem und pathologischem Reinheitsgrad läßt sich dabei kaum ziehen, weil es nicht gelingt, „normalen" Stimmklang zu definieren. Zu vielfältig wirken traditionelle, ethnische, soziale, kulturelle u.a. Besonderheiten, z. B. auch beim Rock- und Popsingen.

Für klinisch-wissenschaftliche Zwecke wurden mittels Computeranalysen bereits objektive *Stimmreinheitsskalen* erstellt (46). Prinzipiell kann Heiserkeit im Sinne von Rauhigkeit mit dem Grad und der Verteilung der *Grundfrequenzstörung* bewertet werden. Reinheitsstörungen der Stimme kommen durch irreguläre Schwankungen der normalerweise quasiperiodischen glottalen Schwingungen zustande, wahrscheinlich bei Asymmetrien bzw. Tonusunterschieden der Stimmlippen oder bei eingeschränkter oder aufgehobener Verschieblichkeit der Schleimhaut gegenüber dem Muskelkörper. Auch schwingungsüberlagernder Schleim kann in diesem Sinne den Stimmklang negativ beeinflussen.

Stimmunreinheiten lassen sich auch auf Insuffizienzen der *Schlußphase* zurückführen, die entweder überhaupt nicht oder nur bei großen stimmlichen Anstrengungen erreicht werden kann. Dabei entweicht während der Phonation unmoduliert Ausatmungsluft, die durch hörbare *Turbulenzen* den Stimmklang überlagert und zur Behauchung führt.

Heiserkeit aufgrund ausgeprägter Schlußschwächen der Stimmlippen führte zum Terminus *Behauchtheit (Breathiness)*, Heiserkeit durch Schwingungsaperiodizitäten zum Terminus *Rauhigkeit (roughness, harshness)*. Meist liegen beide Störungsarten vor, wobei der Heiserkeitsgrad – mit Ausnahme schwerer Schlußinsuffizienzen der Stimmlippen – überwiegend von der Rauhigkeit bestimmt wird. Ein begrenzter

Störanteil im *Sprachsignal* wird als normal akzeptiert. Stärkere Geräusche oder pathologische *Resonanzen* im Nasen- und Rachenraum, z. B. bei Rhinophonien oder nach größeren Tumorresektionen, werden jedoch nicht hingenommen. Sie gelten nicht nur als unschön, sondern stören auch die Verständlichkeit.

Heiserkeit und Stimmklangänderungen in den Ansatzräumen sind meist insofern miteinander verbunden, als bei glottalen Fehlfunktionen neben der Amplituden- und Frequenzstörung auch eine Glättung der Glottisimpulse, die zu einer Verarmung des Stimmklanges an Oberwellen führt, gleichzeitig auftritt. Vereinfacht sind die Zusammenhänge zwischen physiologischen, akustischen und auditiven Aspekten des Stimmschalls in Tab. 5.3 (S. 101) schematisch wiedergegeben.

Mißempfindungen

Laryngeale Parästhesien wie Globusgefühl und seine *Äquivalenzen* werden nicht mehr wie früher als nur genuin oder monokausal bedingt angesehen. Lange Zeit wurde unter dem schon Hippokrates bekannten *Globus* nur die „hysterische Kugel" im Hals verstanden. Heute muß man dazu kritisch anmerken, daß mit der Diagnose „Globus hystericus" ein Patient allzu rasch – meist ungerechtfertigt – zu einem „Hysteriker" abgestempelt worden ist, obwohl eigentlich nur „psychogen" gemeint war. Laryngeale Sensibilitätsstörungen beruhen weit überwiegend auf funktionellen und organischen Befunden und nicht auf einer besonderen Persönlichkeitsstruktur, weshalb die Bezeichnung Globus hystericus zu Recht unüblich wurde.

Globusgefühl, das subjektive Empfinden, einen Kloß, ein Bällchen oder einen anderen Fremdkörper im Halse stecken zu haben, der unbedingt geschluckt werden müsse, aber nicht hinunter gehe, entsteht oft multifaktoriell. Bei mehr als 50 Ausdrucksformen dieser Parästhesien wurden kausal schon etwa 100 Krankheitszustände angegeben (54), häufig sind sie jedoch nur zufällig und begleitend (35).

Laryngeale Schleimhautirritationen können über den N. laryngeus superior auch dann Globusgefühl bedingen, wenn nur Mikrobefunde bestehen. Als mögliche *Ursachen* kommen funktionelle Stimmstörungen (8), Adduktionsinsuffizienzen mit pathologischen Strömungsreizen, Schleim in Rachen und Kehlkopf, Austrocknung der Schleimhaut und Kontaktveränderungen in Betracht. Bei der Vielzahl psychisch labiler Patientinnen ist es oft schwierig, minimale Kehlkopfbefunde, die öfter auch gar nicht erkannt werden, kausal zu bewerten. Bei einem *Altersgipfel* zwischen dem 20. und 40. Lebensjahr mit Bevorzugung des weiblichen Geschlechts beträgt die *Häufigkeit* des Globusgefühls bei Dysphonien bis zu 25 % und immerhin noch 3–8 % von allem HNO-Patienten (43).

Einschränkung der Leistungsfähigkeit

Eingeschränkte stimmliche Leistungsfähigkeit drückt sich durch reduzierte Belastbarkeit aus und stellt ein hochkomplexes Phänomen dar. Dies betrifft vor allem Steigerungsfähigkeit und Durchhaltevermögen der Stimme. Aussagen über die stimmliche Leistungsfähigkeit sind immer nur relativ möglich und müssen sowohl individuelle Voraussetzungen als auch umweltbedingte Anforderungen berücksichtigen. Die individuellen Voraussetzungen betreffen überwiegend konstitutionelle Faktoren, d. h. vor allem die Organbeschaffenheit des Stimmapparates und seine Funktionsfähigkeit (Stimmgröße), aber auch die psychischen Grundlagen für eine bestimmte Tätigkeit (Zielvorstellung, Emotionen, Motivation). Stimmtechnische Schulung kann die Leistungsfähigkeit erheblich verbessern, aber es ist nicht möglich, auffällige konstitutionell bedingte Leistungsminderungen durch ein Training auszugleichen oder zu beseitigen. Stimmliche Höchstleistungen, wie sie in manchen künstlerischen Berufen erbracht werden, sind zwar ohne eine besondere stimmtechnische Ausbildung undenkbar, sie bauen aber stets auf einer besonders günstigen Veranlagung auf. Aus klinischer Sicht ist es nicht immer einfach zu entscheiden, ob ein Nachlassen derartiger Höchstleistungen, z. B. im Alter, als pathologisch zu bewerten ist oder nicht. Umweltbedingungen wie Lärm, Raumakustik, Raum- oder

Regionalklima, Konfliktsituationen u.a. können die stimmliche Leistungsfähigkeit in vielfältiger Weise beeinflussen. Dabei halten unter günstigen Bedingungen auch konstitutionell kleine Stimmen ohne Leistungseinbußen durch, und unter ungünstigen Verhältnissen versagen sogar gut veranlagte und geschulte Stimmen.

Der Begriff *Phonasthenie* beschreibt eine zu schwache, matte, kraftlose Stimme und orientiert sich auch an der subjektiv empfundenen Leistungsschwäche, die grundsätzlich durch Überforderung entstehen kann. In der Praxis meint der Begriff, der unterschiedlich gebraucht worden ist, jedoch eine Form von Stimmschwäche, die überwiegend durch eine ungünstige Veranlagung (konstitutionell kleine Stimme) bedingt ist und oft schon nach kurzer Belastung eintritt. Dabei sind Organ- und Funktionsbefunde des Kehlkopfes überwiegend im Normbereich, auch andere Grunderkrankungen lassen sich nicht nachweisen.

Einteilungen

Bis heute ist es nicht möglich, die Vielfalt der Stimmstörungen exakt zu definieren und einzuteilen, weder nach ätiologischen noch nach symptomatologischen Gesichtspunkten. Grobeinteilungen in zentrale und periphere sowie in neurogene und myogene Dysphonien sind versucht worden, sie genügen aber praktischen Erfordernissen in keiner Weise. Am gebräuchlichsten ist die Einteilung in organische und funktionelle Stimmstörungen, wobei mit funktionell gemeint ist, daß sich primär kein pathologischer Organbefund erheben läßt. Diese Einteilung kann für klinische Zwecke, Dokumentationen und terminologische Ergänzungen weiter spezifiziert werden (S. 129).

Entwicklungsbedingte Dysphonien

Angeborene und erworbene Dysphonien bei Kindern

Schon bei Neugeborenen und Säuglingen können Stimmstörungen verschiedenster Art festgestellt werden, die manchmal auf charakteristische angeborene oder erworbene Erkrankungen schließen lassen. Der Stimmklang dieser Kinder bleibt oft auch später noch pathologisch, z. B. nach intrakraniellen Blutungen, Hirndefekten, Meningitiden, Kernikterus, Kretinismus, Anoxie, Erkrankungen der Atmungsorgane, Diabetes mellitus, Hypoglykämie, Morbus Langdon-Down sowie bei zahlreichen anderen Syndromen.

Bisher wurden bei Säuglingen mehr als 40 durch bestimmte Merkmale abgrenzbare und auf zentrale oder periphere Schädigungen hinweisende Stimmklänge gefunden (22). Diese Musterabweichungen betreffen die Dauer des Stimmklangs, den zeitlichen Ablauf der Modifikationen (Bruch, Wechsel), das Gleiten der Stimme, die Frequenz des Grundtones, die Verteilung, Anzahl, Breite und Intensität von Obertönen sowie das Auftreten von Geräuschkomponenten. Allein etwa 80 Krankheitszustände und Syndrome sind bekannt, die obligat oder fakultativ mit einer zu hohen oder zu tiefen Stimme einhergehen. Stridor und Husteneigenarten ermöglichen zusätzliche, auch spektrographische Differenzierungen. Wegen großer Variabilität spontaner Säuglingsschreie wird meist als Referenzschrei der Schmerzschrei herangezogen.

Cri-du-chat-Syndrom. Dieses 1963 erstmals von Lejeune beschriebene „Katzenschreisyndrom" kommt zwar nur selten vor, ist aber für eine angeborene, hochgradige Schreifrequenzerhöhung typisch, die an wimmerndes Miauen junger Katzen erinnert. Die Schreie laufen stereotyp ab und klingen langanhaltend und durchdringend. Die Fazies mit Neigung zu Hypertelorismus, Epikanthus, tiefem Ohrmuschelansatz, Mikrogenie und Mikrozephalie ist bei einer erheblichen geistigen Retardierung ebenso typisch wie eine Vierfingerfurche. Als Ursache ist eine Deletion nachgewiesen, ein Fehlen des kurzen Armes vom B-Chromosom Nr. 5. Meist fehlen pathologische Kehlkopfbefunde, und deshalb werden gestörte zerebrale Steuerungsprozesse angenommen.

Hyperbilirubinämie. Sie führt häufig in den ersten Lebenstagen aufgrund schädigender Bilirubinanhäufung in zentralen Kerngebieten zu einer Dysphonie. Bereits 3–5 Tage nach der Geburt fällt der Säugling durch sehr hochtönige schrille Schreie auf. Bei stärkerem Kernikterus kann das spezifische akustische Phänomen der Schreibrechung mit dem Zerfallen der hohen Frequenzen am Anfang oder Ende eines Schreies feststellbar sein.

Langdon-Down-Syndrom. Das von Langdon-Down 1866 beschriebene Syndrom (früher auch als Mongolismus bezeichnet), das durch Trisomie des Chromosomenpaares Nr. 21 verursacht wird, geht mit einem typischen Aussehen einher: Schrägstellung der Augen, Enge der Lidspalten, Epikanthus (sog. Mongolenfalte), Konjunktivitis, Blepharitis und Neigung zu fleckiger Gesichtsröte. Als weitere Krankheitszeichen sind erkennbar: Vierfingerfurche, Bradydaktylie, Muskelhypotonie, großer und schlaffer Bauch, Hypothyreose, Hypogenitalismus, Kurzschädel, gering differenzierte Ohrmuscheln, sagittal verkürzter und in frontaler Richtung stärker gewölbter Gaumen sowie eine Makroglossie. Häufig besteht eine „betriebsame" Enthemmung und ein heiteres, liebenswürdiges Wesen. Sprech- und Sprachstörungen sind später dargestellt (S. 224). Die *Diagnose* läßt sich meist noch vor einer Chromosomenanalyse aus dem typischen Erscheinungsbild stellen. Die *Stimme* klingt tiefer als normal, unrein bis rauh, oft gepreßt und „blökend". Schreie fallen durch ihre abnorme Länge auf, werden jedoch manchmal auch innerhalb einer Schreiphase unterbrochen.

Häufigkeit kindlicher Dysphonie. Der hohe Anteil von 20–25% dysphoner Kinder im Vorschulalter muß vor allem auf den *Mißbrauch* der Stimme bei großer Lebhaftigkeit, auf hektische und aggressive Verhaltensweisen bei Spiel und Sport sowie auf Hörgewohnheiten, die z. B. durch die Unterhaltungsmusik entstehen, zurückgeführt werden. Im Schulalter mit dem „Zwangsschweigen" und der Kräftigung des Stimmapparates bzw. der Festigung stimmlich angepaßter Verhaltensweisen gehen die Stimmstörungen auf etwa 6 % zurück, und in der Pubertät steigen sie wieder deutlich an (21, 38, 51).

Mutationsdysphonien

Treten vor und im Pubertätsalter nicht die typischen Stimmveränderungen auf, muß man bereits zu diesem Zeitpunkt an Entwicklungsstörungen aufgrund von Syndromen oder an Störungen des Endokriniums denken. Obgleich glanduläre, selten mit Kryptorchismus, Hypogonadismus und Eunuchoidismus einhergehende Dysfunktionen im Vordergrund stehen, werden auch psychische, nervale oder psychiatrische Faktoren als bedeutsam anerkannt. Manchmal wirken sich Trotzreaktionen mit Abkehr vom Erwachsenwerden, intellektuelle Minderbegabungen, Einzelkindsituationen, übermäßige Mutterbindungen sowie mangelnde sensorielle Höreinstellungen auf die richtige Sprechstimmlage aus. Mitunter wird lediglich die mangelnde Abstimmung zwischen M. vocalis und M. cricothyroideus, bei dessen Überspannung eine erhöhte Sprechstimmlage eintreten kann, erwähnt. Ein in relativ kurzer Zeit erfolgender Wachstumsschub des Kehlkopfes läßt die Stimme akustisch auffällig werden. *Ursachen* sind die manchmal verzögert sich entwickelnden oder noch nicht gefestigten nerval-muskulären Abstimmungen mit den veränderten anatomischen Verhältnissen.

Kastratenstimme

Wird die normale männliche Kehlkopfentwicklung durch Kastration im Kindesalter gestört, bleibt auch die übliche Mutation aus; es entsteht die Kastratenstimme. Der Reiz der hohen Stimmen lag in einem eigenartig schönen, strahlenden Timbre, in einem außerordentlich großen Tonhöhenumfang und der Fähigkeit, sehr ausgedehnte Koloraturen zu singen (kleiner Larynx und voll entwickelter männlicher Atemapparat). Aufgrund dieser stimmlichen Eigenarten erfreute sich im mittelalterlichen Rom der Kirchengesang solcher Stimmen, weil eine klare reine Stimme mit Seelenreinheit assoziiert wurde. Jährlich wurden zwei- bis dreitausend Knaben kastriert, weil der Grundsatz galt: Taceat mulier in ecclesia (das Weib schweige in der Kirche). Im 17. und 18. Jahrhundert entwickelte sich der Kastratengesang besonders für die Oper zu hoher Kultur. Psychologisch wird die besondere Wertschätzung der Kastratenstimmen im Barock teils auf die Erfüllung hermaphroditischer Wunschträume zurückgeführt, teils entsprach sie den Vorstellungen stimmlicher Abstraktion von gleichsam körperlosen Stimmen bei der Darstellung von Götterfiguren.

Von pathologischer Mutation wird dann gesprochen, wenn der Stimmwechsel nicht in die Lebensspanne zwischen dem 11. und 16. Lebensjahr fällt und wenn er länger als 2 Jahre andauert. Die Mutation kann zu früh, zu spät oder gar nicht in Erscheinung treten. Die Knabenstimme senkt sich normalerweise um etwa eine Oktave und erreicht beim ungespannten Sprechen die Tonhöhen A bis c; die Mädchenstimme sinkt um eine Terz bis Quinte und erreicht beim Sprechen a bis c1. Abweichungen davon sowie eine bleibende behauchte oder klangarme Stimme gelten als pathologisch. Obgleich der Stimmwechsel auch fast unbemerkt verlaufen kann, läßt sich manchmal ein auffälliger Stimmbruch mit Kippeln und Umbrechen der Stimme wahrnehmen.

Mutationsstörungen treten – fast ausschließlich bei jungen Männern – dann auf, wenn mit Beginn der Keimdrüsenfunktion das gonadotrope *Hypophysenhormon* nicht oder nicht ausreichend das Wachstum des Kehlkopfes und seiner Prominentia laryngea (Adamsapfel) sowie eine Längen- und Breitenzunahme der Stimmlippen stimuliert. Bei Störungen der *Gonadotropinproduktion* bleiben die typischen Wachstumsstadien aus, und es kann längere Zeit ein labiler Zustand bestehen, so daß die Stimme besonders bei unökonomischem Gebrauch auffällig wird. Zwischen akustisch kaum wahrnehmbaren und ausgeprägten Stimmstörungen bestehen fließende Übergänge. Bei Mädchen beginnt mit Einsetzen der Menarche nicht nur die physiologische Mutation; es kann sich zu diesem Zeitpunkt auch eine pathologische Verlaufsform entwickeln. Unter Einbeziehung der persistierenden Kinderstimme lassen sich die in Abb. 5.41 dargestellten Mutationsarten unterscheiden.

Meistens wird unterteilt in Mutatio praecox, perversa, larvata, incompleta, persistens und prolongata. Die *Stimme* klingt während der Mutationsphasen unterschiedlich, meist jedoch nur leichtgradig rauh (belegt), selten mittel- oder hochgradig rauh bzw. behaucht. Die Intonation kann – vor allem in der Hauptmutationsphase – unsicher sein. Das Kippen nach oben und unten erfolgt meist in schnellen Sprüngen zwischen Brust-(Modal-) und Fistelregister. *Registerwechsel* beim Singen lassen sich manchmal auch ohne größere klangliche Störungen der Sprechstimme erkennen (10). Deshalb sollte in der Zeit des stimmlichen Umbruchs forciertes Singen unterblei-

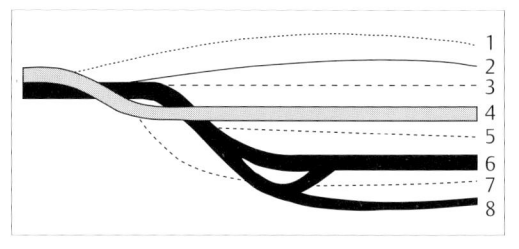

Abb. 5.41 Die mittlere Sprechstimmlage als ein Merkmal von Mutation und Mutationsstörungen (nach Weiss u. Berendes)
1 Mutationsfistelstimme bei Mädchen
2 Mutationsfistelstimme bei Knaben
3 persistierende Kinderstimme (männlich und weiblich, endokrin bedingt)
4 normale Mutation bei Mädchen
5 unvollständige Mutation bei Knaben
6 normale Mutation bei Knaben
7 perverse Mutation bei Mädchen
8 Mutationsbaß beim männlichen Geschlecht

ben. Bei stärkeren Befunden, besonders bei noch unvollständigem Glottisschluß, sollte gar nicht gesungen werden. Ein häufig als typisch angesehenes „Mutationsdreieck" im hinteren Drittel der Glottis läßt sich oft nicht beobachten. Gering ausgeprägt zeigt es sich bei etwa 30%. *Laryngoskopisch* ist außer einer Rötung der Stimmlippen (verstärkte Gefäßzeichnung) meist kein pathologischer Befund zu sehen. *Stroboskopisch* können Irregularitäten des Schwingungsablaufs als Frequenzwechselperioden oder verminderte Amplituden zu erkennen sein.

Mutatio praecox

Krankhafte Geschlechtsentwicklung mit körperlicher Frühreife vor dem 8.–10. Lebensjahr, Pubertas praecox, führt auch zu einer Beschleunigung des Kehlkopfwachstums und einer auffallenden Stimmvertiefung. Die Auslösung erfolgt durch peripher vermehrt ausgeschüttete Sexualhormone oder durch Hormonpräparate. *Ätiopathologisch* können zentrale Fehlsteuerungen der Keimdrüsen durch Tumoren der Adenohypophyse, der Epiphyse, des Hypothalamus, des Tuber cinereum und des Lumbosakralmarks wirksam werden. Zu einer peripheren adrenalen Gruppe gehören der interrenale Virilismus und das adreno-genitale Syndrom. Die echte vorzeitige Mutation (Pubertas praecox vera) wird überwiegend zentral ausgelöst. Bei der unechten Form (Pseudopubertas praecox) stammen die

Androgene nicht aus der Funktionskette Hypothalamus – Hypophyse – Hoden, sondern von Tumoren und Hyperplasien der Nebennierenrinde, Hodentumoren, ektopischen hormonerzeugenden Geschwülsten oder aus exogener Hormonzufuhr.

Mutatio incompleta

Von unvollständiger Mutation spricht man, wenn während der Pubertät Stimmstörungen auftreten, ohne daß sich Abweichungen in der allgemeinen Geschlechtsentwicklung nachweisen lassen. Der Stimmwechsel kann zu spät einsetzen (Mutatio tarda), zu lange andauern (Mutatio prolongata) oder nicht zu einem gehörigen Abschluß kommen (Mutatio incompleta). Oft sind diese drei Erscheinungsformen Ausdruck ein und derselben Störung, sie treten nur zu verschiedenen Zeitpunkten auf. Als Ursachen werden funktionelle und schwer faßbare hormonell-konstitutionelle Faktoren angenommen. Da sich dabei häufig normale Blutspiegel der Geschlechtshormone nachweisen lassen, wird auch eine Rezeptorstörung im Bereich des Larynx angenommen, d. h. die Hormone werden nicht „erkannt", und die Reaktion im Organ bleibt deshalb aus. Besondere stimmliche Belastungen während der Mutation („Durchsingen"), aber auch seelische Konflikte in dieser Zeit wirken sich negativ aus. Ebenso kann hochgradige Schwerhörigkeit und damit mangelhafte auditive Rückkopplung zur Beibehaltung kindlicher Stimmqualitäten führen. Viele Patienten – es fallen vor allem Männer auf – erinnern sich kaum an einen Stimmwechsel. Sie klagen über Heiserkeit, mangelhafte stimmliche Belastbarkeit und darüber, daß sie am Telefon mit „Frau ..." angesprochen werden. An *Befunden* ergibt sich eine erhöhte mittlere Sprechstimmlage, die eine Quinte bis zu einer Oktave über der Norm liegt, eine Einschränkung des unteren Stimmumfanges sowie eine manchmal behauchte, klangarme und wenig steigerungsfähige Stimme. Der Larynx erscheint nicht immer auffallend klein. Die Stimmlippen sehen glatt aus und lassen allenfalls verstärkte Gefäßzeichnung oder etwas aufgelockerte Schleimhaut erkennen. Stroboskopisch ergeben sich kleine Amplituden, eine verkürzte oder fehlende Schlußphase, nur selten ist ein offenes interkartilaginäres Dreieck vorhanden. Bei frontalem Druck auf den Schildknorpel (Bresgen-Handgriff) ändern sich weder Tonhöhe noch Stimmklang.

Mutationsfistelstimme

Trotz morphologisch abgeschlossener Pubertätsentwicklung im Kehlkopfbereich wird die Kinderstimmlage beibehalten; es liegt also eine reine funktionelle Fehlleistung vor. Dabei bewirkt eine übermäßige Kontraktion der Mm. cricothyreoidei eine starke Anspannung der Stimmlippen. Die Stimmbildung beruht auf der Fistelfunktion, die stets oder nur zeitweise – dann umbrechend zur normalen männlichen Stimmlage – gebraucht wird. Die mittlere Sprechstimmlage kann also stark erhöht sein, meist um eine Oktave, die Stimme klingt oft dicht und klar, manchmal schrill, oder aber behaucht und vermindert steigerungsfähig. Meist kommen die Patienten jedoch mit einer kippelnden Stimme, die als Stimmbruch auffällt. Der Larynx zeigt normale männliche Dimensionen, die Stimmlippen erscheinen oft besonders lang, glatt, reizlos und/oder mit verstärkter Gefäßzeichnung. Stroboskopisch sind regelmäßige Schwingungen geringer Amplitude vorhanden; es treten die für die Fistelstimme typischen verkürzten Schlußphasen auf. Da sich nicht nur der Stimmklang, sondern auch die Kehlkopfbefunde von der Kinderstimme unterscheiden, ist die Bezeichnung persistierende Knabenstimme unrichtig. Beim Bresgen-Handgriff schlägt die Stimme in das Modalregister um.

Ursachen sind psychische Faktoren: starke Bindung – vor allem von Einzelkindern – an die Mutter, die das erwachsene „Kind" in die Sprechstunde begleitet, Abneigung gegen den Vater, Furcht vor dem Erwachsenwerden und vor der selbständigen Bewährung sowie motorische Ungeschicklichkeit. Dem Patienten gelingt es nicht, die neuen größeren Stimmlippenstrukturen in angemessener Weise nerval zu steuern.

Mutatio perversa

Bei dieser seltenen Störung, die bei Mädchen auftreten kann, sinkt während der Pubertät die Stimme abnorm tief und nimmt Tenor-, Bariton- oder sogar Baßklang an. Sie wird bei männlich großem Kehlkopf meist rauh. Endokrinologische Abklärung ist erforderlich.

Postmutationstörungen

Unter postmutationellen Stimmstörungen werden alle Normabweichungen der Stimme zusammengefaßt, die sich in die Pubertätszeit zurückverfolgen lassen und mindestens zwei Jahre nach deren Abschluß fortbestehen. Manchmal werden auch die Mutationes tarda, prolongata und incompleta zur postmutationellen Störung gezählt. Typische Larynxbefunde gibt es nicht, wenngleich sich unter stärkerer phonatorischer Belastung eher Stimmlippenrötungen zeigen und die Tendenz zur Hypersekretion besteht. Wird über reduzierte stimmliche Belastbarkeit geklagt, ist die Singstimme stärker betroffen als die Sprechstimme.

Stimme in Klimakterium und Menopause

Die Ovarialfunktion nimmt im Klimakterium immer mehr ab, bis die Produktion der weiblichen Sexualhormone fast ganz erlischt. Da aber die Nebennierenrinde hormonell aktiv bleibt, verschiebt sich das Gleichgewicht zwischen Östrogenen und Androgenen zu den männlichen Hormonen. Deshalb sind wie nach Ovarektomie Virilisierungserscheinungen vorprogrammiert, zumal die ovarielle Bremswirkung auf die Hypophyse fehlt. Außerdem sind vegetativ-nervale und psychische Einflüsse wirksam. Da auch eine Maskulinisierungstendenz des Kehlkopfes besteht, kommt es nicht selten zu passageren oder sogar permanenten Veränderungen der Stimme, der sog. *klimakterischen Dysphonie* (42). Der Tonhöhenumfang wird nach unten weiter, in der Höhe eingeschränkt, Tragfähigkeit und Glanz lassen nach, die Stimme klingt nicht selten leicht gepreßt. Die mittlere Sprechstimmlage sinkt unter g, die Rufstimme kippt leichter nach oben. Neben dem Verlust guter Singfähigkeit tritt frühe Stimmermüdung ein. *Stroboskopisch* zeigen sich häufiger Schwingungsirregularitäten und hypofunktionelle Zeichen. Hyperfunktionelle Kompensationsversuche können zu Überforderungsschäden führen. *Differentialdiagnostisch* sind die geschilderten Stimmveränderungen von medikamentösen Hormonwirkungen nicht zu unterscheiden; diese Differenzierung ist nur anamnestisch möglich.

Vorzeitiges Altern

Die physiologischen, zur „Greisenstimme" führenden Alterungsvorgänge können bei vorzeitiger Involution des Endokriniums schon lange vor dem 60. Lebensjahr einsetzen. Sie haben jedoch nur selten Krankheitswert (S. 72) und erfordern meist keine ausgiebige phoniatrische Diagnostik und Therapie. Wichtig erscheint nur, eine Greisendysphonie symptomatisch zu bewerten und gegebenenfalls Konsultationen bei anderen Disziplinen, besonders der Inneren Medizin sowie der Neurologie und Psychiatrie, zum Ausschluß anderer Ursachen zu veranlassen.

Stimmstörungen durch Altershörverluste. Häufig vorhandene mittel- bis hochgradige Schwerhörigkeit kann die lautsprachliche Kommunikation erheblich beeinträchtigen. Lautstärke, Tonhöhe und Klang der Stimme lassen sich oft nicht mehr einwandfrei steuern, es kommt meist zur Anhebung von Lautstärke und Sprechstimmlage und zur Verflachung dynamischer und melodischer Akzente. Die Verordnung eines Hörgerätes ist zu erwägen, da es meist Abhilfe schafft.

Hormonelle Dysphonien

Unter den Hormonen, die auf die Stimmfunktion wirken, sind die Sexualhormone an erster Stelle zu nennen. Ihr Einfluß auf die Stimme wurde teilweise schon erörtert; es ergeben sich aber noch weitere Zusammenhänge, die zu stimmlichen Auffälligkeiten führen können.

Stimme vor und während der Menstruation

Die Frauenstimme unterliegt auch nach der Postmutation und vor dem Klimakterium mehr oder weniger hormonellen Einflüssen. Vor und während der Menstruation kommt es individuell in sehr unterschiedlichem Maße zu solchen Seitenwirkungen.

Durch Verschiebung des Sol-Gel-Gleichgewichtes binden auch die Stimmlippen verstärkt Wasser. Der Rückgang des Mucopolysaccharidgehaltes bedingt erhöhte Gefäßpermeabilität. Oft bestehen Hyperämie, verstärkte Gefäßzeichnung und Adduktionsinsuffizienz.

Die stärkere Massenbelastung der Stimmlippen bewirkt eine Tendenz zur Senkung der Stimme bei gleichzeitiger Einschränkung des oberen Tonhöhenumfanges beim Singen. Obwohl die Stimme oft an Intensität gewinnt, sind subtile gesangliche Leistungen meist deutlich herabgesetzt (S. 81). Die Sprechstimme kann mit belegten bis rauhen Klangkomponenten auffällig sein. Viele Frauen geben jedoch keine Beschwerden an, was zweifellos von Grad und Differenzierung der stimmlichen Anforderungen und Belastungen abhängt.

Stimme während der Schwangerschaft

Akustisch wie laryngoskopisch ähneln die Störungen denen der Menstruation. Neben hormonellen Reaktionen der Nasenschleimhaut als *Rhinopathia gravidarum* mit möglicher Resonanzänderung, reagiert bei 20–30% der Schwangeren etwa ab dem 5. Monat erkennbar auch die Larynxschleimhaut, vor allem bei Präeklampsie und Eklampsie (25). Besonders auffällige Veränderungen wie aufgelockerte, leicht gerötete oder livide bis sukkulente Stimmlippen, als *Laryngopathia gravidarum* bezeichnet, gehören zu den seltenen Beobachtungen. Borken zeigen sich fast nur bei der *Laryngopathia sicca haemorrhagica*, die mit Trockenheits- und Fremdkörpergefühl einhergeht.

Die *Stimme* ist oft wenig verändert, kann aber tiefer werden, auch belegt oder rauh klingen und sogar aphonisch sein. Nach der Geburt gehen die Schwellungen und Stimmbeschwerden spontan wieder zurück. Dennoch sollten stärkere stimmliche Belastungen im Beschwerdezeitraum unterbleiben.

Seitenwirkungen von Medikamenten

Bei der Zufuhr von Androgenen, Anabolika und Kombinationspräparaten bzw. bei übermäßiger Eigenproduktion von männlichen Geschlechtshormonen können bei Mädchen und Frauen Vermännlichungserscheinungen auffallen, die auch den Kehlkopf betreffen und mit Stimmstörungen einhergehen.

Virilismus bedeutet das Auftreten männlicher Körper- und Gesichtsbehaarung sowie ein Tieferwerden der Stimme bei Frauen, Mädchen und Knaben.

Hirsutismus geht zwar auch mit der beim Virilismus beschriebenen Behaarung einher, jedoch wird die Stimme nicht tiefer. Hinweise auf hormonelle Störungen ergeben sich bei Frauen aus der Oberlippenbehaarung und aus Verlängerung des Intermenstruums. Meist bestehen dann auch schon seit einiger Zeit Stimmstörungen.

Androgene bewirken bei Frauen und Kindern in unphysiologisch hoher Konzentration eine Virilisierung, besonders durch Testosteron und seine Abkömmlinge und/oder durch die vom 19-Nortestosteron abgeleiteten Gestagene. Allerdings ist die individuelle Empfindlichkeit derart unterschiedlich ausgeprägt, daß Dosis-Wirkungs-Prognosen nicht gegeben werden können. Meist sind über längere Zeit verabreichte kleinere Dosen für die Stimme ungünstiger als hohe, nur kurzzeitig gegebene. Mädchen in der Pubertät sind besonders gefährdet.

Gestagene sind synthetische Substanzen mit Progesteronwirkung, die als Bestandteil von Kombinationspräparaten (Ovulationshemmern) verwendet werden und Virilisierungserscheinungen auslösen können. Erhält eine Frau während der Schwangerschaft Gestagene, ist bei der Geburt eines Mädchens mit einer Stimmvertiefung unter $a^1 = 440$ Hz zu rechnen.

Testosteron wird häufig nur als Sexualhormon bezeichnet, aber es führt neben androgenen Wirkungen auch zu wesentlichen Beeinflussungen des Stoffwechsels. Obgleich bei Frauen grundsätzlich mit Stimmstörungen zu rechnen ist, gibt es Indikationen für die Anwendung, z. B. bei Mamma- und Ovarialkarzinom. Stets ist jedoch die Verordnung gegengeschlechtlicher Hormone sorgfältig abzuwägen.

Anabolika sind den Aufbaustoffwechsel fördernde Steroide mit geringer androgener Wirkung. Sie leiten sich vom Testosteron ab, bewirken aber vordergründig eine Förderung der Eiweißsynthese und eine Verringerung der Stickstoffausscheidung im Urin (negative N-Bilanz). Ihre virilisierenden Nebenwirkungen schließen bei entsprechender Stoffwechsellage auch Stimmstörungen ein. Hauptindikationen sind Wachstumsstörungen, Appetitmangel, Untergewicht, reduzierter Allgemeinzustand und chronische Leber- und Nierenerkrankungen. Aufgrund ihrer muskelstärkenden Wirkung werden sie auch zum Erreichen sportlicher Höchstleistungen genommen (Doping). Da mancher Einsatz nicht zwingend indiziert, ja sogar unerlaubt ist, sollte ärztliche Aufklärung über mögliche Stimmstörungen ernst genommen werden, zumal entsprechende Hinweise in den Prospekten oft fehlen.

Ovulationshemmer enthalten nicht selten ebenfalls Abkömmlinge des Testosterons und Gestagene. Sie sind aber heute so strukturiert, daß Seitenwirkungen auf die Stimme praktisch nicht mehr befürchtet werden müssen (66).

Kombinationspräparate von Androgenen und Östrogenen haben heute bei Normaldosierung nur noch geringe androgene Wirkung, so daß beim Einsatz gegen klimakterische Beschwerden schwer zwischen medikamentösen und natürlichen, altersbedingten Stimmveränderungen zu differenzieren ist. Androgen-Östrogen-Stufenpräparate zur Entwässerung, Hydantoinabkömmlinge gegen Epilepsie, bestimmte Leberschutzpräparate, Antihyper- und -hypotonika, einige Fungizide und gegen Asthma bronchiale eingesetzte Hormonpräparate der Nebennierenrinde können bei individueller Neigung die Stimme ebenfalls verändern. Sängerinnen sollten darauf aufmerksam gemacht werden.

Bei *Stimmstörungen unklarer Ursache* ist stets nach Medikamenteneinnahmen und besonders gründlich nach Hormonverordnungen zu fragen. Zahlreiche Medikamente üben Seitenwirkungen auf die Stimme aus, und wenn keine zwingende Indikation zur weiteren Einnahme besteht (Rücksprache mit dem verordnenden Arzt), sind die Mittel probatorisch abzusetzen. Ein Verdacht auf Hormonwirkung ergibt sich besonders aus dem Absinken der Sprechstimmlage und aus Reinheitsveränderungen der Stimme. Neben der hormonellen Ausgangslage sind konstitutionelle Neigung zu Hypomenorrhoe, Hirsutismus, Akne, Beinbehaarung, Bartwuchs, männlicher Habitus und eine primär schon tiefe Stimmlage bedeutsamer als Art und Dosis der Präparate. Hierbei erscheint neben der Organempfindlichkeit die Eigenproduktion von Androgenen besonders wichtig.

Alle diese Stimmveränderungen werden schon relativ früh irreversibel, so daß Anfangsstadien früh erkannt und die Präparate bei noch unveränderter mittlerer Sprechstimmlage sowie noch normalem Tonumfang sofort abgesetzt werden müssen. Nur so kann eine Stimmnormalisierung eventuell wieder eintreten.

Hormonelle Stimmstörungen beruhen auf Zellvermehrung der Stimmlippenschleimhaut (55), zu starker Dehnbarkeit des Lig. vocale sowie auf Massenzunahme des M. vocalis (3). Anfangs ermüdet die Stimme nur leicht, sie klingt den Patientinnen fremd. Beim Singen ist die Intonation unsicherer. Bald erscheint der Stimmklang zunächst belegt, dann rauher und brüchig oder kippelnd, manchmal stimmbruchähnlich. Schließlich kann die Stimme tiefer werden. Der obere Tonhöhenumfang schränkt sich ein, so daß Sing- und Rufstimme gestört sein können. Öfters divergieren die Register. – Das klinische Bild der *Androglottie* wird bei Frauen und Mädchen auch als perverse Mutation bezeichnet.

Laryngoskopisch fallen keine spezifischen Befunde auf, eine Größenzunahme des Larynx und der Stimmlippen ist kaum erkennbar. Mehrmals beschriebene laryngeale Asymmetrien sind nicht sicher hormonell verursacht. Selbst bei Verabreichung entsprechender Präparate im Kindesalter bleiben die Larynxdimensionen altersgemäß. Manchmal aber zeigen die Stimmlippen aufgelockerte Schleimhaut, Schleimauflagerungen und verstärkte Gefäßzeichnung, so daß die Diagnose Laryngitis möglich erscheint. Häufig schließt die Glottis im hinteren Anteil nicht vollständig, was bei Frauen allerdings nicht unbedingt als pathologisch zu bewerten ist.

Spezifische Krankheitsbilder

Intersexualität

Der Zustand eines Individuums mit Widersprüchen in der Ausbildung der allgemeinen äußeren geschlechtlichen Erscheinung (intersexueller Phänotypus), der Keimdrüsen bzw. Geschlechtsorgane (Gonadendysgenesie) sowie des chromosomalen Geschlechts erfordert nur selten phoniatrische Aktivitäten. Allerdings kann eine genaue Stimmbeurteilung dazu beitragen, das dominierende Geschlecht zu bestimmen. Die mittlere Sprechstimmlage, der Tonhöhen- und Dynamikumfang beim Sprechen und Singen sowie der Stimmklang sollten erfaßt und dokumentiert werden.

Transvestitismus

Die Neigung von Menschen, Kleider des anderen Geschlechts anzulegen, wird manchmal als pathologisch bewertet, manchmal aber auch nicht. Meist gelingt es den Transvestiten weitgehend, der kostümierten Verwandlung und dem anderen Gestus auch die Stimme anzupassen. Medikamentöse oder operative Stimmumwandlungen stehen dabei außer Betracht.

Transsexualität

Das Mißverhältnis zwischen äußerem Erscheinungsbild, z. B. dem eines Mannes, und dem inneren Wesen, z. B. als Frau zu empfinden und zu reagieren, führt zu einem Leidenszustand („falsche Hülle") und zu dem dringenden Bedürfnis, einen Geschlechtswechsel durch Wandlung („Anpassung") des Äußeren vornehmen zu lassen. Da meist die Verwandlung Mann zu Frau erfolgt, wird an Phoniater die Frage der Stimmerhöhung gestellt. Phonochirurgische Maßnahmen können befriedigende Resultate bringen (S. 173).

Stimmstörungen bei Keimdrüsenerkrankungen

Unter den Keimdrüsentumoren sind solche mit gleichgeschlechtlicher und andere mit gegengeschlechtlicher Aktivität zu unterscheiden. Isosexuell aktive Ovarialtumoren verursachen bei Mädchen vorzeitigen Stimmwechsel (Pubertas praecox). Heterosexuell aktive Ovarialtumoren erzeugen virilisierende Androgene, so daß die Stimme deutlich tiefer wird. Nach Tumorentfernung kann sie aber wieder höher und heller werden.

Isosexuelle Hodentumoren verursachen bei Knaben ebenfalls Pubertas praecox, während heterosexuelle zur Verweiblichung ohne Stimmvertiefung neigen.

Hypogonadismus. Die Unterfunktion der Keimdrüsen wirkt sich stimmlich fast nur beim männlichen Geschlecht aus und wird dann häufig auch als Eunuchoidismus bezeichnet. Tritt männlicher Hypogonadismus bereits vor dem Pubertätsalter auf, bleibt die Entwicklung der sekundären Geschlechtsmerkmale einschließlich Kehlkopf- und Stimmentwicklung aus. Hypogonadismus nach der Pubertät, auch als sekundärer Hypogonadismus bezeichnet, wird meist durch Hodentumoren oder Hypophysenstörungen verursacht. Bei schon abgeschlossener Mutation bleibt selbst bei völligem Ausfall der Gonaden die Stimme männlich. Nur selten kommt es zu erhöhter Sprechstimmlage. Weiblicher Hypogonadismus hat stimmlich oft nur geringe Folgen. Beim Ausschalten der Ovarien vor der Pubertät kann die Stimme unreiner, tiefer und für eine künstlerische Ausbildung ungeeigneter werden. Zahlreiche andere hormonale Erkrankungen, meist als Syndrome ausgeprägt, gehen mit Stimmstörungen einher, z. B. Hermaphroditismus, Pseudohermaphroditismus, Klinefelter-Reifenstein-Albright-Syndrom, Kallmann-Syndrom, Turner-Syndrom, Stein-Leventhal-Syndrom. Phoniatrische Diagnostik erfolgt nach Anfrage durch den Internisten oder Endokrinologen.

Akromegalie, durch eosinophile Adenome der Hypophyse mit Überproduktion des somatotropen Hormons verursacht, geht mit Veränderungen der Gesichtszüge (Nasenvergrößerung, Lippenverdickung) und Größenzunahme der Füße und Hände einher Abb. 5.42. Auch der Larynx vergrößert sich, die Prominentia laryngea tritt stärker hervor, und die Kehlkopfschleimhaut wird dicker und breiter. Die Stimme klingt dunkel, hohl, rauh und gepreßt bis knarrend. Der Tonumfang verlagert sich nach unten, so daß die Stimme einer Frau männlich klingen kann. Der auffällige Stimmklang wird mit geprägt von der verdickten Aryregion, den bis zur „Schürzenbildung" vergrößerten aryepiglottischen Falten, den veränderten Resonanzen der Ansatzräume (Dysphonia resonatoria), der Makroglossie, die zu einer akromegalen Dysglossie mit schwerfälliger Sprechweise und kloßigem Beiklang führt, sowie von der Progenie. Eine akromegale Dysphonie tritt aber nur bei etwa der Hälfte der Patienten auf (28).

Hypophysärer Kleinwuchs geht mit zu kleinem Kehlkopf einher (20), und die Stimme bleibt hoch. Manchmal ist ein rauher Kopfstimmklang auffällig.

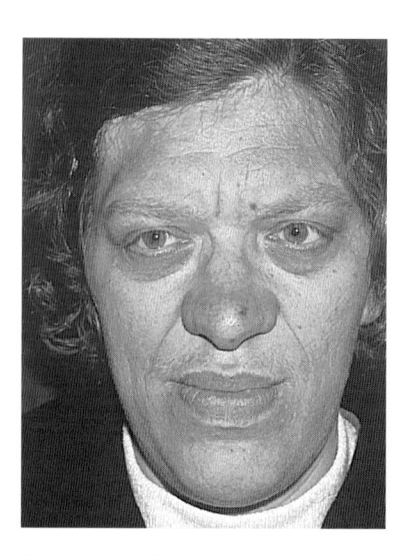

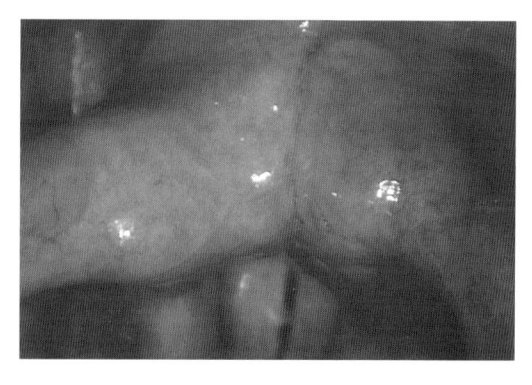

Abb. 5.**42** 57jährige Patientin mit akromegaler Dysphonie. **a** Typische Gesichtsveränderungen, **b** Verdickung der Aryregion.

Schilddrüsenerkrankungen

Sowohl Hyper- als auch Hypothyreosen (Myxödem) können Stimmveränderungen verursachen. Die Unterfunktion der Schilddrüse ist neben dem Diabetes mellitus die häufigste endokrine Erkrankung des Kindesalters (40).

Kretinismus. Bei fetal aufgetretenem Mangel an Schilddrüsenhormon findet sich eine Kombination dauerhafter Entwicklungsstörungen des Skelett- und Nervensystems mit typischen Hautveränderungen.

Sowohl der endemische als auch der sporadische Kretinismus kann mit und ohne Kropfbildung einhergehen. Die deutlich verzögerte geistige und körperliche Entwicklung (Kleinheit des Gehirns mit Oligophrenie, Kleinheit des Hirnschädels mit Kieferübergröße, Gebißfehlbildungen und Makroglossie) führt auch zu einer verzögerten oder ausbleibenden Entwicklung der Sprache und des Sprechens, zu Hör- sowie zu Stimmstörungen. Der Kehlkopf ist klein, die Stimmlippen erscheinen bei großer vaskulärer Blutfülle ödematös-plump und von zu geringem Tonus. Schon der Säuglingsschrei ist dann tief und rauh und die Tonhaltedauer verkürzt. Später fällt der spindelige Glottisspalt (muskuläre Vokalisparese) aufgrund des Hypotonus auf. Damit verbunden ist die Stimme leise und ihr Umfang eingeschränkt. Bei der erworbenen Hypothyreose zeigen sich ebenfalls Schleimhautverdickungen in Nase, Rachen und Kehlkopf. Im Arybereich bestehen manchmal wachsartige, gelbliche, zu Reizhusten führende Verdickungen. Besonders beim häufiger betroffenen weiblichen Geschlecht fällt die monotone, brüchige, rauhe, gepreßte, scheppernde bis knarrend-krächzende und rasch ermüdende Stimme mit Umfangsminderung, verkürzter Tonhaltedauer und Sprechstimmvertiefung auf. Als Folge von Makroglossie und velopharyngealer Hypotonie kommt es häufig zu artikulatorischen Auffälligkeiten und zu offenem Näseln.

Hyperthyreose. Auf der Grundlage gesteigerter Schilddrüsenaktivität mit erhöhter allgemeiner Erregbarkeit entwickelt sich eine charakteristische Dysphonie mit hyperfunktionellen Anzeichen: überhöhte mittlere Sprechstimmlage, klangarme, behauchte, wenig steigerungsfähige Stimme, oft zittrig infolge des allgemeinen Tremors und schnell ermüdbar. Die Vitalkapazität ist reduziert. Der laryngoskopische Befund zeigt keine Besonderheiten. Im stroboskopischen Bild sicht man geringe Amplituden und verkürzten oder auch fehlenden Schluß. Nicht selten verbleibt ein offenes interkartilaginäres Dreieck. Bei geringer Ausprägung kann die Abgrenzung von einer funktionellen Dysphonie schwierig sein (Pseudophonasthenie). Endokrinologische Abklärung ist erforderlich.

Nebenschilddrüsenerkrankungen

Die Minderung der Parathormonproduktion (Hypoparathyreoidismus) bewirkt neben Tetanie auch Laryngospasmus und Stimmstörungen infolge gesteigerter neuromuskulärer Erregbarkeit. Schon im Säuglingsalter kommt es manchmal zu solchen Auffälligkeiten, wobei der auftretende Stimmritzenkrampf die Inspiration erheblich behindern kann. Bei postoperativen Tetanien muß man stets auch auf operationsbedingte Larynxparesen achten. Andererseits ist es auch bei Paresen angezeigt, einen Parathormonmangel abklären zu lassen.

Überproduktion von Parathormon bewirkt Hyperkalzämie, die manchmal aufgrund muskulärer Insuffizienzen bis zur Aphonie reichende Stimmstörungen verursachen kann.

Addison-Krankheit

Bei der „Bronzekrankheit" aufgrund von Insuffizienzerscheinungen der Nebennieren, auch als Addisonismus bezeichnet, wirkt sich die allgemeine Muskeladynamie auch im Kehlkopfbereich aus und führt zu einer behauchten, klangarmen und wenig steigerungsfähigen Stimme, die schnell ermüdet.

Funktionelle Dysphonien

Funktion und Struktur bilden eine Einheit. Bestimmte Funktionen sind an spezifische Strukturen gebunden, die sich ihrerseits aufgrund besonderer Funktionen herausbilden und damit wieder Lokalisation und Art funktioneller Vorgänge bestimmen. Diese komplexe Betrachtungsweise ist für die klinische Praxis meist aber nicht relevant. Funktionelle Störungen haben dort noch immer eine gewisse Eigenständigkeit. Nach internationalen Übersichten liegen bei 25–40% aller Patienten der Allgemeinmedizin funktionelle Störungen vor, ohne daß sich organische Veränderungen nachweisen lassen.

Funktionelle Dysphonien sind Krankheiten der Stimme, die durch eine Störung des Stimmklanges, vorwiegend im Sinne von Heiserkeit, und/oder eine Einschränkung der stimmlichen Leistungsfähigkeit gekennzeichnet sind, ohne daß sich krankhafte primär organische Veränderungen der an der Stimmbildung beteiligten anatomischen Strukturen erkennen lassen. In der Klinik fallen diese Stimmstörungen vor allem durch ein Zuviel oder ein Zuwenig an muskulärer Spannung auf, wobei vor allem Anblasedruck (Aktivität des Atemapparates), und glottischer Widerstand (Stimmlippenspannung) betroffen sind. Aber auch die muskuläre Einstellung der Ansatzräume und des ganzen Körpers kann beteiligt sein (S. 114).

Alle Ansätze, die Ätiologie, Einteilung, Diagnostik und Therapie funktioneller Dysphonien darzustellen, müssen nicht nur von einem multifaktoriellen Geschehen ausgehen, sondern vielmehr davon, daß sich einzelne Faktoren im Sinne eines komplexen Bedingungsgefüges vielfältig beeinflussen. Übergreifend orientierte Denkweisen müssen dabei gegenüber mechanistischen, die sich fast ausschließlich auf den Kehlkopf beziehen, zurückstehen. Von zentraler Bedeutung erscheinen die Wechselwirkungen zwischen konstitutionellen Voraussetzungen und umweltbedingten Anforderungen.

Ätiologie

Funktionelle Stimmstörungen können aus überwiegend inneren, patientenbezogenen und/oder aus überwiegend äußeren, umweltbezogenen Ursachen entstehen, wobei sich beide Ursachenkomplexe auch überlagern. Ein Mißverhältnis zwischen individueller Leistungsfähigkeit und Umweltanforderungen ist häufig dominierend. Es erlangt Krankheitswert, wenn vor allem das subjektive Wohlbefinden erheblich beeinträchtigt ist. Die Vielzahl ätiologischer Faktoren führte jedoch bis heute zu keiner einheitlichen Definitionsbasis.

Trotz zahlreicher physiologischer, psychologischer und klinischer Studien über die verschiedenen Erscheinungsformen der menschlichen Stimme und der ihr zugrundeliegenden biologischen, psychologischen und sozialen Zusammenhänge ist die Lehre von den funktionellen Dysphonien bis heute experimentell wenig gefestigt. Die große Variationsbreite des „normalen" Bereichs, in dem Heiserkeit mehr und mehr als etwas Normales angenommen wird, die zunehmende Kompliziertheit sozialer Strukturen, in denen stark oder schwach ausgeprägte Motivation für eine bestimmte Tätigkeit zum entscheidenen Leistungsfaktor wird, und auch die Wechselhaftigkeit der klinischen Befunde stehen einer einheitlichen Gesamtdarstellung, vor allem aus ätiologischer Sicht, entgegen. Besonders die Frage nach dem ursächlichen Geschehen wirft immer wieder neue Zweifel auf. Mechanik und Psychologie rivalisieren ständig miteinander, und die Gefahr ist groß, mechanistische oder psychologistische Positionen vordergründig einzunehmen. Wenn man z. B. während einer Knötchenabtragung unter dem Mikrostroboskop beobachtet, wie sehr kleinste Epithelüberhänge den Stimmklang beeinträchtigen können, wie die Stimme nach der Beseitigung solcher geringfügigen, oft nur im Schwingungsablauf erkennbaren Oberflächenunregelmäßigkeiten schlagartig dicht und klar klingt, ist man geneigt, die Schwingungsmechanik vorrangig zu bewerten. Aber das Gegenteil tritt ein, wenn bei einem Patienten mit psychogener Aphonie im Verlauf der Behandlung innerhalb weniger Minuten eine Vielzahl von dysphonischen Fehlleistungen verschiedener Art und Ausprägung in Erscheinung tritt und am Ende die Stimme ebenfalls dicht und klar klingt. Hier sind im Seelischen begründete Fehlsteuerungen so offensichtlich, daß man geneigt ist, für die Entstehung funktioneller Dysphonien eine psychologische Erklärung zu bevorzugen. Sicher ist es letztlich richtig, stets beide Extreme in alle Überlegungen einzubeziehen, also auch das Zusammenwirken von morphologisch-mechanischen und nerval-psychischen Faktoren (Abb. 5.43).

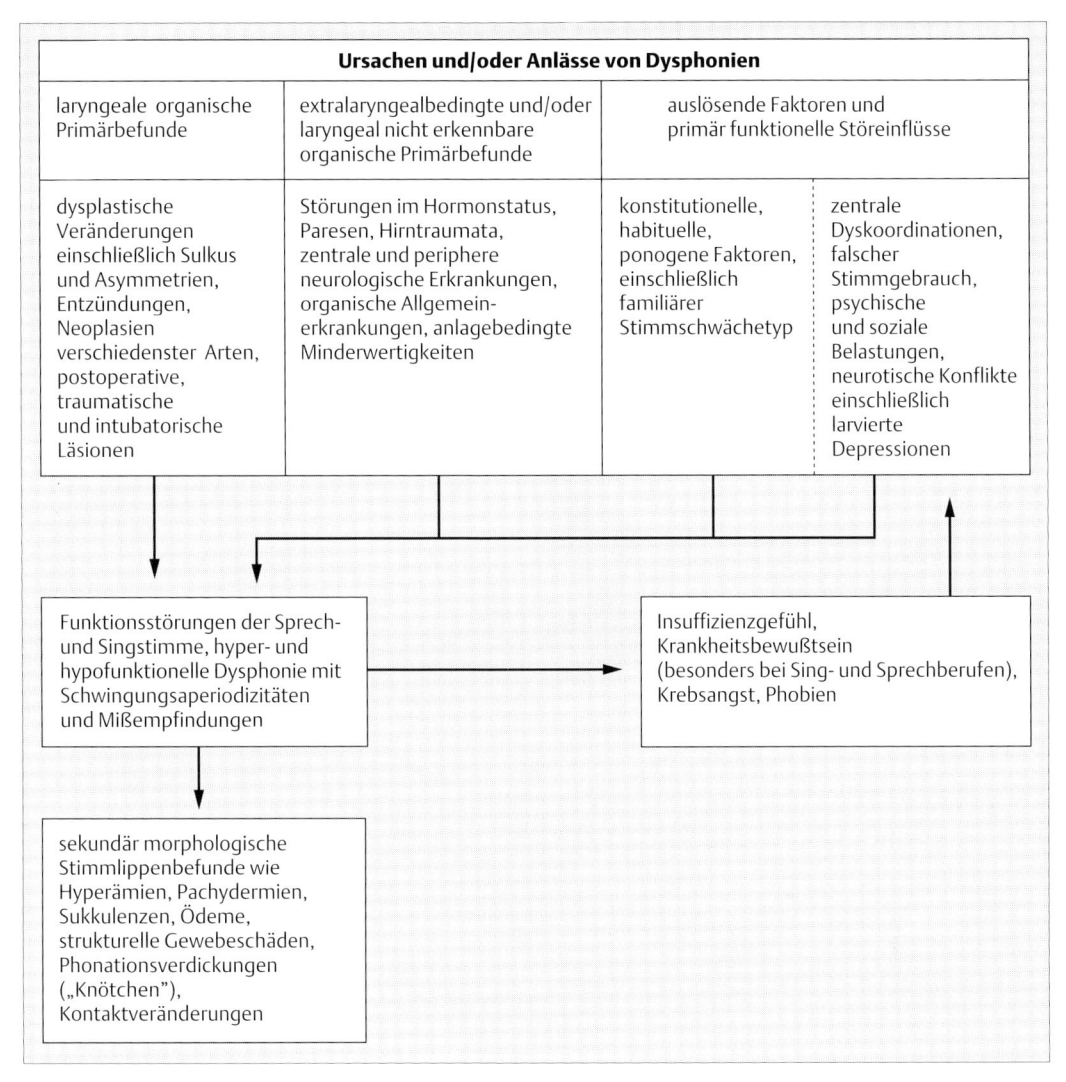

Ursachen und/oder Anlässe von Dysphonien			
laryngeale organische Primärbefunde	extralaryngealbedingte und/oder laryngeal nicht erkennbare organische Primärbefunde	auslösende Faktoren und primär funktionelle Störeinflüsse	
dysplastische Veränderungen einschließlich Sulkus und Asymmetrien, Entzündungen, Neoplasien verschiedenster Arten, postoperative, traumatische und intubatorische Läsionen	Störungen im Hormonstatus, Paresen, Hirntraumata, zentrale und periphere neurologische Erkrankungen, organische Allgemeinerkrankungen, anlagebedingte Minderwertigkeiten	konstitutionelle, habituelle, ponogene Faktoren, einschließlich familiärer Stimmschwächetyp	zentrale Dyskoordinationen, falscher Stimmgebrauch, psychische und soziale Belastungen, neurotische Konflikte einschließlich larvierte Depressionen

Funktionsstörungen der Sprech- und Singstimme, hyper- und hypofunktionelle Dysphonie mit Schwingungsaperiodizitäten und Mißempfindungen

Insuffizienzgefühl, Krankheitsbewußtsein (besonders bei Sing- und Sprechberufen), Krebsangst, Phobien

sekundär morphologische Stimmlippenbefunde wie Hyperämien, Pachydermien, Sukkulenzen, Ödeme, strukturelle Gewebeschäden, Phonationsverdickungen („Knötchen"), Kontaktveränderungen

Abb. 5.**43** Ätiopathogenetische Wechselbeziehungen zwischen organischen und funktionellen Dysphonien (nach Kittel).

Zu intrapersonellem Geschehen kommen interpersonelle Wechselbeziehungen hinzu. Die Stimme als Träger lautsprachlichen Informationswechsels spiegelt die ständig steigenden kommunikativen Anforderungen wider, die im komplizierten System sozialer Aktionen und Interaktionen eine zentrale Stellung einnehmen. Zunehmende psychonervale Belastungen als Begleiterscheinungen fortschreitender Zivilisation wirken sich zwangsläufig auch als erhöhte Störanfälligkeit der Stimmfunktion aus.

Ausgangspunkt von Detaildiskussionen kann noch immer das Schema ätiologischer Faktoren aus dem äußeren und inneren Milieu sein (Abb. 5.**44**).

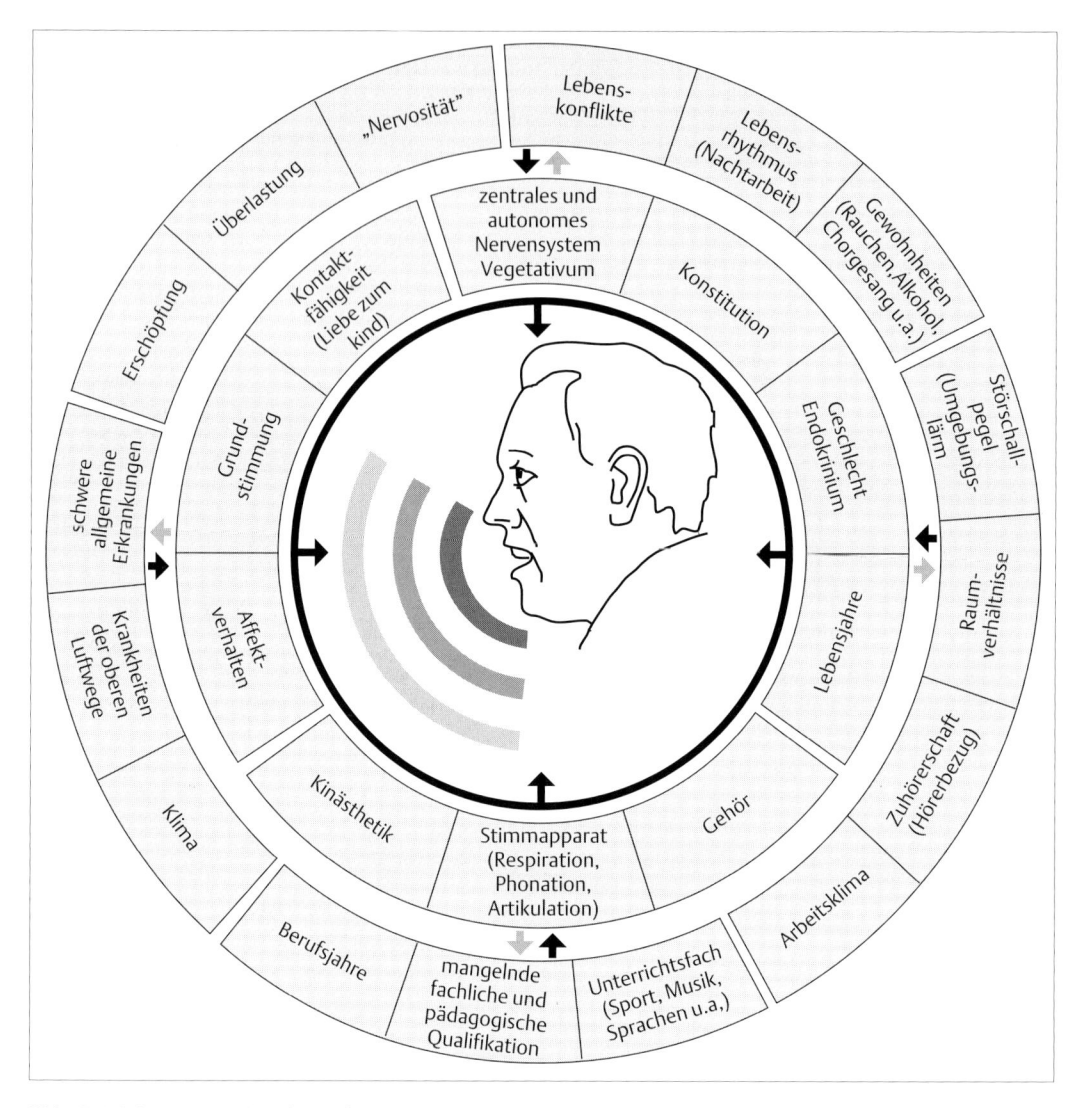

Abb. 5.**44** Innere und äußere Störfaktoren bei Entstehung einer Dysphonie (nach Gundermann).

Auch wenn sich die Einzelfaktoren in vielfältiger Weise gegenseitig beeinflussen, ist es in der klinischen Praxis häufig möglich, vereinfachend und als Ausgangspunkt für eine spätere Differenzierung fünf Hauptkomponenten hervorzuheben:

Konstitutionell: durch Anlage, wobei allgemeine und lokale Merkmale gleichermaßen zu berücksichtigen sind, z. B. Körpertyp und -größe, Herz-Kreislauf-Stabilität, neurovegetative Erregbarkeit, Persönlichkeitsstruktur, insbesondere psychische Belastbarkeit, aber auch Schleimhauttyp, Kehlkopffunktion, Klangbildung in den Ansatzräumen.

Habituell: durch Gewohnheit, erworben durch unbewußtes oder bewußtes Lernen bestimmter Phonationsabläufe, „Stimmtechnik".

Ponogen: durch stimmliche Arbeit, stimmliche Überanstrengung, zu langes oder zu lautes Sprechen und/oder Singen.

Psychogen: durch psychische Fehlhaltung, Konflikte oder Neurotisierung, überwiegend infolge von Besonderheiten der Persönlichkeitsstruktur und/oder Überforderungen durch die Umwelt.

Symptomatisch: durch eine schwere Allgemeinerkrankung, die auch die stimmliche Leistungsfähigkeit erheblich herabsetzt, z. B. bei Tumorkrankheiten, Diabetes mellitus, Alterskachexie.

Einteilung

Die übliche Einteilung in hyper- und hypofunktionelle Dysphonie berücksichtigt zwar äußerlich das jeweilige klinische Erscheinungsbild, vor allem den körperlichen Spannungsgrad beim Sprechen und Singen sowie den Stimmklang und die Stimmgröße, jedoch bleiben die Ursachen weitgehend unberücksichtigt. Häufig ist eine klare diagnostische Trennung zwischen den funktionellen Störungsformen nicht möglich, auch nicht durch stroboskopische Merkmale (S. 131). Bei einer Dysphonie ohne pathologischen Organbefund ist dann lediglich die Diagnose „Funktionelle Dysphonie" zu verwenden. Für die funktionellen Störungen der Sing- und Sängerstimme ist nach wie vor der Terminus Dysodie in Gebrauch, der glücklicherweise nicht mit hyper- oder hypofunktionell gekennzeichnet worden ist.

Die Einteilung in Phonoponosen und Phononeurosen (55) erweist sich unter den Bedingungen der Sprechstunde als wenig praktikabel, weil z. B. bei den insgesamt 17 aufgeführten Krankheitsbildern 9 im Überschneidungsbereich zwischen beiden Krankheitsgruppen liegen. Außerdem würde man 7 Erkrankungen als primär bzw. sekundär organisch einordnen.

Häufigkeit

Exakte Angaben über die Häufigkeit funktioneller Stimmstörungen im Sinne einer Erkrankung lassen sich nicht anführen, da u.a. soziale, berufliche und geschlechtsspezifische Faktoren wirken, der Leidensdruck unterschiedlich ausgeprägt ist und auch die Diagnosegenauigkeit das Ergebnis beeinflußt. Es entstehen z. B. unterschiedliche Resultate, wenn einerseits geringe Auffälligkeiten im Stimmklang bereits als pathologisch bewertet werden, andererseits aber erst wiederholte stimmliche Versagenssituationen im Beruf. Aus Tauglichkeitsuntersuchungen für stimmintensive Berufe lassen sich eher Rückschlüsse auf die Häufigkeit funktioneller Dysphonien ziehen (6). Die Häufigkeitsangaben schwanken auch bezüglich bestimmter Lebensalter und Berufsgruppen stark. Schon bei jüngeren Erwachsenen ist mit Werten zwischen 7 und 25% zu rechnen (6, 9, 21, 38). An funktionellen Dysphonien erkranken vor allem Frauen.

Diagnostische Klassifizierung

Eine ätiologisch orientierte Diagnostik funktioneller Dysphonien ist ohne eine ausführliche Anamnese nicht möglich (S. 83). Sie muß vor allem auch die sozialen Beziehungen berücksichtigen. Die Bewertung der Zusammenhänge zwischen individuellen und außerindividuellen Gegebenheiten, insbesondere der psychischen und kommunikativen Bedingungen, erfordert sehr viel Einfühlungsvermögen und Erfahrung.

Neben der Einschätzung von Körperhaltung, Atmung und Artikulation sowie einer eingehenden morphologischen Befunderhebung (Spiegeluntersuchung, auch mit Vergrößerungstechniken) ist eine gründliche Stimmbeurteilung erforderlich. Sie sollte folgende Merkmale einschließen:

- mittlere Sprechstimmlage,
- Tonhöhen- und Dynamikumfang beim Sprechen (eventuell auch beim Singen),
- Stimmeinsätze und Stimmklang auf verschiedenen Steigerungsstufen.

Die Diagnose ergibt sich aus der Summe aller Befunde und kann manchmal erst nach wiederholten Konsultationen oder im Verlaufe einer Übungsbehandlung präzisiert werden, wenn ein gutes Vertrauensverhältnis gewachsen ist. Nur dann ist es möglich, psychische oder soziale Besonderheiten zu erkennen.

Klinische und außerklinische Aspekte

Eines der Probleme bei der Klassifizierung funktioneller Dysphonien besteht darin, daß meist lediglich vom klinischen Erscheinungsbild und viel zu wenig von individuellen Voraussetzungen und sozialen Faktoren ausgegangen wird (Abb. 545).

Im außerklinischen Bereich treten nämlich zahlreiche stimmliche Fehlfunktionen auf, die klinisch nicht relevant werden, weil sie keine oder nur geringe Beschwerden bzw. kein Krankheitsgefühl verursachen, nicht oder nur geringgradig mit Hei-

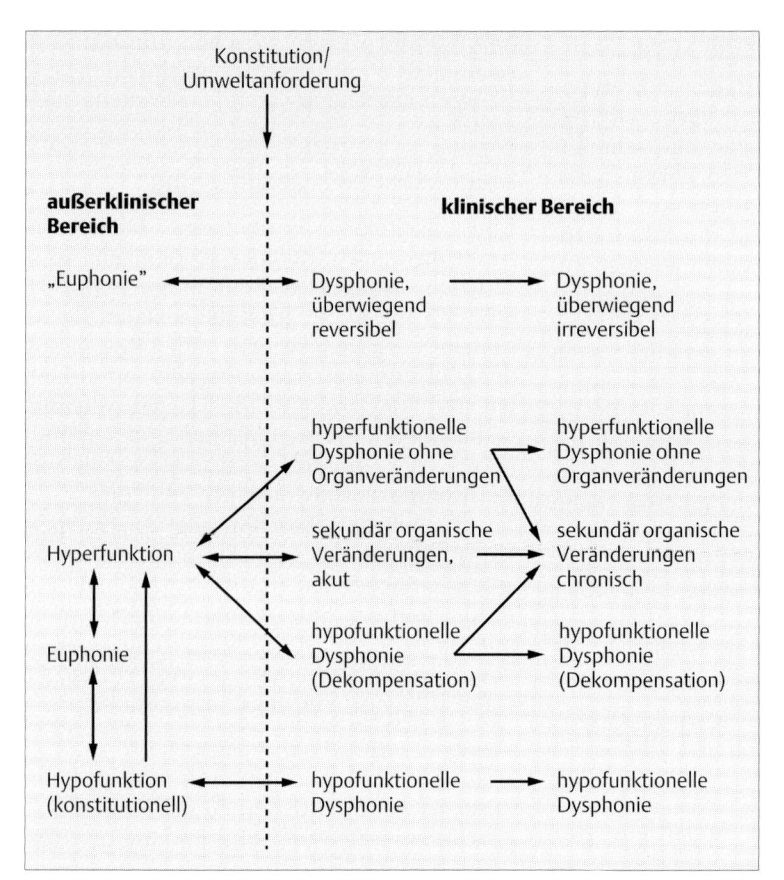

Abb. 5.**45** Funktionelle Stimmstörungen als ein Problem zwischen Sozialbereich und Klinik unter der Wechselwirkung von Konstitution und Umweltanforderung (nach Seidner).

serkeit einhergehen und nach kurzer Zeit (nach Minuten, Stunden oder einigen Tagen) wieder verschwinden. Ein stimmgesunder Lehrer oder ein normal leistungsstarker Sänger kann sich z. B. „verbrüllen" (Hyperfunktion), aber die stimmlichen Auffälligkeiten oder Beschwerden bilden sich rasch wieder zurück, ohne daß ärztliche Hilfe in Anspruch genommen werden muß. Der Begriff Hyperfunktion bezieht sich hier also auf einen unangemessen hohen muskulären Kraftaufwand und meint nicht hyperfunktionelle Dysphonie im klinischen Sinne. Es ist auch möglich, daß ständig mit zu viel Kraftaufwand gesprochen oder gesungen wird und Heiserkeit, Belastungsschwäche oder Krankheitszeichen gar nicht auftreten. Es kann sogar Heiserkeit ohne Belastungsschwäche und Krankheitsgefühl vorkommen, und Diagnostik und Therapie werden überhaupt nicht gewünscht. Vielleicht verschwinden vorübergehende Belastungsschwächen oder Beschwerden schnell wieder, und die Betroffenen können sich im Alltag darauf einstellen.

Konstitutionelle Aspekte

Manche Menschen besitzen primär, konstitutionell bedingt, eine kleine, wenig klangvolle und leistungsschwache Stimme (Hypofunktion). Sie werden nur deshalb niemals stimmkrank, weil die berufliche oder familiäre Stimmbelastung sehr gering ausfällt. Auf eventuell vorhandene Belastungen stellen sich die Menschen ein. Auch hier erfährt also Hypofunktion eine andere Wertung als hypofunktionelle Dysphonie.

Alle diese Spielarten von Stimmproduktion werden erst dann klinisch relevant, wenn das Verhältnis zwischen konstitutionellen Voraussetzungen für eine Stimmleistung und den vorhandenen Umweltanforderungen zu einem Mißverhältnis wird, meist durch Überforderung. Dann kann eine funktionelle Dysphonie entstehen, die das Bedürfnis nach Heilung weckt. Die Patienten klagen über Beschwerden von Krankheitswert: Heiserkeit, Belastungsschwierigkeiten als rasche Stimmermüdung und Mißempfindungen im Halsbereich. Die Erholung bei ermüdeter bzw. überanstrengter Stimme tritt zwar verzögert ein (nach Tagen oder Wochen), es handelt sich aber noch um eine reversible Krankheitsphase. Sie gleichzeitig als akut zu beschreiben fällt nicht leicht, da manchmal – durch langdauernde und wechselhafte Überforderungen bedingt – ständige und zugleich auch wechselhafte Beschwerden über Monate geklagt werden. Letztlich sind sie aber noch rückbildungsfähig.

Hyper- und Hypofunktion

Beim äußeren Erscheinungsbild dominiert die Hyperfunktion in den Bereichen Haltung, Atmung, Mimik, Gestik, Phonation und Artikulation, manchmal finden sich solche Auffälligkeiten aber auch nicht. Eine ausgeprägte Hypofunktion zählt zu den Seltenheiten. Diese ist vielleicht häufiger vorhanden, als sie diagnostiziert wird, da sie im klinischen Bereich bereits durch Kompensationsversuche hyperfunktionell überlagert ist. Die sogenannte hyperfunktionelle Dysphonie kann also aus dem außerklinischen Bereich von einer Normalstimme, von einer Hyperfunktion oder einer konstitutionell bedingten Hypofunktion in den klinischen Bereich übergehen. Dabei sind auch sekundär organische Veränderungen an den Stimmlippen (verstärkte Gefäßzeichnung, Phonationsverdickungen bei Schlußinsuffizienzen, selten sogar Blutungen) möglich.

Die Hypofunktion aus dem außerklinischen Bereich kann auch klinisch als hypofunktionelle Dysphonie relevant werden, vor allem dann, wenn Kompensationsversuche unterbleiben. Es dominieren Belastungsschwächen und Mißempfindungen, Heiserkeit fällt weniger auf. Durch vermehrte Belastung kann sogar vorübergehend eine merkliche Stimmverbesserung eintreten, allerdings nicht auf Dauer.

Therapeutisch führen im reversiblen Anfangsstadium Stimmruhe, Beratung bezüglich eines physiologischen Stimmgebrauchs, Übungsbehandlung und positive Veränderungen im Sozialbereich zum Erfolg. Weiche Phonationsverdickungen können sich dann noch zurückbilden.

Wird das Mißverhältnis zwischen konstitutionellen Voraussetzungen und Umweltanforderungen weiter gesteigert, kann ein chronisches, irreversibles Stadium eintreten, in dem die eben erwähnten Behandlungsmaßnahmen nicht mehr wirken. Deshalb müßte eine weiterführende Therapie wegen der zu erwartenden dauerhaften stimmlichen Leistungseinbußen erfolgen. So sollten Phonationsverdickungen mikrochirurgisch abgetragen und Fehlfunktionen durch intensive Übungen behandelt werden. Die grundsätzliche Lösung des Problems liegt aber in einer anschließenden Anpassung der Anforderungen an die gegebene Leistungfähigkeit.

Da es besonders schwierig erscheint, die einer hyperfunktionellen Dysphonie zugrundeliegende Hyper- oder Hypofunktion zu erkennen bzw. bei einer hypofunktionellen Dysphonie zu entscheiden, ob eine konstitutionelle Hypofunktion oder eine dekompensierte hyperfunktionelle Dysphonie vorliegt, ist es besser, sich auf die Diagnose funktionelle Dysphonie (Dysphonia functionalis) so lange zu beschränken, bis eine eindeutige Differenzierung in hyper- und hypofunktionell möglich ist, oder gegebenenfalls auf eine solche Spezifizierung sogar zu verzichten.

Stroboskopische Merkmale

Die eben erwähnte Zurückhaltung ist nach neueren Untersuchungen (58) besonders im Hinblick auf die Wertung stroboskopischer Merkmale angezeigt. Wie umfangreiche statistische Auswertungen aller bisher als bedeutsam anerkannten Stroboskopiebefunde bei Bewertung der Amplituden, Randkantenverschiebung, Dauer der Schlußphase ergaben, ist eine Trennung von zwei klar abgegrenzten Gruppen funktioneller Dysphonien allein mit Hilfe der Stroboskopie nicht möglich. Die bisher aufgrund von subjektiven Beobachtungen getroffenen Unterscheidungen typischer Merkmale bei hyper- und hypofunktioneller Dysphonie lassen sich mit objektiven Messungen nicht nachweisen. Selbst ein Vergleich von Schwingungsabläufen der Stimmlippen bei stimmgesunden Probanden mit denen bei Patienten mit funktionellen Dysphonien läßt nicht mehr als eine generelle Tendenz zur Amplitudeneinschränkung erkennen. Im ganzen muß man aber davon ausgehen, daß die physiologische Variabilität der Schwingungsabläufe bei stimmgesunden Personen alle die Phänomene einschließt, die bisher ausschließlich funktionellen Dysphonien zugeordnet wurden. Wegen stroboskopisch nicht eindeutig möglicher Zuordnung kann man von hyper- oder hypofunktioneller Dysphonie nur sprechen, wenn eine allgemein-körperliche Symptomatik dies gestattet. Umdenken ist also erforderlich!

Die aus theoretischen Überlegungen mehr oder weniger schematisch abgeleiteten und durch subjektive Befunderhebung scheinbar bestätigten, typischen stroboskopischen Merkmalskombinationen bei hyper- und hypofunktionellen Dysphonien gibt es in Wirklichkeit nicht. Diese nüchterne Feststellung macht jedoch die Stroboskopie keineswegs überflüssig.

In diesem Zusammenhang sei an den Einstein zugeschriebenen Aphorismus erinnert: „Soweit sich die Gesetze der Mathematik auf die Realität beziehen, sind sie nicht gesichert; und soweit sie gesichert sind, beziehen sie sich nicht auf die Realität". Trotzdem wird niemand behaupten wollen, die Mathematik hätte nicht zur Lösung von Problemen beigetragen.

Die Stroboskopie hat ihre unbestrittene diagnostische Bedeutung bei organischen Dysphonien und extremen Hyper- und Hypotensionen der Stimmlippen. Sie kann vor allem auch dazu beitragen, organische Veränderungen mit größtmöglicher Sicherheit auszuschließen. Für die ausschließliche Beurteilung funktioneller Dysphonien wurde sie aber überschätzt. Es bleibt abzuwarten, ob die zur Zeit in Entwicklung befindliche Hochfrequenzvideographie (32, 48) mit der Realzeiterfassung der Stimmlippenschwingungen eine bessere diagnostische Differenzierung ermöglicht.

Auditive Merkmale

Gewisse Unterschiede zeigen sich im Verhalten der Stimmqualität bei Steigerung der Lautstärke. Bei hyperfunktionellen Dysphonien nimmt die schon während leiser Phonation deutlich wahrnehmbare Heiserkeit mit Intensitätssteigerung zunächst zu, geht dann aber bei noch lauterer Stimmgebung wieder zurück. Bei hypofunktionellen Dysphonien verringert sich der Heiserkeitsgrad kontinuierlich mit zunehmender Lautstärke. Die auditive Beurteilung des Stimmklangs unter verschiedenen Intensitätsbedingungen kann also bei der Unterscheidung von hyper- und hypofunktionellen Dysphonien durchaus behilflich sein.

Besondere Erscheinungsformen

Vegetative Kehlkopfdystonie

Dieses parallel zur Nord-Süd-Zunahme von Schilddrüsenerkrankungen innerhalb Deutschlands häufiger auftretende, erstmals 1969 beschriebene Krankheitsbild, ist zunächst an Allgemeinsymptomen zu erkennen: Neigung zu Nervosität oder innerer Unruhe schon bei relativ geringen psychischen Belastungen, kühle, meist feuchte, gelegentlich auch teigig-schwitzige Hände, verstärkter Dermographismus, Neigung zu Akrozyanose mit Irisblendenphänomen, nicht selten bei Erregung rote Flecken im äußeren Halsbereich (vasomotorische Störungen), Glanzaugen, Neigung zu Fingertremor und meist leichte Schilddrüsenvergrößerung. Ob der Schilddrüse primär kausale Bedeutung zukommt oder ob sie selbst eine Parallelentgleisung erfährt, ist noch nicht geklärt. Das Krankheitsbild nimmt eine Mittelstellung zwischen hormonellen und funktionellen Dysphonien ein. Die Stimmstörungen sind den funktionellen zuzuordnen. Meist bestehen Stimmunreinheiten, Tendenz zur Erhöhung der mittleren Sprechstimmlage und Neigung zu rascher

Stimmermüdung sowie Singschwierigkeiten durch Einschränkungen des Tonhöhenumfanges und der Modulationsfähigkeit.

Zervikogene Dysphonie

Muskuläre Balancestörungen werden als Ursache einer sog. zervikogenen Dysphonie diskutiert.

Hyper-und hypotensive Dysphonie

Bei manchen Patienten finden sich im Larynx deutliche Zeichen der Über- oder Unterspannung. Deshalb erscheint es gerechtfertigt, in diesen Fällen von einer hyper- und hypotensiven Dysphonie zu sprechen (33). Bei der hypertensiven Form sieht man deutlich angespannte Stimmlippen, die stroboskopisch mit einer Amplitudeneinschränkung einhergehen. Die Phonation verläuft besonders bei Adduktionsinsuffizienz unter Preßtendenz. Die Ursachen sind noch weitgehend ungeklärt, jedoch besteht der Verdacht auf konstitutionelle, endokrinologische und vegetative Störungen, insbesondere bei psychischen Belastungen über Jahre. Bei der hypotensiven Form fallen Tonusminderungen der Stimmlippen mit Amplitudenerweiterungen, Frequenz- und Amplitudenwechseln sowie manchmal ruckartigen oder sogar flatternden Durchschlagsbewegungen auf. Funktionelle Ursachen werden diskutiert, jedoch scheinen Organerkrankungen zu dominieren, z. B. Zustände nach submuköser Laryngitis und Myopathien (myogene Vokalisparese).

Psychogene Aphonie

Im Gegensatz zur psychogenen Dysphonie, deren Verifizierung erhebliche Schwierigkeiten bereiten kann, ist die extreme Sonderform, die psychogene Aphonie, meist leicht zu diagnostizieren. Die Patienten flüstern nur, entweder gleichbleibend tonlos oder mit kurzen Einschüben von verhaucht oder gepreßt klingenden, oft extrem hohen Phonationen. Tönender Husten kann nahezu immer hervorgebracht werden. In der Anamnese herrscht plötzlicher Beginn vor, meist ausgelöst durch akute psychische Belastungen bei schon länger bestehenden Konfliktsituationen oder Phobien. Häufig machen die Patienten jedoch während der ersten Konsultation diesbezüglich keine Angaben. Seltener werden Schonhaltungen fixiert, z. B. nach schwerer akuter Laryngitis. Die Diagnose ergibt sich aus der Diskrepanz zwischen hochgradiger Stimmstörung (Aphonie) und morphologisch unauffälligem Kehlkopfbefund. Klinisch lassen sich zwei Erscheinungsformen unterscheiden: bei hypofunktioneller psychogener Aphonie sieht man während Phonationsversuchen reizlose Stimmlippen, die einige frustrane Adduktionsbewegungen durchführen, aber nicht schließen. Dabei ist die reflektorische Beweglichkeit erhalten. Die hyperfunktionelle psychogene Aphonie ist bei Phonationsversuchen durch besonders festen Stimmlippenschluß gekennzeichnet, der allenfalls einige ächzende Geräusche, aber keine Klangbildung zuläßt.

Psychologische Siebtests für die Hand des Phoniaters haben bis jetzt keine wesentliche Präzisierung der Diagnostik gebracht. Der Untersucher ist deshalb zunächst auf psychologische Kenntnisse und Erfahrungen angewiesen, die eine orientierende Überprüfung ermöglichen sollen. Die Konsultation eines klinischen Psychologen empfiehlt sich bei dem selten ausbleibenden Behandlungserfolg, bei starken stimmlichen Leistungsschwankungen sowie bei ausgeprägten Verhaltensauffälligkeiten (50).

Folgen funktioneller Dysphonien

Psychische Beeinträchtigungen

Die Angst vor beruflichem Versagen kann, besonders bei stimmintensiven Berufen, zu Neurotisierungen führen. Wer bemerkt, daß im Kehlkopf und mit der Stimme etwas nicht in Ordnung ist, dem steht allerdings die durchaus berechtigte Frage zu, ob es sich nicht um etwas Ernstes, vielleicht sogar um Krebs handelt. Dies muß noch keine Karzinophobie bedeuten.

Sekundäre laryngeale Befunde

Laryngoskopisch erkennbare Folgen funktioneller Stimmstörungen können sein: Hyperämie, verstärkte Vaskularisation, Teleangiektasien, Sukkulenz, Phonationsverdickungen und selten auch Blutsuffusionen der Stimmlippen.

Passagere und gelegentlich permanente Rötungen der Stimmlippen im Sinne einer *Hyperämie* zeigen sich besonders nach stimmlichen Belastungen, z. B. nach größeren Gesangspartien (*Arbeitshyperämie*). Dadurch muß die stimmliche Leistungsfähigkeit jedoch noch nicht wesentlich beeinträchtigt sein. Eine Abgrenzung gegenüber entzündlichen Schleimhautrötungen ergibt sich aus der Anamnese und durch das Fehlen von anderen entzündlichen Begleitsymptomen. Ähnliche Rötungen können sich auch bei Rothaarigen als konstitutionelle Merkmale ohne Krankheitswert finden.

Taschenfaltenstimme

Die durch Pressen bewirkten Aktivitäten können die Taschenfalten nach medial einspringen lassen, gelegentlich bis zum medialen Kontakt und zu flatternden Phonationsschwingungen mit typisch rauhem bis knarrendem, gepreßtem, tiefem Stimmklang. Öfter liegen so starke Störungen zugrunde, daß die Stimmlippen selbst kaum schwingen. Diese Erscheinung tritt gelegentlich auch als psychogene Stimmstörung auf, z. B. beim „*Grunzersyndrom*", selbst bei morphologisch intakten und funktionsfähigen Stimmlippen. Eine solche unerwünschte Funktion erfordert Übungstherapie zur Wiedererlangung der physiologischen Stimmbildung. Stets sind organische Ursachen auszuschließen, wie schwere chronische Laryngitis, Vokalisatrophie, Stimmlippenlähmungen, Traumen oder postoperative Zustände, die zu ausgeprägten Schluß- oder Schwingungsinsuffizienzen führen. Nach Stimmlippenresektionen kann eine Taschenfaltenstimme als Kompensationsmechanismus sogar erwünscht sein und logopädisch angebahnt werden (S. 183). Nach längeren und häufigen Taschenfalteneinsätzen kommt es nicht selten zu Gewebehypertrophie der Ersatzstimmfalten. Die *Differentialdiagnose* umfaßt Tumoren der Taschenfalten, der Ventrikel und der laryngealen Epiglottis. Verdickt können Taschenfalten auch durch Verdrängung aus der Umgebung, kollaterale Ödeme, innere Laryngozelen oder selten durch Retentionsprozesse wie bei *dyschylischen Pseudotumoren* erscheinen.

Phonationsverdickungen

Die zirkumskript kegelförmigen oder auch diffus flachen Verdickungen – früher auch als Sänger-, Schrei- oder Brüllknötchen bzw. kurz nur Knötchen bezeichnet – entstehen an der Grenze zwischen vorderem und mittlerem Stimmlippendrittel, bei Kindern etwas weiter hinten, meist jedoch beiderseits an korrespondierender Stelle, so daß in der Schlußphase der Eindruck einer „Sanduhrglottis" entsteht. Besonders bei Kindern erscheinen die Stimmlippen nicht selten hyperämisch, ob primär entzündlich oder reaktiv, läßt sich oft nicht sicher klären. – Die *Stimmsymptomatik* entspricht weitgehend der bei starker hypertensiver Dysphonie: Heiserkeit mit rauhen und behauchten Qualitäten, geminderte Leistungsfähigkeit mit anfänglicher Erholungsmöglichkeit. Beim Singen ist zunächst nur das Piano in der Höhe eingeschränkt. Zum Einsingen wird oft mehr Zeit bei vergrößertem Kraftaufwand benötigt. Mißempfindungen wie Globusgefühl u.a. sind häufig.

Stroboskopisch erscheinen die Amplituden fast immer verkürzt, im Verdickungsbereich fehlt die Randkantenverschiebung ganz oder weitgehend. Die Sanduhrglottis läßt sich bei geringen Intensitäten in der Schlußphase immer feststellen, bei mittleren und hohen kann vollständiger Schluß erreicht werden; oft verbleibt ein offenes interkartilaginäres Dreieck. Als *Ursachen* werden u.a. pathologische glottische Strömungsverhältnisse angenommen, insbesondere bei hyperfunktioneller Dysphonie mit Adduktionsinsuffizienz. Sie läßt sich häufiger bei Frauen, aber auch bei Knaben vor der Pubertät beobachten, so daß vor der Mutation das männliche Geschlecht überwiegt, bei Erwachsenen sind fast ausschließlich

Frauen betroffen. Der durch die Schlußinsuffizienz stärkere Luftstrom entwickelt eine größere Sogwirkung (Bernoulli-Effekt), so daß sich zwischen den Stimmlippen nicht selten ein Schleimfaden spannt, weil der Sog das Sekret an die Prädilektionsstellen zieht. Hier erfolgt also kein hartes Aufeinanderschlagen der Stimmlippenränder, sondern passives Gegeneinanderbringen der Schleimhautausziehungen oder Verdickungen, die sich bei Kleinheit und stärkerer Adduktionsinsuffizienz nicht einmal berühren müssen. Somit ist von der aerodynamischen Entstehungstheorie (33) auszugehen. Es kommen aber auch weitere Faktoren in Betracht:

- konstitutionelle (z. B. hyperplastischer Schleimhauttyp, lebhafte Persönlichkeiten),
- geschlechtsgebundene, mit sehr geringer Häufigkeit während der Pubertät,
- entzündungsbedingte lokale und fortgesetzte (z. B. von Nebenhöhlenprozessen oder von Bronchien),
- traumatische durch stimmliche Überbelastung.

Häufig läßt sich bei ständiger Überschreitung der konstitutionell bedingten Leistungsgrenzen, bei unökonomischem Stimmgebrauch (falsche Technik) oder bei Entzündungen die Phonationsüberbelastung nachweisen. *Weiche Phonationsverdickungen* können sich nach längerer Stimmruhe mit nachfolgender logopädischer Therapie völlig zurückbilden oder zu *harten Phonationsverdickungen* fibrös umwandeln.

Polypen und Ödeme

Polypen

Sie treten überall an den Stimmlippen auf, meist als Einzel-, selten als Mehrfachpolypen, bevorzugen aber die mechanisch stärker belasteten vorderen zwei Drittel. Es sind ödematöse, myxomatöse oder teleangiektatische Pseudotumoren von glatter, glasiger, kugeliger Oberfläche und grauer, gelblicher oder rötlicher bis dunkelroter Farbe. Sie bestehen aus einem lockeren, stets bindegewebigen Grundgerüst mit Flüssigkeitseinlagerungen (weiche ödematöse Fibrome). Mittlere, bei Männern auch höhere Lebensalter sind bevorzugt. Die *Ursachen* sind noch nicht restlos geklärt. Vermutet werden individuelle Disposition, Stimmüberlastung und chronische Entzündung. Als begünstigend gelten Phonationstraumen und vor allem Rauchen: Mehr als 80% der Betroffenen rauchen stark. – Die *Stimme* kann erheblich, bis zu aphonischen Schüben beeinträchtigt sein, doch ist sie bei Sitz an der Stimmlippenaufsichtsfläche (selten) oder bei gestielten und pendelnden Polypen (ebenfalls selten) gelegentlich nahezu unauffällig. Nicht entfernte Larynxpolypen entarten nur in 1–2% maligne (36).

Polypoide Schleimhautverdickungen. Sie entwickeln sich häufiger in höheren Lebensaltern, meist bei chronischen Laryngitiden als hyperplastische Schleimhautreaktion, besonders bei Rauchern an partiell verdickten und geröteten Stimmlippen. Obgleich maligne Entartungen auch hier selten sind, sollten besonders bei begleitenden Pachydermien längerfristige Kontrollen erfolgen.

Ödeme

Reinke-Ödem. Entzündungen weisen meist deutliche intra- und extrazelluläre Flüssigkeitsvermehrung auf. Über Sukkulenzen hinausgehende Ansammlungen imponieren als Ödeme. Bei dieser Sonderform chronischer Entzündungen entstehen im lockeren subepithelialen nerven-, blut- und lymphgefäßreichen Propriabindegewebe (Reinkescher Raum) glasig-lappige, oft flottierende glatte Gebilde, die auch die Stimmlippenoberfläche umfassen. Sie verjüngen sich zur vorderen Kommissur, weil hier die Schleimhaut fester mit der Unterlage verbunden ist. Als *Hauptursache* gelten lokale Störungen der Gefäßwände und chronische Reizzustände durch starkes Rauchen. Pressen wirkt sich verschlimmernd aus. Die *Differentialdiagnose* betrifft Ödeme nach Bestrahlungen, Ventrikelprolaps, Myxödem, Allergien, Toxikosen und Amyloidose (selten). Mit *Rezidiven* nach operativer Abtragung muß gerechnet werden; maligne Entartung ist kaum zu erwarten.

Kontaktveränderungen

Die *Ursachen* für Rötungen, Pachydermien, Erosionen, Ulzerationen und Granulome im Processus-vocalis-Bereich sind noch weitgehend unbekannt. Angenommen werden u.a. Folgen myogener oder neurogener Vokalisinsuffizienz bei hypotensiver Dysphonie. Fast ausschließlich sind Männer betroffen. Durch kompensatorische Hyperaktivitäten des M. interarytaenoideus sollen die Processus vocales so hart aufeinandertreffen (Hammereffekt), daß Epithelschädigungen entstehen und sich allmählich grauweiße, schüsselförmige Vertiefungen bilden, oft mit fischmaulartigen Randwulstungen und nicht selten mit geröteten Rändern. *Kontaktgranulome* können sich leicht aus Ulzerationen entwickeln, da diese kein normales Epithel aufweisen und solche Defekte eine große Reparationstendenz haben. Beim Überschießen der Granulationen entstehen in gewisser Analogie zu Hautkeloiden bei individueller Veranlagung typische und besonders beim Aryüberkreuzungsphänomen seitendifferent ausgeprägte Granulome. Die *Stimme* kann dabei zwar belegt und heiser sein, doch ist sie aufgrund des Granulomsitzes im kaum schwingenden Glottisbereich selbst bei großen, kugeligen Granulomen meistens unauffällig, weil sich das pathologische Gewebe beim Phonieren aus der glottischen Ebene hebt. Subjektiv herrschen meist laryngeale Mißempfindungen wie Kratzen, Brennen, Räusperzwang und Globusgefühl vor. Sie erklären sich durch den Reiz der Endaufzweigungen des N. laryngeus superior. Die *histologische Diagnose* lautet zwar nicht selten pyogenes Granulom, doch bestehen durchweg nur sekundär eitrig infizierte Kontaktveränderungen, für deren Entstehen auch andere Faktoren, vor allem psychische Überforderungen, aber auch Nebenhöhlen-, Bronchial- und Magensekrete (*Refluxösophagitis*), Tabak- und Alkoholabusus angeschuldigt werden. Auf der Gegenseite bildet sich häufig eine Pachydermie. Gelegentlich reißen Kontaktgranulome spontan ab. Dann kann etwas blutiges Sekret ausgehustet werden. Spontane Heilungen sind möglich, indem reaktiv der Widerstand des Gewebes größer wird und ein vor Rezidiven schützendes Narbengewebe, manchmal mit verhornendem Plattenepithel entsteht, so daß die primäre Ursache nicht mehr relevant ist. Sofern jedoch durch Abtragungen die Schutzbildung verhindert wird, ist mit Rezidiven zu rechnen, weshalb operatives Entfernen auch mittels Laser nur bei Atembehinderung, erheblicher Dysphonie oder Verdacht auf Malignität (extrem selten) sinnvoll ist. Die *Differentialdiagnose* bezieht sich fast nur auf das Intubationsgranulom, beim Kontaktulkus auch auf den meldepflichtigen *Morbus Koch* (Tbc). Karzinome sitzen primär so gut wie nie im hinteren Glottisbereich. Auch laryngeale Granulome nach Verletzungen, Verätzungen und Verbrühungen sind Ausnahmen.

Organische Dysphonien

Unter diesen Stimmstörungen versteht man zunächst alle diejenigen, bei denen morphologische Veränderungen im Stimmlippenbereich zu erkennen sind, ohne daß funktionelle Fehlleistungen ursächlich zumindest in Betracht gezogen werden müßten. Hinzu kommen Beeinträchtigungen der Stimmbildung bei anderen organischen Veränderungen des Kehlkopfs und seiner Nervenversorgung (Abb. 5.46). Beispiele für typische Kehlkopfbefunde sind in den Abb. 5.47–5.64 vorgestellt.

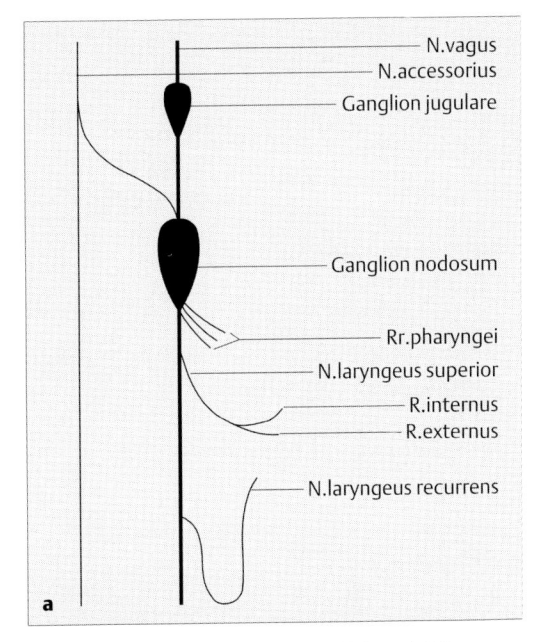

Abb. 5.**46** Verlauf der für die Stimmbildung wichtigsten Nerven.
a Schema.
b Topographie, Ausschnitt.
c Topographie.

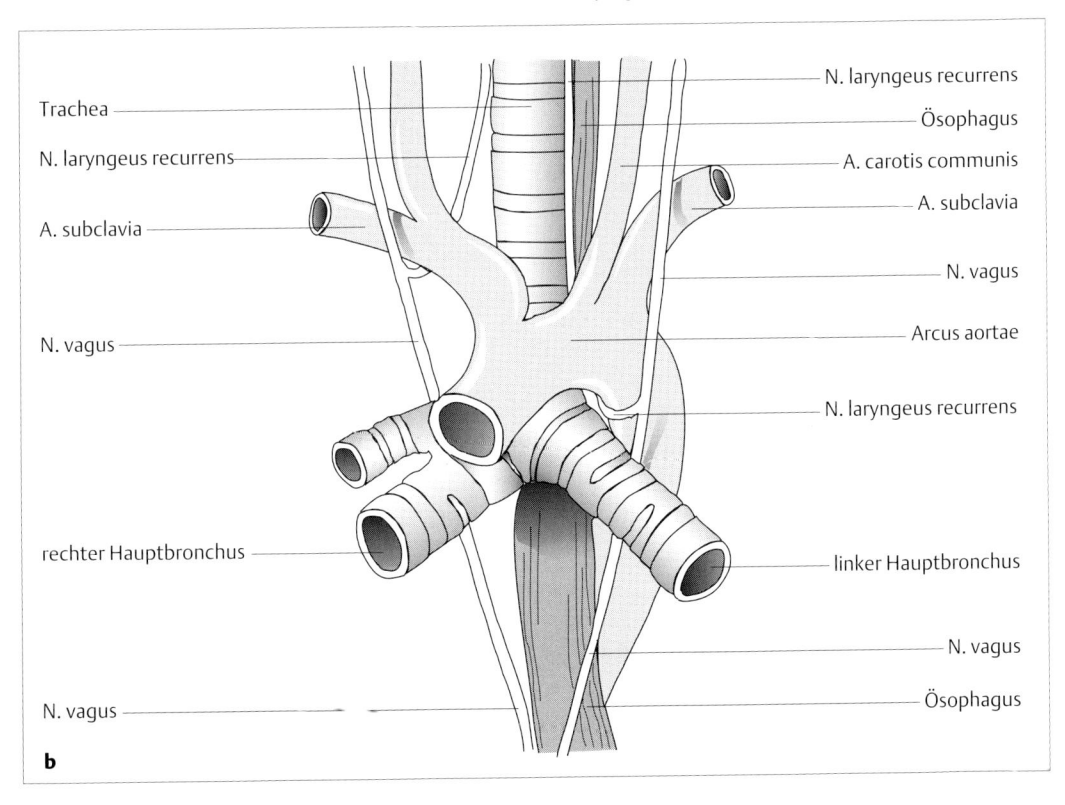

138   5 Stimme

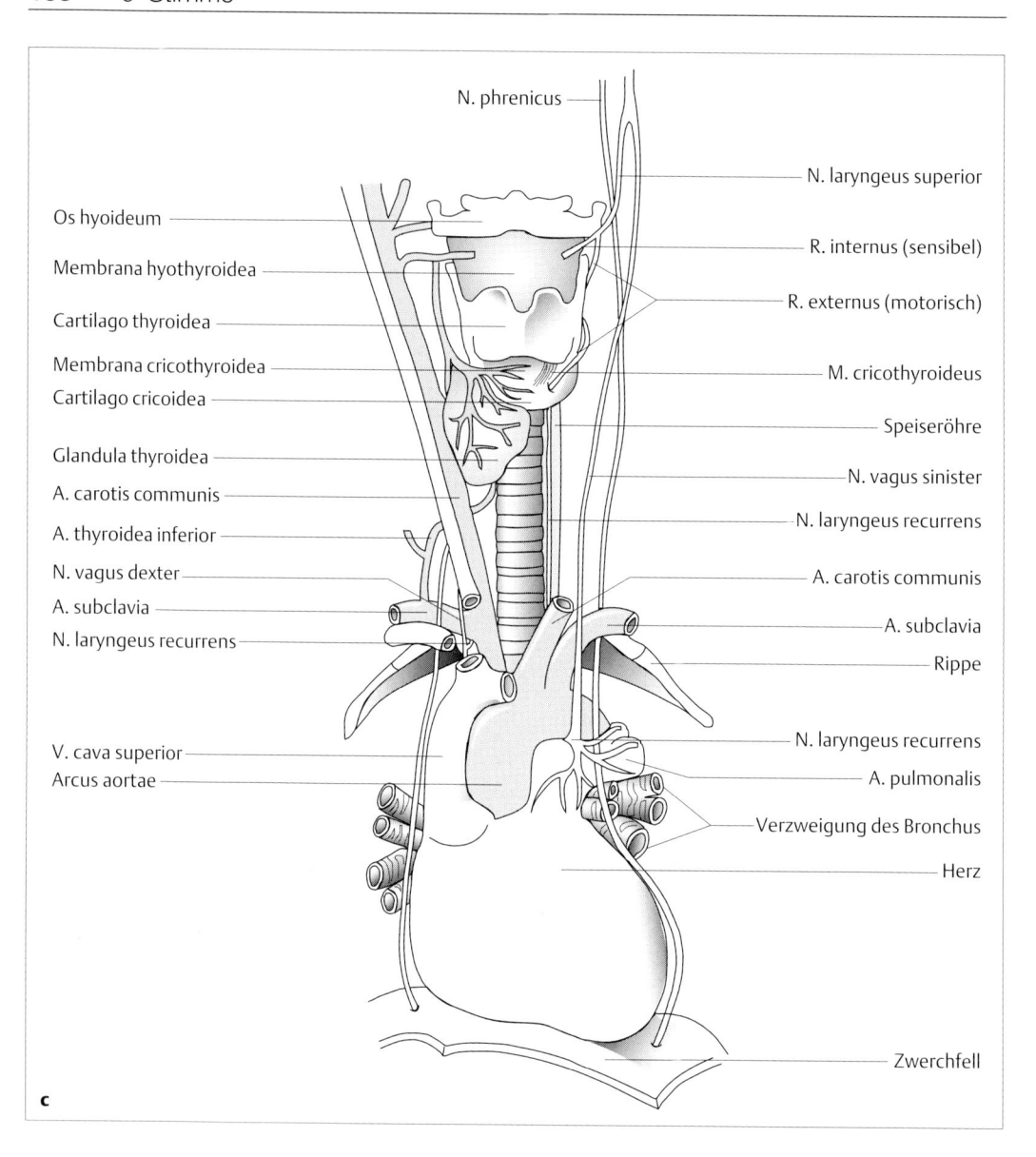

N. phrenicus

N. laryngeus superior

Os hyoideum

R. internus (sensibel)

Membrana hyothyroidea

R. externus (motorisch)

Cartilago thyroidea

Membrana cricothyroidea

M. cricothyroideus

Cartilago cricoidea

Speiseröhre

Glandula thyroidea

N. vagus sinister

A. carotis communis

N. laryngeus recurrens

A. thyroidea inferior

N. vagus dexter

A. carotis communis

A. subclavia

A. subclavia

N. laryngeus recurrens

Rippe

V. cava superior

N. laryngeus recurrens

Arcus aortae

A. pulmonalis

Verzweigung des Bronchus

Herz

Zwerchfell

c

Abb. 5.47 Phonationsverdickungen. **a** Respiration.

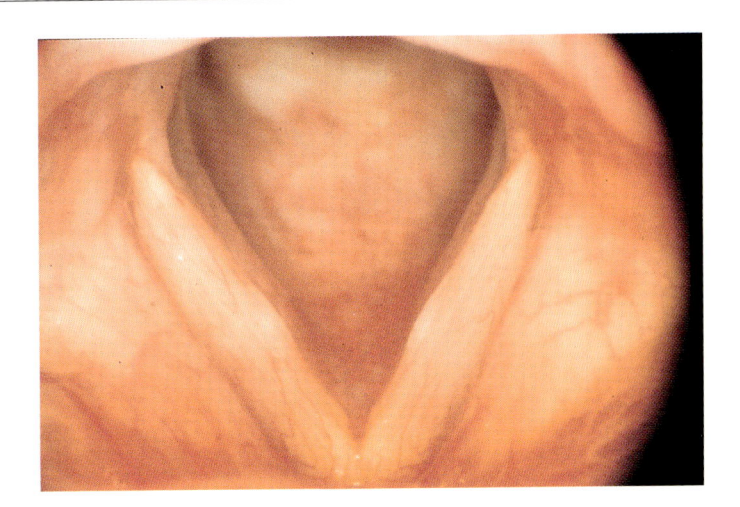

b Phonation.

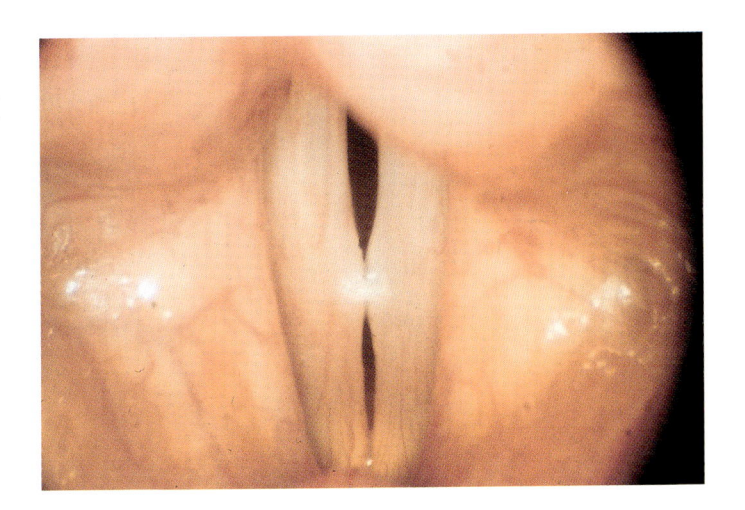

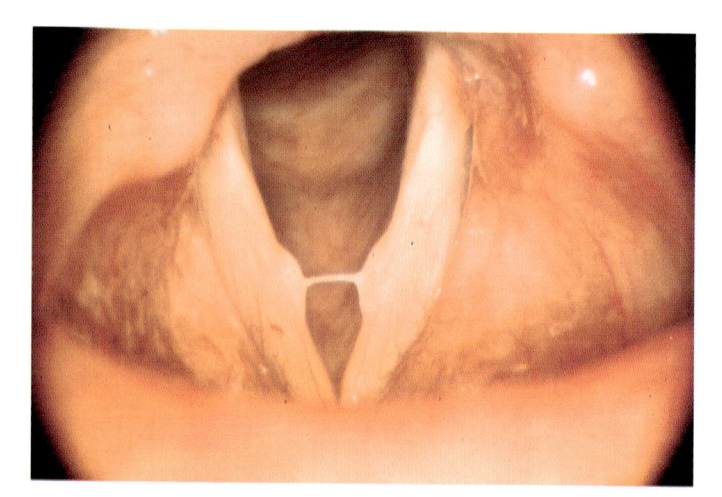

Abb. 5.48 Doppelseitige Stimmlippenpolypen. **a** Respiration.

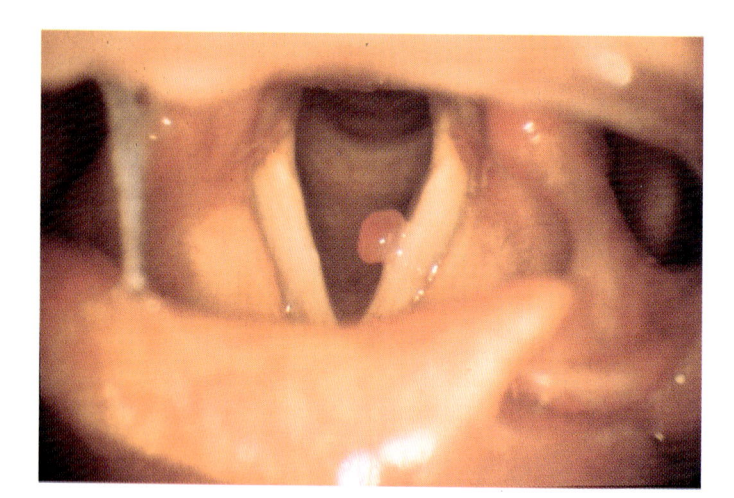

Abb. 5.49 Hämorrhagischer Stimmlippenpolyp links. **a** Respiration.

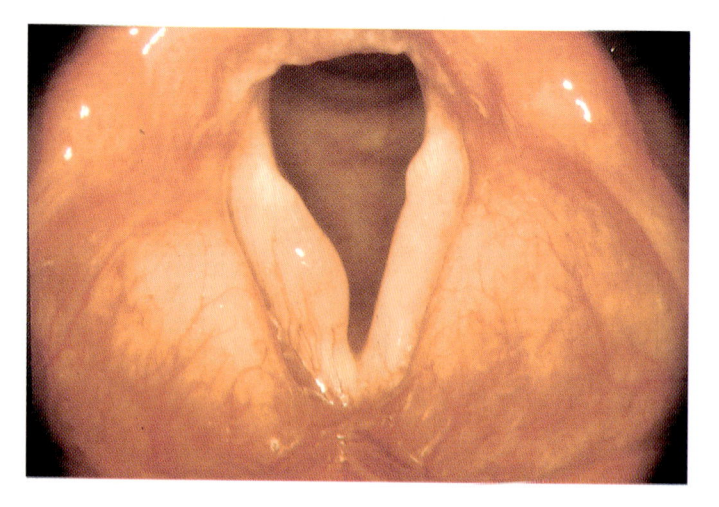

Abb. 5.50 Reinke-Ödem rechts. **a** Respiration.

b Phonation.

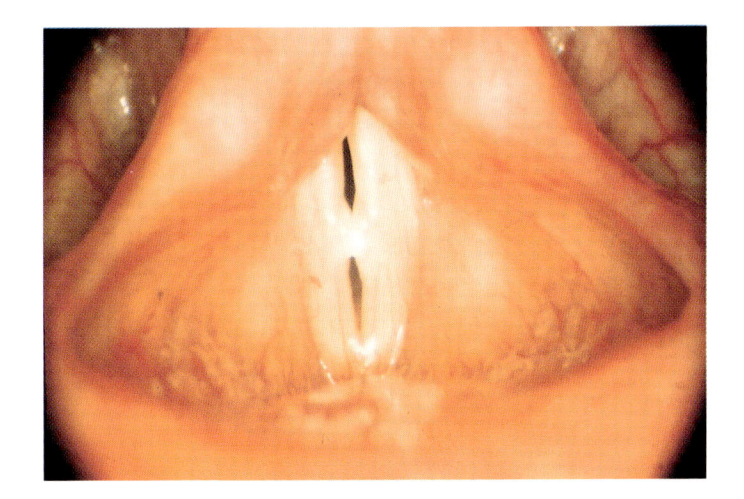

b Phonation.

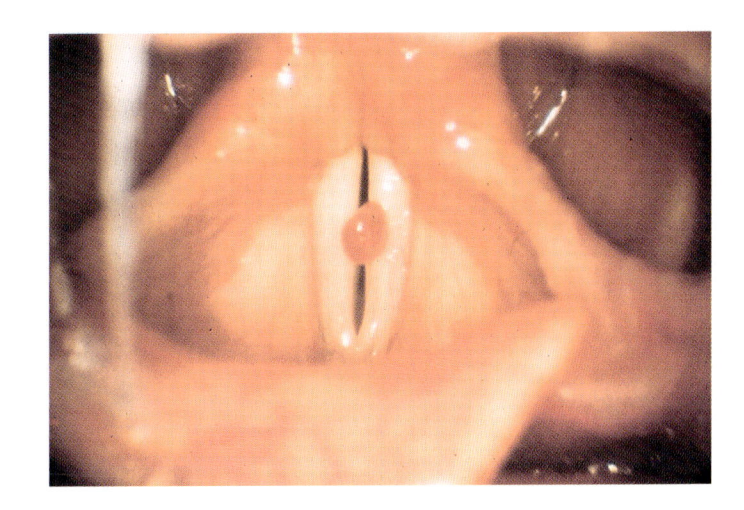

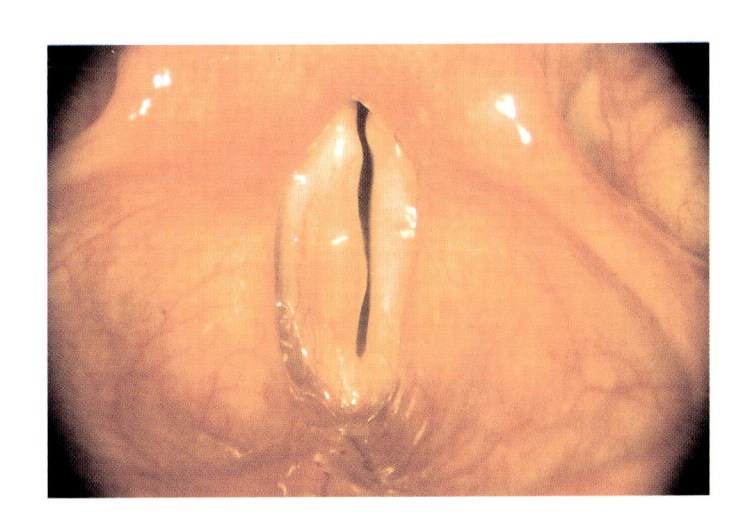

b Phonation.

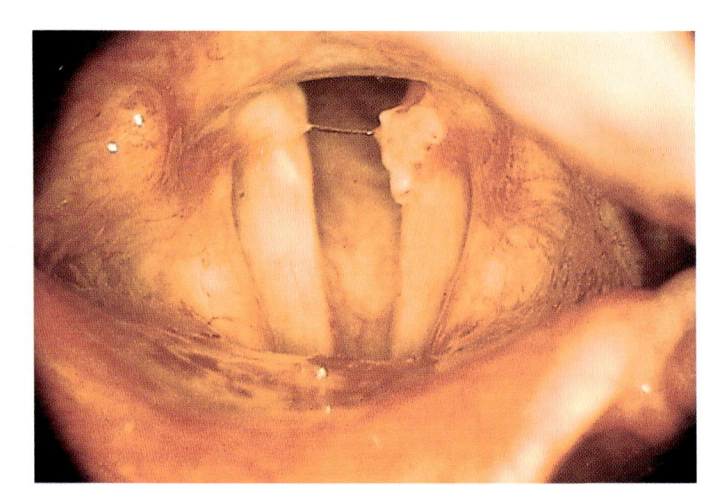

Abb. 5.**51** Kontaktgranulom links. **a** Respiration.

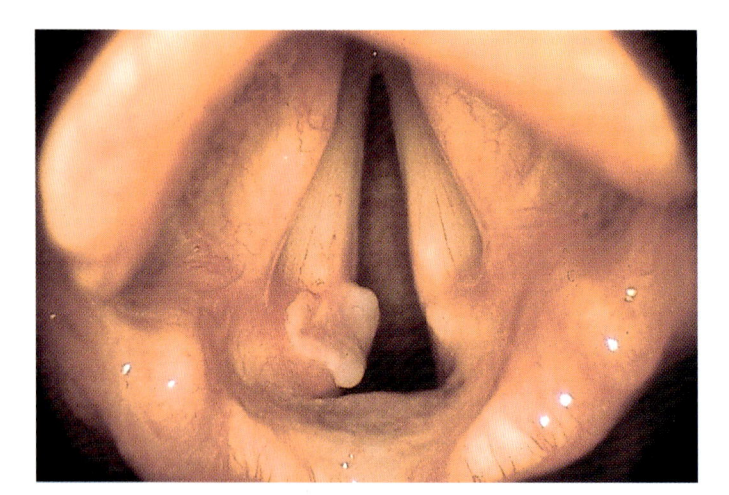

Abb. 5.**52** Kontaktgranulom links. **a** Respiration.

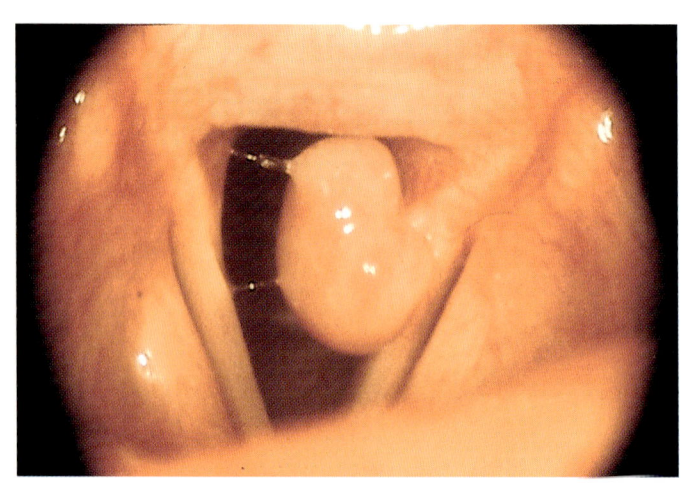

Abb. 5.**53** Intubationsgranulom links. **a** Respiration.

b Phonation.

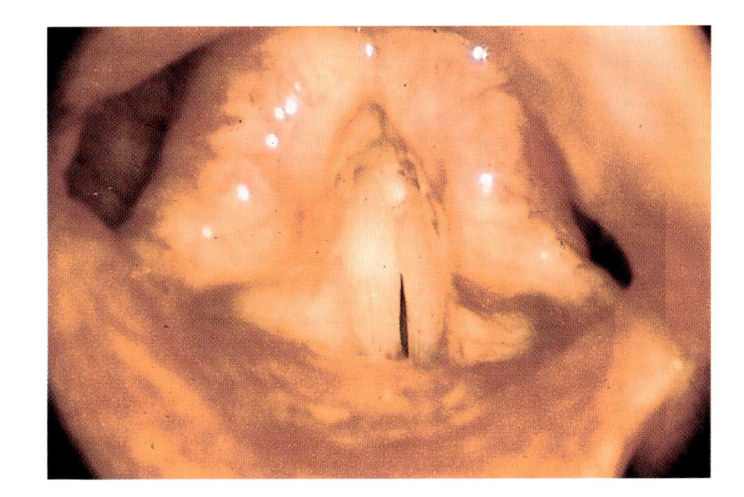

b Phonation.

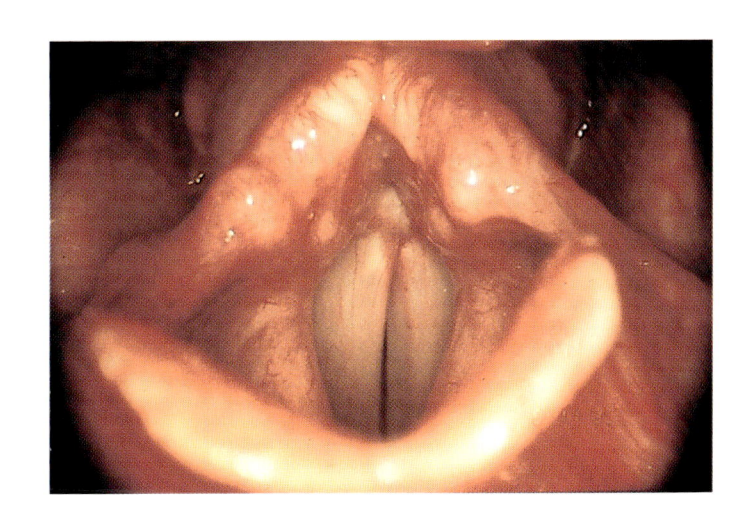

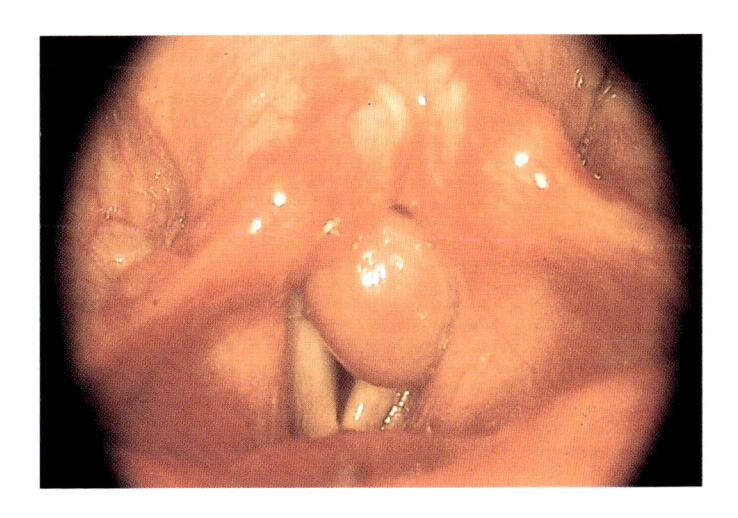

b Phonation.

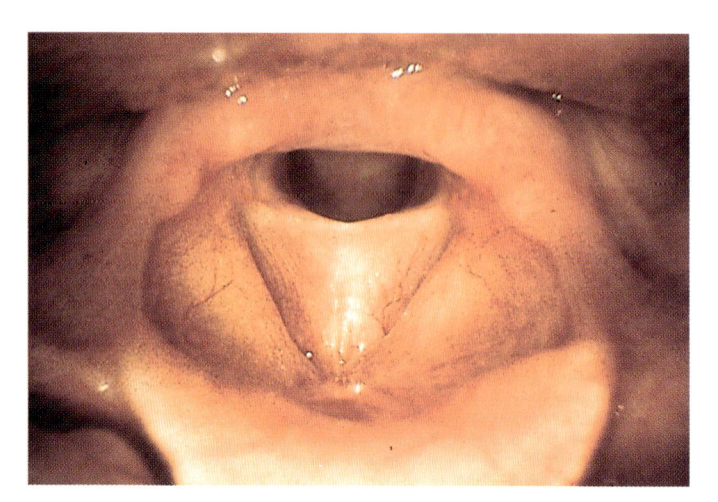

Abb. 5.**54** Diaphragma laryngis
a Respiration.

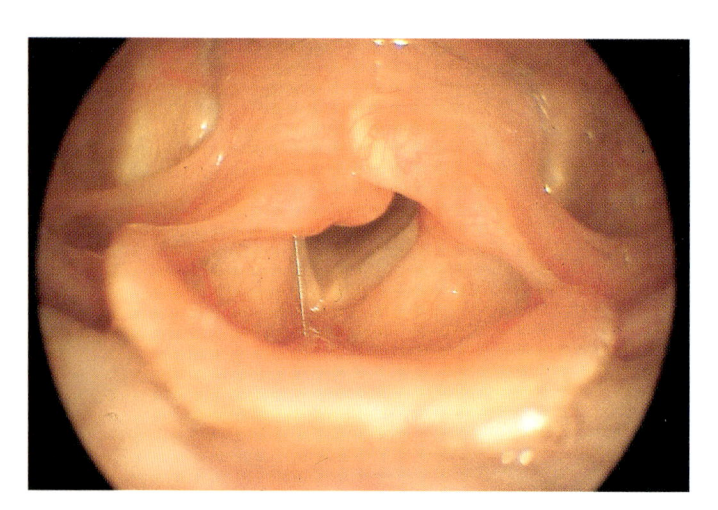

Abb. 5.**55** Überkreuzung der Aryknorpel, Respiration.

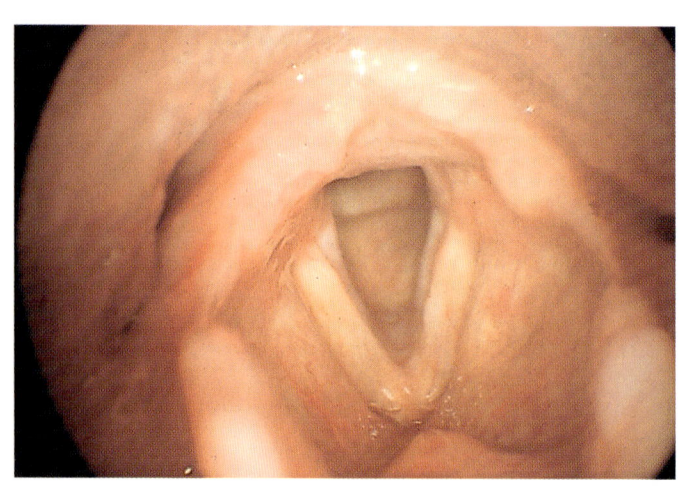

Abb. 5.**56** Sulcus glottidis beidseits. **a** Respiration.

b Phonation.

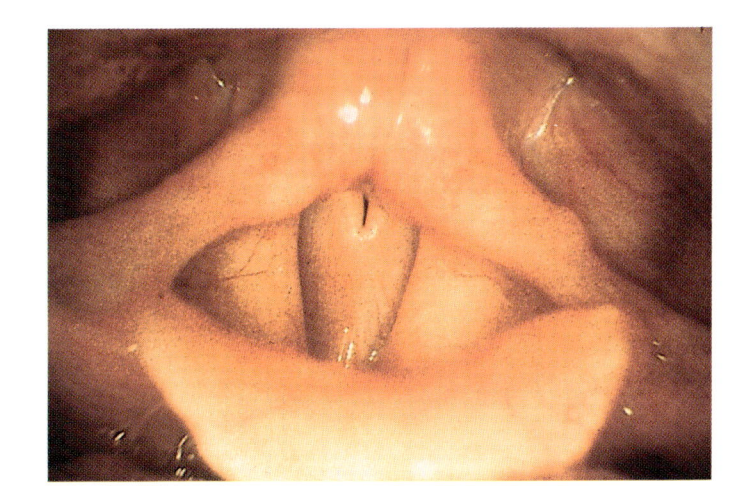

b Phonation.

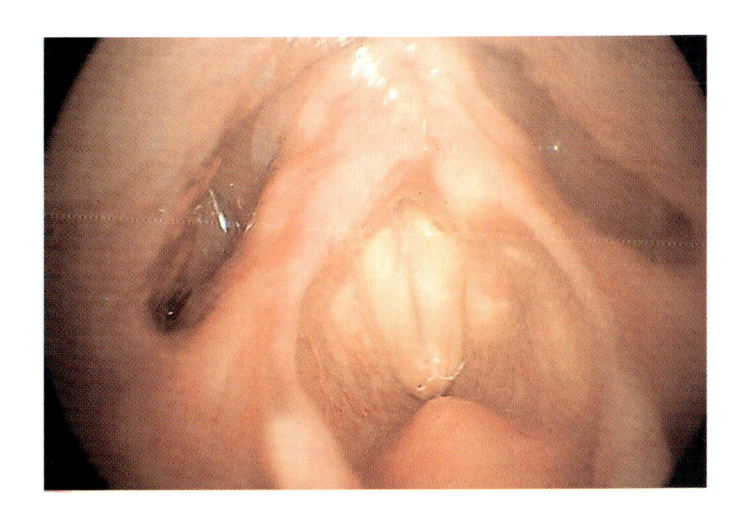

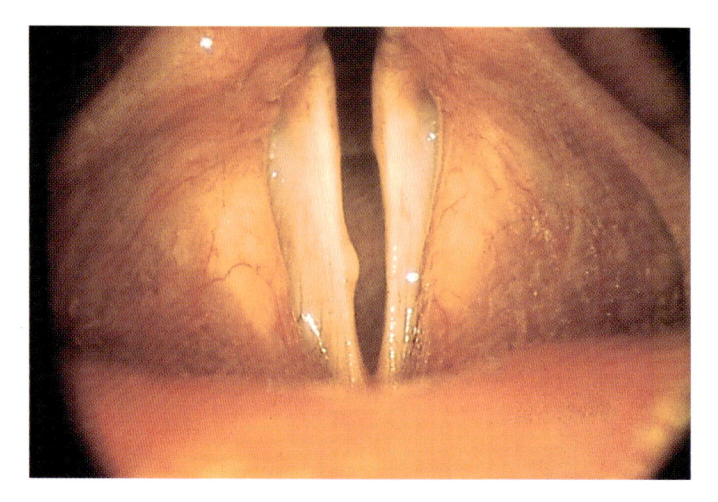

Abb. 5.**57** Kleine marginale Stimmlippenzyste rechts.
a Respiration.

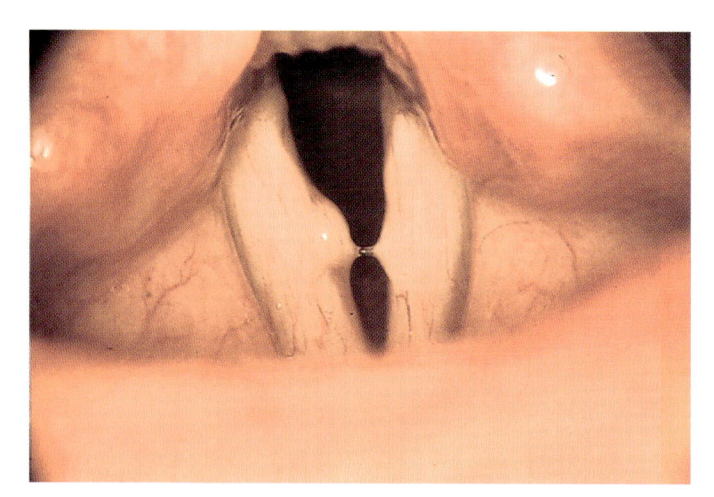

Abb. 5.**58** Marginale Stimmlippenzyste rechts.
a Respiration.

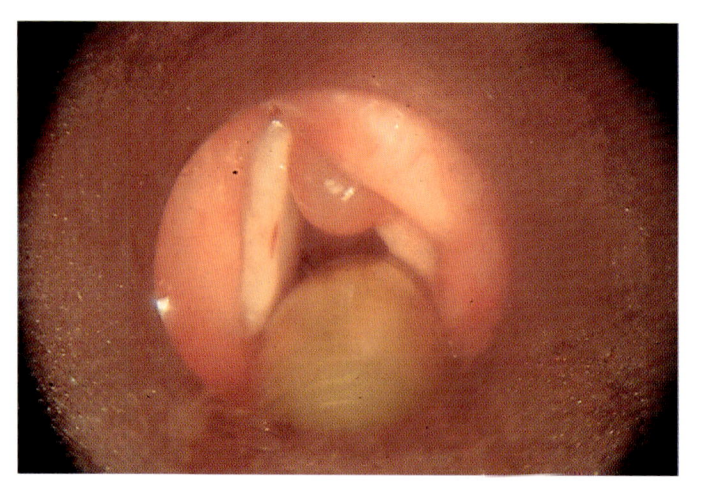

Abb. 5.**59** Zyste im rechten Sinus Morgagni.

b Phonation.

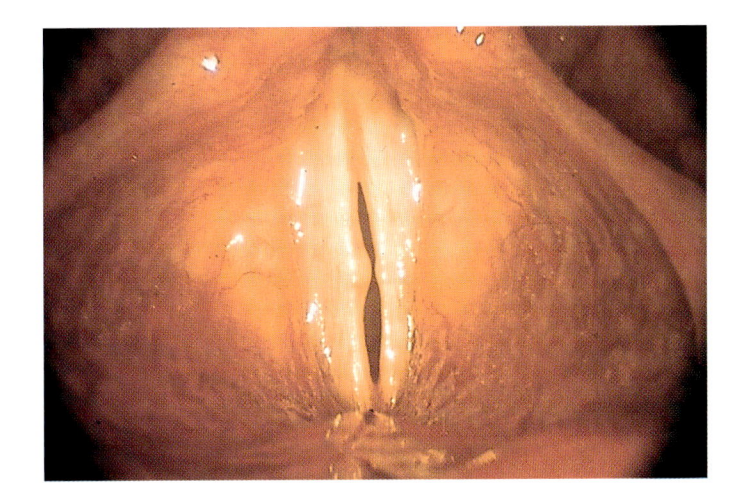

b Phonation.

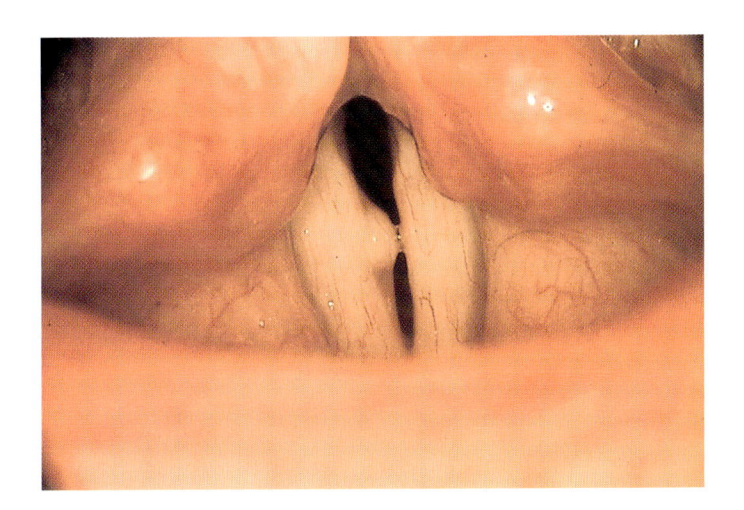

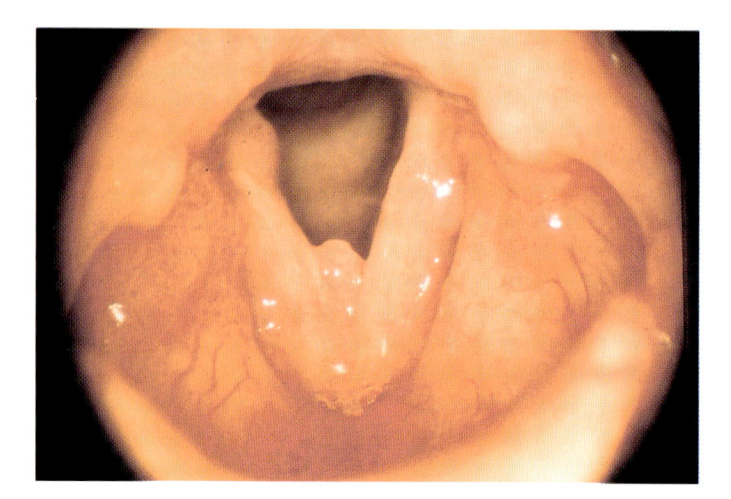

Abb. 5.**60** Papillome.
a Respiration.

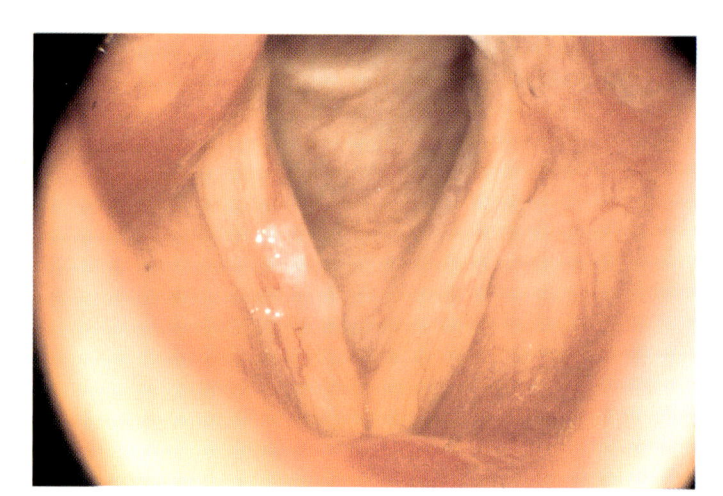

Abb. 5.**61** Epitheldysplasie rechte Stimmlippe.
a Respiration.

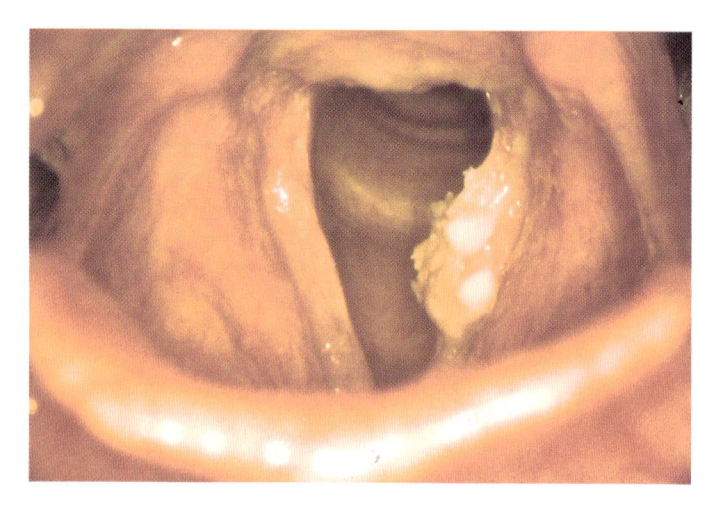

Abb. 5.**62** Karzinom linke Stimmlippe. **a** Respiration.

Klinik   149

b Phonation.

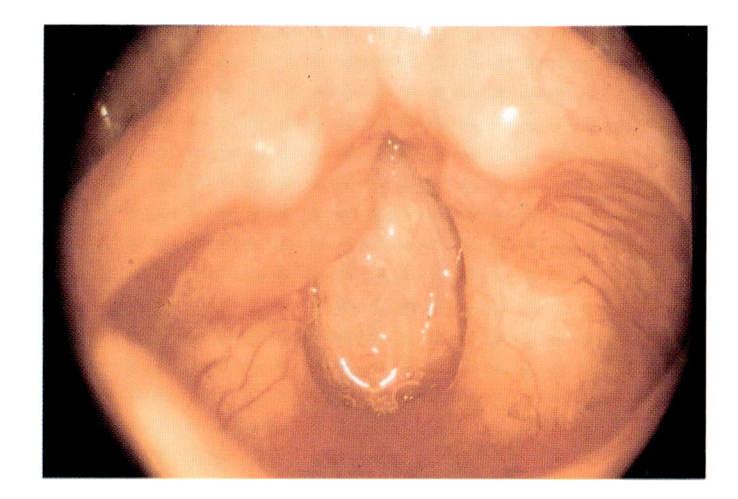

b Phonation.

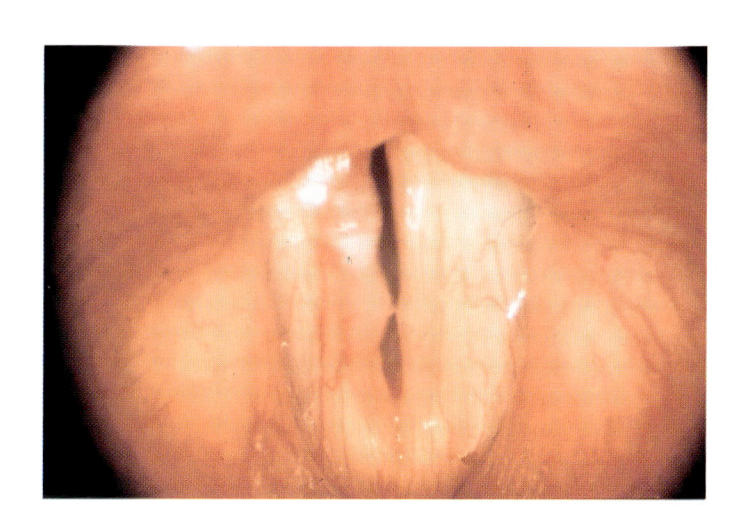

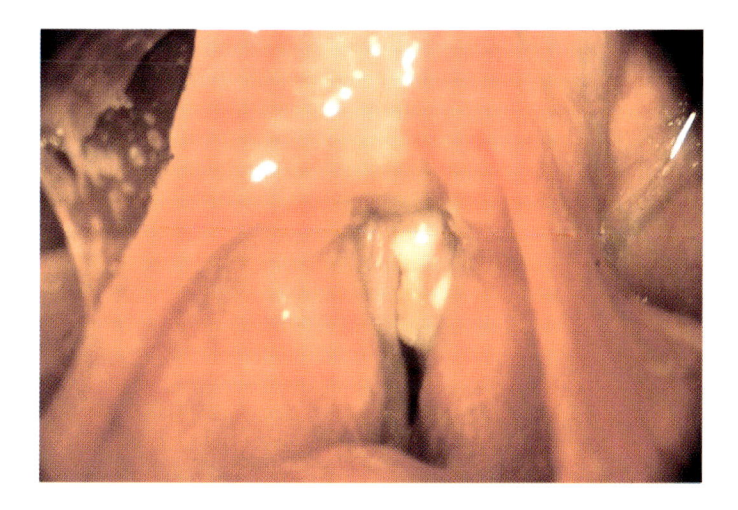

b Phonation.

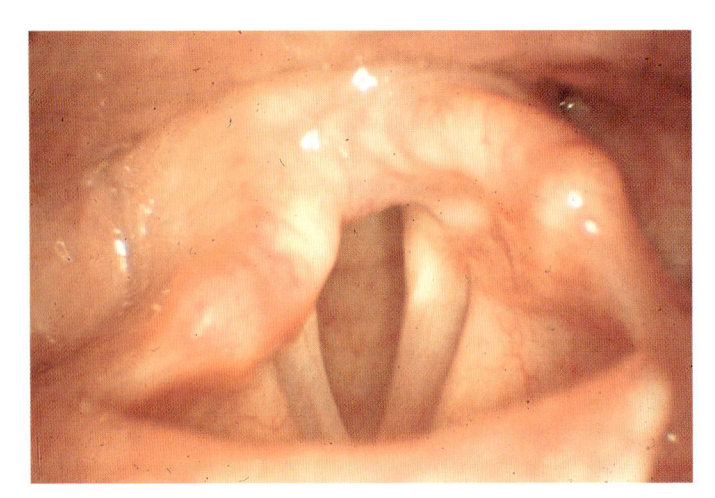

Abb. 5.**63** Stimmlippenlähmung rechts in Intermediärstellung.
a Respiration.

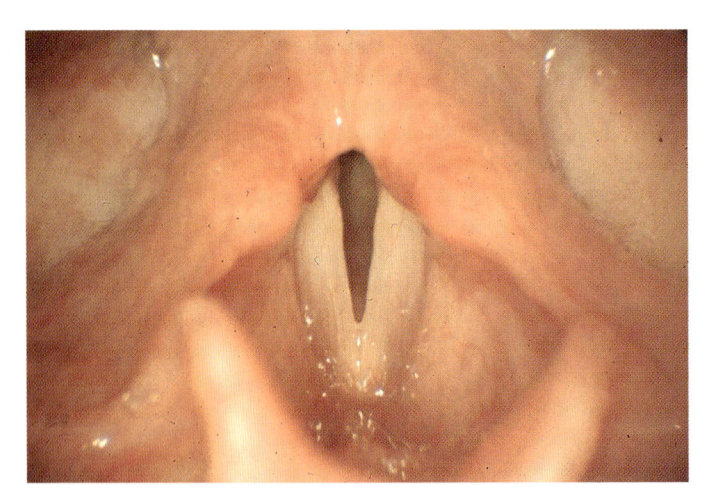

Abb. 5.**64** Doppelseitige Stimmlippenlähmung. Respiration.

b Phonation
mit Schlußinsuffizienz trotz Überschreitung der Mittellinie durch die linke Stimmlippe.

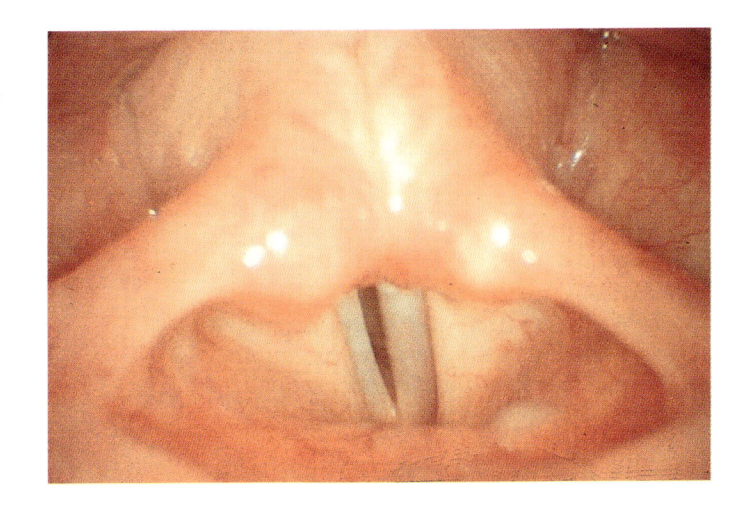

Die Farbbilder wurden mit der Endophotoeinrichtung der Firma Storz (TTL-Computer Blitzgerät, Abb. 5.**27**, S. 89) aufgenommen, der wir für die Unterstützung bei den Druckkosten danken.

Dysplastische Dysphonien

Hierunter werden alle auf Formanomalien im Kehlkopfbereich beruhende Stimmstörungen zusammengefaßt. Bei allen stärkeren, angeborenen, oft mit dem Leben unvereinbaren Formfehlern handelt es sich meist um Mißbildungen, bei denen laryngeale Atemnot im Vordergrund steht. Geringe dysplastische Normabweichungen (Anomalien) bedingen häufig keine ständige, auffallende Heiserkeit, doch ist die Stimme oft weniger belastbar und ermüdet schneller. Dysplastische Dysphonien beruhen auf

- Kehlkopf- und Stimmlippenasymmetrien,
- Diaphragmen,
- Aryüberkreuzungen,
- Kehlkopfhypoplasien,
- Sulci vocales,
- Längen- und Breitendifferenzen,
- Hypoplasien und Niveauunterschieden der Stimmlippen,
- Insertionsanomalien in der vorderen Kommissur,
- Formanomalien der Epiglottis,
- Stenosen bei kongenitalen Verwachsungen der Processus vocales,
- Knorpelspalten,
- persistierenden Verbindungen zwischen Zungenbein und Schildknorpel,
- angeborenen Krikoidstenosen,
- angeborener Laryngomalazie,
- kongenitalen Kehlkopfzysten und Laryngozelen
- sowie auf Kombinationen verschiedener Anomalien und Mißbildungen.

Sulcus glottidis

Er stellt eine sehr verschieden stark ausgeprägte, meist nur schmale Rinnenbildung entlang dem freien Stimmlippenrand dar, häufiger auf beiden Seiten. Gelegentlich ist die Furchenbildung besonders im hinteren Stimmlippenbereich mehr muldenförmig. Seit Einführung lupenlaryngoskopischer und videostroboskopischer Untersuchungen wird er häufiger beobachtet. *Stroboskopisch* fehlt meistens die Schlußphase, oder sie tritt nur verkürzt und bei höheren Intensitäten auf. Die in Respirationsstellung besser zu erkennende, mit einer festen Verwachsung von Schleimhaut und Muskel einhergehende, meist schmale Vertiefung unterteilt die Stimmlippe erkennbar in eine obere und untere Hälfte und behindert durch eine Beeinträchtigung des elastischen Fasersystems die Randkantenverschiebung der Schleimhaut, so daß bei verändertem Stimmlippenprofil Turbulenzen im Ausatmungsstrom mit störenden Beiklängen entstehen können. Die Stimme klingt belegt bis rauh und behaucht; sie ist meist auch wenig belastungsfähig. Bei einer in die frühe Kindheit zurückreichenden Stimmstörung ist auf eine solche, überwiegend das männliche Geschlecht betreffende, oft nur unbedeutend erscheinende Anomalie zu achten. Diese auch familiär gehäuft vorkommende Normabweichung ist manchmal Hintergrund des *familiär hereditären Stimmschwächetyps*. Als *Ursachen* werden neben der gesicherten kongenitalen Hypoplasie des M. vocalis (zum Teil in Kombination mit Epidermoidzysten) auch Muskelatrophie mit bindegewebiger Umwandlung nach tieferer Entzündung sowie Altersinvolution vermutet.

Aryüberkreuzungsphänomen

Bei Phonation sichtbar werdende Stellknorpelüberkreuzungen zeigen sich besonders bei Hyperadduktion. Dabei schiebt sich ein Stellknorpel geringfügig oder bei starker Hyperadduktion auch weit vor den der anderen Seite. Dieses von Geburt an bestehende Phänomen wird gewöhnlich erst im Erwachsenenalter, oft nur als Nebenbefund entdeckt oder bei Klagen über zu schnelle Stimmermüdung in kausalen Zusammenhang gebracht. Trotz erheblicher Überkreuzung kann die Stimme aber auch völlig normal sein (Abb. 5.55).

Diaphragma laryngis (Abb. 5.54)

Segelbildungen mit glatter, zarter Schleimhautbedeckung zwischen den vorderen Stimmlippenbereichen kommen als seltene angeborene Mißbildungen vor; sie entwickeln sich aber auch als derbe Narbenplatten nach beidseitigen Eingriffen in oder nahe der vorderen Kommissur, insbesondere nach Papillomabtragungen, beidseitigen Dekortikationen und Traumen (Synechien). Sie reichen, meist scharfrandig abgesetzt, nur selten soweit nach hinten, daß eine gerade noch für die Atmung ausreichende Öffnung bleibt. Selbst Verwachsungen bis zu zwei Dritteln der Glottislänge bedingen kaum spürbare Ventilationsbehinderungen. Bei Phonation können sich dünnere Membranen fächerförmig falten. Die *Stimme* ist durch Behinderung regulärer Schwingungen verschieden stark beeinträchtigt; sie ist wenig steigerungsfähig, manchmal sogar nicht nur heiser, sondern tonlos. Schließungs- und Schlußphasen sind gestört. Da das Segel die schwingende Länge der Stimmlippen verkürzt, ergeben sich teilweise extreme Erhöhungen von mittlerer Sprechstimm- und Indifferenzlage.

Kehlkopfhypoplasie kennzeichnet einen im Verhältnis zur Körpergröße zu kleinen Larynx. Die mittlere Sprechstimlage ist zu hoch, entspricht aber bei Berücksichtigung des individuellen Stimmumfangs der Indifferenzlage. Die Stimme ist meist klar, jedoch klangarm und zu gering steigerungsfähig.

Asymmetrien des Larynx beruhen auf Seitenunterschieden des Schildknorpelskeletts, sie werden meist erst nach der Pubertät deutlicher. Bei externen Teilresektionen lassen sie sich relativ häufig beobachten. Selten gehen sie mit Gesichts- und Gaumenasymmetrien einher. *Sekundäre postnatale Asymmetrien* stellen als Formabweichungen, z. B. durch Verlagerungen bei Strumen, Tumoren und Narben, keine Anomalien dar. Gelegentlich entstehen sie erst durch das Zurückbleiben des Wachstums einer Seite während der Pubertät. Durch unterschiedliche Lage der Tubercula corniculata und differente Zugrichtung der aryepiglottischen Falten, insbesondere auch durch schwere Veränderungen der Halswirbelsäule und Fehlentwicklungen der Halsmuskulatur, bei traumatischen und habituellen Krikothyroiddislokationen und endokrinen Störungen zeigt sich auch laryngoskopisch ein Schrägverlauf der Glottis, häufiger von rechts hinten nach links vorne (*Glottisschiefstand*). Dann liegt die hintere Kommissur mehr auf der größeren Schildknorpelplattenseite, so daß durch die Abduktionseinschränkung der Eindruck einer Stimmlippenparese entstehen kann. Dabei muß der Schwingungsablauf der Stimmlippen nicht beeinträchtigt sein, so daß Heiserkeit nur bei Schlußinsuffizienz eintritt. Dann kommt es zu kompensatorischen Hyperfunktionen und frühen Ermüdungserscheinungen bei Stimmbelastungen. *Differentialdiagnostisch* ist eine Asymmetrie nach Larynxfraktur durch Anamnese, Palpation, Röntgenaufnahme oder Computertomogramm leicht abzugrenzen, ebenso eine posttraumatische Aryluxation durch die gute Beweglichkeit der Stimmlippen bei Asymmetrien.

Niveaudifferenzen der Stimmlippen bestehen auch ohne Knorpelasymmetrien, werden allerdings in der Aufsicht leicht übersehen. Der seitengleiche Schwingungsablauf ist nicht gewährleistet und die Schlußphase gestört, so daß die Stimme belegt oder behaucht klingt und nur wenig steigerungsfähig ist.

Längen- und Breitendifferenzen der Stimmlippen beeinträchtigen die Stimmqualität sehr unterschiedlich. Nicht selten werden Breitendifferenzen durch vergrößerte und medianverlagerte Taschenfalten nur vorgetäuscht.

Hypoplasie der Stimmlippen findet sich wie die seltene Aplasie des M. vocalis meist zusammen mit Larynxasymmetrie. Der *Adamsapfel* liegt auf der Seite der kürzeren Schildknorpelplatte, so daß deren Sagittalachse von der HWS-Mediansagittalen zur Hypoplasieseite abweicht. Die längere Schildknorpelplatte biegt angulusnahe lumenwärts ein, und die Taschenfalte der normalen Seite kann sich passiv medial verlagern. Entsprechende Befunde gibt es auch bei Tumorimpressionen oder durch aberriertes Schilddrüsengewebe Abb. 5.**65**).

Anomalien der Epiglottis. Der Kehldeckel weicht nicht selten von seiner normalen, paraboloiden Gestalt tüten-, rinnen-, hufeisen-, kahn- oder omegaförmig ab. Neben Hypo-, sehr selten Aplasien, treten Knickungen, Schrägstände und Spalten (Epiglottis bifida) auf. Eine „weiche Epiglottis" kann bei schwacher Muskel- und Knorpelstruk-

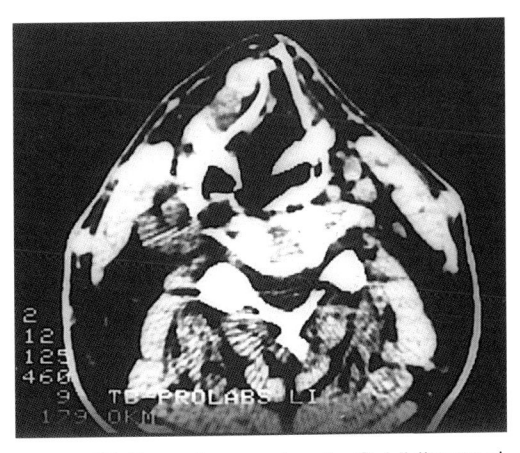

Abb. 5.**65** Tumorimpression der Schildknorpelplatte durch eine kleine aberrierte Struma mit hochgradiger Dysphonie

tur überhängen und besonders beim Säugling erhebliche Atemnot bedingen. Beeinträchtigungen der Phonation sind nur zu erwarten, wenn eine sich kaum aufrichtende Epiglottis die Schallabstrahlung erheblich behindert. *Disproportioniertes Größenwachstum der Epiglottis* auch während der Mutation läßt die endolaryngealen Weichteile im Wachstum zurück, so daß der Endolarynx profillos erscheint, die Stimmlippen phonatorisch aber meist die Mittellinie erreichen.

Laryngomalazie, eine Reifungsverzögerung der Kehlkopfknorpel, führt zu kahn- oder rinnenförmiger Epiglottis und Weichheit des Kehlkopf-Skeletts. Dadurch kommt es bei stärkerer Inspiration mit erhöhter Geschwindigkeit der Atemluft zum Ansaugen der kollabierenden Epiglottis. Wird sie dabei in Schwingungen versetzt, entsteht ein schnarchendes Geräusch (*Laryngismus stridulus, sog. Schnorchelkinder*) und Behinderung der Inspiration, die selbst dann meist nicht bedrohlich ist, wenn die Mukosa der aryepiglottischen Falten und der Stellknorpel in Richtung Glottis gesaugt werden. Bis zum Ende des 1. Lebensjahres stabilisieren sich die Verhältnisse gewöhnlich.

Kehlkopfspalten (vordere, ggf. mit kongenitaler Aphonie, hintere, laryngoösophageale mit Schluckstörungen und inspiratorischem Stridor), *Persistenz der Zungenbein-Schildknorpel-Verbindung* und *angeborene Krikoidstenose* gehören zu den selteneren Mißbildungen, müssen aber in differentialdiagnostische Erwägungen einbezogen sein.

Entzündungen

Als häufigste Ursache von Heiserkeit sind Kehlkopfentzündungen weit verbreitet, in der Praxis des Allgemeinmediziners machen sie etwa ein Drittel der Erkrankungen im HNO-Bereich aus. Da die Grundlagen der Ätiopathogenese, Diagnostik und Klinik allgemein bekannt sind, erfolgen nur Anmerkungen aus phoniatrischer Sicht.

Akute Laryngitis.

Die vorwiegend durch Viren im Zusammenhang mit sog. Erkältungsinfekten ausgelösten akuten Entzündungen gehen stets mit erheblichen stimmlichen Beschwerden einher. Durch die entzündliche Schwellung der Stimmlippen kommt es zu einer größeren Massenbelastung, die sich als Schwingungsbehinderung auswirkt (Amplitudeneinschränkung, Aufhebung der Randkantenverschiebung, Aperiodizität) und zu einer Senkung der mittleren Sprechstimmlage sowie zu leichter stimmlicher Ermüdbarkeit führt. Verstärkte, während der Phonation flottierende Schleimauflagerungen können zusätzlich Geräusche erzeugen. In das Entzündungsgeschehen oft einbezogene Schleimhäute der oberen und unteren Luftwege verändern durch Beeinflussung von Resonanz- und Dämpfungseigenschaften der infra- und supraglottischen Räume den Stimmklang in charakteristischer Weise. Durch Übergreifen der Entzündung von der Schleimhaut auf die darunter liegende Muskulatur (Laryngitis submucosa) kann sich eine Myositis (vor allem im Vokalissystem) entwickeln. Sie reduziert die ohnehin geminderte stimmliche Leistungsfähigkeit noch weiter.

Obwohl die *Diagnose* einer akuten Laryngitis jedem HNO-Arzt geläufig ist, ergeben sich doch zuweilen Schwierigkeiten, wenn im Anfangsstadium des Infektes der Spiegelbefund noch nicht in typischer Weise ausgeprägt ist. Geringfügige Infiltration und Schwellungszustände der Stimmlippen – ohne Rötung – können im Zusammenhang mit einer Beeinträchtigung des Allgemeinbefindens und mit subjektiven Mißempfindungen bereits dazu führen, daß der berufliche Einsatz der Stimme, besonders bei Sängern, Schauspielern und Lehrern nicht mehr zumutbar ist und in bezug auf mögliche Folgen sehr schädlich sein kann. Für eine verantwortliche Entscheidung sind in solchen Fällen eingehende stroboskopische Untersuchungen und sorgfältige Berücksichtigung auditiver Befunde (mit entsprechender Erfahrung in ihrer Bewertung) unerläßlich, denn stimmliche Belastungen bei akuten Entzündungen führen nicht selten zu sekundären Schäden (z. B. funktionelle Dysphonien, Phonationsverdickungen, Polypen). Wenn solche Beschwerden erst kurz vor größeren Veranstaltungen auftreten, (Theatervorstellungen, Kongresse u.a.) müssen persönliches Risiko und ökonomische oder öffentliche Interessen gewissenhaft abgewogen werden. Nicht selten ist differentialdiagnostisch zu entscheiden, ob nicht eine „Arbeitshyperämie" als Normalbefund oder eine verstärkte Vaskularisation als Folge chronischer Stimmüberlastung vorliegt (Anamnese).

Chronische Laryngitis

Chronische Entzündungen des Kehlkopfs entstehen meist auf der Grundlage einer konstitutionellen Schleimhautschwäche, können aber auch aus akuten Laryngitiden hervorgehen und werden nicht selten durch chronische Schleimhautprozesse der oberen oder unteren Luftwege unterhalten. Wichtige ätiologische Bedeutung kommt auch dem Rauchen und dem Alkoholabusus zu sowie thermischen und chemischen Reizen (Gasen, Dämpfen, Stäuben). Allergische Reaktionen können ebenfalls beteiligt sein. Auch an Diabetes muß gedacht werden (gilt auch für funktionelle Dysphonien!). Auf hyperfunktionelle Stimmgebung als Ursache für traumatische Reizzustände wurde bereits hingewiesen. Die chronische Laryngitis kann in hyperplastischer und atrophischer Form als feuchte oder trockene Laryngitis mit und ohne Myositis auftreten. Oft gelingt es nicht, die ursächlich wirksamen Reize zu ermitteln bzw. auszuschalten. Deshalb haben therapeutische Bemühungen auf Dauer wenig Aussicht auf bleibende Heilung. Mit Rezidiven ist immer zu rechnen. Dabei sind auch maligne Entartungen möglich. Deshalb müssen bei allen Patienten mit chronischen Laryngitiden regelmäßige endostroboskopische Kontrollen in Abständen von etwa 3 Monaten gewährleistet sein. Systematische Videodokumentationen bieten die beste Gewähr für die frühzeitige Erfassung von suspekten Epitheldysplasien.

Laryngitis gastrica

Der gastroösophageale Reflux kann Reizung und Rötung der Stimmlippen und auffallend häufig Räusperzwang und Globusgefühl verursachen. Mehr als die Hälfte aller akuten und chronischen Laryngitiden sollen refluxbedingt sein (44). Da aber Refluxsymptome bei bis zu 30% der Bevölkerung bestehen, ist auch mit zufälligem Zusammentreffen zu rechnen. Ein Zusammenhang zwischen Reflux und Laryngitis wird erst wahrscheinlich, wenn nach Refluxtherapie (S. 180) eine zuvor länger bestehende Laryngitis abheilt. Gastroösophagealer Reflux wird neben anderen Primärfaktoren auch als Anlaß für Kontaktveränderungen angesehen.

Monochorditis vasomotorica

Dieses Krankheitsbild zeigt meist keine primärentzündlichen Veränderungen. Die Rötung und Ödembildung betrifft nur eine Stimmlippe. Submukös bestehen Blutsugillationen, die sich analog zu traumatischen Stimmlippenblutungen spontan zurückbilden. *Ursächlich* kommt eine erhöhte Gefäßpermeabilität aufgrund neurovegetativer und hormoneller Fehlsteuerungen in Betracht, z. B. während der Menses oder im Klimakterium. Auslösend wirken meist besondere stimmliche Belastungen wie Schreien, Husten oder Lachen. Vorwiegend befallen sind Frauen. Stroboskopisch findet sich eine Amplitudeneinschränkung, manchmal auch phonatorischer Stillstand der betroffenen Stimmlippe. Die *Stimme* klingt leicht belegt bis deutlich heiser. Sie ist weniger steigerungsfähig und ermüdet leicht. Auch der Tonhöhenumfang ist eingeschränkt. Manchmal besteht Diplophonie. Rezidivierende Befunde sind nicht selten. Die *Differentialdiagnose* läßt an Hyperämie bei prämenstrueller Dysphonie denken. Bei glatter Oberfläche und Fehlen von Infiltrationen sind tumoröse oder tuberkulöse Prozesse leicht auszuschließen.

Perichondritis des Kehlkopfes

Neben primären Entzündungen des Perichondriums entwickelt sich diese Erkrankung häufiger sekundär nach Tumorbestrahlungen, Larynxtraumen und -operationen, Intubationen, länger liegenden Nährsonden und Trachealkanülen, Ringknorpelverletzungen bei Tracheotomie sowie bei Epiglottitis, selten bei *Larynx-Tbc*, die stets als offen zu gelten hat (Meldepflicht!). Neben perichondritischer Druckschmerzhaftigkeit und anderen laryngologischen Symptomen ist die *Stimme* durch die glottischen

Ödeme mit der Einschränkung der Stimmlippenmotilität oft erheblich heiser und bei bedrohlichen Atembeschwerden manchmal sogar aphonisch.

Gelenkerkrankungen

Im Vordergrund steht die traumatische Arthritis des Krikoarytaenoidgelenkes mit Ringknorpelbeteiligung besonders nach Ösophagusbougierungen, Tracheo-Bronchoskopien, Intubationen mit länger liegendem Tubus. Häufiger bezieht auch eine Larynxperichondritis den Gelenkbereich mit ein, besonders nach Bestrahlungen. Die primär-chronische rheumatische Arthritis ist heute ebenso selten wie Arthritis nach Typhus, Gonorrhoe und Gicht. Die *Symptomatik* zeigt sich in Einschränkungen der Gelenkbeweglichkeit bis zur völligen Aufhebung. Es bestehen Schmerzen und meist subfebrile Temperaturen. Besonders bei *rheumatischer Polyarthritis* kann der Eindruck einer Parese entstehen. Charakteristisch dabei ist die anfängliche Schwellung und Rötung des Stellknorpelbereichs und die Schmerzhaftigkeit bei Phonation. Die *Stimme* ist meist deutlich heiser. Bei Ausbildung einer *Aryankylose* nach Abklingen der akuten Entzündung können sich die Stimmstörungen noch verstärken. Die *Differentialdiagnose* richtet sich besonders auf Aryknorpeldislozierungen (*Aryluxationen*) mit Bewegungseinschränkung und auf neurogene Stimmlippenparesen, die am besten durch Elektromyographie auszuschließen sind.

Nichttumoröse Stimmlippenauffälligkeiten

Eine Reihe von Kehlkopferkrankungen mit Belägen, Plaques oder Infiltrationen, vorwiegend der Stimmlippen, können zu differentialdiagnostischen Erwägungen Veranlassung geben. Neben Laryngitis fibrinosa mit sich eindickenden „Ausschwitzungen" oder Mukoviszidose mit häufig eingedickten Sekretbelägen können auch die Plaques bei Hyalinosis cutis et mucosae (Urban-Wiethe-Syndrom), die anfangs weißlichen und später gelblich-bräunlich werdenden und mit süßlich fadem Geruch einhergehenden Beläge bei Diphtherie, Amyloidablagerungen, leukämische Infiltrationen, Xanthome sowie zuckergußartige Beläge bei Larynxsklerodermie im ödematösen, infiltrativen und kollagenen Wucherungsstadium eine Massenbelastung und Schwingungsbehinderung mit Amplitudeneinschränkung und Aperiodizitäten der Stimmlippen bewirken.

Akustisch sind die verschiedenen Störungen aber kaum zu unterscheiden: Heiserkeit bis Aphonie, stärkere Einschränkung des Tonhöhenumfanges besonders bei Sklerodermie und Verkürzung der Tonhaltedauer. Gleichzeitige Hautveränderungen bei Hyalinosis und bei Sklerodermie erleichtern die Diagnose, besonders wenn sklerodermische Plaques an Haut und Schleimhäuten bestehen. Sklerodermischer Mitbefall der Ösophagusschleimhaut bedingt Schluckstörungen. Auch die Zungen- und Velummotilität kann erheblich eingeschränkt sein.

Muskelschädigungen

Durch Übergreifen von Schleimhautentzündungen kann es zur *Laryngitis submucosa* (*Vokalismyositis*) mit Zusammenbruch des Muskelstoffwechsels und späteren Substanzverlusten sowie Spannungsminderungen kommen (myogene Parese). Ein Sulcus glottitis kann die Folge sein, oder er tritt deutlicher hervor. Die muskuläre Schwäche kann bis zur spindelförmigen Schlußinsuffizienz und dem klinischen Bild einer hypotensiven Dysphonie reichen. Die frühere Bezeichnung Internus- oder Vokalisparese ist besser zu vermeiden, weil sich isolierte Schädigungen einzelner Kehlkopfmuskeln kaum verifizieren lassen und der Begriff Parese nervalen Schädigungen zugeordnet wird.

Myasthenia gravis pseudoparalytica

Als definierte Erkrankung des Muskelsystems manifestiert sie sich auch im Larynx. Die *Stimme* wird bei Gebrauch zunehmend energiearm, unrein, und hyperrhinophon. Ihre Leistungsfähigkeit kann so weit zurückgehen, daß sie z. B. beim Vorlesen allmählich völlig erlischt. Nach wenigen Minuten Pause kehren muskuläre Normalfunktion und Stimme für kurze Zeit zurück, so daß die *Differentialdiagnose* auch unter Berücksichtigung der allgemeinen Muskelschwäche keine Schwierigkeiten bereitet. Zusätzlich steht die Tensilonprobe zur Verfügung.

Zysten und Zelen

Stimmlippenzysten (Abb. 5.57–5.59)

Sie sind keine Seltenheit, werden aber gelegentlich mit Phonationsverdickungen oder Polypen verwechselt. Man erkennt ein umschriebenes, den freien Rand nur wenig überragendes, flaches, glattwandiges Gebilde, das mit klarer oder trüber, schleimiger, manchmal auch eitriger Flüssigkeit erfüllt ist und durch die dünne Epithelschicht hindurchschimmert. Die *Ursache* dürfte im Verschluß des Ausführungsganges kleiner Schleimdrüsen mit Sekretstau nach Entzündungen oder mechanischen Einwirkungen liegen. Es gibt aber auch Zysten, die ganz mit Epithel ausgekleidet sind. Die *Stimme* ist größen- und sitzabhängig unterschiedlich stark heiser. Als *Ventrikelprolaps* können größere, unter den Taschenfalten gelegene Zysten wie auch polypöse Verdickungen imponieren. *Laryngeale Zysten außerhalb der Stimmlippen* sind seltener, können überall im Kehlkopfbereich vorkommen und von Zelen schwer zu unterscheiden sein. Die *Stimme* ist kaum beeinträchtigt.

Laryngozelen

Die inneren und äußeren Zelen des Larynx sind Ausweitungen des abgeschnürten Ventriculus laryngis und entwickeln sich nach einem Ventilverschluß infolge von chronischen Entzündungen, Narben und Überdrucken beim Husten und beim Spielen von Blasinstrumenten oder als atavistische Fehlbildungen gemäß den Brüllsäcken der Affen bzw. als appendikuläre Abschnürungen des Morgagni-Ventrikels. Die Luftsackbildung kann sich in die Taschen- oder aryepiglottischen Falten oder zwischen die obere Schildknorpelkante und das Zungenbein durch die Membrana hyothyroidea ausbreiten (äußere Laryngozele). Besonders nach Infektionen wurden in den Zelen auch Sekretspiegel beobachtet. Durch Ein- und Auspressen von Luft kann ein gurrendes Geräusch entstehen. Große innere Laryngozelen, auch kombinierte äußere und innere mit Dorsalverdrängung der Epiglottis, können Atemnot und Schluckbeschwerden hervorrufen. Die *Stimme* ist oft nicht oder nur gering beeinträchtigt. Die *Differentialdiagnose* hat kongenitale Larynxzysten durch embryonale Keimversprengungen und Ventrikelprolapse zu berücksichtigen.

Epitheldysplasien

Neben einfachen Hyperplasien lassen sich bei Epithelveränderungen nach histologischen Kriterien gering-, mittel- und hochgradige Dysplasien unterscheiden, die auch als sog. *Präkanzerosen* (S. 158) zusammengefaßt werden. Die Ausprägungsgrade geben wichtige Hinweise zur Wahrscheinlichkeit einer zu erwartenden Malignisierung (im ganzen etwa 10 %) und sind bei der Therapie sowie bei der Nachsorge entsprechend zu beachten. Die klinischen Begriffe Pachydermie und Leukoplakie gestatten eine solche Differenzierung nicht. Als *Pachydermie* wird eine mit bloßem Auge erkennbare Epithelverdickung bezeichnet. Beim optischen Eindruck einer weißlich-grauen Fläche wird von *Leukoplakie* gesprochen. Plattenepithelverdickungen sind fast immer mit *Keratose* (Hornbildung) und *Akanthose* (Wucherung der Stachelzellen) verbunden. Pachydermien bilden sich vorzugsweise in der Interarytänoidregion und im Bereich der Processus vocales als *Kontaktveränderungen* aus (S. 136). Für die *Diagnostik* wie für die Nachsorge bei Epitheldysplasien an den Stimmlippen ist die Stroboskopie unter Verwendung vergrößernder optischer Systeme von herausragender Bedeutung. Neben einer genauen Beurteilung der Oberflächenstruktur ermöglicht sie mit der Beobachtung des Schwingungsverhaltens wichtige Aussagen über infiltrative Prozesse. Der phonatorische Stillstand (Aufhebung der stroboskopischen Schwingungsfähigkeit) als sehr aussagekräftiges frühes Zeichen für solche Gewebeveränderungen sei hier nochmals als Alarmsymptom in Erinnerung gerufen.

Tumoren

Gut- und bösartige Tumoren der Stimmlippen führen in Abhängigkeit von Sitz, Ausdehnung, Infiltration bzw. Behinderung des Glottisschlusses stets zu verschiedengradigen Stimmfunktionsstörungen.

Gutartige Kehlkopfgeschwülste

Die Beningnome umfassen eine Vielzahl ätiologisch, pathogenetisch und histologisch unterschiedlicher Veränderungen, die gemeinsam nur durch das Fehlen von Kriterien der Malignität, wie invasives Wachstum oder Metastasenbildung charakterisiert sind. Nur ein Teil weist begleitend entzündliche Veränderungen auf. Fast alle epithelialen und mesothelialen Geschwülste, die vom Muskel-, Knorpel-, Knochen-, Nerven- sowie Blut- und Lymphgefäßgewebe ausgehen, können im Kehlkopf auftreten, wobei benigne Formen überwiegen. Sie sind stets histologisch abzuklären bzw. operativ zu entfernen. Auf eine ausführliche Darstellung muß hier verzichtet werden.

Larynxpapillome. Diese Neoplasie wurde in die Gruppe der Pseudotumoren eingereiht. Die reaktiv-kontagiöse *Larynxpapillomatose im Kindesalter* ist relativ häufig und befällt beide Geschlechter nahezu gleich oft. Es handelt sich um eine unberechenbare, hartnäckige Viruserkrankung, die durch humane Papillomviren (HPV) aus der Gruppe der Papovaviren ausgelöst wird. Inzwischen sind mehr als 50 Subtypen dieser Viren identifiziert worden. Für den HNO-Bereich haben sich vor allem die Subtypen HPV 6 und HPV 11 als relevant erwiesen, aber auch die als Tumorpromotoren angesehenen HPV 16 und HPV 18 kommen vor. Das Vorzugsalter für das erste Auftreten von Papillomen liegt zwischen 2. und 4. Lebensjahr, doch kann der Jugendtyp bereits bei Neugeborenen bestehen und bis ins Pubertätsalter auftreten. Meist sind die Stimmlippen mit befallen. Die mehr oder weniger zottigen, blumenkohlartigen Gebilde können sich auch von den Stimmlippen nach allen Richtungen ausbreiten. Die *Stimme* ist meist erheblich heiser. Nach mehrmaligen Abtragungen ist bei phonatorischem Stillstand durch Vernarbungen sogar Aphonie über mehrere Monate möglich. Die meist weichen, gelegentlich flottierenden Gebilde können bei entsprechender Größe die Atmwege verlegen. Bei jeder unklaren Atemnot im Kindesalter ist diese Möglichkeit in Betracht zu ziehen und durch Mikrolaryngoskopie und Bronchoskopie abzuklären. Das Larynxpapillom des Kindes- und Jugendalters entartet im Gegensatz zum Papillom des Erwachsenen selten, aber rezidiviert auch nach vermeintlich restlosem Entfernen so häufig, daß langjährige fachärztliche Überwachung erforderlich ist. Während und nach der Pubertät sind Rezidive weniger häufig. Auch völliges Sistieren wurde beobachtet, so daß kausal hormonelle Faktoren vermutet wurden. Dennoch ist Fortbestehen bis ins hohe Alter möglich, und spontane Umschläge in ein Karzinom (häufiger bei jüngeren Patientinnen) werden immer wieder beschrieben. Wenn bei virologischen Untersuchungen die suspekten Subtypen HVP 16 oder 18 nachgewiesen werden, so sind kurzfristige Wiederholungsoperationen bei Rezidiven angezeigt. Wegen der prognostischen Bedeutung sollte auf virologische Kontrollen heute nicht mehr verzichtet werden (49).

Dyschylische Taschenfalten-Pseudotumoren. Sie sind von phoniatrischem Interesse, weil die bisweilen erheblich verdickten Taschenfalten den Stimmlippen aufliegen und so durch Behinderung der Schwingungsfähigkeit hochgradige Heiserkeit verursachen können. Die Verdickungen beruhen auf völligem Verschluß der Ausführungsgänge tuboalveolärer Drüsen, so daß sich ihr Sekret in den Drüsenlumina staut und eindickt (Dyschylie), die Drüsenläppchen zugrundegehen und sich das Bindegewebe entzündlich verdickt. Vor operativem Abtragen, das ggf. eine unverzügliche Stimmverbesserung zur Folge hat, muß man sich vergewissern, ob nicht eine kompensatorische, die Schlußinsuffizienz der Glottis ausgleichende Taschenfaltenhypertrophie vorliegt. Dann wäre – bei Ausschluß maligner Veränderungen – jede Abtragung kontraindiziert. *Differentialdiagnostisch* sind zu beachten: Tumoren des Morgagni-Ventrikels, Zysten, Zelen, Xanthome, Amyloidtumoren und intralaryngeale Strumen (Gefahr starker Blutungen bei Probeexzisionen!).

Bösartige Kehlkopfgeschwülste

Bei der Früherfassung von malignen Neoplasien kommt der Phoniatrie große Bedeutung zu, weil Stimmstörungen meist erstes Symptom in der Vorfelddiagnose auch von Präkanzerosen sind. Für ihre Beurteilung sind verschiedene histologische Stadieneinteilungen in Gebrauch. Kleinsasser (36) unterscheidet die Stadien I: einfach hyperplastisches Epithel, II: unruhiges Epithel, III:

anaplastisches Epithel (präinvasives Oberflächenkarzinom, Carcinoma in situ). Eine andere Einteilung orientiert sich an den Schweregraden der Dysplasien (S. 157; 45). Während bei der einfachen Hyperplasie nur eine Verbreiterung des Plattenepithels ohne Veränderungen der normalen Schichtung und Strukturierung vorliegt, kommt es bei geringgradigen, mittelgradigen und hochgradigen Dysplasien zu unterschiedlich stark ausgeprägten Unregelmäßigkeiten. Hochgradige Dysplasien gelten als fakultative Präkanzerosen und erfordern kurzfristige Kontrollen. Nach dieser Klassifikation wird das Carcinoma in situ nicht mehr zu den Dysplasien gerechnet, sondern als ausgebildeter maligner Tumor eingeordnet, der zunächst nur noch kein invasives Wachstum aufweist.

Bei etwa 99% der Malignome handelt es sich um Plattenepithelkarzinome unterschiedlicher Reifungsgrade. Genaue Kenntnisse über die Bedeutung histologischer Charakteristika, Lokalisation und Ausdehnung, Ausbreitungswege und Metastasierungstendenzen der Tumoren zum Operationszeitpunkt und besonders über die verfügbaren Operationsverfahren sind für den Phoniater unerläßlich, weil von den ersten Entscheidungen und Empfehlungen weitgehend das Schicksal der Patienten abhängt.

Bei jedem vierten Patienten mit Epitheldysplasien wurden schon vor der histologischen Karzinomsicherung Schleimhautveränderungen festgestellt. Je nach Sitz und Ausdehnung sind die Stimmbeschwerden sehr verschieden. Veränderungen im schwingungsaktiven Bereich der Stimmlippen führen erwartungsgemäß am ehesten zu Stimmauffälligkeiten.

In solchen Fällen ist die Verantwortung des Phoniaters besonders groß. Gleiches gilt für die Beobachtung von Patienten mit chronisch-hyperplastischer Laryngitis, der wichtigsten Ausgangserkrankung des Larynxkarzinoms, insbesondere unter fortlaufender Einwirkung karzinogener Noxen. Die Betreuung der Patienten erfordert von Anfang an eine enge Zusammenarbeit mit in der Tumortherapie erfahrenen HNO-Ärzten und bleibt von der Frühdiagnostik bis zur Rehabilitation eine Gemeinschaftsaufgabe höchsten Ranges.

Onkologische Einzelheiten gehen weit über den Rahmen dieses Buches hinaus, doch soll kein Zweifel bestehen, daß ein kompetenter Phoniater über entsprechendes Wissen verfügen muß (S. 182).

Die Larynxkarzinome werden u.a. unterteilt in innere (Glottis- und Taschenfaltenbereich), äußere (Hypopharynx, Sinus piriformis mit möglichem sekundärem Einwachsen) und in Randtumoren (Zungenseite der Epiglottis und aryepiglottische Falten). Nur auf die inneren, insbesondere die Stimmlippenkarzinome wird kurz eingegangen.

Innere Larynxkarzinome. Unterschieden werden glottische, supraglottische und subglottische Lokalisationen. Als Ausgangspunkte sind die laryngeale Epiglottisseite, die Taschenfalten und die Morgagni-Ventrikel, vor allem aber die Stimmlippen zu nennen.

Stimmlippentumoren. Mehr als zwei Drittel aller Larynxkarzinome sind glottische. Dieser Sitz ist noch günstig, weil durch die frühen Stimmstörungen rechtzeitig geeignete Maßnahmen ergriffen werden können und weil Halslymphknotenabsiedlungen aufgrund geringer Lymphgefäßversorgung der Stimmlippen relativ spät erfolgen. Deshalb gilt die Forderung, daß jede länger als 2–3 Wochen bestehende Stimmstörung fachärztlich zu untersuchen ist. Jeder Tumorverdacht erfordert eine Biopsie und histologische Klärung. Weitgehend unabhängig von der Histologie wird die *Symptomatik* des Karzinoms vor allem von Sitz, Größe und vom Tiefenwachstum bestimmt. Eine streng auf die Stimmlippe begrenzte, selbst schon ausgedehnte Geschwulst hebt ihre aktive laryngoskopisch erfaßbare Motilität bei Phonation und Respiration noch nicht auf, schränkt aber die passive stroboskopische Beweglichkeit bis zum phonatorischen Stillstand ein. Zwar ergeben sich schon laryngoskopisch durch die nicht glatte Oberfläche der Neoplasie Hinweise auf ein Karzinom, doch ist die histologische Verifizierung unerläßlich. Fast immer handelt es sich um verhornende Plattenepithelkarzinome, weil die Stimmlippen und lumennahen Taschenfaltenbereiche mit Plattenepithel überzogen sind, während das übrige Kehlkopfinnere Zylinderepithel mit Flimmerhäarchen, Becherzellen und Drüsen trägt. Dennoch können nach *Metaplasie* oder von versprengten Plattenepithelinseln überall Plattenepithelkarzinome entstehen. Die funktionell orientierten und analytischen phoniatrischen Untersuchungsmethoden ermöglichen eine bessere Bestimmung des Zeitpunktes für Probeexzisionen und für deren günstigste Entnahmestelle mit besserer Heilungsprognose, auch in bezug auf eine möglichst optimale Erhaltung der Stimmfunktion. Die *Stimme* ist bei dieser Lokalisation immer unrein bis hochgradig heiser, unabhängig vom feingeweblichen Bild, aber abhängig von der Tumorgröße. Beim Übergreifen auf die Stimmlippe der Gegenseite und bei phonatorischem Stillstand kann Aphonie bestehen, besonders wenn die Taschenfalten noch nicht kompensieren. Die *Stroboskopie* läßt aus der Schwingungseinschränkung bzw. dem phonatorischen Stillstand weitgehende Rückschlüsse auf den Grad des Infiltrationsprozesses zu. Aber auch bei nicht nennenswerter Minderung der Schwingungsfähigkeit kann ein oberflächlicher Prozeß wie ein Carcinoma in situ nicht sicher ausgeschlossen werden. Dann empfehlen sich wegen möglicher partieller Stillstände für die Frühdiagnostik lupenvideostroboskopische oder besser noch mikrostroboskopische Untersuchungen im Bereich des gesamten Stimmumfanges. Gleichzeitiger, respiratorischer (laryngoskopischer) und phonatorischer (stroboskopischer) Stillstand einer Stimmlippe besteht fast nur bei schon fortgeschrittenen, bereits den Stellknorpelbereich erfassenden Karzinomen.

Da die postoperativen Rehabilitationsmaßnahmen weitgehend von den noch erhaltenen Strukturen und damit von der Art der durchgeführten Eingriffe abhängen, sind auch Kenntnisse über Operationsstrategien notwendig, die heute weniger von systematischen Kategorien, sondern eher von den individuellen Verhältnissen nach Sitz und Ausdehnung der Tumoren bestimmt werden (S. 182). Operationsberichte können deshalb dem Therapeuten bei der Auswahl seiner Methoden entscheidend helfen.

Lähmungen

Die gesamte nervale, motorische und sensible Versorgung des Kehlkopfes läuft über den N. vagus (Abb. 5.46, S. 137 f). Nukleäre und infranukleäre Vagusschädigungen sind laryngoskopisch nicht zu unterscheiden. Betroffen ist vor allem die respiratorische Beweglichkeit der Stimmlippen, deren Motilität partiell eingeschränkt oder vollständig aufgehoben sein kann (Abb. **5.66**–**5.68**). Die Vielzahl der Stimmlippenstellungen entsteht durch den partiellen oder kompletten Ausfall einzelner, mehrerer oder aller Kehlkopfmuskeln. Im N. vagus verlaufen die zu den einzelnen Muskeln führenden Nervenfasern zwar getrennt, eine sichere Separierung nach Anteilen für

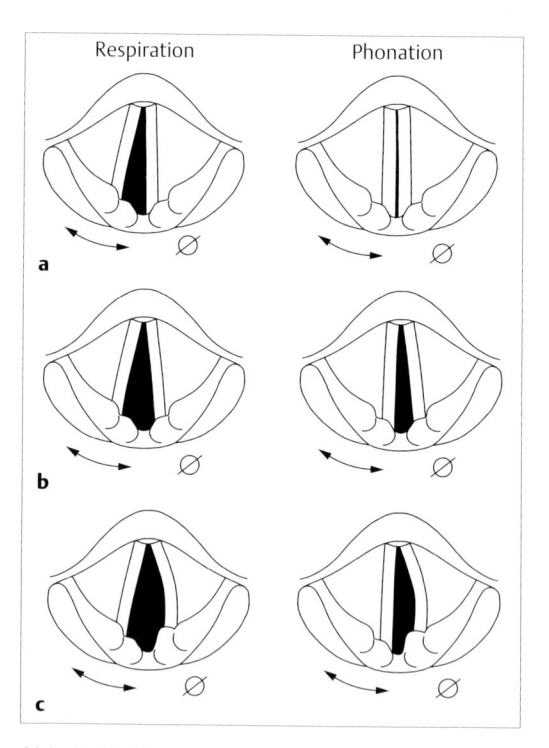

Abb. 5.66 Typische Positionen bei einseitigen Stimmlippenlähmungen links (Respiration und Phonation). **a** Medianstellung, **b** Paramedianstellung, **c** Intermediärstellung.

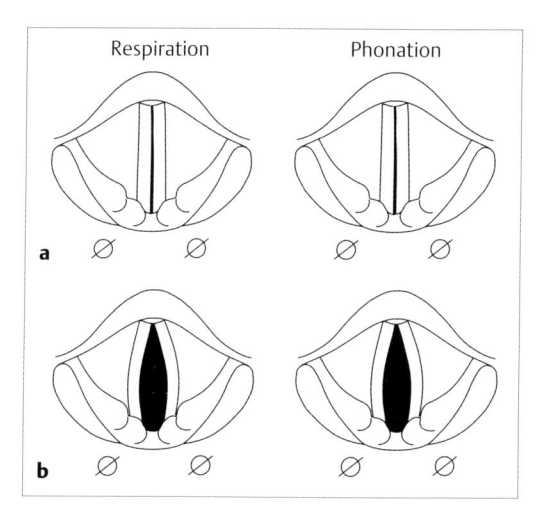

Abb. 5.67 Typische Positionen bei doppelseitigen Stimmlippenlähmungen (Respiration und Phonation). **a** Medianstellung, **b** Intermediärstellung.

Tabelle 5.4 Stimmlippenstellungen (Positionen) bei den verschiedenen Paresen (nach Kittel)

Stellung der Stimmlippen	Position
Median: Mittellinie oder nahe daran	I
Paramedian: etwas Abstand von der Mittellinie	II
Intermediär: Mitte zwischen Ad- und Abduktion	III
Lateral: maximale Abduktion	IV

Partielle Ab- und Adduktionseinschränkungen bleiben öfter unerkannt, werden aber eher nach zuvor kompletten Paresen als Restzustände gesehen. Geringe Bewegungen der Stellknorpel können über den N. glossopharyngeus ausgelöst werden, ohne daß eine partielle Funktionsfähigkeit des N. recurrens erhalten sein muß.

Glottisschließer und -öffner ist aber bis heute nicht möglich – ein Hauptgrund für Mißerfolge bei Larynx- bzw. Nerventransplantationen und Nervennähten. Obgleich *Durchschneidungsversuche* des oberen und unteren Kehlkopfnervs (23) das Eintreten einer Mittelstellung der gelähmten Stimmlippen zu bestätigen schienen, ergaben sich später immer wieder Beobachtungen, die nicht in dieses Schema paßten und auch nicht durch retrograde Degenerationen zu erklären waren, so daß sich bis heute Lokalisationen der Schädigungen aus den Stimmlippenpositionen nicht sicher ableiten lassen. Ungeklärt sind auch Fragen der Positionswechsel.

Bei *einseitigen Lähmungen* steht als Symptom die Heiserkeit im Vordergrund, bei *doppelseitigen Paresen* die Atemnot. Die Atembehinderung ist um so stärker, je näher die Stimmlippen zur Medianlinie stehen (Abb. 5.**64**, 5.**67**). Je weiter offen die Glottis bei maximaler Adduktion verbleibt, desto ausgeprägter ist gewöhnlich die Heiserkeit.

Am häufigsten sind Lähmungen des N. laryngeus inferior sive recurrens. Deshalb ist die Bezeichnung Rekurrensparese oft für alle Stimmlippenlähmungen in Gebrauch. Dies läßt aber partielle Vagusschädigungen und zentrale Krankheitsprozesse außer acht, die zu gleichen Befunden führen können. Deshalb ist als Oberbegriff die Bezeichnung Stimmlippenlähmung (ohne Bezug zur Ätiologie) korrekter, wobei je nach fixierter Position verschiedene Stellungen unterschieden werden (Tab. 5.4).

Zentrale Lähmungen

Bei kortikalen und subkortikalen Prozessen stehen nicht typische Lähmungen, sondern Bewegungsstörungen der Stimmlippen im Vordergrund. Bulbäre Läsionen mit Schädigungen des *Nucleus ambiguus* können zur Aufhebung jeglicher Ab- und Adduktions-

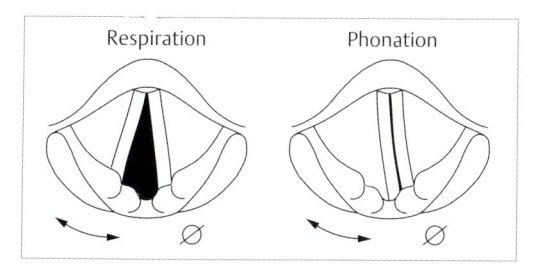

Abb. 5.**68** Kompensation einer linksseitigen Stimmlippenlähmung durch Überschreiten der Mittellinie von der rechten Stimmlippe.

fähigkeit führen. Meist sind auch andere Kerngebiete mit betroffen (S. 297). Komplexe Lähmungsbilder entstehen auch bei Prozessen der Schädelbasis, durch die N. vagus, N. glossopharyngeus und N. accessorius im Foramen jugulare in enger Nachbarschaft zum N. hypoglossus laufen. Über die seltenen *peripheren Lähmungssyndrome* von Tapia, Avellis, Schmidt, Vernet, Collet und Siccard, Villanet sowie von Garcia gibt es ausführliche Zusammenstellungen (5, 41).

Periphere Lähmungen

Läsionen des N. vagus oberhalb der Abzweigung der Kehlkopfäste führen zu Lähmungen, bei denen drei Bilder zu unterscheiden sind:

- Bei Unterbrechungen der Wurzelfasern *oberhalb des Abgangs der Rr. pharyngei* sind alle motorischen und sensiblen Vagusbahnen gelähmt und gleichzeitig auch die Gaumen- und Rachenmuskulatur. Neben einseitiger Anästhesie des Kehlkopfes sind gleichseitig die inneren Kehlkopfmuskeln sowie der M. cricothyroideus (Antikus) paretisch. Die Stimmlippen stehen in Intermediärstellung. Ferner: Schluckstörung, offenes Näseln, Heiserkeit und Herzsymptome.
- Unterbrechung *in Höhe des Ganglion inferius* (nodosum) zwischen dem Abgang der Rr. pharyngei und dem N. larnygeus superior führt zu kompletter Lähmung der gleichseitigen Kehlkopfhälfte. Herzsymptomatik ist möglich, Lähmung von Velum und Pharynx nicht.
- Unterbrechung *unterhalb des Abgangs vom N. laryngeus superior* bedingt gleichseitige Lähmung aller inneren Kehlkopfmuskeln (Rekurrensparese) mit oft nur vorübergehenden Herzsymptomen.

Lähmungen des N. laryngeus superior. Isoliert werden sie seltener diagnostiziert, weil die Stimmsymptomatik zurücktritt. Ein absteigender Ast bildet mit einem aufsteigenden des N. laryngeus inferior die *Galen-Anastomose*. EMG-Untersuchungen des M. cricothyroideus bei unklaren funktionellen Dysphonien weisen jedoch häufiger auf solche Paresen hin. Da der Nerv motorisch den M. cricothyroideus und sensibel die oberen Kehlkopfräume versorgt, wird bei *einseitiger Lähmung* infolge Überwiegens der Gegenseite der Ringknorpel nach dort gezogen und dem Schildknorpel genähert, so daß die Ringknorpelplatte mit dem Aryknorpel auf der gelähmten Seite tiefer steht und ein Glottisschiefstand mit hinterer Abweichung zur gelähmten Seite festzustellen ist. Längsdifferenzen entstehen besonders beim Versuch, in die Höhe zu singen. Die gelähmte Stimmlippe erscheint öfter kürzer und schlaffer sowie leicht exkaviert. Hypästhesie der Larynxschleimhaut tritt nur auf, wenn auch der innere Nervenast mit beteiligt ist. Die *Stimme* ist bei einseitiger Lähmung nur gering betroffen: Einschränkungen des Tonhöhenumfangs nach oben (Ausfall des Fistelregisters, Intonationsschwierigkeiten, mangelnde Dynamik). *Doppelseitige Superiorparesen* zeigen diese auditiven Auffälligkeiten ausgeprägter. Die Einschränkung des Umfangs geht dann meist mit Senkung der mittleren Sprechstimmlage und Einengung der Sprechmelodie bis zur Monotonie einher. Der *Spiegelbefund* ist unauffällig. *Röntgenologisch* entfällt die beim Aufwärtssingen normalerweise zu beobachtende Verkleinerung des Raumes zwischen Ringknorpelbogen und vorderem unterem Schildknorpelrand. Schluckstörungen infolge Hypästhesie des Kehlkopfinneren sind selten. – Ursachen sind Traumen, Tumoren, operative Eingriffe, z. B. Strumektomien, aber auch infektiös-toxische Einwirkungen.

Lähmungen des N. laryngeus inferior (recurrens). Der im unteren Halsbereich vom Vagus abzweigende N. laryngeus inferior tritt tief in den Brustraum ein, umschlingt rechts die A. subclavia und links noch tiefer den Aortenbogen. Beide Nerven steigen zwischen Luft- und Speiseröhre zum Kehlkopf auf, wobei sie hinter der Schilddrüse die A. thyroidea inferior überkreuzen. Die Äste treten beiderseits nahe dem Schildknorpelunterhorn durch den M. constrictor pharyngis ins Kehlkopfinnere und versorgen hier die gesamte Muskulatur. Die Aufzweigungen innervieren auch die subglottische laryngeale Schleimhaut sensibel.

Tabelle 5.5 Ursachen von Stimmlippenparesen (nach Kittel)

	Funktionell-nerval
Angeboren	mit und ohne ZNS-Anomalien, Spina bifida, Hydrozephalus, Mikrozephalus, Meningozele, Schädelbasissyndrome, Arnold-Chiari-Syndrom
Neurologisch	Bulbärparalyse, MS, amyotrophe LS, zentrale und basisnahe Läsionen, Wallenberg-Syndrom
Infektiös/toxisch	Grippe, Zoster, Masern, Lues, Tbc, Kernikterus, Poliomyelitis, Gewerbegifte, Medikamente (Chinin, Streptomycin)
Immunologisch	polyradikuläre Neuritis (Guillain-Barré-Syndrom)
Idiopathisch	ohne erkennbare Ursache
	Organisch-lokal
Erkrankungen des Hals-, Schlund-, Kehlkopf-, Luftröhren-, Speiseröhrenbereiches	Strumen, Lymphknotenerkrankungen, Zysten, Tumoren, Metastasen, phlegmonöse und abszedierende Entzündungen
Mediastinal-, Lungen-, Thoraxerkrankungen	Mediastinitis, Mediastinalabszeß, Pleuraergüsse, besonders bei Morbus Koch, Pleuraschwarten, Tumoren, Metastasen, Lymphogranulomatose, Non-Hodgkin-Lymphome, Mißbildungen, Deformitäten
Herz- und Gefäßfehler	Herzdilatation (Ortner-Syndrom), Tetra- und Pentalogie, Aneurysma der Aorta und Subklavia
Chirurgische Eingriffe im Hals-, HWS-, Mediastinal- oder Thoraxbereich	Strumektomien, besonders Rezidivoperationen, Divertikel-, Tumor-, Stenoseoperationen, Eingriffe an herznahen Gefäßen, besonders Ductus-Botalli-Operationen
Verletzungen	scharfe und stumpfe Traumen, Schußverletzungen, Intubationen

Das *klinische Bild* der Rekurrensparese zeigt die Stimmlippen bei Ausfall der gesamten inneren Kehlkopfmuskulatur, also des Glottisöffners und der Schließer, nahe der Mittellinie. Die *Paramedianparese* findet ihre Begründung im intakten, außen gelegenen M. cricothyroideus, der vorn den Ringknorpelbogen dem Schildknorpel nähert und damit die Ringknorpelplatte nach hinten kippt und die gelähmte Stimmlippe zur Mittellinie spannt (*straffe Lähmung*). Dieser Mechanismus gilt für einseitige wie für beidseitige Lähmungen. Selbst eine komplette Parese beidseits bedingt infolge eines noch relativ gut möglichen subglottischen Druckaufbaus und guter passiver Schwingungsfähigkeit kaum wesentliche Heiserkeit, die erst bei stärkerer, hinzukommender Atrophie und Exkavation mit Stimmüberhauchung zunimmt. Manchmal ist die Stimme so unauffällig, daß die Parese unerkannt bleibt. Meist fällt aber die Atembehinderung, die sich bis zur Erstickungsgefahr steigern kann, deutlich auf. Nach der *Häufigkeit* steht die Schädigung des N. laryngeus inferior unter allen Larynxparesen an erster Stelle. *Ursachen* der Rekurrensparesen sind mannigfaltig (Tab. 5.5).

Das Lähmungsrisiko bei Strumektomien liegt heute zwischen 0,3 und 3,0%, bei Rezidivoperationen wegen der Vernarbungen erheblich höher. Der vulnerable Nerv kann schon durch Zug- oder Druckeinwirkung, Entzündungen oder Serombildungen bzw. ödematöse Quellung oder durch Narbenbildungen paretisch werden. Überdehnungen des Nervs, z.B. bei erschwerter Intubation, sind in Betracht zu ziehen.

Ergibt die Anamnese keine eindeutigen kausalen Hinweise, ist eine umfangreiche Ausschlußdiagnostik unerläßlich. Dazu gehören Röntgenuntersuchungen (ggf. Computertomographie) von Thorax, Ösopha-

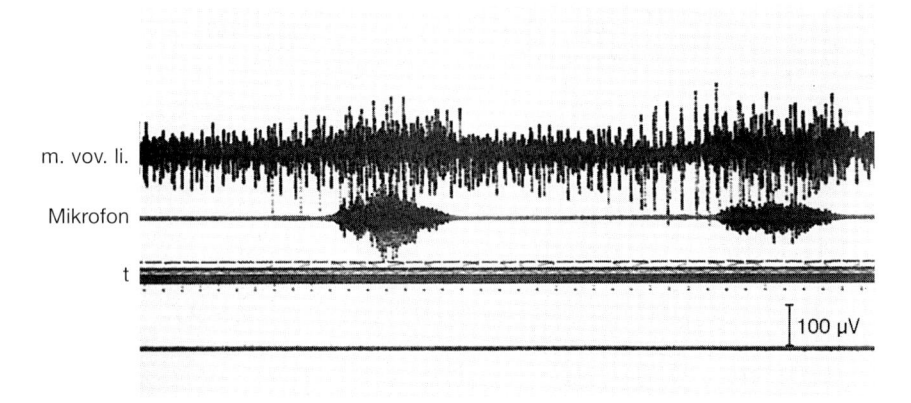

Abb. 5.69 EMG bei Stimmlippenparese mit Restwillküraktivitäten.

gus und Schädelbasis, bei Unklarheiten auch endoskopische Untersuchungen (Ösophagoskopie, Bronchoskopie, Mediastinoskopie) Schilddrüsenszintigraphie und BERA. Eine Neuritis bzw. rheumatische Lähmung oder idiopathische Parese wird bei einem Drittel der Patienten angenommen. Diese Diagnose gilt aber erst dann als sicher, wenn sich die Lähmung wieder zurückgebildet hat (meist nach 3–6 Monaten, gelegentlich noch nach einem Jahr). Eine topisch-kausale Klärung ist meist nicht möglich, auch nicht bei Grippe oder Herpes zoster, bei denen sowohl neuritische Prozesse des N. recurrens als auch des N. vagus sowie zentral-bulbäre Schädigungen bestehen können.

Die *Intermediärparese bei Lähmung des N. laryngeus superior und inferior*, definiert durch die Mittelstellung, führt bei deutlicher Exkavation der Stimmlippen und ausgeprägter Schlußinsuffizienz zu mittel- bis hochgradiger Heiserkeit (behauchte und durch zusätzliche Irregularitäten auch rauhe Stimme, nur in extremen Fällen bis zur Aphonie). Der betroffene Aryknorpel ist meist rotatorisch nach vorn gekippt, und die Stimmlippe erscheint dann optisch verkürzt. Die Exkavation bildet sich als Folge der Vokalismuskelatrophie und des Spannungsverlustes aus (*schlaffe Lähmung*). Auch diese Patienten klagen häufig über Atembeschwerden, doch besteht keine Stenoseatmung, sondern ein zu hoher phonatorischer Luftverbrauch, weil keine Schluß-

phasen möglich sind. Dadurch wird auch die normale Atempresse bei schwerem Heben beeinträchtigt.

Die *Differentialdiagnose* bezieht sich besonders bei partiellen Paresen auf Erkrankungen der Arygelenke einschließlich Subluxationen (wobei das EMG hilfreich sein kann, Abb. 5.69), auf traumatische Muskelschädigungen und auf allgemeine neurologische Krankheitsbilder.

Adduktionsinsuffizienz: Diese Schwäche im Bereich der Mm. obliquus, transversus und lateralis findet sich öfter in der Pubertät, wenn die nervale Versorgung der wachsenden Muskulatur noch nicht entspricht. Manchmal zeigt sich bei Phonation ein charakteristisches offenes Dreieck im hinteren Glottisbereich. Adduktionsinsuffizienzen mit unvollständigem Glottisschluß finden sich meistens auch bei vegetativer Kehlkopfdystonie. Sie beruhen eher auf hormonell-nervalen Fehlsteuerungen als auf primären Muskelschwächen (keine Paresen). Bei Frauen tritt der vollkommene Glottisschluß schon physiologischerweise erst bei höheren Intensitäten auf.

Traumen

Kehlkopfverletzungen werden eingeteilt in:
– direkte und indirekte,
– offene oder geschlossene,
– scharfe oder stumpfe,
– frontale oder laterale sowie in äußere oder innere (Tab. 5.6, Abb. 5.70).

Abb. 5.**70** Einteilung von Kehlkopfverletzungen (nach Kittel).

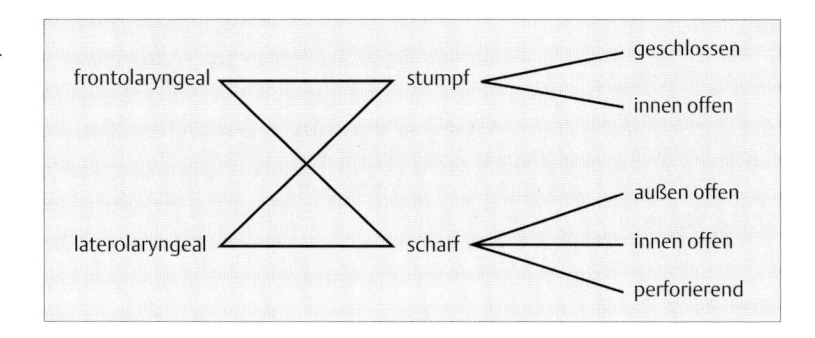

```
frontolaryngeal ─┐     ┌─ stumpf ─┬─ geschlossen
                  ╲   ╱            └─ innen offen
                   ╳
                  ╱   ╲            ┌─ außen offen
laterolaryngeal ─┘     └─ scharf ──┼─ innen offen
                                    └─ perforierend
```

Phoniatrisch am wichtigsten sind die inneren Traumen, besonders *Kontusionen der Stimmlippen* sowie Aryluxationen.

Stimmlippenkontusionen

Sie entstehen meist bei frontolaryngealer Krafteinwirkung, die besonders leicht zu Schädigungen verschiedenster Art führt, weil der Larynx nicht seitlich ausweichen kann. Bei vorliegenden Verkehrs-, Sport- und Spielunfällen kann es durch Kippen des Schildknorpels gegen den Ringknorpel zu erheblichem Längszug im M. vocalis bei extremer Dorsalflexion des Kopfes kommen, so daß selbst Stellknorpel luxieren können. Obgleich der sich reflektorisch nach unten bewegende Unterkiefer relativ guten Schutz bieten kann, treten doch bei PKW- und Motorradunfällen Halsbeteiligungen auf. Fehlen sichtbare Schleimhauteinrisse und Blutsuffusionen der Stimmlippen, werden infolge nichterkennbarer Läsionen des M. vocalis öfter fälschlicherweise funktionelle oder psychogene Stimmstörungen angenommen.

Stellknorpelluxationen führen besonders bei begleitenden Entzündungen und Ödemen auch zu laryngealen Stimmlippenstillständen, die gegenüber Paresen am einfachsten mittels EMG abgeklärt werden können.

Läsionen der Mm. cricothyroidei

Meist handelt es sich um stumpfe Traumen, z. B. bei Verkehrs- oder Sportunfällen, mit Dysphonien durch Störungen der Stimmlippenspannung. Solche Schädigungen kommen auch bei Strumektomien und Tracheotomien vor.

Tabelle 5.**6** Arten von Kehlkopfverletzungen (nach Kittel)

Kommotionen	schwere Kehlkopferschütterungen ohne sichtbare Veränderungen
Kontusionen (geschlossene und offene)	Quetschungen und erkennbare Gewebeschäden besonders des M. vocalis
Distorsionen	Bänder- oder Kapselzerrungen im Ary- oder Krikothyroidgelenk
Kontorsionen	Verdrehungen in den Gelenken
Subluxationen und Luxationen	Verrenkungen mit Verschiebung (Dislokation) der Arygelenkfläche
Antikusverletzungen	gestörte Kippbewegungen des Schildknorpels
Frakturen (ein- und mehrfache)	ohne und mit Impressionen, ggf. Stimmlippenvorlagerung
Nervenläsionen	Stimmlippenparesen
Schleimhautläsionen nach Verätzungen, Verbrühungen und Verbrennungen	Ödeme, Reizungen, Beläge

Intubationsschäden

Bei Verwendung eines relativ großen, stets im hinteren Kommissurbereich liegenden und die Processus vocales auseinanderdrängenden Tubus treten Druck- oder Scheuereffekte am Epithel ein, besonders in der Aufwachphase mit Würg- und Preßreflexen. Gefährdeter sind Frauen, weil bei ihnen eher ein zu großer Tubus verwendet wird, ihre Schleimhaut dünner und die Empfindlichkeit größer ist (Geschlechtsdisposition?). Direkte Schädigungen durch den Mandrin kommen seltener vor; sie betreffen bei Rechtshänderintubation meist die linke Stimmlippe. Da sich Granulome erst Wochen nach der Narkose voll entwickeln, werden sie zunächst nicht festgestellt. Meist führen später anhaltende Mißempfindun-

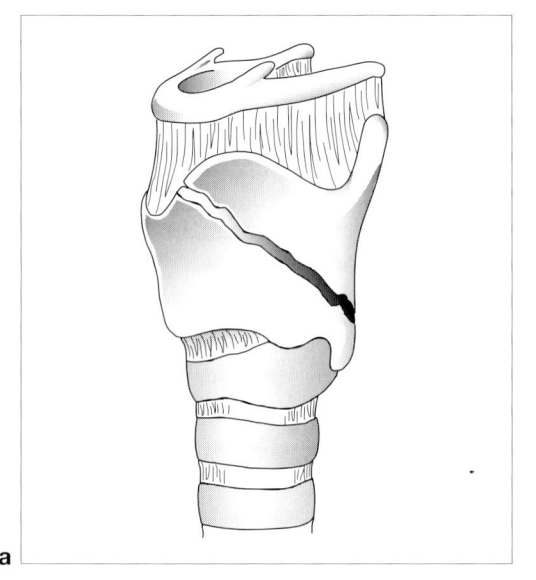

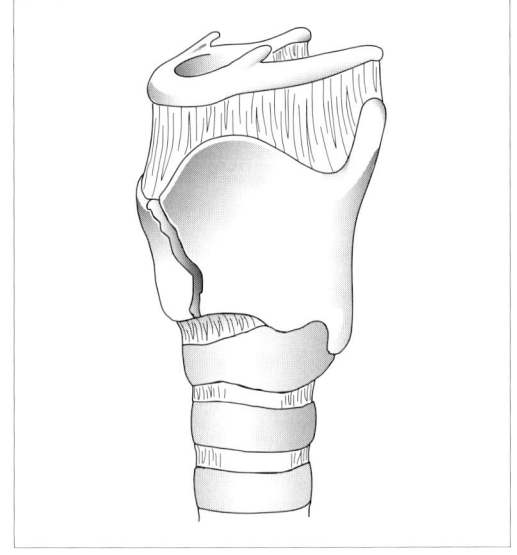

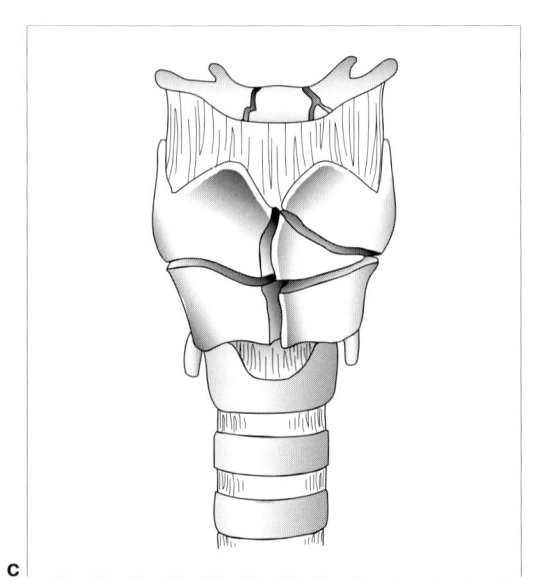

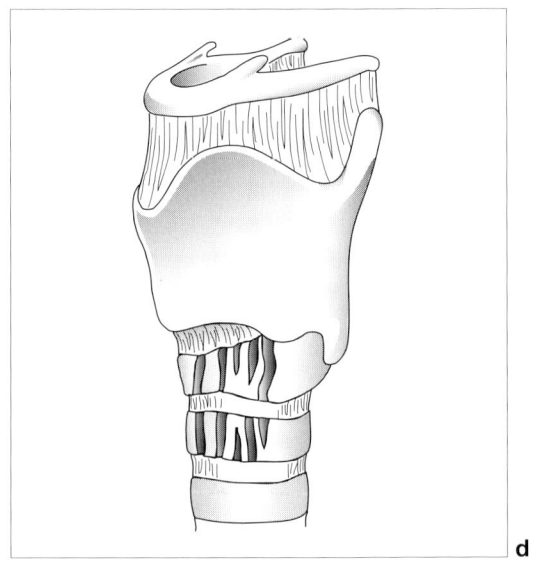

Abb. 5.71 Typische Schildknorpel-Bruchlinienverläufe **a** Linearer Schildknorpel-Schrägbruch, **b** lineare vertikale Schildknorpelfraktur, **c** Trümmerbruch des Kehlkopfs, **d** Ringknorpelbrüche (nach Richter).

gen, weniger stimmliche Beschwerden, zum Arzt. Die Sensibilitätsstörungen machen sich durch Granulomdruck manchmal nur auf der Gegenseite bemerkbar.

Sonstige Intubationsschäden wie Stellknorpelverrenkungen, Synechien, Narbenstenosen oder Läsionen des tieferen Halsbereiches mit passageren und permanenten Stimmlippenparesen, für deren Entstehen Vagus- und Rekurrensüberdehnungen bei ruckartigen Seitwärtsbewegungen des Kopf-Hals-Bereiches in Relaxation angenommen werden (3), sind selten. *Langzeitintubationen* mit assistierter Beatmung können neben Ulzera und Granulomen bei zu hoher Position der Tubusmanchette in der laryngo-trachealen Übergangszone auch zu gefürchteten Narbenstenosen führen. Traumatische *Synechien*, Folge auch nach offenen Operationen, in der vorderen Kommissur erinnern an das angeborene Diaphragma laryngis. Stärker beeinträchtigen die wesentlich selteneren semizirkulären Narbensegel der hinteren Kommissur die Atmung und Stimme, die um so schlechter ist, je mehr die Stimmlippen selbst in den Stenoseprozeß einbezogen sind.

Larynxfrakturen

Brüche des Kehlkopfskeletts betreffen vorwiegend den Schildknorpel, aber auch der Ringknorpel kann einbezogen sein. (Abb. 5.71).

Für eine optimale Rehabilitation ist besonders bei transglottischen Verletzungen ein abgestimmtes Vorgehen von Operateur und Phoniater anzustreben. Sowohl beim Wiederaufbau zerstörter Strukturen als auch bei der Nutzung von verbliebenen Schleimhaut-, Muskel- und Knorpelgewebe ist neben der Sicherung der Atmung von Anfang an auch die Stimmfunktion zu beachten. Posttraumatische Stimmübungen sind dabei meist ebenso indiziert wie bei traumatischen Schädigungen durch resekative Eingriffe an den Stimmlippen oder im Halsbereich sowie durch unfallbedingte extralaryngeale und zentrale Läsionen mit Stimmstörungen.

Inhalationsverätzungen und -verbrühungen, Schäden nach Bestrahlungen (Perichondritiden) und nach Mediastinoskopien sind seltener, ebenso traumatische Dysphonien bei extremem Husten, Niesen, Brüllen, Würgen und äußerstem Mißbrauch der Stimme mit Mikroläsionen oder Einblutungen, besonders bei hämorrhagischer Diathese, Menstruation und bei Infekten.

Zusammenfassung

Die Klinik der Stimmerkrankungen umfaßt alle Krankheitsbilder, die durch Veränderungen des Stimmklangs (besonders als Heiserkeit), durch Abweichungen im Tonhöhen- und Lautstärkebereich sowie durch Einschränkungen der stimmlichen Leistungsfähigkeit bzw. Belastbarkeit gekennzeichnet sind. Als Ursachen kommen einerseits rein funktionelle Störungen (bis hin zur Aphonie) ohne jede faßbare morphologische Strukturabweichung in Betracht. Andererseits liegen die Gründe für die gestörte Stimmfunktion in organischen Veränderungen, vor allem des Kehlkopfes, die sich als Folgen von Störungen der Anlage, der Entwicklung, des Hormonhaushalts, des Stoffwechsels, von Entzündungen, gut- und bösartigen Gewebeneubildungen, Lähmungen und Traumen manifestieren. Eine Unterscheidung der Stimmkrankheiten nach organisch oder funktionell ist allerdings nur dann sinnvoll, wenn die primäre Erscheinung der Krankheitsprozesse gekennzeichnet werden soll. Es ist bekannt, daß nicht selten funktionelle Abweichungen zu organischen Veränderungen führen (z. B. Phonationsverdickungen), andererseits ergeben sich bei pathologischen Organbefunden fast immer auch Beeinträchtigungen der Funktion. Zwischen funktionell und organisch bestehen also keine exklusiven, sondern vielmehr komplementäre Beziehungen. Der symptomatische Ordnungsbegriff der gestörten Stimme (Dysphonie) umfaßt Strukturen und Funktionen als anatomisch-physiologische Einheit, die ihrerseits durch vielfältige psychische und soziale Bezüge geprägt ist.

Literatur

1. Arndt, H. J.: Stimmstörungen. In Biesalski, P.; F. Frank: Phoniatrie, Pädaudiologie, Bd. I/II, 2. Aufl. Thieme, Stuttgart 1994
2. Bauer, H.: Zur Notwendigkeit der ätiopathogenetischen Differenzierung funktioneller Stimmstörungen. HNO 23 (1975) 165
3. Bauer, H.: Störungen der Stimme. In Adler, R.: Psychosomatische Medizin. Urban & Schwarzenberg, München 1990

4. Becker, U.: Phoniatrische Folgen der Refluxkrankheit. Referat bei der deutschen Gesellschaft Sprach- und Stimmheilkunde, Bad Homburg 1994
5. Berendes, J.: Organisch bedingte Funktionsstörungen des Kehlkopfes. In Berendes, J., R. Link, F. Zöllner: Hals-Nasen-Ohren-Heilkunde in Praxis und Klinik, Bd. IV/1. Thieme, Stuttgart 1982
6. Böhme, G.: Klinik der Sprach-, Sprech- und Stimmstörungen, 2. Aufl. Fischer, Stuttgart 1983
7. Böhme, G., S. Wässer: Phoniatrische Befunde bei Mukoviszidose. Folia phoniat. 25 (1973) 342
8. Breuninger, H.: Zur Differentialdiagnose: Chronische Pharyngitis, Globusgefühl, hyperkinetische Dysphonie. Z. Laryng. Rhinol. Otol. 53 (1974) 6
9. Cornut, G.: Le dysphonies chroniques de l'enfant avant la mue. J. franç. Oto-rhino-laryngol. 20 (1971) 491
10. v. Crammon, D., W. Ziegler: Die spastische Dysarthrophonie. Fortbildung Zentralverband Logopädie, Berlin 1985
11. Damsté, T.H.: Die Stabilität funktioneller Dysphonien. In Gundermann, H.: Die Krankheit der Stimme, die Stimme der Krankheit. Fischer, Stuttgart 1991
12. Egger, J., et al.: Psychologie funktioneller Stimmstörungen. Orac, Wien 1992
13. Frank, F., M. Sparber: Stimmumfänge bei Erwachsenen aus neuerer Sicht. Folia phoniat. 22 (1970) 425
14. Friedrich, G., W. Biegenzahn: Phoniatrie. Huber, Bern 1995
15. Grohnfeldt, M.: Stimmstörungen. Handbuch der Sprachtherapie, Bd. 7. Wissenschaftsverlag Volker Spiess, Berlin 1994
16. Gundermann, H.: Heiserkeit und Stimmschwäche. G. Fischer, Stuttgart 1983
17. Gundermann, H.: Tonus und Stimme. Sprache Stimme Gehör 11 (1987) 1
18. Habermann, G.: Funktionelle Stimmstörungen und ihre Behandlung. Arch. Oto-Rhino-Laryngol. 227 (1980) 171 u. 353
19. Habermann, G.: Stimme und Sprache. Eine Einführung in ihre Physiologie und Hygiene, 2. Aufl. Thieme, Verlag, Stuttgart 1986
20. Heinemann, M.: Hormone und Stimme. Barth, Leipzig 1976
21. Hiroto, E.: Statistische Beobachtungen über die Heiserkeit bei Schulkindern. Oto-rhino-laryngol. Clin. Kyoto 56 (1960) 247
22. Hirschberg, J., T. Szende: Pathologische Schreistimme, Stridor und Hustenton im Säuglingsalter. Akadémia Kiadó, Budapest 1985
23. Hofer, G.: Zur motorischen Innervation des menschlichen Kehlkopfes. Mschr. Ohrenheilk. 81 (1947) 57
24. Hülse, M.: Zervikale Dysphonie. Folia Phoniat. 43 (1991) 181
25. Imhofer, R.: Über Schwangerschaftsveränderungen im Larynx. Z. Laryngol. Rhinol. Otol. 4 (1912) 745
26. Jäckel, M.: Funktionelle cervicogene Dysphonie. Folia Phoniat. 44 (1992) 33
27. Jeschek, J.: Über den derzeitigen Stand der Forschung auf dem Gebiet der Stimmbandlähmungen. Folia Phoniat. 10 (1958) 129
28. Kinnmann, J.: Akromegale Dysphonie. HNO 24 (1976) 311
29. Kittel, G.: Einteilung, Terminologie und klinische Beurteilung der Dysphonie. Sprache Stimme Gehör 10 (1986) 88
30. Kittel, G.: Zur Dysphonie. – Diskussion und Abstimmung. VIII. Kongreß UEP Köszeg. Kongreßbericht 1979
31. Kittel, G.: Traumen der Phonations- und Artikulationsorgane mit Stimm- und Sprechstörungen. HNO 28 (1980) 25
32. Kittel, G.: Digitale Hochfrequenz-Glottographie. In Gelder, L., C. Waar, H.V., Wijngaarden, Liber amicorum für Damsté: Elinkwijk-Verlag, Utrecht 1987
33. Kittel, G.: Pathologie und Klinik der Stimmstörungen. In G.: Kittel Phoniatrie und Pädaudiologie. Deutscher Ärzte-Verlag, Köln 1989
34. Kittel, G.: Vegetative Kehlkopfdystonie. Sprache Stimme Gehör 14 (1990) 1
35. Kittel, G.: Globusgefühl und laryngopharyngeale Äquivalenzen. Sprache Stimme Gehör 17 (1993) 17
36. Kleinsasser, O.: Mikrolaryngoskopie und endolaryngeale Mikrochirurgie. 2. Aufl. Schatthauer, Stuttgart 1976
37. Koufman, J.A.: The otolaryngologic manifestations of gastrooesophageal reflux disease (GERD). Laryngoscope 101 (1991) 1
38. Krone, U., H. Gundermann: Ursachen und Häufigkeit kindlicher Stimmstörungen. HNO 16 (1968) 126
39. Kruse, E.: Hypofunktionelle und hyperfunktionelle Dysphonie. Zur Diagnose und Differentialdiagnostik funktioneller Stimmstörungen. In Ganz, H., W. Schätzle: HNO-Praxis heute, Bd. 2. Springer, Berlin 1982
40. Labhart, A.: Klinik der inneren Sekretion, 3. Aufl. Springer, Berlin 1978
41. Leiber, B., G. Olbrich: Die klinischen Syndrome, Bd. 1. Urban Schwarzenberg, München 1981
42. Luchsinger, R., G.E. Arnold: Handbuch der Stimm- und Sprachheilkunde, 3. Aufl. Springer, Verlag, Berlin 1970
43. Malcomson, K.G.: Globus hystericus vel pharyngis; a reconnaissance of proximal vagal modalities. Z. Laryng. Rhinol. Otol. 82 (1968) 219
44. Micklefield, G.: Extraoesophageale Manifestation der Refluxkrankheit. Referat bei der deutschen Gesellschaft für Sprach- und Stimmheilkunde, Bad Homburg 1994
45. Moser, F., W. Behrendt: Tumoren des Kehlkopfes und des Kehlkopfrachens. In Moser, F.: Oto-Rhino-Laryngologie, Bd. II. VEB Fischer, Verlag, Jena 1986
46. Moser, M.: Objektive Skalen der Stimmreinheit. Sprache Stimme Gehör 8 (1984) 35
47. Moser, M.: Artikulatorische Einflüsse auf die Stimmreinheit. Sprache Stimme Gehör 9 (1985) 117
48. Moser, M., G. Kittel: Darstellung der Stimmlippenbewegung mittels digitaler Hochgeschwindigkeitserfassung. Sprache Stimme Gehör (1990) 74
49. Nawka, T.: Endoskopische Mikrochurgie des Larynx mit dem CO_2-Laser. Habil., Berlin 1994
50. Neumärker, M., W. Seidner: Psychiatrisch-neurologische Befunde bei funktionellen Dysphonien. Z. ärztl. Fortbild. 69 (1975) 291
51. Novak, R., A. Vollbrecht: Über die Häufigkeit von Stimm- und Sprachstörungen bei Schulanfängern. Dtsch. Gesundh.-Wes. 21 (1966) 654
52. Pascher, W.: Funktionelle Krankheiten der Stimme. In Berendes, J., R. Link, F. Zöllner: Hals-Nasen-Ohren-Heilkunde Bd. IV/1. Kehlkopf I. Thieme, Stuttgart 1982

53. Pascher, W., H. Bauer: Differentialdiagnose von Sprach-, Stimm- und Hörstörungen. Thieme, Stuttgart 1984
54. Pasztyka, T.: Erkrankungen mit Globusgefühl und dessen Ursachen. Diss. Erlangen 1968
55. Perello, J.: Dysphonies fonctionelles. Folia phoniat. 14 (1962) 150
56. Pruszewicz, A., A. Obrebowski, W. Jassem, H. Kubzdela: Ausgeprägte akustische Merkmale virilisierter Mädchenstimmen. Folia phoniat. 25 (1973) 331
57. Richter, W.Ch.: Kopf- und Halsverletzungen. Klinik und Diagnostik. G. Thieme, Stuttgart 1992
58. Schneider, B.: Experimentelle Untersuchungen zu den funktionellen Dysphonien. Diss., Berlin 1996
59. Schürenberg, B., G. Kittel: Videoprinter im Rahmen der Lupen-Farb-TV-Stroboskopie. Sprache Stimme Gehör 11 (1987) 112
60. Schutte, H.K.: Zur Interpretation aerodynamischer Befunde bei Kehlkopflähmungen. Sprache Stimme Gehör 9 (1985) 71
61. Seidner, W., J. Wendler: Der Dysodiebegriff – historische und aktuelle Aspekte. Sprache Stimme Gehör 13 (1989) 55
62. Seidner, W., J. Wendler: Die Sängerstimme. Heinrichshofen, Wilhelmshaven 1978
63. Wellens, W., M. Wellens, V. Opstal: Functional aspects of dysphonia. Proc. XIIth UEP Congr. Poznan. Kongreßbericht 1985
64. Wendler, J.: Stroboskopie. Atmos, Lenzkirch 1993
65. Wendler, J., C. Siegert, P. Schelhorn, G. Klinger, S. Gurr: Oral contraceptiva to-day, still a hazard to the voice? Abstr. XIV Intern. ORL-Congr., Istanbul 1993, NR. 1127 (p. 344)
66. Wendler, J., A. Rose, B. Simon, H. Ulbrich: Zur praktischen Nomenklatur der funktionellen Dysphonien. Folia phoniat. 25 (1973) 30
67. Wirth, G.: Stimmstörungen, 3. Aufl. Deutscher Ärzte-Verlag, Köln 1991

Therapie

Jede eingehende Auseinandersetzung mit der Klinik der Stimmkrankheiten läßt sehr schnell deutlich werden, daß die hochkomplexen Verknüpfungen von morphologischen, physiologisch und psychologisch funktionellen sowie soziokulturell funktionalen Komponenten ein ebenso komplexes Herangehen in den Bereichen von Therapie und Rehabilitation erfordern. Die nachfolgend angeführten therapeutischen Ansätze sind deshalb ebenfalls als Komponenten zu verstehen, die grundsätzlich nur in zweckdienlichem Zusammenwirken und unter ganzheitlicher Betrachtung zur Anwendung kommen sollten.

Physikalische Therapie

Wärmeanwendung

Das bewährte und verbreitete Mittel der Wärmeanwendung hat auch bei Stimmkrankungen nach wie vor seine Berechtigung. Besonders bei akuten Entzündungen, aber auch bei stimmlichen Erschöpfungszuständen wird die durchblutungsfördernde Wärme oft subjektiv als angenehm empfunden und kann zur schnelleren Wiederherstellung gesunder Verhältnisse beitragen. Bei häufig rezidivierenden Infekten der oberen Luftwege erreicht man durch „Schleimhauttraining" mit wechselnden Temperaturreizen wie in der Sauna oder durch Klimaveränderungen nicht selten günstige Wirkungen.

Reizstromtherapie

Nach älteren und neueren Untersuchungen (22) und bestätigt von zahlreichen Therapeuten werden günstige Auswirkungen der Reizstromanwendung bei funktionellen Dysphonien beobachtet. Dabei sollen eine Verbesserung der Durchblutung sowie eine Unterstützung bei Intentionsübungen (Kontraktionsverstärkung der Larynxmuskeln bei bewußt gesteuerter Stimmgebung) therapeutisch genutzt werden. Die sogenannte synchrone Reizstromtherapie, bei der die Stromimpulsfolge über ein Stroboskop von der Grundschwingung der Stimmlippen gesteuert wird und mit ihr übereinstimmt, wurde im Zusammenhang mit Hussons neurochronaxischer Stimmtheorie (1962) nachdrücklich empfohlen. Dieses Verfahren muß heute als theoretisch nicht mehr begründbar angesehen werden. Schließlich bleibt für Stimmlippenlähmungen hervorzuheben, daß die Reizstromtherapie nur dazu dienen kann, die Kontraktilität der Muskulatur so lange zu erhalten und somit einer Atrophie entgegenzuwirken, bis ein vorübergehender motorischer Innervationsausfall überwunden ist. Dazu müssen laryngoskopisch Adduktionszuckungen beobachtbar sein. Eine Heilwirkung in bezug auf die Regeneration des Nervs oder eine Erhöhung der Muskelleistung ist nicht zu erwarten. Andererseits ist Reizstromtherapie bei doppelseitigen Lähmungen kontraindiziert, da sich auf Grund der Muskelverhältnisse nur Adduktionszuckungen auslösen lassen, die zur Minderung der Luftdurchgängigkeit der Glottis führen und sogar Erstickungsanfälle provozieren können.

Medikamentöse Therapie

Entzündungsbehandlung

Sie folgt den bei akut und chronisch affizierten Schleimhäuten des Respirationstraktes allgemein üblichen Leitlinien. Für eine Behandlung der akuten Laryngitis steht allerdings eine weitgehende Stimmschonung, am besten absolute Stimmruhe für einige Tage, an erster Stelle, verbunden mit Rauchverbot. Von Instillationen ist eher abzuraten, weil die eingebrachten Medikamente durch den dabei ausgelösten Husten- und Würgereiz nur für kurze Zeit am Wirkungsort verbleiben (wenn sie überhaupt dort hingelangen) und so außerdem eher neue Reize bewirken, als daß bestehende gedämpft würden. Zu bevorzugen sind deshalb häufige Inhalationen (5 Minuten lang alle 2–3 Stunden) z.B. mit einem Cortisonpräparat, dem zur besseren Oberflächenbenetzung Tacholiquin beigefügt wird (Rezeptbeispiel: Rp. Prednisoluti 50 mg 2 Biamp., Tacholiquini gtt. 5, Aquae ad 20,0. M. f. solutio, div. in part. aequ. 6, S. zum Inhalieren). Ätherische Öle in geringer Konzentration können beigemischt werden. In stärkerer Konzentration führen sie dagegen nicht selten zu schweren, langanhaltenden entzündlichen Reizungen der Stimmlippen, besonders nach Heißinhalationen. Abschwellende Mittel wirken sich günstig aus. Damit sich das Inhalat auch im Larynxbereich und nicht erst in den Bronchien niederschlägt, darf die Teilchengröße nicht zu klein sein (Empfehlung: Macholdt Aktiv-Inhalator). Bei hochakuten Verläufen mit starken Verschwellungen kann die Anwendung eines Corticoidstoßes unter Abdeckung durch ein Breitbandantibiotikum indiziert sein.

Anästhesie

Bei Neuralgie des N. larngeus superior führen neben oralen Gaben von Antineuralgika, Vitamin B und lokaler Wärmeanwendung vor allem perineurale Infiltrationen mit Lokalanästhetika, z.B. Xylocitin 1%ig, schnell zum Erfolg. Man injiziert 2–3 ml in die Mitte zwischen lateralem oberem Schildknorpelrand und Zungenbein etwa 1–5 cm tief wie bei der entsprechenden Leitungsanästhesie. Oberflächenanästhesie der pharyngealen, ggf. auch der laryngealen Schleimhaut kann durch die damit verbundene Störung der kinästhetischen Eigenkontrolle unterstützend bei der Behandlung psychogener Dysphonien eingesetzt werden.

Botulinumtoxintherapie

Für die Behandlung der *spasmodischen Dysphonie* bedeutete die Einführung des Botulinumtoxin A in die Therapie der fokalen Dystonien einen außerordentlichen Fortschritt (1,2) und hat die von Dedo (6) zunächst erfolgreich praktizierte einseitige Rekurrensdurchtrennung weitgehend abgelöst.

Das Toxin, als höchst lebensgefährliches Gift bekannt, bewirkt eine vorübergehende Denervierung durch Blockade der Neurotransmitter an den neuromuskulären Übergängen, die Freisetzung von Acetylcholin wird gehemmt. Bei dem Präparat Botox entspricht 1 E der LD_{50} für Mäuse. Für Affen beträgt diese bei intravenöser Applikation 40 E pro kg Körpergewicht. Die letale Dosis für Menschen ist nicht bekannt. Die Anwendung bei Menschen soll aber eine Höchstdosis von 300 E in einer Sitzung nicht überschreiten. Bei der Injektion in den M. vocalis (adduktorischer Typ der spasmodischen Dysphonie) kommen Dosen von 1,25–2,5 E für jede Stimmlippe in Betracht. Beim abduktorischen Typ erfolgt die Injektion in den M. cricoarytanoideus posterior, aber zunächst stets nur einseitig (Erstickungsgefahr bei induzierter doppelseitiger Postikusparese!).

Die Applikation kann unter EMG-Kontrolle durch die Membrana cricothyroidea erfolgen oder oral, auch ohne EMG, unter indirekter Larynxmikroskopie bzw. Endoskopie bei Oberflächenanästhesie der Schleimhaut wie bei anderen indirekten Eingriffen auch. Nach Stunden oder wenigen Tagen tritt im Anschluß an ein sehr kurzes Durchgangsstadium mit unauffälligem Stimmklang meist eine ausgeprägte Schlußinsuffizienz mit verhauchter, kraftloser Stimme auf. Individuell unterschiedlich und auch abhängig von der gewählten Dosis hält dieser Zustand gewöhnlich 1–2 Wochen an und bildet sich danach allmählich zurück. Dann klingt die Stimme fast immer voll und klar. Spasmen treten nicht mehr auf. Die Patienten empfinden eine große Erleichterung durch diese oft kaum noch erwartete Besserung. Natürlich handelt es sich um eine rein symptomatische und nicht um eine kurative Therapie. Der gewünschte Effekt bleibt etwa 3–4 Monate erhalten, danach wird eine erneute Injektion erforderlich. Die Wahl des Zeitpunktes überläßt man am besten den Patienten selbst.

Erste eigene Erfahrungen belegen auch die günstige Wirkung von Botulinumtoxin bei akuten doppelseitigen Rekurrensparesen mit hochgradiger Atemnot. Durch Injektion in beide Mm. cricothyroidei (je 2,5 Einheiten) kann ein Positionswechsel von den Paramedianstellungen der Stimmlippen in Intermediärstellungen erreicht werden, die ausreichende Ventilationsleistungen ermöglichen, so daß den Patienten die sonst unerläßliche Tracheotomie (mit Sprechkanüle) erspart bleibt. Mit wiederholten Injektionen läßt sich die Zeit bis zur spontanen Regeneration der Nervenversorgung bzw. zu einem fundierten Entschluß zur operativen Glottiserweiterung unter Umständen so überbrücken. Bei dieser Anwendung ist EMG-Kontrolle unerläßlich.

Warnung: Botulinumtoxin ist ein hochwirksames neueres Arzneimittel, dessen Gebrauch eine Reihe von Vorsichtsmaßnahmen erfordert. Jeder Arzt ist deshalb verpflichtet, sich vor der Anwendung genauestens zu informieren.

Operative Therapie, Phonochirurgie

Die Phonochirurgie umfaßt diejenigen operativen Eingriffe, bei denen eine Verbesserung, Erhaltung oder Wiederherstellung der Stimmfunktion als Hauptindikation oder als wünschenswertes zusätzliches Ziel angesehen wird. Unter Anwendung mikrochirurgischer Techniken steht die Glottis im Zentrum dieser Operationen.

Indirekte Mikrochirurgie

Umfangreiche eigene Erfahrungen bei mehr als 5000 Patienten sprechen für indirekte Eingriffe über den Kehlkopfspiegel (Abb. 5.72) in Oberflächenanästhesie der Schleimhaut bei allen kleineren organischen Veränderungen, weil sich an der nichtrelaxierten Stimmlippe die Gewebegrenzen besser markieren und so unbeabsichtigte Läsionen mit großer Sicherheit vermieden werden können. Außerdem ermöglicht dieses Vorgehen eine genaue funktionelle Kon-

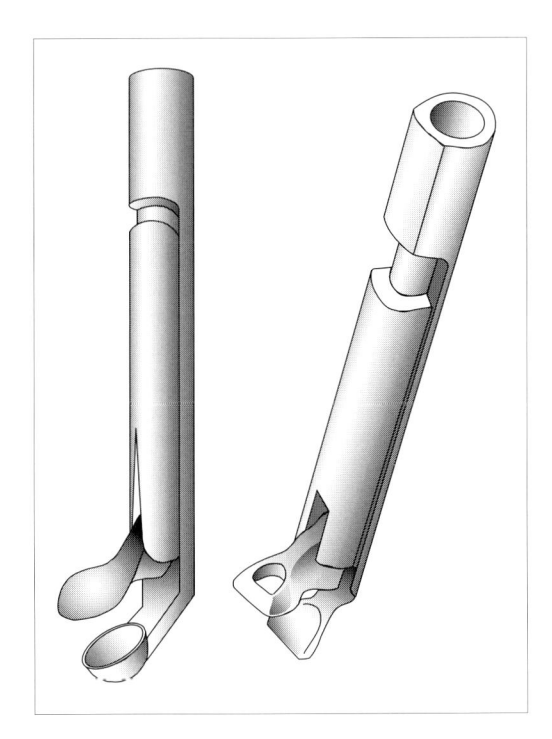

Abb. 5.**72** Ansätze für gebogene Faßzangen zur indirekten Abtragung.

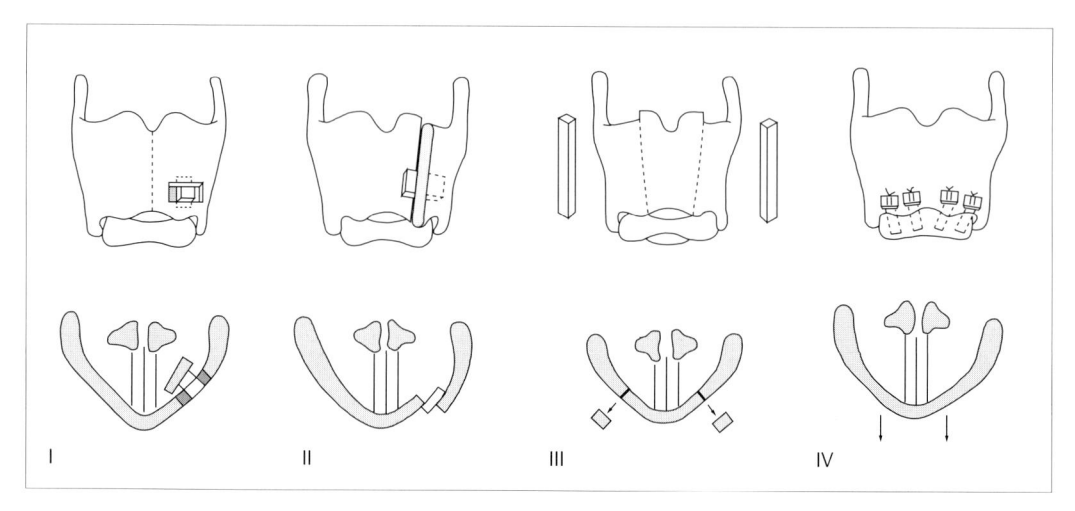

Abb. 5.73 Thyreoplastiken nach Isshiki. Typ I: Medialisierung einer Stimmlippe. Typ II: Lateralisierung. Typ III: Rahmenentspannung durch vertikale Streifenexzision aus dem Schildknorpel. Typ IV: Rahmenspannung durch vordere Annäherung von Schild- und Ringknorpel.

trolle während der Abtragung, einmal auditiv, zum anderen – bei Verwendung eines Strobomikroskops – auch visuell, und gestattet so die Korrektur selbst von geringsten Schleimhautunregelmäßigkeiten, die oft nur während kurzer Phasen im Schwingungsablauf deutlich hervortreten und trotzdem den Stimmklang erheblich beeinträchtigen können.

Direkte Mikrochirurgie

Die von Kleinsasser eingeführte Mikrochirurgie des Kehlkopfes in Allgemeinnarkose und Stützautoskopie (14) wird bei zahlreichen phonochirurgischen Operationen erfolgreich eingesetzt. Diese Vorgehen ist immer dann zu bevorzugen, wenn beidhändiges Arbeiten erforderlich ist oder Komplikationen, besonders Blutungen, zu erwarten sind. Allerdings sollte dabei stets darauf geachtet werden, daß die Wiederherstellung einer normalen Morphologie nur ein Teilziel der Phonochirurgie sein kann. Entscheidend bleibt das stimmliche Resultat.

CO_2-Laser-Technik. Die Einführung dieser Technik (*Light Amplification by Stimulated Emission of Radiation*) mit berührungsfreiem, sehr präzisem und blutarmem Operieren hat auch in der Phonochirurgie wesentliche Vorteile gebracht, z. B. bei der Therapie der Papillome. Die generelle Anwendung des Lasers ist aber nicht gerechtfertigt, nicht nur aus Kostengründen, sondern auch, weil die Abheilung gewöhnlich deutlich länger dauert als nach konventionellen Eingriffen.

Thyreoplastiken

Diese von Isshiki eingeführten Verfahren (11, 12), die vor allem am knorpligen Rahmen des Kehlkopfs ansetzen, finden zunehmend Verbreitung (Abb. 5.**73**). Dies gilt vor allem für seinen Typ I bei einseitigen Stimmlippenlähmungen. In Höhe der gelähmten Stimmlippe wird ein Knorpelstreifen exzidiert und unter phonatorischer Kontrolle (Lokalanästhesie) so tief nach medial imprimiert, bis eine deutliche Stimmverbesserung erreicht ist. Ein Siliconblock oder ein Gewebekleber fixiert den Knorpelstreifen in dieser Position. Zusätzlich kann eine Rotation des Aryknorpels mit Einwärtsdrehung des Processus vocalis vorgenommen werden. Weitere Varianten bewirken eine Entspannung der Stimmlippen durch Verkürzung der anterior-posterioren Distanz (vertikale Streifenexzision aus dem Schildknor-

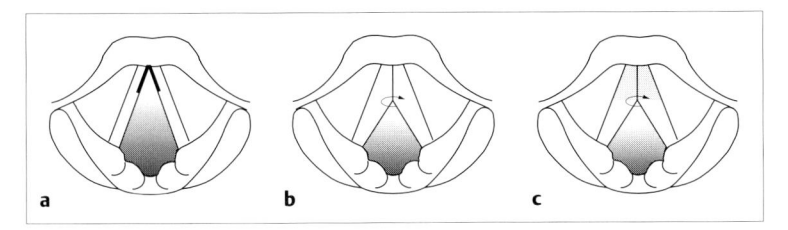

Abb. 5.**74** Glottoplastik nach Wendler. **a** Vordere Schleimhautrandexzision, **b** Naht, **c** Klebung.

pel) zur Absenkung der Stimmlage (z. B. bei unvollständiger Mutation) oder eine Anspannung der Stimmlippen durch Annäherung des Ringknorpelbogens an den unteren Schildknorpelrand (Naht) zur Anhebung der Stimmlage (z. B. bei Mann-zu-Frau-operierten Transsexuellen).

Glottoplastiken

Meist sind Formanomalien, die dysplastischen Dysphonien zugrunde liegen, so gering, daß operative Eingriffe die anatomischen Voraussetzungen für die Stimmbildung eher verschlechtern als verbessern würden. Trotzdem müssen solche Maßnahmen erwogen werden. Bei größerer Diaphragmabildung sind sie unerläßlich und auch recht erfolgreich, wenn man sich nicht mit einer einfachen Durchtrennung begnügt, sondern erneuten Verwachsungen vorbeugt, z. B. durch vorübergehendes Einlegen einer Siliconfahne oder auch durch plastisch-rekonstruktive Maßnahmen (Thyreotomie, Exzision, Z-Plastik). Gleiches gilt für traumatisch bedingte Synechien. Glottoplastische Maßnahmen können auch der Stimmerhöhung dienen (27), und zwar nicht durch eine stärkere Spannung wie bei der o.a. Thyreoplastik, sondern durch eine Verkürzung der schwingenden Länge der Stimmlippen: Nach Exzision der Schleimhautränder im vorderen Drittel werden die Stimmlippen dort miteinander vernäht und verklebt, so daß absichtlich eine Synechie entsteht (Abb. 5.**74**).

Auch bei Sulcus glottidis haben sich in einzelnen Fällen mit ausgeprägten Exkavationen plastische Maßnahmen bewährt. Dabei wird die submukös verwachsene Schleimhaut im Sulcus zunächst exzidiert und mit den Rändern wieder verklebt. Danach folgt eine intrachordale Injektion von Kollagen oder Fett, auch in Kombination mit einer Thyreoplastik, ggf. beidseits. Solche Eingriffe kommen aber nur in Betracht, wenn auch bei starkem Phonationsantrieb keine Schlußphase auftritt und wenn außerdem große Kehlkopfdimensionen vorliegen. Bei kurzen und schmalen Stimmlippen wirkt sich die Massenbelastung durch das Implantat eher als Schwingungsbehinderung der Stimmlippen aus, und der Stimmklang kann sich sogar noch verschlechtern. In jedem Falle sollte man sich vor einem plastischen Eingriff durch eine Probeinjektion (z. B. mit Glycerin) von den Auswirkungen einer Gewebeauffüllung überzeugen. Die Ergebnisse in bezug auf Stimmklang und Leistungsfähigkeit müssen aber im ganzen bisher als wenig befriedigend angesehen werden.

Laser-Arytänoidektomie

Unter den zahlreichen Verfahren zur Glottiserweiterung (Exstirpation eines Aryknorpels, submuköse Vokalisresektion, Laterofixation, Spaltung und Spreizung der Ringknorpelplatte, Postikusraffung mit elastischer Fixation am M. sternocleidomastoideus) setzt sich diese Methode in verschiedenen Modifikationen immer mehr durch. So exzidiert Nawka (17) nach Entfernung des Aryknorpels den M. vocalis im hinteren Anteil und vernäht dann die untere Stimmlippenschleimhaut mit der darüberliegenden Taschenfaltenschleimhaut. Ausreichende Ventilationsleistungen und noch befriedigende Stimme können dabei meist als akzeptabler Kompromiß erwartet werden (Abb. 5.**75**).

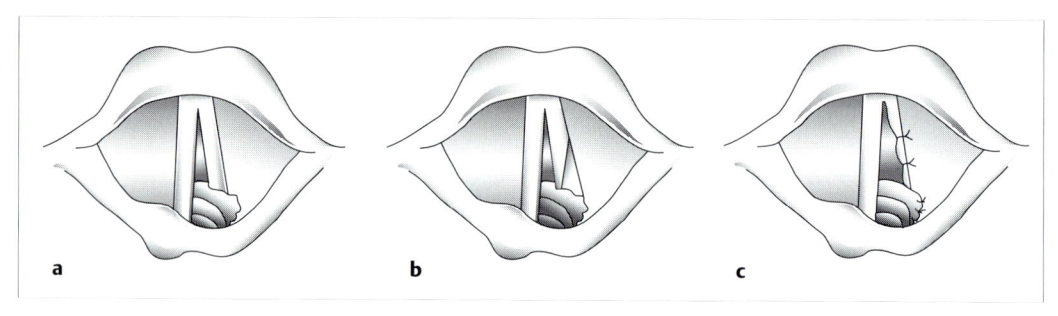

Abb. 5.**75** Laser-Arytänoidektomie nach Nawka. **a** Exzision des Aryknorpels, **b** Keilexzision aus dem M. vocalis, **c** Schleimhautnaht.

Verstärkung der Stimmlippen

Schlußinsuffizienzen unterschiedlicher Genese lassen sich durch Einspritzungen in die Stimmlippen kompensieren (Augmentation). Neben Kollagenpräparaten, die immer vorher auf Verträglichkeit getestet werden müssen, findet zunehmend körpereigenes Fettgewebe der betroffenen Patienten zur Unterfütterung Anwendung. Die Ergebnisse sind nicht immer befriedigend, entweder weil das injizierte Material nicht optimal plaziert werden konnte oder weil es bald wieder resorbiert wird. Trotzdem lassen sich deutliche Besserungen erzielen, wobei allein eine merkliche Reduzierung des Luftverbrauchs bei der Stimmgebung oft als große Erleichterung empfunden wird.

Mit diesem kurzen Abriß sind die phonochirurgischen Möglichkeiten nur angedeutet. Die Ergebnisse hängen weitgehend von der persönlichen Erfahrung des Operateurs und weniger von der angewandten Methode ab. Dabei ist es im Interesse guter Resultate höchst wünschenswert, daß morphologische wie funktionelle Diagnostik, operative Therapie und Führung der postoperativen Übungsbehandlung in einer Hand liegen.

Übende Verfahren

Vor Beginn solcher Behandlungen sind organische Veränderungen und Mitursachen nach Möglichkeit zu beseitigen (z. B. entzündliche Reizzustände an den Stimmlippen, Kieferhöhlenentzündungen, behinderte Nasenatmung, chronische Bronchitis). Ein nicht zu lang bemessener Zeitraum der Stimmruhe (1–2 Wochen) erleichtert meist die beabsichtigte Umstellung der funktionelle Abläufe. Um diese neu einzuüben, stehen zahlreiche Übungsmethoden zur Verfügung, von denen hier nur eine Auswahl Erwähnung finden kann. Dabei muß zugleich betont werden, daß die schematische Anwendung solcher Techniken nicht genügt. Die Übungsverfahren sind vielmehr sinnvoll in eine ganzheitliche Therapie einzubeziehen, die biologische, psychologische und soziokulturelle Bezüge umfaßt. In diesem Sinn hat bereits Krech 1959 die kombiniert psychologische Übungstherapie konzipiert (15), die Stimmübungen nach der Kaumethode von Fröschels (7) mit Elementen der kleinen Psychotherapie (besonders Entspannungstraining) vereinigt (23). Gundermann (8) entwickelte mit ähnlicher Zielsetzung die kommunikative Stimmtherapie, ging aber nicht wie Krech von der „Bewußtheit des Könnens" (kortikales Niveau) als dem therapeutischen Schlüsselfaktor aus, sondern im Gegensatz dazu von der emotionalen Einflußnahme auf die Stimmungslage des Patienten (subkortikales Niveau). Die kommunikative Stimmtherapie, die Gundermann besonders im Rahmen sechswöchiger komplexer Stimmheilkuren, aber auch für ambulante Gruppenbehandlungen empfiehlt, läßt sich kennzeichnen als eine stimmungsgetragene, situationsgebundene und partnerbezogene Übungsbehandlung. Ihr Ziel ist immer eine ganzheitliche Korrektur, niemals nur die oberflächliche Verbesserung der Stimmleistung, sondern eine Optimierung der

Gesamtleistungen stimmgestörter Patienten, die als „Stimmungsträger" sowohl mit dem Therapeuten als auch untereinander in verschiedenen Situationen lautsprachliche Kommunikation erleben. Nicht Stimmübungen an isolierten Lauten, sondern Übungen des Stimmgebrauchs in bestimmten kommunikativen Situationen charakterisieren den Ansatz der Behandlung. Neben der Einzelbehandlung wird der Gruppentherapie große Bedeutung beigemessen, die Hörübungen, phonologopädische Übungen, passive und aktive Musiktherapie sowie Bewegungstherapie und Psychotherapie zu einem einheitlichen System zusammenfaßt. Diese Konzeption der Stimmübungsbehandlung, die als eine Weiterführung der Gedanken Krechs angesehen werden kann und inzwischen eine Reihe vom Modifikationen erfahren hat, sollte als Basis für alle stimmtherapeutischen Bemühungen gelten. So lange die Voraussetzungen für die praktische Durchführung noch nicht allgemein gesichert sind, muß eine solche ganzheitliche Betrachtungsweise immer wieder in Erinnerung gerufen werden, damit die Anwendung einzelner Behandlungstechniken, wie sie im folgenden zu erörtern sind, sich nicht in formalen Aktionen erschöpft. Schließlich darf nicht unerwähnt bleiben, daß die Motivation der Patienten, der ernsthafte Wille, etwas verändern zu wollen, ein entscheidender Faktor für Indikation und Verlauf einer Übungsbehandlung bleibt.

Atemübungen

Ausgehend von Haltungskorrekturen (aufgerichtete Wirbelsäule, lockerer Schultergürtel) wird die physiologische kombinierte Atmung mit gleichmäßiger Beteiligung von Brustkorb und Zwerchfell eingeübt. Dabei läßt sich die Aktivität des Zwerchfells an den Bewegungen der Bauchdecke kontrollieren. Möglichst lang anhaltende Ausatmung auf /f/ oder /sch/ fördert die gleichmäßige Dosierung des Atemstroms. Atemübungen haben sicher ihre Bedeutung, besonders bei der Entwicklung stimmlicher Hochleistungen. Es ist aber keineswegs gerechtfertigt, die Atemtechnik als Hauptelement der Stimmbehandlung in den Vordergrund zu stellen. Der Vorwurf „Sie atmen ja völlig falsch!" hat schon manchen Patienten unnötig irritiert. Man kann davon ausgehen, daß beim weitaus größten Teil stimmkranker Patienten gestörte Atembewegungen nicht als Ursache der Heiserkeit anzusehen sind. Dagegen hat es sich als sehr zweckmäßig erwiesen, eine gute Koordination von Atmung und Stimmgebung einzuüben, so wie sie u.a. Coblenzer u. Muhar (5) mit der atemrhythmisch angepaßten Phonation oder die Schule Schlaffhorst-Andersen empfehlen.

Summ- und Resonanzübungen

Die Einstellung der Ansatzräume beim Summen, besonders die Erschlaffung des Gaumensegels, wird genutzt, um die Einstellung eines geringen Muskeltonus auf den gesamten Stimmapparat zu übertragen und so eine Reduzierung von Hyperfunktionen zu erreichen. Durch das Erspüren von Resonanzen in Form von Vibrationsempfindungen im Nasen- und Mundbereich lassen sich optimale Kopplungsverhältnisse im Ansatzrohr herbeiführen und kontrollieren. In ähnlicher Weise wirken sich die von Pahn (18, 19) angegebenen Nasalierungsübungen aus. Summübungen werden meist auf /m/ und /n/ begonnen, dann auf /s/, /w/, /l/ ausgedehnt und schließlich mit Vokaleinfügungen abgewandelt: z.B. mamamam, nununun. Tonhöhenbewegungen, z.B. Abgleitübungen, unter der Vorstellung des Tröstens, erweitern den stimmlichen Ausdrucksbereich.

Stimmhaftes Kauen

Die von Fröschels (7) eingeführte Kaumethode (chewing approach) basiert auf der Doppelfunktion von Organen, die gleichermaßen der Nahrungsaufnahme wie der Realisation der Lautsprache dienen. Da die phylogenetisch ältere Funktion allgemein als weniger störanfällig angenommen wird, nutzt man sie für die Reedukation der Sprechstimme aus, indem beim Kauen phoniert wird. Dabei soll die Nahrungsaufnahme ein lustbetonter Vorgang sein, d.h. es wird besonders wohlschmeckendes „Kaugut" ausgewählt, damit sich der Zustand der „faukalen Weite" einstellt, die sich relaxierend auf alle an der Stimmbildung beteiligten Organe auswirken soll. Während des Kauens läßt man die Stimme mitklingen. Zunächst wird mit realem Kaugut geübt, allmählich geht man zur bloßen Vorstellung einer schmackhaften Speise über. Die Kaubewegungen werden anfangs bei geschlossenem Mund begonnen und später bei geöffnetem Mund fortgeführt, stets mit dem Ausdruck des Wohlschmeckens. Die auf diese Weise entstehenden Kausilben bilden die Grundlage für lautsprachliche Äußerungen mit einer entspannten, klangvollen Stimme. Obwohl die theoretischen

Grundlagen umstritten sind, hat sich die Kaumethode in der Praxis bei der Behandlung hyperfunktioneller Stimmstörungen vielfach bewährt. Ihr besonderer Vorteil liegt darin, daß von Anfang an Artikulationsbewegungen in die Stimmübungen einbezogen sind. Allerdings gelingt es manchen Patienten nur schwer (oder auch gar nicht), die Hürde zu überwinden, die erziehungsbedingte Hemmungen sowie ästhetische Vorbehalte gegenüber dem stimmhaften Kauen darstellen.

Lockerungsübungen

Zur Lockerung der an der Artikulation beteiligten Muskulatur eignen sich Lippenflatterübungen (sog. Kutscher-/r/), ohne und mit Phonation. Bei besonders ausgeprägten Verspannungen der mimischen Muskulatur drückt man die Wangen von beiden Seiten mit der Fingerspitze leicht gegen die Zähne, so daß die Lippen etwas nach vorn geschürzt werden; meist gelingt dann die Übung. Beim Kieferschütteln wird der Kopf nach vorn gebeugt und der Unterkiefer durch schnelle Kopfschüttelbewegungen seitlich hin- und hergeschleudert, dazu läßt man einen /w/-ähnlichen Laut phonieren. Mit diesen Übungen wird nicht nur die Artikulationsmuskulatur gelockert, sie wirken sich auch günstig auf die muskulären Überspannungen im Glottisbereich und auf die Kopplungsverhältnisse im Ansatzrohr aus.

Atemwurfübungen

Während die bisher genannten Übungen vorwiegend auf einen entspannenden Effekt ausgerichtet sind, bringen Atemwurfübungen nach Fernau-Horn Spannungselemente in die Therapie. Durch schnelle Kontraktion der abdominalen Atmungsmuskulatur wird das Zwerchfell rasch nach oben bewegt, so daß die eingeatmete Luft stoßartig aus den Lungen entweicht und zur kräftigen Phonation auf Silben wie pah, peh, pih usw. genutzt wird. Die Bewegungen der Bauchdecke läßt man mit der aufgelegten Hand kontrollieren. Solche Übungen finden vor allem bei hypofunktionellen Fehlleistungen Anwendung, sie gehören aber auch in spätere Phasen der Behandlung bei hyperfunktionellen Abweichungen, denn Entspannung allein führt nicht zu befriedigenden Resultaten. Volle Leistungsfähigkeit kann sich nur auf der Grundlage von physiologischem Wechsel zwischen Spannung und Entspannung entfalten; das gilt auch für die Stimme.

Armstoß- und Armwurfübungen

Diese Kraftübungen gehören zur Grundbehandlung von hypofunktionellen Dysphonien. Sie bilden auch die Hauptübung bei einseitigen Stimmlippenlähmungen: Oberarme seitlich waagerecht, Unterarme senkrecht nach unten, Fäuste geballt. Während die Arme mit einem kräftigen Ruck nach unten gestoßen werden, ruft der Patient Silben, die mit einem Verschlußlaut beginnen (pah, peh, pih, tah, toh, tuh usw.) so laut wie möglich. Diese Übungen kräftigen zwar die Stimmuskulatur, wirken sich aber auf den Stimmklang zunächst oft ungünstig aus, so daß klangorientierte Übungen (z. B. Summ- und Resonanzübungen) folgen müssen. Das Gleiche gilt für Armwurfübungen (schleudernde Kreisbewegungen eines Armes, vorwärts, mit Rufsilben bei Abwärtsbewegung des Armes, Armbewegungen wie beim Holzhacken, kombiniert mit Rufsilben).

Akzentmethode

Die von Smith entwickelte Methode (24), die vor allem in den skandinavischen Ländern weite Verbreitung gefunden hat, geht von emotional betonten, tänzerischen Bewegungen des ganzen Körpers aus, in die rhythmisierte und akzentuierte Stimmgebung mit gehauchten Einsätzen einbezogen sind. Die Übungen werden in drei verschiedenen Grundtempi durchgeführt (Largo, Andante, Allegro) und entsprechen mit spannenden und entspannenden Elementen einer ganzheitlichen Konzeption zur Stabilisierung der Stimmfunktion, ohne besonders auf Unterscheidungen von Hypo- und Hyperfunktion einzugehen. Körperbewegung, Atmung, Stimme und Sprechablauf bilden eine Übungseinheit, wobei der Bauchmuskelaktivität besondere Bedeutung beigemessen wird.

Biofeedback

Da es vielen Patienten schwerfällt, den Klang ihrer eigenen Stimme zu beurteilen, können sie oft nicht einschätzen, in welcher Weise sich ihre Stimme während der Übungen ändert. Sie können somit auch erwünschte Klangänderungen von unerwünschten nicht unterscheiden. Tonbandaufzeichnungen mit entsprechenden Gegenüberstellungen sollten deshalb zu den selbstverständlichen Hilfsmitteln bei jeder Stimmtherapie gehören. Direkte Rückkopplung über eine Mikrophon-Kopfhörer-Verbindung ermöglicht eine wesentliche Verbesserung der auditiven Kontrolle unmittelbar während der Übungen, so daß die Patienten den Korrekturen des

Therapeuten leichter folgen können. Fast den gleichen Effekt erreicht man auch ohne elektronische Technik: Während eine Hand die Ohrmuschel der gleichen Seite wie beim Lauschen mit den Fingern nach vorn holt (wobei der Daumen am Unterkiefer abschließt), wird die andere Hand so vor den Mund gelegt, daß aus beiden Händen ein nach außen abgeschlossener Hohlraum vom Mund zum Ohr entsteht. Die eigene Stimme klingt dann ähnlich wie über einen Lautsprecher oder einen Kopfhörer.

Psychotherapie

Elemente der kleinen Psychotherapie gehören seit langem in den phoniatrischen Behandlungsplan bei Dysphonien: Das klärende Gespräch, Persuasion und Suggestion sind stets in die Übungsverfahren einbezogen. Als Variante des von J.H. Schultz (23) entwickelten autogenen Trainings hat das Entspannungstraining weite Verbreitung gefunden. Bei dieser Methode handelt es sich um Konzentrationsübungen, mit deren Hilfe sich Körpervorgänge, die dem Willen normalerweise nicht unterliegen (also vom autonomen Nervensystem gesteuert werden), absichtlich beeinflussen lassen, und zwar auf dem Umweg über Vorstellungen (klassisches Beispiel: Speichelsekretion ist willkürlich auslösbar, gelingt aber sofort bei der Vorstellung, in eine Zitrone zu beißen). Die Vorstellungen, mit denen das Entspannungstraining arbeitet, sind neben allgemeiner Ruhe vor allem Schwere- und Wärmegefühl in Armen und Beinen. Auf diese Weise erreicht man eine Herabsetzung des Muskeltonus und eine stärkere Durchblutung der in die Übung einbezogenen Organe. Sekundär wirken sich die Übungen auch als Senkung des allgemeinen vegetativen Erregungsniveaus aus. Sowohl Einzelsitzungen als auch Gruppentherapie werden angewendet.

Bei psychogenen Dysphonien sowie bei allen therapieresistenten funktionellen Stimmstörungen, die den Verdacht auf eine neurotische Entwicklung nahelegen, ist die Hinzuziehung eines klinischen Psychologen oder eines Psychiaters dringend zu empfehlen.

Behandlung spezieller Krankheitsbilder

Mutationsstörungen

Mutationsfistelstimme. Die Behandlung wird bereits während der Untersuchung mit dem frontalen Druck auf den Schildknorpel eingeleitet und führt meist schon in der ersten Sitzung zum Ziel. Für den Anfang kann dem Patienten geraten werden, selbst von vorn auf seinen Kehlkopf zu drücken, wenn die Stimme unwillkürlich wieder nach oben springt. Für die Konditionierung der vollen, männlichen Stimme sind einige kontrollierende logopädische Sitzungen anzuraten, da die neue Stimme nicht selten so ungewohnt empfunden wird, daß die jungen Männer fürchten, damit aufzufallen und erneut ausgelacht zu werden. Im Alltag kehren sie dann zuweilen wieder zur Fistelstimme zurück. Erforderlichenfalls ist psychologische Beratung in Anspruch zu nehmen, die neben dem Patienten auch seine Eltern einschließen sollte, um die Entwicklung einer selbständigen und selbstbewußten Persönlichkeit in jeder Weise zu fördern.

Unvollständige Mutation. In allen Zweifelsfällen ist Absprache mit einem Endokrinologen zu empfehlen und gegebenenfalls eine Hormontherapie einzuleiten (selten). Die phoniatrische Übungsbehandlung, die auf eine Senkung der mittleren Sprechstimmlage und Verbesserung des Stimmklangs abzielt, nimmt lange Zeit in Anspruch und erfordert von Patient und Therapeut viel Geduld. Obwohl eine volle Korrektur selten gelingt, so daß die Prognose nicht als günstig angesehen werden kann, bedeutet für die Betroffenen oft schon eine geringe Verbesserung wesentliche Erleichterungen im täglichen Leben. Es sollte deshalb in jedem Fall der Versuch einer Übungsbehandlung unternommen werden. Psychologische Beratung oder psychotherapeutische Führung können hilfreich sein. Da sich eine grundsätzliche Besserung der stimmlichen Leistungsfähigkeit auf diese Weise nur selten erreichen läßt, ist in gravierenden Fällen eine Thyreoplastik zur Stimmlippenentspannung zu erwägen.

Funktionelle Dysphonien

Therapeutische Maßnahmen bei funktionellen Dysphonien haben zum Ziel, unphysiologische Spannungszustände abzubauen bzw. ausreichende Arbeitsspannung herbeizuführen, je nachdem ob hyperfunktionelle oder hypofunktionelle Abweichungen vorliegen. Zu diesem Zweck wird eine Vielzahl von übenden Verfahren eingesetzt, die als Stimmübungsbehandlung einen wichtigen Platz in der phoniatrischen Therapie einnehmen (13, 20, 25). Nur einige grundlegende Ansätze sind oben genannt. Etwa in 60–75% der Fälle kann mit einem befriedigenden Erfolg gerechnet werden.

Psychogene Aphonie

Die Behandlung soll in der ersten Sitzung zum Erfolg, zur klaren und dicht klingenden Stimme führen, weil Fehlschläge die Störung fixieren. Der Erfolg hängt entscheidend von der Persönlichkeit und vom Geschick des Therapeuten ab. Zuweilen genügt die Spiegeluntersuchung des Kehlkopfes, um die Stimme wieder zum Klingen zu bringen, oder sie läßt sich aus dem meist vorhandenen tönenden Husten entwickeln. Je nach dem vorliegenden Typ kann man von entsprechenden Stimmübungen ausgehen: Armstoßübungen bei hypofunktioneller Aphonie, evtl. unter Vertäubung (Ausnutzung des Lombard-Effektes), leise Summübungen, Kauübungen bei hyperfunktioneller Aphonie, gegebenenfalls unter Schleimhaut-Oberflächenanästhesie des Larynx zur Störung der kinästhetischen Kontrolle. Der erfahrene Phoniater kommt meist zum Erfolg, wenn er den Patienten unter starker suggestiver Beeinflussung immer wieder einfache Lautübungen durchführen oder zählen läßt. Reflektorische Überrumplungsverfahren (Einbringen einer Muckschen Kugel in den Larynx, lebensgefährlich!) oder schmerzhafte Reizstromapplikation sollten jedenfalls vermieden werden. Wenn die Stimme wieder klingt – eine solche Behandlung kann wenige Sekunden, aber auch mehrere Stunden dauern –, so ist dies als eine symptomatische Korrektur zu werten, die nicht selten keine weiteren Maßnahmen erfordert. In einem ausführlichen Gespräch sollte versucht werden, mögliche Ursachen zu ermitteln und Zusammenhänge zu erläutern. Bei lang andauernden und sich wiederholenden Stimmausfällen empfiehlt sich dringend eine Vorstellung bei einem klinischen Psychologen, weil tieferliegende psychische Ursachen in fachgerechter Weise abgeklärt werden müssen, wenn eine wirkliche Heilung herbeigeführt werden soll (Gefahr des Symptomwechsels!).

Paradoxe Stimmlippenbewegungen

Bei dieser seltenen Sonderform psychogener Motilitätsstörungen der Stimmlippen mit Tendenz zur Phonationsstellung während der Atmung und inspiratorischem Stridor sind im Gegensatz zu doppelseitigen Stimmlippenlähmungen operative Eingriffe natürlich streng kontraindiziert. Psychotherapeutische Maßnahmen führen meist zum Erfolg.

Taschenfaltenstimme

Eine Behandlung der Taschenfaltenstimme ist nur dann sinnvoll, wenn die normale Stimmlippenfunktion gewährleistet ist. Für die Beurteilung der Stimmlippen, die während der Phonation von den eingesprungenen Taschenfalten ja völlig überlagert sind, empfiehlt sich der Einsatz einer flexiblen Optik, die unter Schleimhautanästhesie bis an die Glottis herangeführt wird. Da der Abbau hyperfunktioneller Fehlleistungen im Vordergrund steht, fällt übungstherapeutischen Maßnahmen (relaxierende Stimmübungen, Entspannungstraining, autogenes Training) die Hauptaufgabe zu. Je länger allerdings die Fehlfunktionen schon andauern, desto schwieriger wird es, die habituell fixierten, nervalen Steuerungsmuster auf physiologische Verhältnisse zurückzuführen. In manchen Fällen erweist sich eine Xylocitininfiltration des M. stylopharyngeus als erstaunlich wirksam (Injektion von 5 ml einer 1%igen Lösung in den Schnittpunkt von Plica pharyngoepiglottica und Plica palatostyloidea pharyngea (21). Außerdem kann bei ausgeprägter Hypertrophie eine Resektion der Taschenfalten vorgenommen werden.

Phonationsverdickungen (Stimmlippenknötchen)

Es lassen sich zwei Hauptrichtungen unterscheiden: einmal eine vorwiegend konservativ orientierte, die auf längerer Stimmruhe (mehrere Wochen bis Monate) mit anschließender Übungsbehandlung beruht, allenfalls unter medikamentöser Unterstützung, z. B. mit Corticosteroiden, zum anderen chirurgische Abtragung der Verdickungen mit anschließender Korrektur der zugrundeliegenden Fehlfunktionen mittels Übungsbehandlung. Für das konservative Vorgehen spricht der Ansatz an der ursächlichen Funktionsstörung und die Vermeidung zusätzlicher Organläsionen. Als Nachteile ergeben sich lange Behandlungszeiten und eine hohe Rezidivquote, die etwa bei 30% liegt. Die chirurgische Abtragung entfernt das pathologische Gewebe und schafft nach einer Abheilungszeit von 1–2 Wochen günstige Voraussetzungen für eine funktionell korrigierende Übungstherapie, auf die in keinem Fall verzichtet werden kann. Die wiederholt beschriebenen Gefahren bei solchen Eingriffen sind mit Einführung der mikrochirurgischen Technik fast vollständig überwunden. Auch bei dieser Behandlung lassen sich Rezidive nicht ganz verhüten, mit einer Rate von 13% machen sie aber weniger als die Hälfte der Wiedererkrankungen nach konservativer Behandlung aus (28). Für die Praxis haben sich folgende Indikationen bewährt:

Konservative Behandlung. Wenn während einer Beobachtungsdauer von zwei Wochen unter absoluter Stimmruhe, Rauchverbot, Prednisolonstoß, Prednisolutinhalationen (Rezept S. 172) bei frischen Befunden eine deutliche Besserungstendenz erkennbar wird (Verkleinerung, Auftreten der Schlußphase im stroboskopischen Bild bei geringeren Intensitäten), dann erscheint die Weiterführung der konservativen Therapie mit Stimmübungen erfolgversprechend. Phonationsverdickungen, die während einer akuten Laryngitis auftreten, werden in jedem Falle konservativ behandelt.

Mikrochirurgie. Bei allen Verdickungen, die nach zwei Wochen konservativer Behandlung keine Besserung erkennen lassen, bei allen, die schon längere Zeit (mehrere Monate) bestehen, bei allen bindegewebig organisierten Knötchen ist eine Abtragung vor der Übungsbehandlung zweckmäßig. Kontraindiziert sind chirurgische Eingriffe bei gleichzeitig vorliegenden entzündlichen Reizzuständen an den Stimmlippen sowie bei Kindern.

Kindertherapie. Phonationsverdickungen bei Kindern, im mittleren Anteil der Stimmlippen, sind meist auf exzessiven Stimmgebrauch bei schlecht schließenden Stimmlippen zurückzuführen (Schreiknötchen). Ihre Behandlung ist eher ein pädagogisches als ein medizinisches Problem. Allerdings müssen entzündliche Prozesse sowie andere Ursachen einer Heiserkeit wie Mißbildungen oder Papillome sicher ausgeschlossen sein. Deshalb ist der Kehlkopf jedes heiseren Kindes wenigstens einmal genau zu inspizieren, wenn nicht anders möglich, dann in Kurznarkose mittels direkter Laryngoskopie. Bei Bestätigung des Verdachts auf Phonationsverdickungen erfolgt eine eingehende Beratung der Eltern im Sinne einer Reduzierung der stimmlichen Anstrengungen ihres Kindes. Besonders soll lautem Schreien sowie Imitationen von Maschinengeräuschen und Tierstimmen entgegengewirkt werden. Solche Vorschläge können sich allerdings nur bei ständiger pädagogischer Führung der Kinder günstig auswirken, gleichzeitig muß ein ruhiges häusliches Milieu gewährleistet sein. Stimmübungen haben nur dann Sinn, wenn eine echte Motivation der Eltern und auch der Kinder gelingt. Einmal in der Woche eine halbe Stunde üben und die übrige Zeit herumschreien – davon ist nichts zu erwarten, auf solche Bemühungen kann verzichtet werden, sie sind unökonomisch. Man beschränkt sich dann auf Kontrollen und wiederholte Beratungen in Abständen von 3–6 Monaten. Über die Auswirkungen auf die Erwachsenenstimme gibt es unterschiedliche Hinweise. Langzeitbeobachtungen sollen für spätere Leistungsminderungen und Anfälligkeiten sprechen, andererseits geht aus der Altersverteilung hervor, daß fast alle Verdickungen sich in der Zeit der Pubertät von selbst zurückbilden. Zu diesem Zeitpunkt, zu dem die Kinder auch schon etwas vernünftiger geworden sind, sollte vor allem bei Mädchen wegen der nachweislichen späteren Geschlechtsdisposition eine intensive Stimmübungsbehandlung auf jeden Fall einsetzen.

Kontaktveränderungen

Operative Abtragungen verzögern gewöhnlich den Heilungsverlauf und bleiben besser auf ausgedehnte Veränderungen beschränkt bzw. auf solche Lokalbefunde, die doch den Verdacht auf maligne Prozesse erregen (extrem selten). Beratung und längerfristige Beobachtung (mehrere Monate) sind unverzichtbar, der Wert systematischer Stimmübungstherapie bleibt fraglich. Gleiches gilt für Psychotherapie. Aus der in letzter Zeit zunehmend vertetenen Genese durch refluxbedingte Reizungen (Laryngitis gastrica) leitet sich die Anwendung von Antazida und sog. Protonenpumpenblockern (Kalium-Wasserstoff-ATPase) wie Omeprazol ab. Gesicherte Ergebnisse über die ursächlichen Zusammenhänge wie über die Wirksamkeit dieses Therapieansatzes liegen noch nicht vor.

Einseitige Stimmlippenlähmung

Die Behandlung einseitiger Stimmlippenlähmungen geht neben einer kausalen Therapie – soweit sie möglich ist, z. B. operative Neurolyse bei narbiger Kompression des N. recurrens oder antiphlogistische Medikation bei Neuritis – von frühzeitigen Stimmübungen aus. Damit soll erreicht werden, daß die gesunde Stimmlippe bei der Adduktion die Mittellinie überschreitet und allmählich die Gegenseite erreicht, so daß ein kompensatorischer Stimmlippenschluß herbeigeführt werden kann. Außerdem wird eine Aktivierung der gelähmten Stimmlippe angestrebt. Als Mittel sind alle Kraftübungen geeignet, die mit starker Anstrengung der funktionstüchtigen inneren und der äußeren Kehlkopfmuskeln verbunden sind. Anfangs kann eine laterale Kompression, je nach Position mehr oder weniger schräg von unten nach oben zur gelähmten Seite hin, oder auch Kopfdrehung bzw. -neigung während der Übungen die Annäherung der Stimmlippen unterstützen. Allmählich muß der Patient dann lernen, den passiven Druck durch aktive Muskelanspannung im Larynxbereich zu ersetzen. Die Erfolge der Stimmübungsbehandlung sind bei Paramedianstellung recht gut und sogar bei Intermediärstellung oft noch befriedigend. Unterstützend kann Reizstromanwendung eingesetzt werden, beginnend mit Einzelimpulsen von 250–500 ms Dauer und Stromstärken von 3–12 mA (je nach Schmerzempfindlichkeit) bei einer Reizfrequenz von 30–60 Impulsen pro Minute für etwa 5 Minuten. Entscheidend für die Wirksamkeit ist die Auslösung von Adduktionszuckungen. Deshalb muß bei der Auswahl der Impulsform (Rechteck, Dreieck) und der Stromintensität eine Kontrolle über den Kehlkopfspiegel erfolgen. Aber erst durch Intentionsübungen (simultane Rufe auf pa, ta, ka während der Stromeinwirkung) kann eine wirksame Einflußnahme erwartet werden. Später empfiehlt sich neofaradische Reizung (Dauer 2–3 s), die eine Dauerkontraktion bewirkt, während der ebenfalls phoniert werden muß. Wenn ein Jahr nach Beginn der Lähmung bei Ausschöpfung aller übungstherapeutischen Möglichkeiten keine wesentliche Besserung der Stimme eintritt, kommen operative Maßnahmen in Betracht. Die Ergebnisse sind überwiegend gut (Abb. 5.76). Verschiedene Versuche einer Reinnervation des Kehlkopfes, auch unter Verwendung benachbarter Strukturen, brachten bisher keine allgemein überzeugenden Resultate.

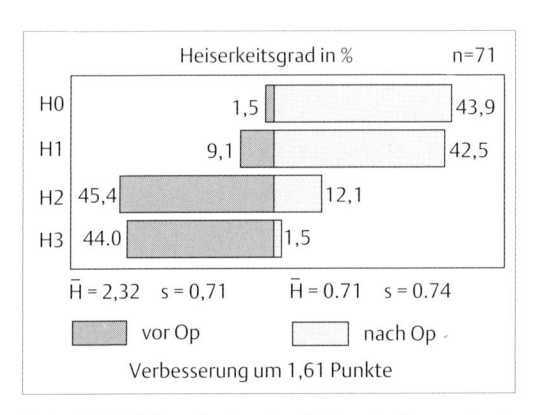

Abb. 5.**76** Stimmbefunde (Heiserkeitsgrade in Prozent) nach erfolgloser Übungstherapie und nach Thyreoplastik (nach Wendler).

Verordnung von Stimm-, Sprech- und Sprachbehandlungen

Nichtärztliche Stimm-, Sprech- und Sprachbehandlungen können zu Lasten gesetzlicher Krankenkassen nur durch einen Kassen- oder Vertragsarzt erfolgen, der damit die Verantwortung der fachgerechten Behandlungsdurchführung übernimmt. Der entsprechende Arzt sollte Facharzt für Phoniatrie und Pädaudiologie sein, wenigstens aber die Zusatzbezeichnung „Stimm- und Sprachstörungen" besitzen. Nur wenn ein solcher nicht zur Verfügung steht, können auch andere Ärzte, namentlich HNO-, Kinder- oder Nervenärzte eine Behandlung von Stimm-, Sprech- oder Sprachstörungen verordnen, sofern sie nachweislich auf dem Gebiet der Stimm- und Sprachheilkunde Kenntnisse erworben haben. Um die vom Gesetzgeber geforderte differenzierte Diagnostik durchführen zu können (*Heil- und Hilfsmittelrichtlinien*, E1), bleibt aber die Konsultation eines Facharztes für Phoniatrie und Pädaudiologie in Abständen bei längerer Behandlung empfehlenswert. Entsprechend einer Vereinbarung zwischen den Spitzenverbänden der Krankenkassen und der Kassenärztlichen Bundesvereinigung gelten als Voraussetzung: eine medizinische Indikation, Aussicht auf Therapieerfolg und Wirtschaftlichkeit (vertretbares Verhältnis zwischen Therapieaufwand und Behandlungserfolg). Nach ärztlicher Verordnung können Vertragstherapeuten der Krankenkassen selbständig die Behandlung durchführen. Zur besseren Kommunikation zwischen verordnendem Arzt und Therapeuten wird die Behandlung von Stimm-, Sprech- und Sprachstörungen auf speziellen Formularen verordnet (*Muster 14* der KBV), die sämtliche Befunde über Gehör, Stimme, Sprechen und Sprache enthalten (Audiogramm, Tympanogramm und Stapediusreflex, Laryngostroboskopie, spezieller Sprech- und Sprachbefund) und damit den Informationswert eines Arztbriefs haben. Der nichtärztliche Therapeut muß auf diesen Formularen vor einer Folgeverordnung über Therapiemethode und die Behandlungsergebnisse berichten. Prognostische Angaben erleichtern die Beurteilung des Einzelfalles und gewährleisten die Feststellung, ob weiterer Aufwand und Erfolg in vertretbarem Verhältnis stehen. Wiederholungsverordnungen erfordern deshalb stets ärztliche Kontrollen.

Zusammenfassung

Jede Behandlung einer Stimmstörung sollte von einer ganzheitlichen Betrachtungsweise ausgehen, die das komplexe Zusammenwirken von morphologisch-strukturellen, physiologisch-psychologisch funktionellen und soziokulturell funktionalen Voraussetzungen und Bedingungen angemessen berücksichtigt. Je nach dem Hervortreten einzelner Aspekte finden entsprechende Methoden und Techniken dann ihre spezifische Anwendung. Sie umfassen physikalische, medikamentöse, operative und übende Verfahren unter Einschluß psychotherapeutischer sowie verhaltensorientierter Elemente und sind in bezug auf Zweckmäßigkeit und Wirksamkeit differenziert zu betrachten. Die Skala erfolgversprechender Maßnahmen reicht von simplen mechanischen Korrekturen morphologischer Strukturen bis hin zu vielschichtigen Verhaltensmodifikationen. Therapiebedürftigkeit und Therapieergebnis sind dabei stets auch an individuellen Anlagen, Ansprüchen und Anforderungen zu messen. Der gleiche Stimmbefund kann unter Umständen für einen Handwerker völlig unauffällig, für einen Lehrer Anlaß zu einiger Besorgnis und für einen Sänger eine Katastrophe sein. Ziel der Stimmtherapie ist deshalb nicht die Erreichung eines universellen Stimmideals, sondern die Wiedergewinnung oder Erhaltung einer Leistungsfähigkeit, die für den jeweiligen Patienten und sein Wohlbefinden erstrebenswert erscheint.

Literatur

1. Blitzer, A., M.F. Brin, S. Fahn, D. Lange, M.E. y Lovelace: Botulinum toxin (BOTOX) for the treatment of „spastic dysphonia" as part of a trial of toxin injections for the treatment of other cranial dystonies (letter). Laryngoscope 96 (1986) 1300
2. Brin, M.F.: Interventional neurology: Treatment of neurological conditions with local injection of botulinum toxin. Arch. Neurobiol. 54, Suppl.3 (1991) 7
3. Boone, D.R.: The Voice and Voice Therapy, 2nd ed. Prentice-Hall, Engelwood Cliffs, 1977
4. Fraser, A.G.: Review article: gastro-oesophageal reflux and laryngeal symptoms. Aliment. Pharmacol. Ther. 8 (1994) 265

5. Coblenzer, H., F. Muhar.: Atem und Stimme, 2. Aufl. Österreichischer Bundesverlag, Wien 1976
6. Dedo, H.H., T. Shipp.: Spastic Dysphonia – A Surgical and Voice Therapy Program. College-Hill Press, Houston 1980
7. Froeschels, E.: Chewing method as therapy. Arch. Otolaryngol. 56 (1952) 427
8. Gundermann, H.: Die Behandlung der gestörten Sprechstimme. Fischer, Stuttgart 1977
9. Habermann, G.: Funktionelle Stimmstörungen und ihre Behandlung. Arch. Otorhinolaryngol. 227 (1980) 171
10. Hirano, M.: Phonosurgery – basic and clinial investigations. Otologia (Fukuoka) 21, Suppl. 1, (1975)
11. Isshiki, N.: Recent advances in phonosurgery. Folia phoniat. 32 (1980) 119
12. Isshiki, N.: Phonosurgery. Theory and Practice. Springer, Berlin 1989
13. Kitzing, P.: Die Behandlung von Störungen der Stimmfunktion. Folia phoniat. 35 (1983) 40
14. Kleinsasser, O.: Mikrolaryngoskopie und endolaryngeale Mikrochirurgie. Schattauer, Stuttgart 1968
15. Krech, H.: Die kombiniert-psychologische Übungstherapie. Wiss. Z. Univ. Halle, Ges.-Sprachwiss. 8 (1959) 397
16. MacCurtain, F., A.J. Fourcin.: An application of the electro-laryngograph. The Voice Foundation, 1982 (pp. 51)
17. Nawka, T.: Endoskopische Mikrochirurgie des Larynx mit dem CO_2-Laser. Habil., Berlin 1994
18. Pahn, J.: Der therapeutische Wert nasalierter Vokalklänge in der Behandlung funktioneller Stimmerkrankungen. Folia phoniat. 16 (1964) 249
19. Pahn, J.: Stimmübungen für Sprechen und Singen. VEB Volk und Gesundheit Berlin, 1968
20. Pfau, E.-M., H.-G. Streubel: Die Behandlung der gestörten Sprechstimme. Stimmfunktionstherapie. VEB Georg Thieme, Leipzig 1982
21. Rethi, A.: Chirurgie der Verengungen der oberen Luftwege. Thieme, Stuttgart 1969
22. Schleier, E.: Wirkung und Wertigkeit der Elektrotherapie bei der Behandlung von Dysphonien – eine klinisch-experimentelle Studie. Diss., Jena 1983
23. Schultz, J. H.: Das autogene Training, 1. Aufl. Thieme, Stuttgart 1991
24. Smith, S., K. Thyme: Die Akzentmethode und ihre theoretischen Voraussetzungen. Spezial-Pädagogischer Verlag, Flensburg 1980
25. Ulbrich, H., B. Simon, J. Wendler, A.-M. Heinicke: Zur übungstherapeutischen Arbeit an einer phoniatrischen Abteilung. Folia phoniat. 29 (1977) 127
26. Wendler, J.: Behandlungsergebnisse bei funktionellen Dysphonien. Folia phoniat. 18 (1966) 401
27. Wendler, J.: Glottoplasty for raising pitch. Abstr. 3rd Intern. Symp. on Phonosurgery, Kyoto 1994 (p. 63)
28. Wendler, J., W. Seidner: Stimmfunktion nach endolaryngealer Mikrochirurgie. Sprache Stimme Gehör 2 (1978) 105
29. Wendler, J., W. Seidner, T. Nawka: Phonochirurgische Erfahrungen aus der Phoniatrie. Sprache Stimme Gehör 18 (1994) 17

Stimmrehabilitation nach Tumorchirurgie des Kehlkopfes

Die Exstirpation des Kehlkopfes bei Tumorbefall stellt auch wegen der ausfallenden Stimmfunktion einen schweren Eingriff in Leben und Persönlichkeit des Patienten dar. Deshalb werden unter Vorgabe strenger Indikationen immer häufiger Teilresektionen durchgeführt. Die funktionellen Gesichtspunkte, die mit dieser Entwicklung akzentuiert werden, stehen zwar nach wie vor zweitrangig hinter den tumorchirurgischen, finden aber auch bei den Laryngologen zunehmend Interesse.

Das bevorzugte aktuelle operative Therapiekonzept bei Larynxkarzinomen stimmt mit den klassischen Stategien nicht mehr überein. Chordektomien, horizontale und vertikale Teilresektionen werden nur noch in speziellen Fällen von außen durchgeführt. Stattdessen hat sich, auch bei ausgedehntem Tumorbefall, eine dem individuellen Befund angepaßte endolaryngeale Tumorausräumung mit dem CO_2-Laser weitgehend durchgesetzt. Dennoch bleiben Indikationen für traditionelle, mit Laryngofissur oder Thyreotomie einhergehende Eingriffe bestehen, z. B. bei primären Ventrikelkarzinomen oder ventrikelwärts gewachsenen Stimmlippenkarzinomen, bei denen die darüberliegende Taschenfalte im Interesse späterer Ersatzstimmbildung geschont werden kann.

Die Laryngektomie ist als letzte Therapiemaßnahme anzusehen, wenn die Tumorausdehnung sonst nicht mehr zu beherrschen ist oder größere Rezidive auftreten. Selbst bei ausgedehnten Hypopharynxkarzinomen mit ihrer ungünstigen Prognose werden kehlkopferhaltende, eventuell sogar endoskopische Eingriffe bevorzugt und gegebenenfalls mit einer Strahlen- und/ oder Chemotherapie im Rahmen einer multimodalen Behandlung kombiniert (6, 29, 38). Bei kleineren Larynxkarzinomen bringt die alleinige Strahlentherapie neben günstigen Heilungsaussichten funktionell die besten Resultate (25, 32). Die verschiedenen Chemotherapiekonzepte führen –

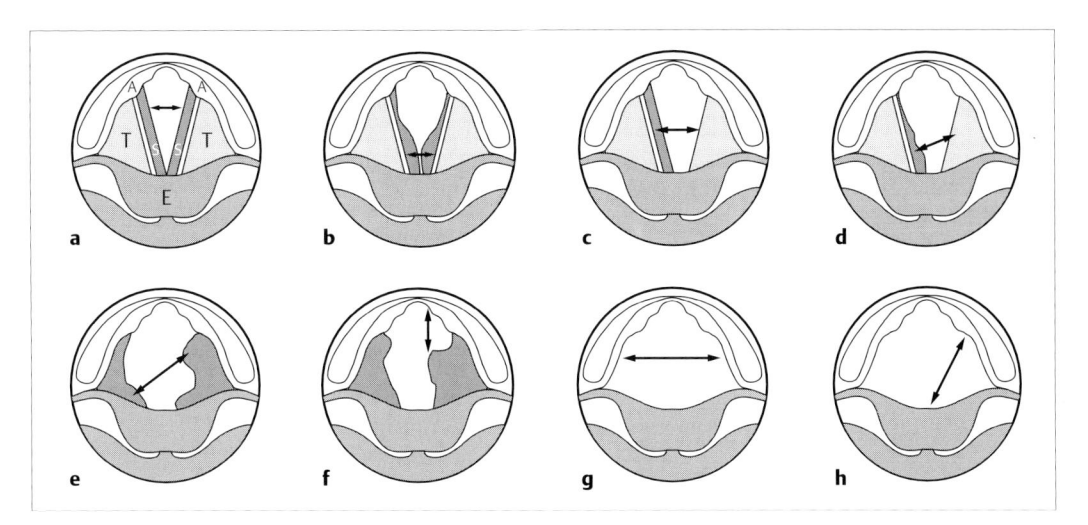

Abb. 5.77 Schematische Darstellung verschiedener glottischer Ersatzmechanismen (nach Ptok u. Mitarb.). **a** Normaler Kehlkopf (E = Epiglottis, T = Taschenfalten, S = Stimmlippen, A = Aryknorpel). **b** Glottis mit Stimmlippenresten. **c** Ersatzglottis aus Taschenfalte und kontralateraler Stimmlippe. **d** Ersatzglottis aus Taschenfalte und kontralateralen Stimmlippenresten. **e** Ersatzglottis aus Taschenfaltennarben. **f** Ersatzglottis aus Taschenfaltennarben und gleichseitiger Interarytänoidschleimhaut. **g** Ersatzglottis aus beiden aryepiglottischen Falten. **h** Ersatzglottis aus aryepiglottischer Falte und Epiglottis.

abgesehen von ihrer unzureichenden therapeutischen Wirkung – nicht zu einer Verbesserung der Stimme (38). Der Wandel der onkologischen Therapiekonzepte macht es notwendig, die Stimmrehabilitation an die jeweilige individuelle Situation anzupassen. Der onkologisch tätige Arzt und der Phoniater müssen den Tumorpatienten gemeinsam begleiten, nicht nur während der Ersttherapie, sondern auch während der Nachbeobachtung und -behandlung.

Stimmrehabilitation nach Teilresektionen

Die Stimmbefunde nach Teilresektionen hängen einerseits davon ab, in welchem Ausmaß die Stimmlippen reseziert werden mußten und welche Anteile des Kehlkopfs als „Neoglottis" in Funktion treten können, andererseits gibt es aber keinen festen Zusammenhang zwischen Ausdehnung der Resektion und Grad der Stimmstörung. Auch nach gleichartigen operativen Eingriffen können die Stimmstörungen erheblich voneinander abweichen, nicht nur in Abhängigkeit von der Ausdehnung und Elastizität des entstehenden Narbengewebes, sondern auch von den individuellen Kompensationsmöglichkeiten. Nach partieller, nicht sehr tiefer Chordektomie sind zuweilen sogar phonatorische (stroboskopische) Bewegungen auf der operierten Seite erkennbar, nach vollständiger Chordektomie zeigen die Narben aber keine Schwingungen. Die Beweglichkeit der Aryknorpel kann, wenn auch eingeschränkt, erhalten bleiben. Der Tonhöhenumfang ist reduziert, und Töne können nur verkürzt gehalten werden. Stimmlippenplastiken, z. B. mittels eines Schwenklappens von der Haut des Halses, verbessern die funktionellen Resultate nicht (40). Narbengewebe, das sich postoperativ unterschiedlich stark entwickeln und auch als Stimmlippen-Ersatzleiste ausbilden kann, tritt manchmal mit der gegenüberliegenden gesunden Stimmlippe in Kontakt. Die normal bewegliche Stimmlippe der Gegenseite kann durch Hyperadduktion der Ersatzstimmlippe entgegenkommen und die Mittellinie überschreiten. Andere Kontaktmöglichkeiten ergeben sich zwischen der Taschenfalte der operierten Seite und der gesunden Stimmlippe der Gegenseite oder zwischen beiden Taschenfalten. Stroboskopisch sind dann meist auch Schwingungen der Taschenfalten nachweisbar. Bei doppelseitiger Stimmlippenresektion resultiert fast immer eine Stimme der Taschenfalten oder der aryepiglottischen Falten (Abb. 5.77).

Wenn sich der Patient um Sprachkontakte mit der Umgebung bemüht, wird die postoperativ möglicherweise vorhandene Aphonie allmählich überwunden, wenn auch durch eine hyperfunktionelle und unökonomische Stimmgebung. Die Stimme klingt dann fast immer mittel- bis hochgradig rauh, verhaucht und gepreßt. Die Stimmfunktion genügt aber meist einfachen Ansprüchen alltäglicher Sprachkommunikation. Auch mit intensiven Atem-, Resonanz-, Tonumfangs- und Sprechübungen wird eine mehr oder weniger heisere Stimmqualität nicht zu beseitigen sein, aber Klangverbesserungen sind schon zu erreichen. Deshalb sollte eine Übungsbehandlung in jedem Falle versucht werden.

Stimmrehabilitation nach Laryngektomie

Auch wenn sich Larynxteilresektionen immer stärker durchgesetzt haben, ist eine große Anzahl von Laryngektomien bis heute unumgänglich. In Deutschland werden jährlich 2000–2500 Kehlkopfexstirpationen durchgeführt (13). Da der Tongenerator verlorengeht und die Atemluft nicht mehr unmittelbar zur Tonproduktion und Artikulation genutzt werden kann, besteht die Hauptaufgabe der Rehabilitation darin, einen Stimmersatz zu schaffen. Dafür stehen im wesentlichen drei Verfahren zur Verfügung:

– die Ösophagusstimme mittels Ruktusbildung,
– die Ösophagusstimme durch Einsatz von Ventilprothesen,
– elektronische Klangerzeuger.

Die historisch bewährten Anwendungen der Ruktusstimme und der elektronischen Sprechhilfe wurden in den letzten zehn Jahren zunehmend durch den Einsatz von Ventilprothesen ergänzt oder verdrängt. Operative Verfahren zur Stimmerzeugung ohne Prothesen (Shuntoperationen, S. 189) haben sich allgemein nicht durchsetzen können. Etwa 6% aller Laryngektomierten sind stimmlich nicht zu rehabilitieren (4, 9, 13).

Die Rehabilitation kehlkopfloser Patienten ist zwar stets als komplexer Prozeß zu verstehen, jedoch ergibt sich als zentrale Aufgabe, eine gebrauchsfähige Sprechweise anzubilden. Der Erfolg der Wiedereingliederung in Familie, Beruf und andere soziale Strukturen wird entscheidend vom Grad der sprachlichen Kommunikationsfähigkeit bestimmt.

In hohem Maße sind die Anforderungen, die der Übungstherapeut an den Patienten stellt, von den organischen Verhältnissen abhängig, nicht nur zu Beginn, sondern in wechselvoller Weise auch während des Verlaufs der Übungsbehandlung, der durch Zweitoperationen, Bestrahlungen u.a. belastet sein kann. Dem Phoniater, der die Besonderheiten des Eingriffs und alle postoperativen Probleme genau kennt, gelingt es am besten, die Grenze zwischen zumutbaren Forderungen und Überforderungen während des Übens zu bestimmen. Selbstverständlich hängt die psychische Führung des Patienten von allen diesen Kenntnissen wesentlich ab.

In einem präoperativen Gespräch sollte zunächst die Gewißheit einer intensiven postoperativen Betreuung vermittelt werden. Der Patient braucht vor allem Ermunterung, und da muß er wissen, daß sich die meisten Kehlkopflosen verständigen können und einige sogar wieder in ihrem Beruf – auch mit Sprechbelastung – tätig sind. Dann soll er erfahren, welche Verständigungsmöglichkeiten ohne Kehlkopfstimme gegeben sind. Neben Erläuterungen der neuen Situation bezüglich Schluckvorgang, Atmung und Stimmverlust sollten die Möglichkeiten des Stimmersatzes sowie die Etappen der Übungsbehandlung kurz dargestellt werden. Merkblätter wirken unterstützend, können aber ein intensives und geduldig geführtes Gespräch, das auch die Motivation für eine Übungsbehandlung aufbauen muß, nicht ersetzen. Die Unterhaltung mit gut sprechenden Laryngektomierten überzeugt besonders.

Ruktus-Ösophagus-Stimme

Nach abgeschlossener Wundheilung und der komplikationslosen Wiederaufnahme des Schluckens, normalerweise also am 10. bis 14. Tag post operationem, beginnt die täglich durchzuführende Übungsbehandlung, auch unter stationären Bedingungen. Als Stimmlippenersatz (Pseudoglottis) tritt der Ösophagussphinkter (M. cricopharyngeus) in Funktion, manchmal erfolgt aber die Pseudoglottisbildung, die nach Gestalt und Größe variiert, auch im unteren Anteil des Hypopharynx. Eine schmale, leistenförmige Wulstbildung im Bereich der Pseudoglottis ist für eine klangvolle und mühelose Ruktusbildung wesentlich günstiger als eine flache und breitbasige Wölbung. Die Windkesselfunktion übernimmt die Speiseröhre. Das überwiegend im oberen Ösophagusdrittel allmählich entstehende Luftreservoir wird durch antiperistaltische Wellen für den Sprechvorgang entleert, wobei sich die Bauchmuskulatur im Sinne einer Ausatmungsbewegung an der Ruktusbildung beteiligt.

Grundsätzlich empfiehlt es sich, den Widerstand des Ösophagusmundes bei geschlossenen Lippen mittels transnasaler Luftduschen zu messen. Dazu läßt sich ein Politzer-Ballon verwenden, in den zwischen Ballon und Olive ein Manometer eingebaut ist. Dort wird der Spitzendruck abgelesen, der aufzubringen ist, um den Ösophaguseingang zu öffnen und die Luft einströmen zu lassen. Die Meßergebnisse sind prognostisch bedeutungsvoll und erlauben, die Übungsanforderungen festzulegen. Niedrige Werte (0–20 mm Hg) ermöglichen meist eine leichte Ruktusbildung und nachfolgend einen flüssigen Sprechablauf. Höhere Druckwerte gehen mit einer verzögerten und angestrengten Ruktusbildung einher, und die für kontinuierliches Sprechen erforderliche Schnelligkeit und Sicherheit des Luftwechsels ist dann nicht gewährleistet. Hier müssen durch röntgenologische Darstellung von Rachen und Speiseröhre die Ursachen (ungünstige Form, Schwellung, Narbe, Rezidiv u.a.) gesucht und entsprechende Schlußfolgerungen gezogen werden.

Methoden der Ruktusbildung

Neben der Aspirationsmethode (33) hat sich vor allem die Injektionsmethode (11, 22) durchgesetzt. Bei der zuletzt genannten Methode wird ein Teil der Mund- und Rachenluft durch Zungen- und Unterkieferbewegungen in die Speiseröhre injiziert. Der Nachteil besteht in der Notwendigkeit häufigeren Nachdrückens kleiner Luftmengen. Vorteilhaft wirkt sich aber aus, daß für die Injektionen Explosivlaute (p, t, k) während des fließenden Sprechens benutzt werden können. Bei der Aspirationsmethode wird durch den thorakalen Unterdruck während der Inspiration Luft in den Ösophagus eingesaugt. Auf diese Weise können größere Luftmengen in die Speiseröhre gelangen und für einen längeren Sprechvorgang zur Verfügung stehen. Die genannten Methoden lassen sich praktisch nicht streng trennen, da der Patient die Luft immer so einnimmt, wie es am leichtesten zu erreichen ist. Anfangs können Luftduschen mit dem beschriebenen Ballon oder mit einem einfachen Politzer-Ballon bei der Ruktusbildung behilflich sein.

Verlauf der Übungsbehandlung

Bei der Injektionsmethode wird der Ruktus mit Verschlußlauten unter allmählicher Bildung aller Vokale erübt. Es folgen einsilbige, dann mehrsilbige Wörter sowie einfache Redewendungen unter systematischem Gebrauch der häufigsten Lautverbindungen (27). Es wird also angestrebt, so rasch wie möglich Umgangssprache zu erreichen.

Allenfalls bis zur sicheren Ruktusbildung kann einzeln geübt werden, später erscheint Gruppentherapie vorteilhaft, wenn der Therapeut geschickt vorgeht. Eine bevorstehende Bestrahlung, eine schon begonnene Strahlenbehandlung oder eine in Aussicht genommene Operation (neck-dissection) sollten den Beginn der Übungsbehandlung nicht verzögern. Jeder Tag muß genutzt werden, um den sprachlichen Kontakt mit der Umwelt anzubahnen. Wenn im Verlauf einer Bestrahlungsserie Mukositis und Schwellungen die Ruktusbildung behindern, sollte man die Übungen unterbrechen, bis der beschwerdefreie Zustand wieder erreicht ist.

Verlauf und Erfolg der Übungsbehandlung werden durch verschiedene örtliche und allgemeine Gegebenheiten wesentlich beeinflußt (3, Tab. 5.7). Bei gewebeschonendem Operieren

Tabelle 5.7 Einflüsse auf die Qualität der Ösophagusstimme (nach Böhme)

Örtliche Faktoren

– Form der Pseudoglottis
– Breite des Hypopharynx
– Art der Pharynxnaht
– Vorhandensein des Zungenbeins
– Innervationsstörungen
  (Spasmen des Ösophagusmundes)
– Geschwindigkeit der Ösophaguskontraktion
– Vernarbung des Ösophagusmundes
  (M. cricopharyngeus)
– Narbenstenosen durch langes Verweilen der Nährsonde
– Infiltrationen der Halsregion
– Nachbestrahlung
– Hypoglossusparesen
– Tumorrezidiv
– Divertikel

Allgemeine Faktoren

– Psyche
– Intelligenz
– Alter
– Ziel der Berufstätigkeit
– Allgemeinerkrankungen
– Sprachkontakt zur Umgebung
– Arbeitsintensität des Therapeuten

läßt sich die Funktion des Ösophagussphinkters und der Rr. oesophagei des N. recurrens, die gleichzeitig den oberen Teil der Speiseröhre motorisch versorgen, meist erhalten. Aufgrund geringer ausgeprägter Infiltrationen, Narbenbildungen und Defekte ergeben sich dann wesentlich bessere Voraussetzungen für eine normale Ruktusbildung als bei weniger behutsamem Vorgehen. Wille und Antrieb des Patienten fördern entscheidend den Fortgang der Übungen, Intelligente bewältigen die Übungsanforderungen schneller als andere. Wenn Patienten am beruflichen Arbeiten stark interessiert sind, wird die Zeit der Rehabilitation abgekürzt. Nach dem 70. Lebensjahr überwiegen die schlechter sprechenden Laryngektomierten.

Der Kehlkopflose braucht besondere Fürsorge und Zuwendung, die seine Persönlichkeit und seine soziale Stellung berücksichtigen, und eine hohe Arbeitsintensität des Therapeuten. Außerdem ist der Patient bezüglich Körperpflege (Ausfall des Riechvermögens), Pflege des Tracheostomas, vorteilhafter Kleidung usw. zu beraten und auch zur Rücksichtnahme auf die Umgebung anzuhalten (Abhusten). Angehörige müssen über alle Rehabilitationsmaßnahmen informiert und zur Unterstützung herangezogen werden. An die Mitarbeit eines Psychologen sollte man stets denken, da neurotische und/oder depressive Tendenzen bei Laryngektomierten gehäuft auftreten können und auch dynamische Persönlichkeitsaspekte, die in Beziehung zur Sprechleistung stehen (27), zu beachten sind.

Prognostisch gilt noch immer die folgende Beurteilung: Etwa ein Drittel der Patienten erlernt das Ruktussprechen gut oder sehr gut, ein Drittel erreicht mäßige Sprechleistungen, aber mit ausreichender Verständlichkeit in der näheren Umgebung, und ein Drittel lernt das Sprechen nicht oder nur sehr mangelhaft.

Eigene Untersuchungen zu Verständlichkeit und Akzeptabilität (Rückfragen bei Patienten und Angehörigen) ergaben, daß die Ösophagussprache akzeptabel ist, wenn die Satzverständlichkeit mindestens 50–65% erreicht (Marburger Satzverständnistest nach Niemeyer u. Beckmann).

Auf das Symptom der Verschlechterung oder des Erlöschens der Ösophagusstimme sei mit Nachdruck verwiesen, denn grundsätzlich kann ein solcher Zustand Anzeichen eines Tumorrezidivs sein.

Prothesen-Ösophagus-Stimme

Da mittels Ruktus-Ösophagusstimme nicht immer ausreichende Kommunikationsfähigkeit möglich ist und auch der Gebrauch von apparativen Sprechhilfen (s.u.) Nachteile aufweist, begannen Versuche, den Stimmersatz zu verbessern. Das Einbringen von sog. Ventilprothesen hat dabei zu günstigen Ergebnissen geführt. Während der Laryngektomie oder später werden in einen Shunt, der operativ zwischen Tracheahinterwand und Ösophagusvorderwand angelegt wird, Kunststoffprothesen mit einem ösophagusseitigen Ventil eingesetzt. In der Ausatmungsphase kann bei zugehaltenem Tracheostoma Luft für eine ösophageale Stimmgebung bereitgestellt werden. Der Überdruck öffnet das Prothesenventil, das – bei fehlendem Atemstrom – geschlossen ist und einen Schutz vor in die Trachea eindringenden Nahrungsbestandteilen, Schleim u.a. bietet. Die Sekundäreinlage der Prothese ist auch in Lokalanästhesie möglich (24). Da die Atemluft der Lunge zur Verfügung steht, kann im Vergleich zur Ruktus-Ösophagusstimme länger, flüssiger und meist auch weniger mühevoll gesprochen werden. Die Ersatzstimme ist klangvoller und lauter. Ein besonderer Vorteil besteht darin, daß postoperativ sehr frühzeitig ein relativ gutes Sprechen möglich ist. Zahlreiche Sachverhalte und Grundprobleme, die bezüglich Laryngektomie, Ösophagusfunktion und deren möglicher Beeinträchtigung bereits geschildert worden sind, betreffen auch die Ventilprothesen-Ösophagus-Stimme.

Blom-Singer-Prothese. Gegenüber der ursprünglichen „Entenschnabelprothese" (35) hat sich gegenwärtig eine Variante mit vermindertem Strömungswiderstand durchgesetzt (39). Es handelt sich um ein kragenknopfähnliches Röhrchen aus weichem Silicon mit versenktem Klappenventil, das in dem Shunt mit zwei Manschetten gehalten wird, (Abb. 5.78). An der trachealen Manschette ist zusätzlich eine Lasche zur Sicherung der Prothese mittels Pflaster oder eines Spezialklebers angebracht. Es stehen verschiedene Größen zur Verfügung. Die Prothese kann vom Patienten entnommen und gereinigt oder durch eine andere ersetzt werden. Meist ist der mehrfach wöchentlich empfohlene Prothesenwechsel gar nicht erforderlich.

ESKA-Herrmann-Prothese. Das innere Ende der Prothese (14, 15) ist winklig gebogen, durch eine Metalleinlage versteift und wird so eingesetzt, daß es schornsteinförmig in den Ösophagus ragt. Auf diese Weise soll der Luftstrahl kranial gelenkt werden. Es stehen Prothesen unterschiedlicher Längen und Abwinkelungsgrade zur Verfügung. Mittels eines geeigneten Instrumentariums kann der Patient die Prothese selbst wechseln.

Groningen Voice Button. Die von Nijdam u. Mitarb. (24) entwickelten zwirnsrollenartigen Prothesen verschiedener Größe, als deren Vorläufer die Panje-Prothesen (26) angesehen werden können, bestehen ebenfalls aus Silicon, aber das Ventil ist schlitzartig geformt (Abb. 5.79). Da der aufzuwendende Atemdruck etwas hoch und für den Patienten belastend war, wurden „low resistance buttons" hergestellt. Das Button kann längere Zeit (einige Monate) liegenbleiben und wird ambulant in Lokalanästhesie gewechselt.

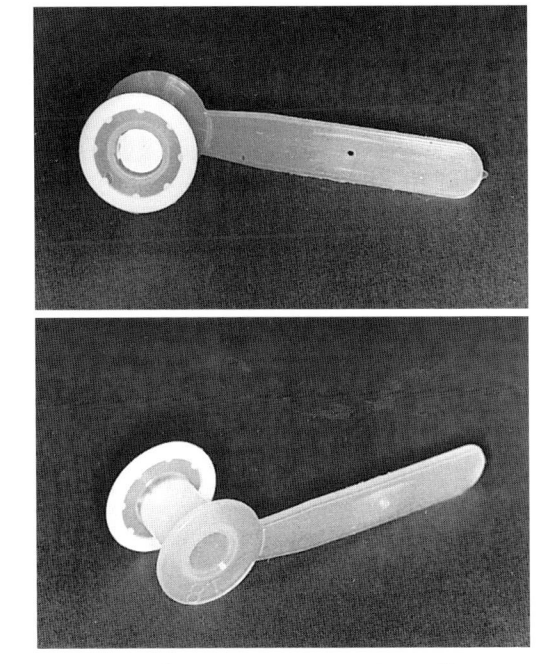

Abb. 5.78 Ventilprothese nach Blom-Singer.

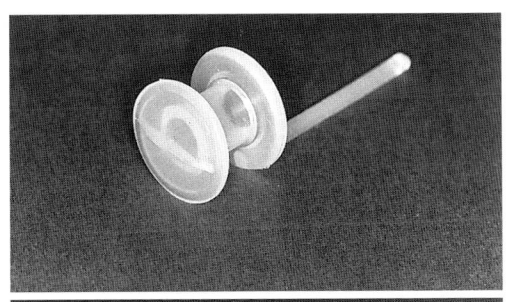

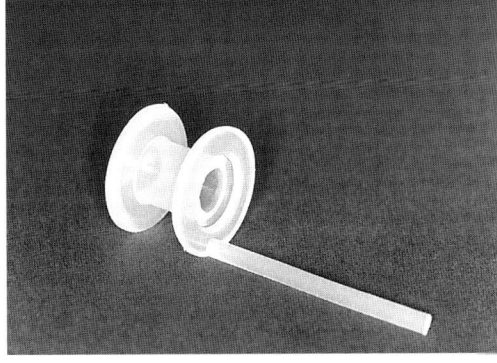

Abb. 5.79 Groningen Voice Button.

Provoxprothese nach Hilgers und Schouwenburg.
Diese Prothese – in unterschiedlichen Größen verfügbar – wird auch durch Manschetten im Shunt gehalten und ist ebenfalls als Langzeitprothese konzipiert (Abb. 5.80). Sie muß ambulant in Lokalanästhesie gewechselt werden. Die Besonderheit besteht darin, daß am ösophagealen Ende ein Klappenventil mit sehr geringem Atemwiderstand angebracht ist, das sich unten öffnet und oben durch eine Überdachung geschützt wird.

Tracheostomaventile. Das Blom-Singer-Ventil (2) wird mittels eines Halterings auf das Tracheostoma aufgeklebt. Neben dem manuellen Geschick des Patienten muß eine widerstandsfähige peristomale Haut vorausgesetzt werden. Eine Radiodermatitis ist eine relative Kontraindikation für den Einsatz dieses Ventils.

Das von Herrmann konzipierte Ventil (14) bedarf der chirurgischen Vorbereitung. Es muß entweder durch Erhalt eines supratracheostomalen Knorpelringes während der Laryngektomie oder durch eine Lappenplastik bei der Sekundäranpassung ein Widerlager geschaffen werden. Die Tumorausdehnung gestattet nicht in jedem Falle ein solches Vorgehen. Trachealklappen lassen sich auch individuell anfertigen (16). Sie ermöglichen durch ein Klappenventil mit exspiratorischem Teilverschluß des Tracheostomas ein „fingerfreies" Sprechen.

Ventilprothese und Trachealkanüle. Falls eine Trachealkanüle getragen werden muß, ist der Einsatz von Ventilprothesen nicht ausgeschlossen. Die Kanülen müssen lediglich an der kraniodorsalen Biegung gefenstert werden – was bei Silikonkanülen leicht möglich ist. Die Kanülen müssen einigermaßen dicht in der Trachea sitzen, und der Prothesenwiderstand darf nicht zu hoch sein.

Anbahnung der Prothesen-Ösophagus-Stimme. Meist ist eine Stimmgebung mittels Ventilprothese – unter Anleitung – schon während des stationären Aufenthaltes möglich, etwa 3 Tage nach der Laryngektomie. Besonders zu beachten ist, daß der manuelle Tracheostomaverschluß nicht gepreßt erfolgt und daß er mit dem Sprechvorgang koordiniert wird. Das Tracheostoma soll zugehalten und nicht zugedrückt werden. Das anfangs häufige Atempressen ist unbedingt zu vermeiden. Eine systematische Übungsbehandlung ist zwar auch erforderlich, sie dauert aber meist nicht so lange wie bei der Ruktusstimme.

Komplikationen. Probleme ergeben sich vor allem dadurch, daß bei Shuntinsuffizienz Nahrungsbestandteile in die Trachea gelangen. Dann muß die Prothese entfernt und der Patient über eine Sonde ernährt werden, bis eine spontane Verkleinerung des Shunts eingetreten ist. Manchmal führen Keim- oder Pilzbefall zu Materialveränderungen, die die Ventilfunktion beeinträchtigen und einen Prothesenwechsel erforderlich machen. Besonders bei bestrahlten Patienten sind Pilzbesiedlungen nach einigen Monaten keine Seltenheit. Auch Granulationen im Shuntbereich oder starke Infektionen der Umgebung veranlassen manchmal einen Prothesenwechsel. Wird eine Prothese verschluckt, ist sie rasch zu ersetzen, damit der Shunt sich nicht spontan schließt. Die Aspiration einer Prothese zwingt zur sofortigen bronchoskopischen Entfernung.

Kontraindikationen. Absolute Kontraindikationen sind nicht bekannt. Der Gebrauch moderner Niederdruckprothesen geht auch nicht mit einer kardiopulmonalen Belastung einher. Allenfalls starke, vor allem narbige Veränderungen im Bereich des Ösophagussphinkters können dazu führen, daß ein Protheseneinsatz uneffektiv wird.

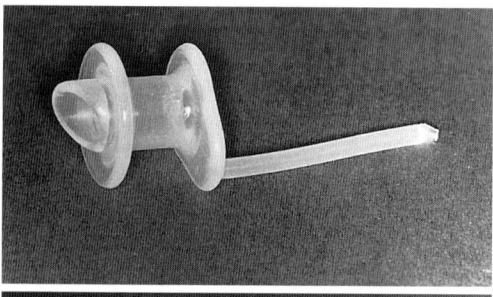

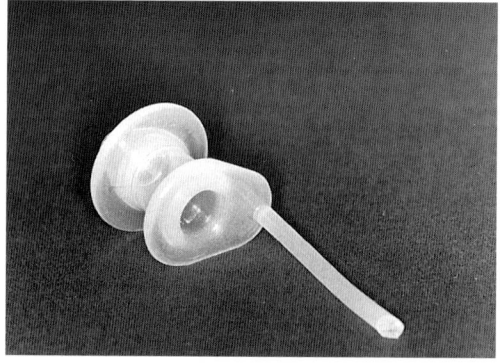

Abb. 5.**80** Provox Ventilprothese.

Shuntoperationen

Durch Shuntoperationen läßt sich ein Luftkanal zwischen der Luftröhre und der Speiseröhre bzw. dem unteren Rachen anlegen, so daß während der Ausatmung bei zugehaltenem Tracheostoma Luft für eine Stimmgebung zur Verfügung steht (1, 6, 37). Letztlich haben sich diese Eingriffe wegen Fehlschluckens und Aspirationsgefahr bei Nahrungsaufnahme oder auch wegen spontaner Shuntschließungen nicht durchsetzen können. Nicht selten waren Nachoperationen erforderlich. Bei ausgedehnten Tumorresektionen, z. B. einer Pharyngolaryngektomie, können ein Jejunum-Sprechsiphon (8), dessen Modifikationen (28) oder auch andere mikrovaskuläre Ersatzplastiken (12) aufgebaut werden. Diese Eingriffe sind vor allem wegen ihrer besonderen operationstechnischen Anforderungen spezialisierten Zentren vorbehalten.

Elektronische Sprechhilfen

Verschiedene Kehlkopferkrankungen mit Verlust der Stimmfunktion und unüberwindliche Schwierigkeiten beim Erlernen einer brauchbaren Ruktusstimme führten zur Konstruktion von verschiedenen „Sprechapparaten", die im Grunde lediglich den Primärklang des Kehlkopfes ersetzen. Durch entsprechende Einstellungen der Ansatzräume läßt sich der von den Geräten abgegebene Schall zu den verschiedenen Vokalklängen modulieren. Die Bildung von Konsonanten erweist sich dagegen als schwieriger, weil dafür nur die Luft des Mund- und Rachenraumes zur Verfügung steht. Heute haben sich elektronische Klangerzeuger durchgesetzt, die der Patient in der Hand halten kann. Sie werden durch aufladbare Akkumulatoren gespeist und mittels Fingerdruck in Betrieb gesetzt. Die Schallabstrahlung erfolgt durch eine schwingende Membran über die Halsweichteile in die Ansatzräume. Selbstverständlich sollte jeder Patient, der ein Gerät erhalten hat, ausführlich unterwiesen werden, auch unter Verwendung systematischen Übungsmaterials. Zu bedenken ist immer, daß die Sprechweise sehr unnatürlich klingt und fast nicht moduliert werden kann. Der Patient fällt außerdem durch eine Prothese auf, die ständig eine Hand zur Bedienung benötigt.

Vergleichende Wertung der Stimmrehabilitationsverfahren

Die Ersatzstimmbildung mittels Ventilprothese bringt deutliche Vorteile gegenüber anderen Verfahren und sollte primär angestrebt werden. Die Stimmfunktion wird nicht nur am schnellsten erlernt (oft 3 Tage nach primärer Implantation), sie erreicht auch die besten Qualitätsparameter, und die Sprechverständlichkeit ist größer als bei anderen Verfahren. Diese Tatsachen führten zu einer zunehmenden Verbreitung der Methode (13, 30, 34). Das Ruktussprechen weicht demgegenüber stärker von der normalen Stimm- und Sprechqualität ab und fällt dadurch negativ auf. Dennoch sollte es trainiert werden, wenn der Patient dies nachdrücklich wünscht. Das erscheint vor allem dann gerechtfertigt, wenn der Ruktus leicht und klangvoll gebildet wird und flüssiges Sprechen mühelos gelingt. Der Wechsel der Ventilprothesen und deren Pflege – manchmal Grund für Alterationen – werden dann hinfällig.

Oft ist die Versorgung mit einer Ventilprothese nicht als definitiv anzusehen. Beispielsweise läßt sich die Injektions- und die Button-Ösophagusstimme gleichzeitig trainieren, und der Patient entscheidet sich dann für die eine oder andere Stimmgebung. Button-Sprecher hatten nach Entfernen des Button meist eine bessere Ruktusstimme als ausschließliche Ruktussprecher (31).

Etwa 20% der mit einer Ventilprothesen- und Ruktus-Ösophagus-Stimme rehabilitierten Patienten kehren in das Berufsleben zurück, wobei es diejenigen bevorzugt tun, die selbständig gearbeitet haben. Das hohe Durchschnittsalter von über 57 Jahren bei der Laryngektomie und das Angebot der Heilbewährung von 5 Jahren fördern allerdings den Entschluß, aus dem Berufsleben auszuscheiden. Die höheren kommunikativen Ansprüche jüngerer Patienten sollten bei allen Rehabilitationsmaßnahmen beachtet werden (4, 5, 9, 19, 30, 42). Eine private Wiedereingliederung gelingt mit der Prothesenstimme am besten, weniger gut mit der Ruktusstimme und am schlechtesten mit einer elektronischen Sprechhilfe. Letztere fällt immer als unnatürlich auf und wird am wenigsten akzeptiert. Sie ist lediglich als Notlösung einzusetzen, wenn eine Ösophagusstimmbildung vollständig versagt. Wegen der sehr leichten Art der Stimmerzeugung war es einzelnen Patienten mit einer Sprechhilfe allerdings möglich, beruflich wieder tätig zu sein.

Psychosoziale Rehabilitation

Wenn die Diagnose Karzinom mitgeteilt und dann zu einer invasiven Therapie geraten werden muß, bedeutet das für den Patienten und seine Angehörigen eine grundlegende Veränderung seiner Lebenssituation. Gesichtspunkte einer psychosozialen Rehabilitation müssen also von vornherein beachtet und bereits in das Aufklärungsgespräch bzw. in das präoperative Gespräch (s.o.) eingehen, das der Phoniater persönlich führen sollte.

Zweifellos wirkt es sich überwiegend günstig aus, wenn sich Laryngektomierte in Klubs zusammenfinden, nicht nur wegen der hilfreichen persönlichen Kontakte, sondern auch, weil damit Grundprobleme dieser Patientengruppe innerhalb der Gesellschaft institutionalisiert werden. Gleichzeitig besteht jedoch die Gefahr einer Isolierung, abgesehen von der deprimierenden Wirkung von Patienten mit Tumorrezidiven oder Metastasen.

Vom Bundesverband der Kehlkopflosen e.V., Obererle 65, 45897 Gelsenkirchen, werden örtliche Ansprechpartner vermittelt, die auch über Sozialmaßnahmen informieren, z.B. die Kostenübernahme einer umfangreichen Zahnbehandlung durch die Krankenkassen, wenn eine Nachbestrahlung erforderlich wird. Über die Leistungen der Sozialversicherungssysteme hinaus sind zusätzliche Unterstützungen möglich (Bundespräsidialamt, Kaiser-Friedrich-Str. 16, 53105 Bonn; Deutsche Krebshilfe / Härtefonds, Postfach 1467, 53004 Bonn).

Nach Ende der primären Tumorbehandlung ist eine Anschlußheilbehandlung sehr zu befürworten. Sie dient nicht allein der Roborierung, sondern ermöglicht auch intensive Stimm- und Sprechübungen sowie physiotherapeutische Maßnahmen. Auch Psychotherapie zum Abbau von Kommunikationsstörungen kann eingesetzt werden (20). Allerdings ist im Einzelfall zu entscheiden, ob nicht intensive prä- und postoperative Beratungen und Gespräche durch den Phoniater und seine Mitarbeiter eine Psychotherapie entbehrlich machen. Über die Möglichkeiten einer Anschlußheilbehandlung informiert eine Schrift der BfA (Ruhrstraße 2, 10704 Berlin).

Zusammenfassung

Bei Tumorbefall des Kehlkopfs werden immer häufiger Teilresektionen mit dem CO_2-Laser durchgeführt, die Tumorlokalisation und -ausmaß berücksichtigen und sich kaum noch herkömmlich klassifizieren lassen. Die Laryngektomie ist als letzte Therapiemaßnahme anzusehen. Stimmbefunde nach Teilresektionen hängen einerseits davon ab, in welchem Ausmaß die Stimmlippen reseziert werden mußten und welche Anteile des Kehlkopfs als „Neoglottis" in Funktion treten können. Eine Übungsbehandlung ist immer zu empfehlen. – Zentrale Aufgabe bei der psychosozialen Rehabilitation von Laryngektomierten ist es, eine qualitätsvolle Ersatzstimme zu schaffen. Dabei wurde das Ruktussprechen und der Gebrauch elektronischer Sprechhilfen zunehmend durch den Einsatz von Ventilprothesen ergänzt oder verdrängt. Mit einer Ventilprothesen-Ösophagus-Stimme kann nicht nur frühzeitiger nach der Operation gesprochen werden, sondern insgesamt auch klangvoller, flüssiger und weniger mühsam als mit der Ruktus-Ösophagus-Stimme. Ventilprothesen sollten deshalb primär eingesetzt werden. Übungen erleichtern den Umgang mit diesen Hilfsmitteln. Das Ruktussprechen hat seine Berechtigung, wenn sich der Ruktus leicht und klangvoll bilden läßt und flüssiges Sprechen relativ schnell und mühelos gelingt. Elektronische Sprechhilfen werden kaum akzeptiert und sind lediglich als Notlösung einzusetzen. Zusätzlich zu stimm- und sprechtechnischen Hilfen bleibt die kommunikationsbezogene soziale Rehabilitation eine wichtige Aufgabe für Phoniater und Logopäden.

Literatur

1. Asai, R.: Laryngoplasty after total laryngoectomy. Arch. Otolaryngol. 95 (1972) 114
2. Blom, E.D., M.I. Singer, R.C. Hamaker: Tracheostoma valve for postlaryngectomy voice rehabilitation. Ann. Otol. Rhinol. Laryngol. 91 (1982) 576
3. Böhme, G., H.-G. Schneider: Die Pathophysiologie des Laryngektomierten im Zusammenhang mit der Güte der Sprechfunktion. Z. Laryngol. Rhinol. Otol. 39 (1960) 512
4. Bremerich, A., W. Stoll: Die Rehabilitation nach Laryngektomie aus Sicht der Betroffenen. HNO 33 (1985) 220
5. Brusis, T., A. Schöning: Wie gut ist die Ösophagusstimme? Laryngo-Rhino-Otol. 63 (1984) 585
6. Conley, J.: Concepts in Head and Neck Surgery. Thieme, Stuttgart 1970.
7. Drost, H.A.: Das Sprechen nach Entfernung des Kehlkopfes. Lehmanns, München 1965
8. Ehrenberger, K., W. Wicke, R. Roka, H. Piza, M. Grasl: Primäre Rekonstruktion einer Dünndarmneoglottis nach totaler Laryngektomie. In Majer, E., H. Zrunek: Aktuelles in der Otolaryngologie. Thieme, Stuttgart 1984 (S. 109)
9. Fastenau, H., E. Unruh, R. Chilla: Die Stimmrehabilitation aus der Sicht des Laryngektomierten. Laryngo-Rhino-Otol. 73 (1994) 500
10. Glanz, H.: Kontroversen in der HNO-Heilkunde: Therapie der funktionellen Larynxchirurgie – konventionelle Chirurgie. Zbl. HNO 144 (1994) 746
11. Gutzmann sen. H.: Stimme und Sprache ohne Kehlkopf. Z. Laryngol. Rhinol. Otol. 1 (1909) 220
12. Hagen, R.: Stimmrehabilitation nach totaler Laryngektomie: Mikrovaskuläre Ersatzplastik (Laryngoplastik) statt Stimmprothese. Laryngo-Rhino-Otol. 69 (1990) 223
13. Hagen, R.: Stimmrehabilitation nach totaler Laryngektomie in der Bundesrepublik Deutschland. HNO 38 (1990) 417
14. Herrmann, J. F.: Speech Restoration via Voice Prosthesis. Springer, Berlin 1986.
15. Herrmann, J.F.: Die sekundäre chirurgische Stimmrehabilitation. HNO 35 (1987) 351
16. Hess, M., M. Gross, H. Rösler, S. Horlitz: Individuelle Anpassung von Trachealklappen bei Stimmprothesenträgern mit morphologisch ungünstigen Stomaverhältnissen. Folia phoniat. 45 (1993) 130
17. Hilgers, F.J.M., P.F. Schouwenburg: A new low-resistance self-retaining prosthesis (Provox TM) for voice rehabilitation after total laryngectomy. Laryngoscope 100 (1990) 1202
18. Matzker, J., H.W. Wolff, P. Heidler, J. Genschow: Wie kann man Laryngektomierten bei ihrer Rehabilitation helfen? Z. Laryngol. Rhinol. Otol. 50 (1971) 340
19. de Maddalena, H., H. Pfrang, R. Schoke, H.P. Zenner: Sprachverständlichkeit und psychosoziale Anpassung bei verschiedenen Stimmrehabilitationsmethoden nach Laryngektomie. Laryngo-Rhino-Otol. 70 (1991) 562
20. de Maddalena, H., M. Maaßen, R. Arold, M. Ptok, H.P. Zenner: Stimmrehabilitation nach Laryngektomie mit Stimmprothesen. Ergebnis einer prospektiven Verlaufsuntersuchung. Laryngo-Rhino Otol. 71 (1992) 416
21. Manni, J.J., F.J.A. van den Hoogen, M. Oudes: Erfahrungen mit der Groninger Stimmprothese nach Laryngektomie. HNO 42 (1994) 358
22. Moolenaar-Bijl, A.: Some data on speech without larynx. Folia phoniat. 3 (1951) 20
23. Mahieu, H.F.: Voice and Speech Rehabilitation Following Laryngectomy. Proefschrift, Groningen 1988
24. Nijdam, H.F., A.A. Annyas, H.K. Schutte, H. Leever: A new prosthesis for voice rehabilitation after laryngectomy. Arch. Oto-Rhino-Laryngol. 237 (1982) 27
25. Ott, S., F. Klingholz, N. Willich, E. Kastenbauer: Die Bestimmung der Qualität der Sprechstimme nach Therapie von T1- und T2-Stimmlippenkarzinomen. Laryngo-Rhino-Otol. 71 (1992) 236
26. Panje, W.R.: Prosthetic vocal rehabilitation following laryngectomy – the voice button. Ann. Otol. Rhinol. Laryngol. 90 (1981) 116
27. Pfau, E.M.: Psychologische Gesichtspunkte beim Erwerb der Ersatzstimme nach Laryngektomie. Diss., Halle (Saale) 1969
28. Remmert, S., K.-H. Ahrens, K. Sommer, G. Müller, H. Weerda: Die Stimmrehabilitation mit dem Jejunumsprechsiphon: der Biventerzügel, eine Modifikation zur Vermeidung von Aspirationen. Laryngo-Rhino-Otol. 73 (1994) 84
29. Rudert, H.: Lasertherapie des Kehlkopf- und Hypopharynxkarzinoms. HNO 42 (1994) 141
30. Schultz-Coulon, H.-J., J.P. Beniers: Stimmprothese – warum? Sprache Stimme Gehör 17 (1993) 89
31. Schutte, H.K., E.F.M. Bors, G.H.A. de Boer et al.: Evaluation of speech with and without a 'Groningen type' voice button. In Herrmann, I.F.: Speech Restoration via Voice Prostheses. Springer, Berlin 1986 (p. 135)
32. Schwerdtfeger, F.P., W. Dornoff, J. Gosepath: Die primäre kurative Strahlentherapie kleiner Stimmbandkarzinome. Laryngo-Rhino-Otol. 69 (1990) 308
33. Seeman, M.: Ein Fall von Wiederherstellung der Stimme nach Laryngektomie, Mschr. Ohrenheilk. 54 (1920) 121
34. Seinsch, W.: Die Stimmprothese. HNO 41 (1993) 595
35. Singer, M.J., E.D. Blom: An endoscopic technique for restoration of voice after laryngectomy. Ann. Otol. Rhinol. Laryngol. 89 (1980) 529
36. Snidecor, J.C.: Sprachrehabilitation bei Kehlkopflosen. Hippokrates, Stuttgart 1981
37. Staffieri, M.: Neue chirurgische Möglichkeiten zur Rehabilitation der Stimme nach totaler Laryngektomie. HNO-Praxis 4 (1979) 243
38. Steiner, W.: Therapie des Hypopharynxkarzinoms. HNO 42 (1994) 84 104 u. 157
39. Weinberg, B., J. Moon: Aerodynamic properties of four tracheoesophageal puncture prosthesis. Arch. Otolaryngol. 110 (1984) 673
40. Wendler, J., W. Seidner: Funktionelle Befunde nach erweiterter Chordektomie mit Schwenklappenplastik. Wiss. Z. Univ. Jena. Math.-Nat. 26 (1977) 142
41. Wochnik, M.: Die Leistungsminderung der Kehlkopfexstirpation und ihre psychische Widerspiegelung in verschiedenen Fragebogentests (MMPI, MMQ, ENR). Folia phoniat. 24 (1972) 195
42. Zenner, H.P., H. Pfrang: Ein einfacher Sprachverständnistest zur Beurteilung der Stimmrehabilitation des Laryngektomierten. Laryngo-Rhino-Otol. 65 (1986) 271

6 Sprache und Sprechen

Physiologische Grundlagen

Die Sprache ist eine hochkomplexe, feinstens durchorganisierte und ökonomische Form der Kommunikation. Wie ab S. 202 noch zu zeigen sein wird, muß eine brauchbare präzise Definition der Sprache als praktisch unmöglich angesehen werden.

Diese spezielle kommunikative Fähigkeit ist ausschließlich den Menschen eigen und kann sich nur ausprägen, wenn bei einer gewissen Erziehung in einem gewissen Alter ein gewisses Niveau der höheren Gehirnleistungen erreicht wird, bei Kindern von normaler Intelligenz und kultureller Entwicklung gewöhnlich nicht vor dem dritten Lebensjahr. Von den verschiedenen *Eigenschaften der Sprache* sollen zunächst zwei erwähnt werden:

- die *semantische Omnipotenz*, d. h. die Möglichkeit, alle nur denkbaren, also beliebig viele Informationen auszudrükken
- die *doppelte Artikulation*, d. h. die Expression einer unendlichen Reihe von Begriffen – Morphemen (erstes Artikulationsniveau) – in einer diskreten Reihe von begrifflosen Grund-Elementen – z. B. Phonemen (zweites Artikulationsniveau).

Es gibt verschiedene *Sprachformen*, drei von ihnen sind im folgenden genannt:

- die *Gebärdensprache*, die sehr wahrscheinlich die erste gewesen ist,
- die *orale Sprache*, die fälschlicherweise oft als die einzige angesehen wird,
- die *alphabetisch-graphische Sprache*, die als letzte aufgetreten und normalerweise nicht möglich ist, wenn die orale Sprache nicht zur Verfügung steht.

Auf andere, außergewöhnliche oder ganz neue (maschinenbedingte) Sprachformen und Unterklassifikationen wird hier nicht eingegangen.

Abb. 6.1 zeigt ein Dreiecksschema *Sprachfunktion*: die interindividuelle sprachliche Kommunikation ist möglich, wenn zwei oder mehr Individuen einer gewissen Kultur (oder Subkultur) die gleichen Zeichen (mit den gleichen Eigenschaften) erzeugen und erkennen können. Als Zeichen gelten sinnlich wahrnehmbare Gestalten, die mit bestimmten Bedeutungen verknüpft sind. Diese Zeichen (z. B. Phoneme/Lautzeichen, Grapheme/Schriftzeichen, Gesteme/Gebärdenzeichen, Cheireme/Handzeichen usw.) als Elemente des zweiten Artikulationsniveaus gestatten die Übertragung von Informationen.

Obwohl die zentralen Sprachverarbeitungsmechanismen nicht genau bekannt sind, weiß man aber, daß es sich um eine Perfektionierung von alten, frühen Fähigkeiten handelt, nämlich einerseits Wahrnehmung und Erkennung von kulturbedingten Eigenschaften der Umwelt – *spezialisierte Perzeption* – und andererseits koordinierte Erzeugung derselben – *spezialisierte Praxie* – u. a. m.

Als *Sprachbestandteile* kommen in Betracht:

- *Inhalte* (Semantik, Lexikon),
- *Anordnung* (Grammatik und Syntax),
- *Träger* (unbegriffliche Grundelemente des zweiten Artikulationsniveaus, z. B. Phoneme),
- *Umstände* (Pragmatik), bezogen auf Zeit, Ort, Personen, Kultur usw.

Inhalte und Umstände sind für alle Sprachtypen weitgehend die gleichen, Anordnung und Träger unterscheiden sich dagegen.

6.1 Zentral-periphere Beziehungen der Sprachfunktion.

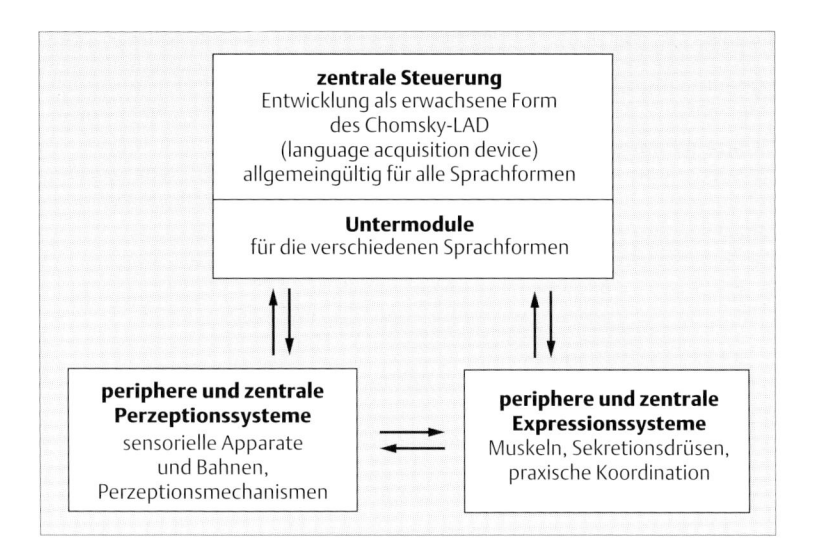

```
zentrale Steuerung
Entwicklung als erwachsene Form
des Chomsky-LAD
(language acquisition device)
allgemeingültig für alle Sprachformen

Untermodule
für die verschiedenen Sprachformen

periphere und zentrale          periphere und zentrale
Perzeptionssysteme              Expressionssysteme
sensorielle Apparate            Muskeln, Sekretionsdrüsen,
und Bahnen,                     praxische Koordination
Perzeptionsmechanismen
```

Beim Sprechen werden bestimmte Elemente (Phoneme oder segmentale Zeichen) der oralen Expression erzeugt. Auf diesen Vorgang wurde in der Geschichte der Phoniatrie wahrscheinlich zu viel Wert gelegt, aus guten und auch aus falschen Gründen: Die orale Sprache sei die einzige Sprachmöglichkeit, Expression sei besser kontrollierbar als Impression, ohne Träger seien die Inhalte nicht faßbar.

Mit der Zeit wandte sich das wissenschaftliche Interesse jedoch immer mehr vom Sprechvorgang weg und hin zur Sprachkompetenz aus der Sicht des peripheren Verständnisses (d. h. von der Expression zur Impression), von der „oralen Sprache" zu anderen Sprachmöglichkeiten, von den gesprochenen Wörtern zu den zentralen Sprachmechanismen.

Phylogenese und Heuristik

Die Sprache ist Ausdruck einer Fähigkeit, die sich erst sehr spät entwickelt hat, in der allgemeinen wie in der menschlichen Phylogenese. Dabei sollte auch die menschliche Physiologie nicht statisch, sondern dynamisch betrachtet werden und nicht anthropozentrisch, sondern zoozentrisch und biologisch. Es würde sich dann zeigen, daß im Laufe der Zeit vielerlei Fähigkeiten entstehen, sich ändern und wieder vergehen können, auch im Zusammenhang mit Vorteilen für bessere ökologische Nischen. Die einzelnen Fähigkeiten hätten dann keinen absoluten Wert, sondern einen relativen und könnten in ihren verschiedenen Beziehungen viel besser verstanden werden.

Tab. 6.1 zeigt, wie die orale Sprache ziemlich spät entstanden ist. Sehr wahrscheinlich entsprechen die Sprachmöglichkeiten eines heutigen 3 bis 4jährigen Kindes etwa der allgemeinen menschlichen Sprachfähigkeit vor 20 000 – 30 000 Jahren!

Tabelle 6.1 Entstehung und Untergang einiger menschlicher Fähigkeiten

ca. 75 000 a. Chr.	Logik
ca. 50 000 a. Chr.	orale Sprache
ca. 25 000 a. Chr.	Gebrauch plastischer Symbole
ca. 10 000 a. Chr.	Bilderschrift
ca. 3 000 a. Chr.	Alphabetschrift
ca. 1 500 p. Chr.	stummes Lesen
1 961 p. Chr.	Untergang der Kalligraphie, Einführung des Maschinenschreibens (Daktylographie) (italienische Schulen)
ca. 2 000 p. Chr. (?)	Untergang der Lese- und Schreibfähigkeit

Tabelle 6.2 Einige Mechanismen zur Änderung von Fähigkeiten, Kreationen und Eliminationen

Genetische Mechanismen
Mutationen, ingenieurgenetische Manipulationen gültig für alle Lebewesen

Kulturelle Mechanismen
besonders als nicht genetisch fixierte Gruppenspeicherung von individuellen Erfindungen, Erfahrungen, Vereinbarungen von den (auch nichtmenschlichen) Primaten an

Prothetische Mechanismen
als Erweiterung der menschlichen Hardware

- *effektorische Prothesen*
  Werkzeuge, Geräte, Maschinen, seit etwa 1 000 000 Jahren

- *sensorielle Prothesen*
  optische Linsen, Geiger-Müller-Kammer, Radiowellenempfänger, seit etwa 300 Jahren

- *integrative Prothesen*
  Personalcomputer, Sprachsynthesizer, Sprech-Schreib- und Lese-Sprech-Geräte, seit etwa 20 Jahren

- *soziokulturelle und affektive Prothesen*
  Videospiele, Dialogsysteme Mensch – Maschine, theoretisch noch nicht genügend klar, seit kurzem

- *robotische Prothesen*
  noch unklar

Ob früher schon andere Sprachformen vorhanden waren, läßt sich bis heute nicht sicher nachweisen. Es spricht aber einiges dafür (auch ontogenetische Argumente), daß der Homo sapiens Neandertalensis bereits eine Gebärdensprache hatte (zwischen 75 000 und 50 000 v.Chr.). Viel später (nach 10 000 v.Chr.) entstand die piktographische oder ideographische Sprache (Bilderschriften). Erst nach Einführung der Alphabetschriften (nordsemitisch 12. Jh., griechisch 11. Jh., lateinisch 6. Jh. v. Chr.) ergab sich die Möglichkeit für eine phonographisch-phonemographische Transkription der oralen Sprache. Es ist zu vermuten, daß die dringende Notwendigkeit, Informationen über die Zeit zu erhalten und auch weit in den Raum zu senden, den Menschen gezwungen hat, allmählich die neurologischen Mechanismen der Lese- und Schreibfähigkeit zu bilden, die sicher nur nach der Alphabetentwicklung denkbar sind. Heute verfügt die Menschheit über sehr gute technische Verfahren zur Übertragung und Speicherung von Information, die dem Schreiben oder Lesen in vielen Belangen überlegen sind (Tab. 6.2). Es erscheint nicht ausgeschlossen, daß mangels Notwendigkeit Subfunktionen der Sprache wie das Schreiben oder Lesen dem Menschen verlorengehen und absterben. Auch für andere Zwecke ist die Maschine leistungsfähiger (z. B. durch den Gebrauch anderer Sprachen für das Rechnen, Maschinensprachen), so daß wir auch diese Fähigkeiten, z. B. die Rechenfähigkeit, verlieren und verlieren werden.

Zum besseren Verständnis der Hauptkomponenten unserer Sprache sollen einige ihrer Beziehungen näher erörtert werden.

Abb. 6.2 zeigt, wie die Sprache nur eine Teilfunktion einer höheren Fähigkeit umfaßt, nämlich einen bestimmten Bereich der Kommunikation. Die Sprache kennzeichnet eine spezifische Leistungsfähigkeit im Prozeß der Menschwerdung. Die Kommunikationfähigkeit ist dagegen viel älter, wahrscheinlich als eine Konsequenz oder eine Konkomitanz der sexuellen Reproduktion. Die Kommunikation gehört als Teilfunktion zur interindividuellen Interaktion, und diese wiederum ist nur eine kleinere Möglichkeit der Interaktion zwischen Individuum und Umwelt. Jedes Lebewesen – bis zu den monozellulären – verfügt über diese Fähigkeit. Dieser Informationswechsel gehört ebenso zu den Grundphänomenen des Lebens wie der Stoffwechsel.

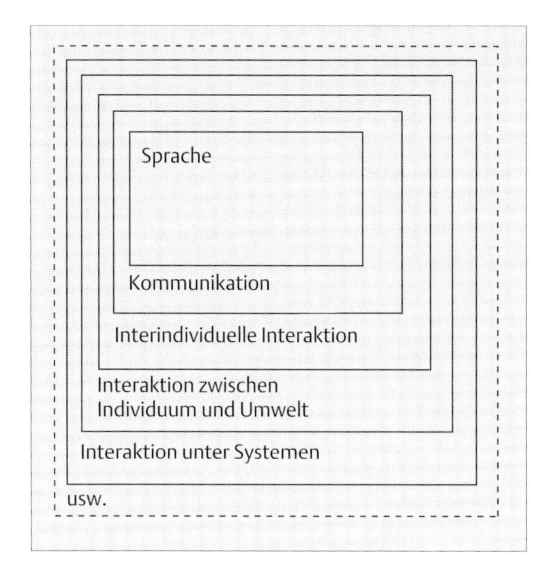

Abb. 6.2 Beziehungen zwischen verschiedenen Funktionen.

Für das Verständnis der Sprache ist einmal die Kommunikation und zum anderen die Interaktion zwischen Individuum und Umwelt von Bedeutung.

Kommunikation. Dieser Begriff läßt sich schwer definieren, weil unterschiedliche Wissenschaften je nach ihren Zielstellungen unterschiedliche Betrachtungsweisen erfordern. Daraus ergibt sich eine große Vielfalt, die von sehr engen bis zu sehr weiten Definitionen reicht. Für Phoniater könnte die folgende *Definition* brauchbar sein:

Kommunikation ist

– der (wenigstens halbbewußte und/oder halbwillkürliche) Austausch von Informationen zwischen zwei oder mehr Individuen,
– als Informationswechsel analog dem Stoffwechsel gekennzeichnet durch Aufnahme, Verarbeitung und Abgabe von Informationen, und zwar über mehrere Kanäle und multimodal und nicht nur über die drei für am wichtigsten gehaltenen Kanäle (audioverbophonatorisch, videographoplastisch und videomimogestisch), und außerdem über beliebige Kombinationen von allen sensoriellen Eingängen und allen möglichen Ausgängen zur Umwelt (also nicht nur willkürmotorisch, sondern auch exkretorisch, sekretorisch, inkretorisch, vasomotorisch, viszeromotorisch usw.),
– in unterschiedlichsten Entwicklungs- und Qualitätsstufen anzutreffen, von sehr niedrigem Niveau (Überleben als einziger Zweck) bis zu so hohem Niveau, daß die Kommunikation wegen Mangels an Partnern unmöglich wird,
– gekennzeichnet durch willkürliche bzw. nach Vereinbarung über bestimmte Kodes wählbare Zeichen, die sich an historischen, geographischen, politischen, ökonomischen, religiösen oder kulturellen Gründen orientieren,
– erklärbar aus Trieb oder Lust.

Diese Definition zeigt deutlich, daß die Sprache sehr selten allein (monomodal) gebraucht wird, sondern fast immer in Kombination mit anderen Kommunikationsmöglichkeiten, die dieselbe, eine entgegengesetzte oder eine ganz andere Information (oder Informationsstufe oder -variante) übertragen können. Außerdem liefern Mimik, Gestik, Graphik, Rhythmen, Stimmklang, Aussprache u. a. zusätzliche Informationen, die ein Phoniater (bzw. Logopäde) stets beachten sollte.

Abb. 6.3 gibt ein Schema über die Interaktion zwischen Individuum und Umwelt wieder. Danach verfügen alle Lebewesen durch biologisch aktive, genomgesteuerte Prozesse über drei Hauptmechanismen:

– *Eingänge* für alle Fakten aus der Umwelt in das Individuum (wie Nahrung, Energie, Information – Interaktion zwischen Systemen)
– *Ausgänge* für alle Fakten aus dem Individuum in die Umwelt (wie Exkremente, Energie, Information),
– *zentrale, intraindividuelle Verarbeitung, Prozessierung* (vorwiegend enzymatisch) von allem, was von den Eingängen herkommt zur Steuerung für die Ausgänge.

Die beiden ersten Mechanismen erfüllen Interface-Funktionen. Einige Tiere, vor allem die Primaten, entwickeln zusätzlich *interindividuelle Beziehungen* (besonders so-

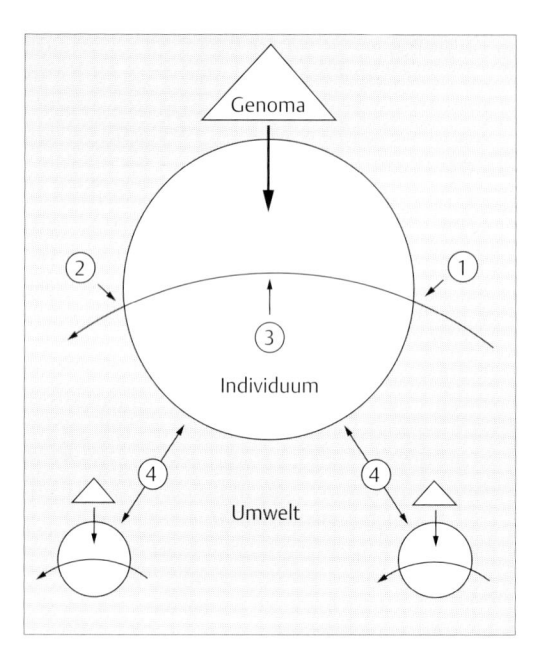

Abb. 6.3 Interaktion zwischen Individuum und Umwelt 1 = Eingangsinterface zwischen Individuum und Umwelt, 2 = Ausgangsinterface, 3 = zentrale Verarbeitung, 4 = Beziehungen zwischen Individuen (besonders der gleichen Art), sexuell, affektiv, kulturell, kooperativ usw. Ausgetauscht wird nicht nur Information, sondern auch Nahrung, Energie, Exkremente, alles mögliche

ziokulturell und affektiv), die in der Umwelt andere dem Individuum gleiche oder ähnliche Wesen bevorzugen.

Daraus ergeben sich vier Betrachtungsweisen für alle physiologischen, pathophysiologischen, pathologischen und klinischen Probleme der Sprache:

a) Sprache als Impressionsphänomen, hauptsächlich sensoperzeptiv,
b) Sprache als Expressionsphänomen, hauptsächlich praktomotorisch, aber auch im Zusammenhang mit anderen Ausgängen,
c) Sprache als zentraler Verarbeitungsprozeß, als eine der höheren (kortikalen?) Funktionen, angeboren (LAD, language acquisition device) und erworben, bewußt und unbewußt, aber auch im Zusammenhang mit anderen zentralen neuroendokrino-immunologischen Funktionen,
d) Sprache als soziokulturelle und affektive Wirklichkeit.

Eine andere Anordnung dieser vier Aspekte bringt ihre hierarchische Schichtung besser zum Ausdruck. Danach käme zuerst d, gefolgt von c, a und b. Anders gesagt: in der Physiologie sowie in der Pathologie ist das Sprechen oder die sprachliche Expression die letzte und weniger wichtige Stufe der Sprache. Abb. 6.4 zeigt diese strenge Hierarchie und nennt d den Willensdrang, c die höheren kognitiven und Entscheidungsmechanismen, a die peripheren Instrumente der Eingänge und b die peripheren Instrumente der Ausgänge. Auf der linken Seite der Blockdarstellung finden sich einige essentielle physiologische Korrelate und auf der rechten Seite die fünf großen pathologischen Gruppierungen, die für die Sprache von Bedeutung sind. Dies dürfte die wirklichen physiologischen Grundlagen der Sprache zeigen, auch im Zusammenhang mit den entsprechenden pathologischen Veränderungen.

Physiologische Grundlagen der oralen Sprache und des Sprechens

Als Beispiel einer Sprache soll die orale (gesprochen) Sprache näher erörtert werden.

Inputmechanismen

Die Informationen der gesprochenen Sprache werden fast ausschließlich vom Hörorgan aufgenommen (zur Physik S. 8 u. 29, zur Physiologie vgl. S. 317. Die zentrale auditive Wahrnehmung beruht auf einer hochgradigen Reduktion der Informationen, die von der Kochlea aufgenommen werden. Der Mensch nimmt aus seiner Umwelt etwa 10^7 bit/s auf, davon über das Ohr etwa 10^4 bit/s, die im Bereich der zentralen Hörbahn auf 10^2 bit/s reduziert werden (Abb. 3.1, S. 27). Die perzeptive Fähigkeit entwickelt sich (mit einem Höhepunkt im Alter von 3 bis 8 Jahren) infolge auditiver Erfahrung und Erziehung. Diese Fähigkeit ist also weder in verschiedenen menschlichen Kulturen noch bei einzelnen

Abb. 6.4 Hierarchische Organisation der Sprachfähigkeit und anderer höherer kortikaler Funktionen. links: physiologische Korrelate, rechts: kommunikationspathologische Gruppierungen.

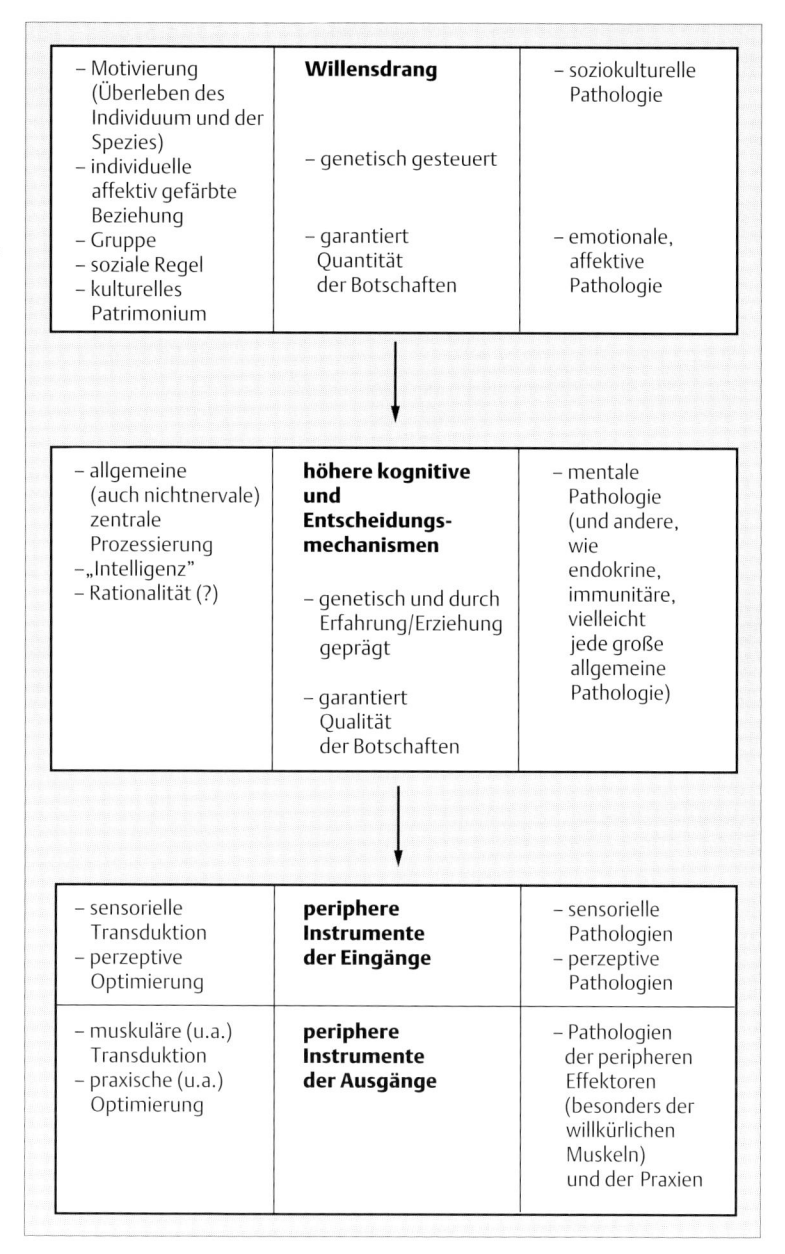

– Motivierung (Überleben des Individuum und der Spezies) – individuelle affektiv gefärbte Beziehung – Gruppe – soziale Regel – kulturelles Patrimonium	**Willensdrang** – genetisch gesteuert – garantiert Quantität der Botschaften	– soziokulturelle Pathologie – emotionale, affektive Pathologie
– allgemeine (auch nichtnervale) zentrale Prozessierung – „Intelligenz" – Rationalität (?)	**höhere kognitive und Entscheidungsmechanismen** – genetisch und durch Erfahrung/Erziehung geprägt – garantiert Qualität der Botschaften	– mentale Pathologie (und andere, wie endokrine, immunitäre, vielleicht jede große allgemeine Pathologie)
– sensorielle Transduktion – perzeptive Optimierung	**periphere Instrumente der Eingänge**	– sensorielle Pathologien – perzeptive Pathologien
– muskuläre (u.a.) Transduktion – praxische (u.a.) Optimierung	**periphere Instrumente der Ausgänge**	– Pathologien der peripheren Effektoren (besonders der willkürlichen Muskeln) und der Praxien

Individuen identisch. Zweck der auditiven Perzeption ist, aus der großen Vielzahl von Reizen und Informationen, die zum Ohr gelangen, nur die wenigen Merkmale auszuwählen, die nützlich sein können. Für die Verarbeitung jeder nichtsprachlichen sowie sprachlichen auditiven Information zwischen der Kochlea (ausgeschlossen) und der primären Hörrinde (inbegriffen) gibt Tab. 6.3 neun Parameter wieder.

Die Parameter der zentralen Perzeptionsfunktion sind zahlreich, veränderlich und noch relativ wenig bekannt. Es lassen sich mehrere Kategorien unterscheiden. Drei Kategorien gelten als intersensoriell und universell, weil sie als sensomotorische

Tabelle 6.3 Parameter der auditiven Wahrnehmung

- Audiomotorische Koordination
- Figur-Hintergrund-Unterschied
- Klangfarbenkonstanz
- Diskrimination Stille – Klang/Geräusch
- Diskrimination Klang – Geräusch
- Diskrimination Impulsschall – Dauerschall
- Perzeption melodischer Akzente
- Perzeption dynamischer Akzente
- Diskrimination von ständigen und periodisch unterbrochenen Schalleinheiten

Koordination, Figur-Hintergrund-Unterscheidung und Wahrnehmungskonstanz in allen Sensoperzeptionen vorhanden sind. Die typische Grundkategorie des Gehörs ist die Stille – Klang-Geräusch Unterscheidung. Dazu gibt es intrakategorielle Unterscheidungen mit entsprechenden Unterparametern.

Audiomotorische Koordination. Sie ist die schon früh gereifte Fähigkeit der kognitiven Entwicklung, durch die auf eine Reizinformation eine beantwortende Bewegung erfolgt. Typische Beispiele sind die Körper- oder Kopfdrehung bzw. die Bewegung auf eine Schallquelle zu. Diese perzeptive Fähigkeit entfaltet sich nicht in den kortikalen Bahnen, sondern auf niedrigerem Niveau. Deshalb ist sie auch bei sehr jungen Kindern und bei Patienten mit zerebralen Veränderungen möglich.

Figur-Hintergrund-Unterschied. Hier handelt es sich offenbar um die wichtigste Grundlage jeder Perzeption und somit auch der Fähigkeit, aus einem Informationsgemisch das im Augenblick Nützlichste auszuwählen (z. B. Heraushören eines Instruments in einem Orchesterkonzert, Verstehen einer Person auf einer Cocktailparty usw.). Dabei muß die lauteste Information durchaus nicht als die nützlichste Signalfigur gelten. Unter mehreren Personen hört man nicht den, der am lautesten spricht, sondern den, dem man zuhören will.

Klangfarbenkonstanz. Diese Funktion stimmt überein mit der Formkonstanz im visuellen Bereich. Es ist die Fähigkeit, einen Klang oder ein Geräusch auf Grund bestimmter Eigenschaften der Klangfarbe als eine Einheit zu erkennen. („Es ist ein Klavier", „es ist Peter, der spricht", „es ist eine Tür, die knarrt" usw.). Wenn diese auditive Möglichkeit fehlt, so mangelt es auch an der Phonemerkennung der Sprache.

Diskrimination Stille – Klang/Geräusch. Dies ist der spezifischste Parameter der auditiven Perzeption. Er basiert auf dem Figur-Hintergrund-Parameter und kann nicht in Funktion treten, wenn dieser nicht gewährleistet ist. In der Regel ist dabei unter „Stille" von einem Grundgeräusch auszugehen, das im alltäglichen Leben selten unter 50 dB liegt. Die Diskrimination Stille – Klang/Geräusch beruht hauptsächlich auf der Fähigkeit, aus der Dauer von akustischen Ereignissen die Variablen Zeit und Periodizität als zentrale Integrationskoordinaten zu extrahieren. Aus dieser Analyse entsteht auch das Phänomen des akustischen Rhythmus (*rhythmischer Akzent*).

Diskrimination Klang – Geräusch. In der Natur kommen Geräusche viel häufiger vor als Klänge, Geräusche werden dadurch häufiger zur Informationsübertragung eingesetzt. Bei der verbalen Kommunikation stehen beide dagegen fast in gleichem Verhältnis. Die Geräusche gehen vor allem von Konsonanten aus und übertragen vorwiegend rationale Information, Klänge basieren auf Vokalen und vermitteln hauptsächlich emotionale Information. Mehrere Konsonanten (wie /p/ – /b/, /t/ – /d/, /k/ – /g/ usw.) können in der Gegenüberstellung lediglich am Vorhandensein oder Fehlen bestimmter Klang- und Geräuschanteile unterschieden werden. Die Diskrimination zwischen Klang und Geräusch ist demnach unentbehrlich für den Gebrauch des phonematischen Systems der Sprache.

Diskrimination Impulsschall – Dauerschall. Impulsartige akustische Reize (z. B. ein Knall) sind zwar informationsreich, sie können aber wegen ihrer kurzen Dauer vom Hörsystem nicht in Echtzeit analysiert werden. Schallimpulse und andere akustische Kurzzeitereignisse können daher nicht während ihres Auftretens, sondern erst später verarbeitet werden. Die Sprache nutzt die Gegenüberstellung von Impuls- und Dauerschall im Rahmen des phonematischen Gehörs.

Perzeption von Melodie und Dynamik (Prosodie). Diese beiden Parameter sind die unentbehrliche Basis für die Kodierung und Dekodierung der sprachlichen Kommunikation und werden bereits im zweiten Lebenshalbjahr entwickelt, d. h. auf jeden Fall früher als die o.g. Parameter. Sie sind auch für Gehörlose erlernbar.

Diskrimination zwischen ständigen und periodisch unterbrochenen Schalleinheiten. Die Unterscheidung zwischen Dauer- und unterbrochenem Schall ist wahrscheinlich eine sekundäre perzeptive Fähigkeit. Sie wird in der Rehabilitation von Schwerhörigen bzw. von allgemein kommunikationsgestörten Kindern ausgenutzt, um eine gute Erziehungsstrategie zu planen.

Diese Art der Inputparametrisierung der auditiven Perzeption bildete in den 80er Jahren die Grundlage für die Entwicklung einer Vielzahl von Tests (besonders in den USA). Sie zeigen sehr deutlich eine detaillierte Strukturierung des Sprachperzeptionsprozesses und erfassen gezielt die Ebenen von Detektion, Diskrimination, Identifikation, Erkennen und Verstehen. Damit gehen sie weit über die konventionelle Prüfung des Sprachverständnisses hinaus und bedeuten auch für die sprachliche Erziehung von Gehörlosen und auch Oligophrenen einen neuen Zugang.

Outputmechanismen

Die Träger der oralen Sprache, vorwiegend die Phoneme, werden im Vokaltrakt gebildet, im Ansatzrohr von der Glottis bis zum Mund und den Nasenöffnungen. Der Mensch besitzt kein Organ, das ausschließlich der Kommunikation bzw. dem sprachlichen Ausdruck dient. Die zu diesen Zwecken genutzten Organe sind phylogenetisch für andere, biologisch wichtigere Fähigkeiten entstanden: für die Atmung ein Rohr von der Nase zu den Lungen, für die Nahrungsaufnahme ein zweites vom Mund zum Magen. Das Nahrungsrohr hat sich im Laufe der Entwicklung mit der Ausbildung von Mund, Zähnen, Kiefer, Zunge usw. sehr speziell verändert. Bei den höheren Säugetieren sind die beiden Rohre auch nicht mehr in ganzer Länge anatomisch und funktionell getrennt, sondern haben sich an ihren äußeren Enden zu einem Truncus communis vereint, dem Pharynx, der beiden Funktionen dient (Aerodigestivtrakt). Das ist zwar ökonomisch, erfordert aber auch sehr differenzierte und leistungsfähige Mechanismen für eine übergeordnete Steuerung. Am wichtigsten ist dabei ein zuverlässiges Ventilsystem, das Öffnen und Schließen, Kopplung und Trennung von Teilräumen sehr exakt ermöglicht und zusammen mit einem abgestimmten Wechsel von lokalisierten Druckveränderungen die für das Leben absolut unerläßlichen Grundfunktionen der Atmung und der Nahrungsaufnahme gewährleistet.

Diese sehr komplexen Mechanismen, die zufällig auch Geräusche und Klänge erzeugen können, lieferten die außerordentlich wertvollen Voraussetzungen für die Entwicklung der Fähigkeiten zur Kommunikation und später zu den Ausdruckskodes der Sprache.

Damit sind die Phoneme das Resultat des Zusammenwirkens folgender Ventile: Lippensphinkter, linguovelarer Sphinkter, velopharyngealer Sphinkter, glottischer Sphinkter, modifizierbarer linguo-dentoalveolopalataler Sphinkter.

Im Zusammenspiel dieser Sphinktermechanismen als Artikulatoren kann die aus der Trachea kommende Luft folgende akustische Grundphänomene vermitteln: Ruhe, Klang, Geräusch. Kombinationen dieser drei Elemente, Klangfarbenänderungen (durch Änderungen von Form und Dimension des Ansatzrohres) sowie Art und Weise des Verschlusses der Sphinkteren ermöglichen die Bildung der verschiedenen Phoneme (Abb. 6.**5**). Die Artikulationsmechanismen der Konsonanten gibt Abb. 6.**6** wieder, für die Bildung der Vokale gilt ähnliches (S. 209 u. 211).

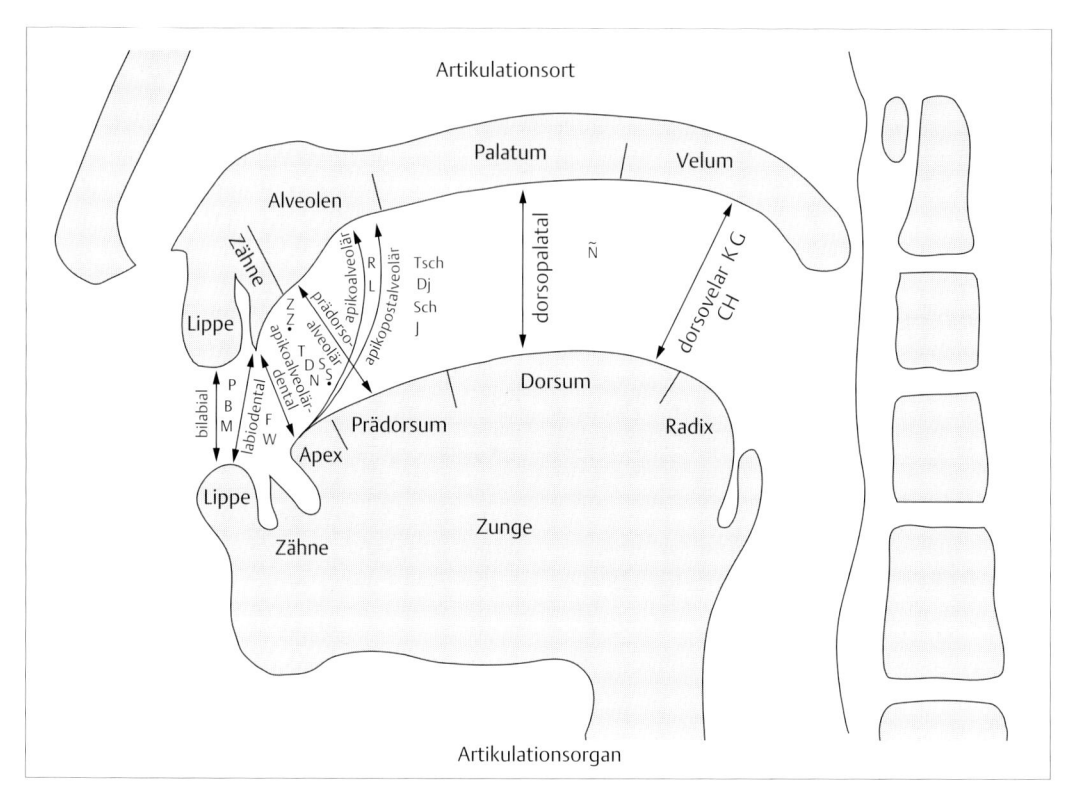

Abb. 6.5 Artikulationsmöglichkeiten.

Allerdings gelten die Mechanismen dieser Abbildung nur für die deutsche Sprache. Ähnliche, aber durchaus nicht gleiche Mechanismen finden sich auch bei den meisten indogermanischen Sprachen. Die englisch-amerikanische Sprache mit ihren etwa 20 Selbstlauten weicht spektral deutlich von der deutschen mit 7 Vokalen ab, ebenso die italienische mit 5 Vokalen oder die französische mit etwa 15 Vokalen in einer doppelten (oralen und nasalen) Reihe. Anders formuliert: Die spektrale Information (in der Wahrnehmung sowie in der artikulatorischen praxischen Erzeugung) ist in der englisch-amerikanischen Sprache von ganz anderer Bedeutung als in der französischen Sprache. In anderen oralen Sprachen – wie bei den fernöstlichen Tonsprachen Mandarinisch oder Vietnamesisch – werden andere Mechanismen gebraucht: Melodische Änderungen, die für uns nur suprasegmentale Bedeutung haben, können dort für bestimmte Phoneme charakteristisch sein.

Die praxische Koordination der Sprachoutputs ist mindestens von ebenso großer Bedeutung wie die perzeptive. Die Praxie als komplexe, koordinierte, gezielte Muskeltätigkeit ist in ihrer peripheren Information mit etwa 10^5 bit/s viel reicher repräsentiert als in der entsprechenden zentralen Entscheidung mit etwa 10^2 bit/s für ein bestimmtes motorisches Projekt. Die praxischen Fähigkeiten entwickeln sich, ähnlich den Perzeptionen, nach dem Pass-or-fail-Prinzip durch Erziehung und Erfahrung mit einem Höhepunkt zwischen dem 3. und 8. Lebensjahr. Sie sind interindividuell und intrakulturell sehr verschieden. Dabei bilden die mehr oder weniger entwickelten nichtsprachlichen Mund-, Pharynx- und Larynxfähigkeiten die Basis für die sprachlichen Tätigkeiten. Die für die Praxien verantwortlichen morphofunktionellen Mechanismen sind an komplexe zerebellare und extrapyramidale, kortikale wie subkortikale Bahnen gebunden, bisher

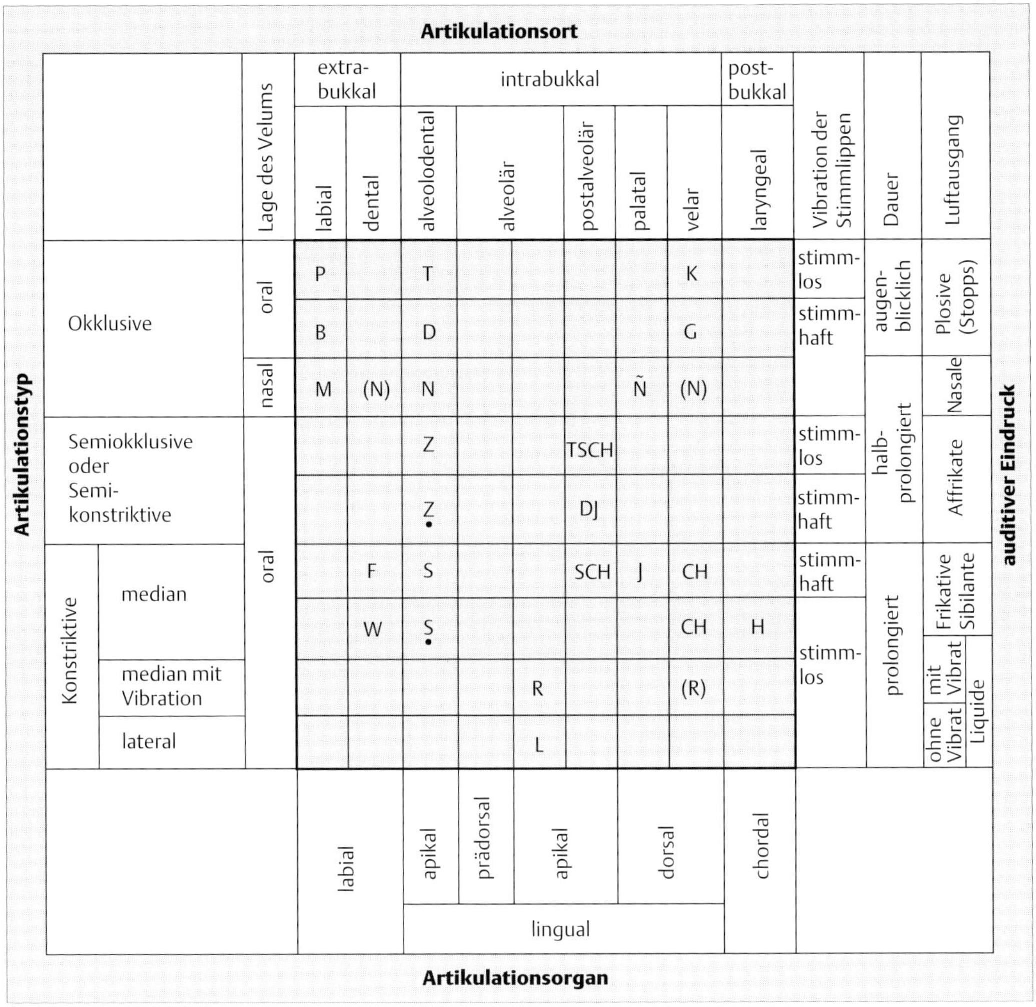

Physiologische Grundlagen

			Artikulationsort											
		Lage des Velums	extra-bukkal		intrabukkal					post-bukkal	Vibration der Stimmlippen	Dauer		Luftausgang
			labial	dental	alveolodental	alveolär	postalveolär	palatal	velar	laryngeal				
Artikulationstyp	Okklusive	oral	P	T					K		stimm-los	augen-blicklich	Plosive (Stopps)	**auditiver Eindruck**
			B	D					G		stimm-haft			
		nasal	M	(N)	N				Ñ	(N)			Nasale	
	Semiokklusive oder Semi-konstriktive	oral				Z		TSCH			stimm-los	halb-prolongiert	Affrikate	
						Ẓ		DJ			stimm-haft			
Konstriktive	median	oral	F	S			SCH	J	CH		stimm-haft	prolongiert	Frikative Sibilante	
			W	Ṣ					CH	H	stimm-los		ohne / mit Vibrat Vibrat	
	median mit Vibration					R			(R)				Liquide	
	lateral					L								
			labial	apikal	prädorsal	apikal		dorsal		chordal				
						lingual								
					Artikulationsorgan									

Abb. 6.6 Artikulationsmechanismen der Konsonanten.

aber wenig bekannt. Abb. 6.4) gibt ein vereinfachtes Schema dieser nervalen Kontrolle wieder (S. 197).

Zentrale Steuerung

Wie Abb. 6.1 (S. 193) zeigt, lassen sich zwei Bereiche unterscheiden: ein Zentrum der allgemeinen Sprachfähigkeit und mehrere Module für die verschiedenen Sprachformen (auditiv-verbale, visuell-graphische, visuell-gestische und evtl. andere).

Über Beschaffenheit und Lokalisation des erstgenannten Zentrums gibt es bisher nur Vermutungen (zusammenhängend oder aufgesplittet in mehrere Einheiten, evtl. in beiden Hemisphären?). Es könnte in der sehr kritischen interlobären Zone zwischen Scheitel-, Schläfen- und Hinterhauptslappen (der linken Hemisphäre?) liegen, die mehr oder weniger den Gyri supramarginalis und angularis entspricht. Die Untermodule sind besser bekannt, besonders als Dekodierungs- und Kodierungszentren der verschiedenen Sprachfähigkeiten oder Unterfähigkeiten (S. 258).

Zusammenfassung

Die allen Lebewesen eigene Fähigkeit des Informationswechsels gehört wie der Stoffwechsel zu den biologisch wirksamen Grundprinzipien. Die Sprachen, so wie sie heute von uns gebraucht werden, sind Folgeerscheinungen von genetisch bedingten, uralten kommunikativen Mechanismen, die viel später im Verlaufe der Phylogenese (und entsprechend auch der Ontogenese) und auf kultureller Basis mit der Herausbildung des Menschen einen Qualitätssprung erfahren haben. Die Sprache ist eine einzigartige, nur dem Menschen zur Verfügung stehende außerordentliche Fähigkeit zur Kommunikation, für die keine exklusiv spezifischen Organe vorhanden sind. Diese Fähigkeit ist angeboren, realisiert sich aber nur durch äußere Anregung als ein erlerntes Verhalten. Eine sehr große Akzeleration von Änderungen, Neuschaffungen und Eliminationen menschlicher Fähigkeiten, die in unseren Zeiten besonders wichtig, sogar lebenswichtig ist, verpflichtet uns zu einer mehr dynamischen Anschauung der Sprache. Dabei darf sich das Interesse nicht nur auf die gesprochene Sprache bzw. den Sprechvorgang konzentrieren, sondern muß gleichermaßen die gesamte periphere Informationsaufnahme, die vielfältige zentrale Informationsverarbeitung und die gesamte Informationsabgabe berücksichtigen.

Literatur

1. Croatto, L.: Trattato di foniatria e logopedia, Vol. 1, Anatomia e fisiologia degli organi della communicazione. La Garangola, Padova 1985
2. Schindler, O.: Manuale di audiofonologopedia, Propedeutica. Omega, Torino 1974
3. Schindler, O.: Manuale di fisiopatologia della communcazione umana. Masson, Milano 1995
4. The Cambridge Encyclopedia of Language. Cambridge University Press, London 1987

Linguistische Grundlagen

Mit den physiologischen Grundlagen der Sprache lassen sich eine Reihe von Folgerungen erklären:

- Sprache kann nicht von den anderen Kommunikationsformen getrennt werden.
- Es ist unmöglich, Sprache zur Verfügung zu haben und zu gebrauchen, ohne vorher mehrere Formen der nichtverbalen Kommunikation gehabt und gut gebraucht zu haben.
- Sprachmechanismen basieren auf der allgemeinen Kommunikation, besonders der *Semiotik* (Lehre von den Zeichen).
- Sprache ist so hoch organisiert, daß nur die anatomofunktionellen Strukturen am Ende der phylogenetischen Kette mit dem Homo sapiens sapiens, eine solche Fähigkeit ermöglichen. Die Ansicht, Sprache sei ein typisches Kennzeichen des Menschseins, ist allerdings zu einfach. Danach könnten diejenigen, die über keine orale Sprache (d.h. auch Sprechvermögen) verfügen (kleine Kinder, erwachsene Oligophrene, Taubstumme, Gebärdensprecher, aber auch evtl. Laryngektomierte oder Patienten mit einem Tracheostoma), kaum als Menschen gelten und wären eher höheren Tieren zuzuordnen. In der christlichen Kosmogonie sind diese Konzepte so sublimiert, daß geschrieben steht: „Im Anfang war das Wort, und das Wort war bei Gott, und Gott war das Wort" (Johannes-Evangelium). Die Mystik der Sprache (vielleicht auch dem Pneuma der Griechen oder dem Prana im Buddhismus vergleichbar) stand also ganz im Vordergrund der Hermeneutik, und so ist es wahrscheinlich auch geblieben.
- Die beiden großen Mysterien Sprache und Schrift führten zur ersten Sprachwissenschaft, der *Grammatik* (Wissenschaft des Geschriebenen). Es ist bekannt, daß die Griechen (wie mehr oder weniger alle Völker) glaubten, ihre Sprache sei die einzige Sprache, und die übrigen Völker könnten nichts als „br, br" brummen – sie waren die Barbaren (Nichtgriechen, die mit unverständlicher Sprache). Untersuchen konnte man nur die Sprache in ihrer schriftlichen Form. Den griechischen Grammatikern aus

Alexandria in Ägypten verdanken wir die Phonologie, das Lexikon und die Morphosyntax.
- Die sakrale Omnivalenz der Sprachmystik ist die Grundlage für eine verwirrende Mehrdeutigkeit des Wortes Sprache. Im engeren Sinne gehören nur die Konzepte der Sprachfähigkeit und der Einzelsprachen zur essentiellen Linguistik. Andere Kategorien, wie Sprachstil, die Sprache der Bienen, die poetische Sprache usw., gelten als falsche oder unsichere linguistische Konzepte und finden in diesem Kapitel keine Beücksichtigung.
- Von der Sprache gibt es keine befriedigende wissenschaftliche Definition, sondern nur Beschreibungen einer Unmenge von Eigenschaften.

Hier ein Beispiel, das 16 teilweise diskutable Eigenschaften aufzählt (2): 1. audiovokaler Kanal, 2. Fernübertragungsmöglichkeit und richtungskoordinierte Rezeption, 3. schnelle Entschlüsselung von Botschaften, 4. Austauschbarkeit von Sendern und Empfängern, 5. Vollständigkeit des Feedbacks, 6. Spezialisation, 7. Semantizität, 8. Arbitrarität, 9. Diskretheit, 10. Entfernbarkeit, 11. Offenheit (open set), 12. Tradition, 13. doppelte Artikulation oder Strukturdualität, 14. Prävarikation (hier: Umkehrbarkeit), 15. Reflektivität (Möglichkeit, über sich selbst zu sprechen), 16. Möglichkeit, gelernt zu werden.

Von der Sprache kann man also viel reden, aber nicht eine einheitliche wissenschaftliche Darstellung geben. Weitere Angaben auf den Seiten 192, 215, 258 u. 321.

Wenn die *Linguistik* (oder früher *Glottologie*) die *Wissenschaft* sein soll, die *Struktur und Funktionsweise der Sprachen* beschreibt, dann empfiehlt sich eine Einführung durch einen komplexen Lehrpfad.

Möglich wäre z. B. ein semiologischer Ansatz insofern, daß die *Semiotik* (*Semiologie*) die Lehre von der Untersuchung des symbolischen und kommunikativen Verhaltens ist. In diesem Fall bedeutet Kommunikation die absichtliche Sendung einer Botschaft von einem Sender zu einem Empfänger durch einen Kanal in einer bestimmten Situation. Als Kanal versteht man das physische Medium, durch das die Botschaft vom Sender zum Empfänger gelangt. Es kann eine nur visuelle Bedeutung haben (z. B. für Gebärden), eine audiovisuelle (z. B. für gesprochene Sprache), eine nur auditive (z. B. in einem Telephongespräch), oder auch eine taktile (z. B. Braille-Blindenschrift). Die Kanäle sind nie perfekt, und deshalb führen sie immer ein *Signal* und eine Störung, ein *Geräusch*. (Wenn zwei oder mehr Signale zusammen durch einen Kanal gehen, ist nur eines Signal, die übrigen sind Geräusche!) Die Störungen sind unterschiedlich, je nach der Art der verschiedenen Kanäle. So stört z. B. Dunkelheit oder Entfernung ein Gebärdengespräch; eine Dysphonie, ein schlechtes Mikrophon stören ein Telephonat; ein zerstreuter Kommunikationspartner stört die Konversation. Geräusch bedeutet also Signalverlust oder Gegeninformation in der allgemeinen Botschaftenökonomie. Mögliche Strategien für eine erfolgreiche Sendung von Botschaften könnten z. B. Kontrollen des Senders durch Feed-backsysteme auf verschiedenen Ebenen sein: sich selbst hören (evtl. wiederhören) während des Sprechens, Beobachtung der nichtverbalen Reaktionen des Empfängers, Rückfrage zur Verständniskontrolle („hast du verstanden?", „stimmt's?", „was habe ich gesagt?"). Die Botschaft selbst ist so strukturiert, daß sie gegen Interferenzen (Überlagerungen, Abwandlungen) möglichst widerstandsfähig bleibt. Dieselbe Idee wird mehrmals wiederholt, Beispiele erläutern sie, Mimik, Gesten, Schrift usw. dienen der Bekräftigung. Dieselbe Morphologie (Grammatik, flexiv und konjugativ) gebraucht mehrmals dieselben Kennzeichen (z. B. Geschlecht, Zahl) im selben Satz (im Artikel, im Substantiv, im Adjektiv usw.). Diese *Redundanz* ist für die Sicherung der Nachrichtenübermittlung unerläßlich. Andererseits soll die Botschaft aber auch *ökonomisch* sein, d. h. die Botschaft muß mit einem Minimum von Energie und Zeit gesandt werden. Die Botschaften halten sich also in einem möglichst konstanten Gleichgewicht zwischen Redundanz und Ökonomie.

Unter *Situation*, in der Kommunikationsaustausch stattfindet, versteht man den Komplex von besonderen, extralinguistischen Faktoren, die eine Botschaft beeinflussen können: Zeit, Ort, Bedeutung der Kommunikationspartner, Art der Botschaften, ihre Ziele, soziale Normen usw. Alle diese Elemente, die der *Pragmatik* zugehören, werden später näher erörtert.

Eine Botschaft besteht demnach aus einem verbalen Teil und allen übrigen Komponenten. Es ist also absolut unmöglich, einen kommunikativen Austausch nur aus der Bedeutung der Wörter zu interpretieren. Man muß auch wissen: Wer hat gesprochen, mit welchen Absichten, in welcher Art, was weiß er, das wir wissen, usw. Alle diese Komponenten werden zusammen und gleichzeitig durch Wörter und andere linguistische oder nichtlinguistische Mittel (wie Intonation, Gesten, Schrift, Sekretionen usw.) übermittelt. Die Komplexität dieser Faktoren zeigt sich deutlich in diagnostischen Situationen, wie in der evtl. Transkription eines kommunikativen Austausches (z. B. bei Kindern, bei Aphasikern).

Lyons (2) schematisiert die Komplexität der linguistischen und nichtlinguistischen Faktoren systematisch (Abb. 6.7).

Auf der „vokalen" Ebene sind die *Reflexe*, wie Husten oder Gähnen, physiologische Phänomene. Sie können den Charakter von *Indizes* oder *Signalen* annehmen, je nachdem ob sie willkürlich oder unwillkürlich auftreten. Sie vermitteln fast ausschließlich einfache Informationen und nicht komplexe Botschaften.

Klang steht für Klangfarbe der Stimme und Stimmstil sowie für Aussprache und die Artikulationsweise. Diese Merkmale geben Auskunft über geographische, kulturelle und soziale Herkunft (Sprechercharakterisierung).

Die *lokutiven linguistischen Merkmale* charakterisieren die Redeweise nach Art der Wortwahl, Satzbildung und Textgestaltung – ein Hauptfeld der Linguistik.

Die *prosodischen Elemente* bestehen aus dem melodischen, dynamischen, temporalen und rhythmischen Akzent (Verlauf von Grundtonhöhe und Lautstärke, Sprechtempo und zeitlicher Gliederung). Sie dienen Hervorhebungen (Betonungen) sowie der Vermittlung von grammatisch-syntaktischer und emotionaler Information.

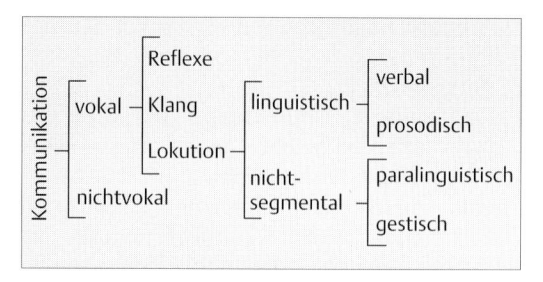

Abb. 6.7 Systematisierung der linguistischen und nichtlinguistischen Faktoren einer Botschaft nach Lyons.

Hierher gehören u.a. auch Pausen und Zäsuren, ebenso interjektionsartigen Vokalisierungen („hm"), die eine Stille füllen und Unsicherheiten abschwächen.

Zwischen vokalisch und nichtvokalisch gehören die *paralinguistischen Faktoren* wie Kopfzeichen, Augenkontakt und Mimik, wichtige Hinweise für das Feedback und für die Führung einer Konversation.

Ähnliche Bedeutung hat die *Gestik* als Ausdruck des emotionellen Zustandes, der Persönlichkeit, der sozio-geographisch-kulturellen Herkunft. Sie ist die einzige völlig nicht vokale Kategorie des Lyons-Schemas. Zu dieser Kategorie gehören die symbolischen *Gesten* (*Zeichen*), sei es als Zeichensprache der Gehörlosen oder als Erscheinungen unseres Alltags (z. B. Winken als Gruß, Zustimmung oder Ablehnung). Alle diese Zeichen dienen der Informationsvermittlung ohne Wörter.

In das Schema ließe sich auch die *Proxemik* einfügen, eine nichtverbale Kategorie der Entfernungen zwischen Kommunikationspartnern (intime Proxemik: 0–50 cm, persönliche: 50–150 cm, soziale: 150–300 cm, öffentliche: über 300 cm).

Die proxemischen Konventionen sind in den verschiedenen Kulturen unterschiedlich. In der Turiner Gegend ist es z. B. nicht üblich, auf der Straße in intimer Proxemik um eine Auskunft zu bitten. Dies würde einen Bruch des sozialen Verhaltenskodex bedeuten, und man würde sofort mit größter Aufmerksamkeit die Folgen einer solchen Interaktion in Betracht ziehen, um zu erkennen, ob es sich um eine Aggression handelt oder ob der Fragende nur ein Ausländer ist.

Ikonen (transparente oder diaphone) sind Kommunikationszeichen (verbal, graphisch oder gestisch), die der Wirklichkeit ähneln: Bilder, Fotos, viele Gesten (z. B. Essen oder Trinken), onomatopoetische Wörter, vielleicht auch Wortmelodie und -dynamik, einige Stimmausdrücke. Diese sind oft die ersten linguistischen Produktionen eines Kindes. In seinen Kommunikationsbemühungen erfaßt es Elemente der Wirklichkeit auf der perzeptiven Ebene und überträgt sie durch die Stimme. Wenn es einen Hund „Wau-wau" nennt, so versucht es, den Ausdruck des Hundebellens zu reproduzieren. Sehr wahrscheinlich ist auch das Wort bellen ein solcher Versuch, ähnlich wie die lautmalerischen Wörter heulen, summen, krachen. Dieser Kommunikationstyp wurde von Schindler *analog* genannt (5). Er besteht aus einer elementaren kognitiven Verarbeitung des zur Botschaftssendung gewählten Mittels.

Anders wirken *Zeichen* oder *Symbole*. Sie bestehen aus „etwas" (a), was für „etwas anderes" (b) steht. (a) wird vom Sender gewählt, um (b) mitzuteilen. Die Bindung zwischen (a) und (b) ist völlig willkürlich, d. h. ist nicht aus der Wirklichkeit begründet. Es gibt keinen logisch-natürlichen Grund, der die Wahl von (a) rechtfertigt, um (b) zu sagen. „Aus der Form ist es unmöglich, die Bedeutung vorauszusehen, und umgekehrt, aus der Bedeutung ist es unmöglich, die Form vorauszusehen (2)." Wenn also „Wauwau" für Hund steht, wird eine Ikone gebraucht. Aber wenn für dieses Tier das Wort Hund steht, dann handelt es sich um ein Zeichen. Mit dem Zeichen erreicht man ein höheres Niveau, die *digitale* Ebene (5).

Alle Sprachen scheinen auf diesen beiden kommunikativen Ebenen zu funktionieren, der analogen und der digitalen. Dabei ist die Anzahl der ikonischen Elemente gegenüber den Zeichen wesentlich geringer. Die bekannten Gebärdensprachen verfügen dagegen über mehr analogikonische Elemente.

De Saussure, ein Schweizer Linguist der Jahrhundertwende, gab der Form des Zeichens den Namen *Significant* (zeichenbildend) und seinen Inhalt nannte er *Significat* (Bedeutung, 3). Ein Zeichen entsteht demnach aus einer Verbindung von Gestalt und Bedeutung.

Das Schema von Lyons setzt Erscheinungen wie das Gähnen, das Grußzeichen, ein Wort, die Intonation usw. zusammen. So entsteht eine Botschaft aus Trägern von Informationen, die oft von tief verschiedener Natur sind. Alle aber bestehen aus einer Form, einer Gestalt, die einen Inhalt, eine Information mitteilt. So ist Gähnen die Form der Langeweile während eines Vortrages, eine steigende Melodie drückt eine Frage aus, das Wort Danke ist die Form, die unsere Dankbarkeit ausspricht.

Eine weitere Klassifikation dieser Informationsmittel ist möglich:

– nach dem Verbindungstyp zwischen Form und Inhalt: willkürlich (arbiträr), nach Übereinkunft (konventionell), „in der Natur der Sache liegend", notwendig,
– nach Willkürlichkeit oder Unwillkürlichkeit.

Diese beiden Unterscheidungen eröffnen folgende Möglichkeiten:

– *Indizes*, die z. B. den früher zitierten Reflexen entsprechen: sie informieren, aber kommunizieren nicht, weil sie unwillkürlich sind.

Es sei allerdings daran erinnert, daß hier vom Kommunikationbegriff der Linguistik die Rede ist, der sich von dem der Phoniatrie durchaus unterscheidet (S. 195). Auch gibt es keine strenge Korrelation zwischen Form und Inhalt: eines ist die physiologische Expression des anderen, z. B. man muß husten, wenn man sich verschluckt, unabhängig von den ursächlichen Gründen.

– Zu *Signalen* werden die genannten Indizes, wenn sie willkürlich gebildet werden, um einen bestimmten Inhalt mitzuteilen. In diesem Fall spricht man von Kommunikation, weil der Sender die Zeichen bewußt gestaltet, um ein Ziel zu erreichen. Die Verbindung zwischen Form und Inhalt bleibt auch bestehen, wenn man einen natürlichen Reflex auswählt. Man kann z. B. ein leichtes Husten simulieren, um dem Gesprächspartner mitzuteilen, daß jemand kommt, der das Gespräch nicht hören soll.

Nach der Klassifikation der Botschaftstypen von Schindler (5) werden die Signale auf der *pragmatischen Ebene* eingeordnet. Hierher gehört die primitivere, weniger entwickelte Kommunikation: sie nutzt die von der Natur gegebenen Möglichkeiten und bleibt in ihren Grenzen, z. B. wenn ein Kind zu weinen versucht, um etwas zu erreichen.

Über einige Spracheigenschaften ist sich die Mehrheit der Linguisten einig: semantische Omnipotenz, syntaktische Komplexität, Produktivität, Biplanarität, Arbitrarität, Doppelartikulation, Diskretheit.

Semantische Omnipotenz. Sie charakterisiert die Möglichkeit, durch die Sprache alles Beliebige ausdrücken zu können. Man kann die Wahrheit oder die Unwahrheit sagen; man kann über die Sprache selbst sprechen; man kann etwas sagen und gleichzeitig das Gegenteil meinen (ironisch, paradox).

Syntaktische Komplexität. Man kann nicht nur alles sagen, sondern man kann es auch nichtimmanent auf verschiedene Weise, in unterschiedlichen Zeichenkombinationen ausdrücken, je nach der Rolle der Gesprächspartner oder nach dem Kontext, z. B. die Aufforderung „sitz!" als „willst du sitzen?" oder „du mußt nicht stehen" oder „hier ist ein Stuhl".

Produktivität. Die Sprache kann in Modulen strukturiert werden, die sich potentiell immer wieder anders kombinieren lassen, um neue Bedeutungen auszudrücken. Natürlich ist nicht alles möglich, weil es Grenzen gibt, die durch die strukturellen Regeln und den Gebrauch bedingt sind. Nach diesen Prinzipien lernt das Kind zu sprechen und lernt auch, früher nie gehörte Botschaften auszudrücken. Nach und nach erobert es die Prinzipien des Lexikons, der Morphosyntax, und mit ihnen übt es die *Kreativität*.

Biplanarität, Arbitrarität, Doppelartikulation. An der weiteren Sprachentwicklung des Kindes lassen sich auch diese Merkmale der Sprache veranschaulichen. Mit 5–6 Jahren kann es diese Eigenschaften verstehen und anwenden. Es entdeckt, daß die von ihm nun leicht gebrauchten Wörter ein Signifikat und ein Signifikant, einen Inhalt und eine Form besitzen, die völlig unterschiedlicher Natur sind (*Biplanarität*, doppelte Ebene). Durch Sprachspielerfahrungen (Reime, Gedichte, Rätsel) fängt es an, die zwei Seiten des Zeichens zu trennen. Das Kind ist jetzt imstande zu verstehen, daß die Zeichen arbiträr sind, es kann über die Natur der Symbole nachdenken.

Mit dem Schulbeginn lernt es, die verschiedenen Elemente der Signifikanten zu unterscheiden. Diese Trennung und die entsprechende Zusammensetzung werden ihm erlauben zu lesen und zu schreiben. Unbewußt macht es von den Möglichkeiten Gebrauch, die die *Doppelartikulation* (Artikulation auf zwei Ebenen) des Signifikanten bietet: Die erste Ebene besteht noch aus Teilen, die eine Bedeutung haben – *Morpheme* (z. B. „Kinder" besteht aus einem lexikalen Morphem „Kind" und einem grammatikalischen Morphem „er"), die zweite Ebene aus kleineren Teilen, *Phoneme*, die nicht mehr weiter geteilt werden können. Sie haben keine Bedeutung an sich mehr, wohl aber eine Funktion, nämlich die Signifikanten voneinander zu unterscheiden. Die Phoneme, in begrenzter endlicher Zahl für jede Sprache, kombinieren sich in unendlicher Zahl von Signifikanten.

Diskretheit. Die letzte Eigenschaft des Sprachkodex bezieht sich auf die Phoneme: Sie sind diskret, d. h. sie differenzieren sich nach dem Prinzip „alles oder nichts". Es gibt keine Überlappung von einem zum anderen. Wie immer sie in der Sprachkette ausgesprochen werden, der Empfänger interpretiert die Botschaft, indem er die gehörten Klänge auf eine endliche Zahl von Phonemen zurückführt. Wenn der Vokal /a/ mit engem Munde ausgesprochen wird, kann ihn der Empfänger entweder als /a/ oder als /o/ dekodieren, tertium non datur: zwischen den beiden Vokalen gibt es keine dritte Möglichkeit mit einer Übergangsartikulation. Die Fehlerbreite wird auf diese Weise eingeengt, und die Sprachkette und der Kontext determinieren die Wahl.

Das Gegenteil der Diskretheit ist die *Kontinuität*, die auch zum Sprachkodex gehört und anderen Zwecken dient, z.B der Intonation und der Betonung. Wie das Wort sagt, sind die Änderungen kontinuierlich, graduell. So kann eine mehr oder weniger steigende Intonation unterschiedliche Botschaften übermitteln. Es gibt dabei zahlreiche (unendlich viele?) Abstufungen, alle leicht verschieden wie auf einer Skala, an deren Enden sich ganz differente Intonationen befinden. Andererseits können in den linguistischen Strukturen dank der Diskretheit grundsätzlich verschiedene Elemente in unmittelbarer Nachbarschaft koexistieren, ohne daß Fehler auftreten.

Aus evolutionärer Sicht läßt sich die Hypothese vertreten, daß eben diese Eigenschaften die Sprache bei allen hörenden Völkern zum besten Instrument für die Kommunikation und zur Planung der Gedanken werden ließen. Auf jeden Fall sind es diese Eigenschaften, die die Sprache zu einem agilen, vielfältigen, flinken Instrument machen, mit höchstem Nutzen bei geringstem Aufwand.

Die doppelte Artikulation gestattet mit einer begrenzten Stückzahl von Elementen die komplexesten Konstruktionen zu strukturieren. Die Eigenschaft der Produktivität fixiert Module, in denen eine beliebige neue Form auf eine interpretierbare Form zurückzuführen ist.

Wenn eine Sprache als Kodex beschrieben werden soll, muß eine gewisse Abstraktionsebene eingehalten werden. Dies bedeutet Abstraktion vom konkreten Sprachgebrauch, vom beobachtbaren Verhalten, von sich ändernden Phänomenen, um das angestrebte Niveau und ein Kollektiv von Bezichungen und Regeln zu erreichen. Die Linguisten sehen darin unter den unendlichen Realisationsmöglichkeiten ein konstantes und homogenes System, das unsere Referenz zur Kommunikation widerspiegelt.

De Saussure definiert diese abstrakte Ebene als *Langue* und ihre konkrete, kontingente Realisation als *Parole* (3). Die Brücke zwischen diesen zwei Wirklichkeiten bildet die *Norm* (der statistisch überwiegende Gebrauch, eine Durchschnittsfiktion). Durch die Norm kann eine Neuigkeit auf der Ebene der Parole zur Ebene der Langue gelangen. Auf diese Weise bleibt die Langue vital, d.h. die Sprache bleibt Ausdruck einer Gesellschaft, und sie verändert sich mit ihr. Die Langue ist ein soziales Phänomen, und jedes von ihren Teilen, das nicht mehr von der Gemeinschaft, deren Stimme sie ist, gebraucht wird, muß absterben, auch auf dieser Ebene des Systems. Objekt der linguistischen Theorie ist die Langue, sind die abstrakten Beziehungen.

Viele Jahrzehnte nach de Saussure, in den 50er und 60er Jahren, wird dieselbe Unterscheidung zwischen abstraktem und homogenem Niveau und seiner konkreten und veränderlichen Verwirklichung von Chomsky getroffen (1). Mit seinen Prinzipien des *Generativismus* (generative transformationelle Grammatik im Gegensatz zu der späteren generativen Semantik) trifft er eine präliminäre Unterscheidung zwischen *Competence* und *Performance*.

Auch die Kompetenz betrifft das Zusammenwirken von konstanten Beziehungen und Regeln, die den Sprechern das Sprechen erlauben. Aber im Gegensatz zur Langue ist sie nicht das Resultat einer sozialen Konvention, also eine Form, die die Menschen sich selbst gegeben haben. Es handelt sich vielmehr um eine genetisch vorgegebene Fähigkeit, eine Substanz als Ausdruck der menschlichen Seele, der Psyche eines idealen Sprechers, seines Kenntnisuniversums. Mit zunehmender Erweiterung des Gedächtnisses erwirbt das Kind die Kompetenz einer Sprache ebenso wie die logischen Mechanismen der Mathematik. Die Performanz (Exekution, Ausführung) dagegen manifestiert sich durch den psychophysischen Vollzug der Kompetenzfähigkeiten. Dabei wirken auch nicht-linguistische Faktoren mit, wie die Kenntnis der sozialen Konvention, „was ich weiß, das der Partner weiß" oder vorhandene Beziehungssysteme. Die Linguistik beschäftigt sich mit den Kompetenzen und versucht alle Regeln des Sprechens zu erhellen, deren Anwendung einen korrekten Gebrauch der Sprache gewährleistet. Die Phoniatrie hingegen konzentriert sich hauptsächlich auf die Performanzen.

Die strukturelle Angeborenheit der Sprachen ist offenbar nicht so streng universell, wie man annehmen möchte, denn benachbarte Sprachen wie Deutsch und Französisch weisen große lexikale, phonologische und andere Unterschiede auf, d. h. den verschiedenen Sprachen liegt sehr wahrscheinlich nicht ein einheitliches funktionelles Prinzip direkt zugrunde. Selbst bei sehr ähnlichen kommunikativen Funktionen gibt es in den betreffenden linguistischen Gemeinschaften nicht die überlappenden Strukturen, die man erwarten könnte.

Wie die interne Organisation eines linguistischen Systems auch sein mag, jedes Element hat eine doppelte Beziehung zu den anderen Elementen: eine *paradigmatische* und eine *syntagmatische* Beziehung. Bei jeder Produktion einer Botschaft wählt man die zu gebrauchenden Zeichen aus und stellt sie entsprechend zusammen (Syntagma: Verbindung von zwei oder mehreren sprachlichen Einheiten zu einem Wort, Satz, zu einer Wendung usw.).

Das gewählte Zeichen steht in paradigmatischer Beziehung zu allen anderen, die an seiner Stelle hätten gewählt werden können und in syntagmatischer Beziehung zu den in der Botschaft zugeordneten Zeichen. So z. B. hat „heute" in dem Ausdruck „heute habe ich eine Schokolade getrunken" eine paradigmatische Beziehung zu „gestern", „Montag", „selten", usw. – alle diese Wörter könnten für diesen Satzteil gewählt werden, sie sind gegenseitig austauschbar. Das Zeichen „getrunken" hat eine syntagmatische Beziehung zu „habe" und zu „eine Schokolade": es geht nicht darum, daß es nach „eine Schokolade" steht und daß es so konjugiert ist, sondern es ist Teil der Gesamtheit aller Kategorien, die im Moment der Satzzusammenfügung aufgenommen werden. Die paradigmatische Auswahl erfolgt als Einschränkung im Rahmen des Netzes der syntagmatischen Beziehungen: Man wählt nur unter den kombinierbaren Zeichen aus.

De Saussure war der erste, der feststellte, daß man eine Sprache untersuchen kann mit einer Beschreibung der Struktur, wie sie in einer gewissen historischen Periode tatsächlich ist, d. h. mit einer *synchronen Methode*. Vor ihm galt in der Linguistik der Satz „das Merkmal der linguistischen Wissenschaft, wie sie heute konzipiert wird, ist ihr historischer Charakter" (2), d. h. man kann eine Sprache nur erklären, wenn man die Ursachen beschreibt, die sie zur heutigen Erscheinungsform gebracht haben – so die *diachrone Methode* der Historizisten. De Saussure behauptete, daß beide Methoden, diachrone und synchrone, wissenschaftlich komplementär sein könnten. Danach wäre es möglich, einerseits die Entwicklung eines gewissen sprachlichen Systems zu erklären, andererseits aber auch die wechselseitigen Beziehungen unter den verschiedenen Teilen der Struktur zu beschreiben, so wie sie in einer bestimmten historischen Periode gewesen sind. Dieser neue Ansatz der Linguistik – der *Strukturalismus* – wollte jede Sprache als Fakt für sich erklären, charakterisiert durch verschiedene Beziehungssysteme in ihrem Inneren. Der Strukturalismus wurde eine interdisziplinäre Bewegung: als Basis der Semiologie, mit Beziehungen zur literarischen Kritik, Anthropologie, Soziologie usw. Es wurde eine Denkweise mit einerseits mehr Interesse für die Beziehungen zwischen den Teilen eines Untersuchungsobjektes als für die Teile selbst, und andererseits mit einer neuen Aufmerksamkeit für die kulturelle (und linguistische) Verschiedenheit, die nicht mehr durch die konzeptuellen Parameter der Untersucher beschrieben wurde, sondern mit der Absicht, die essentiellen inneren Eigenschaften herauszufinden.

Wie man sieht, ist die Sprache tatsächlich so kompliziert, daß eine Definition unmöglich ist. „Die Natursprache" meint „gewisse Eigenschaften der Natur"; „die Bienensprache" meint „die Kommunikation der Bienen"; „die englische Sprache" sowie „die Gebärdensprache" meinen *linguistische Kommunikationen* (die nur den Menschen möglich sind).

Für die letztere soll die folgende *Versuchsdefinition* gelten:

Eine Sprache ist die übliche, meist gebrauchte (?) Kommunikation von Menschen aus einem bestimmten Weltteil mit einer bestimmten Geschichte, Kultur und Denkweise.

Linguistische Ebenen

Zusammenfassend, aber nur für die gesprochene Sprache (und einige ihrer Korrelaten) lassen sich die folgenden vier Niveaus unterscheiden:

Phonologisch-phonetische Ebene

Die phonologische Ebene ist eine Symbolebene und besteht grundsätzlich aus den *Phonemen*, den kleinsten perzibierbaren lautsprachlichen Einheiten mit bedeutungsunterscheidender Funktion. Realisierungsvarianten ohne Bedeutungsänderung heißen *Allophone*. Jede Sprache hat eine bestimmte Anzahl von Phonemen, keines mehr und keines weniger. Tab. 6.4 zeigt die deutschen Phoneme mit den Zeichen der phonetischen Umschrift, wie sie 1928 durch die Association Phonétique Internationale (API) festgelegt wurden. Diese Phoneme sind die Träger jeder linguistisch gesprochenen Botschaft auf Deutsch.

Die phonetische Ebene ist eine Produktionsebene und zeigt, wie Phoneme (sowie alle anderen akustischen Botschaften) als *Laute* realisiert, d. h. artikuliert oder auch (ebenfalls wie jede andere akustische Information) perzipiert werden.

Phonologisches Niveau. Hier lassen sich segmentale und suprasegmentale Elemente unterscheiden. Die suprasegmentalen Strukturen haben nur dann eine phonologische Bedeutung für eine bestimmte Sprache, wenn sie die segmentale Botschaft grundlegend ändern können.

Im Überblick ergibt sich die folgende Aufgliederung:

- Phoneme (Segmente, segmentale Strukturen),
- suprasegmentale Strukturen (teilweise),
  - Akzente (melodisch, dynamisch, temporal, rhythmisch), zusammen mit Satzzeichen-Äquivalenten (auch als Pausen und Zäsuren) als Voraussetzung zur Bildung anderer Kategorien wie
  - Kundgabe, Frage, Ausruf, Bekräftigung,
  - wichtig/unwichtig (Betonung).

Phonetisches Niveau. Diese Ebene gibt die drei Hauptteile der lausprachlichen Kommunikation wieder und gliedert sich danach in
- *artikulatorische oder genetische Phonetik* (artikulatorische Praxien) für die Lautproduktion, S. 199 sowie Abb. 6.5 u. 6.6.

Hierher gehört auch das Phänomen der *Koartikulation*: Beim fortlaufenden Sprechen greifen immer vorbereitende und ausklingende Bewegungen ineinander, d. h. die für die Bildung eines bestimmten Lautes typische Stellung der Sprechorgane entwickelt sich kontinuierlich aus der Stellung, die für die Erzeugung des vorangegangenen Lautes notwendig war, und geht schließlich im Ausklingen schon in die Vorbereitungsphase des folgenden Lautes über. Die Einzellaute erreichen dadurch nicht immer ihre Idealform und werden von ihrer Lautumgebung modifiziert.;
- *akustische oder gennematische Phonetik* für die Struktur der lautsprachlichen Zeichen (Gennema), so wie sie als physikalische Erscheinungen (Schallwellen) nach ihrer Produktion erfaßbar sind (S. 211);
- *perzeptive oder auditive Phonetik* für die auditive Wahrnehmung der lautsprachlichen Zeichen (S. 196).

Semantisch-lexikalische Ebene

Die *Semantik* ist die allgemeine Bedeutungslehre bezogen auf alle Kommunikationskanäle und alle Kommunikationsmöglichkeiten, wobei ein *Semantem* als kleinste Bedeutungseinheit definiert ist. Die *Lexikologie* untersucht den Wortschatz, *Lexik* oder *Lexikon*, einer Sprache. Das Lexikon ist zunächst das Wörterbuch der gesprochenen und erst später auch der alphabetisch geschriebenen linguistischen Wörter, dann mit dem *Lexem* oder *Lemma* als entsprechender kleinster Einheit.

Morphemniveau. Als *Morphem* gilt die kleinste bedeutungstragende Einheit eines Wortes, unterschieden nach *Radix* oder *Wurzel* bzw. auch *Stamm* und *Affixen* (Vor- und Nachsilben, z. B. Flexionsendungen).

Wortniveau. Es erfaßt vollständige Wörter oder Wörter mit einer selbständigen Bedeutung.

Satzniveau. Die kommunikative Bedeutung der Sätze wird in Bezug auf den Inhalt erfaßt.

Tabelle 6.4 Laute der deutschen Sprache mit den Umschriftzeichen nach API

Vokale und Diphthonge			
offenes, kurzes i	[I]	wie in Fisch	
geschlossenes, langes i	[i]	wie in Kiel	
offenes, kurzes e	[ɛ]	wie in Leck	
offenes, langes e	[ɛ]	wie in ähnlich	
geschlossenes, langes e	[e]	wie in Steg	
schwachtoniges e	[ə]	wie in Mitte	
helleres, kurzes a	[a]	wie in Stadt	
dunkleres, langes a	[ɑ]	wie in Staat	
offenes, kurzes o	[ɔ]	wie in hoffen	
geschlossenes, langes o	[o]	wie in Ofen	
offenes, kurzes u	[ʊ]	wie in Mutter	
geschlossenes, langes u	[u]	wie in Mut	
offenes, kurzes ö	[œ]	wie in können	
geschlossenes, langes ö	[ø]	wie in Öl	
offenes, kurzes ü	[Y]	wie in Hütte	
geschlossenes, langes ü	[y]	wie in Hüte	
Diphthong ei	[ae]	wie in Meister	
Diphthong au	[ao]	wie in Laube	
Diphthong eu	[ɔø]	wie in Feuer	
Konsonanten			
Nasal m	[m]	wie in Maß	
Nasal n	[n]	wie in naß	
Nasal ng	[ŋ]	wie in eng	
seitlicher Engelaut l	[l]	wie in lang	
Zungenspitzen-Schwinglaut r	[r]	wie in recht	(niederdeutsche Aussprache)
Zäpfchen-Schwinglaut r	[R]	wie in recht	(mitteldeutsche Aussprache)
stimmloser Engelaut f	[f]	wie in fein	
stimmhafter Engelaut w	[v]	wie in Wein	
stimmloser Engelaut s	[s]	wie in wissen	
stimmhafter Engelaut s	[z]	wie in Wesen	
stimmloser Engelaut sch	[ʃ]	wie in schon	
stimmhafter Engelaut sch	[ʒ]	wie in Garage	
stimmloser vorderer Engelaut ch	[ç]	wie in ich	
stimmhafter vorderer Engelaut j	[j]	wie in ja	
stimmloser hinterer Engelaut ch	[x]	wie in ach	
stimmhafter hinterer Engelaut r	[ʁ]	wie in Haare	
Hauchlaut h	[h]	wie in hell	
stimmloser Verschlußlaut p	[p]	wie in Pol	
stimmhafter Verschlußlaut b	[b]	wie in Bein	
stimmloser Verschlußlaut t	[t]	wie in Ton	
stimmhafter Verschlußlaut d	[d]	wie in du	
stimmloser Verschlußlaut k	[k]	wie in Kind	
stimmhafter Verschlußlaut g	[g]	wie in gut	

Textniveau. Die *kommunikative Textlinguistik*, die über den Bereich der Satzstrukturen weit hinausgeht, versteht den Text primär als eine kommunikative Einheit, der zwar Sätze zugrunde liegen, als entscheidende Bewertungsstücke des Textes stehen aber Parameter im Vordergrund wie Ziel und Zweck einer Mitteilung, Anlaß und Gegenstand (Thema) der Kommunikation, Verhältnis der Kommunikationspartner.

Grammatisch-syntaktische Ebene

Morphemniveau. Dieses, auch flexives Niveau genannt, umfaßt Deklinationen und Konjugationen und entsprechende Prä- und Suffixe sowie andere, für sich allein bedeutungslose Wort-Teile oder Morpheme.

Wortniveau. Hierher gehören Präpositionen, Adverbien, Artikel usw. oder Wörter ohne selbständige Bedeutung.

Diese beiden Niveaus bilden die grammatische Seite der grammatisch-syntaktischen Ebene.

Satzniveau. Auf diese Ebene, auch phrasische Ebene, gehören die Konstruktionsprinzipien von Sätzen und Satzteilen mit Subjekt, Prädikat, Objekt usw.

Textniveau. Es ist dem entsprechenden Niveau auf der phonologisch-phonetischen Ebene vergleichbar, aber mehr strukturell als inhaltlich orientiert. Satz- und Textniveau charakterisieren die syntaktische Seite der grammatisch-syntaktischen Ebene.

Pragmatische Ebene

Die *Pragmatik* wendet sich dem Gebrauch von Kommunikation in ihren Beziehungen von Sendern, Empfängern und Zeichen in bestimmten Situationen zu. Auch hier lassen sich verschiedene Niveaus unterscheiden:

- ein orales, metalinguistisches (mit suprasegmentalen Ausdrucksphänomenen wie nervös, traurig, phlegmatisch, böse),
- ein nonverbales Niveau (mit Kategorien wie Gestik, Schmuck, Parfüms),
- ein Niveau der Umstände,
- ein kulturell-enzyklopädisches Niveau, zu dem auch die Soziolinguistik zählt.

Akustische Phonetik

Dieser Abschnitt beschäftigt sich ausschließlich mit den bereits auf S. 31 u. 199 kurz erwähnten akustischen Eigenschaften der gesprochenen Sprache (und besonders der Phoneme). Artikulatorisch-genetische und perzeptiv-auditive Aspekte sind an anderer Stelle ausführlich erörtert (S. 199 u. 196).

Alles was gesprochen wird, besteht normalerweise nur aus akustischer Energie bzw. Information, die (bei einer Entfernung des hörenden Ohres von 30 cm) einen Bereich von 30–120 dB(A) SPL und 50–8000 Hz umfaßt. Selbstverständlich ist die akustische Welt viel reicher, und sehr viele akustische Informationen aus der Umwelt stehen in Konkurrenz zur sprachlichen Information und können sie auch erheblich stören (daher die Bedeutung des Signal-Geräusch-Verhältnisses). Um ein wenig Ordnung in dieses akustische Chaos zu bringen, soll versucht werden, nicht die globale akustische Wirklichkeit zu interpretieren, sondern nur einen Teil, und zwar die Gesamtheit aller akustischen Merkmale, die als charakteristische Zeichen für die Lautsprache bedeutsam sind. Unsere kulturgesteuerte (auditive) Wahrnehmung sucht

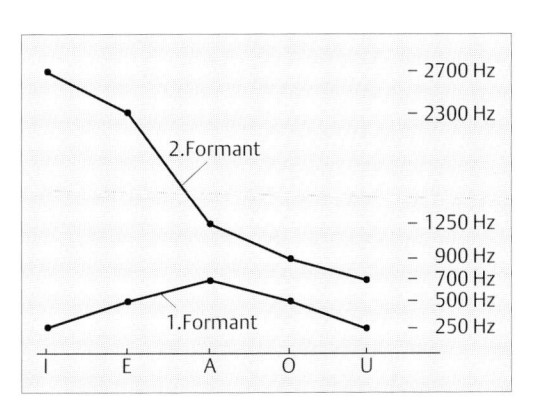

Abb. 6.8 Schematische Darstellung der 1. und 2. Formanten (distinctive features) als Schwerpunktfrequenzen im Spektrum der Grundvokale.

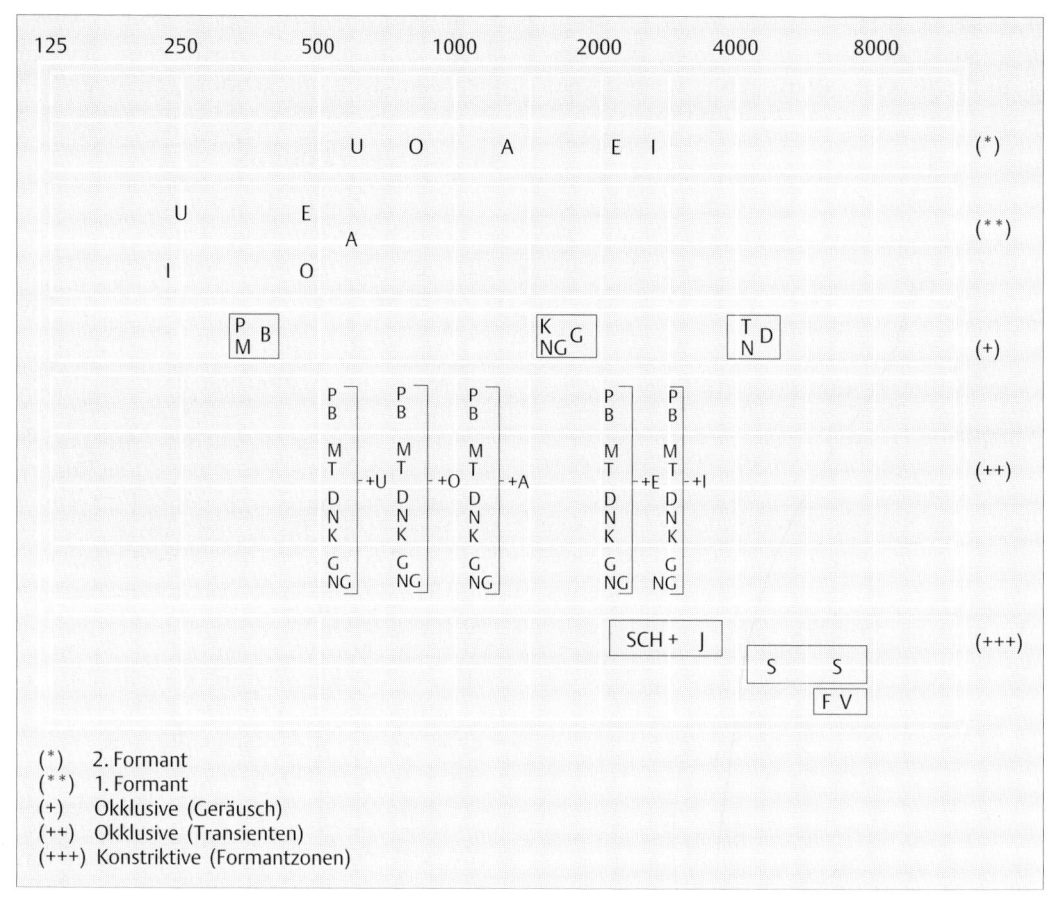

Abb. 6.9 Darstellung der verschiedenen Phoneme nach ihren akustischen Kennzeichen, projiziert auf Audiogrammkoordinaten.

diese Kennzeichen aus jeder akustischen Information heraus. Bei der sprachlichen Produktion gebrauchen wir hauptsächlich vokale Klänge und Mundgeräusche für sprachbildende akustische Kennzeichen (distinctive features), die verschiedene segmentale (Phoneme) und suprasegmentale Sprachsignale erkennen lassen. Normalerweise sind die suprasegmentalen Signale leichter zu erkennen, im tieferen Hörbereich (etwa zwischen 50 und 500–1000 Hz) und in der Stimmklanginformation. Die segmentalen Signale (als Phoneme besonders die Vokale) liegen dagegen vorwiegend im mittleren und höheren Hörbereich, von 500–2000 Hz und von 2000–8000 Hz (Abb. 6.8).

Vokale

Vokale haben die akustische Struktur eines laryngealen Klanges, der in den pharyngooralen Strukturen modifiziert wird (S. 61). So entstehen durch resonatorische Überformung des primären Glottisschalls in den Ansatzräumen die charakteristischen akustischen Kennzeichen der verschiedenen Vokale, die Formanten (Abb. 6.9). Als Formanten bezeichnet man allgemein alle klangtypischen Energieverteilungen im Spektrum, wobei auch Einschwingvorgänge und Übergangserscheinungen (transitions), also zeitliche Verläufe, von großer Bedeutung für Erkennung und Zuordnung sein können. Die Art der Formantausprä-

Abb. 6.**10** Sonagramm eines Textausschnittes (Sprecherin) „eine neue Wohnung" (nach Lindner).

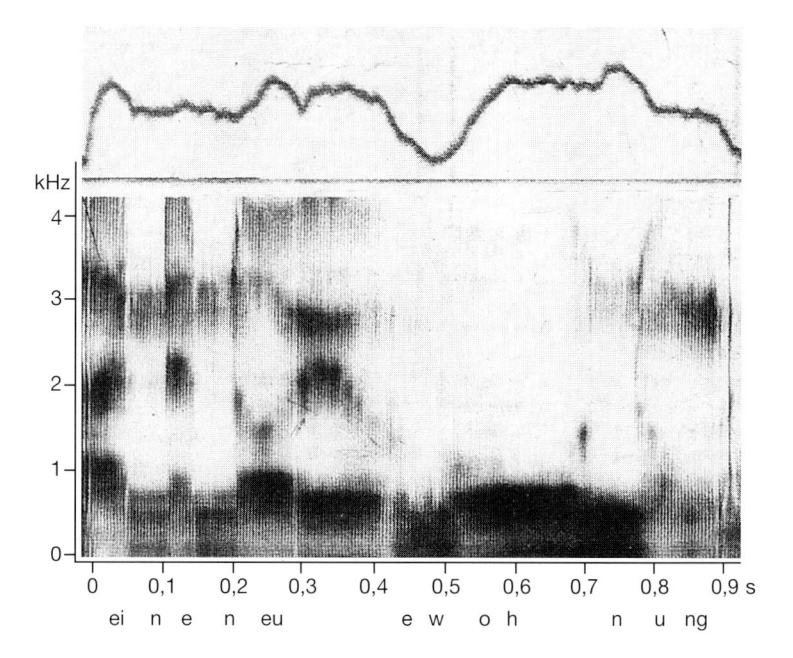

gung bei Vokalen hängt vom Verlauf des Querschnitts im Ansatzrohr ab.

Abb. 6.**10** zeigt die sonagraphische Analyse eines Testsatzes mit verschiedenen Vokalen.

Konsonanten

Konsonanten sind ebenfalls durch typische Formanten, meist von Geräuschen, charakterisiert. Neben den bereits genannten Übergangsphänomenen sind hier aber auch noch andere Erscheinungen von Bedeutung.

Okklusive Konsonanten. Die okklusiven Konsonanten haben dreierlei akustische Merkmale:

– eine Stille für die stimmlosen Konsonanten /p/, /t/, /k/, einen Stimmbalken (vocal bar) im Sonagramm für die stimmhaften /b/, /d/, /g/ und eine normale harmonische Struktur mit typischen Energieminima (Antiformanten) für die Nasalen /m/ und /n/ (Abb. 6.**11** a, b, c);
– ein explosives Geräusch, sehr kurz, mit einem Formantbereich um
  • 350 Hz für die bilabiale Okklusion (/p/, /b/, /m/),
  • 4000 Hz für die linguodentale Okklusion (/t/, /d/, /n/),
  • 1800 Hz für die linguovelare Okklusion (/k/, /g/);
– eine Änderung des 2. Formanten am Anfang der folgenden oder am Ende der vorausgehenden Vokale (sog. Übergangserscheinungen oder Transienten (transitions), und zwar
  • abfallend für /p/, /b/, /m/ (minus-Transienten),
  • ansteigend für /t/, /d/, /n/ (plus-Transienten),
  • gleichbleibend für /k/, /g/ (horizontale Transienten, Abb. 6.**12**).

Außerdem haben die stimmhaften (/b/, /d/, /g/) und die nasalen (/m/, /n/) Konsonanten einen abfallenden Übergang auf dem ersten Formanten.

Konstriktive Konsonanten. Die konstriktiven Konsonanten (/f/, /w/, /s/, /z/, /sch/) haben zweierlei Distinctive features: Sie bestehen aus

– geräuschen mit Formantbereichen von
  • 6000–7000 Hz für die labiodentalen (/f/, /w/),

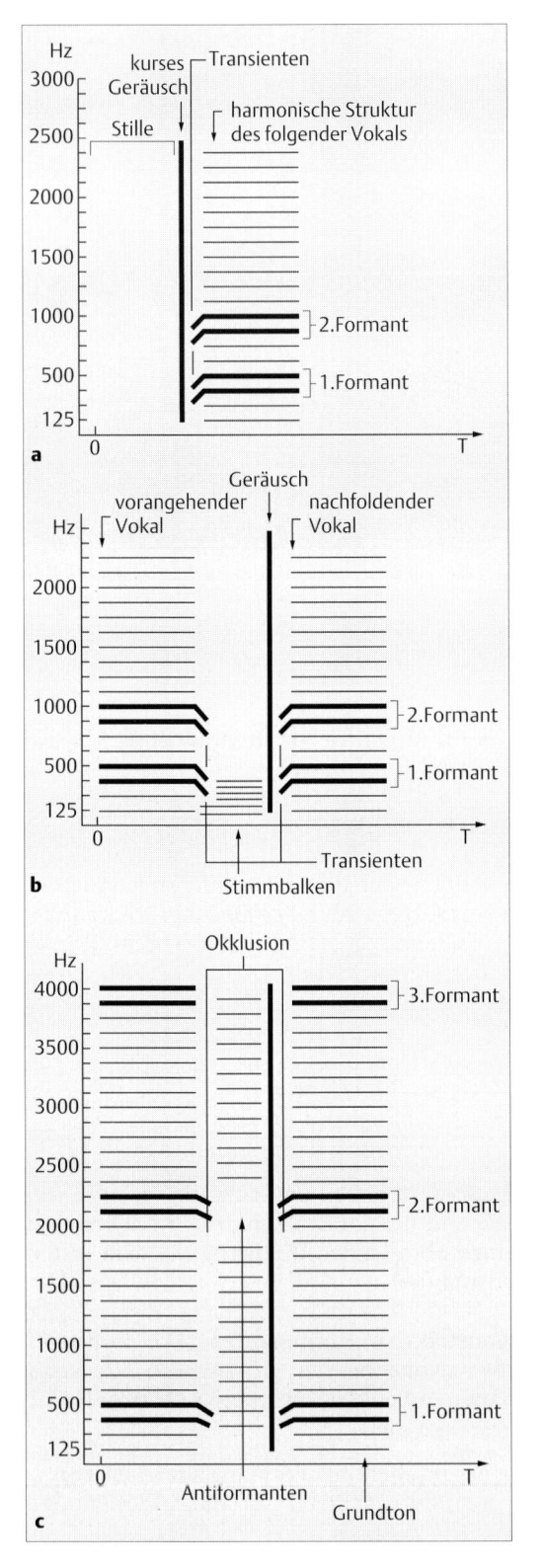

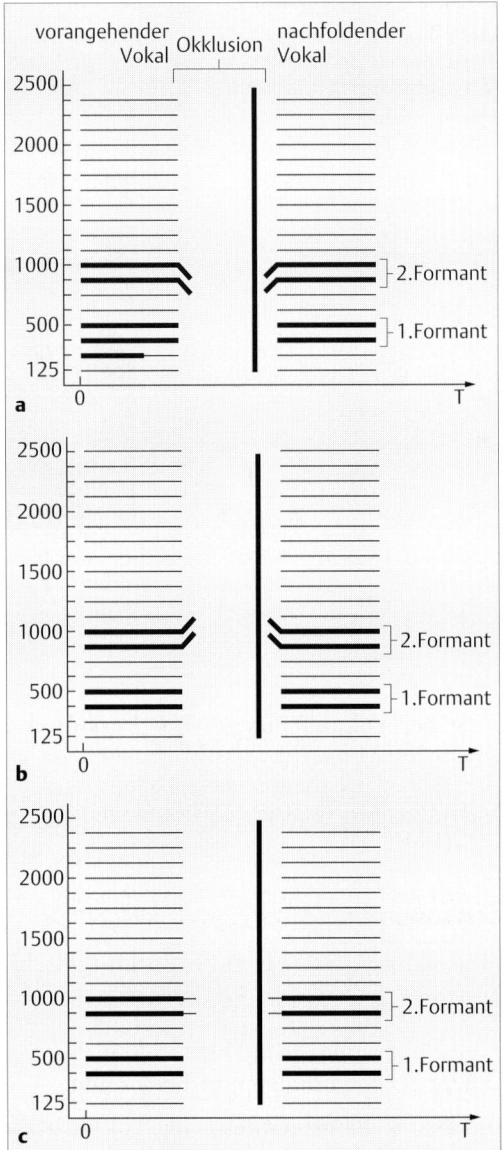

Abb. 6.12 Verschiedene Formen von Transienten. **a** Minus-Transienten, bei /p/, /b/, /m/, **b** Plus-Transienten, bei /t/, /d/, /n/, **c** horizontale Transienten, bei /k/, /g/.

Abb. 6.11 Akustische Struktur von Okklusivlauten. **a** Stimmlos, /p/, **b** stimmhaft, /b/ **c** nasal /m/.

- 4000–8000 Hz für die prädorsoalveolaren (/s/, /z/),
- 2000–4000 Hz für die apikopostalveolaren (/sch/),
- einer überlappenden harmonischen Struktur auf den niedrigeren Frequenzen (bis 1000–2000 Hz) für die stimmhaften (/w/, /z/) Laute.

Lateral konstriktive Konsonanten. Diese Konsonanten (/l/, /r/) haben die akustische Struktur eines harmonischen Klanges, fast wie ein Vokal, aber mit einer Antiformantzone um 2000 Hz. Der Vibrationslaut /r/ weist eine zusätzliche Vibration mit einer Frequenz von 16–20 Hz auf. Dies gilt im Deutschen aber nur für das sog. gerollte Zungenspitzen-/r/, neben dem es noch mehrere andere Realisationsarten gibt, vom Rachenreibelaut bis zur /e/-ähnlichen Vokalisierung.

Literatur

1. Chomsky, N.: Aspects of the Theory of Syntax. MIT Press, Cambridge Mass. 1965 [deutsch: Aspekte der Syntax-Theorie. Suhrkamp, Frankfurt/M. 1972]
2. Lyons, J.: Introduction to Theoretical Linguistics. Cambridge University Press, London 1968
3. Saussure, F. de: Cours de linguistique générale. Payot, Paris 1962
4. Schindler, O.: Nuovi strumenti e metodiche nella valutazione e nel trattamento dei disturbi della communicazione. Omega, Torino 1977
5. Schindler, O.: Breviario di patologia della communincazione, Vol. 1. Omega, Torino 1980
6. Yull, G.: The Study of Language. An Introduction. Cambridge University Press, London 1985[4]

Zusammenfassung

Die Linguistik ist die Wissenschaft, die Struktur und Funktionsweise der Sprachen beschreibt. Dabei soll unter einer Sprache die übliche Kommunikation von Menschen aus einem bestimmten Teil der Welt, mit einer bestimmten Geschichte, Kultur und Denkweise verstanden werden. Im Unterschied zur Phoniatrie, die sich hauptsächlich auf die Performanzen konzentriert, beschäftigt sich diese allgemeine Sprachwissenschaft vorwiegend mit den Kompetenzen und versucht, alle grundsätzlichen Regeln des Sprachgebrauchs zu erhellen, deren Anwendung einen korrekten Umgang mit der Sprache gewährleistet. Als wichtige Arbeitsbereiche können vier verschiedene Ebenen unterschieden werden: die phonetisch-phonologische, die semantisch-lexikalische, die grammatisch-syntaktische und die pragmatische. So lassen sich verschiedene Aspekte der Erscheinung Sprache mit unterschiedlichen Grundbegriffen und Methoden erforschen, wobei die Ansätze diachronisch (Betrachtung der Sprache in ihrer historischen Entwicklung) oder synchronisch sein können (Betrachtung eines bestimmten Zustandes der Sprache ohne Berücksichtigung ihrer historischen Entwicklung). – Die Gesamtheit aller akustischen Merkmale, die als charakteristische Zeichen für die Lautsprache bedeutsam sind, ist Gegenstand der akustischen Phonetik. Sie beschreibt im segmentalen Bereich der Phoneme typische physikalische Eigenschaften als Distinctive features bei allen Vokalen und Konsonanten, aber auch suprasegmentale Phänomene des Sprechablaufs.

Entwicklung

Sprache ist Ausdruck des Menschenlebens schlechthin, sowohl in seiner feinsten Differenzierung als auch in seiner weitesten Integration. Und so wie die Ontogenese eine kurze Rekapitulation der Phylogenese ist (E. Haeckel), ist die Sprachentwicklung eine solche des Bewußtwerdens unserer Entwicklung zum Menschsein. Die Entwicklung der Sprache und des Sprechens darf nicht isoliert betrachtet werden, weil sie in sehr enger Wechselbeziehung zu akustischen, optischen, motorischen, kinästhetischen, geistigen sowie psychischen Reifungs- und Differenzierungsvorgängen steht (25).

Voraussetzungen der normalen Sprachentwicklung

Pawlow und seine Schule unterschieden ein erstes Signalsystem (Rezeption von spezifischen Sinneseindrücken aus der Umwelt) von einem zweiten (verstandenes gesprochenes und geschriebenes Wort), das nur dem Menschen eigen ist. Diese Hypothese bildete eine wichtige Grundlage für das Verständnis des komplizierten Bedingungsgefüges von Spracherwerb und Hirnleistungen.

Nach Wyke (26) beginnt die Reifung der entsprechenden neuromuskulären Systeme bereits in der 8. Woche des intrauterinen Lebens. Zunächst entwickeln sich Hirnstammreflexsysteme zur Kontrolle der orofazialen Muskulatur, dann der pharyngealen und schließlich der laryngealen Muskulatur. In der 13.–16. Fetalwoche bauen sich Hirnstammmechanismen zur Kontrolle der Atmungsmuskulatur auf, und ab 28. Fetalwoche sind selbstregulierte reflektorische Atembewegungen möglich. Bei der Geburt stehen die Motoneurone, die die Artikulations-, Phonations- und Respirationsprozesse kontrollieren, noch nicht unter dem Einfluß des zerebralen Kortex, der die essentielle Voraussetzung für den Spracherwerb ist. Die Reifung vollzieht sich als Antwort auf zunächst kinästhetische und visuelle Reize, erst später zusätzlich auf akustische. Die für die Sprachentwicklung notwendigen kortikalen efferenten und afferenten Systeme sind bei der Geburt anatomisch zwar vorhanden (und seit der 20. Fetalwoche auch funktionsfähig), aber sie sind noch nicht ausgereift und können infolge fehlender Dendritenbildung keine synaptischen Verbindungen eingehen. Erst nach der 12. Woche post partum wird der modulierende Einfluß kortikobulbärer und kortikospinaler neuromuskulärer Kontrollsysteme spürbar. Eine kortikale Dominanz in bezug auf das Sprechen ist dann etwa mit 5 Jahren ausgeprägt.

Vererbungsfaktoren haben zumindest einen gleichwertigen Einfluß wie Umweltfaktoren – wahrscheinlich sogar größeren –, wenn ein Kind fein- und grobmotorische Fähigkeiten, Intelligenz und Persönlichkeit entwickelt (5,6,12,16). Für die Sprachentwicklung ist es besonders wichtig, daß in der frühen Kindheit, wenn sich die synaptischen Verschaltungen der Sprech-Kontroll-Programme aufbauen, gleichzeitig die sprachlichen Anregungen aus der Umgebung wirksam werden. Die neurophysiologische Entwicklung verläuft zwar in jeder sprachlichen Umgebung vom Prinzip her gleich, trotzdem gibt es wichtige linguistische Unterschiede in den Einzelheiten, denn der linguistisch angemessene Gebrauch des neuromuskulären Kontrollsystems muß zusammen mit der Sprache während der kindlichen Entwicklung gelernt werden. Sprachliche Kompetenz und ausgereiftes Sprechvermögen stellen somit eine hochkomplizierte Form erworbener Fähigkeiten bzw. erworbenen neuromuskulären Verhaltens dar und nicht einfach die unvermeidliche Manifestation der menschlichen genetischen Ausstattung, obwohl der Mensch mit den genetisch festgelegten Voraussetzungen zum Sprechen geboren wird. Dabei entwickelt sich die Kompetenz auf der Grundlage der Performanz, und sie realisiert sich durch Performanz. Das Kind muß in seinem Spracherwerb nicht nur Wortschatz, Lautbildung und syntaktisch-grammatische Struktur entwickeln, sondern es muß auch eine kommunikative Kompetenz aufbauen. Dabei sind die sprachlichen Erfordernisse unterschiedlicher Situationen zu erfassen und angemessene Reaktionen zu realisieren.

Hören

Unzweifelhaft muß ein Kind ein Wort erst hören, bevor es dieses auch sprechen kann. Hörstörungen in den verschiedenen Abschnitten des Hörsystems sind denn auch die häufigste Ursache von gestörter Sprachentwicklung (4). Eine besonders gravierende Störung des Spracherwerbs ziehen Hörstörungen im frühen Kindesalter bis hin zum 6./7. Lebensjahr nach sich, dem Alter der Bahnung der Sprache. Die Frequenzen zwischen 250 Hz–4000 Hz sind für die Erkennung des gesprochenen Wortes besonders wichtig, denn in diesem Frequenzband treten die charakteristischen Formanten der Vokale und stimmhaften Konsonanten auf (S. 211), die eine Differenzierung des Sprachklanges erst ermöglichen. Stimmlose Konsonanten haben ihre charakteristischen Frequenzanteile bei z. T. weit über 6000 Hz. Von den Schalleitungs- oder sensorineuralen Schwerhörigkeiten sind die selteneren zentralen Schwerhörigkeiten abzugrenzen, Störungen der auditiven Perzeption und der Wahrnehmung. Die Auswirkungen einer leicht- bis mittelgradigen Schallleitungsschwerhörigkeit auf die Sprachentwicklung des betroffenen Kindes können unterschiedlich sein (S. 400). Die negativen Folgen einer Schwerhörigkeit für den Spracherwerb steigen mit zunehmendem

Tabelle 6.5 Zeittafel der Sprachentwicklung

Lebensalter	Sprachentwicklung
erste Tage bis 7. Woche	Schreiperiode
6. Woche bis 6. Monat	1. Lallperiode (Babbling)
6.–9. Monat	2. Lallperiode (Lalling)
8.–9. Monat	Nachahmung, erstes Sprachverständnis
9.–10. Monat	Zuordnung lautlicher Äußerungen zu Gesten und Situationen
12.–15. Monat	Entstehung präzisierter Wortbedeutungen (Symbolfunktion der Sprache)
12.–18. Monat	Einwortsätze (10–20 Semanteme)
18.–24. Monat	erstes Fragealter (Zweiwortsätze, ungeformte Mehrwortsätze, 20–50 Semanteme)
Ende des 2. Lebensjahres	agrammatische Aussagesätze (Artikel, korrekte Pronomina), Wortschatz: 50–100 Wörter
3. Lebensjahr	geformte Mehrwortsätze (Übernahme erster grammatikalischer Beziehungsmittel), Wortschatz: ca. 1000 Wörter
4. Lebensjahr	zweites Fragealter mit Erweiterung des Wortschatzes und der grammatikalischen Formen (Relativsatz, Konjugation), Wortschatz: mehr als 1000 Wörter
7.–8. Lebensjahr	Sprache ist voll gebahnt, Wortschatz: ca. 3000 Wörter

Hörverlust und der Dauer. Sprache, Hören und Hörverarbeitung entwickeln sich parallel (Tab. 6.5).

Sehen

Im Vergleich zur Hörfunktion wird das Sehvermögen in seiner Bedeutung für einen normalen Sprecherwerb häufig unterschätzt. Auch bei Blinden sind intensive sehpädagogische Maßnahmen notwendig, um eine etwa normale Sprachentwicklung zu ermöglichen. Die optische Wahrnehmung und Kontrolle der Lautbildung im vorderen Artikulationsbereich (bilabiale und labiodentale Laute) ist bei blinden Kindern nicht möglich, weswegen gerade diese Laute im Vergleich zu Normalsehenden deutlich verzögert korrekt ausgesprochen werden.

Taktiles Empfinden und Feinmotorik

Nach dem ersten Lebensjahr spielen die taktilen Empfindungen im Vergleich zu Hören und Sehen eine nur untergeordnete Rolle für die Sprachentwicklung des Kindes, bis zu diesem Zeitpunkt scheinen sie jedoch wichtiger zu sein als bisher angenommen (13). Die manuelle Feinmotorik steht in einem engen Zusammenhang zur Ausbildung der orofazialen Eupraxie und damit der Sprechfertigkeit (7). Diese Beobachtung bekräftigt die These, daß primitive physiologische, instinktive Handlungen und Reaktionen der Nahrungsaufnahme (Saugen) und des Schutzes vor äußeren Gefahren (Extremitätenbewegungen) durchaus der Förderung von auch erblich determinierten Funktionen, wie z. B. dem Sprechen, dienlich sind.

Psychisch-geistige Voraussetzungen

Reifungsprozesse der Hirnfunktionen sind Gegenstand entwicklungspsychologischer, neurolinguistischer und -pädiatrischer Forschung. Die allgemeine Hirnreifung beeinflußt über die Kognition intensiv die normale Sprachentwicklung. Das soziokulturelle Umfeld nimmt erheblichen Einfluß auf die psychische und geistige Entwicklung eines Kindes und muß bei der Anamneseerhebung stets berücksichtigt werden (14).

Sprachliche Vorstufen

Die kindliche Sprachentwicklung verläuft interindividuell derart variabel, daß einzelne Entwicklungsabschnitte nicht fix terminiert werden können. Wie bei der Entwicklung des Gehörs (S. 322) gibt es sensible Phasen, die zu Überschneidungen, Dehnungen und Raffungen der Sprachentwicklung führen, und damit dem Phänomen Sprache seinen besonderen Stellenwert in der Kindesentwicklung geben. Bereits Kußmaul (1889) unterschied die Etappen instinktives Lallen, spielerische Lautimitation (Lallation) und Sprachverständnis.

Schreiperiode

Die erste Lautäußerung des Neugeborenen, das sich auf die extrauterine Lungenatmung umstellt, ist ein Schrei als markantes Symptom der forcierten Ausatmung nach dem – reflektorisch über das Atemzentrum gesteuerten – ersten (Ein-)Atemzug. Phonematisch-klanganalytisch handelt es sich primär um eine dem /a:/ sehr ähnliche Lautfärbung mit schwachem Grundton und Formanten bei 1400, 2500 und 3500 Hz (22). Offenbar modifizieren primäre Reaktionen auf die Umwelt und Störungen des inneren Gleichgewichtes (Kälte, Hunger) diesen Grundschrei in vielfältiger Weise. Schließlich treten mit zunehmendem Reifen des Säuglings, wahrscheinlich emotional ausgelöst, weitere Differenzierungen des Schreies auf. Dabei sind insbesondere Tonhöhenmodulationen bis hin zu gewissen Melodiekurven unverkennbar (23). Die Schreiperiode dauert etwa bis zur 6./7. Lebenswoche.

Lallperioden

Der Übergang der sich vergrößernden tonalen Modulationsbreite in der Schreiphase hin zur ersten Lallperiode („Babbeln", engl. babbling) vollzieht sich kontinuierlich. Gleichwohl setzt sich das Babbeln akustisch recht deutlich vom Schreien ab, gut hörbar besonders dann, wenn beides ineinander übergeht. So beginnt das Kind etwa im 2. Lebensmonat, in seiner Bewegungsaktivität mit den Artikulationsorganen Laute zunächst noch unkontrolliert zu gestalten (große Vielfalt in Tonhöhe, Obertonspektrum, rhythmischen Aneinanderreihungen). Reibe-, Zisch- und Verschlußlaute überwiegen dabei zunächst. Stimmungsschwankungen prägen zunehmend den Charakter der Lautäußerungen, die durch kinästhetische und auditive Wahrnehmung in der zweiten Lallperiode (engl. lalling) etwa ab 6. Lebensmonat wiederholt (Iteration) sowie mit Lauten aus der Umgebung verglichen und diesen zugeordnet werden. Die Wiederholungen häufen sich so, daß man von Lallmonologen spricht. Die bizarren Lautschöpfungen entstehen vor allem in den vorderen Artikulationszonen.

Nachahmung (Echolalie)

Die Wiederholung und der Vergleich mit Lauten der Mutter und aus der Umgebung führen das Kind schließlich wieder zu einer Reduzierung von Lauten und Lautgruppen, die es emotionsbezogen und unter dem Einfluß der eigenen auditiven Kontrolle sowie des visuellen Eindrucks im 8.–9. Lebensmonat mehr oder weniger korrekt einsetzen kann (Echo). Im gleichen Maße, wie das Lallen verdrängt wird, nehmen im Laufe des 2. Lebensjahres die korrekt nachgeahmten Laute und ihre Verbindungen zu. Tonhöhe, Klangfarbe sowie die Sprachakzente (Melodie, Rhythmik, Dynamik) bestimmen allmählich das Sprechen des Kindes, das mit seiner Umwelt, insbesondere der Mutter, in zunehmend engeren lautsprachlichen Kontakt tritt, Gegenstände und Bewegungen optisch und akustisch registriert sowie durch sprachliche Anregung weitere Laute erlernt.

Sprachverstehen und intentionale Kundgabe

Anerkennung und Ablehnung der lautsprachlichen Äußerungen eines Kindes, aber auch seiner zugehörigen Gebärden und Handlungen, fördern dieses frühe Sprachverstehen nach dem Prinzip von Versuch und Irrtum. Lautliche Äußerungen, Gebärden, Gesten beginnen sich situationsbezogen zu entwickeln (9.–10. Lebensmonat), Engramme formen sich, erste intentionale Lautbekundungen gezielter Wünsche oder Ablehnungen durch das Kind im 9.–12. Lebensmonat offenbaren sich. Die sprachliche und Bewegungsnachahmung wird zunehmend durch Gedächtnisleistungen geprägt und zu eigenständigem Kommunizieren gewandelt.

Beginnende Symbolfunktion der Sprache – das erste Wort

Die sprachlichen Vorstufen sind – wie schon betont – zeitlich nicht fest zu fixieren, sondern gehen sehr variabel und ohne scharfe Grenze ineinander über. Das erste gesprochene Wort äußert ein Kind im 12.–15. Lebensmonat, jedoch sprechen manche Kinder die ersten Wörter schon mit 10–11 Monaten, während andere um den 18.–24. Lebensmonat zu sprechen beginnen, ohne daß man dies bereits als eine verzögerte Sprachentwicklung bezeichnen kann. Die Bildung des ersten Wortes bedeutet zugleich das Aussprechen eines Einwortsatzes, mit dem das Kind nach der bereits überschrittenen Schwelle des ersten Sprachverständnisses nun auch expressiv zu sprechen beginnt. Das Kind benennt anfangs Handlungen und Bewegungen, wofür Wünsche und Gefühle den Antrieb bilden. Im weiteren Verlaufe der Wortentwicklung werden zunehmend konkrete Gegenstände und Personen assoziativ benannt (Mama – Frauen – frauliche Gegenstände). Sprachwissenschaftlich wird von Semantemen gesprochen, wobei diese als individuelle Aneinanderreihung von wortbedeutenden Lauteinheiten, Vokalen und Konsonanten zu verstehen sind. So werden vom Kind schon etwa 20 Semanteme gebildet, während es sich noch in der Phase des sogenannten Zweiwortsatzes gegen Ende des 2. Lebensjahres befindet (20).

Entwickelte Symbolfunktion der Sprache

Herausbildung logischer Begriffe – erstes Fragealter

Mit der Einengung der Wortbedeutung auf das eigentliche Symbol festigt sich die Ausdrucksfähigkeit des Kindes, und zwar sowohl für Gegenständliches wie auch für Handlungen, die allerdings sprachlich – obwohl korrekt erkannt – häufig noch mit dinglichen Begriffen identifiziert werden. Es werden zunehmend längere Semantem-Wort-Ketten gebildet. Die Lautverbindungen konsolidieren sich artikulatorisch unter dem Eindruck wiederholter auditiver Wahrnehmung und zentraler Fixierung. Die ersten Fragen („is'n das?") zeigen die aktive Auseinandersetzung mit der Umwelt. Häufig werden zudem Frage und Feststellung (Aussage) miteinander in einem Satz verschmolzen (16.–20. Lebensmonat: ungeformte Mehrwortsätze). Das Abstraktionsvermögen fehlt praktisch vollständig, wenn nicht dingliche oder Handlungsbeziehungen eine begriffliche Brücke schlagen helfen („Mama heute lieb").

Kindliche Lautbildung

Die anfangs stark überwiegenden Selbstlaute (Vokale) werden zunehmend mit Mitlauten (Konsonanten) durchsetzt, die entsprechend der kindlichen Haupttätigkeit dieses Lebensalters, der Nahrungsaufnahme, als Verschlußlaute der vorderen Artikulationszonen (/b/, /p/, /d/, /t/) zusammen mit den Nasallauten /m/ und /n/ auftreten. Die Bildung der Verschlußlaute, z. T. auch Reibelaute der hinteren Artikulationsgebiete (/g/, /k/, /r/, /ch^2/ = Ach-Laut), schließt sich zeitlich daran an, bis auch die schwieriger zu formenden Konsonanten /w/, /f/, /ch^1/ (Ich-Laut) sowie das /s/ und /sch/ vom Kinde gebildet werden. Die Geschicklichkeit zur Lautbildung entwickelt sich nicht so schnell wie der enorme Impetus zum Sprechen. Einen Überblick über die zeitliche Abfolge der Lautbeherrschung gibt Abb. 6.**13**. Das Entwicklungsstammeln in dieser Phase des kindlichen Spracherwerbs (3.–4. Lebensjahr) ist Ausdruck dieser Dif-

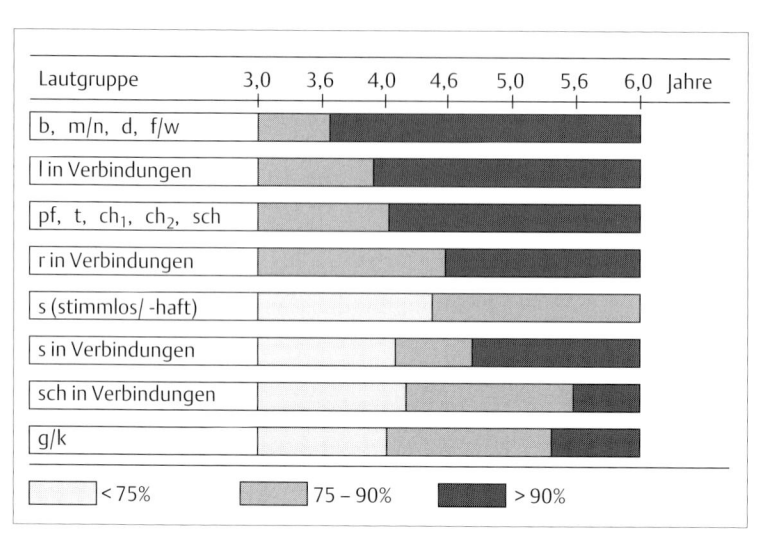

Abb. 6.13 Lautbeherrschung und Lebensalter (nach Grohnfeldt).

ferenzierungsprobleme. Markante Phänomene bei der Bildung von Lautverbindungen und Wörtern sind nach Bauer (2):

- Lautauslassungen (Elisionen): z. B. Bause statt Brause durch Lautanpassung an geläufigere Laut- und Silbenfolgen,
- Lautvertauschungen bzw. -umstellungen (Metathesen): z. B. Schokoschade statt Schokolade,
- Verschmelzungen (Kontaminationen): Hopfel aus Vogel und Hüpfen,
- Lautangleichungen (Assimilation) durch vorgreifende (proleptische) Vertauschung: Babenbahn statt Straßenbahn bei vorauseilender Aufmerksamkeit, oder rückgreifende (metaleptische) Vertauschung: Haushür statt Haustür beim Nachhängen an einem vorausgehenden Laut.

Zwischen dem 3. und 5. Lebensjahr tritt oft eine vorübergehende physiologische Unflüssigkeit (Disfluency) des Sprechablaufes mit Laut-, Silben- und Wortiterationen auf, die fälschlicherweise als (Entwicklungs-)Stottern bezeichnet wird: ein Mißverhältnis zwischen bereits vorhandener Denk- und noch nicht vorhandener Sprechgeschwindigkeit ist Ursache dafür.

Entwicklung von Wortschatz, Syntax und Grammatik – zweites Fragealter

Kindlicher Wortschatz

Schindler teilt die frühe Wortschatzentwicklung in zwei Stadien ein (20). Im ersten, adualistischen (eigenbezogenen) Stadium bis 30. Lebensmonat bestimmt den Wortschatz des Kindes dessen eigene Welt: seine symbiotischen Beziehungen zur Familie, seine Körperteile, seine primitive Körperhygiene, Kleidung, Nahrung, eigene Spielsachen. Das zweite, dualistische (fremdbezogene) Stadium wird bestimmt durch den Wortschatz anderer Menschen zu Hause und außerhalb des Zuhauses (20). Etwa zwischen dem 48. und 60. Lebensmonat wird der Wortschatz um abstrakte Begriffe und Zahlen erweitert.

Die Wortschatzentwicklung des Kindes nach der Anzahl gesprochener Wörter (20, 21):

- 12–18 Monate: langsame Wortschatzvergrößerung von 3–4 auf 22 Wörter;
- zwischen 18–21 Monaten: rapide Wortschatzvergrößerung;
- 24–30 Monate: 50–200 Wörter;
- ca. 36 Monate: mehr als 1000 (bis 2000) Wörter;
- ca. 60 Monate: ca. 2700 Wörter;
- 6–7 Jahre: einige Tausend Wörter.

Zu den Wortgattungen: zunächst Substantive; Adjektive wie groß, klein, schön zunehmend häufiger; schließlich Verben, anfangs im Infinitiv oder in der 3. Person, später die anderen Flexionen.

Satzbildung des Kindes (Syntax)

Die Wortschatzentwicklung ist nur Gerüst, um das sich Ordnung und Zuordnung der lexikalischen Begriffe durch Satzbau vollziehen müssen. War der Einwortsatz noch eine kindlich-primitive, nicht satzgeordnete Ausdrucksform, die zugleich Frage, Wunsch, Emotionsausdruck sein kann, so birgt der Zweiwortsatz bereits eine angedeutete Klärung der begrifflichen Formulierung in sich, bis schließlich der ungeformte Mehrwortsatz ohne die Hilfestellung durch grammatikalische Strukturierung der Wörter einen weiteren kommunikativen Zuwachs kaum mehr zuläßt (8). Es entsteht der geformte Mehrwortsatz. Das bedeutungsvollste Wort steht zunächst am Satzanfang, Verneinungen folgen am Satzende. Das zweite Fragealter (warum?) im 4. Lebensjahr unterstützt das Wechselspiel zwischen Erkenntnis durch Erfragen und gedanklichen sowie emotionalen Vertiefungen mit einer zunehmend gegliederten Ordnung des Satzbaues. Die Sätze werden länger und in ihrer Aussagefähigkeit differenzierter. Nach Schindler (20) gilt die Faustregel: 5- bis 10-Wortsätze entwickeln sich proportional zum Lebensalter in Jahren. Dem Nebensatz kommt dabei eine ständig wachsende Bedeutung innerhalb des Satzgefüges zu.

Grammatikalische Struktur des kindlichen Satzbaues

Die geordnetere und verlängerte Satzbildung vollzieht sich nicht ohne grammatikalische Ordnung, wobei die Beziehungen zwischen Syntax und Grammatik niemals schematisch sind. Anfänglich werden nur Singular und Plural der Substantive, später die Kasus gebildet und unterschieden. Der Gebrauch der Verben wandelt sich von der primitiven Infinitivform in zwei der drei Grundtempora (Präsens und Präteritum), das Futurum erscheint später. Schließlich bildet sich eine Struktur von Satzbau und Grammatik heraus, die die Elemente des geordneten Satzgefüges repräsentiert.

Festigung des Denk-Sprech-Vorganges

Das im 4. Lebensjahr beginnende innere Sprechen des Kindes reflektiert eine Denkhilfefunktion der Sprache, die sich „in einer Umformung vom geäußerten Lauten zum nach innen gerichteten Stillen" ausdrückt (19). Anregungen aus der Umwelt des Kindes werden mit zunehmender Erkenntnis aufgenommen und gedanklich verarbeitet. Die entwicklungsbedingt unfertige Lautbildung (Dyslalie) festigt sich, zunehmende Sprechflüssigkeit und grammatikalische Sicherheit helfen zur Verbesserung der Satzbildung, unterstützt auch durch einen schnell wachsenden Wortschatz. Mit etwa 7 bis 8 Jahren ist die Sprache innerhalb der zerebralen Funktionsmuster eines Kindes voll gebahnt, so daß auch danach eintretende Beeinträchtigungen der peripheren Rezeption, z.B. durch Hörverluste, die bis dahin erworbene sprachliche Kompetenz nicht wieder völlig zum Verschwinden bringen. Vor dem 7. Lebensjahr (prälingual) ertaubte Kinder z.B. können nur mit einem erheblichen technischen und sprachtherapeutischen Aufwand sprachlich rehabilitiert werden (Cochlear implant), und das mit deutlich schlechterem Erfolg als später (postlingual) Ertaubte (3, 15, 16; S. 383). Erbanlagen *und* Umwelteinflüsse bestimmen die Schnelligkeit der Denk-Sprech-Entwicklung (11, 18, 24). Der Erziehung kommt also eine besondere Bedeutung zu.

Zusammenfassung

Die nur für den Menschen typische angeborene Fähigkeit der Sprache ist an unerläßliche Voraussetzungen in den Bereichen von Wahrnehmung, psychisch-geistigem Leistungsvermögen und koordinierter Feinmotorik gebunden. Diese Fähigkeit entwickelt sich aber als ein erlerntes Verhalten nur bei ständiger Anregung aus einer sprechenden Umgebung. Dabei sind die ersten Lebensjahre entscheidend für die Entwicklung neuronaler Vernetzungen, die das sprachfunktionale System repräsentieren und zugleich als Sprechkontrollprogramme wirken. Der Sprech- und Spracherwerb verläuft in typischen Phasen vom reflektorischen Schreien über spielerisches und später nachahmendes Lallen bis zu ersten Wörtern am Ende des ersten Lebensjahres. Mit der Ausbildung von syntaktischen und grammatischen Strukturen festigt sich das muttersprachliche Lautinventar, und zur Zeit des Schulbeginns erreichen Sprech- und Sprachfunktion ein praktikables Basisniveau. Der zeitliche Verlauf der Entwicklung weist große individuelle Unterschiede auf. Auch im späteren Leben ergibt sich je nach Anlage, Erziehung und Bildung eine außerordentlich große Vielfalt von sprachlicher Kompetenz und sprecherischem Ausdrucksvermögen.

Literatur

1. Arnold, G. E: Die Sprache und ihre Störungen. In Luchsinger, R., G. E. Arnold: Handbuch der Stimm- und Sprachheilkunde. Springer, Wien 1970
2. Bauer, H.: Klinik der Sprachstörungen. In Biesalski, P., G. Böhme, F. Frank, R. Luchsinger: Phoniatrie und Pädaudiologie. Thieme, Stuttgart 1973
3. Becker, E., S. Daniel, A. Wild: Logopädische Therapie nach Cochlea-Implantation. Sprache Stimme Gehör: 15 (1991) 113
4. Biesalski, P.: Hörstörungen im Kindesalter. In Biesalski, P., F. Frank: Phoniatrie, Pädaudiologie, 2. neub. Aufl. Thieme, Stuttgart 1994
5. Bonhomme, H. G.: Habitudes – attidudes et aptitudes sémiotiques. Bull. Audiophonol.16 (1983) 575
6. Goldstein, H.: Training generative repertoires within agent – action miniature linguistic systems with children. J. Speech Res. 26 (1983) 76
7. Göllnitz, G.: Zur Differentialdiagnose der dysarthrischen und apraktischen Sprachstörungen im Kindesalter. Proc. XIII. Kongr. Logopäd. Phoniatr. Wien 1965, Kongreßbericht Bd. I (S. 27)
8. Grimm, J.: Über den Ursprung der Sprache. Dümmler, Berlin 1852
9. Grohnfeldt, M.: Lautbeherrschung und Lebensalter. Sprachheilarbeit 25 (1980) 174
10. Hanson, J.: Sprecherwerb und Hören im Gesamtgefüge der körperlich-geistigen Kindesentwicklung. Vortrag Sektionstagung Audiologie/Phoniatrie Ges. ORL DDR, Neuruppin 11. bis 13. Oktober 1989
11. Irwin, O. C.: Speech development in the young child. J. Speech Disord. 17 (1982) 292
12. Jakobson, R.: Kindersprache, Aphasie und allgemeine Lautgesetze, 6. Aufl. Suhrkamp, Frankfurt/M. 1985
13. Kiese-Himmel, C., E. Kruse: Haptische Exploration im ersten Lebensjahr – ein Schlüssel zum Verständnis abweichender Sprachentwicklung im frühen Kindesalter? Kindh. Entwickl. 3 (1994) 94-100
14. Kiese-Himmel, C., E. Kruse: Untersuchungen zum aktiven Wortschatzumfang von 2- bis 5-jährigen sprachentwicklungsrückständigen Kindern unter Berücksichtigung sozialer Variablen. Sprache Stimme Gehör 18 (1994) 168
15. Lehnhardt, E., K. Mohme-Hesse: Zur Rehabilitation von Cochlear-Implant-Trägern. Sprache Stimme Gehör 12 (1988) 51
16. Mecklenburg, D. J., R. C. Dowell, G. M. Clark: Speech Tracking – Verfahrensweise und Ergebnisse. In Lehnhardt, E., M. S. Hirshorn: Cochlear-Implant – Eine Hilfe für beidseitig Taube. Springer, Berlin 1987
17. Meumann, E. F. W.: Die Sprache des Kindes. Furrer, Zürich 1903
18. Piaget, J.: Sprechen und Denken des Kindes, 5. Aufl. Schwann, Düsseldorf 1982
19. Schilling, R.: Das kindliche Sprechvermögen. Lambertus, Freiburg/Br. 1956
20. Schindler, O.: Comparative Table of Evolution Lines. Omega, Torino 1984
21. Schreiber, F. R.: Your Child's Speech. Hash Mark/Ballantine Books, New York 1973
22. Sedlackova, E.: Analyse acoustique de la voix des nouves-nés. Folia phoniat. 26 (196) 44
23. Sedlackova, E.: Akustika pruich detskych slov. Habil, Prag 1967
24. Siegert, C.: Entwicklung der Sprache und des Sprechens. In Biesalski, P., G. Böhme, F. Frank, R. Luchsinger: Phoniatrie und Pädaudiologie. Thieme, Stuttgart 1973
25. Stern, C., W. Stern: Die Kindersprache. Barth, Leipzig 1928
26. Wyke, B. D.: Infantile speech maturation. Proc. VIIth Congr. Union Europ. Phoniatr. Jyväskylä 1978 (pp. 3-26)

Sprach- und Sprechstörungen

Verzögerte Sprachentwicklung

Unter dem Begriff der verzögerten Sprachentwicklung (SEV) läßt sich eine Vielzahl verschiedenartiger Abweichungen von der normalen Sprachentwicklung subsummieren, die sich einer zugleich ätiologischen wie symptomatologischen Einordnung widersetzen. Außer ärztlichen richten sich auch psychologische, pädagogische sowie sprachwissenschaftliche Forschungen auf dieses Gebiet. Die SEV bedarf wissenschaftlich und praktisch einer multidisziplinären, dennoch ganzheitlichen Betrachtungsweise, wobei jedes Fach seine eigene Perspektive entwickelt (24).

Definition

Unter dem heterogenen Oberbegriff SEV werden folgende Symptome zusammengefaßt: gänzliches Ausbleiben, zeitliche Verlangsamung, Lückenhaftigkeit und Fehlerhaftigkeit des kindlichen Sprecherwerbs

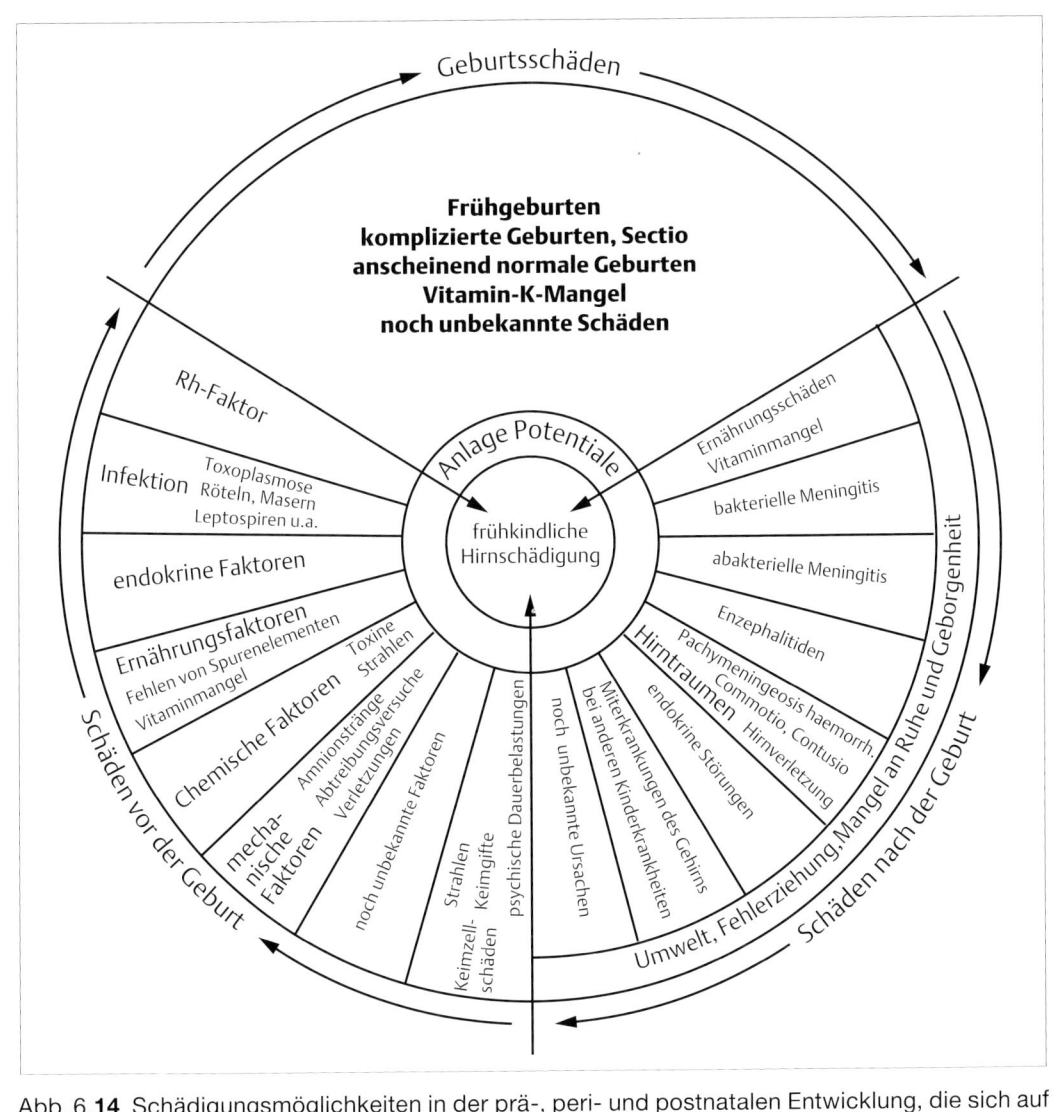

Abb. 6.14 Schädigungsmöglichkeiten in der prä-, peri- und postnatalen Entwicklung, die sich auf den Sprecherwerb auswirken können (nach Göllnitz).

über den 18. Lebensmonat hinaus. Synonyma sind: Alalie, Alalia prolongata, Audimutitas (Hörstummheit), Mutitas physiologica prolongata, angeborene Wortstummheit, kongenitale Aphasie, Congenital developmental aphasia (32), idiopathische Sprachverzögerung, fehlender Sprecherwerb, verzögerter Sprecherwerb, Sprachentwicklungsbehinderung, Sprachentwicklungsstörung. Die ältere Bezeichnung kongenitale Aphasie gilt als überholt, weil als Aphasie heute der Verlust der bereits erworbenen, nicht jedoch der sich entwickelnden Sprache verstanden wird. Die Union Europäischer Phoniater (UEP) definiert die Sprachentwicklungsverzögerung (SEV) einfacher als *leichte Verzögerung der Sprachentwicklung, für die eine Ursache nicht ermittelt werden kann*. Dagegen wird als Sprachentwicklungsstörung (SES) eine *erhebliche Verzögerung der Sprachentwicklung* bezeichnet, *für die eine oder mehrere Ursachen ermittelt werden können, die auch benannt werden sollten*. Die ärztlichen Aufgaben bestehen daher in erster Linie in der ätiologisch-pathogenetischen Abklärung. Im folgenden wird stets der Begriff Sprachentwicklungsverzögerung (SEV) gebraucht.

Ätiologie

Nach übereinstimmender Ansicht entstehen Sprachentwicklungsverzögerungen aus gemischter, multifaktorieller Ätiologie (33). Aus systematischen Erwägungen ist es günstig, die mannigfaltigen ätiologischen Faktoren in genetische, hirnorganische, umweltbedingte, psychogene, ggf. auch konstitutionelle (3), zu gliedern (Abb. 6.**14**).

Genetische Faktoren

Hereditäre frühkindliche Schwerhörigkeiten versursachen mit etwa 20 % Inzidenz eine SEV. Genetische Einflüsse werden auch bei der akustischen Wortagnosie sowie beim Autismus angenommen. Weiterhin sind partielle Hirnleistungsstörungen (Teilleistungsschwächen) genetisch determiniert aufzufassen (18, 19), ebenso wie chromosomale Fehlbildungen (Down-Syndrom, Cri-du-chat-Syndrom, X-chromosomale Debilität).

Hirnorganische Schäden

Die frühkindliche Hirnschädigung zeigt ihre organischen Korrelate besonders im EEG mit seinen Zusatzuntersuchungen (evozierte Potentiale) sowie in der Liquordiagnostik. Die Unterteilung in infantile Zerebralparesen, zerebrale Dysfunktion, minimale zerebrale Dysfunktion u. a. verdeutlicht die verschiedenartigen Schädigungsmuster.

Umgebungsfaktoren

Unzureichende sprachliche Anregung und mangelnde sprachliche Anforderungen an das Kind aus seinem familiären und soziokulturellen Umfeld, eine gestörte Eltern-Kind-Beziehung, Überforderungen des Kindes und überzogene sprachliche Erwartungen können eine SEV bedingen. Zu den soziokulturellen Faktoren zählt die zweisprachige Erziehung eines Kindes (9, 41, 43), die allerdings für sich allein – ohne weitere ungünstige Faktoren – keine SEV auslöst.

Psychogene Faktoren

Psychogene Faktoren spielen eine geringere Rolle bei der SEV, obwohl Mutismus und Autismus in ihrem Einfluß nicht unterschätzt werden sollten.

Ätiopathogenetische Zusammenhänge

Die Ätiologie der SEV schließt die Aufdeckung pathogenetischer Zusammenhänge ein. Primäre oder sekundär-konsekutive Symptomkombinationen weisen ätiopathogenetische Beziehungen auf, die sich im Hinblick auf eine SEV in fünf Gruppen einteilen lassen (33):

– Folge frühkindlicher Hörstörungen,
– Folge frühkindlicher Hirnschäden,
– bei geistiger Retardierung,
– als zentralorganische Sprachentwicklungsstörungen,
– familiäre Sprachschwäche und/oder Lese-Rechtschreib-Schwäche und/oder Dysgrammatismus.

SEV als Folge frühkindlicher Hörstörungen

Beidohrige Hörschäden von mehr als 35–50 dB HL auf dem besserhörenden Ohr führen in der Regel zu einer audiogenen SEV. Gravierende Auswirkungen auf Sprache und Sprechen: Lautverformungen, melodische, rhythmische und dynamische Akzententstellungen, stimmliche Veränderungen mit Anhebung der mittleren Sprechstimmlage und Grundtonschwankungen (26), Veränderungen im Satzbau (10), sowie Nasalierungsabweichungen (40). Motorisch sind Gestik und Mimik, sensorisch Sehen und die Kinästhetik normal, zuweilen außerordentlich gut entwickelt (1). Die kommunikative Fähigkeit des stärker hörgestörten Kindes ist erheblich eingeschränkt, obwohl es im intellektuellen Normbereich liegt (14). Verantwortlich für die SEV ist der Mangel an akustischer Anregung, das fehlende Feedback für Laute, Lautverbindungen, prosodische Sprachelemente (Akzente, Silben) und für die grammatikalische und syntaktische Sprachstruktur. Je zeitiger ein Hördefekt auftritt und je höher der Grad der Hörstörung ist, desto stärker sind die Auswirkungen auf die Sprachentwicklung. Das betrifft bereits die Schreiperiode. Nach der Schrei- und ersten Lallperiode verstummt das gehörlose Kind. Das mittelgradig hörgestörte Kind läßt je nach Ausmaß des Hörschadens mehr oder weniger starke Verzögerungen im Sprecherwerb erkennen. Dabei bleiben die höher entwickelten Sprach-Denk-Prozesse (Sinnzusammenhänge, Abstraktionsvermögen) besonders zurück (Pseudodebilität).

SEV als Folge frühkindlicher Hirnschäden

Die sprachlichen Defekte bei *infantilen Zerebralparesen als schwerer Form* äußern sich besonders als Dysarthrien und Rhinophonien. Dysphonien kommen zumeist kombiniert mit Atemdysregulationen vor (8). Konkomitierende Hörstörungen sind unterschiedlich häufig (5–40 %), jedoch zumeist nicht sprachrelevant.

Für die *minimale Hirnleistungsstörung als leichte Form* hat sich unter allen heute dafür verwendeten Bezeichnungen der Begriff Minimal brain dysfunction (zit. bei 33) durchgesetzt. Ein Leitsymptom ist die SEV. Hinzu kommen Wahrnehmungsstörungen sowie in ihrem Leistungsniveau unterschiedliche Hirnfunktionsbereiche, deren isolierte Absenkung als Teilleistungsstörung bezeichnet wird (20). Hierzu zählt auch die orofaziale Dyspraxie als weitgehend periphere Artikulationsstörung mit zumeist geringer zerebraler Dysfunktion und Störungen der zerebralen Reifung.

SEV bei geistiger Retardierung

Kinder mit frühkindlichem Hirnschaden scheinen in der Wortnachahmung und in der sprachlichen Ausformung sowie der Wortfindung oft bessere Leistungen als im sprachsensorischen und assoziativen Bereich bei insgesamt verzögerter Sprachentwicklung zu zeigen. Dagegen findet sich bei genetisch determinierter geistiger Behinderung häufig ein umgekehrtes Verhalten (16). Proportionalität zwischen SEV und Intelligenzminderung findet sich nur bei sehr niedrigen IQ-Werten (39).

SEV als zentralorganische Sprachstörung

Sie ist bislang begrifflich nicht klar umrissen. Die Hamburger Schule faßt sie als Konglomerat aus Lern- bzw. Gedächtnisstörung, Teilleistungsschwäche und Entwicklungsstörung auf (35) und nimmt an, daß vorrangig die akustische Sprachanalyse als wichtigste Stufe der Hör-Sprach-Verarbeitung betroffen sei. Typisches Beispiel ist die akustische Agnosie, definiert als Unfähigkeit, Klänge und Geräusche über das Ohr zu erkennen, verbunden mit Störungen des wichtigen Richtungs- und Entfernungsgehörs (29). Sehen, taktile Empfindungen, periphere Hörleistung sind dabei normal. Forme fruste ist die partielle akustische Lautagnosie mit typischen Lautverwechselungen (sensorische Dyslalie). Zentralimpressive Störungen (z. B. akustische Agnosie) und zentralexpressive Funktionsstörungen (mangelnde Koordination der entsprechenden Sprachabläufe durch ein gestörtes Feed-back) können recht verschiedenartige Ausprägungen zeigen.

SES als familiäre Sprach-, Lese-Rechtschreib-Schwäche, Dysgrammatismus

Die *familiäre Sprachschwäche* (30) stellt einen Sammelbegriff dar, unter dem ätiologisch verschiedenartige, die Sprachentwicklung verzögernde Faktoren zusammengefaßt werden (familiär-erblich oder/und familiär-konstitutionell). Jungen sind 4mal häufiger betroffen als Mädchen. Auffällig sind motorische Ungeschicklichkeit und Unreife (persistierendes Stammeln), außerdem eingeschränkte Syntax und Dysgrammatismus. Die Störung kann sämtliche Sprachebenen betreffen (Artikulation, Wortschatz, Grammatik) und sich später auch in der Schriftsprache zeigen (Probleme beim Lesen und Schreiben). Nicht selten sind die Kinder unmusikalisch (4) und haben Redeflußstörungen (Stottern und Poltern).

Als *Lese-Rechtschreib-Schwäche* (LRS, Legasthenie, Dyslexie, Dysgraphie) bezeichnet man eine Störung des Erlernens der Schriftsprache bei normaler Intelligenz und normalen bis guten sonstigen schulischen Leistungen (Inzidenz 2–5%). Legastheniker sind oft Linkshänder und (im Verhältnis von 2:1) Jungen. Die LRS ist eine Teilleistungsstörung, die mit Beginn des 2. Schuljahres offenbar wird. Während die Einzellaut-Buchstaben-Beziehung zumeist ungestört ist, offenbart sich die Störung, wenn diese Beziehung zu einem Wort verbunden werden soll (6). Ätiopathogenetisch diskutiert werden hereditäre, somatogenetische, psychogenetische bzw. soziokulturelle Ursachen, wobei häufig visuelle, auditive und taktile Differenzierungsschwächen mit motorischer Ungeschicklichkeit kombiniert sind. Die sprachliche Leistungsfähigkeit ist bereits beim Einsetzen der verbalen Sprachentwicklungsphase unter dem Altersdurchschnitt und bleibt im Laufe der folgenden Jahre weiter zurück (21). Das Störungsbild läuft in der Regel in vier Phasen (Schweregraden) ab (7). Die Legasthenie ist – ohne Nachweis einer begleitenden Hörverarbeitungsstörung – nicht als Krankheit im Sinne der RVO anerkannt (zur Definition „Krankheit" S. 405) Gelegentlich gelingt es, solche Hörverarbeitungsstörungen durch auffällige Befunde im dichotischen Hörtest nach Feldmann oder Uttenweiler bzw. durch asymmetrische CERA-Potentiale nachzuweisen (S. 338 u. 345).

Zu den familiär-hereditären Sprachschwächen ist auch der *Dysgrammatismus* zu zählen: die Unfähigkeit, einem richtig gedachten Sachverhalt die gebräuchliche grammatische Form zu geben (22). Allerdings ist bei vielen dysgrammatisch sprechenden Sprachentwicklungsgestörten die semantische Seite ebenso gestört wie die strukturale (42). Persistieren die gestörten morphologischen Elemente aus der normalen Sprachentwicklung über das Einschulungsalter hinaus und kommen Störungen der Wortbedeutungserfassung hinzu, dann sollte man erst von Dysgrammatismus sprechen. Liebmann hatte bereits zentrale Ursachen angenommen und den von ihm beschriebenen Agrammatismus in drei Schweregrade (leicht, mittelgradig, schwer) eingeteilt (28). Beim leichtesten Grad der Störung werden kurze Sätze fehlerlos nachgesprochen, die Spontansprache ist durch Wortverwechslungen und gekünstelte Redeweise auffällig. Die schwerste Form des Dysgrammatismus (Grad III nach Liebmann) ist durch das Unvermögen gekennzeichnet, Sätze bilden oder nachsprechen zu können. Das Kind beherrscht keine Konjugationsformen und verwendet Verben nur im Infinitiv. Es unterstützt seine Äußerungen durch beziehungsreiche Gesten und zumeist übersteigerte Sprechmelodik. Die neuere Forschung bevorzugt aus ätiologischen und phänomenologischen Gründen zunehmend den Begriff Dysgrammatismus (12, 36) und verwendet eine vierstufige Skala nach Remmler, die in der ärztlichen Sprechstunde allerdings keine praktischen Vorteile gegenüber der Klassifikation von Liebmann aufweist.

Klinische Symptomatologie

Neben der zeitlichen Verzögerung der Sprachentwicklung nach der meist zeitgerechten Lallperiode sind besonders die ausbleibende Erweiterung des Wortschatzes und die verzögerte oder ausbleibende Herausbildung von Syntax und Grammatik (Dysgrammatismus), das Stagnieren auf dem Niveau des Einwortsatzes, bestimmend für die Diagnose. Das kann sich als einfache SEV mit Verlangsamung, aber schließlichem Erreichen des normalen Niveaus, als begrenzte Sprachentwicklung mit verzögertem Sprecherwerb und ständigem Verbleiben unter dem normalen Niveau oder als unterbrochene Sprachentwicklung mit Stagnation in einer bestimmten Phase des Sprecherwerbs äußern. Störungen der Lautbildung (Dyslalie) und der koordinierten Lautsprache bzw. Artikulation (Dysarthrie) sind besonders bei Beeinträchtigungen der Feinmotorik sowie bei hereditärer oder zentralorganischer Ursache der SEV zu beobachten. Insgesamt bietet die SEV also ein sehr vielgestaltiges, im Laufe des Spracherwerbs zuweilen individuell wechselndes Symptomenbild, dessen ätiopathogenetische Abklärung hohe Ansprüche an eine subtile phoniatrisch-pädaudiologische und entwicklungspsychologische Diagnostik und Differentialdiagnostik stellt. Redeflußstörungen (Stottern, Poltern) und freiwilliges Schweigen (Mutismus) gehören nicht zum Störungsbild SEV, können sich aber in ihrem Umfeld bei Mißverhältnis zwischen sprachlichem Anspruch (der Eltern und Erzieher) und sprachlichem (Un-)Vermögen entwickeln.

Diagnostik

Allgemeine Bemerkungen

Außer einem großen Maß an Erfahrung erfordert die Diagnostik ein beträchtliches Methodeninventar und die ärztliche Bereitschaft, mit Logopäden und Psychologen – möglichst im Team gemeinsam – zusammenzuarbeiten (11, 34). Da kleinere Kinder in jeglicher neuen Situation zunächst ängstlich, gehemmt, ja abweisend reagieren, verbietet es sich geradezu, mit Untersuchungen, Aufforderungen und Fragen an das Kind unmittelbar nach Betreten des Zimmers zu beginnen. Neben einer kindgemäßen Raumatmosphäre sollten ein ruhiger, unkomplizierter, vertrauenerweckender Ansprechton des Untersuchers und eine Spielsituation es dem Kind erleichtern, sich mit der Umgebung vertraut zu machen. Durch Spielzeug wird das Kind abgelenkt, und schon vorhandene sprachliche Fähigkeiten werden auf diese Weise hervorgelockt. Die Aufmerksamkeit und deren Bestehenbleiben, die Ablenkbarkeit durch äußere visuelle, akustische und taktile Reize sowie die Ansprechbarkeit des Kindes sind dabei von wesentlicher Bedeutung für die ätiologische und diagnostische Abklärung.

Anamneseerhebung

Die Vorgeschichte sollte man schon während der spielerischen Erstphase der Untersuchung von den Eltern erfragen. Zunächst wird eine möglichst umfassende Familienanamnese (Sprach- und Sprechstörungen in den Familien des Vaters, der Mutter sowie der Geschwister) erhoben, sodann die Schwangerschafts- und Geburtsanamnese, wobei Risikofaktoren für Hören und Sprechen von besonderer Bedeutung sind: Gestosen, Dauer und Komplikationen der Geburt, Geburtsvorgang, Herztöne, Asphyxie, Medikamente während der Schwangerschaft und unter der Geburt. Anschließend Neugeborenen- und Säuglingsanamnese: Bluttransfusionen, Ernährungsstörungen, Pneumonien, andere Erkrankungen. Weiterhin psychomotorische Anamnese: Kopf- und Augenbewegungen, Sitzen, Stehen, erste Schritte, Handbewegungen, Greifen, Sauberkeit. Verhaltensanamnese: Verhaltensstörungen, Emotionen, Affekte. Die sprachliche Anamnese orientiert sich an der Sprachentwicklungstafel (Tab. 6.**5**, S. 217). Hinzukommen sollte eine sprachbezogene Umgebungsanamnese: sprachliche Anregung, sprachliches Vorbild, Singen und Rhythmik in der Umgebung des Kindes, sowie eine soziale Anamnese nach dem familiären Umfeld.

Ärztliche Untersuchung

Der Phoniater stellt die Organuntersuchung bewußt hinter die beobachtende Spracheinschätzung der spielerischen Anfangssituation. Bei der Organdiagnostik berücksichtigt man vor allem die funktionellen Leistungen der Sprechorgane. Bei Kindern nach dem 3. Lebensjahr gehört eine Kinderaudiometrie zur HNO-Untersuchung, ebenso wie die Feststellung des allgemeinen körperlichen und – soweit möglich – geistigen Entwicklungszustandes des Kindes, gegebenenfalls unter Beiziehung eines Pädiaters.

Hörvermögen des Kindes

Es wird obligatorisch untersucht (S. 323), wobei allerdings eine zu vordergründige Gewichtung des Hörsinnes zuweilen der umfassenden Abklärung einer Sprachentwicklungsverzögerung nicht dienlich ist. Aus der Zusammenschau von Anamnese, klinischer Untersuchung, pädaudiologischer Untersuchung und einer exakten Verhaltensbeobachtung läßt sich der Anteil einer Hörstörung an der SEV annähernd ermessen.

Sprache und Sprechen des Kindes

Dyslalien, nasale Resonanzstörungen, Dysgrammatismus und Redeflußstörungen werden bereits in der spielerischen Erstphase der Untersuchung offenbar. Jeder Untersucher verwendet sein eigenes Laut- und Bildertestmaterial (28). Besondere

Lautteste (z. B. 13, 37, 38) berücksichtigen auch verwechselte Laute als Ausdruck einer Lautdifferenzierungsschwäche (partielle akustische Lautagnosie, sensorische Dyslalie). Zur Feststellung des innerhalb der Sprachentwicklung besonders prägnanten aktiven (produktiven) Wortschatzes bei Vorschulkindern ist der Aktive Wortschatztest (AWST, [25] sehr gut geeignet. Für die Untersuchung eines Dysgrammatismus existieren spezielle Testverfahren (31, 36). Die in jüngster Zeit propagierten computergestützten Profilanalysen der Spontansprache (12) haben sich mangels praktischer Vorteile in der klinischen Untersuchung nicht durchsetzen können. Die Sprachverarbeitungskette Dekodierung – Erkennung – Kodierung ist nur mit besonderem Aufwand befriedigend zu prüfen. Dabei haben sich der Heidelberger Sprachentwicklungstest (HSET), der psycholinguistische Entwicklungstest (PET) und der Landauer Sprachentwicklungstest für Vorschulkinder (LSV) besonders bewährt (2). Unter dem vom Wirtschaftlichkeitsgebot oktroyierten Zeitdruck der ärztlich-phoniatrischen Sprechstunde sind Untersuchungsverfahren von kurzer Dauer wichtig, wie in (23) ein Screeningverfahren zur Erfassung von Sprachentwicklungsverzögerung bei 3- bis 4jährigen Kindern, das eine kurzfristige Aussage zum sprachlichen Entwicklungsstand im frühen Kindergartenalter ermöglicht. In Pascher u. Mitarb. (33) sind weitere Testverfahren zu Phonemdiskrimination, Artikulation, Morphologie, Wortschatz und Sprachverstehen dargestellt. Bilderteste haben gegenüber Wortlisten stets den Vorteil, daß sich mit ihrer Hilfe die schon mehrfach erwähnte Spielsituation schaffen läßt, in der sich die Kinder sprachlich freier und unbefangener äußern (27).

Psychologische Beurteilung

Die vielgestaltigen Beziehungen zwischen geistig-seelischer, Persönlichkeits- und sprachlicher Entwicklung geben der psychologischen Befunderhebung bei der SEV einen besonderen diagnostischen Stellenwert. So können mit Hilfe der Testdiagnostik intellektuelle Leistungsfähigkeit, Fein- und Grobmotorik, Persönlichkeit sowie emotionales und affektives Verhalten recht gut beurteilt werden (S. 34). Nur im Zusammenhang mit Vorgeschichte und neuropädiatrischen Befunden ist allerdings eine verläßliche Einschätzung möglich. Die große Anzahl psychologischer Verfahren für die Diagnostik bei SEV-Kindern kann nicht pauschal bewertet werden.

Phoniatrisch-pädaudiologische Diagnose und Differentialdiagnose

Aus der spielerischen Verhaltensbeobachtung, der Anamnese, dem Organbefund im HNO-Fachgebiet, der Hördiagnostik, gegebenenfalls der pädiatrischen Zusatzuntersuchung, der Beurteilung von Sprache und Sprechen, der psychologischen Beurteilung sowie schließlich aus differentialdiagnostischen und besonders ätiopathogenetischen Erwägungen ergibt sich die phoniatrisch-pädaudiologische Diagnose. Am häufigsten sind diagnostische Verwechslungen zwischen frühkindlichen Hirnschädigungen und Taubheit. Erst aufgrund umfassender Diagnostik des meist multifaktoriellen Bildes wird die eingeleitete Therapie erfolgversprechend. Nicht selten muß eine schon begonnene SEV-Therapie im Konzept geändert werden, wenn neue Erkenntnisse und Gesichtspunkte im Therapieverlauf auftreten (therapiebegleitende Diagnose).

Therapie

Die Art der Behandlung richtet sich nach der wesentlichen Ursache. Heilbare oder beeinflußbare organische Defekte und Störungen, insbesondere Hörstörungen, sollten primär ärztlich behandelt werden. Der pädaudiologischen Einflußnahme kommt insofern eine große Bedeutung zu, als gegebenenfalls über die apparative Hörverbesserung eine vollständige (Re-)Habilitation bei SEV möglich wird. Auch der Neuropädiater kann durch Prognosestellung einen Beitrag zur gezielten Frühförderung leisten. Für die eigentliche (logopädische) Sprach- und Sprechbehandlung hat sich der Grundsatz der Phasenspezifität besonders bewährt (3, 5). Die Phasenspezifität berücksichtigt vorrangig den aktuellen individuellen Sprachentwicklungsstand, der nach kinder- und sprachpsychologischen Untersuchungsergebnissen Orientierungspunkt für die Sprachtherapie ist. Die einzelnen Phasen der vorsprachlichen Entwicklung reihen sich zeitlich aneinander und können nicht übersprungen werden, ohne die jeweils vorausgehende erreicht zu haben. Anfänglich sind dabei Hörübungen zum Wecken und Fördern der akustischen Aufmerksamkeit ein wesentliches Element der Behandlung. Immer sind jedoch die intellekt- und verhaltensgemäßen (nicht die lebensalterentsprechenden!) Voraussetzungen des Kindes zu beachten. Nach den ersten gesprochenen und verstandenen Wörtern bieten sich neben farbigen Darstellungen aus dem Umfeld des Kindes (Tiere, Gegenstände, Personen auf Bildern und Tafeln) zunehmend einfache Handlungen und Vorgänge für die Sprachanregung an. Besonders rhythmische Übungen (Händeklatschen, Fingerklopfen) und das Vorsingen kleiner Liedchen werden gern vom Kind nachgeahmt und fördern seine Sprechlust. Hinzu kommen sprechmotorische Übungen. Frühkindliche Hirnschädigungen, zentralorganische Sprachstörungen und die geistige Retardierung erfordern spezielle Übungsprogramme, bei zusätzlichen Körperbewegungsstörungen (infantile Zerebralparesen) auch physiotherapeutische Aktivitäten. Die visuomotorische Therapie nach Frostig (15) baut visuell-motorische Übungselemente und visuelle Unterscheidung sehr erfolgreich in das sprachliche Übungsprogramm ein. Die Therapie des Dysgrammatismus fußt zunehmend auf semantisch orientierten Übungen statt auf syntaktisch-grammatischer Normanpassung.

Da Kinder besonders unter ihresgleichen aus sich herausgehen, mitmachen, aber auch spielend von anderen Kindern lernen, stellt bei der SEV die Gruppen-Sprach-Therapie, z. B. im Sprachheilkindergarten, eine gute Ergänzung der logopädischen Einzelbehandlung dar. Eine aktive Mitgestaltung und Förderung des Sprachübungsprozesses durch die Eltern sollte den Therapeuten in seinem Bemühen nachhaltig unterstützen.

Prognose

Auch die Prognose orientiert sich an der Ursache der SEV. Der Grad der Hörstörung ist dabei ebenso entscheidend wie das Ausmaß der Verhaltensauffälligkeit, des frühkindlichen Hirnschadens und der geistigen Retardierung. Ebenso wichtig ist der Zeitpunkt der Diagnosestellung sowie die Intensität und Dauer der therapeutischen Bemühungen. Eine praktisch völlige Angleichung an die normale Sprachleistung ist bei milieubedingter SEV zu erwarten. Motorisch und teilleistungsgestörte sowie emotional auffällige Kinder weisen bei geringem Schädigungsgrad ebenfalls gute Behandlungsergebnisse auf; schwere Schädigungsgrade verschlechtern die Prognose. Unsicher bleiben die Therapieergebnisse bei zentralen Hörstörungen, partieller Lautagnosie und traumatisch bzw. entzündlich erworbenen Sprachentwicklungsstörungen. Die kommunikativen Leistungen reichen zwar aus, z. T. bleiben jedoch stärkere sprachliche Rückstände bestehen. Die familiäre hereditäre Sprachschwäche ist durch eine logopädische Behandlung weitgehend zu korrigieren, Rückstände sind jedoch noch bis ins Schulalter zu beobachten (Dysgrammatismus, Disfluency-Symptome, LRS). Die Prognose der isolierten LRS ist bei rechtzeitiger Einflußnahme besser als häufig angegeben. Die Prognose des isolierten Dysgrammatismus bleibt zweifelhaft. Der zunehmend semantisch orientierte Therapieweg läßt aber zukünftig bessere Ergebnisse erhoffen. Redeflußstörungen (Disfluency) um das 3./4. Lebensjahr können sich durch allzu rigorose Behandlungsmaßnahmen später als Stottern oder Poltern manifestieren. Prinzipiell gilt die Prognose der entwicklungsbedingten Disfluency als günstig.

Zusammenfassung

Die SEV ist ein sehr vielschichtiges phoniatrisch-pädaudiologisches Störungsbild. Neben der großen Vielfalt an sehr heterogenen Ursachen (hereditär-familiär, audiogen, zentralorganisch, traumatisch, entzündlich, motorisch, sensorisch, peristatisch, verhaltensbedingt), die sämtlich – auch in Kombinationen – zum gänzlichen Ausbleiben oder zur zeitlichen Verlangsamung, Lückenhaftigkeit und Fehlerhaftigkeit des kindlichen Spracherwerbs nach dem 18. Lebensmonat führen können, ist es die mannigfaltige Symptomatologie, die die SEV zu einer diagnostischen Herausforderung für die Phoniater/Pädaudiologen werden läßt, auch in der Zusammenarbeit mit Psychologen, Kinderneuropsychiatern und Logopäden. Da wie in anderen klinischen Bereichen die Therapie und ihr Erfolg mittelbar wesentlich von der Diagnostik und Differentialdiagnostik abhängen, kommt einer exakten Abklärung des umfänglichen Ursachenspektrums der SEV eine besondere Bedeutung zu. Ebenso uneinheitlich wie das Störungsbild selbst ist auch die Art der Behandlung, die nach Ausschöpfung der ärztlichen Möglichkeiten (u. U. Hörgeräteanpassung) in erster Linie von Logopäden. (Sprachtherapeuten), gegebenenfalls in enger Konsultation bzw. Kooperation mit dem Psychologen, erfolgen sollte. Die Prognose hängt von den Ursachen der SEV ab: von Leistungs- und Teilleistungsdefiziten sowie vom zeitlichen Beginn der Therapie.

Literatur

1. Affolter, F.: Die Fehlentwicklung von Wahrnehmungsprozessen insbesondere im auditiven Bereich. In Berger, E.: Teilleistungsschwächen bei Kindern. Huber, Bern 1977
2. Von Arentschild, O., A. Koch: Sprach- und Sprechstörungen (außer bei neurologischen und psychiatrischen Erkrankungen). In Biesalski, P., F. Frank: Phoniatrie, Pädaudiologie, 2. Aufl., Bd. 1. Thieme, Stuttgart 1994
3. Arnold, G. E.: The genetic background of developmental language disorders. Folia phoniat. 13 (1961) 246
4. Arnold, G. E.: Die Sprache und ihre Störungen. In Luchsinger, R., G. E. Arnold: Handbuch der Stimm- und Sprachheilkunde, 3. Aufl., Bd. 2. Springer, Wien 1970
5. Bauer, H.: Klinik der Sprachstörungen. In Biesalski, P., G. Böhme, F. Frank, R. Luchsinger: Phoniatrie und Pädaudiologie. Thieme, Stuttgart 1973
6. Becker, R.: Die Lese-Rechtschreib-Schwäche aus logopädischer Sicht. Volk und Gesundheit, Berlin 1971
7. Betz, D., H. Breuninger: Teufelskreis Lernstörungen, 2. Aufl., Psychologie-Verlags-Union, Weinheim 1987
8. Böhme, G.: Störungen der Sprache, der Stimme und des Gehörs durch frühkindliche Hirnschädigungen. Fischer, Jena 1966
9. Böhme, G.: Mehrsprachigkeit und Sprachheilkunde. HNO 29 (1981) 278
10. Brannon, J. B., F. Murry: The spoken syntax of normal, hard-of-hearing and deaf children. J. Speech Res. 9 (1966) 604
11. Bünemann, M., M. Bruns, W. Pascher, B. Wandtke: Teamdiagnostik bei Kindern mit verzögerter Sprachentwicklung. Sprache Stimme Gehör 16 (1992) 33
12. Clahsen, H., D. Hansen: Coprof – Computerunterstützte Profilanalyse. Ein linguistisches Untersuchungsverfahren für die logopädische Praxis. Software Focus, Köln 1991
13. Von Deuster, C.: Grundsätzliche Überlegungen zur Konzeption und Methodik der Lautagnosieprüfung. Folia phoniat. 34 (1982) 9
14. Eisenson, J.: Disorders of language in children. J. Pediat. 62 (1963) 20
15. Frostig, M., D. Horne: The Frostig Program for the Development of Visual Perception. Follett, Chicago/Ill. 1964
16. Gallagher, J. A.: A comparison of brain injured and non-brain injured mentally retarded children on several psychological variables. Monogr. Soc. Res. Child Develop. 22 (1967) 65
17. Göllnitz, G.: Das psychopathologische Achsensyndrom nach frühkindlicher Hirnschädigung. Z. Kinderpsychiat. 20 (1953) 97
18. Graichen, J.: Teilleistungsschwächen, dargestellt an Beispielen der Sprachbenutzung. Z. Kinder-Jugendpsychiat. 1 (1973) 113
19. Graichen, J.: Teilleistungsschwächen in den hierarchisch-sequentiellen, auditiven, kinaesthetischen und rhythmischen Regulationssystemen der Sprachproduktion. In Lotzmann, G.: Aspekte auditiver, rhythmischer und sensomotorischer Diagnostik, Erziehung und Therapie. Reinhardt, München 1978
20. Graichen, J.: Zum Begriff der Teilleistungsstörungen. In Lempp, R.: Teilleistungsstörungen im Kindesalter. Huber, Bern 1979
21. Grimm, H., H. Schöler: Heidelberger Sprachentwicklungstest. H-S-E-T. Hogrefe, Göttingen 1978
22. Grohnfeldt, M.: Diagnose von Sprachbehinderungen. Marhold, Berlin 1979
23. Heinemann, M., Chr. Höpfner: Screening-Verfahren zur Erfassung von Sprachentwicklungsverzögerungen (SEV) im Alter von 3 – 4 Jahren bei der U 8. Kinderarzt 23 (1992) 1635
24. Kanner, L.: The children haven't read those books reflections of differential diagnosis. Acta paedopsychiat. 36 (1969) 2
25. Kiese, Chr., P. M. Kozielski: Aktiver Wortschatztest für drei- bis sechsjährige Kinder. Beltz, Weinheim 1979
26. Klingholz, F., A. Dietrich, C. Siegert: Die Sprechfähigkeit gehörloser Schüler. Folia phoniat. 31 (1979) 42
27. Kluge, E., G. Kluge: Ein Lautprüfmittel zur Prüfung der Spontansprache bei sprachgestörten Kindern. Z. Heilpädagog. 11 (1960) 541
28. Liebmann, A.: Agrammatismus infantilis. In Fürstner, C.: Archiv Psychiat. Nervenkrankheiten, Bd. 34/1. Hirschwald, Berlin 1901
29. Loebell, E.: Die akustische Agnosie. Mschr. Ohrenheilk. 107 (1973) 58
30. Luchsinger, R.: Die Sprachentwicklung von ein- und zweieiigen Zwillingen und die Vererbung von Sprachstörungen. Acta Genet. med. 2 (1953) 31
31. Mottier, G.: Akustische Differenzierungs- und Merkfähigkeitsprüfung. In: Die psychologische

Untersuchung zur Erfassung des Legasthenikers. Züricher Lesetest. Huber, Bern 1974
32. Myklebust, H. R.: Childhood aphasia. In Travis, L. E.: Handbook of Speech Pathology and Audiology. Appleton Century Crofts, New York 1971
33. Pascher, E., M. Borstel, G. Hambeck-Gaumert, G. Kegel, M. Spiecker-Henke: Sprachentwicklungsverzögerung und Artikulationsstörungen. In Pascher, W., H. Bauer: Differentialdiagnose von Sprach-, Stimm- und Hörstörungen. Thieme, Stuttgart 1984
34. Pascher, E.: Teamarbeit in Diagnostik und Rehabilitation bei Kommunikationsstörungen. In Gundermann, H.: Aktuelle Probleme der Stimmtherapie. Fischer, Stuttgart 1987
35. Petersen, U.: Zentralorganische Sprachentwicklungsstörungen. Sprache Stimme Gehör 4 (1980) 15
36. Remmler, S.: Vergleichende Untersuchungen zur Morphologie und Syntax 5- bis 6-jähriger normalsprechender und agrammatisch sprechender Kinder. Ermittlung grammatischer Fehlleistungen. Erarbeitung eines Prüfverfahrens. Diss., Berlin 1975
37. Schaefer, H.: Die neue Bildwortserie. Sprachheilarbeit 20 (1975) 22
38. Schilling, A., H. Schaefer: Beitrag zur Prüfung der partiellen akustischen Lautagnosie bei stammelnden Kindern mit einem Agnosie-Prüfverfahren. Arch. klin. exp. Ohr.-, Nas.- u. Kehlk.-Heilk. 180 (1962) 823
39. Spreen, O.: Language functions in mental retardation: a review. I. Language development, types of retardation and intelligence level. Amer. J. ment. Defic. 69 (1965) 482
40. Stevens, K. N., R. S. Nickerson, A. Boothroyd, A. M. Rollins: Assessment of nasalization in the speech of deaf children. J. Speech Res. 19 (1976) 393
41. Wendlandt, W.: Grundkenntnisse und Handlungshilfen für den Umgang mit zweisprachig aufwachsenden Kindern in der sprachtherapeutischen Praxis. Sprache Stimme Gehör 16 (1992) 43
42. Westrich, E.: Sprach- und Sprechstörungen. In Klinische Psychologie. Hogrefe, Göttingen 1978
43. Wirth, G.: Sprachstörungen, Sprechstörungen, kindliche Hörstörungen, 3. Aufl. Deutscher Ärzteverlag, Köln 1990

Dyslalien – entwicklungsbedingte Störungen der Artikulation

Dyslalie oder Stammeln (auch Psellismus, veraltet), englisch „stammering", ist eine Entwicklungsstörung der Lautbildung. Man versteht darunter die Unfähigkeit, einzelne Laute oder Lautverbindungen normgerecht zu bilden oder als Phonem anzuwenden. Die Störung liegt im Bereich des Sprach- und Sprecherwerbs und betrifft Leistungen der rezeptiven Diskrimination, der zentralen phonologischen und expressivphonetischen, motorischen Musterbildung. Der Erwerb des lautsprachlichen Zeichensystems und sein Gebrauch sind beeinträchtigt, wobei die genannten Ebenen in unterschiedlichem Ausmaß betroffen sein können (S. 196). Wenn, wie es häufig der Fall ist, Kinder beim spielerischen Umgang mit ihren Artikulationsorganen (z. B. Imitation von Tieren oder Geräuschen aus der Umgebung) Äußerungen mit den typischen Merkmalen eines bestimmten Lautes hervorbringen, diese Schallbildungen aber nicht in das Phoneminventar ihres Sprachbesitzes einbeziehen und so sprachlich anwenden können, dann wird deutlich, daß es sich beim Stammeln vorwiegend um eine Teilstörung des Spracherwerbs handelt, die die Artikulation betrifft. Die Verwendung des Begriffs Stammeln als Diagnose setzt zugleich voraus, daß dem betreffenden Patienten das Werkzeug Sprache bis auf die korrekte Lautbildung voll zur Verfügung steht, d. h. Wortschatz sowie grammatisch-syntaktische Strukturierungsfähigkeit liegen in angemessener Weise vor. Im Gegensatz zum Stottern, das durch eine Störung des Sprechablaufes, des zusammenhängenden Redeflusses, gekennzeichnet ist, handelt es sich beim Stammeln um eine fehlerhafte Aussprache.

Entwicklungsstammeln. Im Verlauf des Spracherwerbs lernt ein Kind zunächst Wörter als kleinste sprachliche Einheiten. Es verwendet sie zu lautsprachlichen Äußerungen, ohne die Lautbildung korrekt zu beherrschen. Diese Erscheinung, die in den ersten 3–4 Lebensjahren regelmäßig zu beobachten ist, wird auch als physiologisches Stammeln bezeichnet. Unter der Voraussetzung, daß mit dem Begriff Stammeln ein pathologischer Befund gekennzeichnet werden soll, erscheint diese Formulierung nicht sehr günstig, und die von Seeman (7) gewählte Bezeichnung Entwicklungsstammeln läßt den Zusammenhang besser erkennen. Je einfacher die einzelnen Laute zu bilden sind, desto früher gelingt ihre korrekte lautsprachliche Realisierung: Hierher gehören m, n, p, b, t, d. Schwierigere Laute werden erst später erlernt; k, g, f, w, ch, r, s, sch. Die Fähigkeit zur korrekten Lautbildung wird etwa mit Ende des 4.–5. Lebensjahres erreicht und sollte spätestens zum Zeitpunkt der Einschulung voll ausgeprägt sein. Wenn nach Abschluß des 4. Lebensjahres noch Stammelfehler vorliegen, muß zunächst eine diagnostische Abklärung erfolgen. Die anschließend einzuleitende Sprachübungsbehandlung soll anstreben, die vorhandenen Fehlleistungen bis zur Einschulung zu korrigieren.

Ätiologie

Wir müssen gegenwärtig davon ausgehen, daß dem Stammeln ein multifaktorielles kausales Bedingungsgefüge zugrunde liegt, das vorwiegend von Teilleistungsstörungen gekennzeichnet ist. Bei Graichen und bei Affolter (nach Piaget) finden sich dazu systematische Aufgliederungen. Sie betreffen die Wahrnehmung (Perzeption), vor allem im auditiven, visuellen und kinästhetischen Bereich, das Verstehen und die einsichtige Verarbeitung (Kognition) mit der Fähigkeit zur zentralen phonologischen und phonetisch-motorischen Musterbildung sowie die Programmierung, Regulation und Ausführung von Aktivitäten (Expression). Einflüsse der sozialen Umgebung kommen hinzu. Bisher konnte ein prinzipielles Überwiegen eines der ursächlichen Hauptfaktoren nicht nachgewiesen werden, möglicherweise deshalb, weil hier ein außerordentlich komplexes System vorliegt, das selbst mit mehrdimensionalen Untersuchungsverfahren nur schwer als Ganzes zu erfassen ist.

In vielen Fällen tritt das Stammeln auch als ein Symptom eines verzögerten Spracherwerbs auf. Oft bleibt dieses Symptom am längsten bestehen, während Wortschatz und grammatisch-syntaktische Strukturen zum Zeitpunkt der Untersuchung bereits in altersgemäßer Weise zur Verfügung stehen. Als ätiologische Faktoren kommen somit alle diejenigen in Betracht, die auch bei der verzögerten Sprachentwicklung erörtert wurden. Andererseits werden auch zahlreiche Kinder mit Stammelfehlern vorgestellt, bei denen sich keine Anzeichen für eine allgemeine Verzögerung der Sprachentwicklung feststellen lassen. Auch in diesen Fällen ist nach den bereits genannten Ursachen zu fahnden, obwohl dabei nur selten ein entsprechender Zusammenhang nachgewiesen werden kann. Ob unsere heutigen diagnostischen Methoden für die Erfassung von ursächlichen organischen Substraten nicht fein genug sind oder ob neuropsycholinguistische und soziale Faktoren im Vordergrund stehen, läßt sich zur Zeit noch nicht sagen.

Einteilungen

Stammelfehler können nach verschiedenen Gesichtspunkten geordnet werden, so nach der Anzahl der betroffenen Laute, nach der Gleichheit der Fehlbildungen, nach den Erscheinungsformen der Fehlbildungen und nach der Ätiopathogenese.

Quantitative Einteilungen

Isoliertes Stammeln: Nur ein Laut ist betroffen, die Sprache ist gut verständlich.

Partielles Stammeln: Einige Laute werden gestammelt, die Sprache ist verständlich.

Multiples Stammeln: Eine größere Zahl von Lauten ist betroffen, die Sprache ist schwer verständlich.

Universelles Stammeln: Die überwiegende Mehrzahl aller Laute wird fehlgebildet oder ausgelassen, im Extremfall ist die Lautsprache auf vokalische Äußerungen reduziert (Vokalismus), nur wenigen nahestehenden Familienmitgliedern ist die Sprache etwas verständlich.

Inkonstantes Stammeln: Beim konstanten Stammeln tritt der Fehler immer auf, beim inkonstanten wird ein Laut in ein und demselben Wort zeitweise gestammelt, zeitweise korrekt gesprochen.

Inkonsequentes Stammeln: Die Art der Fehlbildung bzw. der Ersatzlaut für einen Laut wechselt (auch Unaufmerksamkeitsstammeln genannt); wird als Hinweis auf Schwerhörigkeit gedeutet.

Qualitative Einteilungen

Eine Unterscheidung von Vokal- und Konsonantenstammeln hat kaum praktische Konsequenzen, da Vokalstammeln außerordentlich selten vorkommt, allenfalls können Schwierigkeiten bei Umlauten und Diphthongen auftreten. Zur Kennzeichnung der betroffenen Konsonanten werden die griechischen Buchstabenäquivalente mit der Endung „-zismus" oder „-tismus" versehen, z. B. *Kappazismus* bei Fehlbildungen des k-Lautes oder *Sigmatismus* bei s-Fehlern, die je nach Art der Fehlbildung noch weiter untergliedert werden in Sigmatismus interdentalis, addentalis, stridens, lateralis, lateroflexus (pseudolateralis), pharyngealis oder nasalis. Fehlbildungen des sch-Lautes kommen in analoger Weise zu den s-Fehlern als *Schetismus* interdentalis, lateralis und nasalis vor. Paraschetismus mit Verwendung von t, d, s, oder ch als Ersatzlauten wird im Zuge des Sprecherwerbs häufig beobachtet. Entsprechendes gilt für den ch-Laut, *Chitismus*.

Bei der Verwendung von Ersatzlauten wird die Silbe „Para" vorangestellt, z. B. Paralambdazismus (Paralalie s. u.). Ein Alpha privativum kennzeichnet das Fehlen des Lautes, z. B. Asigmatismus (Mogilalie, s. u.).

Nach den Erscheinungsformen der Stammelfehler unterscheidet man:
Mogilalie: völliges Fehlen des Lautes,
Paralalie: Ersatz des Lautes durch einen andern Laut aus dem Phonembestand der gleichen Sprache,
Dyslalie (im engeren Sinne): Ersatz eines Lautes durch ein Lautgebilde, das im Phoneminventar der gleichen Sprache nicht enthalten ist (z. B. interdentale Lautbildungen im Deutschen).

Als besondere Gruppe werden noch *kontextuelle Artikulationsfehler* unterschieden:
Elision (Auslassung): z. B. „Bief" statt „Brief", „Mel" statt „Kamel",
Metathesis (Umstellung): „Fittelminger" statt „Mittelfinger",
Assimilation (Angleichung): Bei der proleptischen Assimilation greift die Artikulation vor und führt durch Vorwegnahme kommender Einstellungen zu Lautänderungen, z. B. „Rotpäppchen" statt „Rotkäppchen". Bei der metaleptischen Assimilation greift die Artikulation zurück und wiederholt bereits vollzogene Einstellungen, z. B. „Bleibift" statt „Bleistift", „Bambe" statt „Banane".
Kontamination (Verschmelzung): Zusammenziehung von zusammengesetzten Wörtern, z. B. „Weihnzahn" statt „Weihnachtsmann", oder Verschmelzung von ähnlich klingenden bzw. inhaltlich ähnlichen Wörtern, z. B. „schlink" aus „schnell" und „flink".

Ätiopathogenetische Einteilungen

Die drei folgenden Hauptgruppen treten zwar in reiner Form nur selten in Erscheinung, ihre Merkmale können aber wichtige Orientierungshilfen für die Therapie geben.

Sensorisches (dysgnostisches) Stammeln. Die Störung ist vorwiegend sensorisch-rezeptiv bedingt. Trotz normaler peripherer und zentraler Grundfunktionen des Hörens ergeben sich beim Erfassen und Verarbeiten von spezifischen Höreindrücken Schwierigkeiten, denen verschiedene Ursachen zugrunde liegen können, von akustischer Unaufmerksamkeit über Störungen der auditiven Merkfähigkeit bis zu nachweisbaren Minderungen der akustischen Diskriminationsleistungen. Das sensorische Stammeln ist eine Folge mangelhafter phonematischer Diskriminierungsfähigkeit, d. h. einzelne Phoneme können zentral nicht unterschieden werden, ein sensorischer Stammler hört verschiedene Phoneme als ein und dasselbe Schallereignis. Beispiel (A. Schilling, 1982): Man zeigt dem Kind eine Gabel und fragt: „Was ist das?" Antwort: „Eine Dabel." Rückfrage: „Ist das eine Dabel?" Antwort: „Ja". Nochmalige Rückfrage. „Ist das eine Gabel?" Antwort: „Ja". Das Kind kann zwischen den Phonemen /g/ und /d/ nicht unterscheiden. Das sensorische Stammeln tritt vorwiegend als partielle *Lautagnosie* in Erscheinung, eine Forme fruste der akustischen Agnosie, eine apperzeptive Störung, die auf einer Auffassungs- und Unterscheidungsschwäche für phonematische Klanggestalten beruht und sich als Störung der Aussprache, als Fehler in der Lautbildung manifestiert. Meist sind nur wenige Laute betroffen, sie lassen sich mit entsprechenden Tests zur phonematischen Diskriminationsfähigkeit erfassen (1, 6). In der Therapie stehen zunächst Hörübungen zur Schärfung des auditiven Unterscheidungsvermögens im Vordergrund.

Konditioniertes Stammeln. Bei normaler phonematischer Diskriminationsfähigkeit für die Sprache anderer ist ein richtiger Höreindruck mit einem falschen eigenen Lautprodukt nach Art eines bedingten Reflexes fest gekoppelt. Gabel-Beispiel (A. Schilling): „Was ist das?" – „Eine Dabel!" – „Ist das eine Dabel?" – „Nein, das ist eine Dabel!" – „Ist das eine Gabel?" – „Ja!". Die Unterscheidung bei anderen gelingt, bei der auditiven Beurteilung der eigenen Lautsprache ist sie nicht möglich. Die Therapie folgt hier dem „Grundsatz des völlig neuen Lautes".

Motorisches (dyspraktisches) Stammeln. Die Störung liegt im motorisch-expressiven Bereich der höheren Hirnrindenfunktionen. Sowohl in der Sprache anderer als auch in der eigenen Sprache kann zwischen dem betroffenen Phonem unterschieden werden, trotzdem gelingt eine entsprechende Realisierung in der eigenen Sprache nicht. Als Ursache wird motorische Ungeschicklichkeit im Umgang mit den Sprechorganen angesehen, meist liegt auch ein allgemeiner Rückstand der motorischen Entwicklung vor, oder die motorische Dyslalie ist vergesellschaftet mit außersprachlichen *dyspraktischen Störungen* wie der fazio-bukkolingualen Dyspraxie. Gabel-Beispiel: „Was ist das?" – „Eine Dabel!" – „Ist das eine Dabel?" – „Nein, aber ich kann es nicht anders sagen". Die Therapie kann hier von stellungsphonetischen Artikulationsübungen ausgehen, die zweckmäßigerweise mit Bewegungserziehung zur Förderung der gesamtmotorischen Leistungen kombiniert werden.

Sogenanntes organisches Stammeln. Anlagebedingte oder erworbene Defekte im peripherrezeptiven, im zentralen und peripher-expressiven Bereich der an der Lautsprache beteiligten Organe können zu Stammelfehlern führen, die früher als organische Dyslalie oder als symptomatisches Stammeln bezeichnet wurden.

Unter der Voraussetzung, daß der Begriff Dyslalie zentrale phonologische und phonetisch-motorische Musterstörungen kennzeichnen soll, läßt sich die Bezeichnung „organisches Stammeln" heute allenfalls noch für peripher oder zentral bedingte audiogene Dyslalien rechtfertigen. Störungen im peripher-expressiven Bereich (Defekte an den Artikulationsorganen oder Läsionen der sie versorgenden Nerven), früher „mechanische Dyslalien", werden nach Arnold als *Dysglossien* zusammengefaßt. Es muß hervorgehoben werden, daß dabei keine festen Beziehungen zwischen der Ausdehnung von Defekten bzw. Ausfällen und dem Grad der Artikulationsstörungen bestehen. So sind die oft nur geringfügigen Abweichungen der Aussprache bei ausgedehnten Zungenresektionen allgemein bekannt.

Als „zentrale Dyslalien" wurden enzephalopathische Störungen der Lautbildung bezeichnet, bei denen man glaubte, die Stammelfehler nicht als funktionell bedingt, sondern als Folge einer diffusen mikrosymptomatischen frühkindlichen Hirnschädigung annehmen zu müssen, ohne daß sich ein neurologisch definiertes Krankheitsbild symptomatisch erfassen läßt. Da man solche Zusammenhänge aber diagnostisch gegenwärtig kaum mit genügender Sicherheit wird verifizieren können, halten wir es für besser, auf den Begriff der zentralen Dyslalie zu verzichten. Aussprachestörungen auf Grund nachweisbarer zentraler Ausfälle werden als *Dysarthrie* bzw. *Anarthrie* gekennzeichnet (S. 249).

Audiogene Dyslalie. Als wichtige Sondergruppe des symptomatischen Stammelns ist die audiogene Dyslalie besonders hervorzuheben. Bei angeborener oder im frühen Kindesalter erworbener Schwerhörigkeit hängt die Auswirkung auf die Sprache sowohl von der Größe des Hörverlustes als auch von den betroffenen Frequenzbereichen ab. Ab 25–30 dB Hörverlust im Hauptsprachbereich ist mit sprachlichen Fehlleistungen zu rechnen. Während hochgradige Schwerhörigkeiten mit gleichmäßiger Hörminderung (keine Sprachentwicklung) nur noch selten übersehen werden, besteht diese Gefahr nach wie vor bei mittelgradigen Hörverlusten und bei Hörstörungen, die nur einen Teil des Hörfeldes, z. B. die höheren Frequenzen, betreffen. In solchen Fällen sind Störungen der Lautbildung oft die einzigen unmittelbar auffälligen

Anzeichen. So können Fehlbildungen der Zischlaute auf Hochtonverluste hinweisen, aber auch als Gesamteindruck kann die Artikulation verwaschen erscheinen, wobei häufig funktionell offenes Näseln zu beobachten ist. Auffällige Überhöhungen der mittleren Sprechstimmlage sind in diesem Zusammenhang ebenfalls von Bedeutung.

Später erworbene hochgradige Schwerhörigkeit wirkt sich gleichfalls auf die Lautbildung aus. Dabei bleibt die Sprache als Ganzes, wenn sie bis zum Eintritt der Schwerhörigkeit genügend gefestigt war (etwa nach dem 7. Lebensjahr), erhalten. Als charakteristische Eigenschaften der Schwerhörigen- und Gehörlosensprache sind vor allem Deformierungen der Zisch- und Reibelaute (Sigmatismen, Ersatz von s durch t), Auslassungen von Endsilben, Akzentverschiebungen, überhöhte Sprechstimmlage und Monotonie bekannt.

Häufigkeit

Die Angaben von Stammelfehlern weisen große Unterschiede auf, weil verschiedene Maßstäbe angelegt werden (z. B. alle Abweichungen von den Normen der Hochlautung, logopädisch bedeutsame oder behandlungsbedürftige Fehler). Im Vorschulalter (4.–6. Lebensjahr) kann man etwa bei 20 % der Kinder mit Stammelfehlern rechnen. Innerhalb der ersten Schuljahre (7.Lebensjahr) sinkt dieser Anteil dann schnell auf etwa 1 % ab. In allen Altersgruppen stehen Fehler der Zischlaute an erster Stelle (s, sch, vorderes ch), gefolgt von den Lauten der dritten Artikulationszone (g, k, j, hinteres ch).

Diagnostik

Die diagnostischen Maßnahmen lassen sich aus der ätiopathogenetischen Darstellung ohne weiteres ableiten. Neben Anamnese und Organbefund einschließlich Hörprüfung steht die Lautprüfung im Mittelpunkt. Systematische Überprüfungen von Einzellauten und Lautverbindungen sollen artikulatorische Fehlleistungen aufdecken, die den Kommunikationsprozeß stören. Dabei gehen wir mit van Riper davon aus, daß pathologische Verhältnisse dann vorliegen, wenn die Art der Lautbildung *auffällig* oder *unverständlich* und damit für den Sprecher *unangenehm* ist. Diese Einordnung zeigt deutlich, daß die Normen der deutschen Hochlautung, wie sie Sprechwissenschaftler und Phonetiker mit Recht fordern, für die phoniatrische Sprechstunde nicht in jedem Fall als Maßstab geeignet sind. Bei der Prüfung des Lautinventars wird man sich also auf eine breite Variabilität einstellen, die z. B. auch eine Vielzahl von dialektalen Färbungen als „normal" toleriert. Für die Befunderhebung steht die auditive Beurteilung ausgewählter Laute und Lautverbindungen in An-, In- und Auslautposition von Wörtern unter Einbeziehung der phonematischen Diskriminationsfähigkeit im Vordergrund, inspektorische Befunde im Bereich der Lippen, der Zähne und der Zungenspitze ergänzen das Bild. Da es sich bei den Patienten meist um Kinder im Vorschulalter handelt, ist es zweckmäßig, die Lautbestandsaufnahme mit Hilfe von Bildmaterial, z. B. dem Heidelberger Sprachentwicklungstest, als eine Art spielerischer Unterhaltung vorzunehmen. Überprüfungen des Wortschatzes und der grammatischen Leistungen, bei älteren Kindern auch der Lese- und Schreibfähigkeit, ermöglichen eine Abgrenzung gegenüber dem voll ausgeprägten Bild der verzögerten Sprachentwicklung. Psychologische Untersuchungen sind bei allen Entwicklungsverzögerungen und Verhaltensauffälligkeiten angezeigt. Neuropsychiatrische Zusatzuntersuchungen kommen bei Artikulationsstörungen in Betracht, wenn die psychologische Beurteilung zu pathologischen Befunden führt, oder wenn sich der Verdacht auf eine neurologische Grunderkrankung ergibt (S. 291 u. 295).

Therapie

Die Korrektur von Stammelfehlern erfolgt durch geeignete Übungen, die dem Charakter der Aussprachestörung entsprechen müssen. Aufbau und Ablauf der Übungen richten sich nach der vorherrschenden ätiopathogenetischen Komponente (sensorisch, konditioniert, motorisch), nach der Bildungsweise des gestörten Lautes, nach dem Alter des Kindes sowie seiner Aufmerksamkeit, Geschicklichkeit und Ausdauer. Auch die Einflußmöglichkeiten der sozialen Umwelt sind in diese Überlegungen einzubeziehen. In jedem Falle bilden Hören, Sehen und Fühlen die Grundlage für alle lautsprachlichen Anregungen. Training und aktive Anwendung der genannten Sinnesleistungen sind deshalb als wichtige methodische Mittel bei der Behandlung von Aussprachefehlern anzusehen, wobei das bedeutungsdifferenzierende Hören eine vorrangige Stellung einnimmt. Erst in diesem Zusammenhang lassen sich spezielle Übungen zur Lautproduktion sinnvoll einsetzen. Schließlich müssen alle Bemühungen von einer psychotherapeutischen Grundhaltung her geprägt sein, die Freude am Sprechen erweckt, Erfolgserlebnisse vermittelt (Bewußtheit des Könnens) und sich so als positive Motivation auf den Übungs- und Lernprozeß sowie auf die praktische Anwendung auswirkt. Die Behandlung soll sorgfältig geplant, aber trotzdem entsprechend den individuellen Erfordernissen und Reaktionen variabel und flexibel gehalten werden. Standardisierte Programme lassen sich nicht in jedem Falle anwenden, und die Erstarrung in der Routine ist auch hier eine große Gefahr. Situationen, in denen sich Therapeut und Kind gegenübersitzen und einzelne Laute, Silben oder Wörter nach festgelegten Schemata vor- und nachgesprochen werden (meist nur richtig vorgesprochen und falsch nachgesprochen) sollen endgültig der Vergangenheit angehören.

Grundsätzlich bewährt hat sich die Orientierung der Behandlung nach drei Phasen:

- Hörübungen,
- Artikulationsübungen,
- Anwendungsübungen.

Je nach dem Charakter der vorliegenden Stammelfehler erhalten die einzelnen Phasen ihre besondere Bedeutung im Übungsprogramm.

Hörübungen

Eingekleidet in verschiedene Formen des Spiels, dienen sie dem Erwerb bzw. der Festigung der phonematischen Differenzierungsfähigkeit, entweder vorwiegend bezogen auf Laute oder andere Schallereignisse aus der Umgebung des Kindes oder auf seine eigene Lautproduktion (Autodiskrimination). Man kann damit beginnen, hohe und tiefe, laute und leise Töne unterscheiden zu lassen oder die Richtungen, aus denen sie dargeboten werden. Allmählich gehen aus solchen Spielen Übungen hervor, bei denen Wörter erkannt werden sollen, die mit einem bestimmten Laut beginnen, z. B. g wie bei „Gabel". Jedesmal, wenn ein solches Wort erkannt wird (z. B. „Gans", „gießen", „gelb", „gehen") erfolgt eine Aktion (körperliche Bewegung, z. B. Klatschen, Belohnung, Sammeln von Bildern, Spielgeld oder ähnliches). Wenn die Erkennung des betreffenden Lautes, auch in anderen Positionen, sicher gelingt, wird dieser Laut in einigen Wörtern vom Therapeuten absichtlich verstammelt, und die Fehler müssen herausgefunden werden. Hörübungen in bezug auf die eigene Lautproduktion des Kindes finden in Zusammenhang mit Artikulationsübungen Anwendung. Auch hierbei wirkt sich die Verstärkung der auditiven Eigenkontrolle über Luftleitung (Mikrophon-Kopfhörer-Verbindung oder Handzuleitung vom Mund zum Ohr, S. 177) sehr günstig aus.

Artikulationsübungen

Sie können von zwei grundsätzlich verschiedenen Positionen aus ansetzen: 1. Erlernen eines völlig neuen Lautes, 2. Korrektur des falschen Lautes.

Erlernen eines völlig neuen Lautes. Dabei geht man nicht vom Phonem aus, sondern von natürlichen, lautähnlichen Äußerungen des Kindes, die in spielerischer Weise (Imitation von Tierlauten, Maschinengeräuschen oder Musikinstrumenten) allmählich so entwickelt werden, daß sie Phonemcharakter annehmen. Wenn diese neu erworbenen Laute dann artikulatorisch und auch koartikulatorisch in verschiedenen Lautverbindungen sicher beherrscht werden, läßt man sie in Silben- und Wortzusammenhängen anwenden und so in das Phoneminventar des Kindes eingehen, ohne daß eine bewußte Aufmerksamkeitszuwendung auf die eigene Störung erforderlich gewesen wäre. So lassen sich übungsinduzierte Sekundärstörungen wie Stottererscheinungen am ehesten vermeiden.

Korrektur des falschen Lautes. Sie basiert dagegen auf der bewußten Hinwendung zur Störung und ihrer genauen Analyse. Die Übungen dienen einem stellungsphonetisch orientierten Artikulationstraining, wobei man bildliche Darstellungen der Artikulationseinstellungen, Spiegelkontrollen und taktile Unterstützungen, z. B. mit Sondenhilfen, für die angestrebte Korrektur ausnutzt.

Aktive und passive Methoden. Die Methoden bei der Anbildung von Lauten werden auch als aktiv und passiv unterschieden. *Aktive Methoden* gehen von korrekt gebildeten lauten ähnlicher Bildungsweise aus, bei denen die artikulatorische Einstellung vom Patienten selbst unter bewußter Kontrolle so verändert wird, daß der gewünschte, zu korrigierende Laut entsteht (Ableitungsmethoden).

Bei den *passiven Methoden* wird die erforderliche Einstellung der Artikulationsorgane – meist handelt es sich um die Zungenstellung – durch instrumentelle Hilfe herbeigeführt (Sonden, Spatel, Röhrchen, Stäbchen, Kunststoffplatten). Dieses zu Unrecht als mechanistisch in Verruf geratene Vorgehen bietet allen den Patienten wertvolle Hilfe, denen es nicht gelingt, die motorischen Impulse für die Einstellung der Artikulationsorgane – vor allem der Zunge – bewußt zu steuern.

Anwendungsübungen

Die koartikulatorische Verknüpfung von neu erlernten Lauten in Silben und Wörtern leitet zu Anwendungsübungen über, die sich aber keinesfalls auf Sprechen von Sätzen, Bildbeschreibungen, Nacherzählungen oder freie Unterhaltung in der Übergangssituation beschränken dürfen. Die entscheidende Aufgabe der Anwendungsübungen liegt in der Übertragung der erlernten artikulatorischen Abläufe in die Spontansprache des Alltags. Diese Übertragung vollzieht sich in den seltensten Fällen von selbst und muß systematisch aufgebaut werden. Da eine ständige bewußte Artikulationskontrolle aller lautsprachlichen Äußerungen ohne Frage jeden Sprecher überfordert und schließlich zur Resignation führt, müssen die Anwendungsübungen unbedingt begrenzt werden und einem realisierbaren Programm folgen. Die Begrenzung kann zeitlicher oder situativer Art sein (Anwendung eine halbe Stunde lang am Vormittag und am Nachmittag, beim Frühstücken sowie beim Abendessen) oder sich zunächst nur auf wenige Wörter beziehen. Allmählich wird der Anwendungsbereich unter ständiger Kontrolle erweitert, so daß die bewußte korrekte Lautbildung aus der Übungssituation schließlich zum gewohnheitsmäßigen Gebrauch in der Spontansprache geführt wird.

Die drei Behandlungsphasen des Hörens, Artikulierens und Anwendens sind nicht als abgeschlossene, aufeinanderfolgende Zeitabschnitte zu verstehen, sondern als Verteilungsordnung für Schwerpunkte, als Grundorientierung für die Auseinandersetzung mit elementaren Vorgängen, die auf das engste miteinander verknüpft sind und auch während des Verlaufs der Übungsbehandlung ständig ineinandergreifen. Je nachdem, welche Faktoren im Kausalmuster der zu behandelnden Stammelfehler hervortreten, wird die bevorzugte Zuwendung zu den einzelnen Übungselementen erfolgen. So nehmen bei vorwiegend sensorisch bedingten Lautbildungsstörungen naturgemäß Hörübungen den größten Raum ein, bei konditioniertem Stammeln erfolgen Hörübungen hauptsächlich im Sinne der Autodiskrimination, verbunden mit Artikulationsübungen nach dem Prinzip der Erlernung eines völlig neuen Lautes, und beim motorischen Stammeln herrschen stellungsphonetisch orientierte Artikulationsübungen vor, die sich meist auf die Korrektur des falschen Lautes stützen können. Allgemein bewährt sich das letztgenannte Vorgehen bei älteren Kindern und bei Erwachsenen. Anwendungsübungen erfordern besondere Sorgfalt bei Patienten mit mangelhafter Autodiskrimination und überhaupt mit gering ausgebildeter Konzentrationsfähigkeit.

Übungszeit

Kurzzeitige Übungen von wenigen Minuten in dichter Folge über den ganzen Tag verteilt, etwa in Abständen von 1/2 bis 1 Stunde, führen am ehesten zum Erfolg. Dabei wird die ständige Anleitung und Kontrolle durch einen Therapeuten nur bei stationärer Behandlung (Ausnahme) oder z. B. in Sprachheil-Kindergärten möglich sein. Der ambulant tätige Therapeut muß sich meist darauf beschränken, in 1–2 längeren Sitzungen pro Woche (20–30 min) Grundlagen zu erarbeiten und dann ein Programm festzulegen, dessen Ablauf von den Eltern oder von Kindergärtnerinnen kontrolliert wird. Die Behandlungsdauer darf nicht zu kurz bemessen werden und dürfte kaum unter mehreren Monaten zu veranschlagen sein, jedenfalls nicht, wenn man sich nicht mit einer einigermaßen korrekten Übungssprache zufrieden gibt, sondern die gewohnheitsmäßige Fixierung in der Spontansprache gesichert wissen will.

Prognose

Die Prognose beim Stammeln ist sehr gut, und die Behandlungen können eigentlich immer erfolgreich abgeschlossen werden, wenn nicht eine Oligophrenie vorliegt *(dyslogische Dyslalie)*. Trotzdem sind die Ergebnisse in der Praxis nicht so gut, wie man annehmen möchte, weil ein nicht geringer Teil der Behandlungen – etwa 1/4–1/3 der Fälle – gewöhnlich nicht in gehöriger Weise abgeschlossen wird. Die Kinder erscheinen nicht mehr zur Behandlung, entweder weil sich die Eltern mit Teilerfolgen begnügen oder weil das Interesse einfach erlischt. Deshalb gehört, nachdem der erste Schwung der Behandlungsaufnahme abzuklingen beginnt, die ständige Motivation für eine systematische Weiterführung der Behandlung zu den Hauptaufgaben des Therapeuten.

Zusammenfassung

Bei Dyslalie oder Stammeln liegt eine entwicklungsbedingte Lautbildungsstörung vor, die durch Defizite in den Bereichen der rezeptiven Diskrimination, der Kognition, der zentralen und expressiv-phonetischen, motorischen Musterbildung sowie deren praktische Ausführung gekennzeichnet ist. Dabei können einzelne Laute oder Lautverbindungen nicht normgerecht gebildet oder als Phonem angewendet werden. Es handelt sich um eine Teilstörung des Sprach- und Sprecherwerbs ohne nachweisbare strukturelle Veränderungen an den beteiligten Organen. Ätiologisch wird von einem multifaktoriellen kausalen Geschehen ausgegangen, das vorwiegend durch Teilleistungsstörungen gekennzeichnet ist. Die betroffenen Laute werden durch die entsprechenden griechischen Buchstabenäquivalente mit der Endung „tismus" oder „zismus" charakterisiert, z. B. *Sigmatismus* bei Fehlbildung des s-Lautes. Diagnostisch müssen vor allem Hörminderungen ausgeschlossen werden. Die Übungstherapie richtet sich schwerpunktmäßig nach den im Vordergrund stehenden Störungsfeldern. Dies bedeutet beispielsweise zunächst Hörübungen bei auditiven Diskriminationsmängeln und Artikulationsübungen bei motorischer Ungeschicklichkeit. Die Übertragung der in den Übungen erlernten korrekten Lautbildung in die Umgangssprache erfordert besondere Beachtung und Kontrollen über einen längeren Zeitraum von gewöhnlich mehreren Monaten, wobei Perioden kurzzeitiger, aber häufiger Übungen (wenige Minuten in Abständen von etwa einer Stunde) am ehesten zum Erfolg führen.

Literatur

1. Böhme, G.: Methoden zur Untersuchung der Sprache, des Sprechens und der Stimme. Fischer, Stuttgart 1978
2. Böhme, G.: Störungen der Sprache, der Stimme und des Gehörs durch frühkindliche Hirnschädigungen. VEB Fischer, Jena 1966
3. Böhme, G.: Klinik der Sprach-, Sprech- und Stimmstörungen. Fischer, Stuttgart 1983
4. Krech, H.: Die Behandlung gestörter S-Laute. Marhold, Halle (Saale) 1955
5. Schilling, A.: Sprech- und Sprachstörungen. In Berendes, J., R. Link, F. Zöllner: Hals-Nasen-Ohren-Heilkunde in Praxis und Klinik, Bd 4/1. Thieme, Stuttgart 1982
6. Schilling, A., H. Schäfer: Beitrag zur Prüfung der „partiellen akustischen Lautagnosie" bei stammelnden Kindern mit einem Agnosie-Prüfverfahren. Arch. Ohr.-, Nas.- u. Kehlk.-Heilk. 180 (1962) 823
7. Seeman, M.: Sprachstörungen bei Kindern, 3. Aufl. VEB Volk und Gesundheit, Berlin 1969
8. Wendler, J., K. Müller, O. Kohlheb, H. Ulbrich: Zur Prognostik kindlicher Sprachstörungen. Folia phoniat. 21 (1969) 287
9. Wirth, G.: Sprachstörungen, Sprechstörungen, kindliche Hörstörungen, 3. Aufl. Deutscher Ärzte-Verlag Köln 1990

Dysglossien

Als Dysglossien werden Störungen der Aussprache bezeichnet, die infolge von organischen Veränderungen an den peripheren Sprechorganen entstehen. Sie sind von den Störungen des zentralen Sprechvermögens (Dysarthrien, Sprechapraxien, S. 250) zu trennen. Die Veränderungen können Lippen, Zähne, Kiefer, Zunge, Gaumen, Rachen und Nase betreffen (labiale, dentale, mandibuläre, maxilläre, linguale, palatale, pharyngeale, nasale Dysglossie). Ätiologisch sind kongenitale, traumatische, postoperative, paralytische und hormonale Dysglossien unterscheidbar. Kombinationen, vor allem als Folge von Verletzungen oder ausgedehnten Operationen, sind möglich (multiple Dysglossien).

Labiale Dysglossien

Aussprachestörungen bei Veränderungen an den Lippen entstehen durch angeborene Fehlbildungen (Lippenspalten), Verletzungen, Operationsfolgen und Fazialislähmungen. Die Sprechstörungen fallen vor allem bei doppelseitigen Defekten (z. B. bei beidseitiger Fazialislähmung) auf und betreffen Lippenlaute (/b/ wird zu /w/, /p/ zu /f/, /m/ zu /n/) sowie labiodentale Laute (/w/, /f/). Auch Vokale sind gestört, für /o/ und /u/ fehlt das Stülpen der Lippen, für /e/ und /i/ der Lippenbreitzug.

Dentale Dysglossien

Ursächlich wirken Zahnstellungs- und Bißanomalien, Zahnverluste während der zweiten Dentition und im Alter sowie Verletzungen der Zähne und Kiefer. Alle diese Ursachen können zu falscher Aussprache der Zischlaute führen. Erstaunlich ist allerdings, wie stark solche Veränderungen mitunter ausgeprägt sind, ohne daß es zu Aussprachefehlern kommt, weil motorische Geschicklichkeit und auditive Kontrolle kompensierend wirken. Allerdings lassen sich die genannten Abweichungen im Zahnbereich bei Sigmatikern wesentlich häufiger beobachten als bei Normalsprechenden. Die Bildung des artikulatorisch schwierigen S-Lautes ist stark von der Zahnstellung abhängig und kann am leichtesten durch krankhafte Zustände gestört werden. Zahnlaute wie /d/, /t/, /l/ und /n/ sind dentogen weniger störanfällig.

Linguale Dysglossien

Auch Veränderungen der Zunge, die eine Artikulationsstörung verursachen, können angeboren (Makro-, Mikroglossie, Ankyloglossie) und erworben sein (akromegale Makroglossie, Verletzungs-, Operationsfolgen, Verbrühungen, Verätzungen). Ätiologisch ist außerdem an Zungenstruma, Lymphangiome, Fibrome, Lipome oder artikulatorische Schwächezustände zu denken. Hypoglossusparesen führen zu einer eingeschränkten oder aufgehobenen Zungenbeweglichkeit. Lähmungen des peripheren Neurons (auch bei Bulbärparalyse, amyotropher Lateralsklerose, multipler Sklerose, Syringobulbie, nach Endoskopie, Intubation, Neck-dissection) gehen mit Atrophie und fibrillären Zuckungen einher. Im Gegensatz dazu kommt es bei zentralen Lähmungen nicht zu einer Zungenatrophie. Bei einseitigen Lähmungen (Hemiglossoplegie) weicht die herausgestreckte Zunge zur gelähmten Seite ab, bei doppelseitiger Lähmung (totale Glossoplegie) ist ein Herausstrecken nicht möglich. Das Sprechen ist bei der einseitigen Bewegungsstörung nur geringgradig beeinträchtigt, allenfalls sind die Zungenspitzenlaute betroffen. Die doppelseitige Lähmung hat hochgradige Artikulationsstörungen zur Folge. Sie behindert die Bildung aller Zungenlaute sowie der Vokale /e/, /i/ und /o/. Die Sprache ist verwaschen, undeutlich, kloßig und kaum verständlich, sie erinnert meist an Dysarthrie.

Schwere Verletzungen der Zunge oder ausgedehnte Tumorresektionen können sich ähnlich auswirken, führen aber auch bei großen Defekten nicht zu einem vollständigen Verlust der Sprechfähigkeit. Wenn also zwischen Defektausdehnung und Störungsgrad nicht immer feste Beziehungen bestehen, so wirkt sich doch die Defektlokalisation aus: Sagittale Zungen-, Mundbodenteilresektionen zeigen geringere Artikulationsbehinderungen als Transversalresektionen, und laterale Resektionen stören das Sprechen weniger als anteriore.

Früher wurden Verbrecher manchmal mit dem Herausschneiden der Zunge bestraft. Da die Artikulation aber meist nur für kurze Zeit erheblich gestört war und damit die beabsichtigte Bestrafung nicht erreicht wurde, nahm man von dem Eingriff wieder Abstand.

Manchmal werden Artikulationsstellen ersatzweise gebildet: Unterlippe und obere Zahnreihe für /d/, /t/ und /n/, Kehlkopf für /r/ (Knarrlaut), Zahnreihen für /s/.

Diagnostik. Eine gründliche Spiegeluntersuchung mit Funktionsprüfung der Artikulationsorgane einschließlich des Lautbestandes führt meist zu ausreichend exakten Befunden. Videodokumentationen und Tonbandaufnahmen erscheinen auch für Verlaufskontrollen unerläßlich. Zusätzlich lassen sich weitere Untersuchungsverfahren einsetzen: Palatographie, Sonographie, Kernspintomographie.

Therapie. Die Behandlung richtet sich nach dem Organ- und Funktionsbefund und erfolgt möglichst kausal durch Zahnarzt, Kieferorthopäden, Kieferchirurgen oder plastische Chirurgen. Sprechübungen laufen parallel oder schließen sich an, falls eine Kausalbehandlung die Artikulationsstörung nicht schon beseitigt hat. Durch Frenulotomie (Durchschneidung des Zungenbändchens) läßt sich weder eine verzögerte Sprachentwicklung noch Stottern oder Stammeln beheben. Dies gilt ebenso für Dysglossien. Im Einzelfall ist zu entscheiden, ob eine zusätzliche Reizstromtherapie sinnvoll erscheint oder auch Schluckstörungen behandelt werden müssen. Plastische Operationen betreffen nicht nur den Lippen- und Gaumenbereich, sondern auch Mundboden und Zunge.

Artikulationsstörungen infolge von Veränderungen des Gaumens (Dysglossia palatalis) oder der Nase (Dysglossia nasalis) bzw. kombinierte Formen (Dysglossia nasopalatalis) sind auf S. 241 ff abgehandelt.

Zusammenfassung

Als Dysglossien werden Störungen der Aussprache bezeichnet, die infolge von organischen Veränderungen an den peripheren Organen des äußeren Sprechvorganges auftreten. Sie sind von den zentralen Störungen des Sprechvermögens (Dysarthrien, Sprechapraxien) zu trennen. Die Veränderungen können Lippen, Zähne, Kiefer, Zunge, Gaumen, Rachen und Nase betreffen (labiale, dentale, mandibuläre, maxilläre, linguale, palatale, pharyngeale, nasale Dysglossie). Ätiologisch sind kongenitale, traumatische, postoperative, paralytische und hormonale Dysglossien unterscheidbar. Kombinationen treten vor allem als Folge von Verletzungen oder ausgedehnten Operationen auf (multiple Dysglossien).

Eine gründliche Spiegeluntersuchung mit Funktionsprüfung der Artikulationsorgane und des Lautbestandes führt meist zu ausreichend exakten Befunden. Die Therapie erfolgt möglichst kausal durch interdisziplinäre ärztliche Zusammenarbeit. Sprechübungen laufen parallel oder schließen sich an.

Literatur

1. Angerstein, W.: Ultraschallgestützter Untersuchungsgang zur Beurteilung der Zungenbeweglichkeit. Sprache Stimme Gehör 18 (1994) 80
2. Arnold, G.E.: Die Sprache und ihre Störungen. In Handbuch der Stimm- und Sprachheilk. 3. Aufl. Springer, Wien 1970
3. Bigenzahn, W., E. Piehslinger, R. Slavicek: Computerized axiographie for funcional diagnosis of orofacial dysfunctions. Folia phoniat. 43 (1991) 275
4. Chilla, R., P. Kozielski: Die Zunge als Spiegelbild zerebraler und artikulatorischer Dysfunktionen. Münch. med. Wschr. 119 (1977) 403
5. Clausnitzer, R., V. Clausnitzer: Zusammenhänge zwischen Dysgnathien, Bildungsmodus des S und fehlerhaftem Schlucken. Z. Stomatol. 39 (1989) 569
6. Engelke, W.: Die systematische Pallatographie motorischer Zungenfunktionen. Sprache Stimme Gehör 13 (1989) 127
7. Engelke, W., R. Oetke, Th. Bruns, G. Hoch: Das Artikulationsfeld. Ref. Dtsch. Ges. Phoniatrie und Pädaudiologie, Bad Homburg 1994, (p. 39)
8. Loebell, E.: Über Aglossien. HNO 15 (1967) 318
9. Pruszewicz, A., A. Kruk-Zagajewska: Phoniatric disturbances in patients after partial tongue resection for malignant neoplasms. Folia phoniat. 36 (1984) 84

Näseln

Nasalität und Näseln

Mit *Nasalität* ist etwas Normales gekennzeichnet, nämlich ein nasaler Beiklang, der ästhetisch befriedigt – oder zumindest nicht verletzt –, die Tragfähigkeit der Stimme erhöht und manchmal im Rahmen künstlerischer Stimmbildung bewußt angestrebt wird. Auch bei einigen Dialekten tritt er hervor. Mit *Näseln* werden dagegen Veränderungen des Sprachschalls beschrieben, die durch ein Zuviel oder Zuwenig an nasalem Klanganteil auffallen, unästhetisch wirken und Ausdruck eines krankhaften funktionellen oder organischen Geschehens sind. Es lassen sich eine geschlossene (verstopft klingende) und eine offene (überöffnet klingende) Form unterscheiden. Eine gemischt klingende Variante ist möglich. Ist ausschließlich oder überwiegend der Stimmklang, also der Klang der Vokale, verändert, ist die Bezeichnung *Rhinophonie* mit den Unterteilungen Hyporhinophonie (Rhinophonia clausa) und Hyperrhinophonie (Rhinophonia aperta) bzw. Rhinophonia mixta zutreffend (33). Überwiegen Artikulationsstörungen und Lautveränderungen einschließlich der Konsonanten, dann spricht man von *Rhinolalie* als Rhinolalia clausa, Rhinolalia aperta und Rhinolalia mixta. Kombinierte Stimm- und Sprechstörungen lassen sich besser mit Palatophonolalie bzw. Rhinophonolalie kennzeichnen.

Die Diagnose ergibt sich aus auditiven Beurteilungen, wobei jedoch Funktionsprüfungen (Näselproben) und Untersuchungen der Nasenhaupthöhlen, der Mundhöhle und des Nasenrachenraumes unverzichtbar sind.

Näselprüfungen

Meist genügt die auditive Beurteilung, aber immer muß die eingehende Untersuchung der Nase, des Gaumens und des Nasenrachens, möglichst auch mit Lupenendoskop oder Mikroskop, folgen. Die Beweglichkeit des Gaumensegels läßt sich gut bei Phonation (/a/ oder /ä/) beurteilen, wobei immer auch auf einseitige Bewegungseinschränkungen zu achten ist.

A-I-Probe nach Gutzmann. Der Patient wird aufgefordert, die Vokale /a/ und /i/ im schnellen Wechsel hintereinander auszusprechen. Währenddessen verschließt der Untersucher die Nase des Patienten – durch seitlichen Druck auf die Nasenflügel – und gibt sie wieder frei. Klangänderung bei geschlossener Nase spricht für offenes Näseln, kann manchmal aber auch schon bei physiologischer Nasalität auftreten. Bei geschlossenem Näseln und bei gutem Schluß des velopharyngealen Sphinkters bleibt der Klang gleich.

Kopfdrehsymptom nach Nadoleczny. Bei einseitiger Gaumensegellähmung verstärkt sich das Näseln, wenn der Patient den Kopf nach der gesunden Seite dreht, da sich die gelähmte Velumhälfte von der Rachenhinterwand entfernt. Kopfdrehung zur kranken Seite vermindert das Näseln.

Retrovelare Palpation nach Seeman. Sie dient dazu, Erkrankungen des peripheren Neurons (medullär, extrakraniell) von zentralen Läsionen (supranukleär, extrapyramidal) zu unterscheiden: Bei peripherer Parese bleibt das Velum bei Palpation unbeweglich, während bei der zentralen Schädigung über den Würgereflex noch normale Kontraktionen auszulösen und zu spüren sind.

Auskultation. Mit Hilfe eines Hörschlauches lassen sich verstärkte nasale Klanganteile und auch sogenannte Durchschlagegeräusche bei velopharyngealer Schlußinsuffizienz hervorheben, wenn man das freie Ende des Hörschlauchs vor die Nase des Patienten hält.

Hauchspiegelprüfung nach Czermak. Ein kalter Spiegel, den man waagerecht zwischen Nase und Mund des Patienten hält, beschlägt bei einem normalen velopharyngealen Abschluß nur bei den Nasallauten /m/, /n/ und /ng/. Offenes Näseln führt dagegen auch bei Vokalen oder bei Verschlußlauten im Anlaut zu einem Beschlagen.

Andere Untersuchungsverfahren kommen nur in ausgewählten Fällen in Betracht, z. B. Distanzmessungen zwischen Gaumensegel und Rachenhinterwand (Velopharyngometrie nach Seeman), Elektromyographie, Sonographie und Röntgenuntersuchungen in Form der Computertomographie.

Tonbandaufnahmen sollten zur auditiven Kontrolle von Therapieverläufen stets angefertigt werden.

Klassifizierung

Ein Klassifizierungsschema des Sprechens (Umgangssprache, Gespräch) nach vier Hauptsymptomen und drei Schweregraden erscheint praktikabel (22, Tab. 6.**6**). Der

Tabelle 6.6 Klassifizierung des Näselns nach Symptomen und Schweregraden (nach Mühler)

Sprachgruppe	R	D	V	M	Beurteilung der Umgangssprache
I	R_0	D_0	V_0	M_0	einwandfrei
II	R_1	D_1	V_1	M_1	gut verkehrsfähig
III	R_2	D_2	V_2	M_2	auffällig
IV	R_3	D_3	V_3	M_3	unverständlich

R = Resonanz (suprapalatale Sprachklangänderung), D = Durchschlag (nasales Luftentweichen bei der Lautbildung), V = Verlagerung (zentripetale Artikulationstendenz, M = Mimik (Mitbewegungen, besonders der Nasenflügel).

Schweregrad wird als Index zu den Großbuchstaben geschrieben, welche die Resonanz R (suprapalatale Klangänderung), den nasalen Durchschlag D (Entweichen von Luft), die zentripetale Artikulationsstellenverlagerung V und die mimischen Störungen M (Mitbewegungen) wiedergeben. Physiologische Verhältnisse werden durch Zusatz einer 0 angegeben, stärkste Störungen durch den Index 3. Bei verminderter suprapalataler Resonanz erhält die Indexzahl ein Minuszeichen. Analog ist zu verfahren, wenn der Durchschlag bei Nasallauten fehlt sowie eine zentrifugale Artikulationsstellenverlagerung (linguolabiale Lautbildung) auffällt. Die Einschätzung erfolgt auditiv bzw. visuell, der nasale Durchschlag wird mit einem Phonendoskop geprüft. Nach dem Grad der Kommunikationsstörung sind folgende Zuordnungen möglich:

– Hauptsymptome mit dem Index 0: einwandfreie Umgangssprache;
– Index 1: nur gering auffällig, gut verkehrsfähige Umgangssprache;
– Index 2: verständliche, aber pathologisch auffällige Umgangssprache;
– Index 3: schwer oder nicht verständliches Sprechen.

Ein anderer Klassifikationsversuch orientiert sich an der Ausdehnung der Spalten, bezogen auf Lippe (L), Kiefer (K), harten Gaumen (G) und weichen Gaumen (S). Es muß eine Gradeinteilung vorgenommen werden, wobei ein Grad jeweils ein Drittel der maximal möglichen Länge angibt. Bei submukösen oder subkutanen Spalten wird der Grad mit römischen, sonst mit arabischen Ziffern als Index angegeben. Beispielsweise bedeutet rc. L_2: rechte, zu zwei Dritteln gespaltene Lippe, do. $L_3 K_3$: doppelseitige, vollständige Lippen-Kiefer-Spalte, $G_{III} S_{III}$: submuköse Gaumensegelspalte im Gesamtverlauf des sekundären Gaumens, li. $L_3 K_3 G_3 S_3$: linksseitige, vollständige und durchgehende Lippen-Kiefergaumensegelspalte (21).

Offenes Näseln

Funktionelle Hyperrhinophonie

Beim funktionell offenen Näseln ist kein krankhafter Befund an den Artikulationsorganen nachweisbar. Allerdings kann ein pathologischer Organbefund die Störung ursächlich bedingt haben, z. B. eine vorübergehende Bewegungseinschränkung des Gaumensegels oder Entzündungen nach Tonsillektomie bzw. Adenotomie mit Schluckschmerzen und nachfolgender Schonhaltung. Die Inaktivität wird dann fixiert, auch wenn die Bewegungseinschränkungen überwunden und die Schluckbeschwerden bereits abgeklungen sind. Meist beruht jedoch das funktionell offene Näseln ohne Vorliegen von Schluckstörungen und bei voll funktionsfähigem Velum auf psychisch bedingter nachlässiger Artikulation und auf habitueller Grundlage, möglicherweise unter dem Einfluß von schlechten Vorbildern. Ursächlich kommt aber auch die mangelhafte Sprechkontrolle bei Oligophrenen oder das Bemühen von Schwerhörigen in Betracht, die Wahrnehmung der eigenen Stimme zu verbessern. Meist sind die Vokale klanglich gestört, die Verschluß- und Reibelaute können unverändert gebildet werden.

Die dem organisch bedingten Näseln zugrunde liegenden Störungsbilder werden in den folgenden Abschnitten dargestellt.

Kongenital kurzes Gaumensegel

Eine angeborene Verkürzung des weichen Gaumens beruht auf Entwicklungsstörungen während der ersten beiden Embryonalmonate (32). Die Längenproportionen zwischen hartem und weichem Gaumen, die normalerweise bei 2:1 liegen, können bis auf 4:1 verändert sein. Durch den großen Abstand zwischen Gaumensegel und Rachenhinterwand kommt es zur Schlußinsuffizienz und damit zur Hyperrhinophonie.

Das kongenital kurze Gaumensegel tritt isoliert oder mit anderen Anomalien kombiniert auf: u.a. enge Lidspalten, breite Nasenwurzel, flache Nase mit engen Nasenlöchern, verkürzte und hochgezogene Oberlippe mit fehlendem Filtrum, kleine und angewachsene Ohrläppchen, enge Öffnung des äußeren Gehörganges, kleine und grazile Hände (Sedláčková-Syndrom). Die intellektuellen Leistungen sind meist reduziert.

Differentialdiagnostisch müssen Gaumensegellähmungen und submuköse Gaumenspalten abgegrenzt werden. Eine Übungsbehandlung allein reicht bei ausgeprägt kurzem Gaumensegel meist nicht aus, den Defekt zu kompensieren, deshalb müssen plastische Operationen erfolgen.

Gaumensegelparesen

Lähmungen des Gaumensegels treten angeboren oder erworben auf. Angeborene Formen sind meist durch Suprabulbär- oder Bulbärparalysen verursacht, die im Rahmen frühkindlicher Hirnschädigungen vorkommen und mit anderen Hirnnervenausfällen kombiniert sein können. Auch erworbene Formen gehen oft auf Suprabulbär- oder Bulbärparalysen zurück, z.B. auf die progressive Bulbärparalyse. Das offene Näseln gilt bei der zuletzt genannten Krankheit als Frühsymptom! Erkrankungen wie Hirntumoren, Meningitis, Enzephalitis oder Neuritiden bei Virusinfekt, Poliomyelitis und Diphtherie sowie deren Folgezustände sind hier gleichfalls zu erwähnen.

Die Symptomatik tritt meist ausgeprägter in Erscheinung als beim funktionell offenen Näseln. Bei Säuglingen wirkt sich die Behinderung von Saug- und Schluckvorgang besonders schwerwiegend aus, ebenso die Störung der Mittelohrbelüftung. Bei älteren Patienten sind nicht nur die Selbstlaute verändert, sondern auch Zisch- und Reibelaute sowie Explosivlaute.

Die bei enger Mundöffnung gebildeten Vokale /e/, /u/ und /i/ fallen stärker auf als /a/ und offenes /o/, weil der Luftstrom auf dem Wege des geringsten Widerstandes leichter in die Nase gelangt. Die Zisch- und Reibelaute werden durch ein nasales Geräusch überlagert, und bei den Explosivlauten, deren Bildung einen Überdruck in der Mundhöhle voraussetzt, entsteht aufgrund des fehlenden velopharyngealen Abschlusses ein nasaler Durchschlag. Allerdings hängt der Grad des Näselns nicht nur vom Ausmaß der velopharyngealen Insuffizienz ab. Bestehen die dargestellten Auffälligkeiten über einen längeren Zeitraum, so sind auch Psyche, allgemeine Gesundheit, Sozialverhalten und soziale Stellung beeinträchtigt.

Bei Inspektion während der Stimmgebung oder beim Schluckversuch läßt sich meist die ein- oder doppelseitige, vollständige oder unvollständige Bewegungseinschränkung des Gaumensegels erkennen. Bei einseitiger oder überwiegend einseitiger Lähmung verziehen sich Gaumensegel und Zäpfchen nach der Seite, die funktionsfähig bzw. weniger gelähmt ist. Auch in Ruhe kann durch Tonusüberwiegen der Muskulatur eine Verziehung nachweisbar sein. Durch retrovelare digitale Untersuchungen lassen sich die Kontraktionen verläßlich palpieren (33). Bei der Kopfdrehprobe nach Nadoleczny vermindert sich das Näseln, wenn der Kopf zur kranken Seite gedreht wird.

Bei peripheren Lähmungen fällt neben dem offenen Näseln und den Bewegungsstörungen des Gaumens auf, daß beim Schlucken Flüssigkeit und Speisebrei aus der Nase treten. Die Parese ist sowohl bei der Phonation als auch beim Auslösen eines Würgereflexes unvermindert vorhanden. Das Gaumensegel atrophiert.

Bei zentralen Lähmungen sind divergierende Befunde möglich. Die Lähmung fällt dann nur während der Phonation auf, nicht aber beim Würgen und Schlucken. Demzufolge gelangt auch keine Nahrung in die Nase.

Der Innervationsmodus erklärt diese dissoziierte Bewegungsfähigkeit (6, 33): Das Gaumensegel wird einerseits durch die Medulla oblongata versorgt (Bewegungen während des Schluckens und

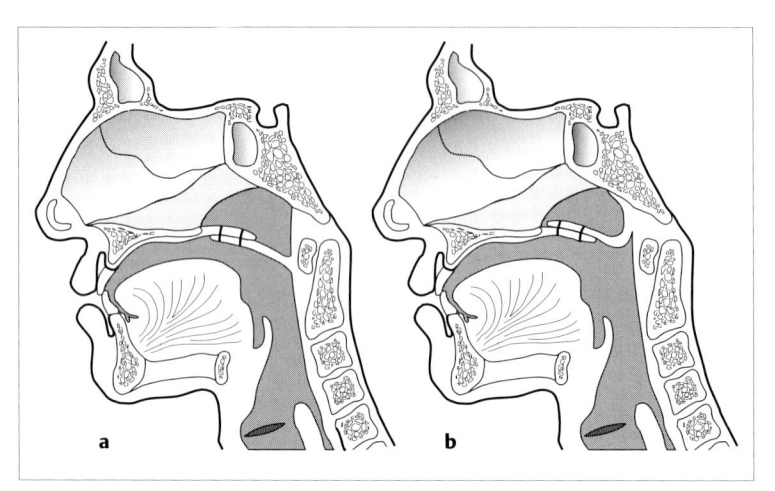

Abb. 6.15 Velopharyngoplastik, **a** mit kaudal gestieltem Lappen nach Schönborn u. Rosenthal, **b** mit kranial gestieltem Lappen nach Sanvenero-Roselli.

während des Würg- und Brechreizes), andererseits aber auch zentral (Bewegungen während der Phonation). Sind zentrale (supranukleäre oder pyramidale) Bahnen lädiert, fällt die Willkürinnervation aus, aber die Medualla oblongata (nukleär und infranukleär) bleibt meist noch funktionsfähig. Bei Schädigungen der Medulla ist mit Ausfällen auch im Gebiet der kaudalen Hirnnervengruppe – wie beim Foramen-jugulare-Syndrom – zu rechnen.

Die Behandlung richtet sich nach dem Grundleiden. Aus phoniatrischer Sicht kommen vor allem Übungen, die durch Reizstromapplikationen unterstützt werden können, aber auch operative Maßnahmen in Betracht. Artikulationsübungen sind auf eine Kräftigung des Velums gerichtet und sollen den nasalen Luftstrom während der Phonation bremsen.

Beispielsweise wird der Purkinje-Blählaut geübt, wobei mit zugehaltener Nase die Silben abba, ibbi usw. unter Betonung des Explosivlautes gesprochen werden. Erst beim auslautenden Vokal ist der Nasenverschluß plötzlich zu lösen. Übungen mit Silben wie nga, nge, ngi oder Vokal-Konsonant-Vokal (api, eta, iku, usw.) sowie Reihen von Explosivlauten, die allmählich immer höher und lauter gesprochen werden müssen (pa-pa-pa-pa-pá, ta-ta-ta-ta-tá), wirken auf ähnliche Weise. Mit systematischen lauttrennenden Übungen begegnet man der zeitlichen Überlappung der Sprachlaute, und durch geeignete (meist vergrößerte) artikulatorische Bewegungen und Abläufe lassen sich die informatorisch wichtigen und beim offenen Näseln verringerten Frequenzdifferenzen der Formantübergänge weitgehend ausgleichen. Stoßübungen nach Fröschels, lautes Gähnen bei geöffnetem Mund und Blasversuche (Wegblasen von leichten Gegenständen wie z. B. von Wattebäuschen, Aufblasen von Spielzeug, Pfeifen, Gebrauch von Musikblasinstrumenten) ergänzen das Übungsprogramm. Gaumensegelsonden werden zur Unterstützung der Artikulationsversuche eingesetzt, weil der Druck auf das Velum nach hinten oben den Passavant-Wulst zum Abschluß des Nasenrachenraumes anregen kann. Digitale Massagen sind unangenehm, aber erwägenswert. Alle Übungen, das gilt naturgemäß für alle Formen des Näselns, müssen die Hörwahrnehmungen des Patienten einbeziehen und ihn zur differenzierten akustischen Kontrolle des eigenen Sprechens veranlassen. Behandlungen mit Reizstrom und Medikamenten (Vitamine B_1, B_6, B_{12}, Tonika) können die Übungstherapie unterstützen.

Bleibt eine konservative Therapie erfolglos, muß die Operationsindikation überprüft werden. Einerseits wird operativ das Gaumensegel mit der Rachenhinterwand vereinigt (gebräuchlich z. B. die Velopharyngoplastik nach Schönborn u. Rosenthal mit unten gestieltem Lappen oder nach Sanvenero-Roselli mit oben gestieltem Lappen; Abb. 6.**15**), andererseits kann Rippenknorpel oder Kunststoff in die Rachenhinterwand implantiert werden. Es ist auch möglich, eine Knorpeleinlage mit einer Speech-Bulb-Prothese zu kombinieren, deren knollenförmiges hinteres Ende die velopharyngeale Insuffizienz weitgehend beseitigen kann (17). Allerdings werden diese Prothesen nicht immer gut toleriert.

Submuköse Gaumenspalten

Sie werden mit einer Häufigkeit von 5 % angegeben (20) und entstehen bei unvollständiger Verwachsung der paarig angelegten knöchernen Gaumenplatten, können jedoch auch isoliert das Velum betreffen. Der harte Gaumen zeigt am Hinterrand einen dreieckigen, mit Schleimhaut bedeckten und manchmal leicht eingezogenen Defekt, der sich mit dem Finger oder einem Mundspatel meist gut ertasten läßt. Die Einziehung oder das bläuliche Schimmern eines Defektes werden leicht übersehen. Der weiche Gaumen bewegt sich meist normal, ist aber oft zu kurz und trägt mitunter ein doppeltes Zäpfchen. Das Näseln kann unterschiedlich stark auftreten. Eine konservative Behandlung sollte zunächst versucht werden, und erst nach erfolglosen Bemühungen ist eine Operation zu erwägen.

Offene Gaumenspalte

Spaltbildungen des Gaumens führen über den genäselten Stimmklang hinaus zu einer umfassenden Störung des Sprechens. Durch den ausbleibenden Abschluß von Meso- und Epipharynx können die meisten Laute nicht regelrecht gebildet werden, und fehlerhafte Artikulationsmechanismen sind die Folge. Die typischen Aussprachestörungen bei Spaltträgern bezeichnete Seeman (33) als Palatolalie, gebräuchlich ist auch der Begriff Rhinoglossie.

Die Spaltbildungen des Gaumens treten nicht selten zusammen mit einseitigen oder doppelseitigen, vollständigen oder unvollständigen Oberlippenspalten (Cheiloschisis, Hasenscharte) und mit Kieferspalten auf, die dann in der Kombination als Cheilognathouranoschisis (Wolfsrachen) bezeichnet werden. Der Schweregrad des Näselns hängt nicht nur von der Breite einer Spalte, sondern auch von der Länge und Beweglichkeit der verbleibenden Velumanteile sowie der Motilität der gesamten Rachenmuskulatur ab.

Eine Doppelung des Zäpfchens (Uvula bifida) oder eine Gaumensegelspalte stellen nicht nur einen graduellen Unterschied zum Wolfsrachen dar, sondern beruhen auf anderen Genschädigungen. Die genannten Spalten sind jedoch oft miteinander kombiniert, weil Spalten des Kiefers und des harten Gaumens infolge mangelnder Annäherung der knöchernen Gaumenplatten auch die Verbindung der Velummuskulatur verhindern. Bei durchgehenden ein- oder beidseitigen Spalten, die mit 8% relativ häufig und bevorzugt beim männlichen Geschlecht (2:1) auftreten, finden sich oftmals weitere Mißbildungen. Spalten im Nasen-, Wangen-, Unterlippen- und Zungenbereich können zusätzliche Behinderungen hervorrufen. Etwa 15% aller Spaltbildungen gehören zu Syndromen bzw. zu multiplen Mißbildungen (30). Nach Analysen der letzten Jahrzehnte kommen die genannten Fehlbildungen immer häufiger vor: 1908 fand sich unter 1700 Geburten eine Lippen-Kiefer-Gaumensegel-Spalte, etwa 30 Jahre später war das Verhältnis 1000:1, nach 1945 betrug es 600:1, später 500:1 bzw. 450:1 (4, 6, 16). Nach dem Klumpfuß sind sie die häufigste Mißbildung.

Die ätiologischen Faktoren stellen sich noch uneinheitlich dar. Sowohl Fruchtschädigungen (erworben) als auch Genschädigungen (erbbedingt) müssen als Ursachen angesehen werden (31). Obwohl zahlreiche Tierexperimente für Toxinschädigungen sprechen, ist der Nachweis eines spaltauslösenden Toxins beim Menschen noch nicht gesichert. Vitaminmangel, Viruserkrankungen (Rubeola) und Toxoplasmose kommen in den ersten Wochen der Schwangerschaft ursächlich in Betracht. Andererseits gilt die Erblichkeit von Lippen-Kiefer-Gaumensegelspalten als gesichert. Der Erbgang soll im allgemeinen unregelmäßig dominant sein, d. h. es werden Generationen übersprungen.

Heredität ließ sich bei 10% der Kranken nachweisen, jedoch besteht in 40–50% Vererbungsverdacht (8). Wahrscheinlich handelt es sich bei der Genese von Spaltbildungen um ein multifaktorielles Geschehen, bei dem Anlage und zahlreiche exogene Schädigungen – einzeln oder zusammen – beteiligt sind und bei dem auch territoriale Faktoren eine Rolle spielen. Das Alter der Mutter hat für die Spaltbildung keine Bedeutung.

Intelligenzminderungen, motorische Rückstände und andere, besonders nervale Leistungsschwächen treten mitunter hinzu und wirken neben dem behinderten Artikulationsvermögen als zusätzliche Ursache einer verzögerten Sprachentwicklung. Außerdem beeinflussen die relativ häufig vorkommenden Hörstorungen (30%) durch rezidivierende Tuben-Mittelohr-Katarrhe,

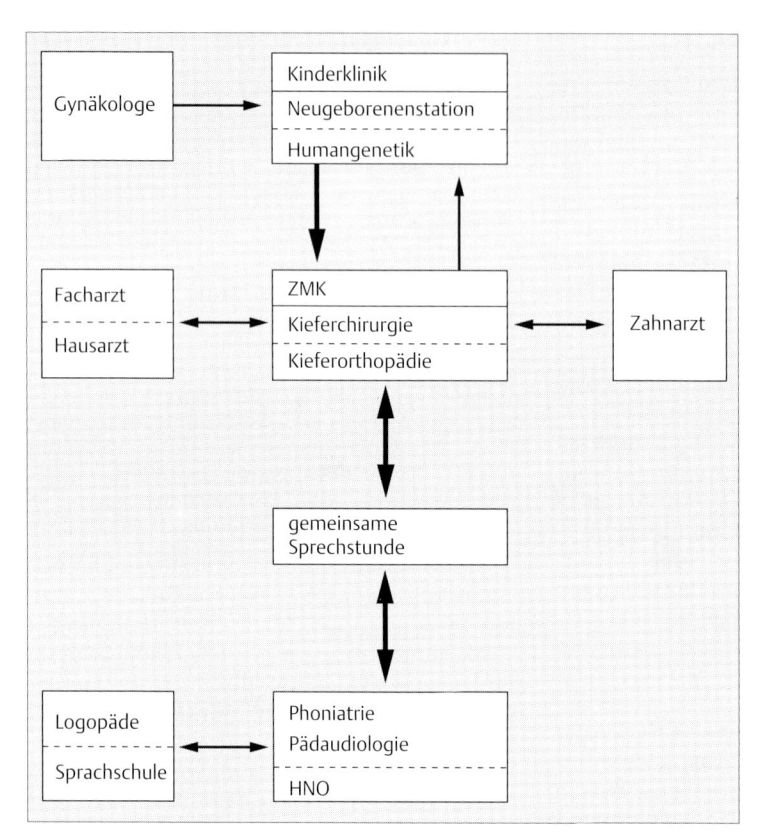

Abb. 6.16 Interdisziplinäre Betreuung von Patienten mit Lippen-Kiefer-Gaumen-Spalten (nach Godbersen).

chronische Mittelohrentzündungen und Adhäsivprozesse die Entwicklung der Sprache ungünstig. Nicht selten werden die Otitiden durch wiederholte Erkältungsinfekte und Nasennebenhöhlenentzündungen, durch Reizzustände im Epipharynx infolge eindringender Nahrungsbestandteile sowie durch Tonsillenhyperplasien gefördert oder unterhalten.

Die velopharyngeale Insuffizienz führt zu offen oder gemischt genäselten Vokalen und darüber hinaus zu Kompensationsversuchen durch pharyngeale und laryngeale Muskelkontraktionen. Über- und Fehlfunktionen im Bereich der Artikulationsorgane sind zwangsläufig die Folge. Die Bildung von Explosiv- und Reibelauten ist nur abgeschwächt oder gar nicht möglich, weil die Luft zu schnell durch die Nase entweicht und der Druckanstieg, der für die Laute in den ersten drei Artikulationszonen notwendig ist, nicht erreicht wird. Es kommt zur Bildung von Ersatzlauten zwischen Zungengrund und Rachenhinterwand oder im Kehlkopfeingang bzw. in der Glottis, also in der vierten und fünften Artikulationszone. Harte Stimmeinsätze werden häufig anstelle der Explosivlaute benutzt. Postoperative Lippennarben beeinträchtigen nicht nur die Bildung der Lippenlaute, sondern auch die Ausformung der Vokale.

Alle diagnostischen und therapeutischen Maßnahmen sollten in einer gemeinsamen phoniatrisch-pädaudiologischen und zahnärztlichen bzw. kieferorthopädischen Sprechstunde koordiniert werden, damit nicht nur eine optimale Primärversorgung gewährleistet ist, sondern auch eine kontinuierliche Nachsorge. Die Erstbehandlung der Spaltträger erfordert ein komplexes Vorgehen und umfaßt chirurgische, kieferorthopädische, phoniatrische, logopädische, zahnärztliche, pädiatrische und auch psychologische Maßnahmen. Wenn neben der Spaltbildung noch andere Auffälligkeiten vorhanden sind, müssen weitere Fachgebiete in die Therapie einbezogen werden (Abb. 6.16).

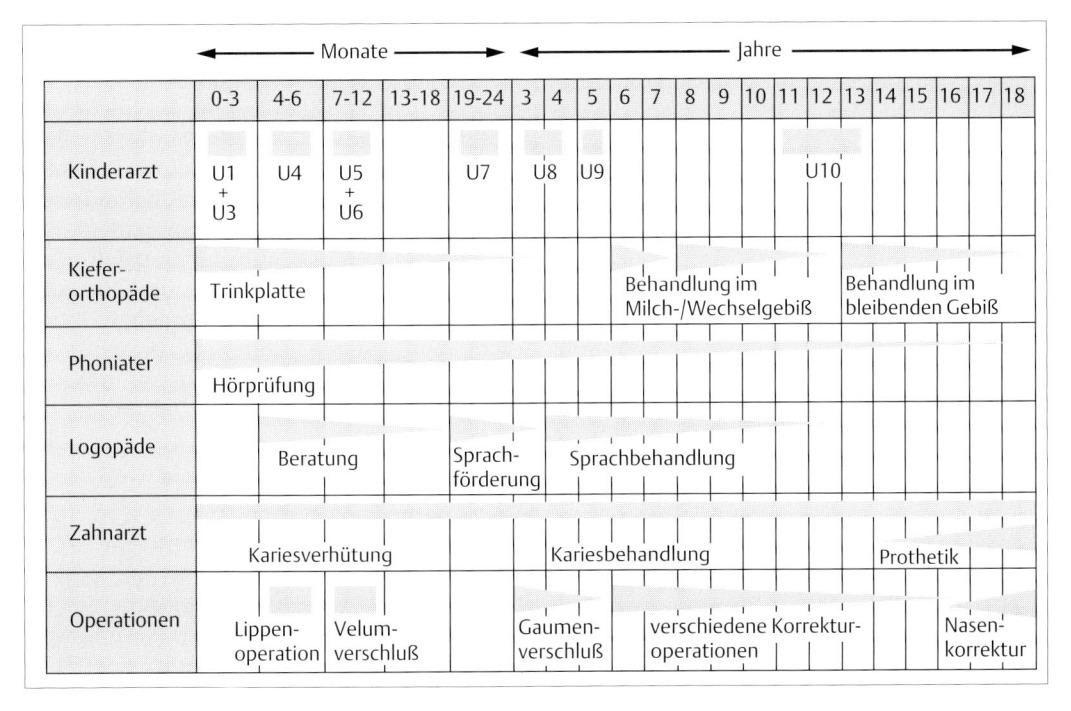

	Monate					Jahre														
	0-3	4-6	7-12	13-18	19-24	3	4	5	6	7	8	9	10	11	12	13	14	15	16	17	18
Kinderarzt	U1 + U3	U4	U5 + U6			U7		U8	U9						U10						
Kieferorthopäde	Trinkplatte									Behandlung im Milch-/Wechselgebiß						Behandlung im bleibenden Gebiß					
Phoniater	Hörprüfung																				
Logopäde		Beratung						Sprachförderung		Sprachbehandlung											
Zahnarzt		Kariesverhütung								Kariesbehandlung						Prothetik					
Operationen		Lippenoperation	Velumverschluß					Gaumenverschluß		verschiedene Korrekturoperationen									Nasenkorrektur		

Abb. 6.17 Zeitplan für die interdisziplinäre Behandlung von Kindern mit Lippen-Kiefer-Gaumen-Spalte (nach Nejedlo).

Für den operativen Verschluß der Spalten gibt es unterschiedliche Konzeptionen (einzeitig, zweizeitig). Früher Verschluß von Spalten der Lippen und des weichen Gaumens innerhalb des 1. Lebensjahres gewährleistet die notwendigen Voraussetzungen für Nahrungsaufnahme und Lautbildung ohne nachteilige Beeinflussung des Kieferwachstums. Frühe Plastiken an Kieferspalten sind für die Sprachentwicklung optimal, können sich aber auf die Entwicklung von Oberkiefer- und Mittelgesichtsskelett ungünstig auswirken. Der Spalt im Oberkiefer läßt sich auch mit einem Obturator bis zu einer Operation vor der Einschulung verschließen. Eine Übungsbehandlung in dieser Zeit beeinflußt die sprachliche Entwicklung günstig. Abb. 6.17 gibt einen Zeitplan für die interdisziplinäre Behandlung wieder. Velopharyngoplastiken sollten frühestens im Schulalter erfolgen, weil die Schrumpfungstendenz um so größer ist, je früher operiert wird. Ausgeprägte Adenoide sind vorher zu entfernen.

Kieferorthopädische Kontrollen und Behandlungen sind wegen der Gebißfehler ständig erforderlich. Eine Verbesserung des Hörvermögens ist in jedem Falle anzustreben. Meist wird eine normale Sprache erst durch eine intensive Übungsbehandlung erreicht, auch wenn die operativen Ergebnisse gut ausgefallen sind.

Die therapeutischen Bemühungen werden manchmal durch Selbsthilfen der Natur (17) unterstützt: Tonsillenhyperplasien, Hervortreten des Passavant-Wulstes, Adenoide, Vergrößerungen der hinteren Enden der unteren Nasenmuscheln, ossäre Verbreiterungen der Vomerkanten mit Schleimhautverdickungen und vorspringende Nasenklappen.

Übungen sollten so früh wie möglich beginnen. Sie folgen den Gesichtspunkten, die bei der Behandlung der Dyslalien und der Gaumensegelparesen dargestellt wurden.

Auf den Verlauf der Übungsbehandlung wirken sich verschiedene Faktoren aus: Länge, Form und Beweglichkeit des Gaumensegels, Beweglichkeit der Lippen, Kieferanomalien, Form des Gaumengewölbes, Aktivität des Passavant-Wulstes,

Persistenz eines Spaltenteils, Zungenlage und Zungenfunktion, Hörvermögen, Beschaffenheit der Gaumentonsillen und der Rachentonsille, Antrieb und Intelligenz des Kindes, sowie häusliches Milieu (5).

Die Resultate fallen um so besser aus, je intensiver auch die Eltern in die Therapiekonzeption einbezogen werden.

Operationsfolgen

Defekte des Gaumens oder starke Bewegungseinschränkungen des Gaumensegels, z. B. durch narbige Verziehungen, treten am auffälligsten nach Tumorresektionen im Oberkiefer-, Gaumen-, Tonsillen- und Zungengrundbereich auf. Außerdem kommen Pfählungsverletzungen sowie zu ausgedehnte Adenotomien und Tonsillektomien ursächlich in Betracht. Die Forderung, Tonsillektomien möglichst gewebsschonend durchzuführen, kann nicht oft genug wiederholt werden. Bei vorsichtigem Vorgehen bleibt dem Patienten stärkerer Narbenzug am Gaumensegel und damit eine funktionelle Behinderung meist erspart. Die auch bei sachgemäßem Operieren für einige Tage auftretende Schonhaltung oder eine manchmal über Wochen zu beobachtende motorische Schwäche des Velums bilden sich größtenteils spontan zurück. Bei Gaumensegelparesen, kongenital verkürztem Velum oder submukösen Spaltbildungen kommt es nach Tonsillektomie meist zu einer Verschlechterung des Stimmklanges und des Sprechens, weil die velopharyngeale Insuffizienz stärker hervortritt. Für Adenotomien gilt bei Vorschädigung Entsprechendes. Deshalb muß die Operationsindikation für die genannten Eingriffe bei Gaumensegelparesen und offenen Spalten mit besonderer Sorgfalt überprüft werden.

Eine stark hyperplastische Rachentonsille bedingt mitunter eine Inaktivität des Gaumensegels, so daß nach der Adenotomie eine ausgeprägte Hyperrhinophonie auftreten kann. Die Aktivierungstendenz ist aber meist gut.

Das Entfernen der Uvula wirkt sich auf Stimme und Sprache nicht nachteilig aus.

Geschlossenes Näseln

Die Stimme klingt dumpf und verstopft, die erforderliche Nasalierung der Laute /n/, /m/ und /ng/ bleibt aus. „Norbert nimmt niemals Nüsse" wird zu „Orbert immt iemals Üsse." Bei einer hochgradig oder total behinderten Nasenatmung werden die Nasenlaute durch stimmhafte Explosivlaute der ersten drei Artikulationszonen ersetzt. Erstaunlicherweise wird im allgemeinen Sprachgebrauch recht häufig das geschlossene Näseln vom offenen nicht abgegrenzt oder mit ihm verwechselt („spricht durch die Nase").

Funktionelle Hyporhinophonie

Wie beim funktionell offenen Näseln liegt auch beim funktionell geschlossenen Näseln kein krankhafter Befund an den Artikulationsorganen vor, die Nasenatmung ist unbehindert und das Riechvermögen normal. Die Störung beruht vorwiegend auf falscher Sprechgewohnheit bzw. einer Überfunktion des Gaumensegels, die manchmal auch beim Rufen auffällig wird. Während des Aussprechens der Nasallaute treten die Levatorwülste hervor und können bei der Untersuchung der Nasenhaupthöhlen sogar sichtbar werden. Die notwendige und allein erfolgversprechende Übungsbehandlung muß mit Nasalierungsübungen für die Laute /m/, /n/, /ng/ beginnen und allmählich die richtige Anwendung im gesprochenen Wort und im Text anstreben. Das bewußte Erleben der Nasenatmung und Summübungen wirken fördernd.

Organische Hyporhinophonie

Das geschlossene Näseln auf organischer Grundlage kann durch alle Prozesse verursacht werden, die eine normale Nasenatmung behindern oder unmöglich machen: Schleimhautschwellungen verschiedener Genese, Schleimhautpolypen, Septumdeviationen, Operations- und Traumafolgen in Form von Synechien oder Narbenstenosen, Choanalatresien, Tumoren und bei Kindern vor allem Rachenmandelhyperplasien.

Nach dem Ort der Behinderung kann eine Rhinophonia clausa anterior (Bereich der Nasenhaupthöhlen) von einer Rhinophonia clausa posterior (Bereich des Nasenrachenraumes) unterschieden werden.

Eine gründliche Spiegeluntersuchung der Nasenhaupthöhlen und des Epipharynx, wenn nötig in Schleimhaut-Oberflächenanästhesie und mit Lupenendoskop oder Mikroskop, sowie Nasalitätsproben gehören zur grundlegenden Diagnostik. Tonbandaufnahmen sind empfehlenswert. Die Behandlung muß die Ursache beseitigen und schließt häufig operative Eingriffe ein. Postoperative Übungen erübrigen sich meist.

Gemischtes Näseln

Die Rhinophonia mixta entsteht durch Kombination offener und geschlossener Komponenten. Meist beruht sie auf einer Verlegung der Nasenhaupthöhlen oder des Nasenrachenraumes bei gleichzeitiger Insuffizienz des velopharyngealen Abschlusses. Man kann eine Rhinophonia mixta anterior (organisch bedingte Einengung der Nasenhaupthöhlen und fehlender Gaumensegelabschluß) von einer Rhinophonia mixta posterior (organische Behinderung im Nasenrachenraum und ausbleibender Gaumensegelabschluß) unterscheiden.

Die Therapie richtet sich nach dem Befund, der am dringendsten behandlungsbedürftig ist. Gegebenenfalls kann auf eine Stimm- und Sprechsymptomatik keine Rücksicht genommen werden, z. B. bei Tumorwachstum, starker Atembehinderung und Folgekrankheiten. Bei Erkrankungen, die eine Berücksichtigung solcher Überlegungen gestatten, ist zu bedenken, daß ein offenes Näseln nach Beseitigung der hyporhinophonen Komponente stärker auffällt und unschöner wirkt als das gemischte. Den Therapiebemühungen sollten deshalb besonders sorgfältige organische und funktionelle Untersuchungen vorausgehen, die auch die Stärke der einen oder anderen Klangkomponente beachten. Ist die offene Näselkomponente lediglich funktionell bedingt, sollte eine Übungsbehandlung eingeleitet und der Erfolg abgewartet werden, bevor die Operation in der Nase oder im Epipharynx (z. B. Nasenscheidewandoperation, Adenotomie) erfolgt. Die Entscheidung über eine Tonsillektomie oder Adenotomie bei angeborenen Fehlbildungen des Gaumens bereitet immer wieder Schwierigkeiten und ist mit besonderer Vorsicht zu treffen. Sind die genannten Operationen dringend erforderlich, muß der Patient über die mögliche Verschlechterung des Stimmklanges und des Sprechens aufgeklärt werden.

Zusammenfassung

Nasalität als normaler Beiklang beim Sprechen und Singen ist von der pathologischen Klangvariante, dem Näseln, abzugrenzen. Diese Klangabweichung kann durch ein Zuviel oder Zuwenig auffallen und wird bei einer überwiegenden Stimmklangstörung sinngemäß als Hyperrhinophonie (Rhinophonia aperta) oder als Hyporhinophonie (Rhinophonia clausa) bezeichnet. Dominiert die Artikulationsstörung, spricht man von Rhinolalia aperta oder clausa. Da sowohl funktionelle als auch organische Ursachen zugrunde liegen können, ist neben einer Beurteilung des Stimmklanges und der Artikulation einschließlich der Näselproben eine gründliche organische Untersuchung erforderlich. Beim geschlossenen Näseln ist dabei immer auch ein raumfordernder Tumor in Betracht zu ziehen. Hauptursachen des organisch bedingten offenen Näselns sind ein kongenital kurzes Gaumensegel, Gaumensegelparesen, Gaumenspalten und Operationsfolgen. Das organisch bedingte geschlossene Näseln wird durch alle Prozesse verursacht, die eine normale Nasenatmung behindern oder ausschließen. Die Behandlung richtet sich nach der Ursache und schließt häufig operative Eingriffe ein. Beim geschlossenen Näseln erübrigt sich meist eine postoperative Übungsbehandlung, beim offenen ist sie fast immer unverzichtbar. Die Behandlung der Spaltträger erfordert ein komplexes Vorgehen und umfaßt chirurgische, kieferorthopädische, phoniatrisch-pädaudiologische, logopädische, zahnärztliche, pädiatrische und auch psychologische Maßnahmen, die am besten in entsprechenden Zentren durchgeführt werden.

Literatur

1. Bauer, H.: Das Wesen der Nasalität als artikulatorisches und psychoakustisches Problem. Arch. Ohr.-, Nas.-u. Kehlk.-Heilk. 182 (1963) 655
2. Bauer, H.: Die angeborene Gaumensegelinsuffizienz aus der Sicht des Hals-Nasen-Ohren-Arztes. Arch. Ohr.-, Nas.-u. Kehlk.-Heilk. 187 (1966) 707
3. Bauer, H.: Eine neue Methode zur logopädischen Therapie der Rhinolalia aperta. Folia phoniat. 21 (1969) 426
4. Bethmann, W.: Zur Komplexbehandlung der Lippen-Kiefer-Gaumenspalte. Dtsch. Gesundh.-Wes. 18 (1963) 1782
5. Derichsweiler, H.: Zusammenhang zwischen Sprache und Spaltbildung bei Patienten mit Lippen-Kiefer-Gaumenspalten. Z. Kinderchir. 2 (1965) 304
6. Freystadt, B.: Kehlkopf und Rachen in ihren Beziehungen zu den Erkrankungen des zentralen Nervensystems. Karger, Basel 1928
7. Fogh-Andersen, P.: Ätiologie und Epidemiologie der Lippen-Kiefer-Gaumen-Spalten. Thieme, Stuttgart 1982
8. Gabka, J.: Familienuntersuchungen bei Lippen-Kiefer-Gaumen-Spalten. In Schwenzer, R.: Lippen-Kiefer-Gaumenspalten. Thieme, Stuttgart 1982
9. Godbersen, G.S.: Hals-Nasen-Ohren-ärztliche Aspekte in der interdisziplinären Betreuung von Patienten mit Lippen-, Kiefer-, Gaumen-Spalten. Habil., Kiel 1992
10. Godbersen, G.S., M. Gross: Befunddokumentation – Lippen-, Kiefer-, Gaumen-Spalten, Hörfähigkeit und sprachliche Leistung. Sprache Stimme Gehör 13 (1989) 119
11. Heiner, H.: Die Gefährdungslage des Spaltkindes. Dtsch. Gesundh.-Wes. 12 (1957) 1051
12. Hillig, U.: Zum derzeitigen Stand der humangenetischen Forschung bei der Beurteilung der Spaltbildungen des Gesichtes. In Schwenzer, R.: Lippen-Kiefer-Gaumen-Spalten. Thieme, Stuttgart 1982
13. Hirschberg, J.: Welche Faktoren beeinflussen die Sprachergebnisse nach einer Rachenplastik? Sprache Stimme Gehör 5 (1981) 32
14. Hirschberg, J.: Velopharyngeal insufficiency. Folia phoniat. 38 (1986) 221
15. Hochstein, U., H.J. Hochstein: Der vorzeitige Milchzahnverlust und seine Bedeutung bei der Dysgnathie-Entstehung des Spaltträgers. Dtsch. Zahn-, Mund-, u. Kieferheilk. 57 (1971) 152
16. Kittel, G., K. Saller, H. Bussmann: Die kausale Problematik bei Spalten der Lippe, des Kiefers und des Gaumens. Folia phoniat. 19 (1967) 269
17. Kittel, G.: Rhinophonie und ihre ärztliche Behandlung. Sprache Stimme Gehör 3 (1979) 87
18. Kobes, L., G. Kittel: Eine Möglichkeit der medico-mechanischen, aktiven Behandlung der Rhinolalia aperta functionalis. Folia phoniat. 18 (1966) 19
19. Krech, H.: Zur Artikulationsbasis der deutschen Hochlautung. Z. Phonet. 8 (1954) 92
20. Kriens, O., J. Wulff: Die submuköse Gaumenspalte. Ein Beitrag zur Diagnose, Anatomie, operativen und sprechpädagogischen Behandlung. Chir. Plast. Reconstr. 6 (1969) 255
21. Mühler, G.: Gesichtsspaltbildungen unter besonderer Berücksichtigung der Lippen-Kiefer-Gaumen-Spalten. In Moser, F.: Oto-Rhino-Laryngologie, Bd. II. VEB Fischer, Jena 1986
22. Mühler, G.: Beurteilung der Sprache von Lippen-Kiefer-Gaumensegel-Spaltenträgern. HNO-Praxis 8 (1983) 127
23. Otto, H.D.: Teratogenetische und klinische Aspekte bei Mißbildungen des Kopf-Halsbereiches. Oto-Rhino-Larnygology, Verhandlungsbericht Europ. Arch., Suppl. I. Springer, Berlin 1994
24. Passavant, G.: Über die Verbesserung der Sprache nach Uranoplastik. Europ. Arch., Suppl. I. Springer, Berlin 1994
25. Passavant, G.: Über die Verbesserung der Sprache nach Uranoplastik. Arch. klin. Chir. (Berl.) 23 (1879) 771
26. Pfeifer, G.: Lippen-Kiefer-Gaumenspalten. Thieme, Stuttgart 1982
27. Pröschel, U., U. Wohlleben, D. Müssig, U. Eysholdt: Untersuchungen zum velopharyngealen Abschluß bei Jugendlichen mit operierten Lippen-Kiefer-Gaumen-Spalten. Folia phoniat. 44 (1992) 65
28. Rosenthal, W., W. Bethmann, A. Bienengräber: Spezielle Zahn-, Mund- und Kieferheilkunde. Barth, Leipzig 1971
29. Sanvenero-Roselli, G.: Die Gaumenplastik unter Verwendung von Pharynxlappen. Langenbecks Arch. klin. Chir. 295 (1960) 895
30. Schmidt, W.: Genetik angeborener Mißbildungen. Praxis 57 (1968) 403
31. Schweckendiek, W.: Spaltbildungen des Gesichts und des Kiefers. Thieme, Stuttgart 1972
32. Sedláčková, E.: Insuffizienz des Gaumenverschlusses als Entwicklungsstörung. Cas. lék. ces. 94 (1955) 1304
33. Seeman, M.: Sprachstörungen bei Kindern, 3. Aufl., Volk und Gesundheit, Berlin 1969
34. Trenschel, W.: Das Phänomen der Nasalität. Akademie-Verlag, Berlin 1977
35. Vrtička, K., K.E. Bally, K. Graf, W. Karp, A. Sommerhalder: Röntgenuntersuchung und Computertomographie des normalen und insuffizienten Gaumen-Rachen-Verschlusses. Sprache Stimme Gehör 7 (1983)

Dysarthrien und Sprechapraxie

Dysarthrien

Definition

Dysarthrien sind Sprechstörungen, die aufgrund einer Beeinträchtigung neuraler Mechanismen der Steuerung von Sprechbewegungen zustande kommen. Die Sprechbewegungen dysarthrischer Patienten sind durch Schwäche, Verlangsamung, Fehlkoordination, veränderten Muskeltonus oder durch hyperkinetische Symptome gekennzeichnet (5). Diese Störungen können die Funktion eines oder mehrerer der am Sprechen beteiligten Systeme der *Atmung, Phonation* und *Artikulation* betreffen; sie wirken sich in der

Regel auch auf die Gestaltung *prosodischer Muster* aus. Bei schweren Formen kann die Fähigkeit zur Phonation oder zur Bildung von Sprachlauten komplett aufgehoben sein (Aphonie, Anarthrie). Die Dysarthrien sind abzugrenzen von den funktionellen und den durch Veränderungen oder Verletzungen der Sprechorgane selbst bedingten Sprechstörungen.

Ätiologie

Ursachen dysarthrischer Störungen können alle neurologischen Erkrankungen sein, die das System der Steuerung sprechmotorischer Prozesse betreffen, wobei die Schädigung sowohl *zentrale* motorische Strukturen als auch das *periphere* motorische Neuron betreffen kann. Relevante Schädigungsorte sind: die den Sprechorganen zugeordneten Areale des sensomotorischen Kortex, die absteigenden kortikonukleären Bahnen zum Hirnstamm, die Formatio reticularis und die Hirnnervenkerne der für die Versorgung der Sprechmuskulatur verantwortlichen Hirnnerven V, VII, IX, X und XII, die polysynaptischen motorischen Etappenbahnen einschließlich des Thalamus und der Stammganglien sowie das Kleinhirn (1, 9, 16, 20; Tab. 6.7). Schließlich treten bei Schädigungen der peripheren Nerven und des neuromuskulären Übergangs ebenfalls Sprechstörungen auf (S. 239).

Klinik

In Analogie zu den Störungsbildern der extremitätenmotorischen Erkrankungen können die Dysarthrien nach folgenden Beschreibungskriterien charakterisiert werden: Muskelkraft, Tonus (Hypertonie, Hypotonie), Kinematik des Bewegungsablaufs (Umfang, Tempo, Zielgenauigkeit) [26]).

Spastische Dysarthrie. Als Pathomechanismus wird eine spastische Parese, verursacht durch Schädigungen des ersten motorischen Neurons (supranukleär), angenommen. Hauptsymptome sind ein beschleunigungsabhängiger Hypertonus der Muskulatur und eine Verminderung der Kraft und der Feinmotorik. Im Unterschied zur peripher bedingten Parese sind die reflektorischen

Tabelle 6.7 Hauptursachen dysarthrischer Störungen

– Zerebrovaskuläre Erkrankungen
  • zerebrale Ischämien
  • intrazerebrale Blutungen
– Schädel-Hirn-Traumen
– Degenerative Erkrankungen der Basalganglien
  • Morbus Parkinson
  • Chorea Huntington
– Degenerative Erkrankungen des Kleinhirns
  • rein zerebelläre Atrophien
  • spinozerebelläre Erkrankungen
  • olivopontozerebelläre Atrophie
– Infektions- und Entzündungskrankheiten
  • multiple Sklerose
  • Enzephalitis
– Tumoren
– Intoxikationen
– Schwere Hypoxien
– Nebenwirkungen medikamentöser Therapie

Funktionen (Schluckbewegungen und Bewegungsabläufe beim Husten und Würgen) erhalten, und es kommt weder zu Muskelatrophie noch zu Faszikulationen. Auditiv fallen eine gepreßte Stimmqualität, Rückverlagerung der lingualen Artikulationszonen und unpräzise Konsonantenbildung, Hypernasalität, monotone Sprechweise und verlangsamtes Sprechen auf (10). Gelegentlich kann die Stimme auch rauh oder behaucht sein. Am Kehlkopf äußert sich der erhöhte Tonus durch eine Verkürzung und Verdickung der Stimmlippen und eine Einschränkung und/oder Verlangsamung der Abduktionsfähigkeit. Eine erhöhte Kontraktion des M. lateralis kann zu einer Hyperadduktion der Processus vocales und zum Auseinanderweichen der Stimmlippen im Bereich der hinteren Kommissur mit daraus resultierendem unvollständigen Glottisschluß bei Phonation führen. Ursache der Hypernasalität kann sowohl eine Spastizität der Gaumenbogenmuskulatur als auch eine Schwäche des M. levator veli palatini und der Pharynxmuskulatur sein.

Die spastische Dysarthrie ist die häufigste Dysarthrieform nach schwerem Schädel-

Hirn-Trauma. Abhängig vom Schädigungsort können dabei aber auch Mischformen (z. B. spastisch-ataktisch) auftreten. Weitere Ursachen können degenerative, entzündliche oder vaskuläre Prozesse sein, die bei beidseitiger Schädigung zum Bild der Pseudobulbärparalyse führen. Einseitige Läsionen verursachen meist keine bleibenden gravierenden Störungen, aber möglicherweise Einschränkungen der Stimm- und Sprechbelastbarkeit (12, 13).

Rigid-hypokinetische Dysarthrie. Die zugrundeliegenden Pathomechanismen sind eine Rigidität der Muskulatur, gekennzeichnet durch erhöhten Widerstand gegen passive Dehnung bei erhöhter Hintergrundaktivität und eine Akinesie bzw. Bradykinesie. Die wichtigsten auditiven Merkmale sind eine leise und behauchte Stimme mit eingeschränkter Modulationsfähigkeit (Monotonie) und eine Artikulationsunschärfe. Im Unterschied zu anderen Dysarthrieformen ist das Sprechtempo häufig normal oder sogar erhöht. Es kann zu Laut- oder Silbeniterationen kommen (1). Der Kehlkopfbefund zeigt eine unvollständige Adduktion der Stimmlippen als Ursache der behauchten Stimmqualität. Im Unterschied zur hypotonen Dysphonie sind dabei aber die Stimmlippen straff; stroboskopisch sind verkürzte Amplituden zu beobachten.

Häufigste Ursache ist der Morbus Parkinson (S. 296), bei dem dysarthrische Störungen zu den Frühsymptomen zählen. Je nach Ausprägung der Parkinson-Krankheit kann ein Stimmzittern als Resultat eines Tremors vorliegen. Rigid-hypokinetische Zeichen können aber auch im Rahmen einer vaskulär bedingten Schädigung der Stammganglien oder nach Schädel-Hirn-Trauma auftreten.

Ataktische Dysarthrie. Die Ataxie ist durch ein Unter- und Überschießen intendierter Bewegungen und durch eine eingeschränkte Fähigkeit zur Aufrechterhaltung konstanter motorischer Leistungen charakterisiert. Ataktische Bewegungsstörungen werden einem Ausfall motorischer Funktionen des Kleinhirns zugeschrieben. Sie äußern sich beim Sprechen in einer variablen Artikulationsstörung (Lenisierung, Fortisierung) sowie in unkontrollierten Tonhöhen- und Lautstärkeschwankungen. Die Stimme kann rauh und gepreßt sein, und es treten Entstimmungen und Stimmabbrüche auf. Das Sprechtempo ist verlangsamt, die Sprechweise skandierend (16). Bei der Kehlkopfbeobachtung fällt einerseits eine Beeinträchtigung des Einschwingverhaltens der Stimmlippen zu Beginn der Phonation auf (heftiges Aneinanderpressen). Andererseits können während der Phonation Länge, Form und Spannung der Stimmlippen nicht konstant gehalten werden. Es kann sogar zu intermittierender Glottisöffnung kommen.

Ataktische Dysarthrien treten nach Läsionen zerebellärer Strukturen und ihrer Verbindungen auf, wie sie im Rahmen degenerativer Kleinhirnerkrankungen oder entzündlicher Prozesse (Encephalitis disseminata), bei traumatischer Hirnschädigung oder bei Infarkten und Blutungen insbesondere im Bereich des Hirnstamms vorkommen. Da in den seltensten Fällen ein isolierter Ausfall zerebellärer Funktionen vorliegt, sind ataktische Dysarthrien häufig mit anderen Syndromen (spastisch, hyperkinetisch) vergesellschaftet.

Hyperkinetische und dystone Störungsformen. Bei einer Reihe von selteneren neurologischen Erkrankungen (z. B. Morbus Huntington, Athetose, S. 296) kann es zu inadäquaten Muskelaktivierungen mit tonischen Kontraktionen und unkontrollierten Bewegungsabläufen kommen. In der Regel betreffen diese Störungen auch den Bereich der Sprechmuskulatur, wobei eine wechselnde Beeinträchtigung der Stimmqualität, plötzliche Unterbrechungen des Sprechflusses oder unwillkürliche Phonationen zu beobachten sind (14). Eine Sonderform eines dystonen Syndroms, ausschließlich die Kehlkopfmuskulatur betreffend, ist die spasmodische Dysphonie, eine fokale laryngeale Dystonie (S. 297).

Tremor und *Myoklonien* sind repetitiv auftretende hyperkinetische Störungen unterschiedlicher Frequenz, Amplitude und Beschleunigung. In Abhängigkeit von der Funktion der betroffenen Muskulatur resultieren Stimm- und/oder Artikulationsstörungen. Ein Stimmtremor kann bei verschiedenen neurologischen Erkrankungen wie z. B. bei Morbus Parkinson oder bei zerebellären Erkrankungen auftreten, wobei charakteristische Tremorfrequenzen beobachtbar sind (7). Das *velopharyngolaryngeale myoklone Syndrom* ist häufig nach Kleinhirn- und Hirnstammläsionen zu beobachten und wird einer Schädigung dentatoolivärer Verbindungen zugeordnet (13). Die rhythmischen Ab- und Adduktionsbewegungen mit einer Frequenz von 2–3 Hz bestehen sowohl in Ruhe als auch bei intendierten und reflektorischen Bewegungen. Ihre funktionellen Auswirkungen hängen von der Bewegungsamplitude ab. Bei kleiner Amplitude sind sie häufig auditiv nicht wahrnehmbar, in ausgeprägten Fällen führen sie zu schweren Stimm- und Sprechstörungen, häufig verbunden mit Dysphagie.

Hypotone Dysarthrie. Läsionen des zweiten motorischen Neurons (Hirnnervenkerne im Hirnstamm, periphere Hirnnerven) führen zu einer schlaffen Lähmung der betroffenen Muskulatur. Allerdings werden hypotone Störungen auch nach zentralen Läsionen beschrieben. Charakteristische Symptome sind: Hypotonie der Muskulatur, Verringerung der Muskelkraft, Einschränkung bzw. Aufhebung der intendierten *und* der reflektorischen Beweglichkeit, sowie Muskelatrophie und evtl. Faszikulationen. Die peripheren Läsionen betreffen, im Gegensatz zu zentralen Läsionen, häufig nur einzelne Funktionsbereiche oder sogar nur einzelne Nerven.

Bei Affektion des Kehlkopfs ist die Stimme leise und behaucht. Charakteristische artikulatorische Symptome sind Hypernasalität, unpräzise Konsonantenbildung und Verlangsamung (21). Bei der Kehlkopfuntersuchung ist die betroffene Stimmlippe schlaff, eventuell exkaviert und in ihrer Beweglichkeit eingeschränkt, der Glottisschluß bei Phonation ist unvollständig. Stroboskopisch zeigen sich irreguläre Schwingungen und erweiterte Amplituden. Das Gaumensegel wird bei Hypotonie durch den Druck der Ausatmungsluft nach vorne bewegt (Flattern im Luftstrom).

Hypotone dysarthrische Störungen sind ein charakteristisches Zeichen einer bulbären Symptomatik, wie sie bei Hirnstammschädigungen, etwa im Rahmen einer amyotrophen Lateralsklerose (S. 295), auftritt. Aber auch Erkrankungen der peripheren Nerven, des neuromuskulären Übergangs selbst können zu hypotonen Sprechstörungen führen.

Übergreifende und multilokuläre Läsionen bedingen in vielen Fällen Kombinationen der beschriebenen Störungsbilder, beispielsweise bei Encephalitis disseminata, nach Schädel-Hirn-Trauma oder bei ausgedehnten zerebrovaskulär bedingten Schädigungen. Bei der klinischen Versorgung dysarthrischer Patienten muß ferner davon ausgegangen werden, daß neben den sprechmotorischen Störungen auch allgemeinmotorische Defizite, kognitive und Wahrnehmungsstörungen sowie psychopathologische Auffälligkeiten auftreten können. Zusätzlich können strukturelle Beeinträchtigungen der Sprechorgane durch das Krankheitsereignis (z. B. durch ein schweres Schädel-Hirn-Trauma mit Kieferfrakturen und Weichteilverletzungen) oder die Folgen einer Langzeitintubation (Schädigungen der Nasenschleimhaut, Intubationsgranulome, Trachealstenosen usw.) vorliegen (17).

Diagnostik

Die Diagnostik sprechmotorischer Störungen muß unter zwei Gesichtspunkten erfolgen: Die Erfassung physiologischer Parameter (EMG, Kraftmessung, Bewegungsmessung) kann Aufschluß über die *zugrundeliegenden Störungsmechanismen* geben, während die Erhebung akustischer und auditiver Maße in erster Linie eine Beurteilung der *funktionellen Auswirkungen* sprechmotorischer Defizite ermöglicht (Tab. 6.**8**). Beide Komponenten sind für die Erstellung von Therapieleitlinien von Bedeutung (23).

Messung der elektrischen Muskelaktivität (EMG). Ihre klinische Hauptindikation liegt in der Differentialdiagnose peripherer und zentraler Läsionen.

Messung der Muskelkraft. Sie kann einen wichtigen Beitrag zur Diagnostik von Tonusveränderungen leisten, spielt in der klini-

Tabelle 6.8 Diagnostische Verfahren (nach Ziegler)

	Parameter	Verfahren
Physiologische Verfahren	– Muskelaktionspotentiale – Muskelkraft – Bewegungsparameter – linguopalatale Kontaktmuster – Schwingungsablauf der Stimmlippen – visuell beobachtbare Bewegungsparameter	– Elektromyographie – Kraftmessung – Artikulographie, Sonographie, Pneumometrie – Elektropalatographie – Elektroglottographie, Stroboskopie, – Laryngoskopie, transnasale Endoskopie
Aerodynamische Verfahren	– orale/nasale Luftstromrate – intraoraler/subglottischer Druck	– Aerometrie – Manometrie
Akustische Verfahren	– Silben- und Segmentdauer – Schallpegelkontur – Formantfrequenzen – Grundfrequenz – spektrale Stimmparameter	– Sonagraphie, digitale Sprachsignalanalyse
Auditive Verfahren	– auditive Beurteilung – Verständlichkeitsmessung	– Schätzskalen – Wortidentifikation

schen Diagnostik dysarthrischer Störungen aus untersuchungstechnischen Gründen allerdings noch keine nennenswerte Rolle.

Messung von Bewegungsparametern. Sie zielt auf eine Erfassung von Störungsaspekten, die sich im Umfang, der Geschwindigkeit und der Beschleunigung von Bewegungen niederschlagen.

Eine qualitative Beurteilung der laryngealen und artikulatorischen Bewegungsstörung ist durch *inspektive Untersuchungen* im Rahmen einer erweiterten HNO-ärztlichen bzw. phoniatrischen Untersuchung möglich, wobei klinisch relevante Aussagen zur Störungsursache (lokale Veränderungen, periphere oder zentrale Bewegungsstörungen) getroffen werden können. Die einzelnen Organe werden in Ruhe, bei intendierter Bewegung und während reflektorischer Abläufe untersucht (2, 4, 12, 13, 26). Dabei können sowohl nichtsprachliche als auch sprachliche Aufgaben herangezogen werden. Beurteilungskriterien sind die Oberflächenbeschaffenheit, Konsistenz, Form und Lage der einzelnen Strukturen, Radius, Geschwindigkeit und Ablauf einzelner Bewegungen sowie die Regelhaftigkeit repetetiver Bewegungen (26). Dabei wird gleichzeitig erfaßt, ob eine apraktische Symptomatik vorliegt (s. unten). Während dieser Untersuchung erfolgt auch die Überprüfung der oralen, pharyngealen und laryngealen Sensibilität und Reflexauslösbarkeit (26). Die Videodokumentation der endoskopischen Befunderhebung macht den Befund Patienten und Therapeuten zugänglich und dient der Dokumentation des Krankheitsverlaufs. Ferner ist eine Kopplung mit anderen instrumentellen Verfahren möglich (17).

Aerodynamische Meßverfahren erfassen die Auswirkungen einer Sprechbewegungsstörung auf die Druck- und Luftströmungsverhältnisse. Durch getrennte Messung des nasalen und oralen Luftstromes können beispielsweise Störungen der Gaumensegelfunktion quantifiziert werden (23; Tab. 6.8).

Akustische Parameter beschreiben das aus dem Bewegungsablauf resultierende Sprachsignal. Sie besitzen zwar eine geringere physiologische Spezifität als die Verfahren der direkten Bewegungsmessung, haben aber den Vorteil, daß sie die kommunikationsrelevanten Folgen einer Sprechbewegungsstörung quantifizieren können.

Auditive Befundung. Sie dient sowohl einer systematischen phonetischen Analyse des Störungsmusters als auch einer Erfassung kommunikativ relevanter Aspekte der Sprechstörung. Durch auditive Beurteilung ist es möglich, die Konsequenzen gestörter Sprechatmung, Kehlkopffunktion und Artikulation unter relativ geringem Aufwand anhand von Beurteilungsskalen zu charakterisieren (26). Mit der deutschen Übertragung der Frenchay-Dysarthrieuntersuchung (6) liegt ein standardisiertes Verfahren vor, das eine Kombination von visuellen und auditiven Beobachtungen dysarthrischer Symptome beinhaltet. Die Erfassung sowohl der pathophysiologischen Ursachen als auch der funktionell relevanten Symptome bleibt dabei allerdings unzulänglich.

Unter den alltagsrelevanten Parametern dysarthrischer Kommunikationsstörungen spielt die *Verständlichkeit* eine herausragende Rolle. Ein reliables und valides Verfahren zur Verständlichkeitsmessung ist das PC-basierte Münchner Verständlichkeitsprofil (MVP) (24). Dieses Verfahren liefert neben einem Gesamtwert für die Verständlichkeit ein Testprofil, das auch therapeutisch relevante Information vermittelt.

Therapie

Hauptziele sind die Verbesserung der sprechmotorischen Leistungen des Patienten und die Verbesserung seiner kommunikativen Fähigkeiten.

Übungstherapeutische Maßnahmen (funktionelle Therapie). Grundlage sind physiotherapeutische Prinzipien, modifiziert nach den spezifischen Bedingungen der Sprechmotorik:

Haltungskorrektur, Abbau pathologischer Reflexe und fehlerhafter Kompensationsstrategien, Regulierung des Muskeltonus, Fazilitierung von Einzelbewegungen und komplexen Bewegungen und Erarbeitung kompensatorischer Strategien (18). Dabei sollten eine Hierarchie der Störungsschwerpunkte der einzelnen Funktionskreise und ihre gegenseitige Beeinflussung sowie die Stimulation sensibler Funktionen beachtet werden (15). Zur Verwendung kommen auch *therapeutische Hilfsmittel* wie Beißblock, Tastbrett usw. Die Spezifität von Übungsmaßnahmen kann durch *Feedbackverfahren* erhöht werden. Dabei wird die Leistung des Patienten während einer Aufgabe durch spezifische Bewegungsparameter erfaßt und dem Patienten in Echtzeit angeboten (8). Die Übungsbehandlung kann ferner durch *prothetische Maßnahmen* unterstützt werden. Bei schwerer Gaumensegelfunktionsstörung etwa kann durch Anpassung einer Gaumensegelprothese der Luftverlust durch die Nase vermindert und damit die Sprechökonomie verbessert und die Verständlichkeit erhöht werden (4, 8).

Adaptative Maßnahmen betreffen in erster Linie eine Änderung des kommunikativen Verhaltens, z. B. Vermeiden von Umgebungslärm bei Gesprächen, Reduzierung des Sprechtempos; in schweren Fällen kommen auch alternative Kommunikationsstrategien, z. B. Ja/Nein-Code, Buchstabentafel, Schreibcomputer usw. zum Einsatz (3).

Pharmakologische Behandlung. Sie stellt in der Dysarthrietherapie ein relativ wenig erforschtes Feld dar. Zu den Effekten einer L-Dopa-Behandlung auf die Sprechstörung bei Parkinson-Kranken gibt es widersprüchliche Befunde (1). Stimmstörungen im Rahmen fokaler Dystonien werden vielfach erfolgreich mit Botulinumtoxininjektionen behandelt (S. 170).

Operative plastische Maßnahmen. Durch sie soll die „Mechanik" der Bewegung modifiziert werden. Eine gestörte Velumanhebung kann etwa durch eine Velopharyngoplastik bzw. eine Unterfütterung der Rachenhinterwand ausgeglichen werden.

Das Therapieziel für jeden einzelnen Patienten muß sich an prognostischen Faktoren orientieren. Dabei spielen Ausmaß, Art und Lokalisation der Hirnschädigung, Zeitraum und Verlauf seit Erkrankungsbeginn, assoziierte Symptomatik (Körpermotorik, kognitive Fähigkeiten, psychisches Zustandsbild, Wahrnehmung und eigene Bewertung der Störung) sowie die Schwere des Krankheitsbildes und die Motivation des Patienten eine Rolle.

Sprechapraxie

Definition

Die Sprechapraxie wird üblicherweise als eine Störung der *Programmierung von Sprechbewegungen* definiert. Im Vergleich zu den Dysarthrien ist die der Sprechapraxie zugrundeliegende Funktionsstörung damit auf einer höheren Ebene der Organisation von sprechmotorischen Prozessen angesiedelt. Die Störung betrifft im speziellen die Funktion des Sprechens, was die Sprechapraxie von der *bukkofazialen Apraxie*, einer Störung *nichtverbaler* Bewegungen der am Sprechen beteiligten Organe, unterscheidet (22).

Ätiologie

Im Unterschied zu den Dysarthrien ist die Sprechapraxie ein Syndrom der sprachdominanten Hemisphäre, meist infolge eines linkshirnigen Mediateilinfarkts.

Klinik

Das Syndrom der Sprechapraxie ist durch die in Tab. 6.9 zusammengestellten Symptome charakterisiert. Eine den zentralen Dysphonien vergleichbare Stimmstörung wurde nicht beschrieben (22).

Die charakteristischen Zeichen einer Sprechapraxie entwickeln sich in der Regel aus einem initialen Mutismus von einigen Stunden bis Tagen Dauer. Es besteht eine enge, wenn auch nicht vollständige Assoziation mit apraktischen Störungen nichtverbaler Bewegungen von Lippen, Kiefer, Zunge, Gaumensegel, Kehlkopf und Atmungsmuskulatur. Sprechapraxie tritt selten als isoliertes Syndrom auf; meist besteht gleichzeitig eine Broca-Aphasie.

Diagnostik

Standardisierte Verfahren zur Diagnostik einer Sprechapraxie gibt es weder im deutschen noch im englischen Sprachraum. Die charakteristischen Symptome lassen sich in der Regel auditiv diagnostizieren. Es empfiehlt sich, systematisch zusammengestelltes Sprachmaterial in einem Lese- oder Nachsprechtest zu überprüfen, um neben dem Schweregrad der Störung auch therapeutisch wichtige Einflußfaktoren erfassen zu können (25). Die differentialdiagnostische Abgrenzung zu den Dysarthrien stützt sich in erster Linie auf neurologische und neuroanatomische Befunde (Ätiologie, Lokalisation der Hirnschädigung), daneben aber auch auf das Merkmal der *Inkonstanz* von Artikulationsfehlern und das Auftreten von *phonematischen Paraphasien*. In der Abgrenzung zu den phonologischen Störungen im Rahmen einer Aphasie sind vor allem Unflüssigkeiten, Entstellungen und Suchbewegungen von Bedeutung (26).

Das Bestehen einer *bukkofazialen Apraxie* wird durch Überprüfen eines Katalogs von einfachen nonverbalen Bewegungen der am Sprechen beteiligten Organe untersucht (26). Als wichtigstes Leitsymptom gilt das Auftreten von *Parapraxien* (Ersatzhandlungen, Überschußsymptome und Minussymptome) (11).

Therapie

Die Ziele und Methoden einer Sprechapraxiebehandlung unterscheiden sich in Abhängigkeit vom individuellen Ausprägungsgrad und Muster der Störung sowie von den assoziierten neuropsychologischen Defiziten. Eine Reihe von Techniken wurde ent-

Tabelle 6.9 Symptome der Sprechapraxie (nach Ziegler)

Störungen der Lautbildung
- phonematische Paraphasien (Elisionen, Substitutionen, Additionen)
- phonetische Entstellungen

Störungen der Prosodie
- Verlangsamung
- Unflüssigkeit
- silbisches Sprechen
- Reduktion von Akzentkontrasten
- Nivellierung von Intonationsmustern

Auffälliges Sprechverhalten
- Suchbewegungen, Fehlversuche, Selbstkorrekturen
- Sicht- und hörbare Sprechanstrengung

wickelt, um durch artikulatorisches Üben eine sichere und präzise Realisierung von Sprachlauten zu erreichen. Dabei werden noch nicht beherrschte Laute in geeigneter Weise aus anderen – sprachlichen oder nichtsprachlichen – Formen abgeleitet (19, 25). Zusätzlich können den Patienten durch bildliche, taktile oder schriftsprachliche Vermittlungstechniken spezifische Hilfestellungen geboten werden. Eine andere Klasse von Verfahren arbeitet mit lautbegleitenden motorischen, mit vibrotaktilen oder mit rhythmischen Stimulationsmethoden (19).

Zusammenfassung

Dysarthrie und Sprechapraxie sind neurologisch bedingte sprechmotorische Störungen, welche zu einer Beeinträchtigung der sprachlichen Kommunikationsfähigkeit führen; dabei kann sowohl die Verständlichkeit als auch die Fähigkeit zur Übermittlung paralinguistischer und emotionaler Information betroffen sein. Die Folge sind Stigmatisierung, Einschränkung der beruflichen Möglichkeiten und soziale Isolation. Die Diagnostik dieser Störungen und die Entwicklung von Behandlungskonzepten erfordern eine Zusammenarbeit von Neurologen, Phoniatern, Logopäden, und Phonetikern.

Literatur

1. Ackermann, H., W. Ziegler: Die Dysarthrophonie des Parkinson-Syndroms. Fortschr. Neurol. Psychiat. 57 (1989) 149
2. Aronson, A. E.: Clinical Voice Disorders. An Interdisciplinary Approach, 3rd. ed. Thieme, New York 1990
3. Beukelmann, D. R., K. M. Yorkston, P. A. Bowden: Communication Augmentation: A Casebook of Clinical Management. Taylor & Frances, London 1985
4. Bosma, J. F.: Sensorimotor examination of the mouth and pharynx. Front. oral Physiol. 2 (1976) 78
5. Darley, F. L., A. E. Aronson, J. R. Brown: Motor Speech Disorders. Saunders, Philadelphia 1975
6. Enderby, P. M.: Frenchay Dysarthrie-Untersuchung. Fischer, Stuttgart 1991
7. Findley, L. J., M. A. Gresty: Head, facial, and voice tremor. Advanc. Neurol. 49 (1988) 239
8. Goldstein, P., W. Ziegler, M. Vogel, P. Hoole: Combined palatal lift and EPG feedback therapy. Clin. Linguist. Phonet. 8 (1995) 201
9. Hartman, D. E., J. H. Abbs: Dysarthrias of Movement Disorders. Advanc. Neurol. 49 (1988) 289
10. Kent, R. D.: Spastic dysarthria. In Blanken, G., J. Dittmann, H. Grimm, J. S. Marshall, C.-W. Wallesch: Linguistic Disorders and Pathologies. De Gruyter, Berlin 1993 (p. 452)
11. Kerschensteiner, M., K. Poeck: Bewegungsanalyse bei buccofacialer Apraxie. Nervenarzt 45 (1974) 9
12. Morasch, H., D. von Cramon: Laryngoskopische Befunde bei Dysphonie nach traumatischem Mittelhirnsyndrom. HNO 32 (1984) 13
13. Morasch, H., K. Joussen, W. Ziegler: Zentrale laryngeale Bewegungsstörungen nach schwerem, gedecktem Schädelhirntrauma und bei zerebrovaskulären Erkrankungen. Laryng. Rhinol. Otol. 66 (1987) 214
14. Ramig, L. A.: Acoustic analyses of phonation in patients with Huntington's disease. Ann. Otol. Rhinol. Laryngol. 95 (1986) 288
15. Rosenbek, J. C.: Treating the dysarthric talker. Semin. Speech Lang. 5 (1984) 359
16. Schönle, P. W., B. Gröne: Cerebellar dysarthria. In Blanken, G., J. Dittmann, H. Grimm, J. S. Marshall, C.-W. Wallesch: Linguistic Disorders and Pathologies. De Gruyter, Berlin 1993 (p. 468)
17. Schröter-Morasch, H.: Die Bedeutung der Videodokumentation laryngoskopischer und stroboskopischer Befunde bei der Differentialdiagnose peripherer und zentraler Stimmstörungen. In Eysholdt, U.: Differentialdiagnostische Möglichkeiten bei Dysphonien. Univ.-HNO-Klinik, Göttingen 1990 (S. 53)
18. Sullivan, P. E., P. D. Markos, A. D. Minor: PNF – ein Weg zum therapeutischen Üben. Propriozeptive neuromuskuläre Fazilitation: Therapie und klinische Anwendung. Fischer, Stuttgart 1985
19. Square-Storer, P.: Traditional therapies for apraxia of speech – reviewed and rationalized. In Square-Storer, P.: Acquired Apraxia of Speech in Aphasic Adults. Taylor & Francis, London 1989 (p. 145)
20. Vogel, M., D. von Cramon: Articulatory recovery after traumatic midbrain damage : A follow-up study. Folia phoniat. 35 (1983) 294
21. Vogel, M.: Flaccid dysarthria. In Blanken, G., J. Dittmann, H. Grimm, J. S. Marshall, C.-W. Wallesch: Linguistic Disorders and Pathologies. De Gruyter, Berlin 1993 (p. 457)
22. Ziegler, W.: Sprechapraktische Störungen bei Aphasie. In Blanken, G.: Einführung in die linguistische Aphasiologie. Theorie und Praxis. Hochschulverlag, Freiburg 1991 (S. 89)
23. Ziegler, W.: Assessment methods in neurophonetics: speech production. In Blanken, G., J. Dittmann, H. Grimm, J. S. Marshall, C.-W. Wallesch: Linguistic Disorders and Pathologies. De Gruyter, Berlin 1993 (p. 432)
24. Ziegler, W., E. Hartmann, I. Wiesner: Dysarthriediagnostik mit dem „Münchner Verständlichkeits-Profil," (MVP) – Konstruktion des Verfahrens und Anwendungen. Nervenarzt 63 (1992) 602
25. Ziegler, W., M. Jaeger: Materialien zur Sprechapraxie-Therapie. EKN Materialien für die Rehabilitation, Bd. 1. Borgmann, Dortmund 1993
26. Ziegler, W., M. Vogel, H. Schröter-Morasch: Sprechen. In von, Cramon, D. N. Mai, W. Ziegler: Neuropsychologische Diagnostik. Verlag Chemie, Weinheim 1993

Dysphasien

Einführung und Definitionen

Die klassische Neurologie unterschied bei den Syndromen der kortikalen Dysfunktionen infolge lokalisierter zerebraler Läsionen drei unabhängige Hauptgruppen: Agnosien, Apraxien und Aphasien. Dazu gehörten auch geringere Ausfälle wie Alexien, Akalkulien, Amusien usw. (4). Nach diesem Ansatz versteht man unter Aphasien oder Dysphasien den völligen oder teilweisen Verlust eines bereits voll erworbenen sprachfunktionalen Systems. Es überwiegen partielle Störungen verschiedenen Grades im Sinne der Dysphasie. Seltener kommt es zum vollständigen Verlust der Sprache und damit zur Aphasie. Es hat sich jedoch eingebürgert, die Begriffe Aphasie und Dysphasie synonym zu gebrauchen. Da isolierte Störungen des Sprachsystems praktisch nicht auftreten, spricht man besser von aphasischen Syndromen. Zum besseren Verständnis erinnert Tab. 6.10 an die historische Entwicklung der Aphasiekonzepte.

Eine aktuellere Definition der Aphasie und des aphatischen Patienten könnte folgende doppelte sein (Union der Europäischen Phoniater nach einem Konzept von Schindler):

Pathognomonische oder speziell-pathologische Definition. Aphasie ist der Teil- oder Vollverlust einer oder mehrerer linguistischer oder nonlinguistischer, bereits ausgebildeter kommunikativer Fähigkeiten infolge einer organischen Läsion der Gehirnstrukturen für die Kodierung oder/und Dekodierung von jeglichen Botschaften beliebigen Schwierigkeitsgrades, expressiv oder impressiv, auf jedem Kommunikationskanal.

Klinische Definition des aphatischen Patienten. Ein Aphatiker ist ein Patient mit Aphasie nach der o.a. Definition infolge eines zerebralen Insults, der gleichzeitig primär eine oder mehrere pathologische Veränderungen verursacht, und zwar in den Bereichen

- der Motorik (zentrale Lähmungen, Hyper-, Dyskinesien, Dyspraxien usw.),
- der Emotionen, des Verhaltens und der Persönlichkeit,
- der Intelligenz,
- der Gnosien,
- der zentralen Sensitivität,
- anderer zerebraler Funktionen (besonders der Aufmerksamkeit, der Merk-, Konzentrations-, Anpassungsfähigkeit).

Diese Veränderungen verursachen, evtl. zusammen mit anderen, nicht vom Gehirninsult primär bedingte Dysfunktionen, sekundär wichtige Fehleinwirkungen auf das Verhältnis Individuum – Umwelt und besonders auf die interindividuellen Beziehungen.

Die zentrale Verarbeitung in den kommunikativen und sprachlichen Funktionen

Da Kommunikation und Sprache nur spezielle Teilfunktionen des Individuum-Umwelt-Verhältnisses umfassen, erscheint es zweckmäßig, zunächst allgemeine Gesetzmäßigkeiten der zentralen (kortikalen) Informationsverarbeitung zu erörtern. Aus pragmatischen Gründen folgt die Darstellung dem Konzept des Physiologen Poliakov, der an der Hirnrinde zwei Teile unterscheidet, getrennt durch den Sulcus Rolandi:

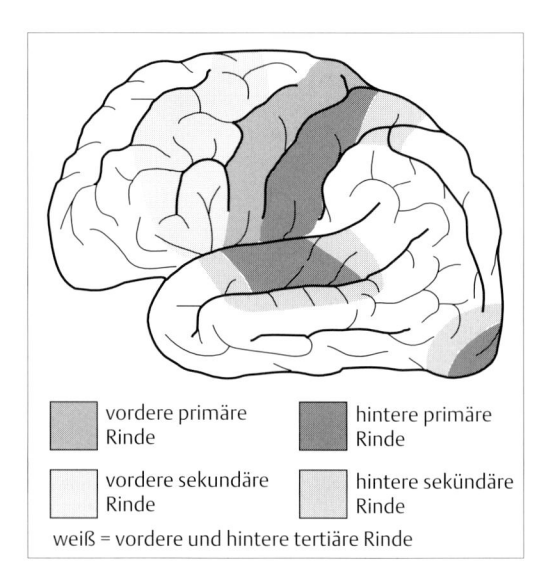

Abb. 6.18 Kortikale primäre, sekundäre und tertiäre Regionen nach Poliakov.

- vordere primäre Rinde
- hintere primäre Rinde
- vordere sekundäre Rinde
- hintere sekundäre Rinde
- weiß = vordere und hintere tertiäre Rinde

Tabelle 6.10 Evolution der Aphasiekonzepte (nach Schindler)

2. Hälfte des 19. Jahrhunderts	**Symptomatisches Konzept*** *Die Aphasie ist ein Symptom;* mit anderen Symptomen hilft sie zur *Diagnose* der Lokalisationen, der Größe und manchmal der Natur pathologischer endokranieller Prozesse
Seit der Jahrhundertwende	**Linguistisches Konzept,** symptomorientiert *Die Aphasie ist ein klinisches Bild;* es gelten nur die diagnostischen Aspekte; die folgenden 4 Elemente definieren grundsätzlich den syndromischen Komplex: − Verständnisverlust der linguistischen oralen Information (sensorische Aphasie) − Ausdrucksverlust der linguistischen oralen Information (motorische Aphasie) − Verständnisverlust der alphabetisch geschriebenen Information (Alexie) − Ausdrucksverlust der alphabetisch geschriebenen Information (Agraphie) Es gibt mehrere und unterschiedliche Klassifikationen − linguistische Betrachtungsweise
Nach dem 2. Weltkrieg	**Kommunikatives Konzept,** informationsorientiert *Der Aphasiker ist ein Patient, der wiederherzustellen ist;* die *Therapie* hat folgende Aspekte: − die wiederherzustellenden Fähigkeiten beziehen sich exklusiv auf das Vermögen, orale und graphische Botschaften zu verstehen oder zu erzeugen − die Rehabilitation ist individuell und wird allein mit dem Patienten gemacht − nur der „chronische Aphatiker" wird therapiert, und das auch nur unter gewissen Vorbedingungen − Ziel der Therapie ist die *Wiederherstellung* der Fähigkeiten, die möglichst zum Status quo ante gebracht werden sollen Nach wie vor *linguistische Betrachtungsweise*
Nach Ende der 70er Jahre	**Ökologisches Konzept,** handlungsorientiert *Die Aphasie ist ein soziales Problem;* die Wiedereingliederung in die Mikro- und Makrogesellschaft hat folgende Linien: − Ziel der Therapie ist die Umstellung der Fähigkeiten mit neu abgewandelten Zielstellungen − alle beeinträchtigten Fähigkeiten werden therapiert − die Kommunikationsfähigkeiten sind wichtiger als die Sprachfähigkeiten, die sogar völlig fehlen können und ggf. nicht einmal therapiert werden − *kommunikative Betrachtungsweise* − noch wichtiger sind die Fähigkeiten für eine gute Beziehung zur Umwelt, ggf. sogar Verzicht auf kommunikative Therapie − *ethoökologische Betrachtungsweise* − die Rehabilitation der Patienten kann einzeln oder kollektiv erfolgen; auch die Familienmitglieder, die Krankenschwestern und anderes medizinisches Personal − jede für den Patienten bedeutende Person − wird „mittherapiert" oder erhält mindestens Hinweise − jeder „akute" oder „chronische" Aphatiker wird ohne jede Vorbedingung therapiert

* Heutzutage wird die Aphasie wieder nur als ein Symptom angesehen, und zwar im größeren Syndrom des hirngeschädigten Patienten mit höheren kortikalen Unfähigkeiten, oder besser gesagt, mit Kompromittierungen der allgemeinen Fähigkeiten. In dieser philosophischen Sicht ist es viel leichter, die Patienten klinisch zu verstehen und zu versorgen.

- hintere Rinde: Verarbeitung der sensoriellen afferenten Information,
- vordere Rinde: Verarbeitung der motorischen (und anderen) efferenten Information.

Dabei lassen sich nach phylogenetischen und hirnarchitektonischen Gesichtspunkten vorn und hinten jeweils primäre, sekundäre und tertiäre kortikale Regionen unterscheiden (Abb. 6.**18**).

Primäre Rinden. Sie sind die ältesten und primitivsten, sehr spezifisch, mit gröberen und direkten Verbindungen zu den subkortikalen Strukturen. Läsionen führen zu irreversiblen Funktionsänderungen.

Sekundäre Rinden. Peripher von den primären gelegen, phylogenetisch jünger, mit feineren und komlexeren Verbindungen zum Subkortex und anderen Hirnregionen sind sie halbspezifisch. Läsionen bedingen nicht immer irreversible Funktionsstörungen. Besonders bei jüngeren Patienten (jünger als 14 Jahre) könnte sich in einer anderen peripheren Zone der primären Rinde eine entsprechende sekundäre Rindenstruktur neu bilden.

Tertiäre Rinden. Sie sind phylogenetisch die jüngsten und liegen peripher zu den primären und sekundären Regionen oder überlagern sich mit ihnen. Sie haben sehr komplexe und indirekte Verbindungen und sind völlig unspezifisch. Die Effizienz ihrer Funktionalität entspricht ihrer größeren Ausdehnung, so daß kleinere, fokale Läsionen keine Funktionsausfälle haben müssen, wenn nicht viele Neurone zerstört sind.

Bei genauerer Betrachtung projizieren sich in die hinteren Regionen der visuelle Analysator (okzipitale Areae 17, 18, 19 mit dem primären Zentrum in 17), der auditive Analysator (Lobus temporalis, Areae 41, 42, 22 mit primärem Zentrum in 41) und der taktil-kinästhetische Analysator (Lobus parietalis, Areae 3, 2, 1 mit primärem Zentrum in 3).

Die *hinteren primären Rinden* können mit größter Präzision einzelne Reize isolieren. Sie haben eine somatotopische Projektion und erfassen eine Vielzahl einzelner peripherer Punkte der Hautfläche, der Muskulatur, der Retina und der Kochlea in entsprechend starr fixierten Punkten der primären Rinde.

Die *hinteren sekundären Rinden* dienen vor allem den gegenseitigen Verbindungen der Reize aus verschiedenen Analysatoren für die Integration von Reizgruppen aus unterschiedlichen sensoriellen Bereichen. Dadurch und auch durch die komplexeren Verbindungen zum Subkortex weisen die Informationen aus diesen sekundären Rinden eine größere Integration auf, und sie sind schon weitgehend unabhängig von den einzelnen sensoriellen Quellen.

Die *hinteren tertiären Rinden* oder Überlappungszonen stehen im Dienst höherer psychischer Fähigkeiten und besonders der kognitiven Intelligenz. Im Gyrus angularis des Lobus parietalis werden die Bewegungen des ganzen Körpers mit der visuellen Wahrnehmung für das Körperschema integriert. Im Gyrus supramarginalis erfolgt die Feinintegration differenzierter Informationen aus dem Hand- und Gesichtsbereich, und im mittleren Teil des Lobus temporalis sowie in der temporoparietookzipitalen Zone sind komplexere audiovisuelle Integrationsformen mit besonderer Berücksichtigung raumzeitlicher Strukturierung repräsentiert.

Die *vordere primäre Rinde* entspricht der pyramidalen, riesenzellenhaltigen Area 4 des Gyrus frontalis ascendens, dem Ausgangspunkt der Pyramidenbahn, die die Reize für die willkürlichen Bewegungen zu den motorischen Kernen des Hirnstammes und des Rückenmarkes leitet.

Die *vordere sekundäre Rinde* wird von der prämotorischen Area 6 (Realisierung und Automation von komplexen und koordinierten Bewegungen) und von der augenmotorischen Area 8 vertreten (koordinierte Augenbewegungen während visueller Aufmerksamkeit und Exploration).

Die *vordere tertiäre Rinde* liegt präfrontal und ist verantwortlich für Entscheidungen, für die Willkür, teilweise für emotionale Färbungen, kurz für die volitionale Intelligenz.

Kommunikative Betrachtung. Es ergibt sich daraus folgender Verlauf des normalen Informationsflusses:

- *Sämtliche Sinnesorgane* nehmen Informationen und Botschaften als externe Reize auf.
- Die *verschiedenen zentralen sensorischen Bahnen* verarbeiten diese Reize perzeptiv und projizieren sie zu den *verschiedenen hinteren primären Rinden*, wo sie eine Integration mit den spezifischen Merkfähigkeiten (Enzyklopädie) und eine erste gnostische Interpretation erfahren.
- Die *verschiedenen hinteren sekundären Rinden* sind verantwortlich für die Dekodierung und für eine zweite gnostische Interpretation, so daß schließlich die *hintere tertiäre Rinde* die letzte und höchste kognitive Analyse vornehmen kann.

Die Resultate dieser kognitiven Analyse werden zu

- der *vorderen tertiären Rinde* geleitet, wo die entsprechenden Entscheidungen erfolgen. Danach werden sie in
- der *vorderen sekundären Rinde* kodiert, d. h. praxisch koordiniert, und unter Mitarbeit von Zerebellum und Subkortex weitergeleitet an
- die *vordere primäre Rinde*, die die entsprechenden motorischen (und nichtmotorischen) Befehle erteilt an
- die *peripheren motorischen Neurone* und die von ihnen innervierten *Muskeln*.

Nach diesem Modell läßt sich sagen, daß die *Dekodierung* jeglicher verbaler und nonverbaler (auch nonlinguistischer) Botschaften vorwiegend in den *hinteren sekundären Rinden* stattfindet, die *Kodierung* in der *vorderen sekundären Rinde*.

So entstehen *Aphasien* also als *Folgen von organischen Läsionen der sekundären Rinden*.

Sprachliche Betrachtung. Hier erweist sich die zentrale Verarbeitung als viel schwieriger für die Ableitung einer einheitlichen Theorie. Abb. 6.19 zeigt eine grob schematisierte Darstellung der für die Sprache verantwortlichen Rindenflächen (nach verschiedenen Autoren). Dabei wäre daran zu erinnern, daß die Sprachrinde vorwiegend in der dominanten Hemisphäre lokalisiert ist. Nach neueren Untersuchungen wird aber auch von einer gewissen Sprachkompetenz in der kontralateralen Seite ausgegangen.

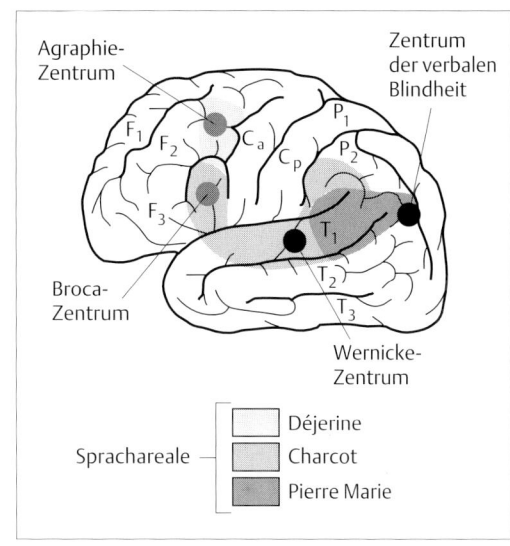

Abb. 6.19 Die kortikalen Sprachzonen nach verschiedenen Autoren.

In bezug auf die Händigkeit nimmt man folgende Verteilung an:

- bei 95 % der Rechtshänder: Sprachzentrum links,
- bei 70 % der Linkshänder: Sprachzentrum links,
- bei 15 % der Linkshänder: Sprachzentrum beiderseits,
- bei 15 % der Linkshänder: Sprachzentrum rechts.

Allgemeine Typologie

Tab. 6.11 zeigt die Lokalisationen von Kodierung und Dekodierung verschiedener Kommunikationsmöglichkeiten in stark schematisierter Weise. Dazu muß sogleich betont werden, daß die ausgeprägte Verflechtung der Konzepte eine einheitliche Typologie praktisch unmöglich macht. Kein Fall von Aphasie gleicht einem anderen. Die Symptomatologie ist sehr vielfältig, und die Merkmale sind so zahlreich, daß

Tabelle 6.11 Darstellung von Kodierung und Dekodierung verschiedener Kommunikationsmöglichkeiten

	Kodierung	Dekodierung
Gesprochene Sprache	Fuß der 3. horizontalen Stirnwindung links	1. Schläfenwindung links
Schriftliche alphabetische Sprache	Fuß der 2. horizontalen Stirnwindung links	okzipitale Windung links
Taktile alphabetische Sprache (für Blindtaube)	Fuß der 2. horizontalen Stirnwindung links	sekundäre parietale Rinde links
Nichtsprachliche verbale phonatorische Kommunikation (suprasegmentale Kommunikation; Gesang ohne Worte, Musik	Fuß der 3. horizontalen Stirnwindung rechts	1. Schläfenwindung rechts
Gebärdensprache, Daktylologie, Cued speech	nicht sicher, 2. und 3. Stirnwindung links (?)	nicht sicher, okzipitale Windung links (?)
Pantomimik	1., 2., 3. Stirnwindung rechts	okzipitale Windung rechts
Ideographische Schrift, Zeichnungen, Bilder, Filme	Fuß der 2. horizontalen Stirnwindung rechts	okzipitale Windung rechts
Andere		

man leicht den Überblick verliert. Besonders nach den neueren Feststellungen, nach denen die Aphasie nur ein Symptom ist im Rahmen des apallischen Syndroms als Folge jeglicher endokranieller Pathologie, sind vielleicht einige synthetische Bemerkungen angebracht.

Nach *pathognomonischer Definition* ist das aphatische Syndrom gekennzeichnet durch Verständnisdefekte für Botschaften aller Art, durch Defekte des willkürlichen Vollzugs von komplexen finalisierten Tätigkeiten (vor allem kommunikationsbezogenen) oder durch beide Defekte, wobei aber gnostisch-perzeptive, integrationsintellektuelle Abweichungen und Verhaltens-, Stimmungs- und Emotionsänderungen keine Berücksichtigung finden.

Im *klinischen Bild* assoziieren sich motorische, perzeptive, intellektuelle und emotionale Änderungen dagegen fast immer mit den genannten Defekten, und sie erfordern größte Aufmerksamkeit in bezug auf Diagnostik, Prognose und Rehabilitation. Tab. 6.12 soll einen Überblick zu diesen Zusammenhängen geben.

Sehr wahrscheinlich kann man drei schematisierte Prototypen der Aphasien unterscheiden.

Hinterer Dekodifikationsprototyp

Kennzeichnend ist eine Dissoziation der Individuum-Umwelt-Beziehung. Die Patienten sind nicht in der Lage, Signale der Umwelt (besonders von anderen Lebewesen, vor allem anderer Menschen) zu erfassen. Trotzdem wirken diese Patienten weiter auf die Umwelt ein, aber ohne jede Beziehung zu erhaltenen und geschaffenen Umweltinteraktionen. Diese Situation ist ihnen nicht bewußt, sie haben kein Krankheitsbewußtsein (*Anosognosie*) und leiden demzufolge auch nicht unter negativen Änderungen ihrer Stimmungen, Emotionen oder ihres Verhaltens, im Gegenteil, sie können auch lustig oder zufrieden sein. Zuweilen entsteht durch ihre Mimik und Gestik der Eindruck, daß sie etwas verstanden hätten, und sie produzieren selbst verbale Botschaften, die durchaus flüssig erscheinen oder gar sind, für den Kommunikationspartner aber mehr oder weniger unverständlich bleiben, weil ihnen jeder Realitätsbezug zu konkreten Umständen fehlt. Die intakten peripheren Sinnesorgane und die Unversehrtheit der niederen, evtl. auch höheren, Hirnstammverbindungen bilden die Voraussetzungen für diese *Pseudoaufmerksamkeit*. Auf diese Weise kommen reflektorische

Tabelle 6.12 Individuelles Profil von Niveaus und Parametern der Kommunikationsverarbeitung

Impressives perzeptiv-sensorielles Niveau	Transduktion	visuell auditiv taktil kinästhetisch olfaktorisch gustativ	Wahrnehmung	visuell auditiv taktil kinästhetisch olfaktorisch gustativ
Expressives exekutiv-praxisches Niveau		allgemeine Grundmotorik		
	Expressionskanäle	verbal-phonatorisch	Grundmotorik Praxien	
		graphisch-plastisch	Grundmotorik Praxien	
		mimisch-gestisch	Grundmotorik Praxien	
Integrations-intellektuelles Niveau der zentralen Verarbeitung	intellektuelles Niveau (IQ) semantische (lexikalisches) Patrimonium Morphosyntax des Satzes Logik, Mathematik Merkfähigkeit zeiträumliche Fähigkeiten andere (z. B. Aufmerksamkeit)			
Sozio-kulturelles affektives Niveau	emotionale Dynamik pathophysiologische Anamnese soziokulturelle Geschichte Verhalten Umweltbedingungen Kunst, Kreativität Gefühle andere			
diagnostische therapeutisch rehabilitative		Ebenen		

und auch instinktive automatische, aber keine rationalen Antworten zustande. *Gnostisch-perzeptive Störungen* treten in verschiedenen Formen auf, als *Hemianopsie*, in ähnlicher Weise sicher aber auch als Hörstörung. So wie von ihnen die Sprache anderer Menschen wie Geräusch oder allenfalls wie eine Fremdsprache wahrgenommen wird, so können die Patienten auch Schriftzeichen nicht entschlüsseln, sie erscheinen ihnen wie bedeutungslose Kringel (*Alexie*). In gleicher Weise zu interpretieren sind *Amusie* und *Akalkulie* sowie *mnestische Störungen*. Die Schwere der Dekodierungsstörungen ist unterschiedlich und kann z. B. auch digitale und analoge Bereiche in differenzierter Weise betreffen. Manche Patienten können Sprache nicht erkennen, wohl aber die Melodie eines Liedes oder die emotionale suprasegmentale Kodierung des melodischen Akzents der Sprache. Solche digital-analoge Dissoziationen lassen sich in der Therapie gut nutzen. Hinzu kommt nicht selten eine *Demenz*, eine Intelligenzstörung, die bei gleichzeitig bestehender Dekodierungsstörung nicht immer leicht zu verifizieren ist.

Die Interpretationsstörung der ankommenden Botschaften beeinträchtigt natürlich auch die Produktion von eigenen Botschaften, und zwar in doppelter Weise: einmal durch den Ausschluß aus dem Kommunikationskreis (wer nicht richtig versteht, kann auch nicht richtig antworten), zum anderen durch mangelhafte Rückkontrolle der eigenen Äußerungen (wenn z. B. die eigene Schrift nicht gelesen werden kann). Aus dem letzten Grund funktionieren auch die komplexen finalisierten Bewegungen (Praxien) vom nichtkommunikativen Typ nicht gut (*ideative Apraxie* und *ideomotorische Apraxie*).

Wie bereits erwähnt, ist die Erzeugung von Botschaften flüssig und umfangreich (bis hin zur *Logorrhoe*), so daß die Patienten den Eindruck von Aktivität, Aufmerksamkeit und Produktivität erwecken können. Dieser Eindruck wird allerdings schon beeinträchtigt durch Änderungen von Rhythmus und melodischer Dynamik (*Dysprosodie*). Die wichtigsten Ausfälle bei der Sprachproduktion betreffen aber die semantische Ebene: Das lexikale Chaos entspricht sehr gut den Konzepten von *Wortsalat* und *Jargon-Aphasie*. Bei der *mnestischen Form* herrschen Wortfindungsstörungen vor (*Anomie, Aphasia nominum*), denen zum Teil mit *Passe-partout-Wörtern*, wie „Ding" oder „Sache" begegnet wird. Auch ganz neue Wörter tauchen auf (*Neologismen*), oder mit Versuchsstrategien (*conduites d'approche*) erreicht man schließlich das richtige oder ein ähnlich klingendes nichtrichtiges Wort (*verbale Paraphasien*, wie Haus statt Baum, oder *semantische Paraphasien*, wie Birne statt Apfel). Weniger auffällig sind Abweichungen einzelner Silben oder Laute (*syllabische, phonematische Paraphasien*). Sicher sind bei größeren Störungen im semantischen Bereich auch Ausfälle auf morphosyntaktischer Ebene vorhanden, und außer den Phonemen können auch andere kleinste kommunikative Einheiten betroffen sein (Visem, Graphem, Kinem usw.), wobei sich unterschiedliche Ausprägungen in den verschiedenen Kommunikationskanälen therapeutisch nutzen lassen.

Vorderer Kodifikationsprototyp

Die Beeinträchtigung der Kommunikation ist hier wesentlich geringer, aber die Krankheit trifft die Patienten viel schwerer, weil sie sich ihrer Störung voll bewußt sind (*Nosognosie*). Bei funktionierender Dekodierung und intakter zentraler Verarbeitungsfähigkeit verstehen sie alles, sind aber nicht in der Lage zu antworten, weil einer oder mehrere, gewöhnlich nicht alle, der expressiven Kanäle mehr oder weniger stark gestört sind. Es ist ein echtes Kastrierungssyndrom. Dieser Zustand frustriert die Patienten außerordentlich, wirkt sich auf Stimmung und Verhalten aus und führt zu häufigen Weinanfällen als Ausdruck *katastrophischer Krisen* mit weiterer Reduzierung der kommunikativen Äußerungen. Hauptmerkmal ist das Fehlen jeder Produktion von Botschaften oder eine stark reduzierte *nichtflüssige* agrammatische Produktion, obwohl die mentale Repräsentation erhalten ist. Im Vordergrund steht also eine *motorische Apraxie*, so daß es extrem schwierig ist, korrekte, komplexe finalisierte Bewegungen auszuführen. Neben verbalen, graphischen und gestischen Produktionen können auch nichtkommunikative Aktivitäten betroffen sein (*Gebrauchsapraxie*). Fast immer liegen auch motorische Lähmungen der Gliedmaßen vor (*Hemiplegie* – rechts bei Rechtshändern – brachiale, oder krurale *Monoplegie*), gleiches gilt für die kraniofaziale Muskulatur (besonders mimisch VII. Hirnnervenpaar und lingual XII. Hirnnervenpaar, weniger und nie total velar, pharyngeal und laryngeal, IX. und X. Hirnnervenpaar).

Die bukkofaziale motorische Störung verursacht Schwierigkeiten bei der Nahrungsaufnahme, aber auch nicht-kodifikative verbale Artikulationsstörungen (*Dysarthrie, Anarthrie*), die das klinische Bild zusätzlich beeinflussen. Vokale Koordinationsstörungen können zuweilen auch eine *Aphonie* verursachen.

Auf der verbalen Ebene finden sich bei den schwersten Formen keinerlei Produktionen. Meistens verbleiben aber auch in den schlimmsten Fällen noch gewisse Reste verschiedener Art: einzelne, manchmal wiederholte Silben, einzelne, schon bekannte oder auch völlig neu erfundene Wörter, Floskeln automatischer und emotionaler Sprache, kleine Sätze. Diese werden als *Stereotypien* gebraucht. Was verloren geht, ist die *propositionelle Sprache*, die wir benutzen, um eine spezifische Idee zu äußern oder um eine spezifische Antwort zu formulieren. Jackson (5) nennt diese für einzelne Umstände spezifische Sprache *höhere Verbalität*. Im Gegensatz dazu faßt er als *niedere Verbalität* zusammen:

- emotionale Äußerungen (Interjektionen, Flüche, Koprolalie, Pornolalie) und andere, verbale, aber nichtintellektuelle, nichtspezifische, nichtsymbolische Äußerungen wie
- automatische Verbalität (z. B. Gebete, einfache Gedichte oder Verse, Sprüche, Lieder),
- serielle Verbalität (Alphabet, Zahlenreihen, Monatsnamen, Wochentage),
- stereotype soziale Verbalität (Gruß- und Höflichkeitsformeln).

Diese niedere Verbalität bleibt bei den vorderen Aphatikern relativ intakt.

Die artikulatorischen Störungen, auch im Zusammenhang mit zusätzlich vorhandenen Dysarthrien, sind sehr auffällig und bestehen aus Verlangsamungen, Stopps, Konglutinationen, Iterationen, prosodischen Störungen, phonetischen, phonematischen, syllabischen und semantischen Paraphasien. Typisch sind auch grammatische und syntaktische Abweichungen (*Agrammatismus*) und semantisch-mnestische Störungen (*Anomien*), die sich aber von ähnlichen Phänomenen beim hinteren Dekodifikationsprototyp grundsätzlich unterscheiden, weil die gnostisch-perzeptiven Ausfälle völlig fehlen.

Die *Alexie* äußert sich nun in der Unfähigkeit, laut zu lesen, während die Fähigkeit zum stummen Lesen erhalten geblieben ist. Unabhängig von den katastrophischen Krisen treten häufig auch andere abrupte Stimmungs- und Verhaltensänderungen auf, z. B. hysterisches Lachen, bulimische Krisen (Anfälle von Heißhunger, Eßsucht), Angstzustände, sexuelle Angriffe – alles Auffälligkeiten, die den manischen Phasen der manisch-depressiven Syndrome sehr nahe kommen. Möglicherweise beruhen sie auf einer Aufhebung der Kontrolle der meso- und endoenzephalischen Strukturen durch die tertiären vorderen Areale.

Gemischter globaler oder kodifikativ-dekodifikativ-integrativer Prototyp

Er ist nicht nur die Summe der vorderen und hinteren Prototypen, sondern eine globale, mehr oder weniger schwere Störung aller Hirnfunktionen, die vom apallischen Syndrom bis zu leichteren, diffusen Störungen reicht. Die Patienten haben massive Schwierigkeiten beim Verstehen, bei der Bewertung und bei der Produktion von Botschaften. Diese Störungen sind bei allen Patienten immer vorhanden, wenn auch in unterschiedlicher Ausprägung. Bei weitgehender Isolierung von der sozialen Umwelt erfolgt die Verständigung mit den Patienten meist auf reflexive oder vegetativ-emotionale Weise.

Die hier aufgeführten Prototypen haben lediglich den Wert einer relativen Tendenz. Tatsächlich ist es schwer, sie als solche in der klinischen Praxis wiederzufinden. Dazu gehört auch, daß in jedem Fall Symptome auftreten können, die nicht zu dem in Betracht kommenden Prototyp passen. Dies zeigt nur die globale, holistische Funktionsweise des Gehirns. So können lokalisierte Schädigungen auch mit extrafokalen Komponenten auftreten. Andere Patienten wiederum zeigen relativ isolierte Symptome, die an gewisse „reine Aphasieformen" denken lassen. Schließlich gibt es eine Vielzahl von graduellen Abstufungen, dazu mit zeitlichen Änderungen zum Besseren und zum Schlechteren hin.

Die funktionellen Folgen der organischen Läsionen sind sehr unterschiedlich, je nach den verschiedenen genetischen Bedingungen jedes Individuums und besonders im Zusammenhang mit der Geschichte seiner Erfahrungen, seiner Erziehung und seinem Erlebnishintergrund. Daraus ergibt sich bei gleicher anatomisch-pathologischer Läsion und gleicher Funktionsstörung für jeden Patienten eine extrem verschiedene Vikarianz der kommunikativen Strategien. Und dies wiederum erfordert eine breite Palette von Rehabilitationsangeboten, die der Einzigartigkeit jedes Aphasiepatienten gerecht werden.

Klinische Klassifikation

Nach der bis hierher erörterten Problematik läßt sich leicht ableiten, daß die klinische Klassifikation der Aphasien eine große Vielfalt von Ansätzen erwarten läßt. Und so ist es in der Tat. Praktisch jeder Autor vertritt seine eigene Klassifikation, und es wäre mehr als gerechtfertigt, aus historischen und auch aus konzeptuellen Gründen we-

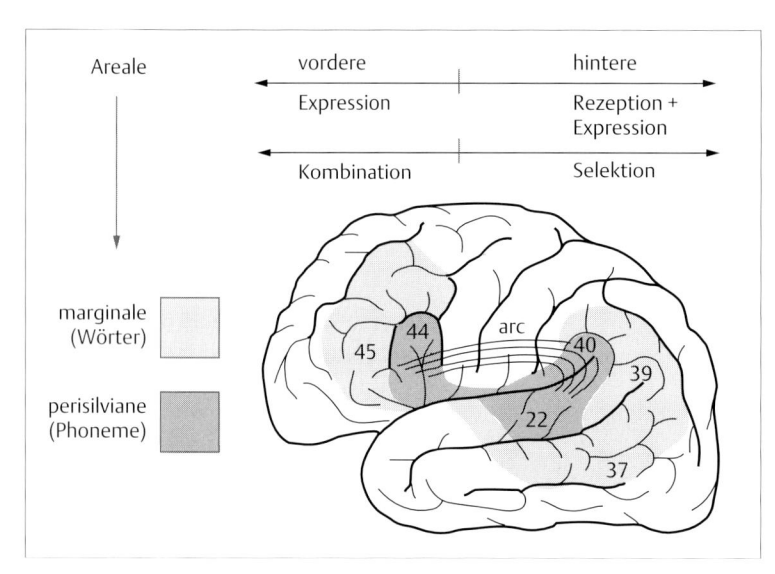

Abb. 6.20 Schematische Korrelation zwischen den wichtigeren Sprachrealen auf der Konvexität der linken Hemisphäre und den wichtigeren Sprachstörungen beim erwachsenen Rechtshänder nach Vignolo. Numerierung der Areale nach Brodman. arc. = Fasciculus arcuatus.

nigsten die Hauptrichtungen kurz zu zitieren. Aber selbst damit würde der Rahmen eines Lehrbuches sicher gesprengt. Wir beschränken uns deshalb auf eine Klassifikation, die von zahlreichen europäischen und nordamerikanischen Aphasiologen gegenwärtig mehr oder weniger weitgehend akzeptiert ist und auf Vignolo (1977) zurückgeht. Abb. 6.20 gibt die entsprechende Topologie wieder.

Globale Aphasie. Sie entspricht etwa der Summe der nachfolgend aufgeführten Typen und beruht auf einer Zerstörung des gesamten „Sprachareals". Häufigkeit: 20–25 %

Aphasien nach Läsionen der perisilvianischen Areale. Dazu zählen:

– *Wernicke-Aphasie* (Zerstörung der Area 22): schlechtes Verständnis bei flüssiger spontaner Sprechweise mit Fehlern bis zur völligen Unverständlichkeit, schlechtes Nachsprechen, Anosognosie, homonyme rechte laterale Anopsie, keine Paralysen. Häufigkeit: 20 %

Weitere Unterteilung nach Huber u. Mitarb. (3):
• Wernicke-Aphasie mit vornehmlich phonematischen Paraphasien,
• Wernicke-Aphasie mit phonematischem Jargon,
• Wernicke-Aphasie mit vornehmlich semantischen Paraphasien,
• Wernicke-Aphasie mit semantischem Jargon.

– *Broca-Aphasie* (Zerstörung der Area 44): gutes Verständnis bei nichtflüssiger spontaner Sprechweise, Nosognosie, keine Hemianopsie, rechte Hemiplegie und manchmal Gesichtsparesen. Häufigkeit: 20 %.

– *Leitungsaphasie* (Zerstörung der Area 40 und des Fasciculus arcuatus): gutes Verständnis bei flüssiger spontaner Sprechweise mit Fehlern (besonders viele phonematische Paraphasien), schwere Störungen beim Nachsprechen, Nosognosie, keine Hemiplegie, manchmal Gesichtsparesen. Häufigkeit: 4 %.

Aphasien nach Läsionen der marginalen Areale. Darunter fallen:

– *Amnestische Aphasien* (Zerstörung der Areae 39 und 37): leichtere Störung, flüssige spontane Sprechweise mit häufigen Wortfindungsstörungen, Nosognosie, manchmal Hemianopsie, keine Störung der willkürlichen Bewegungen. Häufigkeit: 8 %.

– *Transkortikale sensorielle Aphasien*, auch „Isolierungssyndrom der Sprachareale" (massive Zerstörung der Areae 39 und 37): flüssige spontane Sprechwei-

Abb. 6.**21** Arterielle Blutversorgung der Hirnrinde.
1 A. orbitofrontalis
2 A. prerolandica (praecentralis)
3 A. rolandica (centralis)
4 A. parietalis anterior
5 A. parietalis posterior
6 A. angularis
7 A. temporalis posterior
8 A. temporalis anterior
9 A. orbitalis
10 A. frontopolaris
11 A. callosomarginalis
12 A. frontalis posterior interna
13 A. pericallosa

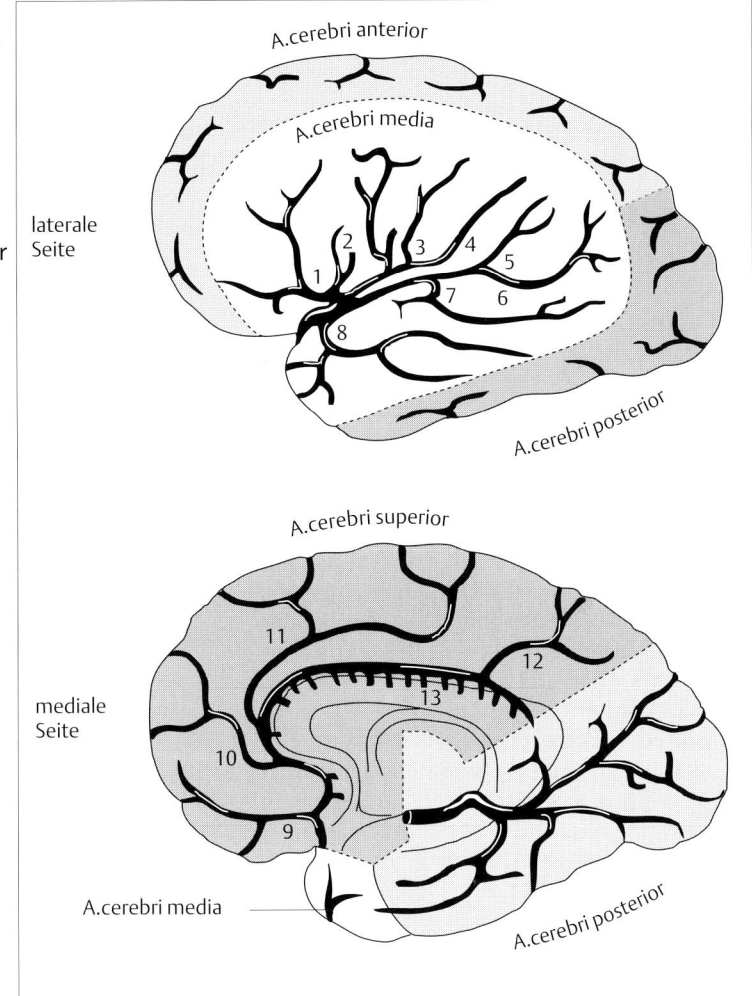

se mit verbalen Paraphasien und Wortfindungsstörungen, schlechtes Verständnis, gutes Nachsprechen, keine Paralysen, homonyme laterale rechte Hemianopsie, Anosognosie. Häufigkeit: 2%.

– *Transkortikale motorische Aphasien*, auch „dynamische Aphasie" nach Luria (Zerstörung der Area 345): reduzierte spontane Sprechweise ohne artikulatorische Schwierigkeiten, gutes Verstehen und gutes Nachsprechen, keine Hemianopsie, keine Hemiplegie, Nosognosie. Häufigkeit: 2 %.

Natürlich ist diese fast ausschließlich kortikale Interpretation der Aphasien ziemlich naiv, weil sie andere Läsionen, wie z. B. die subkortikalen, ganz außer acht läßt. Dort finden aber, wie die Phylogenese zeigt, sehr wahrscheinlich ebenfalls wichtige, wenn auch gröbere Kodierungs- und Dekodierungsprozesse statt, sei es bei der Konduktion in der weißen Substanz, in den subkortikalen Kernen oder im Thalamus.

Ätiopathogenetische Elemente

Generell läßt sich sagen, daß jede Noxe, die eine Zerstörung von Nervenzellen und -fasern bewirkt (besonders in den Rindenarealen), als ätiopathogenetisches Element für ein aphatisches Syndrom in Betracht kommt. Diese Läsionen beschränken sich nicht nur auf die Sprachareale der dominanten Seite.

Vier große Gruppen von Ursachen seien hier genannt: vaskuläre, traumatische (einschließlich der iatrogenen durch chirurgische Eingriffe), tumoröse und andere (infektiöse, toxische, parasitäre, degenerative usw.).

Vaskuläre Ursachen. Sie sind bei weitem am häufigsten. Bekanntlich handelt es sich bei den zerebralen Arterien um Endarterien, d. h. sie haben keine Anastomosen mit den angrenzenden Gebieten. Die Folgen sind entsprechend groß und schwerwiegend. Abb. 6.21 zeigt die arterielle Blutversorgung der Hirnrinde und veranschaulicht die besondere Bedeutung der A. cerebri media, des eigentlichen Endasts der A. carotis interna. Selbst relativ schnell vorübergehende Durchblutungsstörungen, die transitorischen Ischämien (TIA, transient ischemic attack), können zu erheblichen Ausfällen führen. Für arteriosklerotisch bedingte Gefäßeinengungen und schließlich Verschlüsse mit sich ausbreitenden Infarzierungen spricht ein allmählich beginnender Verlauf. Ausgedehntere Embolien und Thrombosen sowie vor allem Massenblutungen bei geplatzten Aneurysmen treten dagegen schlagartig in Erscheinung (Schlaganfall, Apoplexie).

Die Schädigungen können reversible und irreversible Zerstörungen der Neurone verursachen, und dies lokalisiert oder auch generalisiert.

Diagnostische Elemente

Von der außerordentlich großen Vielzahl der heute zur Verfügung stehenden Methoden sollen nur wenige Prinzipien und Techniken ausgewählt werden.

Neurologische und medizinische Diagnostik

Für die Frühdiagnostik sind besonders sonographische Verfahren hervorzuheben, die auch über Strömungsverhältnisse der Blutbahnen Auskunft geben. Auf diese Weise lassen sich pathologische Zustände erfassen, noch ehe es zu irreversiblen Gewebeschädigungen gekommen ist, die sich mit anderen bildgebenden Verfahren darstellen, wie Computer-Tomographie und Magnet-Resonanz-Tomographie. Diese zeigen dann bereits nach wenigen Stunden Lokalisation und Ausdehnung endokranieller fokaler Läsionen und geben auch ein Bild vom Zustand und der Entwicklungsstufe des endokraniellen ZNS. In Zukunft dürften von weiteren technischen Entwicklungen, so z. B. von der Positronen-Tomographie, noch wesentlich differenziertere Untersuchungen zu erwarten sein, die funktionelle Abweichungen erfassen, auch wenn noch keine organischen Strukturveränderungen eingetreten sind.

Kommunikative Diagnostik

Dazu sei hier zunächst an die o.a. allgemeinen Ausführungen zum kommunikativen Profil erinnert, wie es in Tab. 6.12 schematisch zur Darstellung kommt. Für die pragmatische Diagnostik (und Therapie) bei zentralen neurologischen Erkrankungen – akut oder chronisch – sind folgende allgemeine Kategorien besonders wichtig: Bewußtseinslage, Selbstwahrnehmungsfähigkeit, Aufmerksamkeitsfähigkeit, Merkfähigkeit. Diese Kriterien müssen stets geprüft und entsprechend berücksichtigt werden und können von größerer praktischer Bedeutung sein als eine ausgedehnte spezifische Aphasiediagnostik. Aphasiespezifisch faßt das Weigl-Schema die systematische Untersuchung aller Kodierungs- und Dekodierungsmöglichkeiten (digital, analog, gemischt, linguistisch, nichtlinguistisch, gemischt) zusammen (Tab. 6.13).

Linguistische Diagnostik

Ein standardisierter, nach sprachsystematischen Gesichtspunkten zusammengestellter Test ist der *Aachener Aphasietest (AAT)*. Er differenziert die Störungen sowohl nach ihrem Ausmaß als auch nach ihrer Art und hat sich weitgehend durchgesetzt. Er ist auch für Verlaufskontrollen geeignet.

Tabelle 6.13 Weigl-Schema (nach Schindler) zur systematischen Untersuchung aller Kodierungs- und Dekodierungsmöglichkeiten

Erkennung von Objekten oder Geräuschen	Verbal		mimisch-gestisch	Nonverbal Wahl oder Zeigen des Objektes unter mehreren dargestellten					
	verbal-phonatorisch	gaphisch-plastisch		akustisches Objekt	taktiles Objekt	optisches Objekt	optisches Wort	akustisches Wort	
Optische (visuelle) Erkennung	orale Benennung	schriftliche Benennung	Beschreibung durch Geste oder Gebärde	1 O_o / 3 O_a	1 O_o / 3 O_t	—	1 O_o / 3 W_o	1 O_o / 3 W_a	
Mechanische (taktile) Erkennung	orale Benennung	schriftliche Benennung	Beschreibung durch Geste oder Gebärde	1 O_t / 3 O_a	—	1 O_t / 3 O_o	1 O_t / 3 W_o	1 O_t / 3 W_a	
Akustische (auditive) Erkennung	orale Benennung	schriftliche Benennung	Beschreibung durch Geste oder Gebärde	—	1 O_a / 3 O_t	1 O_a / 3 O_o	1 O_a / 3 W_o	1 O_a / 3 W_a	
Wortverständnis									
Lesen oder optisches (visuelles) Wortverständnis	lautes Lesen	Abschreiben (Kopieren)	Beschreibung durch Geste oder Gebärde	1 W_o /	1 W_o / 3 O_t	1 W_o / 3 O_o	—	1 W_o / 3 W_a	
Akustisches (auditives) Wortverständnis	lautes Nachsprechen	Aufschreiben nach Diktat	Beschreibung durch Geste oder Gebärde	1 W_a / 3 O_a	1 W_a / 3 O_a	1 W_a / 3 O_o	1 W_a / 3 W_o	—	

O_o = optisches Objekt, durch den visuellen Sensor wegen seiner optischen Eigenschaften exploriert.
O_t = taktiles Objekt, durch den taktilen (kinästhetischen) Sensor wegen seiner mechanischen Eigenschaften exploriert.
O_a = akustisches Objekt, durch den auditiven Sensor wegen seiner akustischen Eigenschaften exploriert.
W_o = optisches Wort, Folge phonographischer, phonemographischer Grapheme (schriftliches Wort), durch den visuellen Analysator untersucht.
W_a = akustisches Wort, Folge von Phonemen, durch den akustischen Analysator untersucht.

Der AAT (3) umfaßt die Untertests Spontansprache, Tokentest, Nachsprechen, Schriftsprache, Benennen sowie Sprachverständnis und dauert günstigenfalls 60–90 Minuten. Die geforderten Leistungen eines jeden Untertests sind in ihrer sprachlichen Komplexität abgestuft und werden mit einer Punktskala von 0–3 (0 = schwerster Störungsgrad) eingeschätzt. Lediglich die Bewertung des Tokentests erfolgt mit „richtig" oder „falsch". In einem Untersuchungsbogen lassen sich alle Reaktionen der Patienten festhalten, ihre lautsprachlichen Äußerungen werden auf Tonband aufgenommen. Die Prüfung von Reihensprechen, Mitsprechen und Abschreiben ist in dem Test nicht vorgesehen, weil dabei Patienten mit leichten und mittleren Störungen keine Fehler machen. Für die Auswertung stehen Computerprogramme zur Verfügung.

Der in seiner Gesamtheit sehr umfangreiche und zeitaufwendige AAT (meist mehrere Stunden) stellt besonders an das Leistungsvermögen der Patienten (aber auch der Untersucher) hohe Anforderungen. Es empfiehlt sich deshalb, je nach Schweregrad der Erkrankung und nach der Auffälligkeit der Ausfälle zunächst mit Teilaufgaben zu beginnen, die im Verlaufe der Behandlung erweitert werden und als diagnostischer Prozeß die Therapie begleiten.

Spontansprache. Der Untersucher führt mit dem Patienten ein Gespräch, das mit gezielten, offen formulierten Fragen gelenkt wird. Die Fragen beziehen sich auf Befinden, Beschwerden, Entwicklung der Krankheit und vorausgegangene Behandlungen, auf beruflichen Werdegang, Arbeit, Familienverhältnisse und Freizeit. Der Untersucher soll dabei wie ein natürlicher Gesprächspartner auftreten und das Gespräch in Fluß halten (Dauer etwa 10 Minuten). Bei der Beurteilung, die auch die Tonbandaufnahme einschließt, werden sechs Beschreibungsebenen berücksichtigt:

– *Kommunikationsverhalten:* Fähigkeit, ein Gespräch zu führen, sprachliche Informationen mitzuteilen, Fragen zu verstehen und auf sie sprachlich einzugehen.
– *Artikulation und Prosodie:* Störungen des Sprechens und nicht-sprachsystematische Störungen wie Genauigkeit und Flüssigkeit des Sprechens, Stimmgebung, Sprechgeschwindigkeit, rhythmische Gliederung des Sprechens.
– *Automatisierte Sprache:* Vorkommen von Sprachäußerungen, die mehrfach und formstarr wiederkehren und die entgegen der kommunikativen Intention des Patienten hervorgebracht werden; je nach sprachlicher Struktur sind verschiedene Typen zu unterscheiden: Ständig wiederholte Sprachautomatismen (recurring utterances), einzeln vorkommende Automatismen, sprachliche Stereotypien, Echolalie.
– *Semantische Struktur:* Wortfindung, Wortwahl, Kombination von Wörtern, Differenzierung von Wortbedeutungen, sprachliches Ausweichen in inhaltsleere Floskeln.
– *Phonematische Struktur:* Vorkommen und sequentielle Anordnung von sprachlichen Lauten in Wörtern (jedoch nicht deren artikulatorische und phonatorischen Realisierung), d.h. einfache oder mehrfache Verwechslung, Auslassung, Hinzufügung oder Veränderung in der Lautfolge eines Wortes.
– *Syntaktische Struktur:* Vollständigkeit und Komplexität von Satzmustern, Anzahl und Stellung von Satzteilen, Vorkommen und Auswahl von Flexionsformen sowie Funktionswörtern.

Tokentest. Für die Prüfung des Sprachverständnisses hat sich der Tokentest (token = Zeichen, Symbol) von De Renzi u. Vignolo (1962), deutsche Version von Orgass u. Poeck (1966), bewährt, der sich auch als sehr aussagekräftig für die Verifizierung rezeptiver Aphasien erwies. Als Material dienen runde und rechteckige Marken in zwei verschiedenen Größen und fünf verschiedenen Farben (Abb. 6.22). Der Test gliedert sich in fünf Aufgabengruppen, wobei Gruppe 1, 3 und 5 nur mit den großen, Gruppe 2 und 4 mit allen Marken ausgeführt werden. Der Schwierigkeitsgrad nimmt von Aufgabengruppe 1 bis Aufgabengruppe 5 zu. Die Formulierung von je 10 Aufgaben in

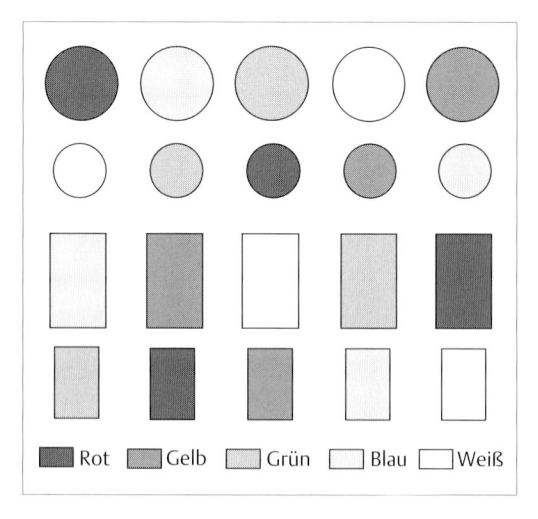

Abb. 6.22 Marken für den Tokentest.

den Gruppen 1–4 ist dem Untersucher überlassen, die Aufgaben der Gruppe 5 sind vorgegeben. Alle Aufgaben können sowohl mündlich als auch schriftlich gestellt werden, der Proband braucht nicht zu sprechen. Beispiele:

Gruppe 1: Zeigen bzw. nehmen Sie den weißen Kreis, das grüne Viereck, den blauen Kreis usw.

Gruppe 2: Zeigen bzw. nehmen Sie das kleine weiße Viereck, den großen gelben Kreis, das große blaue Viereck usw.

Gruppe 3: Zeigen bzw. nehmen Sie den weißen Kreis und das grüne Viereck, den blauen Kreis und das gelbe Viereck, das rote Viereck und den grünen Kreis usw.

Gruppe 4: Zeigen bzw. nehmen Sie den großen grünen Kreis und das kleine blaue Viereck, das kleine gelbe Viereck und den kleinen weißen Kreis, den kleinen blauen Kreis und das große rote Viereck usw.

Gruppe 5: – Legen Sie den roten Kreis auf das grüne Viereck!
– Legen Sie das weiße Viereck hinter den gelben Kreis!
– Berühren Sie den blauen Kreis mit dem roten Viereck!
– Berühren Sie – mit dem blauen Kreis – das rote Viereck!
– Berühren Sie den blauen Kreis und das rote Viereck!
– Nehmen Sie den blauen Kreis oder das rote Viereck!
– Legen Sie das grüne Viereck weg vom gelben Viereck!
– Legen Sie den weißen Kreis vor das blaue Viereck!
– Wenn ein schwarzer Kreis daliegt, dann nehmen Sie das rote Viereck!
– Nehmen Sie die Vierecke außer dem gelben!
– Wenn ich den grünen Kreis berühre, dann nehmen Sie das weiße Viereck! (Man warte einige Sekunden, bevor man den grünen Kreis berührt.)
– Legen Sie das grüne Viereck neben den roten Kreis!
– Berühren Sie die Vierecke langsam und die Kreise schnell!
– Legen Sie den roten Kreis zwischen das gelbe Viereck und das grüne Viereck!
– Berühren Sie die Kreise außer dem grünen!
– Nehmen Sie den roten Kreis – nein! – das weiße Viereck!
– Nehmen Sie den gelben Kreis statt des weißen Vierecks!
– Nehmen Sie den blauen Kreis zusammen mit dem gelben Kreis!
– Berühren Sie den weißen Kreis, nachdem Sie das grüne Viereck fortgenommen haben!
– Legen Sie den blauen Kreis unter das weiße Viereck!
– Bevor Sie den gelben Kreis berühren, nehmen Sie das rote Viereck!

Bewertung. Jede falsche Reaktion oder das Fehlen einer Reaktion gilt als Fehler. Mehr als 10 Fehler sprechen nach Orgass u. Poeck für eine aphasische Störung, die Anzahl der Fehler ist ein Maß für den Schweregrad der Aphasie. Lerneffekte bei wiederholten Ausführungen des Tests wurden nicht beobachtet, er ist deshalb auch gut für Verlaufsbeobachtungen geeignet.

Nachsprechen. „Zungenbrecher" haben nur geringen diagnostischen Wert, wichtiger erscheint das Nachsprechen von Lauten, einsilbigen Wörtern, Lehn- und Fremdwörtern, zusammengesetzten Wörtern und Sätzen systematisch zu überprüfen. Jeder dieser Gruppen im AAT enthält 10 Aufgaben mit steigendem Schwierigkeitsgrad. Im Vergleich zu anderen expressiven sprachlichen Leistungen (Benennen, lautes Lesen, Schreiben) ist das Nachsprechen bei aphasischen Syndromen am wenigsten beeinträchtigt.

Schriftsprache. Drei Gruppen mit je 10 Aufgaben werden zur Prüfung verwendet: lautes Lesen, Zusammensetzen nach Diktat und Schreiben nach Diktat. Mit gleicher sprachlicher Struktur in den Gruppen finden jeweils ein- und zweisilbige Wörter, Fremdwörter, zusammengesetzte Wörter und Sätze Verwendung. Für das Zusammensetzen nach Diktat werden einzelne Buchstaben bzw. Wörter vorgelegt. Im Unterschied zum Nachsprechen wird bei diesem Untertest zusätzlich die Umsetzung von phonematischer in graphematische Information – und umgekehrt – gefordert. Die dafür notwendigen schriftsprachlichen Kenntnisse sind sekundär erworben und können in unterschiedlichem Ausmaß und zusätzlich zu phonematischen, lexikalischen und syntaktischen Störungen beeinträchtigt sein. Dabei ist es möglich, daß besonders beim Schreiben automatisierte schriftsprachliche Fähigkeiten Störungen in der zentralen Sprachverarbeitung ausgleichen. Andererseits können z. B. Lähmungen als Begleitsymptom das Schreiben zusätzlich erschweren, jedoch ist das Zusammensetzen dadurch nur gering beeinträchtigt.

Benennen. Wiederum sind verschiedene Gruppen mit je 10 Aufgaben zusammengefaßt: Benennen von Objekten durch einfache sowie zusammengesetzte Nomina, Benennen von Farben, beschreibendes Benennen von Situationen und Handlungen durch Sätze. Man verwendet Strichzeichnungen und Farbtafeln, wobei es für praktische Zwecke ausreichend erscheint, Nomina zu prüfen. Eine Variante ergibt sich mit dem Beschreiben von Bildern, die komplexe Handlungsabläufe darstellen. Soll das der Patient in einem Satz tun, werden die Schwierigkeiten meist deutlich, Gedanken sprachlich zu formulieren. Der Untertest prüft die sprachliche Fähigkeit, einerseits Sachverhalte durch sprachkonventionell festgelegte Namen zu identifizieren und andererseits die funktionellen und situativen Eigenschaften von Sachverhalten zu beschreiben. Bei allen aphasischen Syndromen treten wortsemantische Störungen auf, syntaktische Störungen können mit und ohne gleichzeitige satz- und wortsemantische Abweichungen auftreten. Phonematische Abweichungen werden nicht berücksichtigt, wenn sie ein Wort des Deutschen eindeutig erkennen lassen. Das Benennen von Farben ist in den Test aufgenommen worden, um das Syndrom der reinen Alexie und Farbbenennungsstörung zu erfassen.

Sprachverständnis. Jeweils 10 Aufgaben prüfen das auditive Verständnis für Wörter und Sätze sowie das Lesesinnverständnis für Wörter und Sätze. Die Aufgabenstellung verlangt jeweils, daß der Patient von mehreren Bildern dasjenige zeigt, das einem als Stimulus vorgegebenen Wort oder Satz entspricht. Neben lautsprachlichen und schriftsprachlichen Stimuli besteht das Stimulusmaterial aus Auswahlmengen von je 4 Strichzeichnungen. Der Patient antwortet also nonverbal, weil sonst bei einer gestörten Sprachproduktion das Sprachverständnis nur erschwert beurteilt werden könnte. Zur Prüfung des Wortverständnisses werden die Bilder so ausgewählt, daß die Bezeichnung für die nicht passenden Bilder eine lautliche bzw. bedeutungsmäßige Ähnlichkeit zum Stimuluswort hat. Außerdem haben in den Aufgaben zum Satzverständnis die nicht passenden Bilder eine thematische situative Ähnlichkeit zu dem passenden Bild. Die Sprachstruktur in den Aufgaben für auditives Verständnis und für Lesesinnverständnis ist in ihrer Ähnlichkeit graduiert. Bei geringer Störung des Sprachverständnisses kommt es lediglich zwischen Bildern mit hoher sprachlicher Ähnlichkeit zu Verwechslungen, dagegen werden bei ausgeprägter Störung auch Bilder mit geringer sprachlicher Ähnlichkeit verwechselt.

Tabelle 6.14 Die Entwicklung der Aphasietherapie

Symptomatologisch-linguistisches Konzept

Wiederherstellung der gestörten Fähigkeit, gesprochene oder geschriebene verbale Mitteilungen zu produzieren und/oder zu verstehen

Kommunikatives Konzept

Umstellung aller linguistischer oder nichtlinguistischer Fähigkeiten bzw. deren Neuaufbau, um einen Informationsaustausch wieder zu ermöglichen, und zwar mit allen verfügbaren Mitteln, natürlichen, unterstützenden oder künstlichen (Die Wiederherstellung der linguistischen Fähigkeiten ist nicht mehr primär)

Ökologisches Konzept

Umstellung aller individuellen Fähigkeiten bzw. deren Neuentwicklung, um die bestmögliche Interaktion mit der Umwelt zu erreichen, eventuell gefördert durch beliebige natürliche, unterstützende oder künstliche Mittel (Der Neuaufbau der kommunikativen Fähigkeiten ist nicht mehr primär)

Therapeutische Elemente

Tab. 6.14 gibt einen Überblick zur Entwicklung der Therapie und der Rehabilitation der Aphatiker.

Akute Therapie

Die Therapie beginnt heute sofort, schon einen Tag nach dem Anfall, auch wenn der Patient noch im Koma ist. Solange ein Patient bewußtlos ist oder sehr schwere Aufmerksamkeitsprobleme vorliegen, ist das Ziel der Behandlung natürlich zunächst, der Familie und erforderlichenfalls auch dem jeweiligen medizinischen Personal die Situation und die Entwicklung des Patienten zu erklären, damit möglichst keine Fehler gemacht werden, die richtigen Anregungen erfolgen und kommunikatives Verhalten geübt wird. Die Arbeit mit dem Patienten geschieht selbstverständlich nicht verbal, sondern sie soll ihm die Möglichkeit geben, elementarste Botschaften zu äußern (trinken, essen, warm, kalt, Toilette, eine bestimmte Person sehen wollen usw.) und zu empfangen („ich bin hier", „brauchst du etwas", „das sollst du nehmen", usw.). Nach einigen Tagen kann auch eine Kommunikationstafel (communication board, S. 300) hilfreich sein, wo mit dem Finger auf Bilder, Buchstaben, Wörter oder kleine Sätze gezeigt werden kann. Die akute Therapie soll täglich stattfinden und normalerweise 2–3 Wochen andauern. Als große Ausnahmen gelten hier Patienten im Koma und mit apallischen Syndromen.

In absehbarer Zeit dürften in der Behandlung der Grundkrankheit wesentliche Verbesserungen zu erwarten sein. Durch den Einsatz von Mikrokathetern zu medikamentösen Lysen sind Rekanalisierungen verschlossener Gefäße möglich. Wenn dies innerhalb von 6 Stunden nach dem Insult geschieht, bleiben dauerhafte Schäden des Hirngewebes gewöhnlich aus, und es kommt nicht mehr zu schweren Sprachstörungen.

Postakute Therapie

Sie dauert bis zu 2 Jahren. Dabei ist sehr schwer zu sagen, was man machen soll, wie oft und wozu, mit wem usw. Alles hängt vom jeweiligen Patienten ab. Gewöhnlich gehen die Patienten nach der akuten Phase in spezielle Krankenhäuser oder Rehabilitationseinrichtungen, wo sie bis zu 3 Monaten bleiben. Dort können sie einzeln und in Gruppen mehrmals am Tage intensiv betreut werden. Später wird die Rehabilitation ambulant mit 2–5 Sitzungen fortgesetzt. Das Hauptziel in diesem Stadium ist, irgendeine Art von Kommunikation möglich zu machen, aktiv und passiv. Als wichtiges Beispiel sei das PACE-Programm (promoting aphasic's communicative effectiveness) von Davis und Wilcox genannt (1). Linguistische Strategien treten erst später hinzu, und das auch nur wenn durchführbar. Jeder Logopäde verfügt heute über zahlreiche Möglichkeiten, um alle Aspekte der nichtverbalen und der linguistischen Kommunikation in die Behandlung einzubeziehen. Dabei haben sich auch verschiedene Computerprogramme bewährt, und die Patienten können sich solcher Lernmaschinen im Selbstgebrauch bedienen. Die alleinige linguistische, insbesondere die artikulatorische Therapie muß sicher als ein Fehler angesehen werden.

Chronische Therapie

Nach eigenen Erfahrungen, die u.a. durch die Resultate der Apha-Clubs in Krakau, Polen, unter der Leitung von Frau Pachalska bestätigt werden, ist eine Therapie auch noch nach 2 Jahren durchaus nicht aussichtslos.

Prognose

Die Prognose quoad vitam hängt von der Natur und der Ausdehnung der zerebralen Läsion sowie von mitwirkenden anderen pathologischen Prozessen ab, und sie unterscheidet sich nicht grundsätzlich von der Prognose quoad functionem. Letztere ist allerdings etwas besser faßbar und könnte folgendermaßen charakterisiert werden:

- Die absolute Wiederherstellung der sprachlichen Funktionen ist praktisch unmöglich. Ausnahmen bilden Kinderaphasien und Aphasien nach transitorischen Ischämien.
- Schlechte Resultate bei der Prüfung der auditiven Erkennungsfähigkeit sprechen für eine schlechte Prognose.
- Die Schwere einer Verständnisstörung gilt als Index für die linguistische Störung.
- Patienten, die sich ihrer Fehler bewußt sind und versuchen, sich selbst zu korrigieren, haben eine bessere Prognose.
- Jargon ist ein ungünstiges Zeichen.
- Je zahlreicher einige frühe Anzeichen wie Infantilismus, Isolierung sind, desto geringer ist die Motivation zur Rehabilitation.
- Je mehr Zeit zwischen Anfall und beginnender Rehabilitation liegt, desto ungünstiger ist die Prognose.
- Die Reaktionsweise der Familie ist von großem Einfluß.
- Je jünger der Patient, desto günstiger die Prognose.
- Gleichzeitig bestehende andere pathologische Veränderungen, wie Diabetes, Gefäßerkrankungen, Nierenerkrankungen, verschlechtern die Prognose.
- Unter den Aphasien vaskulärer Genese hat die Embolie die beste Prognose, gefolgt von Hämorrhagien und schließlich, am ungünstigsten, Thrombosen.

- Je rigider die Persönlichkeit vor der Aphasie, desto schlechter die Prognose.
- Je intelligenter die Patienten, desto besser die Resultate. Dabei kann allerdings die Bewußtheit der Diskrepanz zwischen früher und später schwere Depressionen auslösen.
- Je größer die Läsion, desto schlechter die Prognose.
- Hintere Läsionen sind ungünstiger als vordere.
- Bei weniger eingeschränkter Motorik sind die Voraussetzungen für die Kommunikation besser.

Literatur

1. Davis, G. A., M. J. Wilcox: Adult Aphasia Rehabilitation – Applied Pragmatics. College Hill Press, Houston 1985
2. Denes, G., L. Pizzamiglio: Manuale de neuropsicologia. Zanichelli, Bologna 1990
3. Huber, W., D. Weniger, K. Poeck, K. Willmes: Der Aachener Aphasie-Test. Hogrefe, Göttingen 1982
4. Luria, A. R.: Die höheren kortikalen Funktionen des Menschen und ihre Störungen bei örtlichen Hirnschädigungen. Deutscher Verlag der Wissenschaften, Berlin 1970
5. Jackson, H.: Selected Writings. Hodder & Stonchton, London 1932
6. Poeck, K.: Über die Natur der aphasischen Syndrome. In Schnelle, H.: Sprache und Gehirn. Suhrkamp, 1980 Frankfurt/M.
7. Schindler, O.: Breviano di patologia della communicazione, vol.2, parte 1. Omega, Torino 1983
8. Schindler, O., A. Basso: Aphasia to-day. Proceedings of the Third International Congress. Omega, Torino 1983
9. Springer, L., D. Weniger: Aphasietherapie aus logopädisch-linguistischer Sicht. In Böhme, G.: Therapie der Sprach-, Sprech- und Stimmstörungen. Fischer, Stuttgart 1980

Zusammenfassung

Das aphatische Syndrom ist eine schwere Kommunikationsstörung auf der Grundlage einer hirnorganischen Läsion. Die Störung betrifft die Symbolebene der Sprache als ein Zeichensystem, das bereits vollständig erworben war und als solches funktioniert hat. Als Hauptmanifestationen können Dekodierungsleistungen bei sensorischen, rezeptiven Aphasien (Wernicke) oder/und Kodifikationsleistungen bei motorischen, expressiven Aphasien (Broca) vorliegen. Diagnostik und Rehabilitation beschränken sich nicht auf linguistische Aspekte. Von großer Bedeutung sind auch die Beurteilung von Bewußtseinslage, Selbstwahrnehmungsfähigkeit, Aufmerksamkeitsfähigkeit und Merkfähigkeit. Bei Therapie und Rehabilitation findet neben dem Neuaufbau eines komplexen informationsorientierten Kommunikationssystems auch handlungsbezogene Orientierung zu Interaktionen mit der Umwelt Berücksichtigung. Eine Wiederherstellung der sprachlichen Kommunikationsfähigkeit ist zwar nach wie vor wünschenswert, kann aber nicht in jedem Falle als absolutes Ziel der Rehabilitation angesehen werden. Die Therapie zur Rehabilitation beginnt unmittelbar nach dem Insult und schließt alle Personen ein, die zum Umfeld der Kranken gehören.

Redeflußstörungen

Redeflußstörungen (verbal fluency disorders) sind nach einer Definition der Union der Europäischen Phoniater Veränderungen im Sprechablauf, die in verschiedene Syndrome unterschiedlicher Ätiologie unterteilt werden können. Quantitative Abweichungen kommen als Beschleunigung (Tachylalie) oder als Verlangsamung (Bradylalie) vor. Qualitative Abweichungen betreffen Wiederholungen, Blockierungen und Zusammenziehungen (Konglutinationen) ebenso wie Änderungen phonetischer und morphosyntaktischer Strukturen. Unflüssigkeit (disfluency) ist ein Mangel an Redefluß in der Kindersprache, auch verbunden mit verzögerter Sprachentwicklung. In früher Kindheit läßt sich das Phänomen sehr oft differentialdiagnostisch nicht sicher abgrenzen. Unflüssigkeit kann als solche fortbestehen oder aber auch zum Polter- und/oder Stottersyndrom führen, sie kann aber auch spontan völlig verschwinden.

Stottern

Das Stottern gehört zu den auffälligsten, für die Betroffenen folgenschwersten Krankheiten der Sprache. Seit dem Altertum bis zur Gegenwart beschäftigten sich Wissenschaftler und Laien verschiedener Provenienz immer wieder mit diesem Syndrom, das durch die Vielfalt seiner Erscheinungsformen, mutmaßlichen Ursachen und Folgen ständig neue Fragen aufwarf. Trotz aller Bemühungen und trotz zahlreicher Einzelerkenntnisse, die in einer nicht mehr übersehbaren Fülle von Publikationen niedergelegt sind, läßt sich bis heute noch keine einheitliche Erklärung für das Phänomen Stottern absehen.

Definition

Selbst eine Definition des Begriffes bereitet große Schwierigkeiten und kann nur in Annäherung gelingen, denn Standpunkte, Betrachtungsweisen und Auslegungen sind zu unterschiedlich, als daß man sie in befriedigender Weise zusammenfassen könnte. Im Sinne solcher Annäherung ließe sich sagen: *Stottern* liegt vor, wenn der Fluß der Lautsprache unabhängig vom Willen des Sprechers durch Blockierungen und/oder Wiederholungen von Lauten und Silben gehemmt oder unterbrochen ist, so daß der Sprechablauf als gestört auffällt. Dieser Zustand, der jede Kommunikation zu einer großen Anstrengung werden läßt, wird von den Betroffenen als emotional sehr belastend empfunden. Es handelt sich primär um ein verbales Ausdrucksproblem, das sekundär zu verhaltensmäßigen, emotionalen und kognitiven Veränderungen führt.

Als *Synonyme* sind in Gebrauch Balbuties (von Balbus, römischer Beiname für Stotterer), Spasmophemie, Laloneurose, amerikanisch: stuttering, englisch: stammering, französisch: bégaiement. Die Mehrzahl der Stotternden verfügt über eine durchschnittliche, ein Teil sogar über hohe Intelligenz.

Die *Häufigkeit* des Stotterns liegt etwa bei 1%, wobei das männliche Geschlecht vier- bis fünfmal häufiger betroffen ist als das weibliche.

Ätiologie

Die außerordentlich vielfältigen Vorstellungen über die Ursachen des Stotterns haben zu zahlreichen theoretischen Ansätzen geführt, die sich nach drei klassischen Hauptgruppen zusammenfassen lassen:

– Somatische Theorien,
– Neurosetheorien,
– Lerntheorien.

In den letzten Jahren sind weitere Betrachtungsweisen hinzugekommen, von denen eine z. B. das Stottern als Autoregulationsstörung des Sprechens ansieht und zur Grundlage des sog. Kapazitätenmodells wurde.

Somatische Theorien. Eine ganze Reihe von Hinweisen spricht für die Beteiligung von organischen Schädigungen als Ursache des Stotterns. Hierher gehört zunächst der Einfluß hereditärer Faktoren. Etwa in 30 % der Fälle läßt sich eine *spezifische erbliche Belastung*, meist von der väterlichen Seite her, nachweisen, die als Disposition unter dem Einfluß weiterer innerer und äußerer Faktoren wirksam wird. Besonders in Zwillingsuntersuchungen konnte die angeborene Bereitschaft zum Stottern eindeutig nachgewiesen werden u.a. von Seeman (1969) und Arnold (1970). *Unspezifische neuropathische familiäre Belastung* mit vermehrter Krankheitsanfälligkeit des zentralen Nervensystems (nervöse Übererregbarkeit, Migräne, Bettnässen, Epilepsie und andere neuropsychiatrische Erkrankungen) lassen sich gehäuft in der mütterlichen Linie verfolgen. Auch die *Geschlechtsdisposition*, die auf die bei den Knaben langsamer ablaufende Markscheidenreifung des zentralen Nervensystems und die damit verbundene größere Störanfälligkeit gerade zur Zeit des Spracherwerbs zurückgeführt wird, legt den Gedanken an somatische Ursachen nahe, zumindest im Sinne der Disposition.

Auch eine allgemein mangelhafte erbbedingte Sprachanlage, die Luchsinger (1970) unter dem Begriff des Sprachschwächetypus (S. 224) zusammengefaßt hat, wird als somatische Grundlage für die Entwicklung des Stotterns diskutiert. Bei einem bemerkenswerten Anteil von Kindern mit verzögerter Sprachentwicklung – etwa 30% – kommt es später zum Stottern. Sprachstörungen mit auffallend spasmoiden Merkmalen wie beim Stottern wurden auch nach Enzephalitiden beobachtet, die mit Veränderungen im striopallidären System als pathologisch-anatomischem Substrat verbunden waren. Diese Beobachtungen sowie die Feststellung von häufigeren Störungen der vegetativen Sphäre bei Stotternden regten Seeman (1969) zu umfangreichen klinischen und experimentellen Untersuchungen an, aus denen er seine Theorie ableitete: Die Symptome des Stotterns entstehen durch dynamische Abweichungen im Striopallidum, die durch starke Affekte hervorgerufen werden, besonders wenn durch eine Enthemmung der kortikothalamischen Verbindungen die emotionalen Erscheinungen sich verstärken. Mit dem Hinweis auf die subkortikalen Regulationszentren ergab sich eine einleuchtende Erklärung der hyperkinetischen Antriebsstörungen der gesamten Sprechmuskulatur mit ihren klonischen und tonischen Bewegungsstörungen. Die Funktion dieses Systems kann durch seelische Vorgänge auf zwei Wegen gestört werden, über die Hirnrinde oder über die vegetativen Zentren. Auf der Basis dieser pathophysiologischen Zusammenhänge entwickelt sich dann das Stottern, das Seeman trotz seiner somatisch orientierten Grundposition als eine Sprachneurose bezeichnete.

Weitere Anhaltspunkte für somatische Einflüsse ergeben sich aus den Beobachtungen von Stottersymptomen in der Rückbildungsphase von *Aphasien* sowie im Gefolge von *Hirntraumen*. Schließlich müssen *frühkindliche Hirnschädigungen* genannt werden, die sich nach A. Schilling (1963) bei etwa 30% der Stotternden nachweisen lassen. Daß zwischen hirnorganischen Faktoren und dem Stottern ein Zusammenhang bestehen muß, geht auch aus den Beobachtungen Böhmes (1966) hervor, der bei systematischen Untersuchungen hirngeschädigter Patienten in 19% der Fälle Stottersymptome feststellte.

Zu den klinischen Folgeerscheinungen frühkindlicher Hirnschädigungen gehören neben schweren Behinderungen auch *minimale zerebrale Dysfunktionen*, die je nach Art der Schädigung, der Konstitution des Kindes und dem Einfluß der Umwelt entweder kompensiert werden oder auch zu erheblichen psychopathologischen Abweichungen führen können. Im Zusammenhang mit der Entstehung des Stotterns müssen solche Dysfunktionen ebenfalls in Betracht gezogen werden. Die Diagnose ist ableitbar aus folgenden Kriterien:

– auffällige Anamnese,
– Störungen der Wahrnehmungsentwicklung (visuell, auditiv, kinästhetisch, taktil),
– motorische Störungen,
– Sprachstörungen,
– psychische Störungen,
– vegetative Störungen,
– neurologische Auffälligkeiten, ggf. Anfallsleiden.

Die von EEG-Befunden erhofften Präzisierungen in der Beurteilung von zentralen Funktionsstörungen bei Stotternden sind bisher ebensowenig erreicht worden wie fundierte Aussagen zur Prognose. Anhaltspunkte, die man zunächst glaubte gefunden zu haben, erwiesen sich als nicht stichhaltig genug bzw. verloren in Diskussionen über die Interpretation elektroenzephalographischer Kurven, besonders bei Kindern, ihre Bedeutung. Die Mehrzahl der Untersucher neigt heute zu der Auffassung, daß sich beim Stottern keine besonderen Anzeichen im EEG manifestieren (26, 31).

Nach Keidel sind die im Thalamus lokalisierten Clocks (synchronisierende und quantifizierende zeitliche Taktgeberzentren) für den normalen Sprechablauf von wesentlicher Bedeutung. Danach sollen Störungen in diesem Bereich beim Stottern ursächlich wirksam sein.

Irritationen durch Laufzeitdifferenzen zwischen auditiven und kinästhetischen Rückkopplungsvorgängen werden als Ursachen für das Auftreten von Stottersymptomen ebenfalls erwogen.

Neurosetheorien. Als Kußmaul 1877 das Stottern als „spastische Koordinationsneurose" einordnete, war der Begriff Neurose etwa 100 Jahre in Gebrauch. Der Inhalt dieses Begriffes hat seitdem vielfache Wandlungen erfahren, und die Diskussionen um seine Definition sind noch heute nicht abgeschlossen. Aus unserer Sicht mag es genügen, wenn wir hier unter Neurose eine emotionelle Störung mit unangepaßtem Verhalten (oft unter Konfliktbedingungen) verstehen, und zwar ohne ein organisches Substrat (S. 40).

Die Neuroselehre von J.H. Schultz (1955) bildet die Grundlage für eine Theorie der Sprechneurosen, die Fernau-Horn 1969 vorgelegt hat. Danach wird das Stottern zunächst als psychosomatische Fehlgewöhnung entsprechend einer Randneurose gekennzeichnet, die durch Verschlimmerung der sprachlichen Fehlleistungen und durch Zunahme von Sprechangst in eine Schichtneurose übergeht. Aus einer Hemmungskette im präneurotischen Stotterstadium entwickelt sich ein erwartungsneurotischer Hemmungszirkel (Randneurose), aus dem eine angstneurotische Hemmungsspirale (Schichtneurose) hervorgehen kann. Das charakterneurotische Stottern (Kernneurose) entsteht auf anderem Wege, es kommt nicht zur Ausbildung eines Hemmungszirkels und zur Sprechangst, sondern es tritt eine Art Kurzschlußreaktion ein, die mit der Vorstellung charakterisiert wird: Gefahr im Verzug, Ventil schließen! In dieser Systematik der Sprechneurosen nehmen immer psychische Faktoren die erste Stelle ein. Im Zentrum des Geschehens stehen Atemstörungen, die dann weitere Fehlleistungen auslösen (Atemhemmung – Tonhemmung – Sprechhemmung). „Eine Sprechneurose ist eine konstitutionell bedingte, psychisch ausgelöste, manifeste Atem-Ton-Sprech-Ablaufhemmung, die, bezogen auf die Persönlichkeit, sich entweder in zentripetaler oder zentrifugaler Richtung fortentwickelt."

Psychoanalytische Betrachtungsweisen. Sie lenken das Interesse besonders auf Milieuschäden im Kindesalter und ihre psychischen Auswirkungen. So wird das Stottern zurückgeführt auf extremes pädagogisches Klima: hohe Anforderungen, übermäßige Strenge, dominierende Vaterfigur und mangelnde Nestwärme gelten als ebenso abträglich wie Überfürsorglichkeit, Verwöhnung und Verzärtelung. Infolgedessen überwiegen Forderungen nach möglichst freiem Gewährenlassen der Kinder, um die Ausbildung sozialer Minderwertigkeitsgefühle und Störungen in der Sexualentwicklung zu verhüten. Allerdings werden dabei aus Ländern, wo ein solches permissives Erziehungsprinzip die überall gefürchteten sogenannten Nonfrustration-children hervorgebracht hat, die höchsten Stotterquoten publiziert. Ohne Frage entwickeln sich bei nahezu allen Stotternden im Zusammenhang mit der Sprachstörung auch mehr oder weniger sekundäre neurotische Fehlhaltungen. Die Annahme aber, daß ein neurotisches Geschehen, ein innerer Konflikt, primär die Ursache des Stotterns ausmacht – so wie es die Neurosetheorien in verschiedenen Varianten formulieren –, dürfte nur für einen geringen Anteil der Stotternden zutreffen.

Lerntheorien. Stottern gilt als ein rein erlerntes Verhalten. Die Herausbildung dieses Verhaltens wird auf verschiedene Weise interpretiert. So entsteht das Stottern nach der *semantischen Theorie* von Johnson (1959) „nicht im Munde des Kindes, sondern in den Ohren der Eltern", weil diese in ängstlicher Weise oder mit ständigen Korrekturen auf die lockeren Wiederholungen reagieren, die alle Kinder im Verlaufe des Sprecherwerbs normalerweise eine Zeitlang aufweisen. Die Reaktionen der Eltern lösen beim Kind Unsicherheit, Furcht, krampfhafte Anstrengung zur Überwindung der auffälligen Äußerungen und schließlich Ausweichmanöver aus: das Kind stottert. Nach der *Frustrationstheorie* van Ripers (1973) kann das Stottern ebenso „im Ohr des Kindes" entstehen. Das mitteilungsbedürftige Kind nimmt die eigene Störung auditiv wahr und fühlt sich durch die Wiederholungen und Zögerungen, die es die Aufmerksamkeit der Hörer verlieren lassen, blockiert und letztlich frustriert. Wie sehr jede Unterbrechung frustriert, so schreibt van Riper, hat jeder schon erlebt, der auf ein Klavier oder eine Schreibmaschine mit gelegentlich hängenden Tasten angewiesen war. Die Versagenserfahrungen führen zu krampfhaften Überwindungsanstrengungen oder zu Vermeidungsreaktionen, d. h. wiederum zum Stottern. Die *Konflikttheorie* von Sheehan (1958) sieht die Ursache für das Auftreten von Stottersymptomen in dem widersprüchlichen Verlangen eines Kindes, gleichzeitig sprechen und nicht sprechen zu wollen. Als gegensätzliche Antriebe werden z. B. genannt: Wunsch zu sprechen, aber nicht wissen, was oder wie; Notwendigkeit zu einer Mitteilung, während der Partner nicht zuhören will; Zwang etwas „Schlimmes" zu sagen, das aber Strafe nach sich zieht.

Die lerntheoretischen Erwägungen ergänzen einander und stellen einen weiteren Versuch dar, die Entwicklung von Stottererscheinungen zu erklären. Im Zusammenhang mit der Verhaltenstherapie wird auf diese Vorstellungen noch näher eingegangen.

Kapazitätenmodell des Stotterns. Das von Starkweather 1987 formulierte Modell stellt die sprachlichen Fertigkeiten eines Kindes (capacities), besonders in bezug auf den Redefluß, den selbst gesetzten und den von außen herangetragenen Anforderungen gegenüber. Wenn die Fertigkeiten über den Anforderungen liegen, treten keine Probleme auf. Genügen die Fertigkeiten den Anforderungen nicht, so kommt es zum Stottern, das hier als eine *Störung der Autoregulation des Sprechens* erklärt wird: Die im Verlaufe des Sprecherwerbs eintretende Ablösung der willentlich kontrollierten Sprechwahrnehmung und Sprachsteuerung durch automatisierte propriozeptive und kinästhetische Wahrnehmungssysteme sowie entsprechende motorische Programme findet entweder gar nicht statt, oder die Störung manifestiert sich durch einen Rückgriff auf bewußte Kontrolle zu einem Zeitpunkt, zu dem der Sprechablauf weitgehend durch Autoregulation bestimmt ist. Der Versuch, den Sprechablauf bewußt zu steuern, um Redeflußstörungen zu vermeiden, führt zu dem, was Bloodstein *antizipatorisches Stottern* genannt hat.

Die vorangegangenen Zitierungen nur einiger der zahlreichen verschiedenen Betrachtungsweisen vermitteln einen Eindruck von der Komplexität des Problems. Als wichtigste Schlußfolgerung ergibt sich die Einsicht, daß sich das Phänomen Stottern sicher nicht aus einem einzigen Grund erklären läßt. Die vorliegenden Untersuchungen zeigen ein multifaktorielles klinisches Bild, das ererbte Anlagen, organische, physiologische, psychische, psycholinguistische und psychosoziale Konstellationen umfaßt. Bloodstein formulierte seinen aktuellen Standpunkt 1992 so: Viele, wenn auch nicht alle Stotterer haben ein angeborenes Etwas, das sie irgendwie zum Stottern prädisponiert hat, und die Störung manifestiert sich oft, wenn auch vielleicht nicht immer, durch Umstände, die eine Erwartungshaltung in bezug auf sprachliche Fehlleistungen auslösen.

Nach einer eigenen Umfrage (30), die sich auf Erhebungen bei 10 000 behandelten Stotternden pro Jahr gründete und Angaben von 64 Phoniatern aus 21 Ländern enthielt, stand die Annahme eines multifaktoriellen Geschehens ebenfalls im Vordergrund, drei Viertel der Befragten vertraten diese Ansicht. Eine Neurose als einzige Ursache ging aus 15% der Antworten hervor, und nur 3% erklärten das Stottern als Folge ausschließlich somatischer Veränderungen. Innerhalb des multifaktoriellen Ursachenbündels nahm der somatische Anteil dagegen 20% ein, etwa gleich häufig wurden Lernprozesse genannt, und neurotische Komponenten traten in diesem Rahmen mit 30% hervor.

Klinik

Trotz unterschiedlicher theoretischer Positionen stimmen alle sorgfältigen Beobachter bei der Beschreibung der *Entwicklung und Symptome* des Stotterns weitgehend überein. In der überwiegenden Mehrzahl der Fälle treten die ersten Stottererscheinungen im Vorschulalter auf, meist zwischen dem 3. und 4. Lebensjahr (auch schon früher), wenn die Kinder beginnen, sich in zusammenhängenden Sätzen zu äußern. Da der vorhandene aktive Wortschatz sowie das Vermögen zu grammatisch-syntaktischer Strukturierung dem Mitteilungsbedürfnis oft noch nicht genügen, kommt es schon normalerweise in diesem Stadium der Entwicklung zu Erscheinungen des Zögerns und auch der Wiederholung einzelner Wörter und Phrasen, bis die nächste angestrebte Formulierung gefunden ist. Die Bezeichnung physiologisches Stottern für diese Repetitionen kann zu schwerwiegenden Fehleinschätzungen führen und sollte deshalb besser vermieden werden. Man spricht heute von physiologischen Unflüssigkeiten (disfluencies).

Eine nochmalige Häufung läßt sich nach der Einschulung beobachten, wobei unter dem Druck neuer sozialer Anforderungen Symptome manifest werden, die sich bei genauer Befragung meist zeitlich weiter zurückverfolgen lassen. Ähnliches gilt für die wenigen sogenannten Neuerkrankungen zur Zeit der Pubertät. Erstes Auftreten von Stottersymptomen bei Erwachsenen ist eine seltene Erscheinung und entwickelt sich entweder auf organischer Grundlage oder als Ausdruck einer Neurose. Obwohl Entwicklung und Symptomatik des Stotterns so große individuelle Unterschiede aufweisen, daß eine völlige Übereinstimmung selbst bei nur zwei Stotternden kaum zu erwarten ist, lassen sich doch gewisse Gruppierungen vornehmen, die den Überblick erleichtern und eine brauchbare Basis für therapeutische Ansätze liefern. Wir folgen im weiteren vorwiegend einer Einteilung van Ripers (1963).

1. Stadium. Während die meisten Kinder die Phase der Wiederholung von Wörtern und Phrasen bald überwinden, zeigt der Übergang zu vermehrten Repetitionen von einzelnen Silben oder Lauten gewöhnlich das erste Stadium des Stotterns an, das auch als klonisches Stottern bezeichnet wird. Dabei sind diese Wiederholungen noch kurz und locker, im zeitlichen Ablauf gleichmäßig und werden dem Kind kaum als Störung des Sprechablaufes bewußt. Es spricht ohne alle Hemmungen. Die Erscheinungen sind wechselhaft. Perioden praktisch symptomfreien Sprechens dauern oft über Wochen an, dann folgen wieder Zeiten mit deutlichen sprachlichen Schwierigkeiten, die besonders auffallen im Zustand starker Erregung, bei Ambivalenz und bei überdurchschnittlichen kommunikativen Anforderungen. Vor allem der Beginn einer Äußerung ist mit sprachlichen Auffälligkeiten verbunden.

2. Stadium. Im zweiten Stadium nehmen die Wiederholungen von Silben und Lauten an Schnelligkeit zu, der Verlauf scheint ungleichmäßig, irregulär und nicht selten gehen Wiederholungen in Verlängerungen von Lauten über. Solche Prolongationen treten bei Lauten am Wortanfang oder in betonungstragenden Silben als neue Einzelsymptome hinzu. Aus den Verlängerungen können Blockierungen des Sprechablaufs hervorgehen. Auch Blockierungen bilden sich als Einzelsymptome aus und verhindern durch krampfhaften Verschluß der Glottis, durch krampfartige Fixierung von Artikulationspositionen der Zunge am Gaumen, Fixation des Unterkiefers oder unwillkürliches Zusammenpressen der Lippen den normalen Sprechablauf. Diese Grundform wird auch als tonisches Stottern abgegrenzt und gilt in den klassischen Darstellungen von H. Gutzmann sen. (1912) und Fröschels (1925) als schwerste Ausprägung nach der symptomatischen Ordnung klonisch, klonisch-tonisch, tonisch. Die mit dem Stottern zwangsläufig verbundenen Störungen der Atmung treten oft so in den Vordergrund, daß sie von den Eltern fälschlicherweise als Hauptursache der Sprachstörung angesehen werden. Noch in diesem Stadium scheinen sich die meisten Kinder der Störung ihrer Sprache oft nicht bewußt zu sein. Trotzdem kann man immer beobachten, daß sich zuweilen ein Ausdruck des Erstaunens oder der Verblüffung bei den Kindern einstellt, wenn sie mit einem Male nicht weitersprechen können. Je nach Temperament treten auch gelegentlich Wutausbrüche auf, Fußstampfen und der verzweifelte Aufschrei: „Ich kann nicht sprechen!" Aber immer noch ist das Stottern nicht manifest, ein wellenförmiger Verlauf läßt sich nach wie vor erkennen, und es gibt zuweilen sogar Zeiten, in denen das Kind überwiegend flüssig spricht.

3. Stadium. Bereits mit dem Erstaunen über sprachliches Unvermögen ist die Ausbildung eines Störungsbewußtseins eingeleitet, das mit immer tiefer wirkenden Versagensempfindungen, mit steigender Frustration, einhergeht, je mehr Häufigkeit und Schwere der Stottererscheinungen zunehmen. Die Patienten unternehmen jetzt krampfhafte Anstrengungen, um die Unterbrechungen der fließenden Rede zu überwinden. Neben den Toni, die die Artikulationsorgane über längere Zeit in einer bestimmten Stellung fixieren, treten tremorartige Krämpfe der Muskulatur im Bereich des Unterkiefers, der Lippen und der Zunge auf. Mitbewegungen, wie Schleudern des Kopfes, Armwerfen oder Fußstampfen, die zufällig Erlösung von solchen Krampfzuständen bringen, werden bewußt als Starthilfen eingesetzt und schließlich gewohnheitsmäßig fixiert, auch wenn sie völlig wirkungslos geworden sind. Ähnliches gilt für eingeschobene stereotype Laute oder Wörter, Embolophrasien wie „äh, na und, also, aber".

Die Erfolglosigkeit aller dieser Anstrengungen verstärken das Gefühl der Frustration. Spätestens in diesem Stadium wird den Stotternden auch bewußt, daß sie auffallen, wenn sie sprechen, daß sie verlacht oder nachgeahmt werden, daß man nicht abwarten will, bis sie ausgeredet haben, daß sie günstigstenfalls Mitleid und Bedauern erfahren, wenn sie etwas zu sagen oder zu fragen haben. In dieser Phase gibt es zwar, wie auch später noch, Schwankungen im Sinne mehr oder weniger stark ausgeprägter Hemmungen des Redeflusses, längere Perioden ohne Sprechschwierigkeiten treten aber kaum noch auf.

4. Stadium Nach ständigen ungewollten Unterbrechungen des Sprechablaufs, anhaltenden Versagenserfahrungen trotz krampfhafter Anstrengungen und immerwährender Sorge, bei jeder Äußerung aufzufallen und Anstoß zu erregen, steht schließlich im letzten Stadium der Entwicklung im Mittelpunkt des Geschehens ein inneres Symptom, das auf alle Bereiche des Lebens übergreifen kann: Angst. Die Angst vor dem Sprechen, die den Patienten ganz und gar beherrscht, findet ihren äußeren Ausdruck in Ausweichreaktionen (avoidance, Vermeidung) verschiedenster Art. Furcht vor Lauten und Wörtern, aber auch vor Personen und Situationen bestimmen jede sprachliche Äußerung. Die Patienten weichen allen zu erwartenden Schwierigkeiten nach Möglichkeit aus, vermeiden „gefährliche" Laute und Wörter, versuchen mit Umschreibungen zum Ziel zu kommen, telephonieren nicht, kaufen nur in Selbstbedienungsläden ein u.ä. Die ständigen Ausweichmanöver steigern wiederum die Unsicherheit, aus der sie hervorgegangen sind, und so schließt sich der Teufelskreis. Die Stotternden finden keinen Ausweg, sie resignieren, werden mit zunehmendem Alter gleichgültiger und versuchen vielleicht, ihre Störung mehr oder weniger geschickt zu kaschieren. Schwer Stotternde ziehen es aber in manchen Fällen auch vor, für stumm gehalten zu werden und schreiben auf, was sie mitzuteilen oder zu fragen haben, weil sie den Kampf mit ihrer eigenen Sprache längst aufgegeben haben.

Diagnostik

Die Diagnostik geht aus von einer Überprüfung der Sprechfunktion mit einer möglichst genauen qualitativen und quantitativen Erfassung der Redeflußstörungen nach Art und Häufigkeit sowie der Sprechgeschwindigkeit. Die Beobachtungen dienen als Grundlage für eine Zuordnung zu den oben angeführten vier Entwicklungsstadien, wobei eine einmalige Untersuchung nicht genügt. Die diagnostische Präzisierung ist vielmehr als ständige Aufgabe während der Therapie anzusehen. Besonders wichtig ist dabei die Feststellung, ob und inwieweit ein Störungsbewußtsein ausgebildet ist. Bei den ersten Untersuchungen im Vorschulalter sollte man immer davon ausgehen, daß noch kein Störungsbewußtsein vorliegt und alle notwendigen Maßnahmen so gestalten, daß die Aufmerksamkeit des Kindes nicht auf seine sprachliche Auffälligkeit gelenkt wird. Bei der Erhebung der Anamnese soll das Kind nicht anwesend sein. Die Befunde des Sprechstatus ergeben sich gleichsam als Nebenprodukt aus einer Spielsituation, in die auch die Eltern mit einbezogen werden können. Dabei anfallende weitere Fragen an die Eltern und auch die anschließende Beratung erfolgen auf jeden Fall nicht in Gegenwart des Kindes. Psychologische Untersuchungen sind bei Stotternden stets zu empfehlen, weil sich auf diese Weise die psychotherapeutischen Behandlungskomponenten nach Art und Umfang fundiert festlegen lassen. Bei Verdacht auf organische Schädigungen wird man auf neurologische Befunde einschließlich EEG nicht verzichten, auch wenn sich daraus noch kaum therapeutische Konsequenzen ergeben.

Polter-Stottern. Zur Symptomatik des Polterns (S. 288) gehören nicht selten kurze Wiederholungen von Silben und Lauten, so daß die Abgrenzung gegenüber dem Stottern Schwierigkeiten bereiten kann. Bei einem Teil der Patienten mit solchen Sprachstörungen entwickelt sich aus dem Poltern heraus ein echtes Stottern. In der Anamnese lassen sich meist länger anhaltendes Stammeln und verzögerte Sprachentwicklung zurückverfolgen (Sprachschwächetypus).

Therapie

Eine unüberblickbare Vielzahl von Methoden und methodischen Varianten zeugt von dem Bemühen, Stotternden zu helfen. Und obwohl manche Verfahren offensichtlich gegensätzlichen Prinzipien folgen, andere auf den ersten Blick überhaupt keinen Sinn erkennen lassen, gibt es keinen Zweifel darüber, daß mit den unterschiedlichsten Mitteln Erfolge erzielt wurden. Auch heute gilt noch, daß die Persönlichkeit des Therapeuten, die Intensität und Ernsthaftigkeit seiner Bemühungen sowie ein unerschütterliches Vertrauensverhältnis zwischen Patient und Therapeut oft entscheidender zum Erfolg einer Stotterbehandlung beitragen als die Methode, nach der vorgegangen wird. Solange unsere Kenntnisse über Ursachen und Entstehungsweisen des Stotterns nicht zu grundlegend neuen Einsichten führen, wird sich an dieser Lage nichts ändern.

Van Riper beschrieb 1963 die Situation in drastischer, auch heute noch gültiger Weise als die Ära der Autoritäten und verglich sie mit dem Entwicklungsstand der Medizin vor Pasteur, als noch niemand etwas vom krankmachenden Einfluß der Bakterien wußte. Auch damals gab es unter den Medizinern schon Ärzte, die aus genauen Beobachtungen sinnvolle Behandlungsverfahren ableiteten, lange bevor die pathophysiologischen Mechanismen der Krankheiten bekannt waren. Van Riper erwähnte Medizinmänner der Eingeborenen auf der malaiischen Halbinsel, die den Diabetes mellitus diagnostizierten, indem sie Harnproben ihrer Patienten in die Nähe eines Ameisenhaufens gossen. Wenn sich die Ameisen dieser Region zuwandten, wurden Nahrungstabus auferlegt, die die Zuckereinfuhr senkten. Die Ergebnisse waren ausgezeichnet, auch wenn die zugrundeliegenden Theorien heute zumindest als inakkurat angesehen werden müssen.

Obwohl wir über das Stottern vieles noch nicht wissen, so wissen wir doch genug, um vielen Stotternden entscheidend helfen zu können.

Kindertherapie. Über die wichtigste Aufgabe der Kindertherapie ist sich die Mehrheit der Autoren einig: Die Entwicklung eines Störungsbewußtseins soll möglichst verhütet werden. Trotz dieser Übereinstimmung gibt es sehr unterschiedliche Ansätze in der therapeutischen Praxis. Dabei wird die Frage, ob einer symptomorientierten, direkten Sprechübungstherapie oder einer verhaltensorientierten, kommunikationsbezogenen indirekten therapeutischen Einflußnahme der Vorzug gegeben werden soll, in letzter Zeit wieder kontrovers diskutiert. Nicht selten liegen den Auseinandersetzungen allerdings Mißverständnisse oder simplifizierte Interpretationen der jeweils anderen Seite zugrunde, und die immer wieder in neuen Wellen herantreibenden „grundlegend neuen Handlungskonzepte" erweisen sich, nicht nur bei Kindern, bei näherem Hinsehen oft nur als geringfügige Varianten von seit langem bekannten Grundmustern.

Die Ulmer Arbeitsgruppe unter Leitung von Johannsen gibt der Symptomorientierung mit direktem Therapiezugang auch in der Kindertherapie stärkeres Gewicht (12). Unsere eigenen Erfahrungen sind andere. Bei den oben als Stadium 1 und 2 charakterisierten Entwicklungsstufen vermeiden wir in der Behandlung jede direkte Konfrontation mit der Sprachstörung. Da Sprechübungen im konventionellen Sinne die Aufmerksamkeit der Kinder auf gestörte Abläufe richten, halten wir es in Übereinstimmung mit van Riper für zweckmäßig, auf therapeutische Sitzungen mit diesen Kindern zunächst ganz zu verzichten. Die Behandlung besteht in der Kunst, das Kind ständig sprachlich zu führen und zu lenken, ohne daß es davon etwas merkt. Behandelt wird nicht das Kind, wohl aber seine Umgebung. Es wird also keinesfalls auf jegliche Behandlung verzichtet. Intensive und kontinuierliche Beratung der Eltern bzw. der Kindergärtnerin, die das Kind betreut, tritt an die Stelle der direkten Einflußnahme durch den Therapeuten. Die Schwerpunkte der Beratungen sind entsprechend der Symptomatik des Stotterns, der Persönlichkeit des Kindes und der Umweltsituation festzulegen. Dabei kommt es einerseits darauf an, die Aufmerksamkeitszuwendung zum gestörten sprachlichen Ablauf zu verhindern, und andererseits soll der Anteil des flüssigen Sprechens so groß wie möglich gehalten werden, damit die normalen sprachlichen Abläufe sich in ihrer Autoregulation festigen. Für die Leitung dieses Prozesses haben sich die folgenden Grundzüge bewährt.

Abwendung des Störungsbewußtseins

Keine Korrekturen. Alle Aufforderungen wie „sag das noch einmal", „sprich doch langsam", „hol tief Luft vor dem Sprechen", „überlege dir vorher, was du sagen willst", oder gar „sprich anständig", „stottere nicht schon wieder", lenken die Aufmerksamkeit auf die gestörte Sprache. Auch wenn diese korrigierenden Hinweise zunächst helfen (häufiges Argument der Eltern!), so gibt es doch keinen sichereren Weg, das Kind in die nächsten Stadien des Stotterns hineinzutreiben.

Geduld. Die Eltern sollen nicht vorwiegend darauf achten, wie ihr Kind spricht, sondern darauf, was es sagen will, und in aller Ruhe und mit Selbstverständlichkeit abwarten, bis das Kind seine Äußerung zu Ende geführt hat. Unaufmerksamkeit des Angesprochenen wirkt sich genauso ungünstig aus („Partnerverlust" für das Kind, Frustration) wie unangemessene Hilfen, z.B. ständiges Vollenden begonnener Sätze oder Ergänzung von Wörtern, die Schwierigkeiten bereiten. Bei besonders hartnäckigen Unterbrechungen des Sprechens können allerdings geschickte Ablenkungsmanöver hilfreich sein. Die geduldige und ruhige Grundhaltung gegenüber dem Kind darf sich auch in Gegenwart anderer Personen nicht ändern. Manche Eltern schämen sich für die Sprachstörung ihres Kindes oder wollen dem Kind ersparen, daß es auffällt. Sie verbieten ihm dann das Wort oder reden über seine Äußerungen hinweg.

Verständnis für die sprachlichen Auffälligkeiten. Ein solches Verständnis, das vor allem bei anderen Kindern der Umgebung nicht zu erwarten ist, muß durch geeignetes pädagogisches Einwirken geweckt werden, damit jedes Hänseln unterbleibt. Wenn das nicht zu erreichen ist, muß Milieuwechsel angestrebt werden.

Förderung des flüssigen Sprechens

Ruhige Atmosphäre. Gleichmäßiger, geordneter Tagesablauf ohne Hektik, „Nestwärme" (ohne Verzärtelung), langsames Sprechen in einfachen und kurzen Sätzen, Abschirmung gegen starke Reize (z.B. aufregende Fernsehsendungen, Auseinandersetzungen zwischen den Eltern) und ausreichender Schlaf gehören zu den wichtigen Voraussetzungen für eine erfolgreiche Behandlung. Die Ruhigstellung leicht erregbarer Kinder kann durch sedierende oder tranquillierende Medikamente unterstützt werden.

Gebundenes Sprechen. Durch häufiges gemeinsames Betrachten und Vorlesen von Bilderbüchern mit einfachen, leicht verständlichen Reimen lernen die Kinder schnell zusammenhängende Texte auswendig, die sie von sich aus gern „vorlesen". Dabei treten kaum Stottersymptome auf, weil der einfache Abruf vorformulierter Programme viel leichter gelingt als die lautsprachliche Realisierung eigener Gedanken. Die gebundene Sprechweise festigt automatische Abläufe und stärkt das Vertrauen des Kindes in die eigene sprachliche Leistungsfähigkeit. Eine noch stärkere Bindung als durch den Reim liegt beim Singen vor, das auch noch Tonhöhen und zeitliche Gliederung fixiert. Deshalb sind selbst bei Erwachsenen Stottersymptome während des Singens außerordentlich selten. Häufiges Singen sollte in die Behandlung stotternder Kinder immer einbezogen werden.

Selbstgespräche. Lautsprachliche Äußerungen ohne kommunikative Zielsetzung oder auch Gespräche mit fiktiven Partnern (z.B. Spielsachen bei Kindern) bereiten stets weniger Schwierigkeiten und gelingen meist sogar ohne alle Stottersymptome. Deshalb soll die Neigung zu Selbstgesprächen, die bei allen Kindern mehr oder weniger ausgeprägt ist, gefördert werden. Wenn die Personen in der näheren Umgebung des Kindes das, was sie erwägen, beabsichtigen oder gerade tun, verbalisieren in Form von Selbstgesprächen, dann übernehmen die Kinder das bald als eigene Angewohnheit und vergrößern damit wiederum den flüssigen Anteil ihrer Sprache.

Da sich das Stottern phasenhaft entwickelt – Perioden stärkerer Störungen wechseln mit Zeiten geringerer Auffälligkeiten ab –, erfordert die therapeutische Führung eine entsprechende Anpassung. Gute Zeiten gestatten häufigere sprachliche Anregungen, bei stark ausgeprägter Symptomatik sollte man darauf achten, daß möglichst wenig gesprochen werden muß. Wenn die hier genannten Prinzipien konsequent verfolgt werden und häufige Beratungen der Eltern eine ständige gute Anpassung der Behandlung an den jeweiligen Stand gewährleisten, gehen in den meisten Fällen die Symptome innerhalb einiger Monate, manchmal aber auch erst nach Jahren, allmählich zurück. Die guten Perioden nehmen an Länge zu, die Symptome während der schlechten Phasen verlieren an Schwere. So kann im frühen Kindesalter die Prognose des Stotterns als gut eingeschätzt werden, wenn möglichst früh, d. h. in jedem Falle *sofort bei der ersten Vorstellung und auch in jedem Verdachtsfall* eine zielgerichtete Behandlung einsetzt, solange es nicht zur Ausbildung eines Störungsbewußtseins gekommen ist. Unter Hinweis auf sogenanntes Entwicklungsstottern vergeht hier noch oft genug wertvolle Zeit, wenn Eltern beruhigt werden: „Warten Sie erst einmal ab, das gibt sich schon mit der Zeit." Denn sobald den Kindern die Sprachstörungen voll bewußt werden, verschlechtert sich die Prognose rapide. Die Behandlung muß sich dann an Elementen der Erwachsenenbehandlung orientieren.

Zur medikamentösen Unterstützung der Stottertherapie hat sich nach Studien der Ulmer Arbeitsgruppe (25) bei älteren Kindern und Jugendlichen das Präparat Tiapridex (Tiaprid, D2-Rezeptoren blockierender Wirkstoff) bewährt. Als Wirkungsprinzip wird eine bessere Abstimmung in bezug auf Vorbereitung, zeitliche Initiierung und Kontrolle motorischer Bewegungsfrequenzen genannt, was eine Reduktion der Stottersymptome günstig beeinflußt.

Sprachheilkindergarten und Sprachheilschule. Bei stotternden Kindern ohne Störungsbewußtsein raten wir im allgemeinen vom Besuch eines Sprachheilkindergartens ab. Bewährt hat sich die Halbtagsunterbringung in einem normalen Kindergarten (Entwicklung sozialer Verhaltensweisen) und halbtägige Betreuung durch die Mutter (gezielte Einflußnahme auf die Sprache), wobei erforderlichenfalls eine Teilzeitbeschäftigung zu empfehlen ist. Bei ausgeprägtem Störungsbewußtsein bietet der Sprachheilkindergarten dagegen die besten Möglichkeiten, erzieherisch und sprachtherapeutisch auf die Kinder einzuwirken. Entsprechendes gilt für die Sprachheilschule, in der die meisten stotternden Kinder des Schulalters am besten untergebracht sind. Die Störung, die ihnen bewußt ist, fällt hier weniger auf, und der sprachheilpädagogisch orientierte Lehrplan berücksichtigt die Korrektur der sprachlichen Fehlleistung.

Behandlung erwachsener Stotternder. Im folgenden sollen vier methodische Beispiele skizziert werden, die, in der Praxis bewährt, verschiedene Grundkonzeptionen repräsentieren. Es sei ausdrücklich darauf hingewiesen, daß diese Beispiele ebenso wie die Angaben zur Kindertherapie nur eine erste Orientierung vermitteln können, für die praktische Anwendung in der Behandlung von Stotternden genügen sie auf keinen Fall. Eine intensive Auseinandersetzung mit den Originalarbeiten ist dazu unerlässlich.

Methode Seeman. Seeman folgte weitgehend H. Gutzmann sen. (1878) und führte drei traditionelle Verfahren für die Behandlung des Stotterns zu einer komplexen Methode zusammen: Psychotherapie, Übungsbehandlung und medikamentöse Behandlung, wobei die Übungsbehandlung als Vehikel für die Psychotherapie dient. Seeman wandte seine Methode mit Erfolg auch bei der Behandlung stotternder Kinder an.

Psychotherapie. Die hier eingesetzten psychotherapeutischen Mittel entstammen dem Fundus der kleinen Psychotherapie und stehen im Dienste der Umerziehung der Persönlichkeit. Durch gütigen Zuspruch und Überzeugung von der eigenen Leistungsfähigkeit (Persuasion und Suggestion) gewinnt der Stotternde mehr Selbstvertrauen und überwindet allmählich seine Sprechangst.

Übungsbehandlung. Atemübungen werden im Stehen durchgeführt. Nach tiefer Einatmung durch den geöffneten Mund erfolgt bei gleichbleibender Tonhöhe und Lautstärke die Bildung eines beliebigen Vokals, der möglichst lange ausgehalten werden soll. Man erweitert diese Übung bald zu Vokalfolgen (a, e, i, o, u), wobei die Vokale glissandoartig ineinander übergehen. Die Atemübungen sollen der Stärkung des Willens sowie der Erhöhung des Stoffwechsels und der Einwirkung auf das vegetative Nervensystem dienen.

Entspannungsübungen wirken der hyperkinetischen Artikulationsweise entgegen, die besonders bei Konsonanten leicht zur Blockierung führt. Man achtet deshalb auf gedämpfte, leichte und kurze Aussprache der Konsonanten und betont das vokalische Element sowie die musikalischen Akzente der Sprache, Assoziationsübungen im Sinne von Wortschatzübungen (Zusammenstellung von Wortkomplexen nach inhaltlichen Merkmalen, z. B. Werkzeuge, Bäume, Säugetiere, nach Wörtern mit gegebenen Anfangsbuchstaben) oder situationsbezogene Vorstellungen (z. B. auf dem Bahnhof, meine Wohnung, Urlaub) erleichtern die Wortfindung, fördern die Gewandtheit des Ausdrucks und geben so den Stotternden mehr Sicherheit. Dem gleichen Zweck dienen *Satzbildungsübungen*, bei denen der Patient mit einem Wort, das ihm zugerufen wird, sofort einen sinnvollen Satz zu bilden hat.

Leseübungen sollen den Sprechablauf festigen. Um Blockierungen zu vermeiden, läßt man die einzelnen Sätze bzw. logischen Teile eines Satzes mit ununterbrochener Stimme lesen, so daß ein Wort in das andere übergleitet (glissando). Solche Leseübungen werden – unter Einfügung von Pausen – täglich mindestens über eine bis eineinhalb Stunden lang durchgeführt.

Redeübungen gehen von Nacherzählungen gelesener Texte aus und führen über Erlebnisberichte zu *Übungen der Umgangssprache* im Gespräch über Tagesereignisse oder persönliche Angelegenheiten. In diese Übungen werden allmählich auch fremde Personen mit einbezogen.

Medikamentöse Behandlung. Zur Bekämpfung der Übererregbarkeit werden sedierende und tranquillisierende Medikamente eingesetzt. Eine solche Behandlung allein führt nicht zum Erfolg, und sie ist nur dann sinnvoll, wenn gleichzeitig Psychotherapie und Übungsbehandlung einsetzen.

Methode van Riper. Im Gegensatz zu den aus Europa übernommenen traditionellen Behandlungsverfahren, die sich, psychologisch betrachtet, alle mehr oder weniger auf Ablenkung, Entspannung und Suggestion zurückführen lassen, entwickelten Bryngelson, Johnson u. van Riper während der 30er Jahre in Amerika ein neues Konzept. Es gründet sich auf eine objektive Einstellung des Stotternden gegenüber seinem Leiden, auf offene Konfrontation mit der Störung und allen ihren Erscheinungen, auf das Abfinden mit den Gegebenheiten (complete acceptance). Gleichzeitig mit der Reduzierung der Angst und des Ausweichverhaltens werden die Stottersymptome modifiziert in weniger auffällige Erscheinungen. Während die traditionellen Methoden darauf abzielen, die Stottersymptomatik von Anfang an auszuschalten (der Patient darf oft alle Tricks und Kniffe anwenden, auch wenn sie noch auffälliger oder belastender für ihn sind als das Stottern selbst, nur stottern darf er nicht) und damit aus dem Zustand der Angst nicht herausführen können, soll hier dem Stotternden zunächst einmal die Angst genommen werden. Er soll sprechen, immer wieder sprechen, und wenn er noch so viel dabei stottert. Nach einer ausführlichen *Motivation* für die geplante Behandlung beginnt eine Phase der *Identifikation*. In dieser Zeit studiert der Patient gemeinsam mit dem Therapeuten seine Sprachstörung, die Art und den Ablauf der auftretenden Symptome, die Faktoren und die Bedingungen, die sie auslösen, die Reaktionen anderer Menschen auf die sprachlichen Auffälligkeiten und auch das eigene Verhalten als Folge auf diese Reaktionen. Während der ganzen Zeit soll sich der Patient in keiner Weise um flüssiges Sprechen bemühen, im Gegenteil, er soll stottern, damit er die Gesetzmäßigkeiten seiner Störung kennenlernt. Eine Phase der *Desensibilisierung* schließt sich an, in der der Stotternde absichtlich unangenehme Sprechsituationen sucht, um durch Übung die Angst zu reduzieren und seine Toleranz gegenüber belastenden Reaktionen zu erhöhen. Durch *Variation* der Symptome werden die Stereotyps aufgebrochen, der Stotternde muß lernen, in anderer Weise zu stottern. Wenn er es erreicht hat, Art und Ablauf der Symptome willkürlich zu variieren, dann kommt es darauf an, in einer Phase der *Approximation* immer weniger auffällige Varianten anzuwenden. Damit ist das erste Ziel der Behandlung, das „flüssige Stottern" ohne Sprechangst, erreicht. Die abschließende Phase der *Stabilisierung* muß eine lang andauernde Führung und Kontrolle durch den Therapeuten gewährleisten. In dieser Zeit kann dann auch der Fall eintreten, daß das Stottern eines Tages ganz verschwindet.

Die Methode van Ripers hat den Vorteil, daß sie von Anfang an in realen Lebenssituationen praktiziert wird, im ständigen, realen Gebrauch des Werkzeugs Sprache. So werden die Schwierigkeiten vermieden, die sich sonst regelmäßig ergeben, wenn erlernte flüssige Sprechabläufe aus der Übungssituation mit dem Therapeuten in den Gebrauch des täglichen Lebens übertragen werden sollen.

Verhaltenstherapie. Während der letzten 30 Jahre wurden in zunehmendem Maße verhaltenstheoretische Vorstellungen dazu herangezogen, das Verständnis für Sprachstörungen, besonders für das Stottern, zu verbessern. Daraus ergaben sich auch Konsequenzen für die Therapie, wie sie schon die Methode van Ripers deutlich erkennen läßt. Die Bezeichnungen „Verhaltenstheorie" und „Lerntheorie" sind für praktische Zwecke weitgehend austauschbar. Als wichtige Grundlage gilt die Verhaltensanalyse (behavioral analysis) Skinners (1953) und sein Konzept der Konditionierung, das „operant conditioning". Der Gebrauch von Termini aus der klassischen Pawlow-Konditionierung (z. B. Auslöschung, spontane Rückbildung, Generalisierung) in der Verhaltensliteratur hat oft zu Mißverständnissen geführt. Der konditionierte Reflex Pawlows ist verwandt dem „respondent behaviour" von Skinner: Verhalten als direkte Konsequenz von spezifischen, identifizierbaren Stimuli, die über das autonome Nervensystem wirken. Im Gegensatz dazu versteht Skinner unter Operant (auch Instrumental) conditioning eine Steuerung des Verhaltens durch Stimuli, die gewöhnlich nicht als solche erkannt werden, auch nicht erkannt zu werden brauchen. Das Verhalten wirkt auf die Umwelt ein und kann dort Veränderungen auslösen, die dann als Konsequenz auf das handelnde Subjekt zurückwirken. Diese operante Konditionierung ist nach Skinner der Prototyp aller wichtigen Lernprozesse des täglichen Lebens. Auch verbales Verhalten, ob normal oder pathologisch, wird als operant angesehen und damit als beeinflußbar durch Operant-conditioning-Maßnahmen. Dabei geht man von der Grundannahme aus, daß alles Verhalten, auch das verbale, gesetzmäßig und vorhersagbar sich vollzieht. Es wird eingeräumt, daß auch andere Faktoren (z. B. biochemische, neurophysiologische) als Lerngrößen möglicherweise ursächlich beteiligt sind. Aber auch dann lassen sich Lernprinzipien mit Erfolg zur Programmierung der Sprachbehandlung anwenden.

Die Terminologie der Verhaltenstherapeuten läßt vermuten, daß gewisse Beziehungen zwischen lerntheoretischen und medizinischen Modellen bestehen („Symptom", „Therapie", „Heilung"), obwohl eine Abwendung von medizinischen Grundvorstellungen ganz offensichtlich ist. Für den Verhaltenstherapeuten gilt das Symptom als die Störung selbst und nicht als ein Merkmal für eine zugrundeliegende Krankheit oder einen tieferliegenden Konflikt. Deshalb gibt es kaum irgendwelche diagnostischen Bemühungen. Diagnostische Einordnungen oder Klassifikationen von abweichendem Verhalten gelten als irrelevant. Es wird nach ganz anderen Informationen gesucht. Wichtig ist die Isolierung von Faktoren, die das Symptomverhalten kontrollieren und unterhalten. Da ein Individuum in einer Komplexität von Systemen operiert, müssen außer psychologischen Faktoren auch noch andere in Erwägung gezogen werden, wie biologische, ökonomische, soziale, wobei keiner der Klassen von Variablen eine Priorität zuerkannt wird.

Die therapeutischen Maßnahmen zur Modifizierung des Verhaltens beruhen auf den Prinzipien von Belohnung und Bestrafung. Diese können verbaler Natur sein, es gibt aber auch sehr drastische Anwendungen. So werden bei stationärer Behandlung von Stotternden selbst Essen und Trinken nach einem bestimmten Punktsystem nur für gute Sprechleistungen gewährt (token economy system). Die Häufigkeit der Stottersymptome fungiert als einziger Meßwert, jede Erörterung von Gefühlen, auch der Sprechangst, wird als völlig bedeutungslos angesehen. Bereits seit einigen Jahren ist eine zunehmende Abwendung von solchen Verfahren unverkennbar (Perkins, 1978), und Sprechübungen im Sinne Gutzmanns und Seemans haben – besonders in den USA – wieder an Bedeutung gewonnen.

Verzögerte Sprachrückkopplung. Wenn einem gesunden Sprecher die eigene Sprache über eine spezielle Mikrophon-Kopfhörer-Verbindung verzögert zugeführt wird, kommt es auf Grund der zeitlichen Verschiebung in der auditiven Rückkopplung zu einer Deformierung des Sprechablaufs. Dieser von Lee 1950 erstmals beschriebene Effekt zeigt sich in einer Verlangsamung des Sprechtempos bei gesteigerter Lautstärke, in Versprechern als Laut-, Silben- und Wortwiederholungen sowie in Wortfindungsstörungen, zusammengefaßt also in einer Symptomatik, die teils dem Poltern, teils dem Stottern nahekommt (16).

Bei Stotternden führt die verzögerte Sprachrückkopplung zu gegenteiligen Reaktionen. Der sonst durch Wiederholungen und Blockierungen gestörte Sprechablauf wird flüssiger. Die günstigste Verzögerungszeit ist individuell verschieden, sie liegt zwischen 50 und 300 ms, meist um 80 ms. Eine einheitliche Erklärung für dieses Phänomen wurde bisher nicht gefunden. Ähnliche Erscheinungen sind bekannt beim *Shadowing*, wobei der Therapeut gleichzeitig mit dem Patienten den gleichen Text spricht. Selbst wenn man zwei Stotternde unisono lesen oder sprechen läßt, kommt es meist bei beiden zu einer deutlichen Verbesserung des Sprechablaufs.

Die Nutzung des Lee-Effektes für die Therapie ist mit Taschengeräten und auch über ein Telephon-Echosystem versucht worden. Es zeigte sich aber, daß in vielen Fällen ziemlich schnell eine Gewöhnung an die neuen Verhältnisse eintrat, und trotz verzögerter Sprachrückkopplung kehrten die alten Stottersymptome bald wieder zurück.

Grundmodelle der Therapie. Die meisten heute üblichen Behandlungsverfahren lassen sich zwei Grundmodellen zuordnen (32):

„Sprich-fließend"-Modell. Flüssiges Sprechen soll durch verschiedene Übungstechniken erreicht werden, die sich auf Atemstrom, Stimmgebung, Bewegungen und Einstellungen des Ansatzrohres, allgemeine Muskelspannung und zeitliche Gliederung des Sprechablaufes richten. Jede Überbetonung eines dieser Faktoren führt zu einem besseren Sprechfluß.

„Stottere-fließend"-Modell. Angestrebt wird ein möglichst „flüssiges" Stottern. Der Stotternde lernt, welche Faktoren auf seine Sprechweise einwirken und wie er sie beeinflussen und schließlich kontrollieren kann, denn es liegt kein echter Spasmus im medizinischen Sinne vor, der Sprechkrampf läßt sich jederzeit beenden, indem

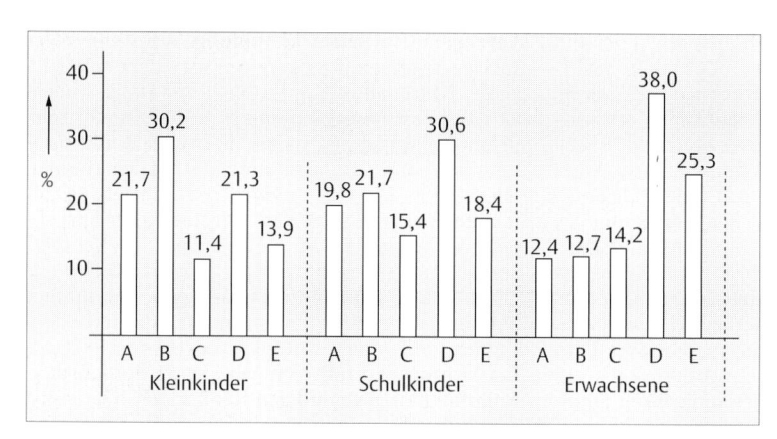

Abb. 6.23 Verteilung der Behandlungsergebnisse in verschiedenen Lebensaltern. A = geheilt, B = symptomfrei, C = rehabilitiert, D = gebessert, E = ungebessert (nach Wendler).

der Patient einfach aufhört zu sprechen. Der größte Anteil dieser Therapie spielt sich nicht in der Klinik, sondern in realen sozialen Situationen ab. Ziel ist nicht das flüssige Sprechen um jeden Preis, sondern das angepaßte Leben mit der Störung, die bewußte Kontrolle des Sprechverhaltens, wobei sich das flüssige Sprechen eines Tages von selbst ergeben kann.

In beiden Modellen wird die Aufmerksamkeit – wenn auch in unterschiedlicher Weise – auf den Sprechprozeß gelenkt. Ein fundamentaler Unterschied liegt aber in der Einstellung zur Angst vor dem Sprechen. Während das Sprich-fließend-Modell davon ausgeht, daß die Ursachen für das Stottern sowie die Stottererscheinungen selbst nie wieder auftreten werden und daß die Sprechangst negiert werden muß, setzt das Stottere-flüssig-Modell eine Konfrontation und Auseinandersetzung mit der Sprechangst ebenso voraus wie das Akzeptieren von Stottersymptomen.

Ein realer Vergleich der beiden Modelle in bezug auf ihre Wirksamkeit ist kaum möglich, da häufig Elemente aus beiden Richtungen kombiniert werden. In Anbetracht der nach wie vor schlechten Prognose des Stotterns bei Erwachsenen ist die Grundidee von der Hinführung zum „flüssigen Stottern" sicher die bessere, weil so der kommunikative und soziale Druck, dem Stotternde ausgesetzt sind, wesentlich gemindert werden kann. Das schließt aber nicht aus, daß sich die im europäischen Sinn „klassischen" Sprechübungen mit ihren zahlreichen Varianten sinnvoll und erfolgreich in das Therapieprogramm einbeziehen lassen.

Prognose

Nach einer Definition der Union der Europäischen Phoniater (UEP), Kommission Sprache, gelten Stotternde als geheilt, wenn – ob sie flüssig sprechen oder nicht – eine Redeflußstörung kein Problem mehr für sie ist und wenn sie in der Lage sind, ohne Anstrengung und ohne psychische Belastung zu kommunizieren. Obwohl eine einheitliche Einschätzung der Behandlungsaussichten kaum zu erreichen ist, weil immer noch zu unterschiedliche Kriterien bei der Beurteilung therapeutischer Erfolge herangezogen werden, bestätigen zahlreiche Autoren mit geringen Abweichungen meist die von Nadoleczny 1938 angegebene Aufgliederung: ein Drittel geheilt, ein Drittel gebessert, ein Drittel unbeeinflußt. Mit der Einstufung „geheilt" ist man gewöhnlich noch sehr zurückhaltend, statt dessen wird der Ausdruck „symptomfrei" bevorzugt, oder man weicht auf die Bezeichnung „rehabilitiert" aus, die der o.a. UEP-Definition wohl am nächsten kommt. Aber auch dann läßt sich dieses sehr pauschale Urteil kaum aufrechterhalten. Im Kindesalter, bei frühzeitig einsetzender systematischer Beeinflussung, kann man in einem weit größeren Umfang mit der Überwindung der Sprechschwierigkeiten rechnen, sicherlich in mehr als der Hälfte der Fälle. Bei Erwachse-

Abb. 6.**24** Verteilung der Behandlungsergebnisse bei Kindern in Abhängigkeit von den angewandten Methoden, Abkürzungen wie in Abb. 6.**23**

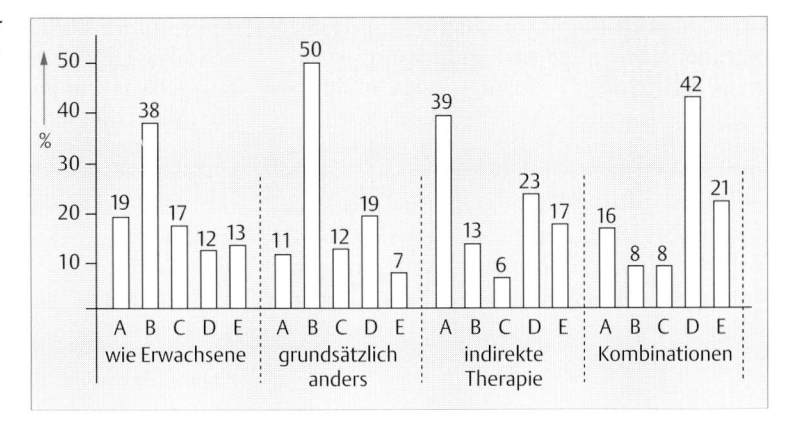

nen dagegen bildet gleichbleibende Symptomfreiheit, selbst nach erfolgreich abgeschlossener Behandlung, noch immer eine Ausnahme, während Besserungen verschiedenen Ausmaßes sich durchaus bei mehr als einem Drittel der Patienten herbeiführen lassen.

Abb. 6.23 zeigt die Angaben zu Behandlungsergebnissen aus der bereits zitierten Umfrage (30). Es läßt sich erkennen, daß die Ergebnisse bei Kleinkindern am besten eingeschätzt wurden. Wenn man die Gruppen „geheilt" und „symptomfrei" vorsichtig als „gut gebessert" zusammenfaßt, so ist damit mehr als die Hälfte dieser Patienten gekennzeichnet. „Rehabilitiert" und „gebessert" ergeben zusammen ein Drittel, und nur 14% der Vorschulkinder blieben unbeeinflußt. Bei Schulkindern und Jugendlichen ergaben sich auf diese Weise je 40% „gut gebesserte" und „gebesserte" und 20% „unbeeinflußte" Patienten, und Erwachsene zeigten zu einem Viertel „gute Besserung", zur Hälfte „Besserung" und ein Viertel blieb hier ohne Erfolg. Bezogen auf die Gesamtzahl aller angegebenen Behandlungsergebnisse ließ sich eine im ganzen günstige Erfolgsbeurteilung feststellen. Gegenüber der klassischen Verteilung Nadolecznys gingen aus der Umfrage etwa 40% als „gut gebessert", 40% als „gebessert" und nur 20% als „unbeeinflußt" hervor.
Bei einem Vergleich der Behandlungsergebnisse der Kindertherapie getrennt nach Behandlungsmethoden schienen die uneinheitliche Gruppe mit verschiedenen Methoden (Kombinationen) und die Verfahren, die der Erwachsenentherapie folgten, mit den schlechtesten Resultaten aufzufallen, während die grundsätzlich anders als Erwachsene behandelten und die gar nicht direkt behandelten Kinder hier bessere Ergebnisse aufwiesen. Auffällig war der hohe Anteil der als „geheilt" bezeichneten Kinder nach ausschließlicher Elternberatung (Abb. 6.24).

Unabhängig von der angewandten Methode kommt bei der Behandlung des Stotterns dem Engagement des Therapeuten nach wie vor zentrale Bedeutung zu. Seine Aufgabe ist es auch, die Motivation der Patienten ständig aufs neue zu stimulieren, denn nur Stotternde, die sich selbst intensiv um die Überwindung ihrer Sprachstörung bemühen, haben Aussicht auf Erfolg.

Poltern

Da Polterer unter ihrer Sprachstörung nicht leiden, sieht man sie nur selten in der phoniatrischen Sprechstunde. Wenn sie kommen, dann weil ihre Umgebung leidet, weil andere Menschen oft nicht verstehen, was die Polterer sagen. Sowohl Luchsinger (17) als auch Weiss (28, 29) haben sich in grundlegenden Monographien mit dem Poltersyndrom auseinandergesetzt. Wir folgen hier der Darstellung von Weiss.

Poltern (Tachyphemie, Tumultus sermonis, englisch: cluttering, französich: bredouiller) ist keine isolierte, spezifische Sprachstörung, sondern die verbale Manifestation einer zentralen Gleichgewichtsstörung der Sprache (central language imbalance), die ebenso als verzögerte Sprachentwicklung, Dyslalie, Lese-Rechtschreib-Schwäche, Störungen von Rhythmusempfinden und Musikalität oder nur als allgemeine Ruhelosigkeit in Erscheinung treten kann. Poltern als eine mögliche Manifestation einer mehr allgemeinen Störung ist vorwiegend hereditär bedingt (was nicht besagt, daß organische Ursachen vorliegen müssen; in diesen Fällen sollte man besser von „symptomatischem Poltern" sprechen). Die Störung liegt nicht im Sprechvorgang selbst, sondern in dessen gedanklicher Vorbereitung, in der angemessenen Integration aller Sprachelemente. Dabei können alle Kanäle der Kommunikation gestört sein.

Symptome

Die Symptome sind mannigfaltig und oft inkonstant. Durch gewisse Ähnlichkeiten geben sie nicht selten Anlaß zu Verwechslungen mit Stotterescheinungen.

Repetitionen. Repetitionen einzelner Silben, kurzer Wörter, gelegentlich auch kurzer Phrasen als Ausdruck von Wortfindungsschwierigkeiten oder grammatischer Strukturierungsschwäche (ähnlich dem Stadium der normalen kindlichen Sprachentwicklung zwischen dem 2. und 5. Lebensjahr) treten häufig auf. Dabei besteht kein Störungsbewußtsein, keine Sprechangst.

Dehnungen. Der Sprechablauf wird kontinuierlich gehalten, auch wenn die Worte fehlen. So gewinnt der Polterer durch Dehnungen und Interjektionen Zeit, sich zu überlegen, was er eigentlich sagen will. Vokalstopp am Beginn eines Wortes gilt als Poltersymptom, wenn er ohne jedes Anzeichen von Sprechangst und nicht in systematischer Weise wiederholt auftritt.

Tachylalie. Exzessives Sprechtempo wird oft als Leitsymptom angesehen, darf aber nicht mit dem Begriff Poltern gleichgesetzt werden, denn es handelt sich nur um ein mögliches Symptom unter vielen anderen und nicht einmal um das wichtigste. Entscheidend ist das richtige Verhältnis des Sprechtempos eines Sprechers zu seinen individuellen Wortfindungs-, Formulierungs- und Artikulationsfähigkeiten. Wenn diese überfordert werden, so kommt es bei Erscheinungen wie intra- und interverbalen Akzelerationen zu Störungen des Sprechablaufs.

Artikulationsstörungen. Häufig zu beobachten sind Ellipsis (Weglassen von Lauten, Silben und ganzen Wörtern), Heterotopie (Verschieben von Lauten an eine andere Stelle eines Wortes), Metathesis (Umkehrung der Reihenfolge von Lauten, Antizipation und Postposition), Repetition von Initiallauten, „telescoping" (Zusammenziehen von einigen Silben eines längeren Wortes oder sogar mehrerer Wörter in ein oder zwei Silben).

Atemstörungen. Dysrhythmie und Polypnoe spiegeln die gestörte phonische Intention wider. Polterer denken in sehr kurzen Phrasen, ihr Redeentwurf ist ungleichmäßig, und so ist auch ihre Atmung.

Monotonie. Entsprechend den kurzen gedanklichen Einheiten kommt es nur zu kurzen Melodiemustern, die sich ständig wiederholen. Der Eindruck der Monotonie entspricht eher einer Stereotypie der Sprechmelodie.

Unmusikalität. Störungen des Rhythmusempfindens sowie Unmusikalität werden immer wieder beobachtet, sind aber nicht der Kern des Problems. Überzeugende Untersuchungen dazu fehlen.

Mangelnde Konzentrationsfähigkeit. Konzentrationsfähigkeit und Aufmerksamkeitsspanne sind erheblich eingeschränkt, dadurch kommt es oft zum Versagen in der Schule (kann als diagnostischer Hinweis dienen).

Störungen im Denk-Sprech-Ablauf. Die Gedanken sind nicht genügend ausgereift für eine verbale Expression, oft fehlt es an der Ausbildung eines dominanten Imaginationstyps. Polterer denken meist abstrakt und müssen ihre Gedanken erst mühsam übersetzen, wenn sie sich verbal äußern wollen. Ihre Muttersprache scheint ein zweites Idiom für sie zu sein. Sie denken nicht zu schnell und nicht zu langsam, sondern nonverbal.

Lese- und Schreibstörungen. Lesen und Schreiben sind in ähnlicher Weise gestört wie Sprechen und Zuhören: hemmungslos,

Tabelle 6.15 Differentialdiagnostische Symptomgegenüberstellung Stottern – Poltern, mod. nach UEP-Vorschlag

	Stottern	Poltern
Hauptsymptome	nichtflüssig klonische Repetitionen tonische Blockierungen	nichtflüssig klonische Repetitionen Akzelerationen
Sprechgeschwindigkeit	normal bis langsam	schnell
Syntax	gut	defizitär
Sprechangst	vorhanden	nicht vorhanden
Bei Konzentration	schlechter	besser
Unter Alkohol	besser	schlechter
Unter Lee-Effekt	besser	schlechter
In sozialer Isolierung	besser	unverändert
Bei wichtigen Mitteilungen	schlechter	besser
Gegenüber Fremden, Vorgesetzten	schlechter	besser
gegenüber Bekannten	besser	schlechter
Lesen – bekannter Text – unbekannter Text	 besser schlechter	 schlechter besser
Persönlichkeit	introvertiert	extravertiert
Handschrift	koordiniert	unkoordiniert
Sprechen – unter Streß – in Entspannung – Haltung gegenüber eigenem Sprechen	 schlechter besser nervös	 besser schlechter gleichgültig
Bei Wiederholung	besser	schlechter
Blickkontakt	Vermeidung	normal
Sprachentwicklung	häufig verzögert	normal oder verzögert

irregulär, unordentlich, voller Repetitionen und Korrekturen. Sorgfältigkeit gelingt nicht.

EEG-Befunde. EEG-Befunde gelten nach wie vor als widersprüchlich, ihre Interpretationen stimmen nicht immer überein, die Grenze zwischen noch normal und schon pathologisch läßt sich zur Zeit noch nicht klar festlegen. Übereinstimmung herrscht darüber, daß bei Persistenz der Thetawellen über das 16. Lebensjahr hinaus eine Reifungsverzögerung angenommen werden muß. Verzögerung oder auch Ausbleiben der Reifung des zentralen Nervensystems wird als Substrat für die Genese des Polterns weiterhin diskutiert.

Lee-Effekt. Die verzögerte Sprachrückkopplung wirkt sich im Gegensatz zum Stottern ungünstig aus, weil die Rückkopplung beim Poltern ohnehin schwach ausgeprägt ist.

Die engen Beziehungen zwischen Stottern und Poltern gehen aus Tab. 6.15 hervor, die typische Gegensätzlichkeit, aber auch gemeinsame Aspekte wiedergibt.

Therapie

Konfrontationen mit der eigenen Sprache (Tonbandaufnahmen) müssen den Polterer zunächst zu der Einsicht führen, daß eine Behandlung tatsächlich nötig ist. Für die Behandlung werden zwei Hauptmethoden empfohlen:

– Bekämpfung der individuellen Symptome des Patienten, ergänzt durch Beeinflus-

sung anderer Expressions- und Kommunikationsebenen wie Musikalität, Rhythmik (Tanz) u.ä.
– Einflußnahme auf den Kern der Störung, die Aufmerksamkeits- und Konzentrationsschwäche, ergänzt durch individuell angepaßte symptomatische Übungen.

Obwohl die Prognose des Polterns allgemein als günstig eingeschätzt wird, fehlt es in der Literatur an klaren Beschreibungen erfolgreich behandelter Fälle. Offenbar ist das Interesse der Polterer an einer systematischen Therapie auf die Dauer doch zu gering.

Zusammenfassung

Einfache Redeflußstörungen (Disfluencies) treten während des Spracherwerbs relativ häufig auf und bilden sich zu einem großen Teil spontan wieder zurück. Da zu dieser Zeit die Prognose aber höchst ungewiß ist, sollte jede Sprechunflüssigkeit aufmerksam beobachtet werden. Die Umgebung eines Kindes kann sehr viel dazu beitragen, daß sich kein Störungsbewußtsein entwickelt und die Autoregulation des Sprechablaufs sich stabilisiert. Diese gezielte, aber indirekte Beeinflussung hat sich auch beim kindlichen Stottern bewährt. Ursächlich muß von einem multikausalen Geschehen ausgegangen werden, das vor allem von einer genetisch bedingten Disposition und von ungünstigen äußeren Bedingungen bestimmt ist, die zur klinischen Manifestation des Syndroms führen. Im Schulalter und später ist eine direkte Behandlung unumgänglich. Dafür steht eine Vielzahl von Methoden mit sehr unterschiedlichen Ansätzen zur Verfügung. Symptomorientierte Sprechübungen und kommunikationsbezogenes Verhaltenstraining ergänzen einander. Während im Kindesalter die Prognose als gut angesehen werden kann, ist eine Heilung im Sinne der völligen Symptomfreiheit bei Erwachsenen eher die Ausnahme. Als rehabilitiert gelten Stotternde, wenn sie ohne Mühe und ohne psychologische Belastung kommunizieren können.
Im Gegensatz zum Stottern, bei dem die Angst vor dem Sprechen ein zentrales Problem darstellt, ist den Betroffenen beim Poltern (mit ähnlichen Störungen des Redeflusses) die eigene Sprechweise weitgehend gleichgültig.

Literatur

1. Bauer, H.: Klinik der Sprachstörungen. In Biesalski, P., G. Böhme, F. Frank, R. Luchsinger: Phoniatrie und Pädaudiologie, Thieme, Stuttgart 1973
2. Bloodstein, O.: A Handbook on Stuttering, 4th ed. National Easter Seal Society, Chicago 1987
3. Bloodstein, O.: Stuttering: The Search for a Cause and Cure. Allyn & Bacon, Boston 1993
4. Böhme, G.: Störungen der Sprache, der Stimme und des Gehörs durch frühkindliche Hirnschädigungen. VEB Fischer, Jena 1966
5. Böhme, G.: Klinik der Sprach-, Sprech- und Stimmstörungen. Fischer, Stuttgart 1983
6. Eysenck, H.J., S.Rachmann: Neurosen – Ursachen und Heilmethoden. Einführung in die moderne Verhaltenstherapie. Deutscher Verlag der Wissenschaften, Berlin 1967
7. Fernau-Horn, H.: Die Sprechneurosen. Hippokrates, Stuttgart 1969
8. Fröschels, E.: Das Stottern. Deuticke, Leipzig 1925
9. Göllnitz, G.: Die Bedeutung der frühkindlichen Hirnschädigung für die Kinderpsychiatrie. VEB Thieme, Leipzig 1954
10. Gregory, H.: Controversies About Stuttering. University Park Press, Baltimore 1978
11. Gutzmann sen., H.: Sprachheilkunde. Kornfeld, Berlin 1912
12. Johannsen, H. S., L. Springer: Stottern, Tagungsbericht Münster 1993., Phoniatrische Ambulanz, Ulm 1993
13. Johnson, W.: The Onset of Stuttering. University Minnesotta Press, Minneapolis 1959
14. Kussmaul, A.: Die Störungen der Sprache, 4. Aufl. Vogel, Leipzig 1910
15. Langová, J., M. Morávek: An Experimental Study of Stuttering and Cluttering. Academia, Praha 1966
16. Lee, B.S.: Effects of delayed speech feedback. J. acoust. Soc. Amer. 22 (1950) 824
17. Lempp, R.: Frühkindliche Hirnschädigung und Neurose. Huber, Bern 1978
18. Luchsinger, R.: Poltern: Erkennung, Ursachen und Behandlung. Marhold, Berlin 1963
19. Luchsinger, R., G.E. Arnold: Lehrbuch der Stimm- und Sprachheilkunde, 2. Aufl. Springer, Wien 1959
20. Luchsinger, R., G.E. Arnold: Handbuch der Stimm- und Sprachheilkunde, 3. Aufl. Springer, Wien 1970
21. Mielke, U., H. David, F. Hoppe, A. Stoll: Stottern Ursachen, Bedingungen, Therapie. Ullstein Mosby, Berlin 1993
22. Perkins, W.H.: Human Perspektives in Speech and Language Disorders. Mosby, St. Louis 1978
23. van Riper, Ch.: Speech Correction, 6th ed. Prentice-Hall, Englewood Cliffs, N. J. 1978
24. van Riper, Ch.: The Treatment of Stuttering. Prentice-Hall, Englewood Cliffs, N. J. 1973
25. Rothenberger, A., H.S. Johannsen, H. Schulze, H. Amorosa, D. Rommel: Medikamente und Stottern. Wirkung von Tiapridex auf das Stottern bei älteren Kindern und Jugendlichen. Phoniatrische Ambulanz, 1994
26. Sheehan, J.: Conflict theory of stuttering. In Eisenson, J.: Stuttering. Harper & Row, New York 1958
27. Siegert, C., K.-H. Daute, E. Klust, E. Kunze, G. Müller: Stottern, Zerebralschaden und EEG: Analyse von rund 500 Stotterern im Alter von 5-14 Jahren. Folia phoniat. 26 (1974) 222

28. Weiss, D.A.: Cluttering. Prentice-Hall, Englewood Cliffs, N. J. 1964
29. Weiss, D. A.: Cluttering. Folia phoniat. 19 (1967) 233-263
30. Wendler, J.: Stotternde in der phoniatrischen Praxis. Folia phoniat. 33 (1981) 181
31. Wendler, J., K. Müller, O. Kohlheb, H. Ulbrich: Zur Prognostik kindlicher Sprachstörungen. Folia phoniat. 21 (1969) 287
32. Williams, D.E.: A perspective on approaches to stuttering therapy. In: Gregory, H.: Controversies About Stuttering. University Park Press, Baltimore 1978
33. Wirth, G.: Sprachstörungen, Sprechstörungen, kindliche Hörstörungen. Deutscher Ärzte-Verlag, Köln 1990
34. Wischner, G.J.: Behavior theory, behavior therapy and speech deviations. Folia phoniat. 24 (1972)

Neurotische und psychotische Störungen der Sprache

Patienten mit neurotischen Sprachstörungen (Logoneurosen) besuchen fast nie eine phoniatrische Sprechstunde, da die sprachlichen Auffälligkeiten nur selten Krankheitswert erreichen. Meist weichen die Betroffenen den Situationen aus, in denen die Störungen auftreten. Psychotische Sprachstörungen (Dysphrasien) werden nur ausnahmsweise diagnostisch analysiert und symptomatisch behandelt, z. B. durch Übungen, da die Therapie der Grunderkrankung fast vollständig im Vordergrund steht.

Logoneurosen

Mutismus

Unter Mutismus wird eine psychisch bedingte Stummheit verstanden, die sich als vollständige Stimm- und Sprachlosigkeit zeigt und über längere Zeit (Tage, Wochen, Jahre) anhalten kann. Die Sprache als Zeichensystem steht zur Verfügung, und die organischen Voraussetzungen für das Sprechen sind gegeben, aber der Patient macht keinen Gebrauch davon. Er flüstert auch nicht. Zeitweise kann es zu stummen Artikulationsbewegungen kommen. Wenn die Stummheit nur gegenüber bestimmten Personen besteht, spricht man von *elektivem Mutismus*. Da nicht eine Willensentscheidung zu dieser Stummheit führt, sollte die Bezeichnung „freiwilliges Schweigen" vermieden werden.

Die Ätiologie stellt sich uneinheitlich dar. Meist liegen Abnormitäten der Persönlichkeitsstruktur oder neurotische Entwicklungen zugrunde und haben zu einer schwerwiegenden, auch verbalen Kontaktstörung geführt. Erbliche Belastung durch psychopathologische Auffälligkeiten in der Familie ist möglich. Mutistische Kinder sind oft ängstlich, verschlossen, gehemmt, sehr sensibel oder subdepressiv veranlagt. Auch Beeinträchtigungen des Allgemeinzustandes, z. B. durch schwere frühkindliche Erkrankungen, und eine damit verbundene verminderte Anpassungsfähigkeit an Belastungen durch die Umwelt wirken disponierend. Die Kinder sind mitunter in der körperlichen Entwicklung zurückgeblieben, sie erscheinen asthenisch und weisen vegetative Störungen auf. Von außen wirken vor allem schwere Erziehungsfehler krankheitsfördernd, indem sie Protestaktionen anbahnen. Besonders psychische Belastungssituationen (starke Gefühlserregungen, z. B. akute Schreckreaktion) können dann zu einem Erlöschen des Sprechantriebes führen. Eine Beziehung zur familiär bedingten Sprachschwäche besteht nicht. Die Intelligenz ist normal ausgebildet.

Eine diagnostische Klärung und Behandlung durch neurologisch-psychiatrische bzw. psychologische Fachvertreter ist unerläßlich. Auch der Kinderarzt sollte bei allgemeiner Retardierung konsultiert werden. Die Therapie muß auf die abnormen psychischen Reaktionen und auf das krankmachende Milieu (häufig das Elternhaus) gerichtet sein. Ein Krankenhausaufenthalt ist oftmals nicht zu umgehen. Da Sprachübungen lediglich am Symptom angreifen und eine Protesthaltung oft nur verstärken, sind sie nur im Zusammenhang mit psychiatrischer bzw. psychotherapeutischer Behandlung sinnvoll.

Logophobie

Bei Hemmungen der mitteilenden Rede durch Erwartungsangst spricht man von Logophobie (Synonym: Sprechangst, Sprechscheu, Lampenfieber, Logopudie, Lalophobie). Der Unterschied zum Stottern besteht darin, daß bei einer Logophobie hörbare Entgleisungen während des Sprechens nicht auftreten. Die Patienten wenden ihre Aufmerksamkeit besorgt auf den Sprechvorgang und leiden unter der Störung, weil sie in der Furcht leben, während des Sprechens plötzlich zu versagen. Die Störung kann sehr unterschiedlich stark ausgeprägt sein und bietet in normaler leichter Form, etwa als Lampenfieber vor einem Vortrag, keinen behandlungsbedürftigen Befund. Wenn sich der Patient bei einer neurotischen Entwicklung (Phobie, Zwangsneurose) der Krankheit bewußt ist, sind psychotherapeutische Maßnahmen erforderlich. Die oft übergenaue, ängstliche Wesensart und eine meist auffällige vegetative Labilität müssen dabei ebenso beachtet werden wie die Belastungssituationen, die zu der Störung geführt haben. Stimm- und Sprechübungen sollten – falls überhaupt erforderlich – erst dann beginnen, wenn der Patient im Rahmen der Psychotherapie von seinem zwanghaften Affekt abgelenkt worden ist und zunehmend Situationen ausgesetzt werden kann, die besondere Anforderungen an seine sprecherische Leistungsfähigkeit stellen. Psychopharmaka greifen am Symptom an und sind nur als Adjuvans einsetzbar. Die Prognose ist vom Grad der Störung, von der Persönlichkeitsstruktur und von der Ausdauer therapeutischer Bemühungen abhängig.

Logasthenie

Bei dieser Störung handelt es sich um eine überwiegend konstitutionell bedingte Leistungseinschränkung der Sprache und des Sprechens (Synonym: neurasthenische Sprachstörung, psychasthenische Logopathie), die – bei familiärer Häufung – auch dem Formenkreis der familiären Sprachschwäche zuzuordnen ist. Die Abweichungen lautsprachlicher Funktionen sind nur als Teilerscheinung eines Krankheitsbildes aufzufassen, das sich auf der Grundlage einer schwachen psychophysischen Konstitution in einer allgemein herabgesetzten Belastungs- und Anpassungsfähigkeit manifestiert und vielfältige Symptome zeigt. Das Sprechen wirkt unkonzentriert, fahrig, ungeschickt, mitunter stammelnd oder stotternd und fällt durch Veränderungen der musischen Sprachelemente auf. Hypofunktionelle (phonasthenische) Stimmstörungen treten außerdem gelegentlich hervor. Störungen der Wortfindung und der grammatisch-syntaktischen Struktur sind auf mangelhaftes Assoziationsvermögen und rasche Ermüdung intellektueller Leistungen zurückzuführen. Vegetative Funktionsstörungen gehören zu dem rein funktionellen Beschwerdekomplex, der natürlich auch bei starker Erschöpfung eines sonst unauffälligen und gesunden Menschen auftreten kann. Organische Ursachen müssen durch gründliche neurologische Untersuchungen ausgeschlossen sein, bevor psychotherapeutische Maßnahmen, unterstützt durch allgemeinmedizinische und physiotherapeutische Behandlungen, eingeleitet werden. Sprachübungen erscheinen nur in enger Zusammenarbeit mit einem Psychotherapeuten sinnvoll. Die Prognose hängt davon ab, inwieweit die konstitutionellen Faktoren therapeutisch beeinflußbar sind und welche Anforderungen die Umwelt an den Patienten stellt.

Logorrhoe

Der gesteigerte Redefluß, die Logorrhoe, kann bei Krankheitsbildern unterschiedlicher Genese auftreten: bei rezeptiver Dysphasie (S. 264), diffuser Hirnatrophie (Morbus Alzheimer), Affektionen des Stirnhirns oder Schizophrenie. Aber auch im neurotischen Formenkreis findet man den auffällig gehobenen Rededrang, und zwar bei Hysterikern und bei lebhaften und überlebhaften Persönlichkeiten. Vor allem letztere fallen durch gesteigerte Motorik, geistige Beweglichkeit, rasches Assoziationsvermögen mit Neigung zu Ideenflucht und durch ständiges Redebedürfnis auf. Patienten mit ausgeprägter Logorrhoe sollte man einem

Neurologen und Psychiater bzw. klinischen Psychologen vorstellen.

Hysterische Sprachstörungen

Bei Hysterikern können Ausweichmanöver auch einmal zur Flucht in eine Sprachkrankheit führen, mit Symptomen von Aphasie, Dysarthrie oder Mutismus. Weitere Auffälligkeiten sind möglich: Grimassieren, hochgradig offenes Näseln, grotesk wälzende Bewegungen der Zunge, Verziehen der Lippen oder des ganzen Mundes, Kieferpressen, verwaschene Artikulation, Störungen der Sprechmelodie oder der Wortfindung (2). Alle Krankheitszeichen werden wirkungsvoll demonstriert und wechseln mitunter häufig.

Das hysterische Stottern unterscheidet sich vom nichthysterischen durch das plötzliche Auftreten nach heftigen Gemütsbewegungen, durch den Übergang aus Mutismus oder anderen psychogenen Stimmverlusten und durch die Besonderheit der Stottersymptome. Silben, Wörter oder Wortreihen werden auffallend gleichförmig, langsam und überlegt wiederholt. Ätiologisch wirkt sich einerseits die Persönlichkeitsstruktur aus, andererseits die Umweltbelastung, z. B. durch schreckhafte Ereignisse mit lebensbedrohlichem Charakter. In Kriegszeiten sind gehäuft hysterische Ausweichreaktionen beschrieben worden. Neurologisch-psychiatrische und psychologische Untersuchungen sowie psychotherapeutische Maßnahmen erweisen sich als notwendig. Stimm- und Sprechübungen greifen am Symptom an und sollten sofortige Symptomfreiheit bewirken. Sie sind nur dann zu empfehlen, wenn zugleich eine kausale Therapie beginnt.

Dysphrasien

Als Dysphrasien werden Störungen des Redeausdrucks bei psychotischen Krankheiten bezeichnet. Die Redestörung bei Schizophrenen nennt man *Schizophrasie*, die vollständige Verweigerung aller Lautäußerungen des Sprechens (z. B. autistische Stummheit) wird Aphrasie genannt. So wie es keine klare Abgrenzung zwischen dysarthrischen und dysphasischen Störungen geben kann, lassen sich auch typische Dysphrasien nicht sicher isolieren.

Für phoniatrische Belange interessieren weniger die Systematik der Psychosen und die dabei auftretenden Sprachstörungen, sondern eher sprachliche Auffälligkeiten als Frühsymptom, die zur Konsultation eines Psychiaters anregen sollten.

Alle Verschrobenheiten und Manierismen der Sprache erwecken den Verdacht auf eine psychotische Störung. Die Sprechstimmlage kann abnorm erhöht sein: Männer gebrauchen mitunter eine monotonstarre Fistelstimme, Frauen sprechen kindisch-piepsend. Die Klanggestalt der Sprache zeigt ungewöhnliche und vielfältige Verwandlungen (dysprosodische Sprechmelodie), sie steht in mehr oder weniger auffallendem Mißverständnis zu der inhaltlichen Aussage des Gesprochenen. Artikulationsstörungen sind meist nicht typisch, allerdings werden interdentales Lispeln oder andere Äußerungen von Kindersprache als Ausdruck des Infantilen beschrieben. Stärkere sprachliche Auffälligkeiten beobachtet wegen gleichzeitig vorhandener Verhaltensstörungen und anderer psychotischer Krankheitszeichen meist zuerst der Psychiater, z. B. Störungen der syntaktisch-grammatischen Struktur (Dysgrammatismus) oder Reden ohne Sinn (Paralogie). Gedanken verlieren ihre logische Führung, sinnlose Wortgruppen werden ideenflüchtig assoziiert (Wortsalat), es kommt zu stärkeren Verschrobenheiten und zu Wortneubildungen (Neologismen). An das Vorkommen kindlicher endogener Psychosen und die dabei auftretenden Sprachstörungen sei nachdrücklich erinnert. Autistische Kinder sind häufig stumm. Da die psychiatrische Behandlung im Vordergrund steht und sprachliche Übungen allein als zwecklos anzusehen sind, ist die frühzeitige Abgrenzung einer psychotischen Sprachstörung von anderen Sprachleiden schon im Kindesalter erforderlich. Psychotische Kinder zeigen in verbalen Tests bessere Leistungen als in nonverbalen, bei Kindern vom Sprachschwächetyp ist es umgekehrt. Fehlende Reaktionen auf akustische Reize sind bei autistisch-schizophrenen Kindern Ausdruck der Kontaktlosigkeit zur Umwelt. Da sich die Beziehungslosigkeit im Gesamtverhalten ausprägt, ist eine Abgrenzung gegenüber organisch bedingter Hörminderung möglich. Schizophrene Kinder, die während der audiometrischen Untersuchung aufmerksam mitarbeiten, zeigen normale Reiztonschwellen, weisen aber erhöhte Schwellen im Sprachaudiogramm auf. Da im Verlaufe der Sprachentwicklung dysphrasische Elemente von der unfertigen Kindersprache oft nur schwer zu trennen sind, haben Auffälligkeiten im Kontakt zur Umwelt, im Spielverhalten und in der Motorik sowie das Beobachten von Halluzinationen diagnostischen Wert.

Zusammenfassung

Patienten, die unter neurotischen Sprachstörungen (Logoneurosen) leiden, beanspruchen fast nie eine Behandlung, da sie eigene Verhaltensstrategien entwickeln und den Problemsituationen ausweichen, in denen die Störung auftritt. Das betrifft vor allem Redehemmungen durch Erwartungsangst (Logophobie) sowie die überwiegend konstitutionell bedingten Leistungsschwächen der Sprache und des Sprechens (Logasthenie). Bei hysterischen Sprachstörungen und Logorrhoe, die auch durch neurologische Erkrankungen verursacht sein können, sollten gründliche neurologisch-psychiatrische bzw. psychologische Untersuchungen durchgeführt werden. Diese Untersuchungen sind unerläßlich bei der psychisch bedingten Stimm- und Sprachlosigkeit (Mutismus). Sprachübungen haben symptomatischen Charakter und können allenfalls einem kausalen Therapieversuch nachfolgen oder ihn begleiten.
Die Störungen des Redeausdrucks bei psychotischen Erkrankungen (Dysphrasien) treten äußerst vielfältig in Erscheinung, überwiegend als Verschrobenheiten und Manierismen. Sie sind in der Phoniatrie nur insofern bedeutungsvoll, als sie zu einer möglichst frühzeitigen psychiatrischen Diagnostik anregen sollten, auch schon im Kindesalter.

Literatur

1. v. Arentsschild, O., A. Koch: Sprach- und Sprechstörungen. In Biesalski, P., F. Frank: Phoniatrie, – Pädaudiologie, 2. Aufl. Thieme, Stuttgart 1994
2. Arnold, G.E.: Psychoneurotische Störungen der Rede: Logoneurosen. Psychotische Störungen der Sprache: Dysphrasie. In Luchsinger, R., G.E. Arnold: Handbuch der Stimm- und Sprachheilkunde, Bd. 2, 3. Aufl. Springer, Wien 1970
3. Böhme, G.: Klinik der Sprach-, Sprech- und Stimmstörungen. Fischer, Stuttgart 1983
4. Brumetz,H.: Das Problem des Mutismus in älterer und neuerer Literatur. Sprachheilpädagogik 11 (1979) 1
5. Eysenck, H.J., S. Rachmann: Neurosen – Ursachen und Heilmethoden. Einführung in die moderne Verhaltenstherapie. Deutscher Verlag der Wissenschaften, Berlin 1967
6. Hartmann, B.: Mutismus. Zur Theorie und Kasuistik des totalen und elektiven Mutismus. Spiess, Berlin 1991
7. Kehrer, H.: Autismus – diagnostische, therapeutische und soziale Aspekte. Asanger, Heidelberg 1989
8. Klein, M.: Untersuchungen zum autistischen Syndrom im Kindesalter. In Eichhorn, J., R. Goetze, M. Klein: Zu Problemen der Diagnostik, Erziehung und Bildung bei Kindern mit autistischem Syndrom. Volk und Gesundheit, Berlin 1982
9. Lempp, R.: Frühkindliche Hirnschädigung und Neurose. Huber, Bern 1978
10. Nation, J.E., D.M. Aram: Diagnostik von Sprach- und Sprachstörungen. Fischer, Stuttgart 1989
11. Pascher, W., H. Bauer: Differentialdiagnose von Sprach-, Stimm- und Hörstörungen. Thieme, Stuttgart 1984
12. Poeck, K.: Sprech- und Sprachstörungen bei neurologischen und psychiatrischen Krankheiten. In Biesalski, P., F. Frank: Phoniatrie-Pädaudiologie. 2. Aufl. Thieme, Stuttgart 1994
13. Wendlandt, W.: Sprachstörungen im Kindesalter. Materialien zur Früherkennung und Beratung. Thieme, Stuttgart 1992
14. Wirth, G.: Sprachstörungen, Sprechstörungen, kindliche Hörstörungen, 3. Aufl. Deutscher Ärzte-Verlag, Köln 1990
15. Wischner, G.J.: Behavior theory, behavior therapy and speech deviations. Folia phoniat. 24 (1972) 105
16. Wyatt, G.L.: Entwicklungsstörungen der Sprachbildung und ihre Behandlung. Hippokrates, Stuttgart 1973

Phoniatrische Aspekte bei neurologischen Erkrankungen

Neben den bereits erörterten Dysarthrien (S. 250) und Dysphasien (S. 258) sollen noch einige phoniatrisch bedeutsame neurologische Erkrankungen Erwähnung finden. Sofern Frühsymptome zuerst zur Phoniatrie führen, ist alsbald die Diagnose auch neurologisch zu sichern.

Frühkindliche Hirnschädigungen

Pyramidale, extrapyramidale, bulbäre und zerebelläre Bewegungsstörungen und Dysarthrien lassen sich kaum trennen, wenn einzelne Muskelgruppen spastische, andere athetotische oder ataktische Symptome aufweisen. Stimmstörungen treten meist zusammen mit Dysarthrie als *Dysarthrophonien* auf. Die Symptomatik kann Leit- oder Brückensymptom sein (3). Stets sind zunächst Larynxdysplasien und Stimmlippenparesen auszuschließen.

Infantile Suprabulbärparalyse läßt sich an Tief- oder Flachatmungen, verlängerten Inspirationen, Plateaubildungen, paradoxen thorakalen und abdominellen Atemkurven mit tremorähnlichen Bewegungen erkennen. Die tiefen Stimmfrequenzen (Dämpfungstyp bei Mikrophonie) oder alle Frequenzen (Resonanztyp bei Makrophonie) sind verstärkt. Die makrophone, laute und schrille Stimme läßt extrapyramidale Läsionen annehmen.

Suprabulbärparalyse ist keine nosologische Einheit, sondern ein früher als Pseudobulbärparalyse bezeichnetes Syndrom. Schädigungen besonders des Tractus corticonuclearis der Pyramidenbahn können bei Lähmung des M. orbicularis oris, der Zunge und des Velums zu verwaschener Sprache und Rhinophonia aperta bis zur Anarthrie führen. Je näher die Schädigung dem Parietalhirn liegt, desto gestörter ist bei erhaltener Willkürmotilität der Sprechmuskulatur die Artikulation (Sprechapraxie). Im Gegensatz zu Bulbärparalyse kommt es nicht zu Atrophien der Lippen-, Gaumen-, Zungen- und Gesichtsmuskulatur. Die Stimme wird monoton. Vorwiegend betroffen sind die musischen Sprachelemente und die Konsonantenartikulation (Bradyarthrie). Der Mund ist geöffnet und die Salivation verstärkt. Häufig bestehen Zwangslachen und -weinen.

Bulbärparalyse

Sie ist ein Sammelbegriff für Degenerationssyndrome motorischer Kerne des N. hypoglossus, des N. glossopharyngeus und N. vagus mit absteigenden Schädigungen des N. recurrens und N. laryngeus superior. Schon bevor Kehlkopflähmungen auftreten, bestehen Schluckstörungen bei aufgehobenem Würgreflex und atrophische Lähmungen der Lippen-, Zungen-, Kau- und Schlundmuskulatur (8) mit fibrillären Zungenzuckungen, kraftlos-monoton-verwaschenes Sprechen, Lautbildungsstörungen und Rhinophonia aperta. Beim Vollbild ist die Stimme leise, unrein bis aphonisch. Laryngeale Störungen sind wesentlich häufiger als beim Suprabulbärsyndrom (4). Bulbäre Läsionen mit Schädigungen des Nucleus ambiguus können zu Ab- und Adduktionsunfähigkeit der Stimmlippen führen.

Bei *bulbärer Poliomyelitis* und beim *dorsolateralen Medulla-oblongata-Syndrom* (Wallenberg-Syndrom), auch mit Paresen, liegen die Ursachen in Blutungs- und Erweichungsherden der Medulla, in Infektionen sowie Intoxikationen.

Das *Fazio-Londe-Syndrom*, Ausdruck kindlicher Bulbärparalyse mit *paradoxen Stimmlippenbewegungen und mit Zeichen auch der amyotrophen Lateralsklerose, später meist auch der Pyramidenbahn, geht mit Dysarthrie, Paresen der Kehlkopf- sowie Extremitätenmuskulatur und vorwiegend spastischen Stimmstörungen einher.*

Amyotrophe Lateralsklerose (ALS)

Fortschreitende Degeneration motorischer kaudaler Hirnnervenkerne führt bei bis zu 30% der Erkrankten ebenfalls zu bulbären Syndromen (2; S. 253), wobei die des Kehlkopfes mit Stimmstörungen seltener sind. Die Artikulation ist verwaschen und besonders zu Sprechbeginn erschwert. Meist bleibt der Mund offen. Bei Schluckstörungen mit Schleimstau im Sinus piriformis besteht Aspirationsgefahr! Stimmtherapie ist bei oft foudroyantem Verlauf meist schon nicht mehr relevant.

Syringomyelie mit Höhlenbildung in der Medulla oblongata, Ausfällen des N. hypoglossus, glossopharyngeus, trigeminus und accessorius sowie sensiblen und motorischen Störungen von Zunge, Gaumen, Rachen und Kehlkopf zeigt insbesondere bei Syringobulbie schon im Frühstadium ein- oder beidseitige straffe, auch mit Atemnot einhergehende Stimmlippenparesen. Bei Zungen- und Gaumensegellähmungen fällt verlangsamtes, schwerfälliges verwaschenes Sprechen und Rhinophonia aperta auf. Perioden des Stillstandes, auch spontane Besserungen dysphonischer Störungen, sollten nicht über die Progredienz hinwegtäuschen.

Multiple Sklerose

Spastische Stimmstörungen können gelegentlich Frühsymptom sein. Bei Einatmung erfolgen krampfartige Muskelkontraktionen mit angenäherten Stimmlippen, die aber auch paretisch sein können. Meist werden sie aber nur ruckartig kurz abduziert, bis sie nach Überwindung des Tremors geradezu aufeinander zustürzen und dann fest schließen. Stimmlippentremor besteht nur bei Phonation. Die Stimme ist schwach, unrein, monoton, manchmal sakkadierend und gelegentlich zur Fistelstimme tendierend.

Morbus Parkinson

Diese häufigste extrapyramidale Erkrankung (S. 252), auf Atrophie der Ganglienzellen beruhend und mit Zunahme der Neuroglia besonders in der Substantia nigra, im Pallidum und Striatum sowie mit verminderter Dopaminproduktion einhergehend, führt zu hyperton-hypokinetischen Bewegungen der gesamten Skelett-, Artikulations- und Phonationsmuskulatur. Neben Tremor kommt es zu typischer Dysarthrie mit reaktiv hypokinetischer Bewegungsarmut, gleichmäßiger Steifheit und Maskengesicht. Vor dem Sprechen entsteht eine Zwangspause, bis ein ungebremster Redefluß eine Propulsion bewirkt, gefolgt von schneller Minderung der Stimm- und Sprechleistung, die bei mangelnder Koordination mit der Atmung infolge Akinese und Rigidität monoton und verwaschen wird. Weiter bestehen: Bradylalie, Palilalie, Echolalie, Logoklonie, Bradyarthrie und Makrographie, die langsam in zittrige Mikrographie übergeht. Die Stimme wird schließlich auch in Ruhe zittrig und intensitätsarm (Mikrophonie). Der Tremor zeigt sich ebenfalls an Velum, Zunge und Epiglottis. Laryngospasmus, Taschenfaltenstimme und Stridor kommen vor. Die Phonation verkürzt sich auf wenige Sekunden (Symptom des erlöschenden Phonationsantriebs). Nach stereotaktischen Operationen entwickeln sich nicht selten Paraphrasien, Sprechhemmungen oder -beschleunigungen und Wernicke-Aphasien. Ähnlich ist die Symptomatik auch beim *Shy-Drager-Syndrom*.

Morbus Alzheimer

Die hochgradige, präsenile, kausal noch ungeklärte Involution des Gehirns mit Störungen der Merkfähigkeit bis zu völliger Verblödung kann mit Logoklonien sowie späteren Aphasien wie auch dysphonischen Störungen einhergehen.

Chorea (Veitstanz)

Störungen im Striatum mit Wegfall der Bremswirkung auf das Pallidum verursachen über das Pyramidalsystem auch an der Kehlkopfmuskulatur Dystonien und Hyperkinesen. Bei *Chorea minor (Sydenham)* ist die Dysarthrie meist geringer als bei der *Erbchorea (Huntington)* (S. 252) der Erwachsenen. Zungenchorea ist von Zungenathetose abzugrenzen. Unkoordinierte Bewegungen im Lippen-, Zungen-, Velum- und Larynxbereich führen zu Grimassieren und stakkatoähnlicher Artikulation bei unwillkürlichen Aktionen der Stimmlippen. Die rasch ermüdende Stimme wird bei wechselnd starken Hyperkinesen und unwillkürlichen Aktionen mit Überwiegen der Stimmlippenadduktoren unrein und tiefer.

Traumatisches Mittelhirnsyndrom

Bei schweren Schädelhirntraumen mit Verletzungen oberhalb der Kerne gelegener kortikonukleärer und extrapyramidaler Neurone sind öfters Willkürbewegungen der in Lateralstellung verharrenden Stimmlippen nicht mehr möglich. Reflektorische Motilität beim Husten und Würgen ist aber im Gegensatz zu peripheren Nervenläsionen vorhanden.

Im mutistischen Stadium ist Phonation unmöglich. Später kommt es unter leichter Arydrehung nach medial zu spontanen, affektiven Lautäußerungen beim Lachen und Weinen, bis sich die Stimmlippen so weit nähern, daß Flüsterlautproduktion (Flüsterstadium) und kurze stimmhafte Plosivlaute möglich werden. Hernach treten stimmhafte, aber verhauchte, rauhe und gepreßte Lautäußerungen auf (Stadium der pharyngolaryngealen Spastik). Häufig bleiben Diplophonie, zittrige Phonation, Einschränkungen des Tonhöhenumfangs und der Stimmdynamik sowie Erhöhung der mittleren Sprechstimmlage bestehen. Bei respiratorisch noch enger Glottis erscheinen die Stimmlippen verkürzt und verdickt. Wegen eingeschränkter Stimmlippenabduktion kommt es zu phonatorischen Taschenfalteneinsätzen und dorsal tendierender Epiglottis. Trotz spastischer Hyperadduktion der Stimmlippen schließt der hintere Glottisbereich nicht. Manchmal bestehen rhythmische, laryngeale Myoklonien. Im spastischen Stadium erfolgt die Untersuchung bei allgemeiner Entspannung, um die Spastik nicht anspringen oder eine Rekurrensparese vortäuschen zu lassen. Differentialdiagnostisch wichtig ist der erhaltene Würgreflex. Nicht selten sind Mittelhirnsyndrome mit aphasischen Störungen vergesellschaftet.

Spasmodische Dysphonie

Dieses früher als *spastische Dysphonie* bezeichnete Krankheitsbild nimmt trotz relativer Seltenheit aufgrund seiner Eigenarten einen breiten Raum in der Literatur ein. Während lange eine rein funktionelle bzw. psychogene Stimmstörung angenommen wurde, besteht heute an der organischen Genese kaum noch ein Zweifel, auch wenn Einzelheiten der Pathogenese nach wie vor unbekannt sind (S. 252). Psychische Faktoren werden allenfalls noch als Auslöser oder untersützende Begleiterscheinungen dieser wahrscheinlich extrapyramidalmotorischen Systemerkrankung angesehen. Die spasmodische oder laryngeale Dystonie gehört zu den sog. fokalen Muskeldystonien wie Blepharospasmus, oromandibuläre Dystonie, Schreibkrampf oder Torticollis spasmodicus. Alle diese Krankheitsbilder sind gekennzeichnet durch krampfartige muskuläre Überaktivitäten, die sich vom Willen nicht beeinflussen lassen. Im Larynx unterscheidet man einen Adduktortyp (häufiger) und einen Abduktortyp (selten). Die *Symptomatik* ist bei typischer Ausprägung so charakteristisch, daß selbst gegenüber anderen laryngeal-spastischen Stimmstörungen keine Abgrenzungsschwierigkeiten bestehen, sofern man das Krankheitsbild auch nur einmal bewußt auditiv erfaßt hat. Beim häufigeren Adduktortyp klingt die Stimme infolge von Spasmen der Stimmmuskulatur stark gepreßt, scheppernd, sakkadierend und knarrend. Sie wird wechselweise lauter und leiser. Die häufigen Unterbrechungen erinnern an eine Stimme aus dem Lautsprecher, der einen Wackelkontakt hat (*Wackelkontaktphänomen*). Als Ursache für die ständigen Stimmunterbrechungen, den Stimmtremor, lassen sich lupenlaryngoskopisch und stroboskopisch irreguläre, unter Stimm-Sprech-Belastung zunehmende Zitterbewegungen der Stimmlippen und supraglottischen Strukturen erkennen; die Schwingungsamplituden sind extrem gering. Häufig werden die Pausen zwischen den hervorgequetschten Lauten immer länger bis zu gelegentlichem Verstummen (*intermittierendes Stimmversagen, laryngeales Stottern*).

Glottische Bewegungsstörungen

Paradoxe Stimmlippenbewegungen. Sie kommen bei der bulbären Poliomyelitisform wie bei Enzephalitis vor und werden auch nach Stimmlippenparesen mit pathologischer Fasereinsprossung und sich zurückbildenden partiellen Lähmungen beobachtet. Manchmal sind sie auch rein psychogen, besonders bei Konversionsneurosen. Für Psychogenie spricht Wechselhaftigkeit mit einzelnen vollen Abduktionen bei längerer und wiederholter Spiegeluntersuchung, freier Atmung im Schlaf und in Narkose. Dann besteht trotz erheblicher subjektiver Beschwerden keine Indikation zur Tracheotomie, und operative Kehlkopferweiterungen kommen natürlich nicht in Betracht. Die genannten Symptome können aber auch Ausdruck einer spasmodischen Dysphonie sein, und Botulinumtoxininjektionen bringen dann wesentliche Erleichterung (S. 170; 3).

Ictus laryngis. Dieses kausal ungeklärte, anfalls- und laryngospasmusartige Störungsbild beginnt meist mit laryngealen

Sensibilitätsstörungen und geht nach einem Hustenanfall in einen Glottiskrampf über. Meist dauert er nur wenige Sekunden, um sich dann spontan zu lösen. Trotzdem geraten die betroffenen Patienten bei diesen Erstickungszuständen verständlicherweise schnell in Panik. Als therapeutischer Rat hat sich die Empfehlung bewährt, im Anfall den Atem kurze Zeit anzuhalten und nicht forciert einzuatmen.

Zusammenfassung

Bei zahlreichen neurologischen Erkrankungen finden sich im zentralen Nervensystem typische Veränderungen, die ihrerseits zu weitgehend charakteristischen stimmlichen und artikulatorischen Befunden führen. Da sich dabei im Kehlkopf und an den Artikulationsorganen keine organischen Primärveränderungen zeigen, handelt es sich definitionsgemäß zwar um funktionelle Störungen, die jedoch auf sicheren zentralen Organschäden beruhen. Die phoniatrische Abklärung ihrer peripheren Auswirkungen kann wesentlich zur differenzierten Beurteilung der dargelegten Krankheitsbilder beitragen. Deshalb sollten bei allen neurologischen Veränderungen, die sich im phoniatrischen Bereich zu erkennen geben können, schon bei Verdacht nervenfachärztliche Untersuchungen erfolgen. Obgleich medikamentöse Therapie nur sehr beschränkt möglich und Progredienz meist nicht zu verhindern oder gar Heilung zu erreichen ist, sollten entsprechende Überweisungen hinsichtlich zeitiger adäquater psychologischer Führung und logopädischer Betreuung möglichst bald erfolgen.

Literatur

1. Arnold, G.E.: Störungen der Sprache bei Hirnkrankheiten. In Luchsinger R., G.E. Arnold. Handbuch der Stimm- und Sprachheilkunde, Bd. 2, 3. Aufl. Springer, Wien 1970
2. Bodechtel, G.: Die amyotrophe Lateralsklerose. In Handbuch der inneren Medizin, 4. Aufl., Bd. V/2. Springer, Verlag, Berlin 1953
3. Brin, M.F.: Interventional neurology: treatment of neurological conditions with local injection of botulinum toxin. Arch. Neurobiol. 54, Suppl. 3 (1991) 7
4. Chevri-Muller, D.: Etude de la voix et de la parole au cours de syndromes bulbaires et pseudo-bulbaires. J. franc. Oto-rhino-laryngol. 17 (1968) 225
5. Jörg, J., H.H. Wilhelm: Praxis neurologischer Sprach- und Sprechstörungen. Tonkassette und Textbuch. Fischer, Stuttgart 1985
6. Luchsinger, R.: Zentral-organische Stimmstörungen. In Luchsinger, R., G.E. Arnold. Handbuch der Stimm- und Sprachheilkunde, Bd. 1, 3. Aufl. Springer, Wien 1970
7. Mumenthaler, M., F. Vassella: Bulbärparalyse und Pseudobulbärparalyse im Kindesalter. Helv. paediat. Acta 25 (1970) 496
8. Perelló, J.: Dysarthria resulting from amyotrophic myotonia. Folia phoniat. 10 (1958) 239
9. Petersen, U., C. Kopf-Mehnert: Familiäre zerebellare Dysarthrie und verzögerte Sprachentwicklung. Folia phoniat. 26 (1974) 127

Nonverbale Kommunikation

Voraussetzungen

Silverman (2) veranschaulichte die Voraussetzungen und die Notwendigkeit für nonverbale Kommunikation an einem drastischen Beispiel.

Stellen Sie sich vor, Sie wachen eines Morgens auf und sind völlig unfähig zu sprechen. Dabei können Sie alles, was in ihrer Umgebung geredet wird, wie immer verstehen, Ihre Fähigkeit zu denken und zu argumentieren ist in keiner Weise eingeschränkt. Aber wenn Sie versuchen zu sprechen, bewegt sich Ihre Zunge nicht. Sie ist durch eine doppelseitige Läsion der Nn. hypoglossi vollständig gelähmt, und es gibt keine Aussicht auf Besserung. Was würde das für Ihr Leben bedeuten? Wären Sie z. B. in der Lage, Ihren Beruf weiter auszuüben? Wenn nicht, wie würden Sie für sich selbst und ihre Familie sorgen? Würde sich das Verhältnis zu den Mitgliedern ihre Familie ändern? Würden ihre Kinder Sie noch als eine Autoritätsperson ansehen? Würden Sie für Ihren Lebenspartner noch begehrenswert sein? Was würde aus dem Verhältnis zu Ihren Freunden? Würden sie weniger Zeit mit Ihnen verbringen, weil es ihnen unangenehm ist, mit jemandem zusammen zu sein, der nicht sprechen kann? Wären Sie depressiv oder möglicherweise sogar suizidgefährdet?

Das Beispiel beschreibt eine außerordentlich belastende Isolationssituation. Die Unfähigkeit zu kommunizieren wird als eine existentielle Blockierung empfunden. Dies gilt auch für den Verlust der Sprechfähigkeit, wenn Kommunikation auf anderem Wege, wie

z. B. durch Schreiben, noch möglich ist, denn Sprechen ist für den Menschen die unmittelbarste Weise, seine Gedanken und Gefühle zu äußern. Dabei geht es nicht nur um die Mitteilung von Bedürfnissen und Meinungen, sondern auch um den Ausdruck von seelischen Zuständen als Notwendikeit für geistige Gesundheit. Ein Mensch muß in der Lage sein, andere wissen zu lassen, was er fühlt, wenn sie so oder so mit ihm umgehen, und z. B. auch seinen Ärger ausdrücken können. Wenn er das alles nicht mehr kann, dann kommt dies fast einer lebenslänglichen Einzelhaft gleich oder zumindest einem Zustand, der dem Eingesperrtsein enstpricht und als Locked-in-Syndrom beschrieben wird.

Prinzipien

Die Grundlagen des nonverbalen Kommunikationstrainings lassen sich mit dem Hörtraining bei hochgradig Schwerhörigen vergleichen. Es kommt darauf an, alle physiologischen Restfunktionen zu nutzen und Hilfsmittel einzusetzen, die diese Funktionen optimal verstärken (Augmentation, augmentative Kommunikation). Die Gebärdensprache und die lautsprachbegleitende Gebärde der Gehörlosen werden hier aber nicht erörtert (S. 394). Es geht um Kommunikationsstörungen bei schweren Dysarthrien, verbalen Apraxien, (überwiegend expressiven) Aphasien, peripheren Organdefekten nach Operationen (z. B. Glossektomie), schweren geistigen Entwicklungsstörungen oder kindlichem Autismus. In realistischer Einschätzung der gegebenen Bedingungen orientiert sich die Zielstellung der Interventionen an einer Besserung der Kommunikationsfähigkeit und nicht primär an einer Wiederherstellung des Sprechvermögens (Tab. 6.10). Diese Berachtungsweise hat eine Reihe von praktischen Konsequenzen. Patienten, deren Sprechunvermögen in absehbarer Zeit offensichtlich nicht beeinflußbar ist, werden trotzdem in eine Behandlung einbezogen. Während eine sprechorientierte Therapie bei einer seit zwei Jahren bestehenden Aphasie z. B. kaum noch Besserung erwarten läßt und deshalb zu beenden wäre, können in bezug auf Kommunikationsfähigkeit durchaus noch weitere Verbesserungen erreicht werden, und eine Fortführung der Therapie ist deshalb sinnvoll und gerechtfertigt. Ein unbefriedigendes Ergebnis im Sinne der Wiedererlangung des Sprechververmögens kann aus kommunikativer Sicht einen bemerkenswerten Erfolg und für den Patienten eine erhebliche Erleichterung seiner Lebenssituation bedeuten. Das heißt aber auch, daß der Einsatz nonverbaler Kommunikationshilfen nicht als letzter Versuch angesehen werden darf, der nur in Betracht kommt, wenn alle Bemühungen um eine Anbildung bzw. Wiederanbildung der Sprechfunktion gescheitert sind, sondern als eine wertvolle Strategie mit spezifischer eigener Zielstellung, nämlich der Verbesserung der Kommunikationsfähigkeit. Die Sorge, daß bei diesem Vorgehen der Sprecherwerb oder -wiedererwerb nicht genügend gefördert bzw. sogar eher behindert würde, weil es an Sprechübungen fehlt, ist unbegründet. Umfangreiche Studien haben belegt, daß 30–40% der betroffenen Patienten bei kommunikationsorienter Behandlung auch eine Erleichterung und Zunahme ihrer Sprechleistungen aufweisen (3).

Das übergeordnete Gesamtziel bei der Habilitation und Rehabilitation schwer kommunikationsgestörter Patienten ist, die noch zur Verfügung stehenden sprecherischen und gestischen Kommunikationsmöglichkeiten zu stärken und zu nutzen, damit die kommunikativen Bedürfnisse dieser Patienten so weitgehend wie möglich erfüllt werden können. Dafür ergeben sich verschiedene Ansätze. So läßt sich die Sprechverständlichkeit in manchen Fällen deutlich verbessern, wenn es gelingt, einen Patienten zu langsamerem Sprechen zu bringen, sich in kurzen Äußerungen mitzuteilen und diese mehrfach zu wiederholen. Andere Patienten haben vielleicht nur die Möglichkeit, ihre Stimme laut ertönen zu lassen, um Aufmerksamkeit zu erwecken. Selbst solche unartikulierte stimmliche Äußerungen (Vokalisationen) können durch Bildung einfacher Muster (z. B. einmal oder zweimal phonieren) dazu genutzt werden, ja und nein zu signalisieren. Schon diese Fähigkeit kann für einen Betroffenen einen großen Gewinn bedeuten. Möglicherweise ist sie der erste Schritt zum Umgang mit einer Kommunikationstafel (communication board), die, geordnet nach Reihen und Spalten, wichtige Symbole oder Wörter wiedergibt, auf die der Patient zeigt.

Methoden

Es gibt drei Haupttypen der augmentativen Kommunikations-Strategien: gestisch, gestisch gesteuert (gestural- assisted), nerval gesteuert (neuro-assisted).

Gestische Kommunikation. Die auch im Alltagsleben Gesunder häufig angewandten Gesten werden als systematische Bewegungsmuster zum Ausdruck und zur visuellen Übermittlung bestimmter Äußerungen geübt. Diese Methode hat den Vorteil, daß sie ohne alle technische Hilfsmittel auskommt. Von einfachen Gesten für ja und nein reichen sie über das Zeigen auf Gegenstände oder Personen bis hin zu gestischen Morsekodes und komplexen pantomimischen Mitteilungen und Ausdrücken.

Gestisch gesteuerte Kommunikation. Durch den Einsatz von Hilfsmitteln lassen sich die Äußerungsmöglichkeiten wesentlich erweitern. Die Patienten nutzen Körperbewegungen (z. B. Zeigen mit dem Finger, Drücken von Tasten, Betätigung von Schaltern), um auf einem Display aus verschiedenen Komponenten diejenige Botschaft zusammenzusetzen, die sie übermitteln möchten. Als Hilfsmittel dienen die bereits erwähnten Kommunikationstafeln mit wichtigen Personen oder Gegenständen als Bilder oder in geschriebenen Wörtern, Zahlen, Fragen, Aufforderungen usw. in schriftlicher Form, übersichtlich geordnet nach waagerechten Reihen und senkrechten Spalten. Die Anzahl der zusammengestellten Symbole sollte bei schweren Störungen möglichst gering und der Inhalt konkret sein. Mit fortschreitender Besserung läßt sich das Inventar entsprechend erweitern. Je nach vorhandenen Fähigkeiten und Möglichkeiten kommen auch einfache, mechanisch zweckmäßig angepaßte Schreibmaschinen oder mehr oder weniger leistungsfähige Mikrocomputer zum Einsatz.

Nerval gesteuerte Kommunikation. Im Unterschied zur gestisch gesteuerten Kommunikation wird das der Verständigung dienende Display hierbei nicht durch mechanische Bewegungen aktiviert, sondern durch bioelektrische Signale wie Muskelaktionspotentiale. Dies kann von Vorteil sein, wenn die erforderlichen Bewegungsvorgänge sich nicht mehr realisieren lassen, die nervalen Impulse dafür als Ausdruck von Willensabsichten aber auslösbar sind.

Strategiewahl. Die Auswahl nonverbaler Kommunikationsstrategien richtet sich nach den individuellen Gegebenheiten. Gestische und gestisch gesteuerte Ansätze, auch in Kombinationen, dürften dabei heute noch im Vordergrund stehen. Dies kann sich aber mit der rasch voranschreitenden technischen Entwicklung schnell ändern. Als beste Voraussetzung für die erfolgreiche Anwendung nonverbaler Kommunikation ist ein intaktes Sprachverständnis anzusehen. Wie die Erfahrung zeigt, ermöglicht der systematische Umgang mit expressiven Hilfsmitteln aber auch eine günstige Beeinflussung der rezeptiven Fähigkeiten. Auch wenn sichere Voraussagen über die Ergebnisse eines nonverbalen Kommunikationstrainings kaum zu erwarten sind, so lohnt sich doch der Einsatz in jedem Falle, denn selbst geringste Fortschritte in dem Bemühen sich mitzuteilen können den Betroffenen die Ermutigung und Kraft geben, die sie brauchen, um gegen ihre schweren Frustrationen und Depressionen zu bestehen. Der Therapeut als verständnisvoller und kompetenter Helfer des Kranken wird so zum Begleiter auf einem Weg aus vernichtender Isolation.

Literatur

1. Silverman, F.H.: Communication for the Speechless, 2nd ed. Prentice Hall, Englewood Cliffs, N.J. 1989
2. Silverman, F.H.: Augmenting the residual communication skills of severely communicatively impaired persons, particularly those who are aphasic. Reports XVIth UEP Congr., Salsomaggiore (Italy) 1990 (p. 19)
3. Skelly, M., L. Schinsky, R.W. Smith, R.S. Fust: American Indian Sign (AMERIND) as a facilitator of verbalization for the oral verbal apraxic. J. Speech Disord. 39 (1974) 445

Zusammenfassung

Nonverbale Kommunikation ist ein Hilfsmittel zur Verständigung für alle Patienten, die aus unterschiedlichen Gründen vor allem in ihrem Sprechvermögen hochgradig behindert sind und durch diese Isolierung (Locked-in-Syndrom) die selbstbestimmende Kontrolle über ihr Leben weitgehend verloren haben. Gezielter Einsatz von Gesten, verbunden mit mechanischen oder elektronischen Hilfen, kann die Betroffenen dazu befähigen, ihre elementaren kommunikativen Befürfnisse zu erfüllen und ein Minimum an sozialen Beziehungen zu gewinnen oder wiederzugewinnen. Hauptaufgabe dieser Therapie ist es, die existentielle Isolierung der äußerungsunfähigen Patienten zu überwinden und die tiefen Frustrationen und Depressionen zu mindern, die sie beherrschen. Das Prinzip der Behandlung besteht aus einer Kombination von konsequenter Nutzung verbliebener Restfunktionen mit Erwerb von Ersatzstrategien zur Verstärkung (Augmentation) des persönlichen Ausdrucks- und Mitteilungsvermögens ohne das primäre Ziel einer Wiederherstellung der Sprechfunktion. Der Spracherwerb bzw. die Wiedergewinnung der Lautsprache wird durch die Nutzung nonverbaler Kommunikationshilfen nicht beeinträchtigt, sondern vielmehr gefördert.

7 Schlucken

Der Schluckvorgang umfaßt die Aufnahme von Flüssigkeiten und fester Nahrung, deren Zerkleinerung und Durchmischung mit Speichel sowie den Transport des Bolus von der Mundhöhle bis in den Magen unter gleichzeitigem Schutz der tiefen Atemwege. Während des Schluckens erfolgt die Aufnahme sensibler und sensorischer Reize (Fühlen, Schmecken, Riechen). Zusätzlich dient der Schluckvorgang der Sammlung und dem Abtransport von Speichel und Nasensekret. Im *oberen Anteil* besteht das Schlucksystem aus Mundhöhle (stomatognates System), Rachen und Kehlkopf. Diese Strukturen haben drei Funktionen:

- die Sicherstellung der Atmung – obere Luftwege,
- die Nahrungsaufnahme – oberer Verdauungstrakt
- Stimmgebung und Sprechbewegungen – Vokaltrakt.

Daraus resultiert die Zuständigkeit des Phoniaters und der Logopäden/Sprachtherapeuten für das Management von Schluckstörungen (in den USA bereits 1986 durch die American Speech-Language-Hearing Association formell anerkannt). Im *unteren Abschnitt* erfolgt der Weitertransport der Nahrung durch peristaltische Bewegungen des Ösophagus nach entsprechender Relaxation und Öffnung zuerst des oberen und danach des unteren Sphinkters (15, 22).

Der hohe Leidensdruck schluckgestörter Patienten erklärt sich aus vielfältigen Problemen: die vitale Bedrohung durch ungenügende Ernährung und mögliche Lungenkomplikationen, die reduzierte Lebensqualität durch den fehlenden Genuß am Essen und Trinken sowie den Verlust an sozialer Interaktion durch den Verzicht auf gemeinsame Mahlzeiten. Zusätzlich fühlen sich die Patienten häufig durch einen eventuell vorhandenen Speichelfluß oder Nahrungsaustritt aus dem Mund, häufiges Verschlucken mit Husten, Würgen und Ausspucken sowie ein in manchen Fällen gleichzeitig beeinträchtigtes Sprechvermögen stigmatisiert.

Physiologie

Nahrungszerkleinerung und -durchmischung sowie der Transport werden durch ein vielfältiges, zeitlich genau aufeinander abgestimmtes Zusammenspiel kontraktiler und propulsiver Muskelbewegungen eines Schlauchsystems gewährleistet, welches aus einem horizontalen Subsystem (Lippen bis Mesopharynx) und einem vertikalen Subsystem (Mesopharynx bis Kardia) besteht. Innerhalb dieses Muskelschlauches wird die Nahrung durch zwei Ventile, das Velum sowie den Larynx, am Eindringen in einen falschen Passageweg gehindert. Die sensomotorische Steuerung erfolgt über fünf Hirnnerven (N. trigeminus, N. facialis, N. glossopharyngeus, N. vagus und N. hypoglossus) und die drei oberen Zervikalnerven durch spezielle Zentren im Hirn (16). Im Hirnstamm befinden sich verschiedene „pattern generators", welche nach Erhalt entsprechender sensibler und sensorischer Reize für Auslösung, Koordination und Integration des Schluckvorgangs verantwortlich sind und die motorischen, ebenfalls im Hirnstamm gelegenen Hirnnervenkerne aktivieren. Dieser Regelkreis kann durch Einflüsse höherer kortikaler und subkortikaler Zentren (unterer präzentraler Gyrus, präfrontaler Kortex, limbisch-hypothalamisches System) modifiziert werden. Ihre Läsionen können zu Schluckstörungen führen, andererseits kann jedoch bei kom-

Physiologie 303

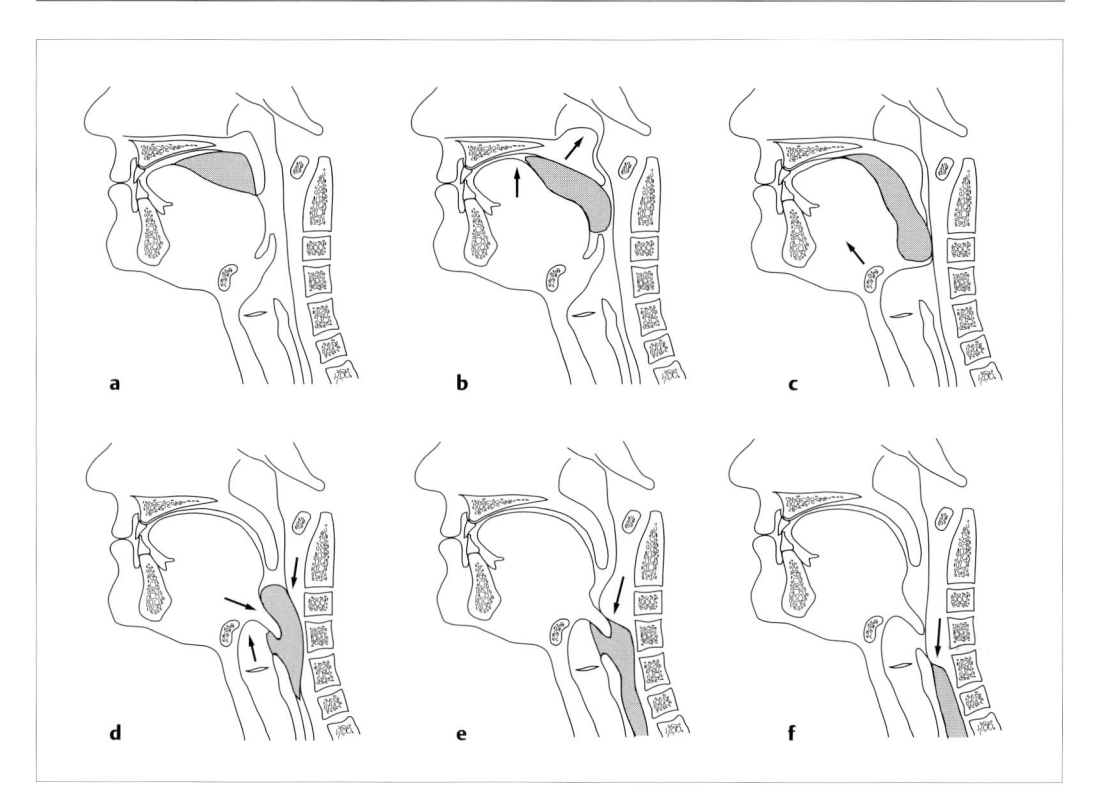

Abb. 7.1 Schematische Darstellung des Schluckablaufs. **a** Orale Phase. Speisebolus wird zwischen Zunge und Gaumen gesammelt, Velum und hinterer Zungenrücken schließen die Mundhöhle vom Pharynx ab. Glottis noch geöffnet. **b** Ende der oralen Phase, Beginn der pharyngealen Phase. Schluckreflexauslösung durch Beförderung des Bolus nach hinten, Anhebung des Velums, Verschluß des Nasenrachens durch Konkakt von angehobenem Velum und Passavant-Wulst. **c** Pharyngeale Phase. Anhebung und Vorwärtsbewegung des Zungenbeins und damit auch des Kehlkopfs, Rampenform der Zunge, beginnende Pharynxperistaltik, Neigung des Kehldeckels nach hinten, beginnender Glottisschluß. **d** Rückwärtsbewegung des Zungengrundes, Austreibung des Bolus in den sich öffnenden oberen Ösophagussphinkter über den nach hinten geneigten Kehldeckel bei geschlossener Glottis. Pharyngeale peristaltische Welle folgt dem Bolus. **e** Späte pharyngeale Phase, Beginn der ösophagealen Phase. Durchtritt des Speisebolus durch den geöffneten Sphinkter bei noch angehobenem Kehlkopf. **f** Übertritt des Bolus in den tubulären Ösophagus durch die pharyngeale Welle und den in die Ausgangsstellung zurückkehrenden Kehlkopf. Glottis wieder geöffnet (nach Wuttge-Hannig u. Hannig).

plettem Wegfall dieser höheren Zentren Schlucken auf Hirnstammebene möglich sein, z. B. bei apallischen Patienten.

Es lassen sich drei Hauptphasen des Schluckaktes definieren (4, 15).

Orale Phase

Beteiligte Strukturen sind Lippen, Wangen, Kiefer, Mundboden, Zunge und Gaumen. Sie wird unterteilt die

– *orale Vorbereitungsphase* (Dauer abhängig von Nahrungskonsistenz und individueller Gewohnheit): Aufnahme von Flüssigkeiten und Brei bzw. Abbeißen und Kauen von fester Nahrung, Durchmischung mit Speichel, Formung zum Bolus. Durch einen Kontakt des abgesenkten Velums mit dem angehobenen Zungenrükken wird der Mundraum vom Pharynx

abgeschlossen, um einen vorzeitigen Übertritt von Nahrung zu verhindern (Abb. 7.1a). In dieser Phase wird das Speisematerial über verschiedene Rezeptoren nach Beschaffenheit, Geruch, Geschmack, Temperatur und Volumen analysiert und auch als zum Essen geeignet oder ungeeignet identifiziert (15);
- *Transportphase* (Dauer ca. 1 s): Beförderung des Bolus nach hinten und Auslösung des Schluckreflexes im hinteren Teil der Mundhöhle.

Die orale Phase wird zwar bis zur Reflexauslösung willkürlich gesteuert, die Bewegungen laufen aber weitgehend automatisiert ab.

Pharyngeale Phase

Dauer 0,7 s. Beteiligte Strukturen sind Velum, Zungenrücken und Zungengrund, Pharynxmuskulatur, Kehlkopf und oberer Ösophagussphinkter. Sie beginnt mit der Auslösung des Schluckreflexes und beinhaltet den Transport des Bolus vom Zungengrund durch den Pharynx in den Ösophaguseingang. Der Zungengrund wirkt dabei durch Anhebung und Rückführung als Stempel, gleichzeitig erfolgt ein Verschluß des Nasenrachens durch das Velum (Anhebung) und die Pharynxmuskulatur (Kontraktion) einerseits und ein Verschluß des Kehlkopfes (Rückwärtsneigung der Epiglottis, Aneinanderlegen von Aryknorpeln, aryepiglottischen Falten und Taschenfalten, Adduktion der Stimmlippen) zum Schutz der tiefen Atemwege andererseits (Abb. 7.1 b–e). Die Weiterbeförderung des Speisebolus erfolgt außerdem durch die peristaltische Kontraktion der Pharynxmuskulatur. Der Eintritt des Speisebolus in den Ösophagus kann nur bei einer ausreichenden Öffnung des oberen Sphinkters erfolgen. Sie wird erreicht durch

- Relaxation des Muskels,
- passives „Aufziehen" durch Anhebung und Vorwärtsbewegung des Larynx,
- negative Druckentwicklung durch Erweiterung des Raumes oberhalb des Sphinkters,
- Druck des Speisebolus.

Ösophageale Phase

Dauer 4–8 s. Beteiligte Strukturen sind oberer Ösophagussphinkter, tubulärer Ösophagus und unterer Ösophagussphinkter. Sie beginnt mit dem Eintritt des Bolus in den oberen Abschnitt des Ösophagus (Abb. 7.1 e–f) und endet mit dem Durchtritt durch die Kardia in den Magen. Die Bolusbeförderung erfolgt durch peristaltische Wellen. Diese Phase ist rein reflektorisch und kann nicht willentlich beeinflußt werden.

Schluckstörungen

Ätiologie

Zu Schluckstörungen (Dysphagien) können einerseits alle Erkrankungen führen, die mit strukturellen Veränderungen der am Schluckakt beteiligten Organe (einschließlich der Speicheldrüsen und Schleimhaut) einhergehen. Sie verursachen meist ein mechanisches Passagehindernis. Andererseits treten in besonderem Maße bei neurologischen Erkrankungen Beeinträchtigungen des komplexen Funktionsablaufs auf (movement disorders; 5). Auch psychogene Faktoren kommen als Ursache in Betracht. Aus dieser Vielfalt von Erkrankungen, die zu Schluckstörungen führen können, resultiert die Notwendigkeit einer intensiven interdisziplinären Zusammenarbeit.

Strukturelle Veränderungen

Fehlbildungen (z. B. Lippen-Kiefer-Gaumen-Spalten, tracheoösophageale Fisteln), Entzündungen, Tumoren und ihre operativen und radiologischen Behandlungsfolgen, Verletzungen (Mittelgesichts-, Kieferfrakturen), Verätzungen (insbesondere mit Narbenbildung und Strikturen einhergehende), Divertikelbildungen sowie Systemerkrankungen (z. B. Sklerodermie, Amyloidose) und altersbedingte Organveränderungen (6, 8).

Beeinträchtigungen der sensomotorischen Steuerung

Sie lassen sich in vier Hauptgruppen aufteilen:

1. Erkrankungen des Zentralen Nervensystems:
   – häufigste Ursache Schlaganfall (Infarkte und Blutungen), insbesondere bei bilateralen Läsionen und im Bereich des Hirnstamms; bei Kindern Zerebralparese;
   – Hirntumoren, insbesondere im Bereich der hinteren Schädelgrube;
   – entzündliche Erkrankungen, z. B. Enzephalitis, Poliomyelitis;
   – degenerative Erkrankungen, z. B. Morbus Parkinson, amyotrophe Lateralsklerose, Multiinfarktdemenz
   – Schädel-Hirn-Trauma,
   – akute und chronische Intoxikationen,
   – Medikamenteneinwirkung (z. B. Neuroleptika).
2. Erkrankungen der Hirnnerven V, VII, IX, X, XII und der oberen drei Zervikalnerven (häufigste Schädigung durch Tumoren und traumatische Läsionen);
3. Erkrankungen des neuromuskulären Übergangs, z. B. Myasthenia gravis;
4. Muskelerkrankungen, vor allem entzündliche Erkrankungen wie Polymyositis und Dermatomyositis sowie Myopathien, Myotonien und Muskeldystrophien.

Klinik

Als indirekte Symptome (außerhalb der Nahrungsaufnahme, auch durch andere Erkrankungen verursachbar; 19) können auf eine Dysphagie hinweisen: Gewichtsabnahme und Exsikkose als Zeichen der Mangelernährung, vermehrte Verschleimung, Räusperzwang, Fremdkörpergefühl, verstärktes Husten, unklare Temperaturerhöhung, gehäufte Infekte, Erhöhung der Blutsenkungsgeschwindigkeit, Entzündungszeichen im Blutbild, pathologische Röntgen-Thorax- oder Bronchoskopiebefunde, Beeinträchtigungen der Lungenfunktion als Zeichen des gestörten Schutzes der Atemwege.

Direkte Symptome treten bei der Nahrungsaufnahme unmittelbar auf. Eine Störung kann jede Phase einzeln betreffen, je nach Lokalisation der strukturellen Veränderung oder der neurologischen Symptomatik. In den meisten Fällen finden sich bei neurologischen Erkrankungen jedoch mehrfache Beeinträchtigungen des Schluckablaufs, insbesondere bei Hirnstammläsionen.

Störungen der oralen Phase

In der Vorbereitungsphase kommt es zu Schwierigkeiten beim Abbeißen und Kauen, Herauslaufen von Flüssigkeit und Speichel, Liegenbleiben von Nahrungsresten in den Wangentaschen und in der Mundhöhle. In der Transportphase sind die wichtigsten Störungen:

– Unfähigkeit, den Bolus während der oralen Vorbereitungsphase durch den Verschluß von Velum und Zungenrücken im Mundraum zu halten. Dieser fällt vorzeitig in den Pharynx (leaking) und evtl. in den noch geöffneten Larynx (prädeglutitive Aspiration; 9),
– Störung des Weitertransportes des Bolus nach hinten,
– verspätete oder aufgehobene Auslösung des Schluckreflexes am Ende der oralen Phase. Auch dadurch kann es zu vorzeitigem Eintritt von Speise oder Flüssigkeit in den Hypopharynx und den noch offenen Larynx kommen – der Patient hustet schon vor dem eigentlichen Schlucken.

Störungen der pharyngealen Phase

In diesem hochkomplexen Abschnitt des Schluckvorganges treten die meisten und bedrohlichsten Störungen auf. Zwei wichtige *Verschlußmechanismen* (einer für den Verschluß des Nasopharynx und einer für den festen Verschluß des Larynx) sowie der *Öffnungsmechanismus* des oberen Ösophagussphinkters können gestört sein, außerdem die Bewegungen der Pharynxperistaltik. Die Folgen sind:

– nasale Regurgitation,
– laryngeale Penetration (Eintritt von Speise in den Kehlkopf bis zur Glottis), „intradeglutitive" Aspiration (Eintritt bis in den subglottischen Bereich),
– pharyngeale Retention (Hängenbleiben von Speise an den Pharynxwänden durch

Abb. 7.2 42jähriger Patient, nach Operation eines Glossopharyngeusneurinoms rechts.

a 2 Monate nach der Operation periphere Pharynx- und Larynxparese rechts, Öffnungsstörung des oberen Ösophagussphinkters, Sensibilitätsstörung des Pharynx und Larynx. Ausgeprägter Aufstau von Speichel und Schleim im gesamten Hypopharynx, vorwiegend rechts, Aufweitung des rechten Sinus piriformis, Überlauf in den Aditus laryngis und die Glottis ohne Auslösung eines Hustenstoßes (Aspiration!). Wegen guter willkürlicher Hustenfunktion keine Tracheotomie erforderlich, Ernährung über PEG.

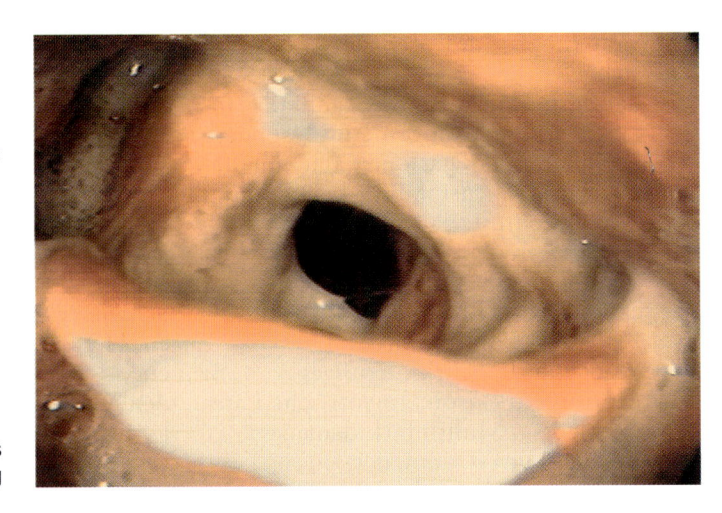

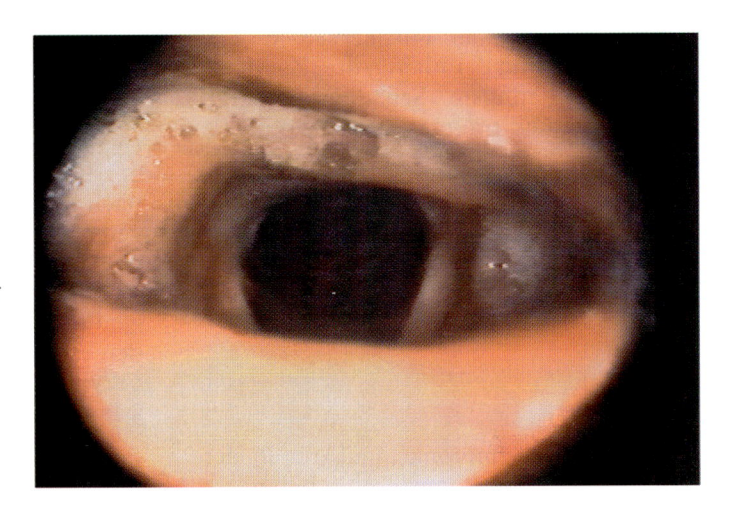

b Nach 3 Monaten funktioneller Therapie kein nennenswerter Aufstau mehr, bei Schluckprobe mit Nahrung nur noch geringe Aspiration mit guter willkürlicher Reinigungsfunktion, orale Nahrungsaufnahme möglich.

ungenügende Austreibung des Bolus, ungenügende Reinigungsfunktion der Pharynxkonstriktoren),
- hypopharyngeale Retention (Aufstau im Hypopharynx, den Valleculae und den Recessus piriformes),
- evtl. Überlauf in die Glottis und die subglottischen Abschnitte = postdeglutitive Aspiration (9; Abb. 7.**2**, 7.**3**).

Die nasale Regurgitation, manchmal sogar mit Austritt durch die Nase, wird von den Patienten als sehr unangenehm empfunden und berichtet. Laryngeale Penetration und Aspiration führen zu Husten und rauher bzw. gurgelnd werdender Stimme während bzw. nach der Nahrungsaufnahme (gegebenenfalls aber auch in Ruhe durch den Überlauf von Speichel) sowie zu den bereits erläuterten bronchialen und pulmonalen Komplikationen.

Bei vielen Patienten liegt gleichzeitig eine Sensibilitätsstörung des Hypopharynx/Larynx oder auch eine Störung der Schutzreflexauslösung vor, es erfolgt kein Hustenreflex, und der doch meist alarmierende Husten kann selbst bei schwerer Aspiration fehlen (silent aspiration). Auf gurgelig werdende Stimme oder Atmung ist daher ebenfalls zu achten.

Schluckstörungen 307

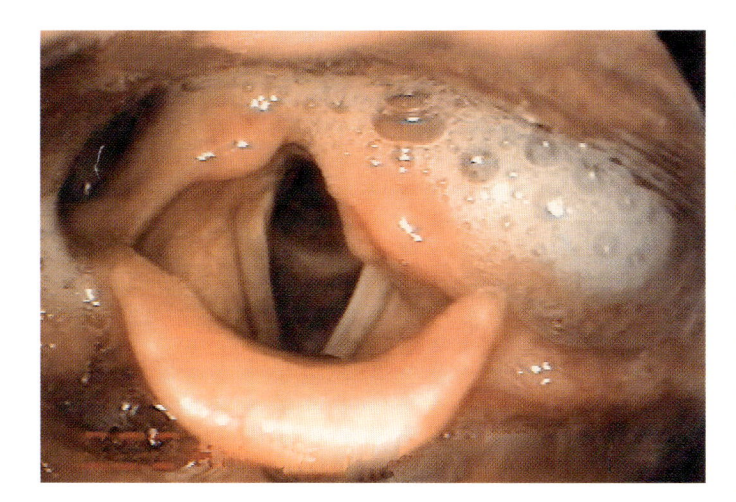

Abb. 7.3 36jährige Patientin, nach Verschluß der A. cerebelli inferior posterior links mit lateralem Hirnstamminfarkt (Wallenberg-Syndrom).
a 3 Wochen nach Verschluß periphere Gaumensegelheberparese links, periphere Pharynxparese links, periphere Kehlkopfparese links durch Hirnnervenkernläsion mit Intermediärstellung der linken Stimmlippe, Sensibilitätsstörung im linken Pharynx- und Larynxbereich, Öffnungsstörung des oberen Ösophagussphinkters. Ausgeprägter Speichelaufstau im linken Sinus piriformis, geringgradig auch rechts sowie in den Valleculae. Zu diesem Zeitpunkt Abschlucken selbst von Speichel nicht möglich (Ausspukken erforderlich), Ernährung über PEG. Respiration.

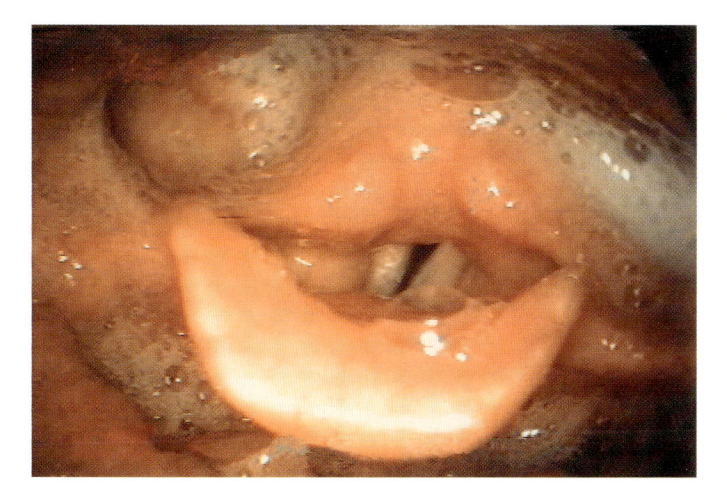

b Phonation.

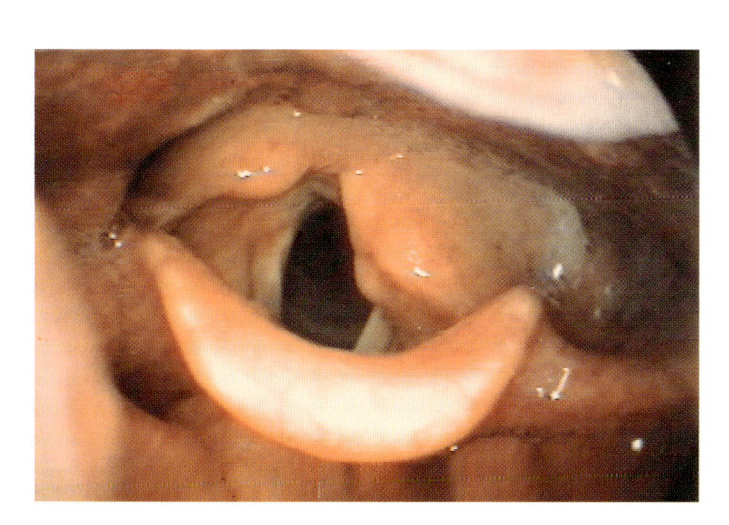

c Nach 3 Wochen funktioneller Therapie kein Speichelaufstau mehr trotz persistierender Parese. Respiration.

Abb. 7.**3 d** Phonation.

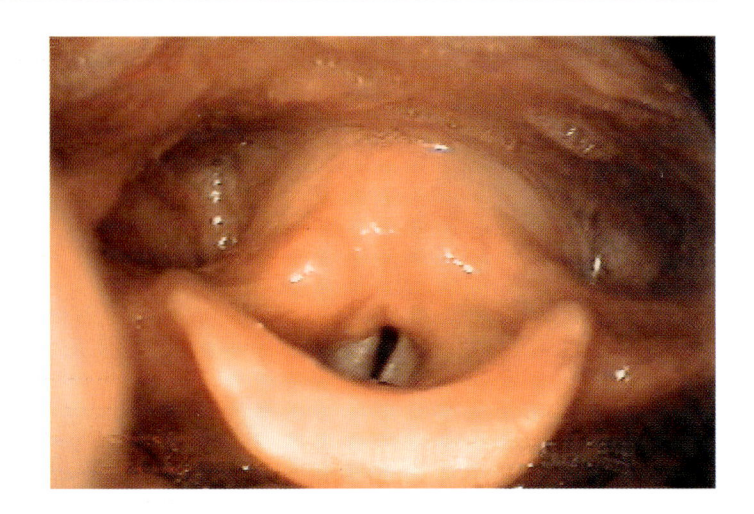

e Schluckprobe mit Nahrung: noch ausgeprägte Retention linke Vallecula, linker Sinus piriformis, Benetzung der laryngealen Epiglottisfläche (Penetration). Bei guter willkürlicher Reinigungsfunktion Beginn des oralen Nahrungsaufbaus möglich. Respiration.

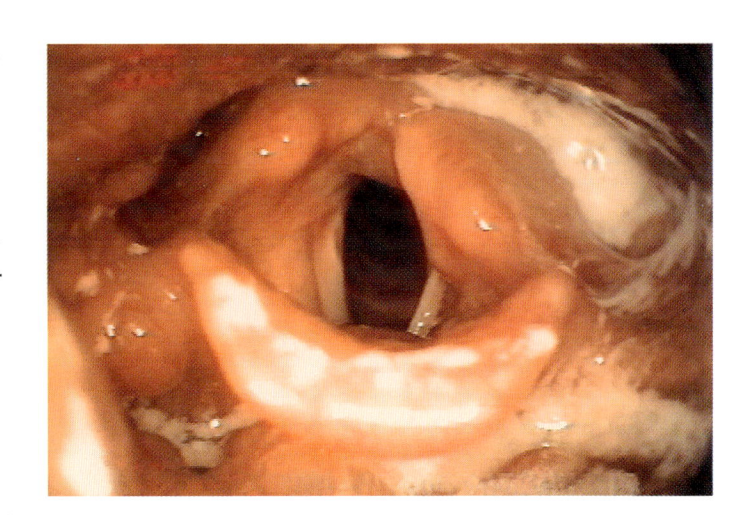

f Phonation.

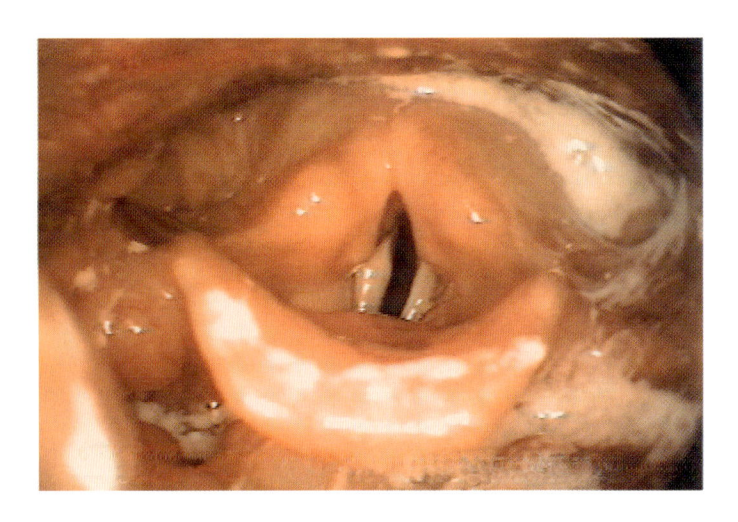

Störungen der ösophagealen Phase

Sie können ebenfalls unmittelbar in Zusammenhang mit der Nahrungsaufnahme auftreten, aber auch unabhängig davon Beschwerden verursachen (Druckgefühl, Schmerzen, Globussyndrom, Steckenbleiben von Nahrung). Durch Passagebehinderungen kann es zur Divertikelbildung mit Aufstau und Regurgitationen kommen. Bei neurologischen Patienten handelt es sich in der Regel um Motilitätsstörungen des Ösophagus, die sowohl den oberen (s. o.) als auch unteren Sphinkter und den dazwischenliegenden „Schlauch", den tubulären Anteil betreffen. Störungen im tubulären Anteil beruhen auf Beeinträchtigungen der Peristaltik, durch die der Bolus in Richtung Magen befördert werden soll. Die Beschwerden, die dadurch ausgelöst werden, erweisen sich differentialdiagnostisch nicht selten als unspezifisch, beispielsweise als Retrosternalschmerz oder als Herzschmerz, verursacht durch eine Vagusreizung. Der untere Sphinkter kann aus unterschiedlichen Gründen entweder in seiner *Verschlußfunktion* gestört sein, was zum Eindringen von Mageninhalt in den Ösophagus (Refluxsymptomatik mit Schmerzen, Druckgefühl, Sodbrennen, saurem Aufstoßen) führt. Bei aspirationsgefährdeten Patienten ergeben sich aus einem Reflux besonders negative Folgen: Das mögliche Eindringen von Magensaft in den Pharynx mit Überlauf in die Luftwege kann schwere entzündliche Kehlkopfveränderungen und besonders bedrohliche Lungenveränderungen (13) verursachen. Ist die zeitgerechte und ausreichende *Öffnung* zum Zeitpunkt des Bolusdurchtritts gestört (Achalasie), kommt es zum Aufstau mit den entsprechenden negativen Auswirkungen.

Diagnostik

Eine *umfassende Anamneseerhebung* konzentriert sich auf Grunderkrankung, Krankheitsverlauf, bisheriger Therapie (auch mit Medikamenten) und schließt eine besondere Fahndung nach möglichen Aspirationszeichen ein (s. o.) (18, 19).

Klinische Untersuchung

Die oralen Verhältnisse und das Schluckverhalten werden durch einen entsprechend ausgebildeten Therapeuten in einer Bedside-Untersuchung überprüft (10, 19).

HNO-ärztliche bzw. phoniatrische Untersuchung

Diese Untersuchung hat für die Führung schluckgestörter Patienten und die Zusammenarbeit mit den Therapeuten besondere Bedeutung. Sie umfaßt die Gesamtbeurteilung des Patienten einschließlich eines evtl. vorhandenen Tracheostomas, die Untersuchung der Beschaffenheit und der sensomotorischen Funktionen des stomatognaten Systems und die endoskopische Kontrolle (nach Möglichkeit mit Videoaufzeichnung) der strukturellen Verhältnisse, der reflektorischen und willkürlichen Beweglichkeit von Velum, Pharynx und Larynx, evtl. mit Schluckprüfung. Dadurch soll versucht werden, die *Ursache* der gestörten Funktion zu erfassen, den *Schweregrad* der Störung abzuschätzen und erforderliche *Sofortmaßnahmen* einzuleiten, insbesondere bei aspirationsgefährdeten Patienten (s.u.), sowie weiterführende diagnostische Maßnahmen anzuordnen (3, 10, 18). Die Untersuchung ist zudem unverzichtbar zur Therapiekontrolle. Bisher wurde in der Literatur nahezu ausschließlich die transnasale Endoskopie mit dem flexiblen Endoskop beschrieben (3, 10, 21). Die transorale Laryngoskopie mit dem Lupenlaryngoskop erscheint uns jedoch vorteilhafter: Der Schluckvorgang wird nicht behindert, das Risiko einer Schleimhautblutung bei Patienten, welche nach Infarkten gerinnungshemmende Medikamente erhalten, sowie eine mögliche Vagusreizung lassen sich verhüten, und die Untersuchung kann beliebig oft wiederholt werden. Sie erfolgt zunächst vor der Nahrungsaufnahme. Ergeben sich aus der Anamnese und dem Erstbefund keine Hinweise auf eine bedrohliche Aspiration, kann die Überprüfung nach der Aufnahme von Nahrung in verschiedenen Konsistenzen (evtl. angefärbt) und in unterschiedlicher Haltung bzw. nach dem Erlernen von Schlucktechniken (s.u.) erfolgen.

Die wichtigsten Kriterien zur Beurteilung sind:

- Strukturveränderungen (einschließlich entzündlicher Schleimhautveränderungen als Zeichen eines Refluxes);
- periphere und zentrale Bewegungsstörungen von Pharynx und Larynx mit/ohne ausreichend festem Glottisverschluß oder Verschluß der supralaryngealen Strukturen;
- Aufstau von Speichel/Nahrungsresten in den Valleculae, den Recessus piriformes, den Pharynxwänden, der hinteren Kommissur;
- Überlauf in den Aditus laryngis, die Glottis, die subglottischen Abschnitte mit/ohne Hustenstoß (Aspirationsgefahr!);
- Fähigkeit zum willkürlichen Hustenstoß mit effektiver Reinigung von Trachea, Larynx, Aditus;
- Fähigkeit zur Verminderung von Residuen durch Hochräuspern und Nachschlucken bzw. Ausspucken.

Bei tracheotomierten Patienten mit geblockter Kanüle weist ein Austritt von Speichel/Nahrung aus dem Tracheostoma auf eine Aspiration hin, dieses Symptom kann aber bei engem Stoma fehlen. Bei ungeblockter Kanüle ist häufig auch kein Aufstau im Hypopharynx sichtbar, da das retinierte Material in die Trachea abläuft. Daher muß besonders auf klinische und endoskopische Zeichen eines Überlaufs geachtet werden.

Röntgen-Hochgeschwindigkeitskinematographie bzw. Videofluoroskopie

Die Aufzeichnung des Schluckvorganges mit Bildfolgen von 50/s bzw. 25–30/s ermöglicht als bisher einziges klinisch anwendbares Verfahren die bildliche und auch verlangsamte Darstellung des gesamten Schluckablaufs. So gelingt es, die funktionellen Störungen jeder einzelnen Phase zu erfassen. Diese Untersuchung ist deshalb bei jeder klinisch relevanten Schluckstörung unverzichtbar. Die Menge aspirierten Materials und damit der Schweregrad einer Aspiration kann bisher ausschließlich auf diese Weise eingeschätzt werden (9).

Manometrie

Die Messung der Druckverläufe im Pharynx und Ösophagus in Ruhe und während des Schluckablaufs ermöglicht Aussagen über die Kraft und Zeitgerechtheit der Muskelkontraktionen und damit der propulsiven Kräfte des Bolustransportes sowie die Funktion der Sphinkteren.

ph-Metrie

Diese Untersuchung gibt Aufschlüsse über das Vorhandensein und das Ausmaß eines Refluxes, da durch den Rückfluß von Magensaft der ph-Wert im Ösophagus verändert wird.

Weitere Untersuchungen wie Ultraschall-, EMG-, CT- und kernspintomographische Untersuchungen der am Schluckvorgang beteiligten Organe können zur Differentialdiagnose einzelner Störungen beitragen (20, 21).

Therapie

Die Therapie der Schluckstörungen ist durch die subtilere Diagnostik und die Entwicklung schlucktherapeutischer Strategien in den letzten 10 Jahren entscheidend verbessert worden.

Sofortmaßnahmen

Jeder anamnestische, klinische und endoskopische Hinweis auf eine bedrohliche Aspiration erfordert absolutes Verbot oraler Nahrungszufuhr (Ernährung evtl. über Magensonde), Röntgenkontrolle des Thorax, Blutbild, Blutsenkungsgeschwindigkeit, Temperaturmessung, evtl. Bronchoskopie.

In schwersten Fällen ist eine Tracheotomie mit dem Einsetzen einer blockbaren Kanüle unumgänglich. Weiterhin können erforderlich sein: Antibiotikatherapie, Sanierung der oberen Luftwege (als Keimreservoir) sowie eine Magensaftneutralisierung bei Patienten mit Refluxsymptomatik. Erweist es sich als notwendig, den Patienten über längere Zeit durch ein Sonde zu ernähren, empfiehlt sich die frühzeitige

Anlage einer Gastrostomie (perkutan endoskopische Gastrostomie, PEG) nach 4–5 Tagen, um Komplikationen zu vermeiden und die funktionelle Therapie zu erleichtern (12, 14).

Behandlung der Grunderkrankung

Sie folgt der jeweiligen Ätiologie.

Konservative Behandlung von Passagehindernissen.

Durch Bougierung des Ösophagus oder Einsetzen eines Montgomery-Tubus in die Speiseröhre lassen sich solche Hindernisse zeitweilig oder auch für länger überwinden.

Medikamentöse Behandlung

Spezifische Störungen (insbesondere Motilitätsstörungen des Ösophagus) sind einer medikamentösen Therapie zugänglich. So werden bei hypermotilem Ösophagus und Achalasie u. a. Calciumantagonisten eingesetzt, bei hypomotilen Störungen Domperidon bzw. Cisaprid. Unverzichtbar ist bei Patienten mit Refluxsymptomatik wegen der Aspirationsgefahr die Neutralisierung des Magensaftes durch Antazida, Histaminrezeptoren-(H_2-)Blocker, Protonenpumpenblocker (Omeprazol, S. 180).

Funktionelle Therapie

Sie sollte in geeigneten Fällen (bei neurologischen Erkrankungen, aber auch bei Zustand nach Tumoroperationen und -bestrahlungen und Funktionsstörungen anderer Genese) über einen längeren Zeitraum intensiv versucht werden. Häufig ist eine mehrmonatige Übungsbehandlung erforderlich und sinnvoll (1, 2, 8, 11, 17). Sie umfaßt im wesentlichen drei Bereiche, die den allgemeinen Richtlinien der Rehabilitation entsprechen:

1. Restitution bedeutet komplette oder teilweise Wiederherstellung einer gestörten Funktion durch
   - Abbau pathologischer Reflexaktivitäten,
   - Fazilitierung und Kräftigung von Einzelbewegungen im orofazialen, pharyngealen und laryngealen Bereich,
   - Stimulation des Schluckreflexes.

2. Kompensation bedeutet Ersatz oder Verbesserung einer gestörten Funktion durch
   - Einsatz von Ersatzstrategien oder die Ausnutzung von Restfunktionen: Haltungsänderung, Erlernung von Schlucktechniken wie
     - supraglottisches Schlucken: willkürliches Atemanhalten (Glottisschluß) während des Schluckens, forciertes Ausatmen oder Husten nach dem Schlucken (Glottisreinigung),
     - Mendelsohn-Manöver: verstärkte und verlängerte willkürliche Anhebung des Kehlkopfs während des Schluckens und danach (Vergrößerung der Zungenschubkraft und der Sogwirkung, Verbesserung der Ösophagussphinkteröffnung).

3. Adaptation bedeutet die Anpassung an die vorhandene Störung durch
   - Modifizierung der Nahrungskonsistenz,
   - Änderung des Eßverhaltens,
   - Verwendung geeigneter Eß- und Trinkgefäße.

Chirurgische Interventionen

Neben den akuten Interventionen wie Tracheotomie und PEG gibt es eine Reihe operativer Verfahren, den gestörten Funktionsablauf durch Korrekturen der Mechanik zu verbessern (7, 13). Zum einen soll die Boluspassage ermöglicht und zum anderen der Schutz der Atemwege gewährleistet werden, um die lebensbedrohliche Aspiration zu vermeiden. Häufig ist beides erforderlich:

- Maßnahmen zur Erleichterung der Boluspassage: Myotomie des oberen Sphinkters, chirurgische Versorgung des unteren Sphinkters, Laryngohyoideomentopexie (zur Kompensation einer ungenügenden Larynxelevation und zur Pharynxerweiterung).

- Maßnahmen zur Aspirationsverhinderung: Verbesserung des Glottisschlusses durch Medianverlagerung einer Stimmlippe, Verlagerung der Epiglottis nach dorsal, Epiglottoarypexie, schließlich Separation von Luft- und Speisewegen oder Laryngektomie mit der Folge, daß der Patient Dauerkanülenträger bleiben muß.

Da es wegen der komplexen Abläufe beim Schlucken und der vielfältigen Störungsmöglichkeiten noch keine standardisierten, mit Sicherheit erfolgversprechenden Verfahren gibt und der Patient oft eine erhebliche Einschränkung seiner Lebensqualität hinnehmen muß, ist eine operative Intervention noch immer als Ultima ratio anzusehen. Diesen Maßnahmen sollten daher möglichst stets umfassende konservative Behandlungsversuche vorausgehen.

Zusammenfassung

Störungen der Nahrungsaufnahme können aus einem breiten Spektrum von Erkrankungen entstehen, welche den orofazialen Bereich, den Rachen und Kehlkopf sowie die Speiseröhre betreffen. Sie können zu ungenügender Nahrungs- und Flüssigkeitszufuhr einerseits und zu bedrohlichen Lungenkomplikationen andererseits führen. Das Ziel der Therapie muß daher sein, die Lebensqualität der Patienten zu optimieren und die Mortalität zu senken. Die besondere Lebenssituation schluckgestörter Patienten erfordert nicht nur eine intensive interdisziplinäre Zusammenarbeit in Diagnostik und Therapie, sondern auch eine geduldige, kompetente Führung der Patienten und ihrer Angehörigen. Eine funktionelle Langzeittherapie ermöglicht in vielen Fällen eine befriedigende Wiederherstellung der oralen Nahrungsaufnahme.

Literatur

1. Bartolome, G., S. Neumann: Swallowing therapy in patients with neurologic disorders causing cricopharyngeal dysfunction. Dysphagia 8 (1993) 146
2. Bartolome, G.: Die funktionelle Therapie neurologisch bedingter Schluckstörungen. In Bartolome, G., et al.: Schluckstörungen bei neurologischen Erkrankungen. Fischer, Stuttgart 1993, (S. 119)
3. Bastian, R.W.: The videoendoscopic swallowing study: an alternative and partner to the videofluoroscopic swallowing study. Dysphagia 8 (1993) 359
4. Bosma, J.F., M. W. Donner, E. Tanaka, D. Robertson: Anantomy of the pharynx, pertinent to swallowing. Dysphagia 1 (1986) 23
5. Buchholz, D.: Neurologic causes of dysphagia. Dysphagia 1 (1987) 152
6. Donner, M.W., B. Jones: Aging and neurological disease. In Jones, B., M. W. Donner: Normal and Abnormal Swallowing, Imaging in Diagnosis and Therapy. Springer, Berlin 1991 (p. 189)
7. Ey, W., U. Denecke-Singer, C. Guastella, N. Önder: Chirurgische Behandlung der Dysphagien im Bereich des pharyngoösophagealen Überganges. In Verhandlungsbericht der Deutschen Gesellschaft für HNO- Heilkunde, Kopf- und Halschirurgie, Referate I: Klinik und Therapie der Dysphagien. Springer, Berlin 1990, (S. 107)
8. Groher, M.E.: Dysphagia: Diagnosis and Management. Butterworth, London 1992
9. Hannig, C., A. Wuttge-Hannig: Radiologische Diagnostik und Therapiekontrolle neurologischer Schluckstörungen. In Bartolome, G., et al.: Schluckstörungen bei neurologischen Erkrankungen. Fischer, Stuttgart 1993 (S. 45)
10. Langmore, S.E., K. Schatz, N. Olson: Endoscopic and videofluoroscopic evaluations of swallowing and aspiration. Ann. Otol. Rhinol. Laryngol. 100 (1991) 678
11. Logemann, J.A., P. J. Kahrilas: Relearning to swallow after stroke. Neurology 40 (1990) 1136
12. Mendelsohn, M. S.: Dysphagia management. J. Otolaryngol., Suppl. 1 (1993) 5
13. Miller, F.R., I. Eliachar: Managing the aspirating patient. Amer. J of Otolaryngol. 15 (1994) 1
14. Neumann, S.: Swallowing therapy with neurologic patients: Results of direct and indirect therapy methods in 66 patients suffering from neurological disorders. Dysphagia 8 (1993) 150
15. Neumann, S.: Physiologie des Schluckvorgangs. In Bartolome, G., et al.: Schluckstörungen bei neurologischen Erkrankungen. Fischer, Stuttgart 1993 (S. 25)
16. Prosiegel, M.: Anatomie der am Schluckakt beteiligten zentralnervösen Strukturen. In Bartolome, G., et al: Schluckstörungen bei neurologischen Erkrankungen. Fischer, Stuttgart 1993 (S. 1)
17. Schalch, F.: Schluckstörungen und Gesichtslähmung, 3. Aufl. Fischer, Stuttgart 1993
18. Schröter-Morasch, H.: Klinische Untersuchung der am Schluckvorgang beteiligten Organe. In Bartolome, G., et al: Schluckstörungen bei neurologischen Erkrankungen. Fischer, Stuttgart 1993 (S. 73)
19. Schröter-Morasch, H.: Anamnesebogen zur klinischen Erfassung von Schluckstörungen nach Hirnverletzung. Borgmann, Dortmund 1994
20. Sonies, B. C.: Ultrasound imaging and swallowing. In Jones, B., M. W. Donner: Normal and Abnormal Swallowing, Imaging in Diagnosis and Therapy. Springer, Berlin 1991 (p. 109)
21. Thumfart, W.F.: Funktionelle und elektrophysiologische Diagnostik bei Dysphagie. In Verhandlungsbericht der Deutschen Gesellschaft für HNO- Heilkunde, Kopf- und Halschirurgie, Referate I: Klinik und Therapie der Dysphagien. Springer, Berlin 1990 (S. 51)
22. Wuttge-Hannig, A., C. Hannig: Anatomie des Schluckvorgangs. In Bartolome, G., et al.: Schluckstörungen bei neurologischen Erkrankungen. Fischer, Stuttgart 1993 (S. 13)

8 Gehör

Anatomische und physiologische Grundlagen

Anatomie

Ein kindliches Ohr unterscheidet sich in einigen Besonderheiten vom Ohr eines Erwachsenen.

Außen- und Mittelohr

Besonders augenfällig sind die Abmessungen und die Elastizität des äußeren Ohres. Der Ohrmuschelknorpel (Abb. 8.1) ist beim Kind weicher und elastischer als beim Erwachsenen. Die Ohrmuschel nimmt in den ersten Lebensjahren mit dem kindlichen Kopf an Größe zu; das Wachstum muß bei der Anpassung von Hörgeräten und Ohrpaßstücken berücksichtigt werden.

Beim Neugeborenen hat der äußere Gehörgang eine Tiefe von 12–14 mm (Erwachsene: 30–35 mm) und kann noch durch Käseschmiere und Fruchtwasserrückstände verlegt sein. Infolge der physiologischen Enge des Säuglingsgehörganges ist die Untersuchung und Beurteilung des Trommelfells meist schwierig.

Das Mittelohr ist eine funktionelle Einheit eines Systems lufthaltiger Zellen und Räume, die mit Schleimhaut ausgekleidet sind. Zu seinen Strukturen gehören das Trommelfell (Membrana tympani), die Pauke (Tympanon) mit den drei Gehörknöchelchen (Hammer/(Malleus, Amboß/Inkus, Steigbügel/Stapes), die pneumatisierten Räume des Warzenfortsatzes (Processus mastoideus, Mastoid) und die Tube (Tuba auditiva) als Verbindung zum Nasenrachenraum.

Die medial des Trommelfells gelegene Pauke (Abb. 8.2) enthält unmittelbar postnatal Fruchtwasser, das im Laufe der ersten beiden Lebenstage resorbiert wird bzw. über die Tube abfließt. Die Gehörknöchelchen können sich danach frei bewegen, nur beeinflußt durch ihre Aufhängung, die elastische Spannung des Trommelfells und die Binnenohrmuskeln.

Pneumatisation und Tuba auditiva

Der bei Geburt noch kompakte Warzenfortsatz wird, vom Antrum mastoideum ausgehend, in den ersten Lebensjahren durch osteoklastische Prozesse in lufthaltige Zellen aufgeteilt (pneumatisiert). Die Pneumatisation des Mastoids erreicht individuell unterschiedliche Grade und ist vor allem für entzündliche Ohrerkrankungen von Bedeutung.

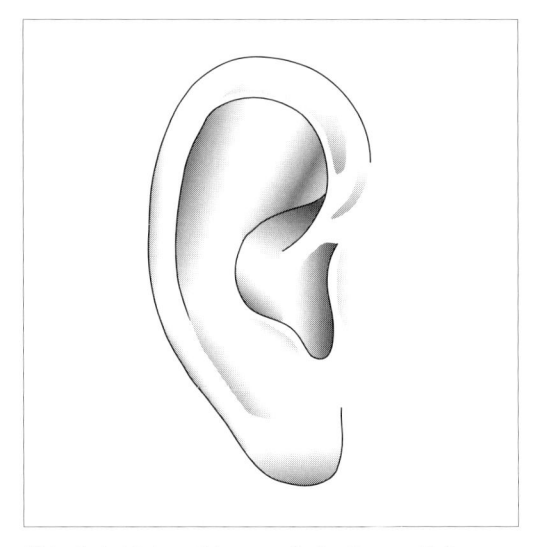

Abb. 8.1 Linke Ohrmuschel. Doppelfalte am freien Rand (Helix und Anthelix), Trichter zum Gehörgangseingang (Koncha), zwei hier gegenüberliegende Knorpelvorsprünge (Tragus und Antitragus).

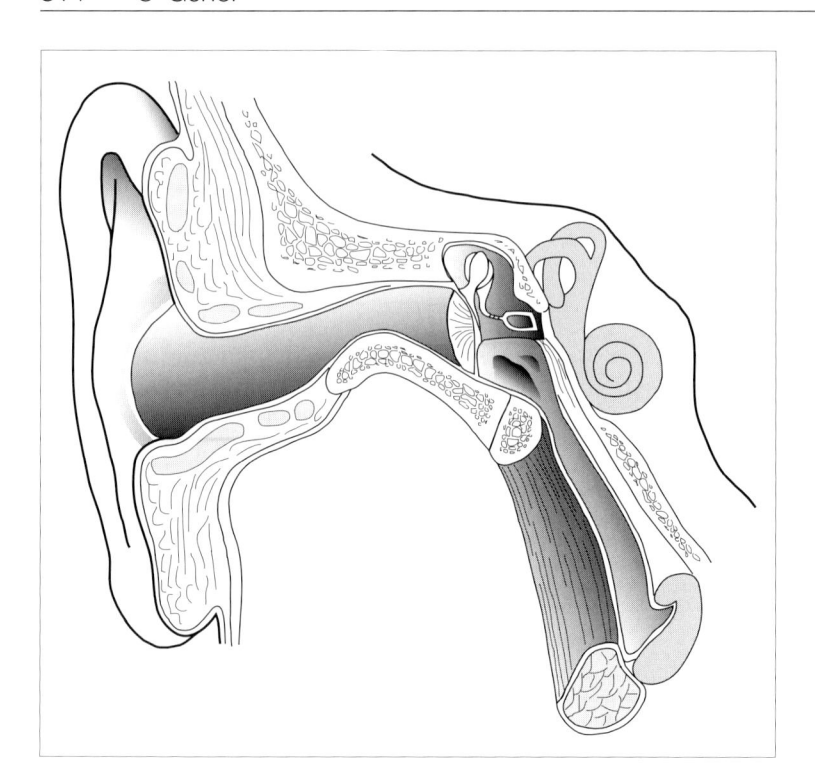

Abb. 8.2 Querschnitt durch die Kochlea: basale, mediale und apikale Windung.

Die Tuba auditiva bildet die Verbindung von der Pauke zum Nasenrachenraum, wo sie in einem rinnenförmigen Knorpelwulst endet. Das Ostium öffnet sich nur kurzzeitig beim Schlucken durch Zusammenwirken der beiderseitigen Mm. levator und tensor veli palatini und stellt damit vorübergehend eine offene Verbindung zwischen Nasopharynx und Mittelohr her, wodurch sich im Mittelohr der Druck der umgebenden Luft einstellt (Druckausgleich).

Kindliche und erwachsene Tube unterscheiden sich in wichtigen Merkmalen:

- Die kindliche Tube hat ein weites Lumen im Verhältnis zu ihrer Länge (beim Erwachsenen ist die Relation umgekehrt).
- Die kindliche Tube verläuft flacher als die des Erwachsenen.
- Das Tubenostium ist bei Kindern oft von adenoiden Vegetationen verlegt.

Aus diesen Unterschieden resultieren die im Alter von 2–5 Jahren gehäuften aszendierenden Infektionen des Mittelohrs.

Innenohr

Das Labyrinth besteht als zusammenhängendes Gangsystem aus der Hörschnecke (Kochlea) und dem Vorhof-Bogengangsorgan (Vestibularorgan). Die Gänge sind membranös ausgekleidet und mit Endolymphe bzw. Perilymphe gefüllt. Das Labyrinth erhält seine Blutversorgung aus der A. labyrinthi, einer Endarterie, die ihren Zustrom über die A. basilaris aus der A. vertebralis bekommt.

Kochlea. Das Hörorgan liegt in der Kochlea, dem schneckenförmigen ventralen Labyrinthanteil (Abb. 8.3). Die Kochlea hat $2^{1}/_{2}$ Windungen und ist etwa 30–35 mm lang. Sie ist bei Geburt schon voll ausgewachsen und wird nicht mehr in die späteren Wachstumsvorgänge des Schädels einbezogen.

Ein Querschnitt durch einen Gang der Kochlea (Abb. 8.4) zeigt eine knöcherne und zwei membranöse Teilungen in drei übereinanderliegende Etagen (Scala vestibuli, Scala media, Scala tympani). Die Scala

Abb. 8.3 Querschnitt durch die Kochlea. Angeschnitten sind die basale, mediale und apikale Windung.

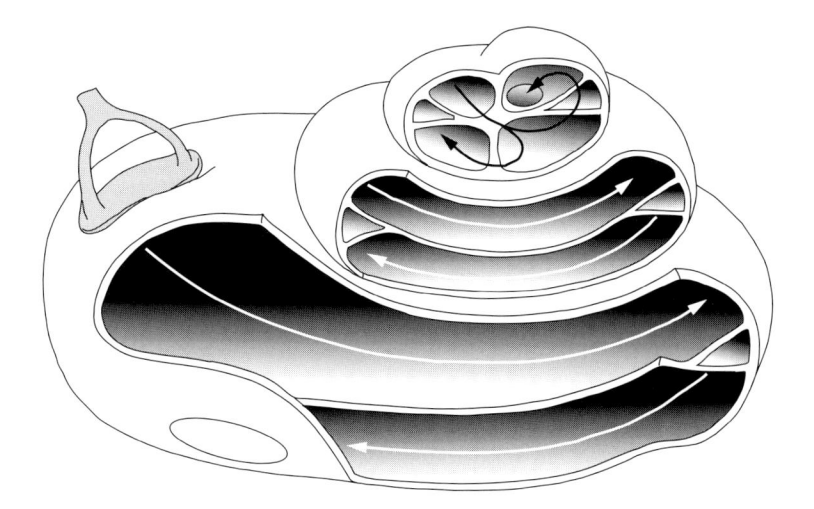

vestibuli und die Scala tympani stehen durch eine Öffnung (Helikotrema) am apikalen Ende miteinander in Verbindung und enthalten Perilymphe. Die Scala media wird durch die Basilarmembran von der Scala tympani und durch die Reissner-Membran von der Scala vestibuli getrennt und ist mit Endolymphe gefüllt.

Die Basilarmembran nimmt vom ovalen Fenster nach apikal kontinuierlich an

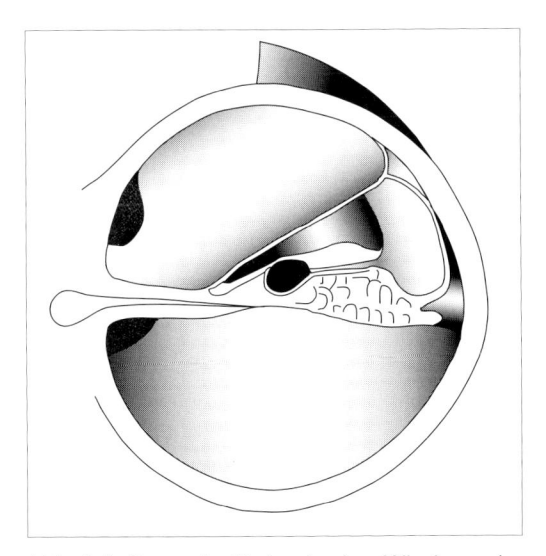

Abb. 8.4 Querschnitt durch eine Windung der Kochlea: Teilung durch Basilar- und Reissner-Membran in Scala vestibuli, Scala media und Scala tympani.

Breite zu. Sie trägt die Haarzellen als die Rezeptoren, die akustische in neuronale Energie umwandeln (drei Reihen äußerer, eine Reihe innerer Haarzellen, Abb. 8.5). Diese haben ihren Namen von einem Büschel Stereozilien an der freien Oberfläche, die zum Teil in die darüberliegende Deckmembran (Membrana tectoria) eingewachsen sind und bei Bewegung der Deck- gegen die Basilarmembran abgeschert werden. Von der Haarzellenbasis verlaufen die Hörnervenfasern über die Basilarmembran durch die knöcherne Schneckenteilung konzentrisch zur Spindel der Kochlea.

Während das periphere Gleichgewichtsorgan bei Geburt vollständig angelegt ist und keine Reifungsphase mehr durchmacht, bildet sich der Gleichgewichtssinn erst im Lauf der ersten 18 Lebensmonate dadurch aus, daß ein Kind lernt, die optokinetischen, statomotorischen und vestibulären Reize zueinander in Beziehung zu setzen und darauf durch Haltungsänderungen zu reagieren. Der Gleichgewichtssinn unterliegt sehr augenfällig einer ähnlichen Reifung wie der Hörsinn, bei dem dieser Prozeß nicht so auffällt.

Hörbahn

Der Hörnerv (N. statoacusticus, N. VIII) besteht aus zwei abgrenzbaren Bündeln (N. cochlearis, N. vestibularis) innerhalb einer gemeinsamen Nervenscheide und verläuft zusammen mit dem N. facialis (N. VII) und dem N. intermedius durch den inneren

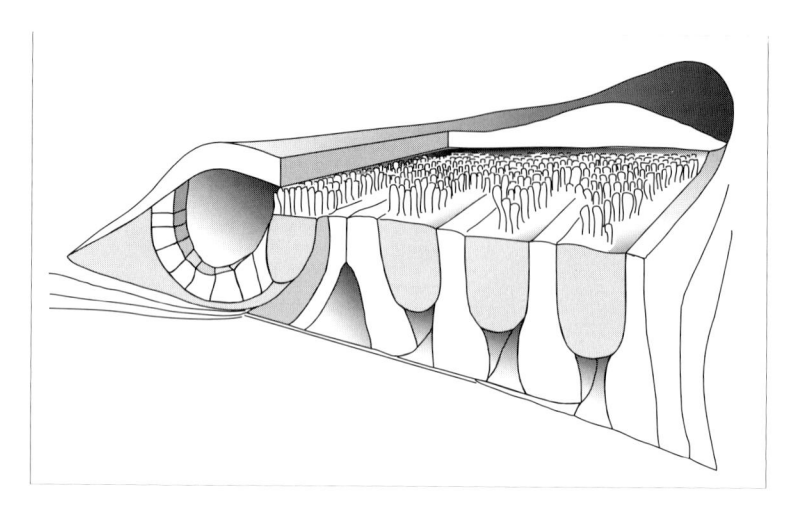

Abb. 8.5 Anordnung der Haarzellen auf der Basilarmembran: Nahe der knöchernen Spindel der Kochlea eine Reihe innerer Haarzellen, weiter außerhalb die äußeren Haarzellen in drei Reihen.

Gehörgang (Meatus acusticus internus) im Felsenbein. Alle Nerven verlassen den inneren Gehörgang durch den Porus acusticus internus, eine Öffnung in der medialen Felsenbeinkante, und treten in Höhe des Kleinhirnbrückenwinkels in den Hirnstamm ein.

Als Hörbahn bezeichnet man die Nervenverbindung vom peripheren Hörorgan zur Hirnrinde und ihre Verschaltungen in den verschiedenen Hirnabschnitten (Abb. 8.6).

Die bipolaren Zellen des ersten Neurons der Hörbahn bilden das Ganglion spirale, das direkt an der Spindel der Kochlea liegt. Die distalen Axone verbinden das Ganglion spirale mit den Rezeptoren,

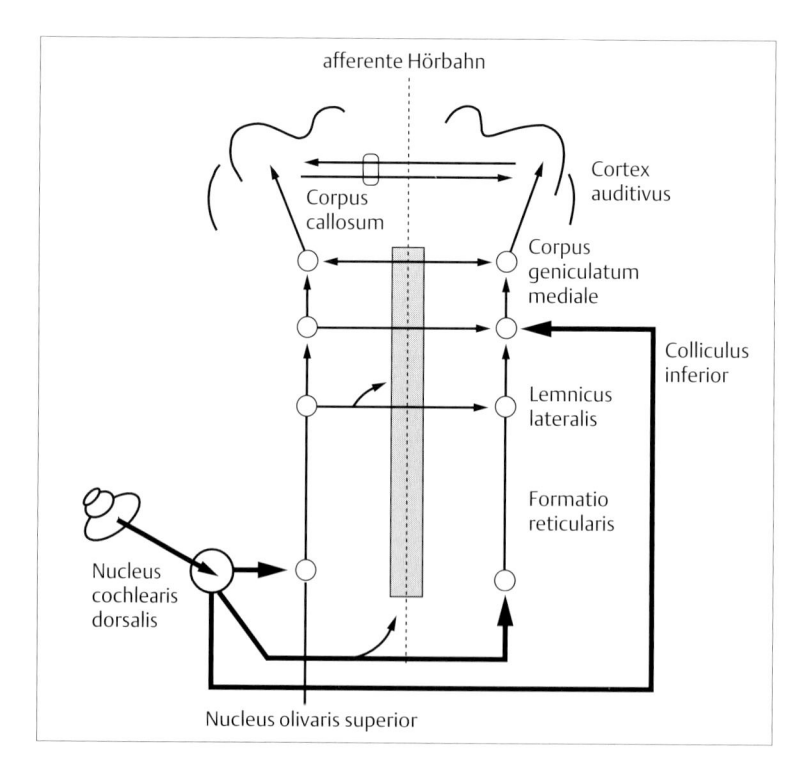

Abb. 8.6 Vereinfachtes Blockschaltbild der afferenten Hörbahn Jeder Block entspricht einem Kerngebiet, Parallelschaltung einer „langsamen" und einer „schnellen Bahn" (nach Kallert).

die proximalen Axone formen gegeneinander verwunden den N. cochlearis und ziehen zu den Kochleariskernen im Hirnstamm.

Im Nucleus cochlearis dorsalis teilt sich die Bahn auf; etwa 90 % aller Fasern werden hier zur Gegenseite umgeschaltet, 10 % der Fasern verlaufen weiter ipsilateral. Außerdem wird eine „schnelle", synapsenarme Bahn abgespalten, die ohne weitere Verschaltungen direkt zum Colliculus inferior führt. Der Hauptteil der Hörbahnfasern verläuft als „langsame", synapsenreiche Verbindung weiter nach zentral.

Im Nucleus olivaris superior (obere Olive) werden in der Hörbahn die von beiden Ohren eintreffenden Informationen zu einem ersten Seitenvergleich gegeneinander verrechnet. Von hier führen efferente Fasern in die Kochlea (olivokochleäres Bündel), die für die hohe Zeit- und Frequenzauflösung des Gehörs von Bedeutung sind.

Der untere Vierhügelkern (Colliculus inferior) ist die Station der Hörbahn im Mittelhirn, wo die „schnelle" und die „langsame" Bahn wieder zusammentreffen. Die Verbindungen der Hörbahn zur jeweiligen Gegenseite sind auf Hirnstammebene wohl nur inhibitorischer Natur.

Vom Corpus geniculatum mediale zieht die Hörstrahlung in die Hirnrinde (Heschl-Querwindung im Temporallappen), die in einen primären auditorischen Kortex (AI) und ein auditorisches Assoziationsfeld (AAF) unterteilt wird. In tieferen Schichten des Kortex befinden sich die dorsalen und ventralen Projektionsfelder.

Physiologie

Als Hören bezeichnen wir umgangssprachlich Aufnahme von akustischen Informationen aus der Umgebung und schließen hierunter auch die zentrale auditive Wahrnehmung und das (Sprach-)Verständnis mit ein. An dieser Stelle sollen nur die akustischen und einige neurophysiologische Verarbeitungsmechanismen besprochen werden, die Voraussetzung für das Hören im weiteren Sinne sind.

Zwischenmenschliche Kommunikation findet zum größten Teil akustisch unter Ausnutzung des Luftschalls statt. Die Physik definiert Schall als periodische Dichteschwankungen eines elastischen Stoffes (dem Trägermedium), die wellenförmig weitergeleitet werden. Schall ist für Menschen hörbar im Frequenzband von 20 Hz bis 20 kHz (das entspricht Wellenlängen von 17 m bis 1,7 cm bei einer Phasengeschwindigkeit von 344 m/s in Luft (Gleichung 2.10, S. 19).

Schalleitung und Impedanztransformation

Jedes Schallausbreitungsmedium besitzt einen akustischen Widerstand (Impedanz), der sich aus zwei frequenzabhängigen Komponenten (Abschwächung und Verzögerung) zusammensetzt. Treten Schallwellen von einem Medium in ein anderes über, so verlieren sie je nach dem Impedanzunterschied durch Reflexion und Absorption an Energie (Gleichung 2.12, S. 20).

Außenohr

Trifft eine Schallwellenfront am Kopf ein, wird sie in Abhängigkeit von Einfallsrichtung und Wellenlänge durch den Kopf abgeschattet oder gebeugt. Mittlere und hohe Frequenzen werden von den Ohrmuscheln auf den Gehörgang reflektiert und durch diesen zum Trommelfell geführt. Dieser Weg der Schallausbreitung heißt Luftleitung.

Wegen des hohen Impedanzunterschiedes zwischen Luft und Knochen kann der Luftschall das Schläfenbein nur zu einem geringen Teil direkt zu Schwingungen anregen (Knochenleitung). Knochenleitungsschall erreicht unter Umgehung von Außen- und Mittelohr unmittelbar das Innenohr. Bis auf die Eigenwahrnehmung der Stimme ist die Knochenleitung für das physiologische Hören ohne Bedeutung. In der klinischen Diagnostik wird die Knochenleitung unter experimentellen Bedingungen intensiv genutzt.

Mittelohr

Das Mittelohr paßt die unterschiedlichen Impedanzen der Luft im Gehörgang und

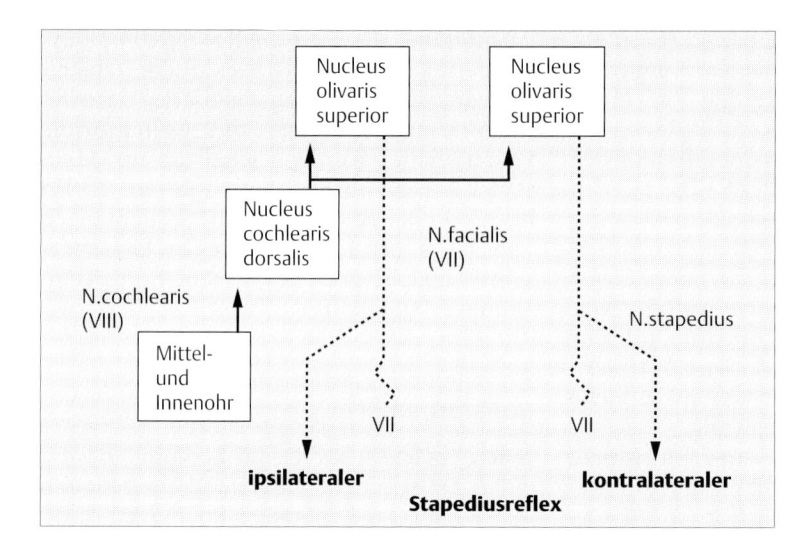

Abb. 8.7 Schema der polysynaptischen Stapediusreflexbahn. Afferenz: Hörbahn (N. VIII) mit davorgeschaltetem Außen-, Mittel- und Innenohr. Umschaltung: Nucleus olivaris superior. Efferenz: N. facialis (N. VII) mit Ast N. stapedius.

der Flüssigkeit im Innenohr so aneinander an, daß beim Übergang einer Schallwelle möglichst wenig Schallenergie reflektiert oder absorbiert wird (Impedanztransformation).

Die Ossiculakette wirkt als ein System von mehreren aufeinanderfolgenden Hebeln, deren jeweils längere Arme zum Trommelfell hinweisen. Die Schwingungen des Trommelfells werden über die Gehörknöchelchen, letztlich die Steigbügelfußplatte im ovalen Fenster, auf das Innenohr übertragen (in die Scala vestibuli der Kochlea). Der Mittelohrapparat verstärkt den Schalldruck, ohne Zuführung externer Energie, um etwa Faktor 23, was überwiegend durch das Größenverhältnis Trommelfell/ovales Fenster bedingt ist. Die Impedanztransformation zur verlustfreien Schwingungsanregung der Innenohrflüssigkeiten funktioniert bei mittleren Frequenzen besonders gut und ist eine Hauptursache für die hohe Empfindlichkeit des Gehörs in diesem Bereich.

Eine ungehinderte Beweglichkeit des Trommelfells in laterale und mediale Richtung ist Voraussetzung für die Schallübertragung auf die Ossikulakette. Hierzu muß der Luftdruck im äußeren Gehörgang und im Mittelohr gleich sein, was durch den Druckausgleich über die Tuba auditiva ermöglicht wird. Jede Tubenfunktionsstörung kann Druckunterschiede zwischen Außen- und Mittelohr, Resorption der eingeschlossenen Luft und auf Dauer Flüssigkeitsansammlungen (Sero- und Mukotympanon) im Mittelohr verursachen, die die Trommelfellbeweglichkeit einschränken und damit durch Reibung zu Energieverlusten bei der Schallübertragung führen. Das entsprechende klinische Symptom ist eine Schalleitungsschwerhörigkeit.

Die Binnenohrmuskeln (M. tensor tympani und M. stapedius) kontrahieren sich reflektorisch unter Einwirkung von lautem Schall und erhöhen die Impedanz des Mittelohres. Obwohl der M. tensor tympani nicht vom N. stapedius innerviert wird, hat sich die Bezeichnung Stapediusreflex eingebürgert. Die Afferenz des Reflexes läuft über die Hörbahn. In Höhe des oberen Olivenkerns wird der Reflex polysynaptisch auf die Fazialiskerne umgeschaltet und efferent über den N. facialis und den N. stapedius zum M. stapedius weitergeleitet (Abb. 8.7).

Der Reflex tritt seitengleich auf, auch wenn – unter experimentellen Bedingungen – nur ein Ohr stimuliert wird. Für die Diagnostik wird zwischen kontralateralem Reflex (Stimulation und Registrierung auf verschiedenen Ohren) und ipsilateralem Reflex unterschieden (Stimulation und Registrierung auf demselben Ohr). Die Reflexschwelle liegt interindividuell variabel zwischen 70 und 90 dB HL, sie nimmt unsystematisch mit steigender Horschwelle zu.

Reizaufnahme

Hydrodynamik

Die Schallausbreitung und Anregung der Basilarmembran folgt den Gesetzen der Hydrodynamik, Hypothesen darüber stehen seit dem 19. Jahrhundert im Mittelpunkt wissenschaftlichen Interesses. Rein mechanische Theorien von v. Helmholtz (Resonanztheorie) und später von Ranke und v. Bekesy konnten die hohe Frequenzauflösung des Gehörs nicht erklären. Die aktuelle Modellvorstellung geht von einer dispersiven Wellenausbreitung (Wanderwellentheorie) auf der Basilarmembran im Innenohr aus, die durch aktive Prozesse in den äußeren Haarzellen im Bereich der Resonanz verstärkt wird.

Die Schallgeschwindigkeit in Wasser (1500 m/s) ist mehr als vierfach höher als in Luft. Statische Druckänderungen am ovalen Fenster werden mit einer Verzögerung von 20–25 µs über Scala vestibuli, Helicotrema und Scala tympani auf das runde Fenster übertragen. Die kurze Zeitdifferenz zwischen Druck am ovalen bzw. runden Fenster reicht aus, auf der Basilarmembran eine Wellenausbreitung in Richtung Helikotrema anzuregen. Die Anregungsschwingung wird in ihre Teilfrequenzen zerlegt, die Ausbreitungswelle läuft (wandert) auf der Basilarmembran zu einer Resonanzstelle, die jeder Frequenz eindeutig zugeordnet ist (Frequenz-Ortstransformation = Tonotopie): Hohe Frequenzen haben ihre Resonanzstellen in der Basalwindung nahe dem ovalen Fenster, tiefe Frequenzen sind apikal repräsentiert. Die Zerlegung entspricht einer mechanischen Fouriertransformation (Gleichung 2.6, S. 13).

Rezeptoren

An der Resonanzstelle wird die Ausbreitungswelle durch aktive Kontraktionen der äußeren Haarzellen weiter verstärkt, apikal davon extrem gedämpft. Verstärkung an und Dämpfung oberhalb der Resonanzstelle bewirken die gute Frequenzselektivität des normalen Gehörs.

Die Schwingung der Basilarmembran führt zu einer Abscherung der Zilien der Haarzellen, die auf diesen spezifischen Reiz mit Entladung reagieren. Auch die Zilien können den Hörvorgang aktiv beeinflussen: sie verfügen über aktive Filamente (Aktin), mit denen sie ihre mechanische Steifigkeit verändern. Die äußeren Haarzellen werden über das olivokochleäre Bündel auch efferent innerviert und können bereits auf Rezeptorebene das jeweilige Signal angepaßt verarbeiten. Die afferente Information kommt aus den äußeren (10%) und inneren Haarzellen (90%). Das Zusammenwirken der afferenten exzitatorischen und efferenten inhibitorischen Aktivität ist eine weiterer Mechanismus für die hohe Selektivität des Gehörs.

Dynamik des Gehörs

Die Informationsverarbeitung auf der Basilarmembran nutzt einen extrem großen Übertragungsbereich zwischen der Hörschwelle (bei einem Schalldruck von $2 \cdot 10^{-4}$ mbar) und der Schmerzschwelle (bei $6 \cdot 10^2$ mbar). Um die hohe Dynamik in übersichtliche Zahlen zu fassen, wird für klinische Lautstärkeangaben anstelle des Schalldrucks der Schallpegel als logarithmisches Maß verwendet, der an der Hörschwelle zu 0 dB HL definiert wird und an der Schmerzschwelle 130 dB HL beträgt (HL hearing level, im Deutschen auch HV für Hörverlust; S. 22).

Richtungshören

Um ein Schallereignis räumlich zu orten, nutzt das Gehör zwei Mechanismen: Auswertung der Zeit- und Pegeldifferenz zwischen rechtem und linkem Ohr und – falls die Schallquelle in der Medianebene liegt – die Filterung des Schalls an der Kopfoberfläche. Das Richtungsgehör gelingt selbst unter Einfluß von Störschall nach dem Gesetz der ersten Wellenfront (S. 24), im Extremfall durch Zuwendung des Kopfes in die vermutete Richtung.

Die Genauigkeit der Richtungszuordnung wird erst in den ersten Lebensjahren gelernt. Eine trainierte erwachsene Versuchsperson kann eine Auflösung von 5° erreichen, ein untrainierter Erwachsener 15°. In klinischen Richtungshöranlagen für Kinder ist nur eine Auflösung von 30° sinnvoll

(Aufstellung von 7 Lautsprechern im Halbkreis vor dem Kind), um die Blickwendereaktion prüfen zu können (S. 342).

Verarbeitung auf der peripheren Hörbahn

Ein Neuron einer niederen Ebene ist mit mehreren Neuronen des nächsthöheren Ganglions und gleichzeitig umgekehrt ein Neuron einer höheren Ebene mit mehreren Neuronen aus dem niederem Ganglion verbunden (Konvergenz-Divergenz). Folge dieser Verschaltung ist eine Verteilung der Information auf viele parallele Nervenfasern der Hörbahn, wodurch das Übertragungssystem weniger störanfällig wird.

Drei Prinzipien der Informationskodierung auf der Hörbahn können unterschieden werden:

– Tonotopie,
– Intensitätskodierung,
– Periodizitätsanalyse.

Der Hörnerv besteht aus etwa 30 000 Einzelfasern, von denen jede eine ständige Spontanaktivität aufweist. Die Raten der Spontanaktivität liegen zwischen 40 Hz und 120 Hz und sind damit im Vergleich mit anderen Nerven ungewöhnlich hoch.

Tonotopie

Jede einzelne Faser kann eine Tonfrequenz optimal übertragen, ihre „charakteristische Frequenz". Ein Tonreiz dieser Frequenz benötigt am wenigsten Energie, um die Spontanaktivität der zugehörigen Faser zu verändern. Die Zunahme der Entladungsrate einer Hörnervenfaser bei der charakteristischen Frequenz läßt sich recht genau in subjektiv gemessene Hörschwellen umrechnen.

Die Eigenschaft der Basilarmembran, einer festen Frequenz einen genau definierten festen Ort zuzuweisen (Tonotopie) bleibt auf der Hörbahn erhalten und läßt sich mit deutlich verbreiterter Lokalisation bis zur primären Hörrinde verfolgen.

Intensitätskodierung

Wird ein tonaler Reiz lauter als für die Erregung einer Faser ihrer charakteristischen Frequenz notwendig, so werden mehrere Fasern erregt, die etwa benachbarte Frequenzbereiche abdecken.

Periodizitätsanalyse

Neben der Frequenz- und Intensitätsanalyse nutzt das Ohr die Erkennung von Wiederholungen im Schallsignal (Periodizität) zur Signalanalyse. Dieser Mechanismus entspricht einer Untersuchung des Schallsignals in seinem zeitlichen Ablauf und ist damit grundsätzlich von der Tonotopie verschieden. Obwohl begrenzt durch die Refraktärzeit von Nerven und Synapsen, gelingt durch das Konvergenz-Divergenz-Prinzip eine Periodizitätsdetektion bis in den Bereich von 5–6 kHz.

Kodierung

Mit Frequenz-, Intensitäts- und Periodizitätskodierung werden auf der Hörbahn akustische Reize verschlüsselt. Auf einer einzelnen Faser finden sich folgende Phänomene:

– Nimmt bei fester Frequenz die Intensität eines Schallreizes zu, wächst die Entladungsrate der zugehörigen Faser.
– Gleichzeitig werden mit zunehmender Intensität zunächst nur einige und dann immer mehr Fasern erregt.
– Eine Änderung der Frequenz hat eine Änderung des schwingenden Bereichs auf der Basilarmembran zu Folge, so daß andere Fasern erregt werden.
– Die Periodizitätsanalyse kann auf den weiterführenden Nerven Frequenzen bis 5 kHz erkennen und deckt damit den Hauptsprachbereich ab.

Besonders wichtig scheinen Faserbündel mit efferenten Aufgaben zu sein, die von der oberen Olive zu den Haarzellen bzw. vom Lemniscus lateralis zum Nucleus cochlearis laufen und hier eine Kontrastverschärfung verursachen, die aus dem visuellen System als laterale Inhibition bekannt ist. Eventuell steuern sogar efferente Fasern die aktive Kontraktilität der äußeren Haarzellen.

Im primären auditorischen Kortex (AI) findet sich vorwiegend eine Divergenz der Nervenverbindungen, so daß hier stets eine größere Fläche von Neuronen innerviert wird. Der bei Versuchstieren (mongolische Rennmaus, Gerbil) gut untersuchte auditorische Kortex ist tonotop organisiert: Ein reiner Ton mit einer festen Frequenz ruft in einem genau definierten Areal des AI ein Erregungsmaximum hervor. Man darf annehmen, daß diese Organisation auch beim Menschen zutrifft.

Die Reaktionen der Hirnrinde auf definierte akustische Reize werden diagnostisch in Form später akustisch evozierter Potentiale genutzt (cortical evoked response audiometry CERA, S. 339).

Spracherkennung

Die wichtigste Aufgabe des menschlichen Gehörs ist die Erkennung und Verarbeitung gesprochener Sprache. Die phylogenetisch einmal wichtigere Alarmfunktion zur Rundumsicherung ist demgegenüber in den Hintergrund getreten. Die Frequenz-, Periodizitäts- und Intensitätsanalysen werden ergänzt durch Segmenterkennungen, so daß Silben, Wörter wie auch ganze Sätze in charakteristischen Einheiten zusammengefaßt werden. Schon die Erkennung, daß ein akustisches Signal nicht nur Rauschen, sondern Sprache und damit sinnbehaftet ist, setzt schwierige Bearbeitungsmechanismen voraus. Wie Sprache erkannt und verstanden wird, ist bis jetzt nicht erklärt. Zahlreiche Versuche, mit bildgebenden Verfahren (PET: Positronenemissionstomographie und MRT: Magnetresonanztomographie) die jeweils aktiv beteiligten Strukturen zu erkennen, haben zwar die vermutete Lokalisation der bei Sprachverarbeitung aktiven Strukturen bestätigt, waren aber in der temporospatialen Auflösung den hohen Verarbeitungsgeschwindigkeiten des Gehörs bei der Erkennung von Sprache nicht gewachsen. Moderne Ansätze versuchen mit Mitteln von mehrkanalig abgeleiteten evozierten elektrischen und magnetischen Potentialen eine genauere Lokalisation.

Das Gehirn hat eine langsame Verarbeitungsgeschwindigkeit im Vergleich zu leistungsfähigen Rechenanlagen. Es ersetzt bei der Sprachanalyse die Geschwindigkeit durch einen hohen Grad an Parallelverarbeitung. Bereits beim Beginn eines Wortes wird über Kurz- und Langzeitgedächtnis geprüft, ob dieses zu einem vorgegebenen Katalog von Wörtern passen könnte. Die Lokalisation dieses „Lexikons" wird im Wernicke-Sprachzentrum vermutet, das im Temporallappen der beim Rechtshänder dominanten linken Hirnhälfte liegt (S. 261). Treten im Kindesalter Störungen der linken Hirnhälfte auf, kann die lexikalische Sprachfunktion unmerklich von der rechten Seite übernommen werden. Wo genau Sprachverständnis und Assoziation im Hirn lokalisiert sind und wie sie funktionieren, ist nach den gegenwärtigen Erkenntnissen nicht geklärt. Eindeutig ist hingegen die Beobachtung, daß ein funktionstüchtiges Gehör wichtigste Voraussetzung für einen normalen Spracherwerb ist.

Zusammenfassung

Die Anatomie des kindlichen Ohres wird – wie beim Erwachsenen – in Außen-, Mittel- und Innenohr eingeteilt. Die Einteilung berücksichtigt die klinischen Funktionseinheiten und wurde nicht zuletzt aus der Klinik kindlicher Ohrerkrankungen entwickelt. Außen- und Mittelohr wachsen mit dem kindlichen Kopf, während das Innenohr bei Geburt bereits seine definitive Größe hat. Mit der Resorption des Fruchtwassers aus dem Mittelohr nimmt das System Ohr seine physiologische Funktion auf. Eintreffender Schall wird über das Außenohr zum Trommelfell transportiert (Konduktion). Der Mittelohrapparat (Trommelfell und Gehörknöchelchen) adaptiert die Schallwelle an den akustischen Widerstand des Innenohrs (Impedanztransformation). Die Welle wird im Innenohr mechanisch in ihre Teilfrequenzen zerlegt (Wanderwelle). Jede Teilwelle führt zu einer Stimulation der Rezeptorzellen (Haarzellen), die bei niedriger Schallenergie den Reiz noch verstärken können. Die Hörbahn nutzt verschiedene Kodierungsstrategien (Frequenz-, Intensitäts- und Periodizitätsanalyse), um die vom Innenohr erhaltene Information möglichst verlustfrei und sicher gegen Störungen an die Hirnrinde zu übertragen. Die Mechanismen der Wahrnehmung und Erkennung von Sprache sind noch nicht bis ins letzte verstanden.

Entwicklung und Reifung

Embryologie

Von den Sinnesorganen des Menschen reift das Hörorgan als erstes voll aus. Ein Embryo hat bereits in der dritten Schwangerschaftswoche (SSW) bei einer Scheitel-Steiß-Länge von 3 mm eine Ohrplakode, aus der sich in der 5. SSW die Ohrblase (Otozyste) entwickelt. In ihrer unmittelbaren Nachbarschaft wächst eine Anhäufung von Ganglienzellen, die als Vorläufer der Kerngebiete der Hörbahn angesehen wird. Die Ausdifferenzierung des Labyrinths mit seinen verschiedenen Anteilen ist in der 12. SSW abgeschlossen. Erkrankungen der Mutter in diesem empfindlichen 1. Trimenon der Schwangerschaft (etwa Infektionskrankheiten, Traumen, teratogene Noxen) können sich katastrophal auf das Gehör des Fetus auswirken. Die gleichen Erkrankungen in einem späteren Abschnitt der Schwangerschaft sind für das Gehör weniger gefährlich.

Bei Geburt ist das Hörorgan ausgewachsen, es nimmt auch im Laufe der weiteren Entwicklung nicht mehr an Größe zu (1). Mittelohr und pneumatisches System enthalten noch für einige Stunden bis Tage Fruchtwasser. Die Pneumatisation der Mastoidzellen findet in den ersten Lebensjahren statt. Die zentralen Hörbahnen sind bereits vorhanden, die Myelinisierung der Fasern sowie die Mehrzahl der synaptischen Verschaltungen existieren jedoch noch nicht.

Reifung der Hörbahn

Erste Reaktionen auf akustische Reize zeigt ein Fetus in Form von Bewegungs- und Herzfrequenzänderungen ab der 22. SSW. Ab diesem Stadium der Fetalentwicklung ist das Innenohr voll ausgewachsen und -differenziert. Von perinatologischer Seite wurde versucht, aus der Art der Reaktionen etwa ab der 26. SSW Schlüsse über das Wohlbefinden der Feten zu ziehen (Sonderform der Streßreaktion). Wegen der noch nicht funktionstüchtigen Hörbahn sind diese Versuche jedoch von begrenztem Wert.

Spekulationen darüber, ob die Höreindrücke in dieser Lebensphase notwendige Voraussetzung für die Differenzierung der Hörbahn sind, konnten bislang nicht wissenschaftlich belegt werden.

Ab der 30. SSW sind bereits intrauterin auditorisch evozierte Hirnstammpotentiale abgeleitet worden. Obwohl das Hörorgan zu diesem Zeitpunkt weitestgehend ausgereift ist, reagiert der Fetus nur auf solche akustische Reize, die deutlich lauter sind als die audiometrisch kalibrierte Normalhörschwelle. Grund hierfür ist nur zum geringen Teil die Vertäubung in der lauten Umgebung des mütterlichen Abdomens, vor allem aber die noch fehlende Ausdifferenzierung und Myelinisierung der Hörbahn und des auditiven Kortex.

Unter Reifung im engeren Sinn wird die Myelinisierung der Fasern verstanden, als Bahnung bezeichnet man die Synaptogenese. Während im Kortex des Neugeborenen wesentlich mehr Synapsen vorhanden sind als später verwendet werden, scheinen im Bereich des Hirnstamms neue Synapsen auszusprossen. Die nicht oder selten aktivierten kortikalen Synapsen gehen zugrunde, nur die „benutzten" bleiben erhalten (2).

Die Synaptogenese findet nur unter dem Einfluß ständiger akustischer Reize statt. Sie kann durch scheinbar geringe, auch vorübergehende Hörstörungen in sensiblen Phasen erheblich gestört werden. Dann schließt die neuronale Verschaltung auf einem zu niedrigen Niveau ab. Bei zu später Versorgung von Hörstörungen entstehen dadurch Defizite, die später nur schwer oder nicht vollständig aufgeholt werden können. Deshalb ist die Früherkennung angeborener Hörstörungen innerhalb der ersten Lebensmonate Ziel der Vorsorge und Diagnostik. Angeborene Hörstörungen sollten vor Vollendung des 1. Lebensjahres ausgeglichen werden.

Klinisches Äquivalent der Hörbahnreifung ist die altersabhängige Reaktionsschwelle gesunder Kinder auf Geräusche: Neugeborene reagieren erst auf Geräusche von etwa 80 dB, 6 Monate alte Kinder auf Geräusche von ca. 40–50 dB. Erst im Alter von 2 Jahren erkennt man beim Kind Re-

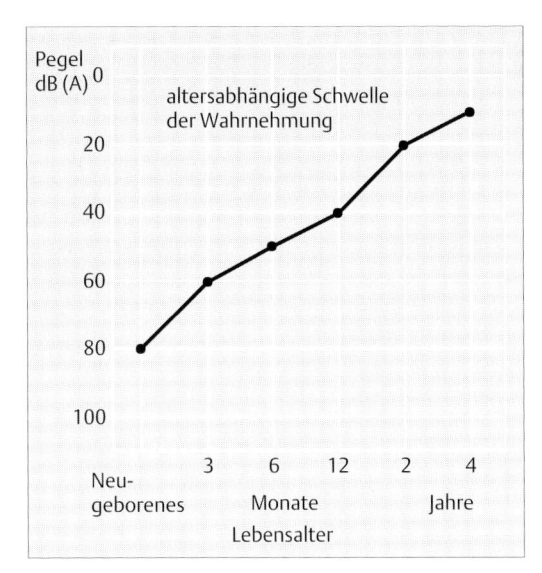

Abb. 8.8 Altersabhängigkeit der Reaktionsschwellen auf akustische Reize. Verschiebung zu höheren Pegeln bei kleineren Kindern infolge fehlender Hörbahnreifung

aktionen schon ab ca. 20 dB HL (Abb. 8.8). Diese Verschiebung der Reaktionsschwelle zu höheren Pegeln ist nur auf die fehlende zentrale Hörbahnreifung und nicht auf eine periphere Hörminderung zurückzuführen.

Auch elektrophysiologisch läßt sich die Reifung mittels der akustisch evozierten Hirnstammpotentiale verfolgen. Die Methode (S. 336) liefert bereits unmittelbar postnatal reproduzierbare verwertbare Reaktionen der Hörbahn („Antworten"), die 2–3 ms später als beim Erwachsenen eintreffen. Diese Latenzverlängerung wird durch die fehlende Myelinisierung der Fasern und die somit langsamere Leitgeschwindigkeit der Hörbahn verursacht.

Zusammenfassung

Die Nervenfasern der Hörbahn haben bei Geburt eines Kindes noch keine Myelinscheide. Die dadurch verursachte Ruheentladung ist der Grund für langsame Nervenleitgeschwindigkeit. Die Myelinscheide wächst in den ersten zwei Lebensjahren aus. Dieser Prozeß heißt Hörbahnreifung. In den Kerngebieten des Hirnstamms wird die Hörbahn mehrfach synaptisch umgeschaltet. Je nach Stimulation des Gehörs in den ersten Lebensmonaten gehen nicht benutzte Synapsen zugrunde, während andere stark benutzte nachwachsen: man spricht von Bahnung. Bahnung und Reifung der Hörbahn sind stark davon abhängig, ob das Gehör adäquate Reize zur Verfügung hat. Bahnung und Reifung finden in „sensiblen Phasen" statt, Zeitabschnitten, in denen fehlende oder richtige Hörreize den entscheidenden Einfluß auf das Wachstum der Hörbahn nehmen. Fehlt während der sensiblen Phasen die adäquate Stimulation, so schließt die Hörbahnreifung auf einem zu niedrigen Niveau ab.

Literatur

1. Altmann, F.: Entwicklung des Ohres. In Berendes, J., R. Link, F. Zöllner: Hals-Nasen-Ohren-Heilkunde, Band III, Teil 1. Thieme, Stuttgart 1965 (S. 1-29)
2. Matschke, R.G.: Untersuchungen zur Reifung der menschlichen Hörbahn. Thieme, Stuttgart 1993

Pädaudiologische Diagnostik

Ein Kind mit Verdacht auf Schwerhörigkeit muß mehrere diagnostische Instanzen durchlaufen, die personell zwar meist getrennt sind, aber sehr gut zusammenarbeiten sollten. Die Untersuchung gliedert sich in folgende Abschnitte:

– Anamnese,
– ärztliche Untersuchung,
– audiologische Diagnostik,
– Zusatzuntersuchungen zu anderen Sinnes- und Hirnleistungen.

Das Anamnesegespräch wird nach derselben Struktur wie bei Sprachentwicklungsverzögerungen geführt. Ziel der ärztlichen Untersuchung ist zunächst ein vollständiger Organbefund des HNO-Fachgebietes.

Dabei kann die Beurteilung des Trommelfellbefundes von Neugeborenen und Säuglingen sowie von Kindern mit Dysplasien außerordentlich schwierig sein und selbst langjährig erfahrene Untersucher verunsichern: Man braucht dazu die bestmögliche Beobachtungshilfe, das Mikroskop. Eine Untersuchung etwa mit Otoskop oder Endoskop gibt kein stereoskopisches Bild, ist schlechter ausgeleuchtet und vergrößert und verursacht bei Kindern regelmäßig eine mechanische Irritation des Gehörgangs mit anschließender Hyperämie des Trommelfells und läßt eine fundierte Trommelfellbeurteilung nicht mehr zu.

Die audiologische Diagnostik von Kindern basiert auf Methoden, die bei Erwachsenen erprobt sind. Das Ziel ist die Feststellung von Schwerhörigkeit nach topographisch-anatomischer Lokalisation, nach Ausmaß und Kompensationsmöglichkeiten (Recruitment).

In einigen Punkten unterscheidet sich die Hördiagnostik bei Kindern von der bei Erwachsenen: Die Untersuchung von Kindern ist erheblich zeitaufwendiger, die Methoden müssen altersentsprechend ausgewählt und die Ergebnisse stets individuell nach ihrer Entstehungsgeschichte bewertet werden. Während ein Erwachsener in aller Regel bei Hörprüfungen mitarbeitet und nach Anleitung auch schwierigere Aufgaben reproduzierbar bewältigt, kann man bei Kindern – je nach Alter – nicht ohne weiteres mit einer aktiven Mitarbeit bei der Hördiagnostik rechnen. Infolgedessen sind die Ergebnisse von Kinderhörprüfungen mit einer größeren Unsicherheit behaftet als solche von Erwachsenen. Ein kooperativer, ungeschulter erwachsener Patient erreicht in Abhängigkeit von der Methode der Hörschwellenbestimmung eine Genauigkeit von ±5 dB, die Hörschwelle von Kindern kann oft nur mit einem Fehler von ±20 dB genau angegeben werden. Obwohl die Ergebnisse von Erwachsenen und Kindern in das gleiche Audiogrammformular eingetragen werden, sind sie nicht miteinander vergleichbar.

Eine besondere Bedeutung für die Qualität von Kinderhörprüfungen hat die Erfahrung des Personals. Wichtiger als die Beherrschung der Technik ist der geschickte Umgang mit Kindern, die geschulte Beobachtungsgabe auch geringster Reaktionen, die gerade bei behinderten Kindern außerordentlich diskret sein können. So wichtig erfahrene Mitarbeiter für die Untersuchung von Kindern mit Verdacht auf Schwerhörigkeit sind, so gering ist die öffentliche Anerkennung, die sie in der tariflichen Eingruppierung erhalten. Konsequent gibt es nur wenige Audiometristinnen mit fundierter Erfahrung, und diese arbeiten meist an größeren pädaudiologischen Zentren. Von den wenigen Fachkräften kann die flächendeckende Untersuchung aller Verdachtsfälle nicht geleistet werden.

Um der qualifizierten Diagnostik einen weniger erfahrungsabhängigen Suchtest vorzuschalten, wurden Screeningmethoden eingeführt, die sich zum Teil elektrischer Registriermethoden und automatischer Auswertung bedienen. Methoden der Hörprüfung heißen subjektiv, wenn sie auf eine Reaktion des Probanden angewiesen sind. Als objektive Hörprüfungen bezeichnet man solche Methoden, bei denen der Proband nicht aktiv mitarbeiten muß. Die objektiven Hörprüfungen haben im Zusammenhang mit der Früherkennung kindlicher Schwerhörigkeit eine besondere Bedeutung erlangt. Unter ökonomischen Gesichtspunkten ist es einfacher und billiger, teure Geräte einzusetzen als qualifiziertes Personal zu bezahlen. Infolgedessen sind die objektiven Methoden heute weiter verbreitet und im Brennpunkt wissenschaftlicher Diskussion: sie sollen darum hier zuerst dargestellt werden. Aber trotz aller Fortschritte in der Entwicklung objektiv-audiometrischer Verfahren muß dringlich betont werden, daß mit ihnen allein eine definitive Hördiagnose beim Kind nicht zu stellen ist. Eine pädaudiologische Diagnostik muß sich auf objektive und subjektive Verfahren stützen.

Objektive Verfahren der Audiometrie

Der Außenstehende verbindet mit der Terminologie objektive Audiometrie den Eindruck, die so erhaltenen Ergebnisse seien absolut und damit subjektiven Methoden überlegen. In die Bewertung von objektiven Hörprüfungen geht die persönliche Meinung des Untersuchers ein, ähnlich wie bei der Beurteilung einer Computertomographie. Die Bewertung ist immer subjektiv und in der Qualität um so besser, je erfahrener der Untersucher ist: die Subjektivität wechselt also nur vom Untersuchten zum Untersucher. Der besondere Wert der objektiv-audiometrischen Verfahren liegt darin, daß Untersuchung und Auswertung der Rohergebnisse zeitlich getrennt werden können. Ein erfahrener Untersucher kann in relativ kurzer Zeit vergleichsweise viele Registrierungen auswerten. Außerdem erhält er quantitative Entscheidungskriterien über die Güte der Messung, die eine Beurteilung erleichtern.

Drei große Gruppen von objektivaudiometrischen Verfahren können unterschieden werden: die

- Messung von akustischen Eigenschaften des Gehörgangs und der Mittelohr-Übertragungskette,
- Funktionsprüfung der äußeren Haarzellen des Innenohrs,
- Messung der elektrophysiologischen Eigenschaften des Innenohrs und der Hörbahn.

Impedanzmessung

Unter dem Sammelbegriff Impedanzmessung werden die Registrierung von akustischem Trommelfellwiderstand bei einer bestimmten Frequenz (Tympanometrie) und die Messung der Binnenohrmuskelkontraktion als Reaktion auf einen lauten Schallreiz (Stapediusreflex) zusammengefaßt. Die Impedanzmessung ist seit der ersten Beschreibung (10, 11) technisch weiterentwickelt worden. Moderne Mikroelektronik ermöglicht inzwischen eine schnelle einfache Messung, die oft genug direkt am Arbeitsplatz des Arztes durchgeführt wird. Zahlreiche Meßsysteme sind kommerziell erhältlich.

Physikalische Grundlagen zur Impedanzmessung des Mittelohres

Schallwellen werden beim Übergang von einem Medium in ein anderes frequenzabhängig gedämpft (Amplitudenminderung) sowie verzögert (Phasenverschiebung, Gleichung 2.12, S. 20). Man nennt den Dämpfungsanteil Resistanz, den Phasenanteil Reaktanz. Im Fall des Mittelohres bildet das Trommelfell mit der daranhängenden Ossikulakette das neue Medium, in das die Schallwellen aus der Luft übertreten sollen. Für die Reaktanz des Mittel-

ohrs ist vor allem die Steifheit des Trommelfells von Bedeutung, da die Masse meist als konstant angesehen werden kann. Der Kehrwert der Steifheit kann als Nachgiebigkeit des Trommelfells betrachtet werden, im Deutschen wurde dafür der Ausdruck Compliance unübersetzt übernommen.

Indikation

Wegen der relativen Einfachheit des Meßverfahrens sollte die Indikation zu einer Impedanzmessung großzügig gestellt werden:

- bei fraglicher Mittelohrschwerhörigkeit,
- bei fraglicher kombinierter Schwerhörigkeit.

Nicht bewährt hat sich die Impedanzmessung als Screeningverfahren zur Früherkennung kindlicher Schwerhörigkeit, selbst im Zusammenhang mit der Stapediusreflexmessung. Trotz zahlreicher Versuche ist es nicht gelungen, zwischen Stapediusreflex- und Hörschwelle eine Beziehung herzustellen (7, 12). Der Ausfall des Stapediusreflexes ist zu grob, als daß man ihn als Testkriterium für eine weiterführende Diagnostik einsetzen könnte.

Eine Impedanzmessung für sich allein ist weder eine Prüfung des Gehörs noch erlaubt sie eine Diagnose. Die Messung kann lediglich Auskunft über die elastischen und mechanischen Eigenschaften des Mittelohrapparates geben. In der Pädaudiologie ist grundsätzlich noch eine binokularmikroskopische Untersuchung des kindlichen Trommelfells erforderlich, bevor eine definitive Aussage zur Mittelohrfunktion getroffen werden kann.

Technik

Die Impedanz wird mit einer Gehörgangs-Meßsonde gemessen, die je eine Bohrung für kontrollierte Druckänderung, Schalleinstrahlung und Schallmessung aufweist. Gehörgang und Trommelfell werden vom äußeren Luftdruck getrennt, indem die Sonde mit einer Gummidichtung den Gehörgang verschließt.

An die erste Bohrung ist eine externe Pumpe angeschlossen. Mit ihr kann der

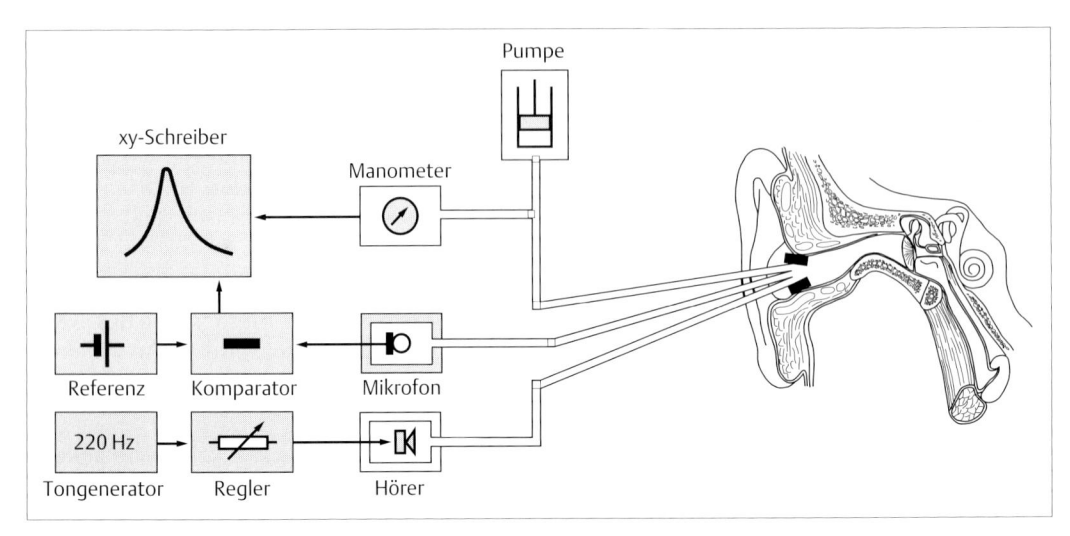

Abb. 8.9 Tympanometrieapparatur. Abdichtung des Gehörgangs mit einer Meßsonde, Einstellung des Drucks im Gehörgang mit einer Pumpe, Einstrahlung des Sondentons von 220 Hz, Messung und konstante Einregelung des Schallpegels im Gehörgang. Auf dem Pegelschreiber wird die elektrische Energie mitgeschrieben, die notwendig ist, um den Pegel konstant zu halten (Maß für die Compliance).

Druck im Gehörgang im Bereich von −300 mmWS bis +300 mmWS kontinuierlich verändert werden. Die positiven bzw. negativen Werte beziehen sich auf die Referenz des äußeren Luftdruckes.

In die zweite Bohrung ist ein kleiner Lautsprecher integriert. Er strahlt einen Ton in den Gehörgang ab, den Sondenton.

Über die dritte Bohrung nimmt ein Meßmikrophon den vom Trommelfell reflektierten Anteil des Sondentons auf (Abb. 8.9).

Als Sondenton wird im allgemeinen ein Dauerton von 220 Hz verwendet, bei manchen Geräten und nur für besondere Fragestellungen auch 660 Hz und 800 Hz. Die Sondentonfrequenz von 220 Hz wurde gewählt, um Probleme mit der interindividuell stark variablen Resonanzfrequenz des Mittelohrapparates (um 1 kHz) zu vermeiden.

Je niedriger die Compliance des Trommelfells, d. h. je steifer das Trommelfell ist, desto höher ist die Amplitude der reflektierten Welle. Durch Abgleich des externen Tongenerators wird der Schallpegel im Gehörgang immer konstant auf 65 dB HL gehalten, d. h. die Stellung des Reglers ist ein indirektes Maß für die Compliance. Die Trommelfellcompliance ist am größten, wenn der Druck im Gehörgang und im Mittelohr gleich ist, und am niedrigsten, wenn das Trommelfell durch die externe Pumpe so vorgespannt wird, daß sämtliche Schallenergie reflektiert wird (schallharte Reflexion). Die Dynamik der Trommelfellcompliance wird aus der Differenz zwischen den beiden Zuständen in Volumeneinheiten (z. B. 0,5 cm^3) gemessen.

Tympanometrie. Die Aufzeichnung der Trommelfell-Compliance C in Abhängigkeit vom kontinuierlich veränderten Gehörgangsdruck als Kurve heißt Tympanometrie. Zwischen einem relativen Gehörgangsdruck von p = +300 mmWS und p = −300 mmWS (p = 0 entspricht dem Luftdruck außerhalb des Gehörgangs) erhält man eine Kurve C(p) mit einem einzelnen Maximum. Der Druck im Bereich des Maximums ist der Mittelohrdruck, er liegt normalerweise im Bereich von −50 mmWS bis +50 mmWS (Abb. 8.10a). Als indirekte Tubenfunktionsprüfung ist die Tympanometrie so zur Messung des Mittelohrdrucks geeignet.

Abb. 8.10 Typische Ergebnisse der Tympanometrie. Trommelfellcompliance in Abhängigkeit vom Gehörgangsdruck, Maximum der Compliancekurve beim Mittelohrdruck p_{MO}.

a Normales Tympanogramm.

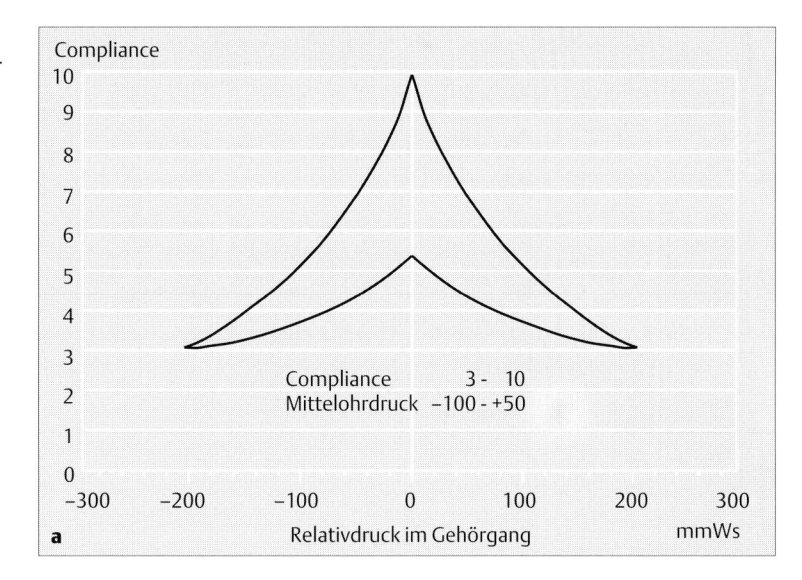

Compliance 3 - 10
Mittelohrdruck −100 - +50

b Überhöhte Compliance bei normalem Mittelohrdruck.

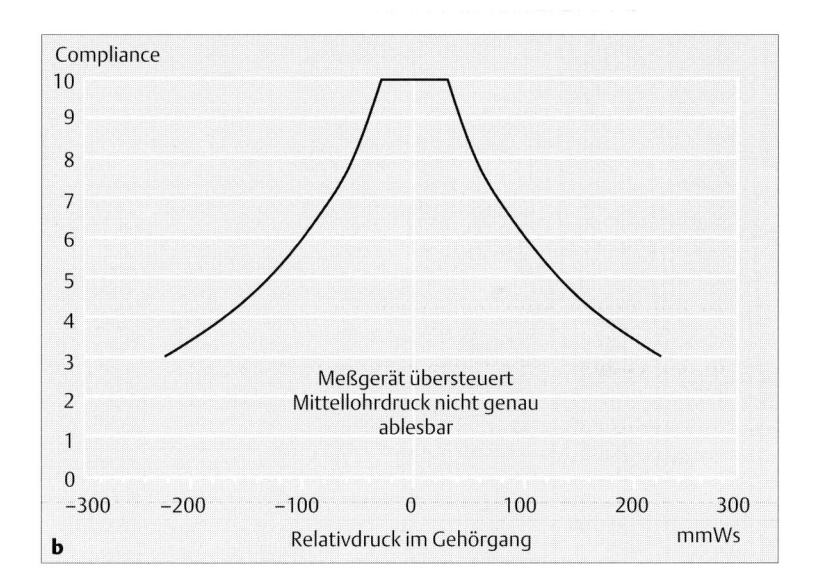

Meßgerät übersteuert
Mittellohrdruck nicht genau ablesbar

Unterschreitet der Mittelohrdruck Werte von −100 mmWS, so verschiebt sich das Maximum der Compliancekurve zu niedrigen Druckwerten („nach links", Abb. 8.10b), muß sich aber nicht notwendig in der Compliance verringern. Nur bei Seromukotympanon wird die Trommelfell-Compliance erniedrigt (Abb. 8.10c). Bei chronischem Mukotympanon wird der Mittelohrdruck nicht mehr meßbar: die Compliancekurve hat kein Maximum (Ergußkurve, Abb. 8.10d).

Für die Auswertung des Tympanogramms genügt die Bestimmung des Kurvenmaximums nach Ordinate (Compliance) und Abszisse (Mittelohrdruck). Die im angloamerikanischen Sprachraum gebräuchliche Einteilung in Tympanogrammtypen A–C (6) ist nicht aussagekräftiger und hat sich wegen ihrer etwas umständli-

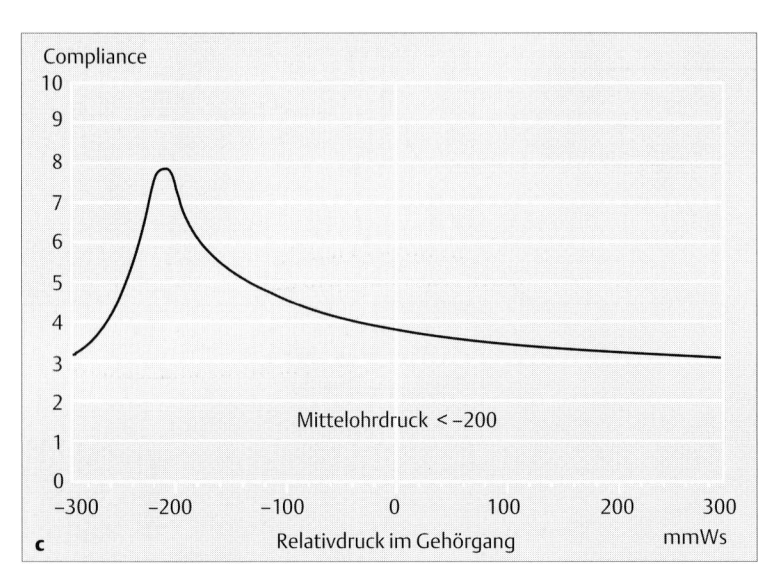

c Serotympanon mit erniedrigtem Mittelohrdruck.

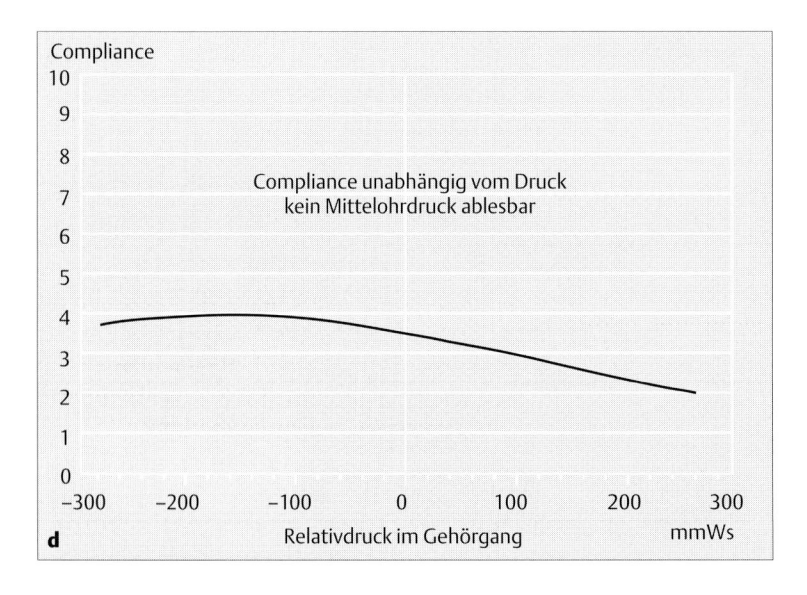

Mittelohrdruck < –200

d Mukotympanon. Die Compliance hat kein definiertes Maximum und verläuft flach („Ergußkurve").

Compliance unabhängig vom Druck
kein Mittelohrdruck ablesbar

chen Klassifikation im deutschen Sprachraum nicht durchsetzen können.

Stapediusreflexmessung. Mit derselben Meßapparatur wird der Stapediusreflex geprüft, der – nach Kontraktion der Binnenohrmuskeln bei einem lauten Schallereignis – die Trommelfellcompliance verändert (S. 326).

Eine Tympanometrie ist Voraussetzung, um den Mittelohrdruck festzustellen. Mit der Pumpe wird dieser Druck im Gehörgang eingestellt und dann der Stapediusreflex mit Tonimpulsen von 500 Hz, 1 kHz, 2 kHz, 4 kHz sowie weißem Rauschen ausgelöst. Die Reflexantwort fällt am stärksten bei einem breitbandigen Stimulus aus (weißes Rauschen). Ab einem Hörverlust von 55 dB HL fehlt der Stapediusreflex.

Technisch ist die Registrierung des ipsilateralen Stapediusreflexes schwieriger als die des kontralateralen Reflexes. Bei Kindern hat sich deswegen die kontralaterale Stapediusreflexmessung durchgesetzt. Manche Screeningmeßgeräte bieten gar nicht erst die Möglichkeiten des ipsilateralen Reflexes. Dennoch ist (etwa bei einseitigem Gehörverlust) auch der ipsilaterale Stapediusreflex für die Pädaudiologie von Bedeutung.

Man bewertet die Auslösbarkeit des Reflexes und die Reflexschwelle. Unabhängig von ipsi- oder kontralateraler Registrierung unterscheidet man die Kategorien

- auslösbar mit normaler Schwelle (70–90 dB HL): das stimulierte Ohr hört normal oder hat eine Innenohrschwerhörigkeit von weniger als 50 dB HL,
- auslösbar mit erhöhter Schwelle (> 90 dB HL): das Reizohr hat eine Schalleitungskomponente von = 30 dB HL oder eine Innenohrschwerhörigkeit von >= 55 dB HL,
- nicht auslösbar: das Reizohr hat eine Schalleitungskomponente von > 35 dB HL oder eine weit fortgeschrittene Innenohrschwerhörigkeit.

Die Einfachheit der Stapediusreflexmessung hat zu ihrer Verbreitung auch und vor allem in fremden Fächern geführt, ohne daß sich die Kenntnis über Möglichkeiten und Grenzen der Methode ebenso verbreitet hätte. Dessenungeachtet ist die Impedanzmessung einschließlich der Registrierung des Stapediusreflexes heute eine Standardmethode, die bei keiner pädaudiologischen Diagnostik ausgelassen werden sollte.

Fehler

So einfach die Impedanzmeßmethode auch ist, müssen einige typische Meßfehler vermieden werden, die – wenn unerkannt – zu unangenehmen Fehlinterpretationen führen können.

Bei defektem Trommelfell gelingt keine Impedanzmessung: anstelle der Compliancekurve wird eine gerade Linie aufgezeichnet. Bei Trommelfellperforation kann man mit dem Meßgerät den Öffnungsdruck der Tuba auditiva quantitativ bestimmen, sollte den Befund jedoch nicht mit einem Mukotympanon verwechseln.

Bei ungünstiger Form der Ohrmuschel kann die Öffnung der Sonde der hinteren Gehörgangswand anliegen. Dann wird zwar unter Umständen auch eine Compliance registriert, aber nicht die des Trommelfells. Der Fehler sollte wegen der zu niedrigen Compliancewerte auffallen.

Wenn der Gehörgang nicht abgedichtet wird, ist eine druckabhängige Impedanzänderung unmöglich. In diesem Fall muß der Sondensitz korrigiert werden, eventuell durch eine andere Dichtungsmanschette.

Evozierte otoakustische Emissionen

Auf der Suche nach stehenden Wellen auf der Basilarmembran des Innenohres entdeckte Kemp (8), daß das Innenohr unter bestimmten Bedingungen eigene Schallaussendungen abstrahlen kann, die im Gehörgang meßbar sind. Die Schallaussendungen wurden zunächst als passives Echo des Innenohrs interpretiert. Nachdem die Innenohrgrundlagenforschung inzwischen aktive Bewegungen der äußeren Haarzellen als wesentliches Element des Hörvorganges nachweisen konnte, nimmt man heute an, daß der vom Innenohr abgestrahlte Schall das akustische Äquivalent der aktiven Verstärkungsprozesse im Bereich der äußeren Haarzellen ist. Die Schallaussendungen des Innenohres werden heute allgemein mit dem von Zwicker geprägten Terminus otoakustische Emissionen belegt (Akronym: OAE).

Grundsätzlich werden spontane (SOAE) von evozierten otoakustischen Emissionen (EOAE) unterschieden. SOAE entstehen ohne Stimulation, EOAE werden erst nach Stimulation des Ohres mit einem Schallsignal meßbar. Während die SOAE für die klinische Pädaudiologie bedeutungslos geblieben sind, haben die EOAE seit 1988 die Früherkennung kindlicher Schwerhörigkeit methodisch wesentlich erweitert.

Die besondere Eignung der EOAE für die Pädaudiologie hat folgende Gründe:

- etwa 95 % aller Normalhörenden haben EOAE.
- EOAE sind bereits am 1. Lebenstag nachweisbar, in diesem Alter sogar 10–15 dB lauter als bei Erwachsenen.

- die Registrierung erfordert zwar eine teure Apparatur, kann aber relativ schnell erlernt werden und dauert im Regelfall nur wenige Minuten für beide Ohren.
- EOAE können zwar nur als Funktionstest äußerer Haarzellen angesehen werden, nicht als Hörtest, aber die bei weitem überwiegenden Probleme der Pädaudiologie liegen im Innenohr unter Beteiligung äußerer Haarzellen.

Zwei Anwendungen der EOAE werden voneinander abgegrenzt: transitorische EOAE (TEOAE) und Distorsionsprodukt EOAE (DPEOAE).

Transitorisch evozierte otoakustische Emissionen (TEOAE)

Die Anordnung zur Messung transitorischer EOAE ist ähnlich aufgebaut wie ein Tympanometer: Der Gehörgang wird mit einer Meßsonde abgedichtet, in die ein Lautsprecher und ein Mikrophon eingebaut sind. Über den Lautsprecher wird ein kurzer akustischer Reiz (Klick) von -5 dB SL-40 dB SL abgestrahlt. Das Mikrophon wandelt das akustische Signal aus dem Gehörgang in ein elektrisches Signal und leitet es in einen Rechner.

Etwa 3 ms nach dem Klick ist die passive Schall-Reflexion des Trommelfells abgeklungen. Ab diesem Zeitpunkt nimmt der Rechner das Schallsignal für ca. 20 ms in einen Speicher auf. Da der kochleären Emission noch Störgeräusche überlagert sind, die von Atmung, Schlucken und den großen Halsgefäßen stammen, wird der Meßvorgang mehrfach wiederholt und das Ergebnis jeder neuen Messung zum bisherigen Ergebnis hinzuaddiert (Averaging). Auf diese Weise heben sich reizabhängige gegenüber reizunabhängigen Signalanteilen hervor. Typischerweise werden 260 Meßdurchgänge benötigt, die bei durchschnittlichem Störgeräusch eine Gesamtmeßdauer von etwa einer Minute beanspruchen.

Zur Absicherung der Beurteilung werden die Messungen alternierend in zwei Summationsspeicher A und B hinein addiert, deren Ergebnisse übereinander dargestellt werden und somit bereits optisch die Reproduzierbarkeit der Messung belegen.

Nimmt man an, daß im Speicher A die gesuchte Emission E und ein Rauschen R_a enthalten ist $(E+R_a)$, im Speicher B dieselbe Emission und ein anderes Rauschen $(E+R_b)$, dann ist die Differenz A-B proportional dem gesamten Rauschen, immer vorausgesetzt, die Emission E ändert sich nicht.

Mit meßtechnischen Kniffen (double buffer averaging, nonlinear click stimulus mode) kann man einerseits die Meßzeit verkürzen und andererseits numerische Gütekriterien über die Messung extrahieren, anhand derer die Messung beurteilt werden kann.

Aufgrund eines weltweiten Patentschutzes existieren nur wenige Gerätetypen zur Messung von EOAE auf dem Markt, die sämtlich dieselben, inzwischen ausgefeilten Meßtechniken dem Benutzer zur Verfügung stellen. Auf diese Weise sind die Ergebnisse der EOAE-Messung auch zwischen verschiedenen Labors gut miteinander vergleichbar. Das am weitesten verbreitete Gerät ist das ILO88 (für die TEOAE) bzw. ILO92 (für DPEOAE), es besteht aus zwei Einschubplatinen und einer selbsterläuternden Software für einen Personalcomputer (PC) vom Industriestandard (Minimum 80286).

Indikation. Transitorische EOAE eignen sich besonders als Suchtest für die kochleäre Funktion im Neugeborenen-, Säuglings- und Kleinkindesalter. Die ausführlichste Studie zu dieser Frage wurde mit großem apparativem und personellem Aufwand in den USA durchgeführt (Rhode Island Hearing Assessment Project, RIHAP) und bestätigte überzeugend das Ergebnis voraufgegangener kleinerer europäischer Untersuchungen, daß TEOAE für die Screeninguntersuchung von Säuglingen die beste Methode sind.

Hierfür sprechen folgende Gründe:

- Einfachheit der Messung: Der Untersucher benötigt keine spezielle technische Ausbildung.
- Geschwindigkeit: Im Regelfall kann man beide Ohren in etwa 5 Minuten untersuchen.
- Nichtinvasivität: Die Meßsonde wird ohne weitere Hilfsmittel in den Gehörgang gesteckt.

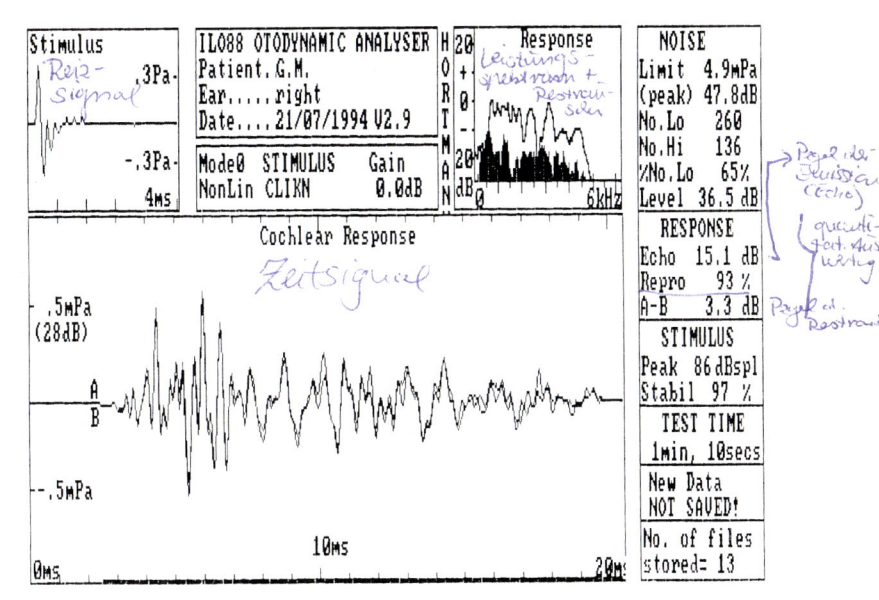

Abb. 8.11 Ergebnis einer TEOAE-Messung von einem normalhörigen Ohr (Kind G.M., * 4.5.94, normales Reaktionsaudiogramm, TEOAE am 21.7.94 mit Apparatur ILO88). Großes Fenster (Cochlear Response). Zeitsignal der otoakustischen Emission. Fenster „Stimulus": Kontrolle des korrekten Sondensitzes über das Zeitsignal des Reizes. Fenster „Response": Spektrum des EAOE-Zeitsignals (kochleäre Antwort, obere Kurve) sowie des Rauschens (untere, dunkle Kurve). Fenster rechts: numerische Kriterien für die Qualitätsabschätzung der Messung („Noise" entspricht dem Störgeräuschpegel, „Response" dem Antwortpegel). Meßdauer dieser Untersuchung 70 s.

- Objektivität: Eine aktive Kooperation des Kindes ist nicht notwendig, und die Registrierung der kochleären Emission kann auch später unabhängig vom Meßvorgang ausgewertet werden.
- Sensitivität: Die Methode entdeckt zuverlässig Schwerhörigkeit von ≥ 30 dB HL im Mittel- und Innenohr über einen Frequenzbereich von 2–3 Oktaven.
- Kosteneffektivität: Die Gesamtkosten für die Frühdiagnose eines Falles von bleibender Schwerhörigkeit betragen nur 10 % der Kosten für einen Fall etwa von Hypothyreose oder Phenylketonurie.

Neben dem Neugeborenen-Suchtest (neonatal screening) werden TEOAE in der pädaudiologischen Sprechstunde eingesetzt, wenn unsichere subjektive Audiometrieergebnisse abgesichert werden sollen. Hierzu zählen auch die fluktuierenden Hörstörungen unklarer Ursache, die gelegentlich konkomitant zu Viruskrankheiten auftreten, ohne daß eine seröse Labyrinthitis diagnostiziert werden könnte. Bei mehrfachbehinderten Kindern können TEOAE zur Topodiagnostik der Hörstörung eingesetzt werden.

Ergebnisse. Ein Ergebnis einer TEOAE-Messung von einem normalhörigen Ohr ist in Abb. 8.11 dargestellt. Das mit einem ILO88 erhaltene Resultat ist in mehrere Fenster aufgeteilt: Das große Fenster zeigt das Zeitsignal der Emission (Cochlear Response), links oben das Fenster des Reizsignals (Stimulus), rechts oben (Response) das Leistungsspektrum der Emission sowie des Restrauschens (schwarz). Zur quantitativen Auswertung werden der Pegel der Emission (Echo), die Reproduzierbarkeit der Messung als Kreuzkorrelationskoeffizient zwischen A und B (Repro) sowie der Pegel des Restrauschens (A-B) im numerischen Fenster Response auf der rechten Seite angezeigt.

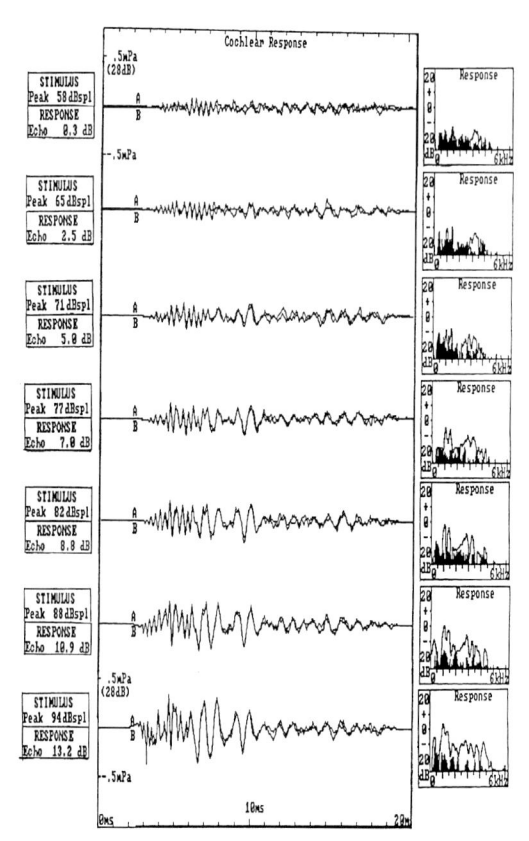

Abb. 8.12 TEOAE bei Steigerung des Stimuluspegels von 58 dB SPL auf 94 dB SPL (von oben nach unten). Links: Stimuluspegel. Mitte: evozierte otoakustische Emission. Rechts: Spektrum der Emission.

Unter der klinisch üblichen nichtlinearen Stimulationssequenz erhöht sich mit dem Pegel des Reizes auch der Pegel der Emission. Ein Beispiel hierfür zeigt Abb. 8.12

Bei Schwerhörigkeit von 25 dB HL lassen sich keine TEOAE'n mehr nachweisen (Abb. 8.13), nicht nur erkennbar an der unregelmäßigen Emissionskurve mit kleiner Amplitude, sondern auch an dem niedrigen REPRO-Wert (65%) und niedrigem ECHO im Vergleich zu A-B. Dann ist eine ausführliche Diagnostik indiziert, die sämtliche endo- und mikroskopischen sowie audiologischen Möglichkeiten ausnutzt.

Wenige Einzelfälle sind beschrieben, in denen trotz erwiesener hochgradiger Schwerhörigkeit normale TEOAE meßbar waren. Über die Ursachen wurde nur spekuliert, wobei folgende Befundkonstellationen diskutiert wurden:

- retrokochleäre Schädigung bei intaktem Innenohr (z. B. bei tuberöser Hirnsklerose),
- kochleäre Schädigung isoliert im Bereich der inneren Haarzellen,
- efferente Hemmung bei intakten Innenohrstrukturen.

Zentrale Schwerhörigkeiten dieser Befundkonstellation sind insgesamt sehr selten, müssen aber dennoch bei der Auswertung von TEOAE in Betracht gezogen werden.

Fehler. Die Fehlermöglichkeiten bei der TEOAE-Messung sind sehr ähnlich wie bei der Impedanzmessung, weil beide Verfahren eine vergleichbare Gehörgangsmeßsonde benutzen. Wenn der Sondenkopf den Gehörgang nicht dicht abschließt und wenn die Bohrungen für Mikrophon oder Lautsprecher direkt der hinteren Gehörgangswand anliegen, sind keine Emissionen nachweisbar. Man vergewissert sich vor Beginn der eigentlichen Messung des korrekten Sondensitzes (Checkfit) und hat während der Messung in dem Fenster Stimulus eine permanente Kontrolle.

Weniger leicht zu beeinflussen sind Fehler, die durch Störgeräusche auftreten. Während externe Störlärmquellen noch durch einen geeigneten ruhigen Raum zu eliminieren sind, kann man auf interne Störquellen praktisch keinen Einfluß nehmen. Hierzu zählen etwa brodelnde Atemgeräusche, Kopf- und Kaubewegungen, aber auch die Nebengeräusche eines Beatmungsgerätes. In extremen Fällen können solche internen Störquellen die Messung von TEOAE unmöglich machen.

Distorsionsprodukt evozierte otoakustische Emissionen (DPEOAE)

Wenn der Pegel eines akustischen Stimulus zu laut wird, arbeitet das Innenohr nicht mehr linear. Es werden Frequenzen wahrgenommen, die im Stimulus nicht enthalten sind: Bei einem technischen Übertragungssystem würde man von großem Klirrfaktor

Abb. 8.13 Ergebnis einer TEOAE-Messung von einem schwerhörigen Ohr (Kind M.S., * 21.3.93, im Reaktionsaudiogramm tieffrequente Resthörigkeit, TEOAE am 21.7.94 mit Apparatur ILO88, s. Abb. 8.11). Keine TEOAE nachweisbar.

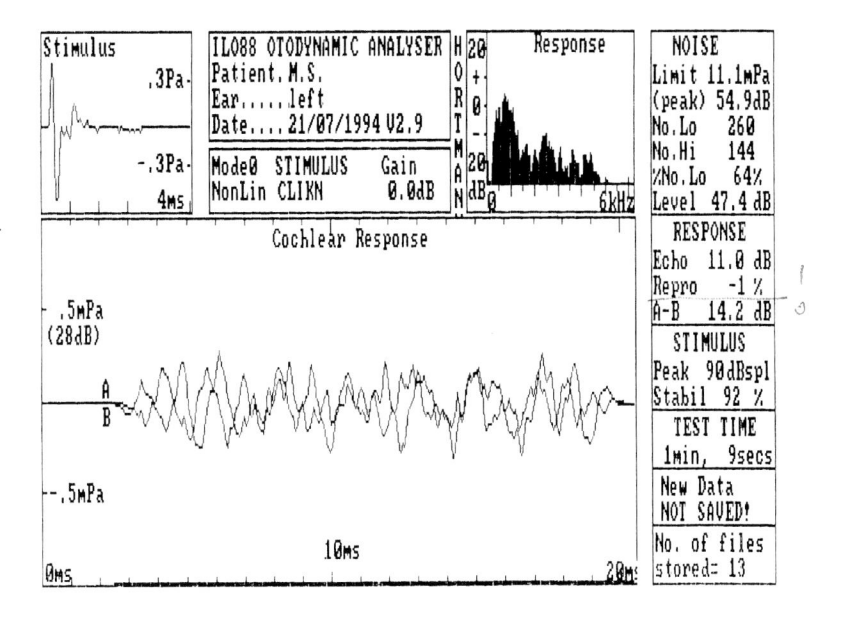

sprechen. Dieses Phänomen war bereits 1743 dem italienischen Geigenvirtuosen Tartini aufgefallen, einem Meister der Doppelgrifftechnik, der bemerkte, beim Fortespiel zweier Töne drei Töne zu hören. Die moderne Psychoakustik stellte fest, daß man bei Darbietung von zwei Tönen mit Frequenzen f_1 und f_2 ($f_1<f_2$) einen weiteren Ton von $2f_1-f_2$ hören kann (kubischer Differenzton). Der kubische Differenzton wird als Produkt nichtlinearer Verzerrung von der Hydromechanik des Innenohrs generiert (Distorsionsprodukt, engl. distortion product).

Als Distorsionsprodukt evozierte otoakustische Emission (DPEOAE) bezeichnet man eine Meßmethode, die die tonotope Organisation der Basilarmembran und den kubischen Differenzton ausnutzt: Anstelle eines Klicks wird ein Tongemisch f_1 und f_2 über die Meßsonde auf das Ohr gegeben. Enthält die so evozierte otoakustische Emission die Frequenz $2f_1-f_2$, müssen an dieser Stelle der Basilarmembran die äußeren Haarzellen funktionieren. Die Differenztonbildung ist ein mechanischer Effekt: Selbst wenn bei f_1 und f_2 eine Schwerhörigkeit vorliegt, wird bei $2f_1-f_2$ eine Emission hervorgerufen, wenn dort funktionsfähige äußere Haarzellen vorhanden sind. Durch geeignete Wahl der Primärtöne kann man die Basilarmembran akustisch abtasten und nach gesunden Haarzellen suchen. Ein Ergebnis einer normalen DPEOAE-Messung ist in Abb. 8.14 zu sehen.

Es wurde versucht, mit dieser Methode eine frequenzabhängige Haarzell-Funktionsprüfung des Innenohrs zu entwickeln, was sich aber bisher in der Pädaudiologie nicht bewährt hat. Einerseits ist die Messung schwieriger als bei TEOAE, weil der Differenzton leiser ist als die beiden Primärtöne. Andererseits dauert die systematische Messung der verschiedenen Prüffrequenzen $2f_1-f_2$ ein Vielfaches der normalen Meßzeit: Die Meßdauer entspricht der einer subjektiven Audiometrie (S. 340), die in jedem Fall zur Bestimmung der Hörschwelle erforderlich und dazu auch besser geeignet ist. Schließlich kann im Unterschied zur CERA (S. 339) keine Hörschwelle, sondern nur die Haarzellfunktion frequenzabhängig festgestellt werden, wodurch sich die pädaudiologische Anwendung der DPEOAE in Grenzen hält. An der Zeitoptimierung geeigneter Meßstrategien wird derzeit intensiv gearbeitet, so daß mit einer Erweiterung des Indikationsbereichs zu rechnen ist.

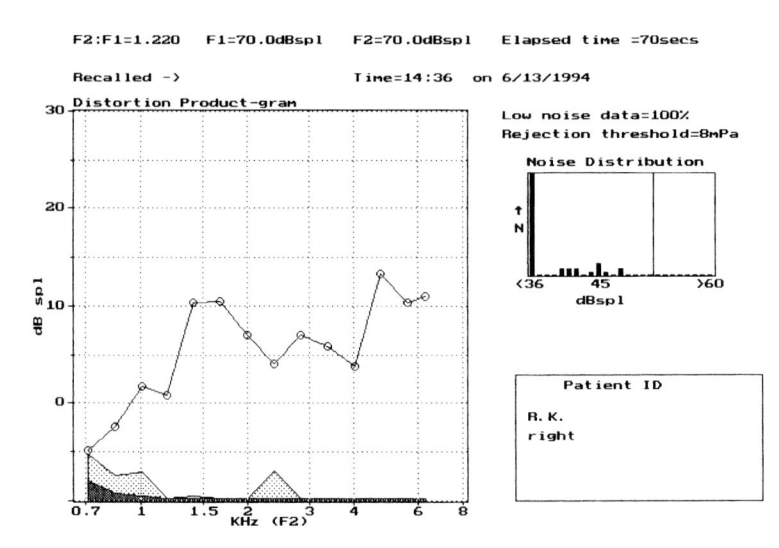

Abb. 8.14 Ergebnis einer DPEOAE-Messung von einem normalhörenden Ohr eines Erwachsenen (Patient R.K., * 26.7.70, normales Tonschwellenaudiogramm, DPEOAE am 13.6.94 mit Apparatur ILO92). Abszisse: Frequenz von f_2 (0.7 kHz $\leq f_2 \leq$ 6 kHz) bei konstantem Verhältnis $f_2 : f_1 = 1220$, Ordinate: Pegel der Emission. Die Darstellung wird in der Terminologie des Meßgerätes ILO92 „Distortion product-gram" genannt (in Analogie zu „audiogram").

Evozierte Potentiale (ERA)

Als evoziertes Potential bezeichnet man eine Veränderung im EEG, die durch einen externen Reiz hervorgerufen wird. Prinzipiell kann mit jeder Sinnesqualität ein evoziertes Potential gewonnen werden. Im pädaudiologischen Bereich sind nur die Potentiale von Interesse, die über den auditorischen Sinneskanal ausgelöst werden. Die Gesamtheit der dafür gebräuchlichen Methoden wird unter dem Akronym ERA (Elektrische Reaktionsaudiometrie, evoked response audiometry) zusammengefaßt.

Die Reaktion des EEG auf einen auditiven Stimulus dauert 1000 ms, wird aber nie insgesamt gemessen, sondern in frühe (0–12 ms), mittlere (12–80 ms), späte (80–500 ms) und sehr späte Potentiale (>500 ms) unterteilt. Jeder Abschnitt erfordert eine spezielle Optimierung der Meßtechnik und eine besondere Auswertung.

In der pädaudiologischen Praxis werden zum überwiegenden Teil die frühen Potentiale eingesetzt, die nach ihrem Ursprungsort auch Hirnstammpotentiale heißen und mit verschiedenen synonymen Abkürzungen belegt werden (BERA: brainstem evoked response audiometry, ABR: auditory brainstem response, FAEP: frühe akustische evozierte Potentiale, u.a.).

Die Potentiale mittlerer Latenz sind für die Pädaudiologie nur von untergeordneter Bedeutung.

Die späten Potentiale werden nach dem Ort der Generierung als Hirnrindenpotentiale bezeichnet (CERA: cortical evoked response audiometry). Sie sind zu Unrecht gegenüber den Hirnstammpotentialen in den Hintergrund getreten, weil ihre Messung zeitaufwendiger ist und höhere Anforderungen an das meßtechnische Geschick des Untersuchers stellt.

Sehr späte Potentiale erfordern die aktive Mitarbeit des Probanden und haben keine Anwendung in der Pädaudiologie gefunden.

Eine gezielte Messung der kochleären und Hörnervenfunktion ist durch Elektrokochleographie möglich (ECochG). Die Elektroden werden auf dem Promontorium möglichst nah am Innenohr plaziert, wozu mittels einer Parazentese das Trommelfell punktiert werden muß. Auf diese Weise wird die ECochG zur Invasivmaßnahme, die bei Kindern nur in Narkose vorgenommen werden kann. Da die allermeisten Fragestellungen der Pädaudiologie auch durch nichtinvasive Messungen geklärt werden können, bildet die ECochG bei Kindern eine absolute Ausnahme, die etwa nur bei fraglichen Befunden zur Vorbereitung einer Kochleaimplantation zur Diskussion steht.

Physikalische Grundlagen

Das EEG wird über Elektroden an der Oberfläche der Kopfhaut abgegriffen, vorverstärkt, gefiltert und in einen Rechner gegeben. Das gesuchte evozierte Potential ist vom Ruhe-EEG überlagert und in seiner Amplitude 100- bis 1000mal kleiner als dieses, so daß ein Averaging wie bei den EOAE notwendig ist, um die Reizantwort aus dem EEG zu berechnen. Wieviele Meßdurchgänge (Mittelungen) notwendig sind, hängt von dem Zeitausschnitt, der diagnostischen Fragestellung und der motorischen Ruhe des Patienten ab.

Die Anwendung der evozierten Potentiale in der Pädaudiologie unterscheidet sich grundsätzlich vom neuro-otologischen Ansatz beim Erwachsenen. Die neurologische Fragestellung versucht stets, eine nach Art und Ausmaß bekannte Schwerhörigkeit bzw. eine Funktionsstörung der Hörbahn zu lokalisieren (Topodiagnostik), und benötigt dazu möglichst „saubere", von sämtlichen EEG-Einstreuungen befreite evozierte Potentiale, deren Feinstruktur analysiert wird. Pädaudiologisch interessiert nur die binäre Entscheidung, ob ein definierter Reiz eine Reaktion hervorruft. Dazu wird das Eingangsfilter weiter geöffnet, das Potential also bewußt „unsauber" gemacht, und jede einzelne Messung so früh wie möglich abgebrochen, sobald sich eine eindeutige Antwort zeigt. Die so gewonnene Untersuchungszeit wird genutzt, um die Reizparameter zu verändern, meistens den Reizpegel, um sich auf diese Weise der Schwelle der Hörwahrnehmung anzunähern. Ergebnisse aus einer neurologischen und einer audiologischen ERA sind nicht ohne weiteres miteinander vergleichbar, insbesondere ist es nicht möglich, aus einer neurologischen ERA eine Hördiagnose zu stellen, zumal bei Kindern.

Unter pädaudiologischem Gesichtspunkt ist die Wahl der Elektrodenposition nicht kritisch. Meist wird Mastoid (−) gegen Vertex (+) mit Masse auf der Stirn gemessen. Bei sehr kleinen Kinderköpfen halten die Vertexelektroden oft nicht (wegen der starken Wölbung), man behilft sich dann mit der Messung Mastoid (−) gegen kontralaterale Stirn (+), Masse auf der ipsilateralen Stirn.

Zur Messung wird dem Patienten ein Kopfhörer aufgesetzt, womit beide Ohren getrennt überprüft werden können. Die großen, von der Physikalisch-Technischen Bundesanstalt kalibrierten Hörer (DT 48, TDH 39) sind für die pädaudiologische Anwendung denkbar ungeeignet, weil sie mit Kapselung so groß sind wie der gesamte Kinderkopf. In den pädaudiologischen Zentren werden statt dessen Einsteckhörer verwendet, die vom Walkman bekannt sind. Diese müssen zwar individuell kalibriert werden, sparen die dafür verwendete Zeit jedoch wegen der praktischen Handhabung mehrfach wieder ein.

Prinzipiell ist auch die Stimulation über Raumlautsprecher möglich. Dies Verfahren könnte sich für die Überprüfung von Hörgeräten eignen, hat sich aber – wegen der schwierigen Festlegung des Reizzeitpunktes – nicht allgemein durchgesetzt.

Hirnstammpotentiale (BERA)

Für Hirnstammpotentiale sind bis zu 2000 Mittelungen erforderlich. Die Filterung sollte möglichst wenig Verzerrungen in das Signal einstreuen (Filtertyp: 4-Pol Bessel, Eckfrequenzen 30 Hz und 3 kHz). Eine engere Filterung verkürzt zwar die Meßzeit, da weniger EEG-Artefakte in die Mittelung mit aufgenommen werden, eliminiert aber die gerade an der Hörschwelle wichtigen tieffrequenten Komponenten der Antwort und ist somit für die pädaudiologische Anwendung wenig geeignet.

Als Stimulus dient typisch ein Klick, ein kurzer und daher breitbandiger Reiz von 100 µs Dauer, der (für die pädaudiologische Anwendung) mit einem Interstimulusintervall von ∼ 30 ms wiederholt wird. Noch kürzere Reizwiederholungsabstände führen infolge Adaptation zu Amplitudenverlust der Reaktionsantwort.

Die Messung kann durch Unruhe des Kindes bis zur vollständigen Nichtverwertbarkeit gestört werden. Während Neugeborene und Säuglinge bis zum 3. Lebensmonat in der postprandialen Phase verläßlich schlafen, müssen ältere Kinder oft medikamentös sediert, in Ausnahmefällen sogar in Narkose untersucht werden. Die Sedierung sollte unter der Verantwortung eines Anästhesisten stattfinden, der auch auf mögliche Komplikationen (Atemdepression) durch Intubation reagieren können muß.

Gelegentlich kann ein Kompromiß zwischen Narkosebereitschaft einerseits und akustischer sowie elektrischer Abschirmung andererseits schwierig werden. In der Umgebung eines normalen Operationssaales mit zahlreichen nicht abschaltbaren elektromagnetischen Störquellen ist eine pädaudiologische BERA meist nicht möglich. Es liegt an der Kooperationsbereitschaft des Anaesthesisten, auch in audiologischer Meßumgebung eine Sedierung in Narkosebereitschaft durchzuführen, und des Pädaudiologen, dem Anästhesisten den notwendigen Arbeitsplatz einzurichten.

Indikation. Die Hirnstammpotentialmessung ist besonders aussagekräftig im mittleren Frequenzbereich (1 kHz – 4 kHz) und kann mit sehr großer Spezifität und Sensitivität in diesem Bereich die Hörschwelle festlegen. Jedes Kind mit unsicherer Hörschwelle sollte mittels Hirnstammpotentialen untersucht werden. Dies gilt besonders bei behinderten Kindern, bei denen mit subjektiver Audiometrie keinerlei Hinweise über das Hörvermögen zu erhalten sind.

Nicht indiziert ist eine Hirnstammaudiometrie zum Nachweis einer Schalleitungsschwerhörigkeit. Da mittels des Klickreizes eine Synchronisation der Haarzell- und neuronalen Entladung erreicht werden soll, andererseits die Schalleitungskomponente nur in Ausnahmefällen eine reine Resistanz (Dämpfung) des Klicks bewirkt, sondern meist eine zeitliche Verzerrung infolge der Blinddämpfung, kann die Synchronisationswirkung des Reizes unkontrollierbar verlorengehen.

Geringere Aussagekraft hat die Hirnstammaudiometrie beim Nachweis von tieffrequenten Hörresten. Einerseits ist das Anregungsspektrum des Reizes im tieffrequenten Bereich zu schwach, andererseits ist der Reiz zu kurz, um für die Integration

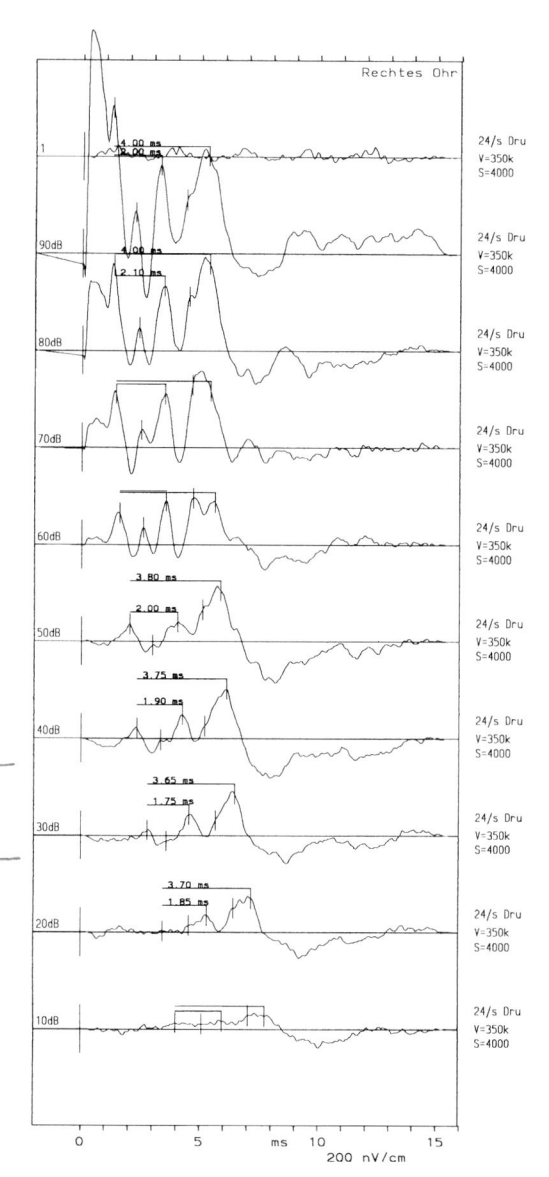

Abb. 8.15 BERA Messung, besonders störungsfreie Sequenz eines normalhörigen Ohres (Pat. C.S. * 27.1.89, normales Tonaudiogramm, Messung am 25.10.93, Apparatur ZLE München). Meßsequenz von 100 dB p.e. bis 10 dB p.e. in 10-dB-Stufen, Reizfolgerate 24 Hz, Druckpulse, jeweils 4000 Mittelungen pro Kurve. Wegen der hohen Mittelungszahl sehr glatte, auch neurootologisch auszuwertende Kurven. Zwischen 100 dB und 30 dB Stimuluspegel eindeutig identifizierbare fünf Wellen der Antwort (I – V). Ab 30 dB existieren nur noch die Wellen I, III und V, an der Hörschwelle nur noch die Welle V.

zur Lautheitsbildung wesentlich beitragen zu können. Der maximal mittels Klickreizung nachweisbare Hörverlust beträgt etwa 100 dB HL.

Ergebnisse. Eine normale Hirnstammpotential-Kurve besteht aus einer Folge von 5–6 lokalen Maxima und Minima, die Wellen genannt und nach dem Erstbeschreiber Jewett römisch von I–V (evtl. auch VI) durchnumeriert werden. Ist der Reizpegel laut über der Hörschwelle, sieht man alle 6 Wellen, bei mittlerem Pegel sieht man nur die Wellen I, III und V, bei niedrigem Pegel (also an der Hörschwelle) existiert nur noch die Welle V, die als Nachweiskriterium für ein Hörereignis bewertet wird. Eine pädaudiologische Hirnstammpotentialmessung soll somit lediglich die Frage beantworten: Ist Welle V vorhanden oder nicht? In Abb. 8.15 ist eine Folge einer Hirnstammpotentialmessung eines normalen Ohres dargestellt.

Die Zeit zwischen dem Reiz und einem Wellenmaximum heißt Latenz, die Zeitdifferenz zwischen Welle I und Welle V wird als Hirnstammlaufzeit bezeichnet und – unter neurologischer/neuropädiatrischer Fragestellung – zur Beurteilung der Hirnreifung von Frühgeborenen herangezogen. Als Latenzkennlinie oder Pegel-Latenz-Relation bezeichnet man die Auftragung „Latenz der Welle V über Reizpegel", wie sie in Abb. 8.16 dargestellt ist. Beim Erwachsenen liegt die normale Latenz der Welle V im Bereich von 5,2 ms–5,5 ms (bei Reizpegeln weit über der Hörschwelle), bei Kindern ist die normale Latenz höher (5,7–6,5 ms). Die bei Kindern verlängerte Latenz ist Ausdruck der noch nicht abgeschlossenen Hörbahnreifung. Die Absolutlatenzen hängen von der speziellen Meßeinrichtung ab und sind nicht genormt. Man muß somit die altersabhängigen Normkurven für die jeweilige Meßapparatur benutzen, will man aus einer am Patienten gemessenen Latenzkennlinie eine Hörschwelle ableiten. Automatische Auswertungsprogramme haben sich bei der Bestimmung der Hörschwelle nicht bewährt. Man prüft den individuellen Kurvenverlauf im Vergleich zum normalen Konfidenzbereich.

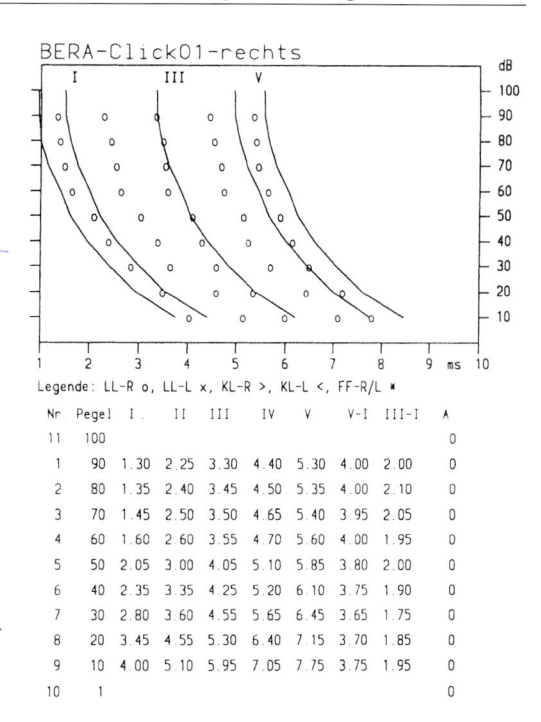

Nr	Pegel	I	II	III	IV	V	V-I	III-I	A
11	100								0
1	90	1.30	2.25	3.30	4.40	5.30	4.00	2.00	0
2	80	1.35	2.40	3.45	4.50	5.35	4.00	2.10	0
3	70	1.45	2.50	3.50	4.65	5.40	3.95	2.05	0
4	60	1.60	2.60	3.55	4.70	5.60	4.00	1.95	0
5	50	2.05	3.00	4.05	5.10	5.85	3.80	2.00	0
6	40	2.35	3.35	4.25	5.20	6.10	3.75	1.90	0
7	30	2.80	3.60	4.55	5.65	6.45	3.65	1.75	0
8	20	3.45	4.55	5.30	6.40	7.15	3.70	1.85	0
9	10	4.00	5.10	5.95	7.05	7.75	3.75	1.95	0
10	1								0

Abb. 8.16 Auswertung der BERA-Messung von Abb. 8.15, Pegel-Latenz-Diagramm aller fünf Wellen mit den eingezeichneten, altersabhängigen Normbereichen für die besonders stabilen Wellen I, III und V (ncht erforderlich für klinisch-pädaudiologische BERA mit Schwellenbestimmung).

Bei pädaudiologischer Fragestellung ist es wenig sinnvoll und eher irreführend, die mittels Hirnstammaudiometrie ermittelte Hörschwelle genauer als in 20 dB-Klassen anzugeben. Dabei hat sich die Einteilung in Tab. 8.1 bewährt.

Tabelle 8.1 Potentialnachweis in verschiedenen Pegelbereichen

0–20 dB HL	normalhörig
>20–40 dB HL	leicht schwerhörig
>40–60 dB HL	mittelgradig schwerhörig
>60–80 dB HL	hochgradig schwerhörig
>80 dB HL	an Taubheit grenzend

Fehlt jegliches Potential auch bei lautesten Pegeln (korrekte Messung vorausgesetzt), ist die Diagnose „an Taubheit grenzende Schwerhörigkeit" leicht und schnell zu stellen.

Auch bei einem normal- oder leicht schwerhörigen Kind kommt man relativ schnell zu einem korrekten Ergebnis. Problematischer und damit zeitaufwendiger sind kindliche Schwerhörigkeiten mittleren oder höheren Grades zu untersuchen, weil es sich meist um kochleäre Ursachen mit einem starken Recruitment handelt. Andererseits lohnt der Zeitaufwand: Die Genauigkeit der Hörschwellenbestimmung mittels BERA ist bei mittelgradigen Innenohrschwerhörigkeiten am besten.

Fehler. Die evozierten Potentiale der BERA können durch elektrische Artefakte so überlagert sein, daß sie nicht mehr erkennbar sind. Technische Fehler sollten bei ausgereiften Meßsystemen nicht auftreten und wären allenfalls dadurch denkbar, daß man mit „neurologischer" Geräteeinstellung versucht, eine pädaudiologische Messung zu erhalten. Die Hauptursache für elektrische Artefakte kommt von dem kleinen Patienten selbst, wenn er unruhig wird, den Kopf bewegt. Gelockerte Elektroden werden nicht immer sofort bemerkt und sollten deshalb im Laufe der Messung auf korrekte Haftung und vorher auf möglichst niedrigen Übergangswiderstand (optimal $< 3 k\Omega$) überprüft werden. Myogene Einstreuungen können EEG und evoziertes Potential bis zur Unkenntlichkeit verdecken. Moderne BERA-Meßplätze verfügen dagegen über ein Artefakt-Erkennungssystem, das nur die verwertbaren Anteile selektiert und die Apparatur während unruhiger Phasen des Kindes quasi abschaltet. Dennoch kann die Hörschwellenbestimmung durch Unruhe des Kindes so erschwert werden, daß man in Zweifelsfällen in Sedierung oder gar in Narkose untersuchen muß.

Ist der Kopfhörer wesentlich größer als der Kopf des Kindes, kann bei schlechter Plazierung der akustische Stimulus außer Kontrolle geraten (undefinierter Reizpegel und -zeitpunkt), ein eher seltenes Problem bei Verwendung kleiner Ohrhörer.

Die Messung kann normalerweise in jedem Raum stattfinden. Nur in der Nähe starker Radio- oder Fernsehsender, einer defekten Leuchtstoffröhre oder eines Hauptstromversorgungskabels kann es technisch bedingte Probleme geben.

Hirnrindenpotentiale (CERA). Während die Hirnstammpotentiale Amplituden von 100 nV bis 500 nV haben, sind die Hirnrindenpotentiale eine Größenordnung stärker (1 µV – 5 µV), so daß zu ihrer Registrierung weniger Meßdurchgänge (Mittelungen) erforderlich sind (20–50). Die gesamte Meßdauer bis zur Feststellung „Potential vorhanden oder nicht" ist etwa vergleichbar mit der BERA (ca. 3 Minuten für eine Meßsituation mit konstanten Reizbedingungen).

Im Gegensatz zur BERA kann die CERA-Hörschwelle frequenzabhängig gemessen werden. Der Stimulus für Hirnrindenpotentiale ist ein Tonimpuls, der für 400 ms weich ein- und dann wieder ausgeschaltet wird (toneburst). Als Trägerfrequenzen verwendet man die Hauptfrequenzen der Sprachfeldes: 500 Hz, 1 kHz, 2 kHz und 4 kHz. Wegen der langen Stimulusdauer kann die CERA auch tieffrequente Hörreste nachweisen, die der BERA entgehen. Bei Erwachsenen ist die mittels CERA bestimmte Hörschwelle um etwa 10–20 dB schlechter als die subjektive Hörschwelle, bei Kindern entsprechen sich die Werte von Reaktionsaudiometrie im Freifeld und CERA-Hörschwelle annähernd.

Elektroden- und Kopfhörer werden wie bei der BERA angeordnet. Die Filtereckfrequenzen liegen bei 0,1 Hz und 30 Hz, die Verstärkung beträgt 10^4. Die Messung gelingt besser, d. h. die Reaktionsantwort hebt sich deutlicher hervor, wenn das Interstimulusintervall nicht konstant gehalten, sondern ständig variiert wird. Die mittlere Reizfolgerate ist etwa 1 Hz.

Von der Aufmerksamkeit und Vigilanz des Kindes hängt ab, wie stabil Hirnrindenpotentiale zu messen sind (ein müdes Kind hat schlechtere Potentiale). Unter Umständen kann man die Aufmerksamkeit Kindes durch gleichzeitige Vorführung eines Video-Films ohne Ton für die Dauer der Messung fesseln. Hirnstammpotentiale in Ruhe und Hirnrindenpotentiale in gespannter Erwartung sind somit nicht simultan zu messen. Will man dennoch beide Methoden ausnutzen, so mißt man zuerst am wachen Kind die CERA, bis das Kind ermüdet. Ist das Kind ruhig genug, beginnt man mit derselben Meß- und Elektrodenanordnung die BERA-Messung.

Wenn für beide Ohren die Hörschwelle bei vier Frequenzen geprüft wird, dauert eine gesamte CERA-Untersuchung länger als eine BERA. Wegen der notwendigen Vigilanz kann es nötig sein, die CERA auf zwei Untersuchungs-Termine zu verteilen. Insgesamt ist der Aufwand für eine CERA deutlich höher als für eine BERA, so daß die CERA praktisch nur unter klinisch-stationären Bedingungen durchgeführt werden kann und die Indikation dazu entsprechend streng gestellt werden muß.

Indikation. Die Indikation zur CERA beim Kind sind Hörschwellenbestimmung und Überprüfung einer Hörgeräteanpassung, wenn andere Methoden nicht zum Ziel führen. Die CERA ist ab einem Lebensalter von 0, 6 J. anwendbar.

Ergebnisse. Eine CERA-Meßkurve wird – im Unterschied zur BERA – mit den positiven Signalkomponenten nach oben, mit den negativen nach unten aufgezeichnet. Bei der Auswertung beachtet man den ersten Wellenkomplex (N1,P2), der etwa 100 ms nach dem Reiz nachweisbar sein sollte. Die Absolutwerte von Latenz und Amplitude hängen nicht nur erheblich von der individuellen Apparatur ab, sondern schwanken mit dem Lebens- sowie dem Entwicklungsalter des Kindes erheblich. Die Ergebnisse werden daher nicht in Form einer Latenzkennlinie dargestellt. Das Fehlen typischer Kurvenmuster im Kindesalter – wie sie die BERA bietet – hat die CERA weitgehend aus der pädaudiologischen

Abb. 8.**17** CERA-Meßsequenz eines normalhörigen Kindes (Pat. U.H. * 12.10.91, normales Spielaudiogramm, CERA am 8.8.94 nur auf der rechten Seite, eigen-entwickelte Meßapparatur). Meßsignale von 20 dB, 40 dB, 60 dB bei 0,5 kHz (oben), 1 kHz (Mitte) und 4 kHz (unten). N1/P2-Wellenkomplex zwischen 100 ms und 200 ms. Keine genaue Latenzauswertung wegen großer inter- und intraindividueller Schwankungen.

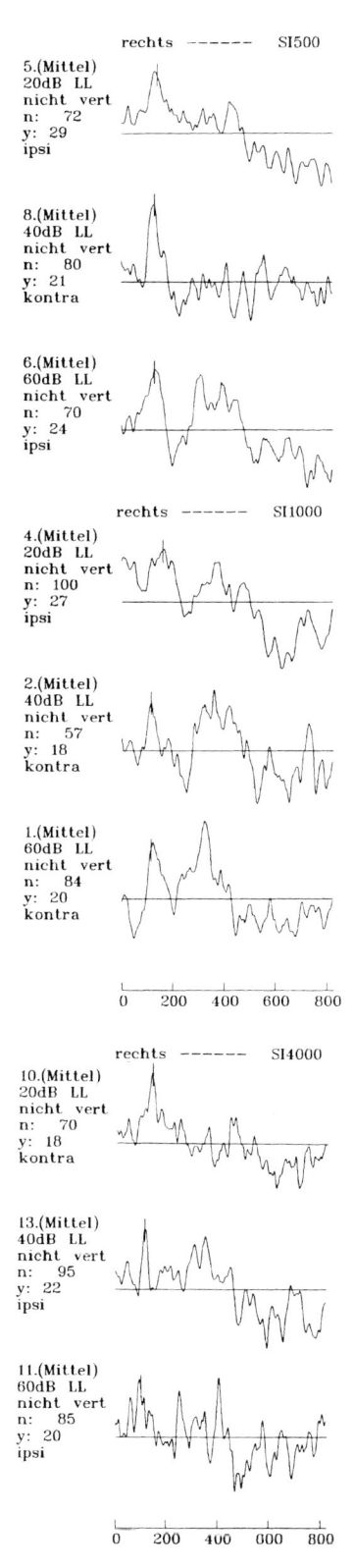

Anwendung verdrängt. Die Auswertung beschränkt sich auf die Prüfung, ob ein evoziertes Potential vorhanden ist oder nicht.

Eine typische Meßkurve ist in Abb. 8.17 wiedergegeben: normaler CERA-Befund.

Fehler. Die bei einer Hirn*rinden*potentialmessung möglichen Fehlerquellen sind identisch mit denen bei Hirn*stamm*potentialen: Technische Einstreuungen stören etwas weniger, die Elektroden müssen mit niedrigem Übergangswiderstand gut kleben, Bewegungen des Kopfes sowie der Kau- und Schluckmuskulatur können die Messung unmöglich machen, das Kind sollte während der gesamten Untersuchung wach und aufmerksam bleiben.

Subjektive Verfahren der Audiometrie

Grundsätze

Trotz aller Fortschritte der objektiven Audiometrie bleiben die subjektiv-audiometrischen Verfahren nach wie vor die entscheidende Grundlage der kindlichen Hördiagnostik. Es ist nicht möglich, ausschließlich mit objektiver Audiometrie eine kindliche Hörschwelle zu bestimmen und etwa eine Hörgeräteversorgung zu kontrollieren. Stets werden subjektiv-audiometrische Verfahren benötigt, die von objektiven Messungen zwar ideal ergänzt, aber nicht ersetzt werden können. Stand der Technik ist, beide Methoden miteinander zu kombinieren. Liefern sie zuweilen widersprüchliche Ergebnisse, ist es Aufgabe des Untersuchers, nach einer Ursache hierfür zu forschen, wobei man die Messungen mehrfach wiederholen und sich im Zweifelsfall an den subjektiven Messungen orientieren wird.

Pädaudiologische Diagnostik ist ein interaktiver und iterativer Prozeß, der nie eine frequenzabhängige Hörschwelle, ein Recruitment oder ein Sprachverständnis mit numerischen Fehlergrenzen liefern wird, wie sie in der Qualitätssicherung gern gefordert werden. Je mehr Zeit man einem schwerhörigen Kind pro Untersuchung widmen kann, in desto weniger Iterationsschritten gelingt der Prozeß. Es spielt eine entscheidende Rolle, ob man ein Kind in wachem interessierten Zustand untersuchen kann, oder ob es müde, eventuell sogar widerwillig ist, ob und wie schnell es gelingt, einen Zugang zu dem Kind und sein Vertrauen zu gewinnen. Gegenüber diesen unkalkulierbaren Bedingungen zwischenmenschlicher Kommunikation treten die technischen Probleme der Audiometrie zurück: Werden die vom Eichgesetz geforderten Standardkalibrierungen nicht eingehalten, treten Fehler in der Größenordnung von ±5 dB auf. Ist ein Kind unwillig, können die Fehler die Größenordnung von ±40 dB erreichen.

Ein potentiell schwerhöriges Kind wird in seinem Leben noch viele Arztbesuche absolvieren müssen. Auch hier gilt: Der erste Eindruck bleibt haften und sollte der beste sein. Das Vertrauen zu Arzt und anderem Personal kann nicht vorausgesetzt, sondern muß in jedem Einzelfall neu erworben werden. Spürbarer Zeitdruck und Eile, zu forsches und direktes Auftreten des Untersuchers beim ersten Kontakt kann das Vertrauensverhältnis unwiederbringlich zerstören. Sämtliche Untersuchungsschritte müssen mit professioneller Selbstverständlichkeit und zügig ausgeführt werden, wobei man dem Kind etwa am Teddybären manche Schritte (Ohrmikroskopie) erläutern, aber jede verunsichernde Diskussion mit Eltern oder Personal vermeiden sollte.

Die Vestibularisdiagnostik spielt bei der Untersuchung eines schwerhörigen Kindes nur eine untergeordnete Rolle. Im Alter bis zum 5. Lebensjahr ist eine thermische Prüfung praktisch nicht durchführbar und bedarf auch dann großer Überzeugungskunst des Untersuchers. Die diagnostische Aussage hat mehr akademischen denn praktischen Wert. Aus diesem Grund wird man die Vestibularisdiagnostik im klinischen Alltag nicht forcieren.

Tonschwellenaudiometrie

Wie beim Erwachsenen, soll die Tonschwellenaudiometrie beim Kind die Hörschwelle bestimmen, also in Abhängigkeit von der Hörfrequenz (125 Hz bis 8 kHz) den minimal notwendigen Schallpegel, der zu einer Hörwahrnehmung führt. Die Prinzipien der Tonschwellenaudiometrie beim Erwachsenen gelten mit einigen Besonderheiten auch bei Kindern.

Die Untersuchung von Kindern sollte in einem Raum stattfinden, der groß genug ist (nicht kleiner als 12 m^2) und in dem keine Störgeräusche auftreten (niedriger Ruhepegel, entsprechend den Bedingungen für Erwachsene). Es hat sich nicht bewährt, Kinder in Audiometriekabinen untersuchen zu wollen. Der Raum sollte das Kind nicht visuell ablenken (großflächige Wanddekoration, keine Bilder mit Einzelheiten, kein Spielzeug außer den benötigten Bauklötzen). Schallabsorbierende Wand- und Deckenverkleidung senkt zwar die Nachhallzeit des Raumes, bringt aber für die Kinderaudiometrie eher eine Verunsicherung der kleinen Patienten denn einen Gewinn an Genauigkeit.

Als Audiometer werden Geräte benutzt, die nach DIN 45620, Klasse 1, genormt sind und nach dem Eichgesetz regelmäßig kalibriert werden müssen.

Reizdarbietung. Der Stimulus wird zunächst elektronisch in einem Audiometer generiert und wird dann in einen akustischen Reiz umgewandelt. Es hängt vom Alter und dem Entwicklungsstand eines Kindes ab, wie der Reiz präsentiert wird.

Freifeld. Für Kinder bis 2 oder 2½ Jahre ist die Darbietung über Lautsprecher normal (Freifeld). Das Kind sitzt oder liegt in der Mitte zwischen zwei Lautsprechern und hat von jedem den gleichen definierten Abstand (1 m – 1,5 m). Wird dieser Abstand – bedingt durch motorische Aktivität des Kindes – nicht genau eingehalten, ist der dadurch verursachte Meßfehler tolerabel, solange der Abstand vom entfernteren Lautsprecher kleiner ist als der Hallradius des Untersuchungsraumes. Bei der Freifeldmessung werden grundsätzlich beide Ohren gleichzeitig untersucht, eine Trennung der Befunde nach der Seite oder eine Vertäubung des nicht geprüften Ohres ist nur bedingt möglich.

Kopfhörer. Ältere Kinder wird man zu einer Messung über Kopfhörer motivieren können, die eine seitengetrennte Messung beider Ohren erlaubt. Vom Alter hängt es ab, ob bei Verdacht auf seitendifferentes Gehör Vertäubung möglich ist. Die gebräuchlichen Audiometrie-Kopfhörer (DT 48, TDH 39) haben so unförmige Kapseln, daß sie auf den kleinen Kinderköpfen oft nur unter Schwierigkeiten mit definiertem Sitz anzubringen sind.

Knochenleitungshörer. Die Messung über Knochenleitungshörer stellt die höchsten Anforderungen an Kooperation und Auffassungsgabe des Kindes und ist oft erst bei Wiederholungsuntersuchungen möglich. Die auch bei Erwachsenen gebräuchlichen Hörer werden an einem Federstahlbügel befestigt dem Kind aufgesetzt. Bei tiefen Frequenzen (bis 500 Hz) kann der Tastsinn eines Kindes empfindlicher sein als das Gehör: es spürt die Vibration eines Knochenleitungshörers eher als es den Ton über Knochenleitung hört. Die so produzierte Fühlreaktion darf nicht mit einer Hörreaktion verwechselt werden. Längere Übungsphasen mit höheren Frequenzen sind dazu notwendig. Dennoch ist die Knochenleitungsmessung unverzichtbar: Der Vergleich von Luft- und Knochenleitungsschwelle ist die einzige Methode, Schalleitungsstörungen definitiv festzustellen.

Reizformen. Die bei Erwachsenen übliche Prüfung mit reinen Tönen (Sinustönen) ist für Kinder oft nicht interessant genug. Alternativ werden statt dessen Wobble-Töne verwendet (engl. to warble = trillern), frequenzmodulierte Töne mit der Mittenfrequenz des Prüftones und einer einstellbaren Modulationsfrequenz. Auf dieses frequenzbandbegrenzte, aber breitere Signal reagieren Kinder besser als auf Schmalbandrauschen oder reine Töne, die rasch langweilig werden.

Spielaudiometrie: Reaktion, Konditionierung, eigene Angaben. Bei jüngeren Kindern (bis 2½ Jahre) beobachtet man die Reaktion auf die Hörprüfsignale (Kopfwendereaktion, manchmal kleine und kleinste

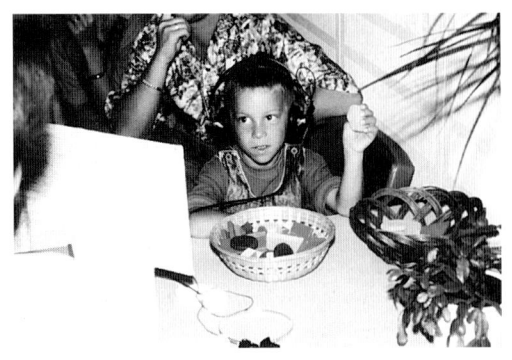

Abb. 8.18 Typische Untersuchungssituation bei der Reaktionsaudiometrie eines Kleinkindes im Freifeld, hier optimal mit zwei Untersucherinnen.

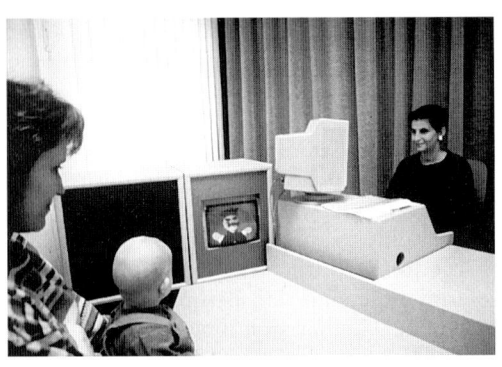

Abb. 8.19 Untersuchung eines Kindes mittels Konditionierungsaudiometrie.

Gesichtsverziehungen und andere). Es erfordert langjährige, umfangreiche Erfahrung, diese Reaktionen richtig zu beurteilen. Manche der Reaktionen stellen bedingte Reflexe dar (z. B. Auropalpebralreflex), die ab einem Lebensalter von 1,6 Jahren immer schwächer werden.

Ab diesem Alter können Kinder zunehmend willkürlich auf akustische Stimulation reagieren. Die Verfahren werden – unabhängig von reflektorischer oder willkürlicher Reaktion – unter der Kategorie Reaktionsaudiometrie zusammengefaßt (Abb. 8.18).

Eine besondere Form der Reaktionsaudiometrie ist die Prüfung des Richtungsgehörs. Das Kind sitzt im Zentrum eines Halb- oder Vollkreises aus Lautsprechern, die im Abstand von 30° konzentrisch angeordnet sind. Es soll sich dem Lautsprecher zuwenden, aus dem der Reiz gekommen ist, und wird bei richtiger Reaktion mit einem Dia aus derselben Richtung belohnt. Manche Untersucher haben mit der Richtungsgehörprüfung sehr gute Erfahrung, im allgemeinen scheint jedoch die Prüfung mit zwei Lautsprechern auszureichen, die 120° auseinander stehen.

Ab einem Alter von 2 Jahren kann man versuchen, die Reaktion dem Kind im Sinne eines bedingten Reflexes (Pawlow) erst einzuüben, bevor man die eigentliche Hörprüfung beginnt. Auf einem Bildschirm werden kindgerechte Bilder gleichzeitig mit der Präsentation eines laut überschwelligen akustischen Stimulus gezeigt. In der Trainingsphase lernt das Kind, daß visueller und auditiver Reiz immer gleichzeitig erscheinen (Konditionierung). In der anschließenden Untersuchungsphase läßt man die visuelle Darbietung etwas verzögert gegen die auditive Stimulation auftreten. Das Kind wird für die „richtige" Reaktion auf einen auditiven Stimulus mit einem neuen Bild belohnt. Der Reizpegel wird dabei bis zur Reaktionsschwelle erniedrigt.

Bei weiter entwickelten Kindern kann statt der passiven Belohnung mit Bildern eine aktive Reaktion konditioniert werden. Bei jedem auditiv wahrgenommenen Reiz darf das Kind z. B. einen Bauklotz aus einem Korb nehmen, um einen Turm zu bauen. Zahlreiche andere Konditionierungsmethoden sind in Form von Geräten auf dem Markt, ernsthaft bewährt haben sich wegen ihrer Robustheit nur die einfachsten. Die Gesamtheit der Methoden heißt Konditionierungsaudiometrie (englisch: Conditioned oriented reflex audiometry COR, Abb. 8.19).

Ein normal entwickeltes Kind vermag ab dem Alter von 3 Jahren verläßlich anzugeben, ob es gehört hat oder nicht. Je nach individuellem Entwicklungsalter kann man mit Kindern in dieser Altersstufe versuchen, die Audiometrie mit „eigenen Angaben" vorzunehmen. Der erste Versuch mit eigenen Angaben ist noch mit einiger Unsicherheit behaftet, die jedoch bei Wiederholungsmessungen rasch verschwindet.

Dies ist die Lebensphase, in der zunehmend Methoden der Erwachsenenaudiometrie in der pädaudiologischen Diagnostik verwendet werden.

Kinderlieder, Umweltgeräusche. Eine einfache, aber bei Kindern sehr praktikable Sonderform der Reaktionsaudiometrie ist die Untersuchung des kindlichen Gehörs mit Kinderliedern. Ursprünglich war die Methode nur als Screeningverfahren gedacht, hat sich aber in den Händen erfahrener Untersucher so bewährt, daß man damit eine orientierende Hörschwelle im Bereich von etwa 500–1500 Hz bestimmen kann. Die Kinderlieder werden über Lautsprecher wiedergegeben, wobei bereits bei der Aufnahme eine weitgehend konstant eingepegelte Aufzeichnung angestrebt wird. Selbst anfangs unkooperative Kinder reagieren auf Lieder mit Aufmerksamkeitsreaktionen.

Anstelle der Lieder mit relativ schlecht definiertem Reizpegel und -frequenzspektrum werden oft auch Umweltgeräusche verwendet, um die Aufmerksamkeit der Kinder zu gewinnen. Glocken, Hundegebell, Automotor, Hupe, Telefon u.a. sind genauer zu beschreiben als Lieder und rufen leichter eine beurteilbare Reaktion des Kindes hervor.

Vertäubung. Wenn ein Ohr besser hört als das andere, kann das Prüfsignal für das schlechtere Ohr trotz Verwendung geschirmter Kopfhörer vom besserhörenden Ohr wahrgenommen werden („Überhören"). Ist man an der Hörleistung des schlechteren Ohres interessiert, muß man die Reaktion des besseren Ohres ausschalten, indem man es mit Schmal- oder Breitbandrauschen beschallt, während die Prüfsignale auf das schlechtere Ohr gegeben werden. Die Technik heißt Vertäubung oder Maskierung und ist eine gängige Praxis bei der Audiometrie Erwachsener.

Bei Kindern gelten dieselben Vertäubungsregeln wie bei Erwachsenen: Einerseits soll nur dann vertäubt werden, wenn es erforderlich ist, andererseits soll eine unerwünschte Rückwirkung des vertäubten Ohres auf das untersuchte Ohr vermieden werden (Übervertäubung).

Die Vertäubungsregeln:
– Vertäubt wird, wenn auf dem zu untersuchenden Ohr die Differenz zwischen Knochenleitung und Luftleitung 15 dB ist.
– Vertäubt wird das Ohr mit der besseren Knochenleitung.
– Vertäubt wird, wenn die Differenz der Luftleitungsschwellen zwischen dem zu untersuchenden und dem Gegenohr 50 dB oder mehr beträgt. Vertäubt wird das Gegenohr.

Zur Vertäubung benutzt man den Luftleitungshörer mit Schmalbandrauschen. Als Startwert der Vertäubung hat sich bewährt, bei Knochenleitung mit 10 dB über der Luftleitung, bei Luftleitung mit 20 dB über der Luftleitung des Gegenohres zu beginnen. Die Vertäubung wird im Audiometrieformular vermerkt.

Die Aufgabe einer Hörprüfung mit Vertäubung ist Kindern erst etwa ab dem 4. Lebensjahr zu vermitteln. Auch muß das Kind die Messung der Knochenleitungsschwelle verstanden haben und mitmachen. Jüngere Kinder werden durch ein Vertäubungsrauschen derart irritiert, daß keine verwertbaren Angaben zu erwarten sind.

Audiometer-Kalibrierung. Der Tongenerator im Audiometer muß den verwendeten elektroakustischen Wandlern (Lautsprecher, Kopfhörer, Knochenleitungshörer) so angepaßt werden, daß die Hörschwelle von normalen Personen immer in einem durch DIN vorgegebenen Bereich liegt. Dieser Vorgang heißt Kalibrierung und muß infolge von Veränderungen an Gerät und Wandler regelmäßig wiederholt werden. Audiometer werden für Erwachsene und Kinder gleich kalibriert.

Das deutsche Eichgesetz schreibt vor, die Kalibrierung in halbjährigen Abständen durch einen autorisierten Techniker vornehmen zu lassen. Die kleineren temperatur- und feuchtigkeitsbedingten Schwankungen müssen durch den Betreiber des Gerätes in wöchentlichen Abständen kontrolliert und ausgeglichen werden.

Sprachaudiometrie

Aussagen über die gesamte Funktion von Hörbahn und Wahrnehmung erhält man mittels Sprachaudiometrie (1, 3, 9).

An Stelle der physikalisch definierten Testsignale treten Wörter (einsilbig, mehrsilbig oder in ganzen Sätzen), die möglichst repräsentativ für die verwendete Sprache und ihre Phoneme zusammengestellt sind. Die Methoden der Sprachaudiometrie sind derzeit durch Verwendung rechnergestützter Verfahren im Umbruch. In der Entwicklung befinden sich vor allem sprachaudiometrische Tests für Erwachsene, für Kinder gibt es zur Zeit keine ernsthafte Alternative zu den hier beschriebenen, etablierten Tests: Freiburger Sprachtest, Göttinger Test und Mainzer Test.

Die Sprachaudiometrie ist vor allem wichtig, um Effekte des Rekruitments auf das Gehör zu erfassen. Bei reiner Mittelohrschwerhörigkeit (ohne Recruitment) resultieren nur Parallelverschiebungen der normalen Verständlichkeitskurven. Bei Einschränkung der Dynamik des nutzbaren Gehörs kann man aus dem Sprachaudiogramm die nutzbare Hörfläche ablesen und damit unter anderem auch die Funktion eines Hörgeräts prüfen, indem Sprachaudiometrie unter Störschall bewertet wird.

Sprachaudiometrie mit Lautsprecher (Freifeld) ist die beste Methode, um Hörgerätefunktion zu überprüfen. Sie kann durch die sog. Aufblähkurve nicht ersetzt werden (Tonschwellenaudiometrie im Freifeld mit und ohne Hörgerät).

Freiburger Test. Der Freiburger Sprachverständlichkeitstest (5) ist nach DIN 45621 genormt und deswegen allgemein verbreitet. Er besteht aus 10 Gruppen von je 10 zweistelligen, zumeist viersilbigen Zahlen und 20 Gruppen von je 20 einsilbigen Wörtern. Aufgrund seiner großen Verbreitung und wegen der Stabilität der Tonträger in mechanischer und akustischer Hinsicht wird der Test kommerziell auf Compactdisc vertrieben. Vor dem Testmaterial ist auf dem Tonträger ein 1000-Hz-Ton und ein sprachsimulierendes Rauschen aufgespielt, um eine Kalibrierung des Audiometers für die Sprachaudiometrie durchführen zu können. Der Freiburger Test wurde ursprünglich für Erwachsene entwickelt und dürfte für Kinder frühestens ab dem Schulalter geeignet sein, wenn zweistellige Zahlen dem Probanden geläufig sind, in Ausnahmefällen mit dem Einsilbertest auch noch eher.

Das Testmaterial wird dem Patienten vorgespielt. Zwischen den einzelnen Testwörtern sind Pausen gelassen, in denen der Patient im Normalfall das letzte Testwort wiederholen soll. Die Präsentationslautstärke wird entsprechend dem Tonschwellenaudiogramm eingeregelt, wobei man möglichst mit überschwelligen Lautstärken beginnen sollte, um den Patienten am Anfang nicht zu überfordern. Der Untersucher markiert im Protokoll die verstandenen und richtig wiedergegebenen Worte. Am Ende des Tests wird die Zahl der verstandenen Testworte bezogen auf die Zahl der angebotenen Testworte (in Prozent) als Sprachdiskrimination oder -verständlichkeit in Abhängigkeit vom Sprachschallpegel dargestellt. Die Verständlichkeitskurve entspricht einer allgemeinen sigmoiden Sättigungskurve, wie sie überall in der Biologie auftritt. Sie verläuft für mehrsilbige Worte steiler als für Einsilber. Mehrsilber werden darüber hinaus bei leiseren Pegeln verstanden als Einsilber.

Kinder im Alter unter 6 Jahren können wegen ihres noch geringen Wortschatzes mit dem für Erwachsene entwickelten Freiburger Test oft nicht untersucht werden. Die Schwierigkeiten nehmen mit jüngerem Alter enorm zu. Beim schwerhörigen Kind im Kindergartenalter wird die Sprachaudiometrie mit dem Freiburger Test nahezu unmöglich. Diese Schwierigkeiten lassen sich mit speziellen sprachaudiometrischen Tests für Kinder umgehen.

Mainzer Test. Der Mainzer Kindersprachtest (2) ist ein Beispiel dafür: Er besteht aus drei Teilen von jeweils fünf Gruppen mit zehn Wörtern. Die Teile sind der Schwierigkeit nach progredient und damit nach Alter bzw. Grad der Schwerhörigkeit abgestuft. Im Sprachmaterial sind die Laute /f/, /w/ /j/, /s/, /ch/ und /sch/ unterrepräsentiert, weil sie im kindlichen Wortschatz von etwa 4–6 Jahren nicht in derselben Häufigkeit vorkommen wie bei Erwachsenen. Zum ersten Testteil gehört eine Reihe von Bildern, um die akustische Präsentation des Reizes zu unterstützen und evtl. Wortfindungsstörungen zu eliminieren. Das Kind sollte mindestens die Wörter des ersten Testteils in seinem aktiven Wortschatz haben: Die Bildserie dient auch dazu, erforderlichenfalls den Wortschatz einzuüben.

Göttinger Test. Der Göttinger Kindersprachverständnistest (4) beruht prinzipiell auf den gleichen Ideen wie der Mainzer Test. Allerdings besteht das „Göttinger" Sprachmaterial konsequent aus Einsilbern, so daß der Wortschatz vorbereitet ist, um den Test nach Phonemverwechslungen auszuwerten. In der Praxis verhindert allerdings der damit verbundene Zeitaufwand die genauere Auswertung, so daß der Göttinger Test ebenso wie der Freiburger nach Diskriminationsverlust beurteilt wird.

Kritik der Sprachaudiometrie, Reimtests. Sprachaudiometrische Untersuchungen nach Muster des Freiburger Tests haben mehrere Schwächen:

– Das Testwort kommt unvermittelt, „ohne Vorwarnung" für den Patienten. Die Folge können Fehler durch verminderte Aufmerksamkeit sein, die von echten Hörstörungen nicht zu differenzieren sind.
– Das Testwort muß vom Probanden wiederholt werden. Je nach Wahrnehmungs- und Hörleistung des Untersuchers und bei Dialektunterschieden zwischen Proband und Untersucher sind Fehler möglich.
– Eine Auswertung der Sprachdiskrimination im Sinne einer Transinformationsanalyse (S. 28) nach richtig und falsch verstandenen Phonemen ist nur mit sehr hohem Aufwand möglich und wird klinisch meist unterlassen.
– Die Messung des Sprachverständnisses unter Störgeräusch erfordert zuviel Zeit (der Test müßte mit verschiedenen Sprachlautstärken und Rauschpegeln,

die unabhängig voneinander variiert werden, mehrfach wiederholt werden).
– Das schnelle Aufsuchen einer Sprachverständlichkeitsschwelle (z. B. 50 % richtig verstanden) mittels adaptiver Schwellensuchmethoden ist nicht möglich.

Wegen der Nachteile wird derzeit an der Entwicklung von Alternativen gearbeitet. Ein vielversprechender Ansatz ist ein Reimtest, wie er für die Überprüfung von Telekommunikationsanlagen entwickelt wurde. Der Test besteht aus einsilbigen Worten der deutschen Sprache, die nach dem Muster CVC aufgebaut sind (Konsonant – Vokal – Konsonant). Zum jeweiligen Testwort erhält der Proband auf einem Bildschirm eine Auswahl von Antwortalternativen, die sich jeweils nur in einem Phonem unterscheiden. Der Patient muß sich für eine der Antwortalternativen entscheiden. Der Gesamttest hat einen Anlaut-, einen Inlaut- und einen Auslautteil und wird von einem Rechner gesteuert, der mit einem schnell konvergierenden Verfahren die Sprachverständlichkeitsschwelle ermittelt.

Derzeit laufen mit sprachaudiometrischen Reimtests die ersten klinischen Felduntersuchungen in der Erwachsenenaudiometrie. Für Kinder müßte man die Antwortalternativen auf Bilder und einen berührungsempfindlichen Bildschirm umstellen. Obwohl noch nicht erprobt, wird dies wahrscheinlich die Entwicklung der Zukunft sein.

Dichotische Tests. Nach dem Muster des dichotischen Diskriminationstest von Feldmann konstruierte Uttenweiler (13) einen dichotischen Test, der bei Kindern mit Verdacht auf zentrale akustische Agnosie, zentrale Wahrnehmungs- und Verarbeitungsstörungen eingesetzt werden soll. Der Test stieß auf besonderes Interesse, als vermutet wurde, daß Stotterer und Legastheniker überproportional häufig solche Verarbeitungsstörungen aufweisen könnten.

Bei definiertem Pegel (Beginn bei 65 dB HL) wird dem Kind auf jedes Ohr ein dreisilbiges Substantiv vorgespielt, wobei der einleitende Artikel der Triggerung der Aufmerksamkeit dient. Das Kind muß beide

Worte wiederholen, der Untersucher zählt „richtig" oder „falsch erkannt" mit. Der dichotische Test ist bei Kindern nur dann sinnvoll, wenn das Sprachaudiogramm mittels Freiburger Test normal ist und dennoch der Verdacht auf eine Verarbeitungsstörung besteht. Kritik von psychophysikalischer Seite wird grundsätzlich an dem Verfahren geübt, weil vorwiegend das Kurzzeitgedächtnis (bis zu 10 s) geprüft werde, nicht aber die Hörwahrnehmung. Die Experimente zu dieser Frage sind noch nicht definitiv abgeschlossen.

Überschwellige Audiometrie

In der Audiometrie des Erwachsenen hat die überschwellige Audiometrie mit Bestimmung der Intensitätsunterschiedsschwelle (SISI), der Mithörschwelle für Töne in Gegenwart von Rauschen (Langenbeck) oder der Messung des Lautheitsausgleichs (Fowler) für die Begutachtung noch eine gewisse Bedeutung behalten. Dennoch ist der klinische Wert der Verfahren durch Methoden der objektiven Audiometrie und der bildgebenden Verfahren (MRT) zur Topodiagnostik einer Hörstörung sehr relativiert worden. Für Kinder kommen die genannten Methoden höchstens ausnahmsweise in Betracht, weil die Aufgabe der Versuchsperson beim Test schon einem normalhörigen kleinen Probanden nicht zu vermitteln ist, einem schwerhörigen Kind schon gar nicht. Einzige Ausnahme bildet die Bestimmung der Unbehaglichkeitsschwelle, die einen wichtigen Basiswert für die Hörgeräteanpassung liefert.

Dynamikbreite. Die Differenz zwischen Unbehaglichkeitsschwelle und Hörschwelle heißt Dynamikbreite. Sie ist beim Innenohrschwerhörigen oft von oben und unten eingeengt (im Audiogramm: Absenkung der Hörschwellenkurve bei gleichzeitiger Anhebung der Unbehaglichkeitsschwelle). Die Dynamikbreite ist der für akustische Kommunikation nutzbare Bereich des Gehörs. Jede Hörgeräteanpassung, aber auch das Hörtraining und sonderpädagogische Förderungsmaßnahmen orientieren sich an diesem Wert.

Screeningverfahren

Als Screeningverfahren bezeichnet man Suchtests, die aus der großen Menge von Kindern die Risikofälle herausfinden und einer genaueren Hördiagnostik zuführen sollen.

Organisatorisch muß der Screeningtest bereits in der ersten Lebenswoche durchführbar sein. Das Screening muß empfindlich genug sein, um wirklich jedes schwerhörige Kind herauszufinden (Sensitivität), darf hingegen nicht zu empfindlich (falsch positiv) reagieren, um die schwierige und zeitaufwendige kindliche Hördiagnostik nur bei den Kindern durchzuführen, bei denen sie notwendig ist (Spezifität).

Eine genaue Hördiagnostik eines im Screening auffälligen Kindes sollte erst in einem Alter von 3–5 Monaten erfolgen. Die obligaten subjektiv-audiometrischen Messungen gewinnen in diesem Alter an klinischem Wert, außerdem sind die Eltern leichter für die Untersuchung zu überzeugen.

Nach der umfangreichen RIHAP-Studie besteht kein Zweifel daran, daß die TEOAE für einen solchen Suchtest das mit Abstand am besten geeignete Verfahren sind. Die bisher geübten subjektiven und objektiven Verfahren verlieren durch diese Studie an Bedeutung, einige von ihnen sollen aber der Vollständigkeit halber hier dennoch kurz beschrieben werden.

Reflexaudiometrische Tests

Das Neugeborene hat eine Reihe angeborener Reflexe, die sich im Laufe des ersten Lebensquartals verlieren. Am bekanntesten ist der Moro-Schreckreflex, die synchrone Beugung von Extremitäten und Rumpf bei einem plötzlichen Schallreiz von 60 dB HL.

Akustikopalpebraler Reflex. Bei 96 % aller Neugeborenen soll der akustikopalpebrale Reflex (APR) vorhanden sein, der Bestandteil des Moro-Reflexes ist und für orientierende Hörprüfungen genutzt wird. Hierunter wird der schreckhafte Lidschluß bei Einwirken eines plötzlichen akustischen Reizes verstanden. Versuche, diesen Reflex systematisch zu quantitativen Hörprüfungen zu nutzen, blieben erfolglos. Als klinischer Test behält der APR seinen Wert, weil er nachweislich bei hochgradig schwerhörigen Kindern fehlt.

Crib-O-Gram. Als Crib-O-Gram bezeichnet man eine technische Registriermethode von Bewegungen eines Neugeborenen als Reaktion auf einen akustischen Reiz. Das Neugeborene liegt auf einem Bewegungsaufnehmer und erhält eine akustische Stimulation über einen Lautsprecher am Kopfende des Bettchens. Eine mikroprozessorgestützte Auswertungselektronik prüft unter Verwendung einer LPC-Analyse (linear predicting code), ob signifikante Bewegungsreaktionen vorhanden sind oder nicht. Die Apparatur ist technisch so weit ausgereift, daß sie Eingang in breite Anwendung finden könnte. Die Untersuchung ist nicht einfach zu erlernen und dauert selbst mit versiertem Personal 30 Minuten. Die Fehlerbreite der Methode kann nicht zufriedenstellen (28 % falsch positive Befunde), so daß sich das Crib-O-Gram in Deutschland nicht durchsetzen konnte.

Knochenleitungstest. Auf Stimulation über Knochenleitung reagieren Säuglinge und Kleinkinder besser als über Luftleitung. Diese Beobachtung machte sich Uttenweiler zunutze, um einen Screeningtest für Säuglinge zu entwickeln. Der Untersucher legt das Neugeborene in seinen Arm und hält einen Knochenleitungshörer hinter das Mastoid. Bei ausreichender Vigilanz (z. B. vor dem Stillen) reagiert das Baby mit Lidzucken, Kopf- und anderen Bewegungen, die eventuell als Schreckreaktion zu interpretieren sind. Allerdings dürfen – um Vibrationsempfinden auszuschließen – nur Töne oberhalb 1 kHz verwendet werden.

BOEL-Test. In den skandinavischen Ländern wird mit einigem Erfolg ein Test eingesetzt, bei dem der Untersucher mit Hilfe von verschiedenen Klangkörpern (Glöckchen, Tamburin, Metallkörper mit „ziemlich" definiertem Frequenzgehalt) beim Kind eine Blickreaktion hervorzurufen sucht (Blickens Orientering efter Ljud, BOEL). Der Test hat sich in Deutschland nicht verbreiten können, weil einerseits die visuelle Aufmerksamkeit nur schwierig auszuschalten ist, und andererseits viel Zeit und Geduld für die Untersuchung aufgewandt weden muß.

Automatisierte BERA (ALGO)

Unter dem Namen ALGO-2 firmiert ein automatisches BERA-Gerät, dessen Anwendung auf praktisch nur einen Bedienknopf vereinfacht ist. Mit deutlich überschwelligem Pegel (80 dB HL) wird auf beiden Ohren eine Hirnstammaudiometrie vorgenommen, die mit einer altersentsprechenden Normkurve und mit ihrer eigenen Reproduzierbarkeit verglichen wird. Ziel ist nicht die Bestimmung der Hörschwelle. Aus Existenz oder Fehlen der Normmerkmale wird ein Kriterium Pass oder Fail in Form einer grünen bzw. roten Lampe eingeschaltet.

Optimistische Erwartungen, das ideale Screeninggerät gefunden zu haben, wurden nur an sehr kleinen Fallzahlen belegt (200) und nie mit dem letztendlich erreichten Hörvermögen nach Jahren der kindlichen Entwicklung verglichen. In Deutschland hat sich die Methode nicht verbreiten können, kann aber bei Kindern interessant werden, wenn TEOAE nicht nachweisbar sind.

Vorsorgeuntersuchungen

Die in Deutschland eingeführten Vorsorgeuntersuchungen U1–U9 werden von Pädiatern, aber auch von Hausärzten vorgenommen, um die Allgemeinentwicklung der Kinder zu verfolgen und Entwicklungsstörungen möglichst früh zu erkennen. Von U3–U9, d. h. im Alter zwischen der 4.-6. Lebenswoche bis zum 60.-64. Lebensmonat, sind orientierende Hörprüfungen integraler Bestandteil der Vorsorgeuntersuchungen. Die Hörprüfungen umfassen den akustikopalpebralen Reflex, Ablenkreaktionen und orientierende Tonaudiometrie.

Für die Tonaudiometrie sind Prüfreize ausreichend, die lauter als die normale Hörschwelle sind (25 – 30 dB HL, eine Schwerhörigkeit von ≤ 20 dB HL wird keine dauerhaften Folgen zurücklassen). Kinder mit auffälligen Hörbefunden bei U3–U9 sollten weiterverfolgt werden, wobei zuerst die Mittelohrfunktion saniert werden muß und – bei Persistenz der Schwerhörigkeit oder unklarem Befund – eine umfassende pädaudiologische Untersuchung vorgenommen werden muß.

Flankierende Diagnostik

Ein schwerhöriges Kind muß immer als primär mehrfachbehindertes Kind angesehen werden, weil das Gehör mit anderen Entwicklungskategorien in Wechselwirkung treten und seinerseits dort sekundäre Störungen verursachen kann. Zum anderen ist die Prognose eines schwerhörigen Kindes um so besser, je mehr funktionierende andere Sinneskanäle ihm zur Verfügung stehen und je höher seine intellektuelle Kompensationsleistung ist. Die Ausgangssituation von Begleitstörungen und Kompensationsleistungen sollte in der pädaudiologischen Diagnostik vollständig miterfaßt werden, um die entsprechende Förderstrategie der individuellen Situation anpassen zu können.

Neuropädiatrie

Eine wichtige Komponente der frühkindlichen Entwicklung ist die Statomotorik, die möglichst von einem Neuropädiater beurteilt werden sollte. Er sollte ggfs. in die Planung von Fördermaßnahmen einbezogen werden.

Es bleibt der Erfahrung des Neuropädiaters vorbehalten, weitere Spezialuntersuchungen zu veranlassen, wenn diese erforderlich sind. Hierzu zählen EEG-Ableitungen, klinisch-chemische Diagnostik (Hormonstatus, Syndromdiagnostik) und ggf. auch Muskelbiopsien. Die von neuropädiatrischer Seite gelegentlich aus Hirnstammpotentialen abgeleitete Festlegung einer Hörschwelle ist ohne klinischen Wert, da das verwendete Meßprogramm für neurootologische Fragestellungen (also für Hördiagnostik ungeeignet) optimiert ist und der Gesamtbefund erst aus der Synopse endoskopischer und mikroskopischer sowie elektrophysiologischer und verhaltensaudiometrischer Befunde entsteht.

Psychologie

Die für die Kompensation kindlicher Schwerhörigkeit wichtigste diagnostische Kategorie ist die psychomotorische Entwicklung. Hierzu zählt neben der allgemeinen Sprachentwicklung auch die sprachgebundene und sprachfreie Intelligenzentwicklung. Von fachpsychologischer Seite wurden für diese Fragestellungen umfassende Testbatterien entwickelt, die allerdings meistens sehr zeitaufwendig sind.

Um eine psychologische Diagnostik sinnvoll durchführen zu können, muß ein Kind testfähig sein (S. 39).

Humangenetik

Bei Verdacht auf eine genetisch bedingte Schwerhörigkeit, auch bei Verdacht auf ein Syndrom, sollte ein Humangenetiker zu Rate gezogen werden, insbesondere wenn die Eltern weiteren Kinderwunsch haben. Fehlt jegliche Belastung aus der Stammbaumanamnese und ist die Schwerhörigkeit monosymptomatisch, dann wird ein pauschales Wiederholungsrisiko von hereditärer Schwerhörigkeit von 20 % angenommen. Die notwendigen Untersuchungen können jedoch im Rahmen einer pädaudiologischen Diagnostik nicht vorgenommen werden und sollten dem Humangenetiker überlassen werden.

Augenklinik

Zur Kompensation auditiver Störungen ist der Gesichtssinn für jedes Kind wichtig. Auch wenn in bezug auf visuelle Wahrnehmung die gleichen Probleme zu gewärtigen sind wie bei der auditiven Wahrnehmung, sollte ein Ophthalmologe konsiliarisch zu einem schwerhörigen Kind hinzugezogen werden. Die Untersuchung der Refraktion und des Augenhintergrundes sind wesentliche Basisdaten, die auch zur Planung der weiteren Förderung notwendig sind.

Zusammenfassung

Die Diagnostik des kindlichen Gehörs stützt sich auf zwei große, methodisch unterschiedliche Gruppen von Verfahren: objektive und subjektive Audiometrie. Bei objektiven Hörprüfungen wird keine aktive Mitarbeit des Kindes benötigt, stattdessen werden unwillkürliche, physiologische Reaktionen von Muskulatur, Rezeptoren und ZNS auf auditorische Stimulation gemessen. Subjektive Hörprüfungen hingegen erfordern die Mitarbeit des zu untersuchenden Kindes: Es muß wach sein und – je nach Entwicklungsalter – für seine Aufgabe präpariert und motiviert werden. In den meisten Fällen kindlicher Hörstörung werden objektive und subjektive Verfahren parallel eingesetzt, um die Hörstörung quantitativ zu beschreiben und topographisch-anatomisch zu lokalisieren. Objektive Hörprüfungen allein reichen dazu in keinem Fall aus. Geben objektive und subjektive Hörprüfungen widersprüchliche Ergebnisse, ist die Aussage der subjektiven Audiometrie entscheidend. Zu den objektiven Hörprüfverfahren gehören: Stapediusreflexmessung, otoakustische Emissionen und auditorisch evozierte Potentiale. Die subjektive Audiometrie wird altersabhängig eingeteilt in: Reaktionsaudiometrie (man beobachtet nur die Reaktion eines Kindes auf die akustische Stimulation), Konditionierungsaudiometrie (man versucht bestimmte Reaktionen vorher zu trainieren) und Audiometrie nach eigenen Angaben des Kindes. Die Audiometrie von Kindern bis zum Alter von etwa 3 Jahren nutzt zur Reizdarbietung Lautsprecher im Raum (Freifeldmessung).

Literatur

1. Biesalski, P., F. Frank: Phoniatrie, Pädaudiologie, Bd. I/II. Thieme, Stuttgart 1994
2. Biesalski, P., H. Leitner, E. Leitner, D. Gampel: Der Mainzer Kindersprachtest. Sprachaudiometrie im Vorschulalter. HNO 22 (1974) 160
3. Böhme, G., K. Welzl-Müller: Audiometrie – Hörprüfungen im Erwachsenen- und Kindesalter. Huber, Bern 1988
4. Chilla, R., P. Gabriel, P. Kozielski, D. Bänsch, M. Kabas: Der Göttinger Kindersprachverständnistest: Sprachaudiometrie des „Kindergarten-" und des retardierten Kindes mit einem Einsilben-Bildtest. HNO 24 (1976) 342
5. Hahlbrock, K.H.: Sprachaudiometrie. Thieme, Stuttgart 1970
6. Jerger, J.F.: Modern Development in Audiology, 2nd ed. Academic Press, New York 1973
7. Jerger, J.F., P. Burney, I. Mauldin, B. Crump: Predicting hearing loss from acoustic reflex. J. Speech Disord. 39 (1974) 11
8. Kemp, D.T.: Stimulated acoustic emissions from within the human auditory system. J. acoust. Soc. Amer. 64 (1978) 1386
9. Lehnhardt, E.: Praxis der Audiometrie, 6. Aufl. Thieme, Stuttgart 1987
10. Metz, O.: The acoustic impedance measured on normal and pathological ears. Acta oto-laryng., Suppl 63 (1946) 1
11. Metz, O.: Threshold of reflex contraction of muscles of middle ear and recruitment of loudness. Arch. Otolaryngol. 55 (1952) 1
12. Niemeyer, W., G. Sesterhenn: Calculating the hearing threshold from the stapedius reflex threshold for different sound stimuli. Audiology 13 (1974) 421
13. Uttenweiler, V.: Dichotischer Diskriminationstest für Kinder. Sprache Stimme Gehör 4 (1980) 107

Pädaudiologische Klinik

Je nach der zugrundeliegenden Fragestellung werden Hörstörungen unterschiedlich eingeteilt: nach Lokalisation, Ätiologie oder Schweregrad. Schwerhörigkeiten verschiedener Lokalisationen und Ätiologie können den gleichen Schweregrad haben. Die Einteilung nach dem Schweregrad eignet sich nicht zu einer Systematik von Hörstörungen, sie ist dagegen für die Abschätzung der Folgen der Schwerhörigkeit und damit der notwendigen Therapie- und Förderungsmaßnahmen sowie für die gutachterliche Beurteilung wichtig.

Im folgenden sollen die Hörstörungen nach ihrer Lokalisation in Schalleitungs-, Innenohr- und retrokochleäre Schwerhörigkeiten unterteilt werden. Diese großen Gruppen werden dann entsprechend ihrer Ätiologie weiter differenziert.

Schalleitungsschwerhörigkeiten

Eine Schalleitungsschwerhörigkeit beruht auf der Störung des Schalltransportes vom Medium Luft bis zum Innenohr, sie kann im Bereich des Außen- und/oder des Mittelohres lokalisiert sein. Audiometrisch ist eine Schalleitungsschwerhörigkeit dadurch definiert, daß die Hörschwelle über Luftleitung schlechter ist als die über Knochenleitung (S. 318). Bei einer isolierten Schalleitungsschwerhörigkeit ist die Knochenleitungshörschwelle normal.

Die Genese der Schalleitungsschwerhörigkeit läßt sich in der Mehrzahl der Fälle aufgrund der äußeren Untersuchung und der mikroskopischen Inspektion von Gehörgang und Trommelfell diagnostizieren: Es kann eine Gehörgangsatresie oder Stenose, eine Verlegung durch Cerumen oder Fremdkörper (s. u.), eine Entzündung oder Narben oder ein Paukenerguß erkennbar sein (S. 354). Die auf diese Weise nicht identifizierbaren Ursachen von Schalleitungsschwerhörigkeiten beruhen auf isolierten, angeborenen oder erworbenen Erkrankungen der Gehörknöchelchenkette und sind insgesamt selten (S. 350 u. 357).

Fremdkörper

Ein Fremdkörper im Gehörgang führt nur dann zu einer Schalleitungsschwerhörigkeit, wenn er das Gehörgangslumen völlig verschließt. Selbst bei sehr geringem Restlumen bleibt eine normale Schalleitung gewährleistet.

Im einfachsten Fall ist der Gehörgang durch einen Zeruminalpfropf verlegt. Dieser ist im strengen Sinn kein Fremdkörper, da er aus körpereigenem Material besteht. Darüber hinaus muß man gerade bei Kindern auch an eine Verlegung des Gehörgangs durch einen exogenen Fremdkörper denken. Kinder – und nicht nur geistig behinderte Kinder – stecken sich Fremdkörper in den Gehörgang. Dies muß von den Eltern nicht in jedem Fall bemerkt worden sein. Es kommen alle Gegenstände aus Kinderzimmer oder Küche in Frage, wenn sie nur klein genug sind, z. B. Erbsen, Watte, Perlen, kleine Legosteine oder Knetgummi. Organische Fremdkörper können bei längerer unbemerkter Verweildauer im Gehörgang zu eitriger, zum Teil fötider Ohrsekretion führen (zur Therapie S. 365).

Vor jeder Manipulation im Gehörgang, wie z. B. der Tympanometrie, ist eine kompetente Inspektion des Gehörgangs unumgänglich, um eine Verletzung durch einen möglicherweise im Gehörgang liegenden Fremdkörper zu vermeiden.

Zu Art und Zeitpunkt der Therapie: S. 365 u. 367.

Mißbildungen von Außen- und Mittelohr

Deformationen von Außen- und Mittelohr können angeboren (Mißbildungen) oder erworben sein. Erworbene Deformationen sind traumatisch, entzündlich oder operativ bedingt und so selten, daß sie an dieser Stelle nicht besprochen werden können. Die angeborenen Mißbildungen treten isoliert bzw. mono- oder polysymptomatisch im Rahmen bestimmter Syndrome auf. Es kann nur ein Ohr oder es können beide Ohren betroffen sein. Die Ohrmißbildungen sind entweder genetisch bedingt oder durch exogene Schädigung während der sensiblen Phase der Entwicklung des Ohres in der 4. und 5. Embryonalwoche entstanden (S. 322).

Gehörgangsatresien gehen oft mit Ohrmuschelmißbildungen einher. Fällt eine Ohrmuscheldysplasie auf, sollte deshalb eine Mißbildung im Bereich des Gehörgangs oder des Mittelohres ausgeschlossen werden. Die Mißbildungen der Ohrmuschel werden in 4 Schweregrade unterteilt (7):

- Beim Grad I können die verschiedenen Anteile der Ohrmuschel noch identifiziert werden, es bestehen lediglich Verplumpungen und Faltungsanomalien.
- Beim Grad II liegt nur noch ein knorpelunterfüttertes Längsbürzel vor, der Tragus kann von der Fehlbildung ausgespart sein.
- Bei der Mikrotie III. Grades finden sich nicht mehr als winzige Rudimente der Ohrmuschel.
- Unter einer Mikrotie IV. Grades versteht man die Anotie, das völlige Fehlen einer Ohrmuschel.

Die Gehörgangsatresie kann ausschließlich durch Weichteilgewebe oder auch knöchern bedingt sein. Der schlauchförmige Gehörgang kann blind enden. Manchmal findet sich anstelle des Gehörgangseingangs nur eine kleine Grube, in anderen

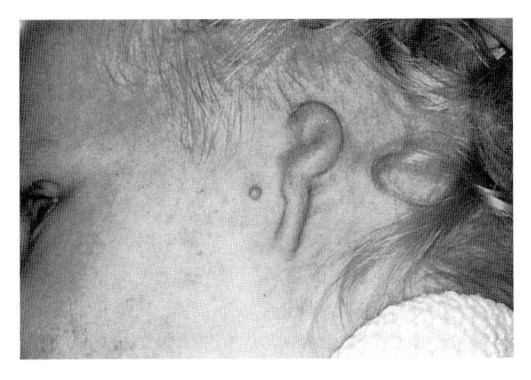

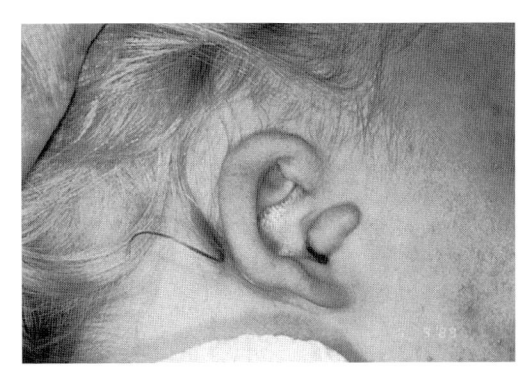

Abb. 8.20 Mikrotie und Gehörgangsatresie bei Zwillingskindern. **a** Das eine Zwillingskind hat beidseits eine Mikrotie und Gehörgangsatresie, **b** das andere einseitig eine Mikrotie 2. Grades mit Gehörgangsatresie bei normalem Gehörgang und Mikrotie 1. Grades der Gegenseite.

Fällen liegt keinerlei Hinweis vor, wo der Gehörgang angelegt sein sollte. Wegen der engen Abmessungen kindlicher Gehörgänge kommt es manchmal vor, daß die schlauchförmigen Atresien über längere Zeit übersehen werden, so daß die Schalleitungsschwerhörigkeit von 60 dB HL über längere Zeit ohne Therapie besteht. Dies hat bei beidseitiger Atresie gravierende Folgen für die sprachliche und geistige Entwicklung des betroffenen Kindes.

Meist geht eine Gehörgangsatresie mit einer Mißbildung oder Aplasie der Gehörknöchelchen einher. Die Verschmelzung von Hammerkopf und Amboßkörper zu einem plumpen Block ist besonders typisch, die möglichen Mißbildungen sind sehr vielfältig (7).

Zusätzlich kann im Rahmen der Mittelohrmißbildung eine Fazialisparese der betroffenen Seite bestehen. Bei Kleinkindern fällt die einseitige Fazialisparese in Ruhe kaum auf und wird erst bei mimischer Aktivität wie Schreien oder Lächeln durch die Gesichtsasymmetrie deutlich.

Als Cholesteatoma verum (S. 356) bezeichnet man ein seltenes Hamartom im Rahmen der Mittelohrmißbildung. Dieses ausschließen zu wollen, ist aus pädaudiologischer Indikation die einzige Rechtfertigung für eine Röntgendiagnostik der Felsenbeinregion im Säuglingsalter. Die operative Korrektur der Außen- und/oder Mittelohrmißbildung erfolgt frühestens im Vorschulalter (S. 368). Die radiologische Diagnostik im Säuglingsalter ist somit ohne unmittelbare therapeutische Konsequenz und bedeutet für die Kinder eine Strahlenbelastung, nur um die ärztliche und elterliche Neugier zu befriedigen. Man sollte daher auf die Röntgendiagnostik im Säuglingsalter verzichten.

Polysymptomatische Mißbildungen von Außen- und Mittelohr

Teratogene Noxen können Außen- und Mittelohrmißbildungen verursachen. Medikamentös bedingte Mißbildungen sind heute in Mitteleuropa selten geworden (S. 361). Bei Kindern, die z. B. in radioaktiv verseuchten Gebieten Osteuropas gezeugt wurden, kommen neben anderen Dysmorphien auch Dysplasien der Ohren vor.

Bei Zwillingen treten manchmal einseitige Gehörgangsatresien eines Zwillingskindes auf. Oft besteht gleichzeitig eine Mißbildung des aufsteigenden Unterkieferastes und des Kiefergelenks der betroffenen Seite. Als Ursache wird eine nutritive Störung durch längerandauernden Druck wegen der intrauterinen Enge diskutiert (Abb. 8.20).

Die Dysostosis mandibulofacialis (Franceschetti-Syndrom) ist wahrscheinlich die bekannteste syndromale Fehlbildung mit Beteiligung von Außen- und Mittelohr. Sie kann sowohl exogen als Embryopathie mit Determinationszeit in der 4. und 5. Embryonalwoche entstehen oder dominant erblich sein. Sie ist durch anti-

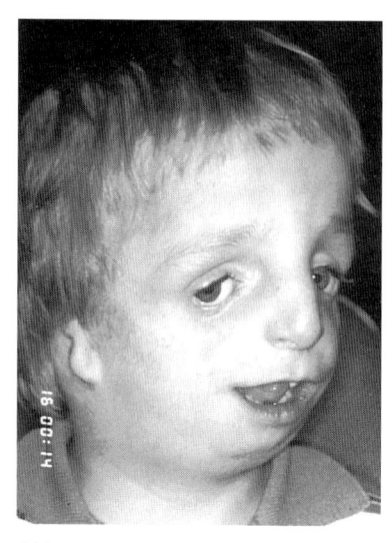

Abb. 8.21 Kind mit der typischen Fazies bei Franceschetti-Syndrom: antimongoloide Lidachsen, Hypoplasie des Unterkiefers und der Jochbögen, beidseitige Gehörgangsatresie und Mikrotie.

mongoloide Lidspalten, Kolobome des Unterlides, Fehlen der Unterlidwimpern und der Meibom-Drüsen, eine Hypoplasie des Ober- und Unterkiefers und eine beidseitige Ohrmuscheldysplasie sowie Gehörgangsatresie gekennzeichnet (Abb. 8.21).

Der zweite, häufiger auftretende Symptomenkomplex ist das Goldenhar-Syndrom (Dysplasia oculoauricularis sive oculo-auriculovertebralis) mit einem epibulbären Dermoid, Spaltbildungen an Gesicht, Gaumen und Zunge sowie Präaurikularanhängen (Abb. 8.22). Die Ätiologie dieses Syndroms ist bisher unbekannt, Heterogenität wird vermutet. Bei einer kleinen Untergruppe besteht ein autosomal-dominanter bzw. autosomal-rezessiver Erbgang (6).

Monosymptomatische Mißbildungen von Außen- und Mittelohr

Die Diagnose monosymptomatische Mißbildung ergibt sich bei einer Gehörgangsatresie erst, nachdem assoziierte Fehlbildungen ausgeschlossen wurden. Bei einseitiger Mißbildung kann durch die Gesichtsasymmetrie das Fehlen des Kiefergelenks derselben Seite besonders leicht übersehen werden. Wegen der später daraus resultierenden Bißstörungen sollte nach dieser zusätzlichen Mißbildung möglichst noch im Säuglingsalter gezielt gefahndet werden.

Die isolierten monosymptomatischen Mißbildungen des Mittelohres weisen keine Gehörgangsatresie, sondern lediglich Mißbildungen im Bereich der Ossikel auf. Die mikroskopische Ohrinspektion und die audiologische Diagnostik lassen nur in Ausnahmefällen einen Hinweis auf die Lokalisation der Mißbildung zu: Bewegten sich bei Anwendung der pneumatischen

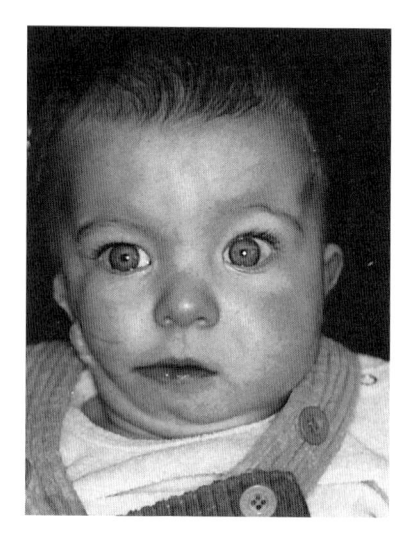

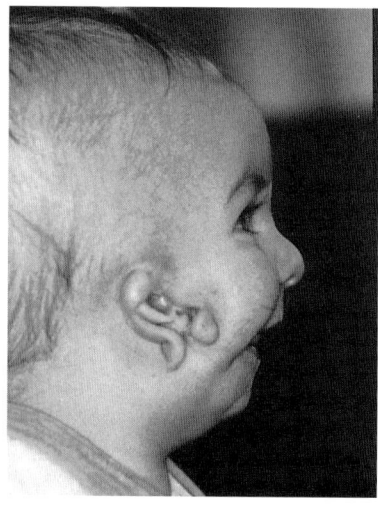

Abb. 8.22 Goldenhar-Syndrom

Ohrlupe nur das Trommelfell, nicht aber auch der Hammergriff, spricht das für eine knöcherne Fixation des Hammerkopfes. Bei der Hammerkopffixation findet sich audiometrisch oft ein geringer Hochtonabfall. Bewegt sich der Hammergriff und das Trommelfell unter der Anwendung der pneumatischen Ohrlupe und sind die Stapediusreflexe am entsprechenden Ohr ausgefallen, weist das auf eine Fixation hinter dem Hammer hin. Bei einer Bewegungseinschränkung des Steigbügels besteht oft eine scheinbare Innenohrschwerhörigkeit um 2–3 kHz (sog. Carhart-Senke).

Selbst die hochauflösenden Computertomographien des Felsenbeins erlauben nicht immer sichere Rückschlüsse auf Ort und Art der Mittelohrmißbildung. In diesen Fällen kann die exakte Diagnose nur durch die diagnostische – und in der Regel gleichzeitig auch therapeutische – Tympanoskopie gestellt werden.

Tubenbelüftungsstörungen

Die Belüftung des Mittelohres erfolgt regulär über die Tuba auditiva Eustachii (S. 313).

In den meisten Fällen ist bei einer Tubenbelüftungsstörung die Öffnung der Tuba auditiva eingeschränkt oder aufgehoben. Die häufigste Ursache hierfür ist die Verschwellung der Schleimhaut im Bereich des pharyngealen Ostiums und/oder im Verlauf der Tube als Begleiterscheinung bei einem Infekt der oberen Luftwege. Besonders im Kleinkinder- und Vorschulalter tritt außerdem eine mechanische Verlegung der pharyngealen Tubenostien durch die im Rahmen der gesteigerten Immunabwehr hyperplastische Rachenmandel auf (adenoide Vegetationen).

In seltenen Fällen beruht die Tubenbelüftungsstörung auf einer angeborenen Form- oder Verlaufsvariante. Sie löst wahrscheinlich die familiär gehäuft auftretenden, chronischen Tubenbelüftungsstörungen aus. Als Residuen nach Entzündungen treten besonders im Bereich der bereits natürlich engsten Stelle des Verlaufs, des Isthmus, erworbene Stenosen auf. Die iatrogene narbige Stenose eines oder beider Tubenostien nach unsachgemäßer Adenotomie mit Schädigung der Tubenwülste ist selten.

Bei Kindern mit angeborener Lippen-Kiefer-Gaumen-Spalte oder isolierter Velumspalte sind die für die Tubenöffnung wichtigen Muskeln durch die Spaltbildung betroffen. Dadurch resultiert eine muskuläre Insuffizienz des Öffnungsmechanismus. Vor dem operativen Verschluß der Gaumenspalte werden die Tubenostien in den meisten Fällen zusätzlich durch die beiden Rudimente des Gaumensegels mechanisch verlegt (2). Selbst bei optimaler Operationstechnik persistiert in vielen Fällen die velare muskuläre Insuffizienz auch nach dem Verschluß der Velumspalte. Die Inzidenz von chronischen Tubenbelüftungsstörungen ist deshalb bei Spaltpatienten mit Beteiligung des Velums deutlich höher als in der Normalbevölkerung.

Aufgrund der Gaumenspalte besteht oft gleichzeitig ein großer Abstand zwischen Velum und Rachenhinterwand, der zu einer vermehrten nasalen Perflation führt. Bei Patienten mit Gaumenspalten ist die physiologische Hyperplasie der Organe des Waldeyer-Rachenringes im Kindesalter oft kompensatorisch besonders ausgeprägt. Daneben können die hinteren Enden der unteren Muscheln hyperplastisch sein, und es kann ein Septumpolster bestehen. Durch diese „Selbsthilfen der Natur" wird der nasale Luftstrom reduziert und manchmal ein velopharyngealer Abschluß erst ermöglicht. Liegt bei einem Spaltpatienten mit entsprechender Gewebshyperplasie eine Tubenbelüftungsstörung vor, ist diese trotz der zusätzlichen mechanischen Verlegung der Tubenostien in der Regel primär durch die muskuläre Insuffizienz des Tubenöffnungsmechanismus bedingt (S. 370).

Kinder mit einer Trisomie 21 neigen vor der Pubertät ebenfalls überdurchschnittlich häufig zu Tubenbelüftungsstörungen mit konsekutiven Schalleitungsschwerhörigkeiten. Die Genese der Tubenbelüftungsstörung ist bei ihnen nicht ganz eindeutig. Im Rahmen der allgemeinen muskulären Hypotonie dieser Kinder besteht immer auch eine Hypotonie der orofazialen Muskulatur mit der Folge einer muskulären Insuffizienz des Tubenöffnungsmechanismus. Im Rahmen der übrigen Schädeldysmorphien kommen auch Form- und Lageveränderungen der Tuba auditiva als Ursache der Tubenbelüftungsstörungen in Betracht.

Eine Tubenbelüftungsstörung führt zunächst zu einem Unterdruck im Mittelohr mit entsprechender Retraktion des Trommelfells. Die im Mittelohr verbliebene Luft wird langsam resorbiert. Aus einem Transsudat von Serumbestandteilen und angestautem normalen Sekret der Mittelohrschleimhaut entwickelt sich ein seröser Paukenerguß, der sich auch in die pneumatischen Räume des Mastoids ausbreitet.

Ist der seröse Paukenerguß über längere Zeit vorhanden, kommt es zu einer Metaplasie der Mittelohrschleimhaut: Die flachen Epithelzellen des Mukoperiosts werden in prismatische, zilientragende und schleimbildende Becherzellen umgewandelt (1). Der von den Becherzellen gebildete Schleim vermischt sich allmählich mit dem serösen Paukenerguß. Dadurch wird das Serotympanon zunächst zum Seromukotympanon und bei weiterer Persistenz der Tubenbelüftungsstörung zum Mukotympanon.

Gelegentlich kann man die Beschaffenheit des Paukengusses bei transparentem Trommelfell während der mikroskopischen Ohrinspektion von der Farbe des Ergusses ableiten: Der rein seröse Erguß ist klar und vollständig farblos. Mit zunehmendem Anteil an mukösem Exsudat wird die Farbe lachsfarben, später gelblicher. Ein ausgeprägtes Mukotympanon ist in der Regel honiggelb. Im englischsprachigen Raum wird ein Ohr mit Mukotympanon wegen dessen Zähigkeit auch Glue ear (Kleisterohr) genannt.

Tubenbelüftungsstörungen haben verschieden starke Schalleitungsschwerhörigkeiten zur Folge: Ein geringer Unterdruck im Mittelohr kann audiometrisch nicht nachweisbar sein oder nur eine geringe Schalleitungsschwerhörigkeit von ca. 15–20 dB hervorrufen. Die Schalleitungsschwerhörigkeit variiert beim Paukenerguß zwischen 15 dB bei geringem serösen Erguß und bis zu 50 dB bei Mukotympanon.

Selbst eine geringgradige Schwerhörigkeit von nur 15 dB kann bei Kindern eine Sprachentwicklungsverzögerung oder -störung hervorrufen, wenn sie länger als 3–6 Monate während einer der sensiblen Phasen der Sprachentwicklung besteht (S. 216). Deshalb muß auch jede geringe Schalleitungsschwerhörigkeit konsequent behandelt werden (S. 365).

Entzündungen

Gehörgangsentzündungen

Eine Otitis externa ensteht im Kindesalter fast ausschließlich exogen durch Einschleppung von Keimen in den Gehörgang mit gleichzeitiger Verletzung des Epithels. Dies kann im Rahmen einer Mazeration des Gehörgangs beim Baden oder Schwimmen geschehen oder auch mechanisch bei unsachgemäß durchgeführter Ohrreinigung oder Kratzen im Gehörgang.

Bei der akuten Gehörgangsentzündung ist der Gehörgang mehr oder minder stark verschwollen. Manchmal ist die Trommelfellebene deshalb nicht einsehbar. Das Trommelfell ist jedoch nur selten im Sinne einer Myringitis mitbetroffen. Meist findet sich eine fötide Sekretion, die reaktiv zu einer Entzündung und Schwellung der Ohrmuschel führen kann. Der Druck auf den Tragus löst Schmerz aus. Die regionären Lymphknoten können schmerzhaft geschwollen sein und bei Lage auf dem Mastoid im Extremfall eine Mastoiditis vortäuschen (Pseudomastoiditis).

Die Otitis externa ruft nur dann eine Schalleitungsschwerhörigkeit hervor, wenn der Gehörgang entweder völlig zugeschwollen oder durch Sekret verlegt ist.

Mittelohrentzündungen

Die akute Mittelohrentzündung entsteht in den meisten Fällen als aufsteigende Infektion über die Tuba auditiva während oder im Anschluß an eine Rhinitis oder Pharyngitis. Seltener wird sie durch hämatogene Streuung verursacht. Exogen kann die Mittelohrentzündung nur bei bestehender Trommelfellperforation hervorgerufen werden. Im Mittelohr sammelt sich eitriges

Exsudat und wölbt das Trommelfell vor. In der bakteriologischen Kultur findet sich in ca. 90 % der Fälle eine monomikrobielle Infektion. Bei Kindern sind die häufigsten Erreger Pneumokokken, danach Haemophilus influenzae und Staphylokokken. Wie bei Infekten der oberen Luftwege können Virusinfekte (Grippeotitis) die Wegbereiter einer bakteriellen Superinfektion sein.

Die akute Mittelohrentzündung läuft in drei Phasen ab:

- In der 1. Phase, die etwa 2 Tage dauert, besteht eine exsudative Entzündung mit heftigen Ohrenschmerzen und in der Regel hohem Fieber. Das Trommelfell ist zunächst nur im Bereich des Hammergriffes gefäßinjiziert, später ist es stark gerötet, dann entdifferenziert, d. h. die normalen Konturen sind verstrichen.
- Daran schließt sich die 3–8 Tage dauernde 2. Phase der Abwehr und Demarkation an. In dieser Phase kommt es zu einer Vorwölbung des Trommelfells besonders im hinteren oberen Quadranten, wo sich gegebenenfalls auch die Spontanperforation bildet. Sobald der Eiter abfließen kann und das Trommelfell nicht mehr unter Spannung steht, nehmen die Ohrenschmerzen ab.
- In der letzten Phase, der Heilungsphase, geht die Ohrsekretion allmählich zurück.

Im Säuglings- und Kleinkindesalter können die begleitenden Allgemeinsymptome wie Fieber, Erbrechen und Nahrungsverweigerung deutlich im Vordergrund stehen und die lokalen Symptome relativ diskret sein.

Bei jeder Mittelohrentzündung ist außer der Schleimhaut der Paukenhöhle auch die der pneumatischen Räume des Mastoids mitbetroffen (Begleitmastoiditis). Röntgenologisch findet sich dann eine Verschattung des gesamten Zellsystems. Bei der Begleitmastoiditis besteht jedoch keine Osteolyse, d. h. die Knochensepten sind scharf gezeichnet.

Die „echte" Mastoiditis ist eine seltene Komplikation der akuten Otitis media. Meist entsteht sie bei unvollständiger antibiotischer Therapie etwa 3 Wochen nach der akuten Entzündung. Die stärkere Entzündung im Bereich des Warzenfortatzes führt zu retroaurikulärem Druckschmerz, Schwellung und Rötung sowie einem abstehenden Ohr. Die Blutsenkungsgeschwindigkeit ist obligat hoch. Die Knochensepten im Mastoid sind eingeschmolzen und röntgenologisch deshalb nicht mehr nachweisbar. Die Mastoiditis kann entweder akut oder chronisch verlaufen, wobei die Symptome entsprechend mehr oder weniger ausdrucksvoll auftreten.

Es kann zu weiteren Komplikationen kommen: zum Subperiostal-, Subdural- und Hirnabszeß oder zur Zygomatizitis. Bei der Bezold-Mastoiditis besteht ein Senkungsabszeß von der Mastoidspitze aus in die Faszienlogen der Mm. biventer, sternocleidomastoideus, splenius und longissimus capitis (S. 50).

Chronische Mittelohrentzündungen. Unter allen Patienten mit chronischer Tubenbelüftungsstörung besteht für die Kinder mit Gaumenspalten und Morbus Down statistisch ein erhöhtes Risiko, an einer chronischen Mittelohrentzündung zu erkranken. Deshalb sollte bei diesen Kindern der Ohrbefund regelmäßig mikroskopisch kontrolliert werden, auch wenn die Untersuchung z. B. bei den Kindern mit Trisomie 21 wegen der engen Gehörgänge und der bestehenden Behinderung oft mühsam ist.

Es gibt verschiedene Arten der chronischen Mittelohrentzündung. Sie unterscheiden sich in ihren Symptomen, dem Verlauf und der Therapie zum Teil grundlegend.

Typisch für eine chronische Mittelohr-Schleimhauteiterung ist eine zentrale Trommelfellperforation (Perforation der Pars tensa des Trommelfells bei ringsum intaktem Anulus fibrosus). Die Perforationsränder sind im Gegensatz zur frischen, traumatischen Trommelfellperforation glatt und meist reizlos. Bestehen im selben Trommelfell mehrere Perforationen, sollte an eine Mittelohrtuberkulose gedacht werden.

Durch Einschleppung von Keimen von außen, zum Beispiel beim Baden und Haarewaschen, können rezidivierende akute Schübe der chronischen Entzündung mit akuter Otorrhoe auftreten. Wird die Perforation nicht operativ verschlossen

(S. 371), kann es langfristig zu einer Arrosion der Gehörknöchelchen und nach Jahren auch zu einem Innenohrhörverlust kommen.

Das Ausmaß der begleitenden Schalleitungsschwerhörigkeit ist von der Lokalisation und Größe der Perforation und davon abhängig, ob die Gehörknöchelchenkette noch intakt ist. Der bei Erwachsenen gern genutzte Prothesenversuch (Abdeckung der Perforation führt bei intakter Kette zur Hörverbesserung) ist bei Kindern meist nicht durchführbar.

Ein Mittelohradhäsivprozeß ist ein Folgezustand nach chronischer Tubenbelüftungsstörung: Das Trommelfell ist stark retrahiert, liegt dem Promontorium ossis temporalis und evtl. den Gehörknöchelchen auf und ist dort mit der Schleimhaut verwachsen. Die Paukenhöhle kann belüftet sein. Der Befund kann eine Schalleitungsschwerhörigkeit von 40–50 dB HL verursachen. Erfolgt die Schallübertragung aber z. B. durch die Retraktion des Trommelfells direkt auf den Steigbügel, kann die Hörminderung nur 10 dB HL betragen.

Beim *Cholesteatom*, der chronischen Knocheneiterung, besteht häufig wie bei der chronischen Schleimhauteiterung eine Perforation, die – im Gegensatz zum Befund bei der chronischen Schleimhauteiterung – den Rand des Trommelfells betrifft. Zur besseren Unterscheidung sprechen wir von zentralen Perforationen und randständigen Defekten. Typischerweise liegt die Perforation beim Cholesteatom epitympanal oder im hinteren oberen Quadranten. Sie kann in diesem Bereich durch eine kleine Kruste oder einen Granulationspolypen verdeckt sein. Manchmal findet sich nur eine nicht überschaubare Retraktion ohne sichtbare Perforation.

Durch die randständige Perforation kann Epithel ins Mittelohr verschleppt werden, die Epithelschuppen können sich dort anstauen und Druck auf die Umgebung ausüben. Bei meist gleichzeitiger Keimbesiedlung entsteht eine fötide Ohrsekretion und eine Destruktion des umgebenden Knochens. Im Abstrich findet sich oft eine Besiedlung mit Pseudomonas aeruginosa. Spontane Schmerzen treten in der Regel erst dann auf, wenn es zu einer gravierenden Komplikation gekommen ist.

Ohne Sanierung greift die Mittelohrknocheneiterung unter Knochendestruktion auf die Nachbarorgane über: Es kann zu einer Fazialisparese, zu einer Labyrinthfistel (Hör- und/oder Gleichgewichtsorgan), mit nachfolgender Zerstörung des Innenohres und zu intrakraniellen Komplikationen kommen. Eine Labyrinthfistel im Bereich des Gleichgewichtsorgans kann durch das „Fistelsymptom" nachgewiesen werden: Man verschließt den Gehörgang mit der Olive eines Politzer-Ballons und übt mit diesem vorsichtig Sog oder Druck im Gehörgang aus. Ist die knöcherne Abdeckung des Labyrinths nicht mehr intakt, pflanzen sich Sog oder Druck auf das häutige Labyrinth fort. Es kommt zu einer Erregung des Gleichgewichtsorgans, die sich objektiv durch einen Nystagmus und subjektiv durch das Auftreten von Schwindel und Übelkeit nachweisen läßt.

Bei Kindern wachsen Cholesteatome oft besonders schnell und aggressiv, so daß es bei Diagnosestellung häufig schon zu weitreichenden Zerstörungen gekommen ist: Unter einem kindlichen Cholesteatom liegt oft die Dura mater frei.

Die Hörbefunde beim Cholesteatom sind vielfältig: In Ausnahmefällen kann das Gehör kaum oder gar nicht eingeschränkt sein, falls die Gehörknöchelchenkette noch intakt ist oder die Schalleitung über den Cholesteatomsack erfolgt. Typisch ist jedoch eine Unterbrechung der Schalleitungskette mit einer Schalleitungsschwerhörigkeit von bis zu 60 dB HL bei normaler Innenohrleistung. Hat das Cholesteatom im fortgeschrittenen Stadium auf das Innenohr übergegriffen, kann eine Ertaubung auftreten. Die Therapie von chronischen Mittelohrentzündungen im Kindesalter ist eine anspruchsvolle HNO-chirurgische Aufgabe (S. 371).

Traumatisch bedingte Schalleitungsschwerhörigkeiten

Eine traumatische Trommelfellperforation entsteht häufig durch einen Schlag auf das Ohr, akzidentiell z. B. beim Schwimmen oder Sport oder als Folge einer Ohrfeige. In letzterem Fall ist die Perforation fast immer am linken Ohr, da meist mit der rechten Hand von vorne zugeschlagen wird.

Manchmal entstehen traumatische Trommelfellperforationen durch in den Gehörgang eingebrachte Fremdkörper, z. B. durch Watteträger, Haarnadeln oder Stöckchen. Die Verletzung erfolgt dabei fast nie durch das Kind selbst, das bei beginnendem Schmerz mit den Manipulationen aufhören würde, sondern fast immer durch Spielgefährten oder Erwachsene. Prinzipiell kann eine Trommelfellperforation auch Folge eines Explosionstraumas sein. Dieser Entstehungsmechanismus ist im Kindesalter aber selten und tritt meist nur nach unbeaufsichtigtem Spielen mit Feuerwerkskörpern auf.

Frische, traumatische Trommelfellperforationen haben keinen glatten, sondern einen gezackten Rand. Die Lefzen sind häufig zum Mittelohr hin eingeschlagen. Die hervorgerufene Schalleitungsschwerhörigkeit ist von der Größe und der Lokalisation der Perforation abhängig und liegt zwischen 10 und 25 dB HL, wenn nicht gleichzeitig mit dem Trommelfell auch die Gehörknöchelchenkette oder gar das Innenohr verletzt wurde.

Felsenbeinlängsfrakturen enstehen bei Stürzen oder Verkehrsunfällen. Besteht eine Trommelfellperforation, was nicht obligat der Fall ist, findet sich eine Blutung im Gehörgang. Meist ist eine durch den Frakturspalt hervorgerufene Stufe in der hinteren Gehörgangswand vorhanden. Bei frischer Felsenbeinlängsfraktur existiert immer auch ein Hämatotympanon. Zusätzlich oder isoliert kann eine Luxation oder Fraktur der Gehörknöchelchenkette vorliegen (S. 367 u. 372).

Klinisch ist es wichtig, daß im Gehörgang weder bei der isolierten traumatischen Trommelfellperforation noch gar bei der Felsenbeinlängsfraktur Manipulationen mit unsterilen Geräten (Ohrsauger, Häckchen) vorgenommen werden dürfen. Die Gefahr der Keimverschleppung in das Mittelohr oder bei Felsenbeinfrakturen sogar nach intrakraniell ist groß. Ohrspülungen sind obsolet.

Otosklerose

Die Otosklerose ist eine Stoffwechselstörung im Bereich des Felsenbeins mit Knochenab- und -anbauprozessen. Die Prädilektionsstelle ist die Nische des ovalen Fensters. Im Kindesalter ist die Otosklerose selten, schreitet dann aber meist aggressiv fort. Sie beginnt in der Regel erst in der Pubertät (12.–15. Lebensjahr) und zeigt eine Hormonabhängigkeit: Frauen erkranken insgesamt häufiger und erleiden besonders während Schwangerschaften und bei der Verwendung oraler Kontrazeptiva Hörverschlechterungen. Manchmal tritt die Otosklerose als Symptom im Rahmen einer Osteogenesis imperfecta auf. Es entsteht eine langsam progrediente Schalleitungsschwerhörigkeit, die je nach Grad der Fixation bis zu 60 dB HL erreichen kann. Typischerweise besteht gleichzeitig eine geringgradige scheinbare Innenohrschwerhörigkeit um 2–3 kHz, die als Carhart-Senke bezeichnet wird. Die Stapediusreflexe sind am betroffenen Ohr nicht auslösbar. Der mikroskopische Ohrbefund ist normalerweise unauffällig. In seltenen Fällen schimmert im hochaktiven Stadium die hyperämische Promontorialschleimhaut rötlich durch (sogenanntes Schwartze-Zeichen).

Differentialdiagnostisch kommen vor allen Dingen angeborene isolierte Mittelohrmißbildungen in Betracht. Daneben kann als Spätfolge nach einem Trauma eine Fraktur oder Luxation der Gehörknöchelchenkette bestehen.

Innenohrschwerhörigkeiten

Die Bezeichnung Innenohrschwerhörigkeit besagt, daß die Reizaufnahme und -umwandlung im Bereich zwischen Steigbügelfußplatte und erstem Neuron des Hörnerven gestört ist. Ähnlich wie bei der Schalleitungsschwerhörigkeit gibt es auch im Bereich der Kochlea verschiedene ursächliche Defekte. Prinzipiell kommen in Frage: eine

– angeborene Mißbildung der gesamten Kochlea oder einzelner ihrer Strukturen,

- entzündlich oder traumatisch bedingte Zerstörung der gesamten Kochlea oder einzelner ihrer Strukturen,
- isolierte Funktionsstörung einzelner Innenohrstrukturen (z. B. der äußeren oder inneren Haarzellen oder der Stria vascularis).

Die Labyrinthmißbildungen wurden früher nach Siebenmann (1904) in die Mißbildungstypen Michel, Bing-Siebenmann, Mondini und Scheibe unterteilt. Diese Einteilung ist inzwischen überholt, da hierin kongenitale Folgezustände exogener Fetopathien (z. B. Röteln, S. 360) und echte Mißbildungen durch Entwicklungshemmung nicht unterschieden wurden. Nach Mündnich u. Terrahe (7) werden die Labyrinthmißbildungen heute in die Typen 0–3 A oder B unterteilt. Die Zahl (0,1,2 oder 3) gibt an, wieviele der Bogengänge mißgebildet sind. Die Buchstabenkennung zeigt an, ob lediglich das Bogengangsystem (A) oder auch die Schnecke (B) betroffen ist.

Wenn die knöcherne und häutige Schnecke regelrecht angelegt sind, können einzelne Innenohrstrukturen fehlen oder mißgebildet sein. Auch die isolierte Funktionsstörung, z. B. die Veränderung der Elektrolytsekretion durch die Stria vascularis, kann eine Innenohrschwerhörigkeit zur Folge haben.

Bei angeborenen Schwerhörigkeiten ist es klinisch nur in Ausnahmefällen von Interesse, ob die gesamte Kochlea oder nur ihre Strukturen mißgebildet sind oder ob eine isolierte Funktionsstörung bei mikroskopisch intakten Strukturen vorliegt. Nach dem heutigen Wissensstand können die verschiedenen Ursachen der Innenohrschwerhörigkeiten in der Regel nicht spezifisch behandelt werden. Lediglich bei der Indikationsstellung zur Einlage eines Kochlearimplantates muß die normale Anlage der Schnecke sichergestellt sein. In allen anderen Fällen wird die Kochlea ohne weitere Differenzierung in ihrer Gesamtheit als gestört angesehen, ähnlich wie man in der Technik bestimmte Teilsysteme als Black box in ihrer Gesamtfunktion betrachtet. Außer bei speziellen Fragestellungen sollte die radiologische Diagnostik wegen der fehlenden therapeutischen Konsequenz bei gleichzeitiger Strahlenbelastung des Kindes unterbleiben.

An dieser Stelle sei noch einmal ausdrücklich darauf hingewiesen, daß eine primär bestehende isolierte Innenohrschwerhörigkeit obligat eine zentrale Schwerhörigkeit auf Grund einer Hörbahnreifungsstörung nach sich zieht, wenn während der sensiblen Phasen der Hörbahnreifung keine ausreichende akustische Stimulation der zentralen Hörbahnen erfolgt (S. 322).

Angeborene hereditäre Schwerhörigkeit

Isolierte Innenohrschwerhörigkeit

In diese Gruppe gehören alle Patienten, die nur eine Innenohrschwerhörigkeit und keine weiteren organischen, genetisch bedingten Mißbildungen aufweisen. Die Wechselwirkungen der isolierten Innenohrschwerhörigkeit mit der kindlichen Entwicklung sind erheblich: Je nach dem Grad der Innenohrschwerhörigkeit und dem Zeitpunkt der Therapie können als Folgen der Innenohrschwerhörigkeit Sprech- und Sprachstörungen auftreten. Bei unzureichender Förderung kann die akustische Deprivation darüber hinaus zu Intelligenzdefekten führen. Kinder, bei denen die Hörstörung spät diagnostiziert und therapeutisch versorgt wird, sind häufig sekundär verhaltensgestört und dadurch schlecht sozial integriert. Reaktive psychische Störungen treten immer wieder auch im Jugendlichen- und Erwachsenenalter auf. Diese Folgeerscheinungen können die Abgrenzung einer isolierten Innenohrschwerhörigkeit erschweren.

Kleine Kinder mit mittel- bis hochgradiger Schwerhörigkeit und sonst normaler Intelligenz und Entwicklung nutzen gern den visuellen Sinneskanal (Sinnesvikariat). Beim Versuch, durch ihren Gesichtssinn den Defekt des Hörorganes zu kompensieren, schauen sie ständig aufmerksam in alle Richtungen. Diese häufigen Blickwendungen können leicht als echte Reaktionen auf Schallreize fehlinterpretiert werden.

Der Erbgang bei isolierter Innenohrschwerhörigkeit kann dominant, rezessiv oder X-chromosomal sein.

Polysymptomatische Erkrankungen (Syndrome) mit Innenohrschwerhörigkeit

Mehr als 100 Syndrome gehen mit Innenohrschwerhörigkeiten einher. Im folgenden sind lediglich die klinisch wichtigsten Syndrome aufgeführt. Sie werden ausführlicher dargestellt, weil die Innenohrschwerhörigkeit oft das führende Symptom ist und Begleiterkrankungen manchmal zum Zeitpunkt der Hördiagnose noch nicht bekannt sind. Da mögliche assoziierte Erkrankungen aber möglichst frühzeitig diagnostiziert werden sollten, muß bei jedem Kind mit Innenohrschwerhörigkeit gezielt nach einem Syndrom gefahndet werden. Eine umfassendere Darstellung der Syndrome gibt Leiber (6).

Alport-Syndrom. Dieses Syndrom ist ein genetisch heterogenes Krankheitsbild, bei dem neben der Innenohrschwerhörigkeit eine chronische progrediente Nephritis besteht. Es werden 6 Typen unterschieden: Die Typen I, V und VI werden autosomal dominant vererbt und weisen eine stark variable Expressivität und unvollständige Penetranz auf. Die Typen II, III und IV sind X-chromosomal gebunden. Männer sind auch in den Familien mit autosomal-dominantem Erbgang häufiger und schwerer betroffen als Frauen.

Die progrediente Nephropathie führt bei den Typen I, II und VI im Jugendlichen- oder frühen Erwachsenenalter, die Typen III und IV erst im späteren Erwachsenenalter zur terminalen Niereninsuffizienz.

Neben der Innenohrschwerhörigkeit und der chronischen Nephritis bestehen beim Alport-Syndrom Typ I, II und VI Augenanomalien: Lentikonus, Linsentrübungen, Katarakt, Sphärophakie und Augenhintergrundveränderungen kommen vor. Die Typen III und V gehen zusätzlich mit einer Thrombozytopathie einher.

Die Innenohrschwerhörigkeit wird beim Alport-Syndrom gewöhnlich erst in der 2. Lebensdekade manifest, ist symmetrisch und progressiv, kann jedoch sehr unterschiedlich ausgeprägt sein. Neben der Innenohrschwerhörigkeit besteht eine thermische Untererregbarkeit des Vestibularorgans. Manchmal nimmt die Innenohrschwerhörigkeit nicht schleichend, sondern in Schüben zu. Bei dem Symptom Hörsturz sollte deshalb im Kindesalter immer auch das Vorliegen eines Alport-Syndroms ausgeschlossen werden.

Pendred-Syndrom. Das Syndrom ist autosomal rezessiv erblich und geht neben der Innenohrschwerhörigkeit mit einer Struma und leichter Schilddrüsenunterfunktion einher. Die Patienten können im Kindesalter klinisch noch euthyreot sein und noch keine Struma aufweisen. Eine Diagnose ist in diesen Fällen nur im Depletionstest mit ^{123}Jod (4) oder durch den Perchloratausscheidungstest möglich. Die Ursache der Strumabildung bzw. der Hypothyreose ist ungeklärt.

Die Innenohrschwerhörigkeit ist angeboren oder wird im Kindesalter manifest. Der Grad der Schwerhörigkeit kann bis zur Gehörlosigkeit reichen. Zusätzlich ist das Bogengangssystem gestört.

Usher-Syndrom. Dieses Syndrom ist entweder autosomal-rezessiv (Typ I, II und III nach Gorlin u. Mitarb. [3]) oder X-chromosomal (Typ IV) erblich und weist neben der Innenohrschwerhörigkeit eine Retinitis pigmentosa auf. Ab dem 5. Lebensjahrzehnt kann zusätzlich eine Katarakt auftreten. Beim Usher-Syndrom Typ I (etwa 90 % der Fälle) besteht eine hochgradige angeborene Innenohrschwerhörigkeit, die Retinitis pigmentosa beginnt im Kindesalter. Beim Typ II ist die Schwerhörigkeit mittelgradig, und die Retinitis pigmentosa setzt erst in der 2. Lebensdekade ein. Der Typ III weist eine progrediente Schwerhörigkeit auf, die Retinitis pigmentosa beginnt in der Pubertät.

Angeborene erworbene Innenohrschwerhörigkeit

Unter den „angeborenen erworbenen Innenohrschwerhörigkeiten" sind die eigenen Formen zusammengefaßt, die durch prä- oder perinatale Schädigung hervorgerufen werden. Die Ursachen liegen somit nicht im Kind selbst, sondern bei der

Mutter oder exogen bei Umwelteinflüssen. Infolgedessen sollte man bei einem Kind mit angeborener Schwerhörigkeit nicht nur eine exakte Eigenanamnese erheben, sondern auch detailliert Komplikationen in der Schwangerschaft und unter der Geburt erfragen. Da die Eltern bei ihren Angaben manchmal unsicher sind, ist es hilfreich, zusätzlich den Schwangerschaftspaß der Mutter und das Untersuchungsheft der Vorsorgeuntersuchungen des Kindes zu Rate zu ziehen.

Prä- und perinatale Asphyxie

Die prä- oder perinatale Asphyxie ist die häufigste Ursache einer erworbenen, angeborenen Innenohrschwerhörigkeit. Eine pränatale Asphyxie ist meist durch eine Plazentainsuffizienz bedingt. Anamnestische Hinweise bestehen, wenn in der Schwangerschaft Blutungen oder vorzeitige Wehen aufgetreten sind oder das Geburtsgewicht des Kindes in Relation zur Schwangerschaftsdauer zu gering ist. Anzeichen für eine perinatale Asphyxie ergeben sich aus den Eintragungen zur U1 im kindlichen Vorsorgeheft: Beim Apgar-Wert (nach der amerikanischen Pädiaterin Virginia Apgar) werden Atmung, Puls, Grundtonus, Aussehen und Reflexe des Neugeborenen 5 und 10 Minuten nach der Geburt jeweils auf einer 3stufigen Skala (0, 1 oder 2 Punkte) bewertet. Ein optimal lebensfrisches Baby erhält 9–10 Punkte. Weniger als 7 Punkte weisen auf einen Depressionszustand des Neugeborenen hin. Falls die Geburt nicht spontan erfolgte, sondern eine Saugglocke oder Zange verwendet wurde, so ist auch das ein Hinweis dafür, daß es zu einem Abfall der kindlichen Herztöne und damit zu einem Sauerstoffmangel unter der Geburt gekommen ist.

Aus Tierversuchen weiß man, daß ein geringer bzw. kurzfristiger Sauerstoffmangel wie andere exogene Schäden im Innenohr zunächst eine Hochtonschwerhörigkeit hervorruft. Bei längerer Dauer oder stärkerem Ausmaß der Asphyxie kommt es zu einer pantonalen Innenohrschwerhörigkeit bis hin zur an Gehörlosigkeit grenzenden Schwerhörigkeit.

Bestand der Sauerstoffmangel über längere Zeit oder war er ausgeprägt, treten neben der Innenohrschwerhörigkeit fast immer auch andere Schädigungen auf. Besonders häufig kommt es zu mehr oder minder ausgeprägten Hirnschäden, die oft eine stato- und psychomotorische Entwicklungsverzögerung nach sich ziehen. In Extremfällen kommt es zu zerebralen Bewegungsstörungen und geistiger Behinderung. Diese anderen Schäden können derart im Vordergrund stehen, daß an eine mögliche zusätzliche Innenohrschwerhörigkeit nicht gedacht wird oder daß man sie für unwichtig hält. Fehlende Diagnostik bedeutet immer auch fehlende Therapie mit tragischen Folgen für die mehrfachbehinderten Kinder und deren Bezugspersonen: Zum einen wird die bestehende geistige Behinderung durch die akustische Deprivation verstärkt. Zum anderen vergrößern die allein durch die Hörbehinderung hervorgerufenen Verhaltensstörungen das Gesamtstörungsbild. Häufig wird ein hörgeschädigtes mehrfachbehindertes Kind nach der Versorgung mit Hörgeräten wesentlich ruhiger und leichter führbar, oft kommt es wie bei anderen Kindern zu einem deutlichen Entwicklungsschub. Die Einstellung „Das ist bei dem Kind doch sowieso sinnlos" sollte es deshalb nie geben. Selbst bei schwerstbehinderten Kindern sollte eine Innenohrschwerhörigkeit ausgeschlossen und gegebenenfalls zumindest der Versuch einer Hörgeräteversorgung durchgeführt werden (S. 373).

Schwangerschaftsinfektionen

Eine Vielzahl von Infektionskrankheiten der Mutter können während der Schwangerschaft zu einer Hörstörung des Kindes führen: Masern, Toxoplasmose, Listeriose, Lues, bestimmte Grippeviren, Poliomyelitis, Zytomegalie, Zoster- und Coxsackie-Viren. Die bekannteste intrauterine Infektion mit nachfolgender Hörstörung ist aber immer noch die Rötelnembryopathie. Eine Keimschädigung kann auch dann auftreten, wenn die Infektion bei der Mutter klinisch inapparent verläuft. Bei Infektionen nach der 22. Schwangerschaftswoche treten keine Embryofetopathien mehr auf.

Die typische Trias besteht aus einer beiderseitigen pantonalen Innenohrschwerhörigkeit bis Gehörlosigkeit, Herzmißbildungen und Blindheit bei Cataracta congenita.

Die Innenohrschwerhörigkeit beruht auf einer degenerativen kochleosakkulären Veränderung, die neben dem membranösen Innenohr auch das knöcherne Labyrinth betreffen kann (7): Die Zahl der Schneckenwindungen kann vermindert sein, außerdem können der Modiolus und die knöchernen Zwischenwände Defekte aufweisen. Die vestibuläre Erregbarkeit ist häufig reduziert oder sogar aufgehoben.

Teratogene Medikamente

Viele Medikamente, insbesondere ototoxische, können bei der Gabe in der Schwangerschaft eine Innenohrschwerhörigkeit des Kindes zur Folge haben. Berühmtheit hat dabei das Thalidomid (Contergan) erlangt. Um 1960 trat durch dieses Medikament eine dramatische Häufung exogen bedingter Gehörgangsatresien und Mikrotien auf. Die Ohrmißbildungen waren bei diesem Symptomenkomplex nach den Dysmelien das zweithäufigste Symptom. Typisch für diese Embryopathie war das Nebeneinander von Dysmorphien der branchiogenen Strukturen (Außen- und Mittelohr) und der Neuralleiste (Innenohr), das sonst sehr selten beobachtet wird. Die Ausprägung der Mißbildungen war vielfach ungewohnt bizarr. Signifikant häufig fand sich eine Assoziation mit einer Fazialis- und Abduzenslähmung, der neuropathologisch eine Entwicklungshemmung der Kerngebiete zugrundeliegt (7).

Geburtstraumen

Ein mechanisches Trauma unter der Geburt kann Hirnblutungen und Einblutungen in die Kochlea mit nachfolgender Innenohrschwerhörigkeit hervorrufen. Frühgeborene sind häufiger betroffen als reife Neugeborene. Insgesamt ist diese Ursache einer Innenohrschwerhörigkeit wahrscheinlich selten. Da ihr Nachweis schwer gelingt, ist theoretisch jedoch eine hohe Dunkelziffer denkbar.

Postnatal erworbene Innenohrschwerhörigkeit

Infektionen

Die *bakterielle Meningitis* ist die häufigste Infektionskrankheit, die zu einer beiderseitigen Innenohrschwerhörigkeit bis hin zur Gehörlosigkeit führt. Es gibt Hinweise dafür, daß das Intervall zwischen Beginn der Meningitis und Einsetzen der adäquaten Therapie entscheidend für die Häufigkeit der folgenden Innenohrschwerhörigkeit ist. Tritt eine Innenohrschwerhörigkeit auf, kann diese im weiteren Verlauf progredient sein, da es in der Folge zu einer teilweisen oder vollständigen Verknöcherung der Kochlea kommen kann. Eine Innenohrschwerhörigkeit als Residualzustand nach bakterieller Meningitis sollte möglichst früh diagnostiziert werden, damit die adäquate Therapie (Hörgeräte oder Kochleaimplantat (S. 373 u. 382) rechtzeitig eingeleitet werden kann. Zusätzlich zur Labyrinthitis soll eine Neuritis des VIII. Hirnnerven mit Schädigung der peripheren Neuronen und zentralen Läsionen auftreten können (1).

Otitis. Bei einer akuten bakteriellen Otitis media kommt es nur in Ausnahmefällen durch eine Labyrinthitis zu einem Innenohrhörverlust. Bei der Grippeotitis, die typischerweise mit Blutblasen im Gehörgang und auf dem Trommelfell einhergeht, tritt durch infektiös-toxische Schädigung häufiger eine Innenohrschwerhörigkeit auf.

Auch bei den chronischen Mittelohrentzündungen kann es neben der Schalleitungsschwerhörigkeit (S. 354) zu einem Innenohrhörverlust kommen. Dessen Entstehungsmechanismus ist bei der chronisch rezidivierenden Schleimhauteiterung und der Knocheneiterung jedoch unterschiedlich: wenn die Schleimhauteiterung über Jahre besteht, kann durch infektiös-toxische Schädigung allmählich ein Innenohrhörverlust entstehen. Bei der Knocheneiterung kann der Hörverlust zwar auch infektiös-toxisch auftreten, häufiger führt der direkte Einbruch der Eiterung ins Labyrinth zu einer plötzlichen Ertaubung.

Der einmal bestehende Innenohrhörverlust ist auch bei den akuten Otitiden fast immer irreversibel.

Mumps. Das Mumpsvirus besitzt eine besondere Affinität zur Kochlea und kann eine meist einseitige seröse Labyrinthitis auslösen, in deren Verlauf die Haarzellen und das Corti-Organ untergehen. Zusätzlich kann eine Neurolabyrinthitis mit Befall des Ganglion spirale in Erscheinung treten. Typische Folge ist die einseitige Ertaubung. Das Bogengangssystem wird dagegen nur ausnahmsweise vom Mumpsvirus geschädigt. Wegen des meist einseitigen Hörverlustes wird die Ertaubung im Kleinkindesalter von den Eltern fast nie bemerkt. Besonders im Vorschulalter sollte deshalb nach einer Erkrankung an Mumps immer eine Hörprüfung durchgeführt werden.

Masern. Im Rahmen einer Maserninfektion kann es zu einer serösen Labyrinthitis kommen. In deren Folge kann eine infektiös-toxische Schädigung zu einer Degeneration der Kochlea und des ersten Neurons führen.

Ototoxische Substanzen. Früher waren die aminoglykosidhaltigen Antibiotika (Streptomycin, Gentamycin usw.) die häufigste Ursache ototoxischer Innenohrschwerhörigkeiten. In Deutschland werden diese Medikamente wegen ihrer inzwischen bekannten Ototoxizität derzeit nur noch unter strenger Indikationsstellung angewendet. Hörschäden durch *Aminoglykosidantibiotika* werden deshalb heute in erster Linie bei Kindern beobachtet, die aus Ländern stammen, in denen entweder keine so breite Auswahl an Medikamenten besteht, auf die man ausweichen kann, oder in denen ototoxische Medikamente unkritischer eingesetzt werden.

Durch die Fortschritte in der Onkologie nimmt inzwischen die Zahl der Kinder zu, die aufgrund der Anwendung von ototoxischen *Chemotherapeutika* (z. B. Cisplatin) einen Innenohrhörverlust erleiden. Die ototoxischen Chemotherapeutika werden in der Regel nur aus vitaler Indikation eingesetzt. Tritt im Verlauf der Behandlung eine Innenohrschwerhörigkeit auf, muß diese als kleineres Übel in Kauf genommen werden. Gibt es alternative Medikamente, sollte aus otologischer Sicht von vornehrein auf die ototoxischen verzichtet werden.

Der durch ototoxische Medikamente hervorgerufene Hörverlust beginnt typischerweise im Hochtonbereich, wird bei weiterer Verwendung der schädigenden Medikamente allmählich pantonal und kann im Extremfall zur vollständigen Ertaubung führen. Da zunächst die äußeren Haarzellen und erst später die inneren Haarzellen geschädigt werden, erlaubt die Ableitung evozierter otoakustischer Emissionen, den beginnenden Haarzellverlust im hochfrequenten Bereich nachzuweisen, bevor sich die Hörschädigung im Tonaudiogramm manifestiert (S. 329). Insgesamt scheint das kindliche Gehör weniger empfindlich auf ototoxische Medikamente zu reagieren als das Gehör von Erwachsenen.

Traumen

Während bei der Felsenbeinlängsfraktur die Schalleitungsschwerhörigkeit im Vordergrund steht (S. 357), besteht bei der Felsenbeinquerfraktur fast immer eine Ertaubung, da die Fraktur in der Regel durch das Labyrinth verläuft. Zusätzlich kann durch die gleichzeitige Läsion des Bogengangsystems subjektiv Schwindel mit Übelkeit und evtl. Erbrechen und objektiv ein Spontannystagmus zum gesunden Ohr bestehen. Im Gegensatz zur Felsenbeinlängsfraktur sind Gehörgang und Trommelfell intakt, es kann jedoch ein Hämato- oder Liquortympanon bestehen. Durch die Tuba auditiva (Eustachii) kann der Liquor in den Nasenrachen abfließen und dadurch evtl. eine rhinogene Liquorrhoe vortäuschen. In etwa der Hälfte der Fälle besteht bei der Felsenbeinquerfraktur eine Fazialisparese.

Im Rahmen eines Schädel-Hirn-Traumas kann es außerdem zur sogenannten Contusio labyrinthi kommen. Darunter versteht man eine durch den Unfall hervorgerufene Schwerhörigkeit bei normalem mikroskopischen Ohr- und Röntgenbefund. Pathogenetisch wird eine organische, mechanisch bedingte Schädigung des häutigen Labyrinthes durch Zerreißungen oder

Mikrozirkulationsstörungen angenommen. Bei Kindern und Jugendlichen bildet sich die so bedingte Innenohrschwerhörigkeit meist schnell zurück.

Das akute akustische Trauma kann durch ein Explosions- oder Knalltrauma hervorgerufen werden. Bei beiden Traumata besteht eine hohe Druckwelle, die Zeitdauer der Druckspitze ist jedoch beim Knalltrauma wesentlich kürzer als beim Explosionstrauma. Dadurch führt eine Explosion oft nicht nur zu einem Innenohrhörverlust, sondern zusätzlich zu einer Zerreißung des Trommelfells. Bei beiden Formen des akuten akustischen Traumas kommt es durch direkte mechanische Schädigung bei Einblutung und/oder indirekt metabolisch durch Mikrozirkulationsstörung zu einer Haarzellschädigung. Neben der Innenohrschwerhörigkeit existiert als weiteres Zeichen der Innenohrschädigung fast immer ein Tinnitus. Beide Innenohraffektionen sind in der Mehrzahl der Fälle nicht oder nur teilweise reversibel. Die Ursache des akuten akustischen Traumas liegt häufig in der unsachgemäßen Handhabung von Feuerwerkskörpern. Ein Knalltrauma kann aber auch z. B. durch Spielzeugpistolen oder einen Kuß auf das Ohr hervorgerufen werden.

Die chronische Lärmschädigung tritt beim Kind selten auf, da Kinder selten über längere Zeit hohen Lärmpegeln ausgesetzt sind. Immer wieder wird allerdings die Möglichkeit der Lärmschädigung der Kochlea durch ein ungenügend begrenztes und dadurch zu lautes Hörgerät diskutiert. Bei korrekter Hörgeräteanpassung sollte kein Lärmschaden auftreten. Ob zu lautes Benutzen eines Walkman oder häufige Besuche in der Disko zu chronischen Lärmschäden führen können, ist umstritten (5). Insgesamt scheint das kindliche Gehör ähnlich wie bei den ototoxischen Medikamenten auch durch Lärm weniger vulnerabel zu sein als das Gehör von Erwachsenen.

Hörsturz

Beim Kind ist ein echter Hörsturz selten. Manchmal tritt eine plötzliche Hörverschlechterung bei einer progredienten, meist genetisch bedingten Innenohrschwerhörigkeit auf. Deshalb sollte beim kindlichen Hörsturz immer auch ein Alport-Syndrom ausgeschlossen (S. 359) und differentialdiagnostisch außerdem an eine psychogene Hörstörung gedacht werden. Kinder mit psychogenen Hörstörungen sind meist älter als 10 Jahre, häufig im Pubertätsalter. Bei kleineren Kindern kommen psychogene Hörstörungen seltener vor.

Retrokochleäre und zentrale Schwer- und Fehlhörigkeiten

Ähnlich wie psychomotorische oder sprachliche Entwicklungsverzögerungen möglich sind, kann es auch zu Reifungsstörungen der zentralen Hörbahn kommen. In diesen Fällen zeigen die Kinder trotz normalen peripheren Gehörs erst bei höheren Schallpegeln Reaktionen, als es ihrem Lebensalter entspricht (S. 323). Die evozierten otoakustischen Emissionen (TEOAE) zeigen normale Ergebnisse. Die akustisch evozierten Hirnstammpotentiale (BERA) können normal sein, können aber auch Form- und Latenzveränderungen der Potentiale aufweisen. Die Schwelle der kortikalen akustisch evozierten Potentiale ist wie die Reaktionsschwelle erhöht. Die auf eine Reifungsstörung zurückzuführenden zentralen Schwerhörigkeiten haben eine gute Prognose.

Neben den Reifungsstörungen der Hörbahn gibt es eine ganze Reihe von akustischen Wahrnehmungsstörungen bis hin zur akustischen Agnosie. Prinzipiell können entzündliche, vaskuläre, traumatische oder metabolische Schäden zu retrokochleären und zentralen Schwerhörigkeiten führen. In den meisten Fällen kann die genaue Ursache nicht festgestellt werden. Lediglich eine vorausgegangene Asphyxie oder eine perinatale Hyperbilirubinämie mit einem Bilirubin von mehr als 20mg/dl bei Rhesusinkompatibilität oder bei Frühgeborenenhyperbilirubinämie in der Anamnese geben Hinweise auf die mögliche Genese. Die

Hyperbilirubinämie führt zu einer massiven Ablagerung von Bilirubin in den Kochleariskernen und unter Umständen auch in der Kochlea selbst.

In den wenigsten Fällen sind zentrale Fehl- und Schwerhörigkeiten so ausgeprägt, daß subjektive Hörtests erschwert bis nicht durchführbar sind. Die meisten Kinder mit zentralen Schwerhörigkeiten weisen nur akustische Wahrnehmungsstörungen unterschiedlichen Ausmaßes auf und reagieren auf grobe Schallreize adäquat. Die zentrale Hörstörung fällt deshalb oft erst auf, wenn sich Störungen der Sprachentwicklung manifestieren, weil die ungenügende akustische Differenzierung eine fehlerhafte expressive Sprache nach sich zieht. Es können einzelne oder mehrere akustische Modalitäten beeinträchtigt sein: die akustische Aufmerksamkeit, die akustische Merkfähigkeit, die Analyse und Differenzierung akustischer Gestalten auf Geräusch-, Phonem-, Laut- oder Wortebene, die Zuordnung von Gehörtem zu Sinninhalten, das Richtungshören und die Trennung von Nutz- und Störschall. Die betroffenen Kinder weisen meist eine durchschnittliche Intelligenz auf.

Die akustischen Wahrnehmungsstörungen lassen sich mit den auf S. 341 geschilderten audiometrischen Tests nicht oder nur teilweise nachweisen. Zu ihrer Diagnostik werden spezielle sprachgebundene Untersuchungsverfahren mit und ohne Bildmaterial verwendet, die an dieser Stelle nur exemplarisch vorgestellt werden können: Beim Lautdiskriminationstest wird das Kind gefragt, ob sich Wortpaare gleich oder verschieden anhören, z. B. lesen – lösen, Kirche – Kirsche usw. Bei der Lautdifferenzierungsprobe nach Schäfer u. Schilling hat das Kind die Aufgabe, einen vorgesprochenen Begriff auf einer Tafel mit mehreren Einzelbildern zu zeigen, z. B. „zeig mir: Kopf (Topf)". Die akustische Merkfähigkeit wird durch das Nachsprechenlassen von Zahlen-, Silbenketten oder Sätzen überprüft, deren Länge mit dem Alter zunimmt.

Retrokochleäre Hörstörungen durch *Tumoren* wie Akustikusneurinome oder Meningeome sind im Kindesalter selten. Die Tumoren rufen fast immer nicht nur eine neuronal bedingte Schwerhörigkeit hervor, sondern führen meist durch den Druck auf Gefäße, die die Kochlea versorgen, sekundär zusätzlich zu einem Innenohrhörverlust.

Beim *Landau-Kleffner-Syndrom* kommt es bei bis dahin normalem Hörvermögen und normaler Sprachentwicklung im 2.–13. Lebensjahr zu einer Aphasie, einer akustischen Agnosie und EEG-Veränderungen mit Krampfanfällen. Das Ausmaß der Aphasie und der akustischen Agnosie kann schwanken, ihre Prognose ist schlechter als die der Krampfanfälle.

Zusammenfassung

Hörstörungen können je nach der zugrundeliegenden Fragestellung entsprechend ihrer Lokalisation, ihrer Ätiologie oder ihrem Schweregrad eingeteilt werden. Die Gliederung nach dem Schweregrad eignet sich nicht zu einer Systematik von Hörstörungen, da Schwerhörigkeiten verschiedener Genese die gleiche Ausprägung haben können. Sie ist aber für die Abschätzung der Folgen der Schwerhörigkeit und damit der notwendigen Therapie- und Förderungsmaßnahmen sowie für die gutachterliche Beurteilung wichtig. Eine systematische Unterteilung der Krankheitsbilder hat das Ziel, ähnliche Krankheitsbilder zusammenzufassen. Der erste Schritt der Differentialdiagnose besteht in der Unterscheidung der Lokalisation der Hörstörung in eine Schalleitungs-, eine Innenohr- oder eine retrokochleare bzw. zentrale Schwerhörigkeit. Innerhalb jeder einzelnen dieser Gruppen von Schwerhörigkeiten sind die therapeutischen Behandlungskonzepte ähnlich. Die weitere Differenzierung der Schwerhörigkeiten jeder Einzelgruppe erfolgt entsprechend ihrer Ätiologie. Dies ermöglicht sowohl die Abschätzung der Prognose als auch von speziellen therapeutischen Verfahren.

Literatur

1. Becker, W., H.H. Naumann, C.R. Pfaltz: Hals-Nasen-Ohrenheilkunde. Thieme, Stuttgart 1983
2. Godbersen, G.S.: Die mechanische Verlegung der Tubenostien. Zur Pathogenese von Ohrerkrankungen bei Gaumenspalten. Folia phoniat. 42 (1990) 105

3. Gorlin, R.J., T.J. Tilsner, S. Feinstein, A.J. Duvall: Usher's syndrome type III. Arch. Otolaryngol. 105 (1979) 353
4. Gross, M., K. Hahn, H.K. Biesalski: Die Diagnose des Pendred-Syndoms bei Kindern mit Hilfe des Depletions-Tests mit ^{123}Jod. HNO 29 (1981) 95
5. Hellbrück, J., A. Schick: Zehn Jahre Walkman – Grund zum Feiern oder Anlaß zur Sorge? Z. Lärmbekämpf. 36 (1979) 399
6. Leiber, B.: Die klinischen Syndrome: Syndrome, Sequenzen und Symptomenkomplexe. Urban & Schwarzenberg, München 1990
7. Mündnich, K., K. Terrahe: Mißbildungen des Ohres. In Berendes, J., R. Link, F. Zöllner: Hals-Nasen-Ohren-Heilkunde in Praxis und Klinik, Band 5 Ohr I. Thieme, Stuttgart 1979 (S. 18.1-18.49)
8. Siebenmann, F.: Grundzüge der Anatomie und Pathogenese der Taubstummheit. Bergmann, Wiesbaden 1904 (S. 68)

Pädaudiologische Therapie

Die Behandlung eines schwerhörigen Kindes ruht auf den Säulen ärztlicher, elterlicher und sonderpädagogischer Maßnahmen. Hier wird nur die ärztlich-medizinische Therapie abgehandelt, die allein eine Integration nicht gewährleisten kann (S. 396).

Konservative Therapie

Übliche Behandlungsmethoden der HNO-Heilkunde sollen besprochen werden, die bei Kindern besonders oft zum Einsatz kommen.

Fremdkörper

Einen Gehörgangsfremdkörper sollte man generell nur unter mikroskopischer Sicht extrahieren. Je nach Alter und Kooperation des Kindes kann dafür eine Narkose notwendig sein. Um den damit verbundenen Aufwand zu umgehen, kann man ggf. mit Hilfe der Eltern das Kind im Liegen festhalten. Der Kopf muß wegen der Verletzungsgefahr immer fixiert werden. Häkchen, Ösen und kleine Faßzangen eignen sich besser zur Entfernung des Fremdkörpers als z. B. Watteträger, die den Fremdkörper noch weiter in den Gehörgang stoßen können.

Wenn es irgend geht, sollte beim nicht narkotisierten Kind auf die Verwendung des Saugers am Ohr verzichtet werden. Der Sauger produziert im Gehörgang Schallpegel bis über 120 dB SPL. Auch wenn das Absaugen an sich selten weh tut, geraten die Kinder wegen des Lärms des Saugers oft in derart panische Angst, daß sie sich heftig wehren und monatelang jegliche Manipulation am Ohr verweigern.

Tubenbelüftungsstörungen

Eine akute und chronische Tubenbelüftungsstörung beim Kind sollte auf jeden Fall zunächst konservativ behandelt werden. Eine operative Therapie ist nur dann indiziert, wenn die konservative Behandlung nicht erfolgreich ist (S. 370).

Bei primär durch eine muskuläre Hypofunktion bedingten Tubenbelüftungsstörungen (zentrale Schluckstörung, orofaziale Apraxie, Velumspalte), ist die konservative Behandlung schwierig und langwierig. In diesen Fällen hat das myofunktionelle Training besondere Bedeutung.

Abschwellende Nasentropfen und Schleimlöser wie Acetylcystein und Ambroxol werden zur Beseitigung infektbedingter Schleimhautschwellungen eingesetzt. Antibiotika finden nur bei Anzeichen eines akuten bakteriellen fieberhaften Infekts Anwendung.

Neben der pharmakologischen Behandlung kann man mit physikalischen Maßnahmen versuchen, durch Drucksteigerung im Nasenrachen und Öffnung der Tube die Belüftung der Mittelohren zu verbessern – allerdings nicht im akuten Infektionsstadium, um keine Keime via Tube ins Mittelohr zu übertragen und dadurch ein Mittelohrentzündung zu provozieren.

Kindern ist das Valsalva-Manöver meist frühestens im Schulalter möglich, so daß man bei kleineren Kindern auf externe Hilfsmittel angewiesen ist. Die früher durchgeführte direkte Sondierung und Belüftung der Tube mit speziell gefertigten Sonden wird heute wegen der Mikrotraumatisierung und Vernarbung der Tubenostien nicht mehr praktiziert.

Der Politzer-Ballon wird nur ausnahmsweise bei Kindern eingesetzt: Ein Nasenloch wird mit der Olive abgedichtet, das andere zugehalten. Der Patient spricht Wörter mit Verschlußlauten (typischerweise Kuckuck) oder wird zum Schlucken aufgefordert. Im Moment des velopharyngealen Abschlusses drückt der Untersucher den Politzer-Ballon zusammen: Der Überdruck kann nur durch die Tube in Richtung Mittelohr entweichen. Der Nachteil dieser Methode liegt darin, daß der Überdruck vom Therapeuten (Arzt oder Eltern) nur ungenügend abgeschätzt werden kann. Bei zu großem Druck öffnet sich die Tube plötzlich, und es kommt schlagartig zu einem schmerzhaften Überdruck im Mittelohr. Deshalb wird diese Methode von Kindern oft nur mit Widerwillen oder gar nicht toleriert.

Eine kindgerechte Abwandlung des Politzer-Manövers läßt das Kind den Druck selbst dosieren und ist seit einigen Jahren kommerziell erhältlich (Otobar und Otovent): Auf einer speziellen Olive ist ein Luftballon angebracht. Mit der Olive wird wiederum ein Nasenloch verschlossen, das andere mit den Fingern zugehalten. Das Kind hat nun die Aufgabe, den Ballon mit der Nase aufzublasen. Dadurch baut sich ein Überdruck im Nasopharynx auf, der durch die Oberflächenspannung des Ballons begrenzt ist und vom Kind sensibler dosiert werden kann.

Die beiden letzteren Methoden können nicht angewendet werden, wenn die Kinder keinen vollständigen velopharyngealen Abschluß erreichen. Bei Spaltkindern sollte das Politzer-Verfahren in seinen verschiedenen Varianten generell nur nach kritischer Abwägung eingesetzt werden: Die Tendenz zu einer rückverlagerten Artikulation kann so verstärkt werden. In diesen Fällen muß man entscheiden, ob für die mögliche – aber nicht sichere – Verbesserung der Mittelohrbelüftung eine denkbare Verschlechterung der Artikulation in Kauf genommen werden kann oder nicht.

Entzündliche Erkrankungen des Ohres

Gehörgangsentzündung (Otitis externa). Vor der medikamentösen Behandlung der Otitis externa muß man den Gehörgang möglichst gründlich reinigen. Nicht immer kann man dabei auf einen Ohrsauger verzichten (S. 365). Der Ohrreinigung folgt die Lokalbehandlung: Bei ausgeprägten Befunden ist es sinnvoll, einen mit Medikamenten getränkten Tamponadestreifen in den Gehörgang einzulegen. Dies ist zwar schmerzhaft, bietet aber den Vorteil, daß die verwendeten Medikamente länger im Gehörgang verbleiben. Der Tamponadestreifen kann entweder mit einer Salbe, Alkohol, desinfizierender Farbtinktur (z. B. Castellani-Tinktur, Mercurochrom) oder einer antibiotikahaltigen Lösung getränkt werden. Sehr potent ist Polymyxin B, das nur lokal applizierbar ist (3×2 Tropfen im Liegen). Theoretisch ist Polymyxin B zwar ototoxisch, diffundiert aber gerade bei entzündlicher Verdickung des Trommelfells nicht in ausreichender Menge ins Mittelohr, um Schaden anrichten zu können. Wendet man einen Salbenstreifen an, sollte die Salbe ein Antibiotikum sowie zusätzlich ein Kortikoid und seltener ein Antimykotikum enthalten. Ist der Lokalbefund nicht so ausgeprägt, reicht die alleinige lokale Anwendung einer Salbe oder von Ohrentropfen mit den obigen Inhaltsstoffen aus.

Bei drohender Generalisierung (Beteiligung der regionären Lymphknoten, Fieber) sollten zusätzlich oral Antibiotika gegeben werden. Die alleinige systemische Antibiotikaapplikation ohne suffiziente Lokalbehandlung genügt nicht, da die im Gehörgang erreichten Medikamentenkonzentrationen nicht hoch genug sind.

Mittelohrentzündungen. (Otitis media acuta) Eine akute Mittelohrentzündung muß über ausreichende Zeit (7 Tage) antibiotisch behandelt werden, damit die Entzündung vollständig ausheilt und nicht eine Mastoiditis als Spätkomplikation auftritt (S. 355). Bei Kindern gelten Amoxicillin, evtl. mit Clavulansäure kombiniert, Cotrimoxazol oder andere Sulfonamid/Trimetoprim-Kombinationen als Antibiotika erster Wahl (1). Alternativ können Cephalosporine eingesetzt werden.

Zusätzlich werden wie bei jeder Tubenbelüftungsstörung abschwellende Nasentropfen und Schleimlöser verwendet (S. 365).

Im Anfangsstadium ist die symptomatische Gabe von peripheren Analgetika (z. B. Paracetamol) empfehlenswert. Ohrentropfen sind nur dann sinnvoll, wenn gleichzeitig bei Spontanperforation und Otorrhoe reaktiv eine Otitis externa besteht. Die Wirkstoffe der Ohrentropfen diffundieren nicht in ausreichender Menge durch das Trommelfell.

Chronische Mittelohrentzündung. Bei allen chronischen Mittelohrentzündungen ist die Operation die Therapie der Wahl (S. 371). Nur bei akuter Exazerbation der Entzündung und in den wenigen Fällen, in denen der schlechte Allgemeinzustand des Patienten eine Ohroperation nicht zuläßt, ist eine konservative Therapie sinnvoll.

Bei der akuten Exazerbation der chronischen Otitis werden fast immer Pseudomonas aeruginosa im Abstrich gefunden. Derzeit sind die Gyrasehemmer (z. B. Ofloxacin, Ciprofloxacin) die einzigen oral applizierbaren Antibiotika, in deren Wirkungsspektrum die Pseudomonasspezies enthalten sind. Da sie bei Kindern und Jugendlichen in der Wachstumsphase nicht eingesetzt werden dürfen, ist die orale Antibiotikatherapie eines Pseudomonasinfektes bei Kindern nicht möglich. Meist reicht eine Lokalbehandlung (S. 366) aus. Eine parenterale Antibiotikagabe ist nur in Ausnahmefällen nötig.

Traumatisch bedingte Schalleitungsschwerhörigkeiten

Bei den traumatisch bedingten Trommelfellperforationen ist eine operative Versorgung im engeren Sinne meist nicht notwendig. Die Perforationsränder werden ausgekrempelt und mit einem (sterilen) Stückchen Zigarettenpapier oder einer dünnen Silikonfolie abgedeckt. Zigarettenpapier hat sich wegen seiner geringen Masse und der – mit Salbe angefeuchtet – besseren Verformbarkeit bewährt. Unter einer solchen Schienung heilen frische Trommelfellperforationen komplikationslos ab, wenn die Perforation nicht ungewöhnlich groß ist. Die Patienten sollten für 2 Wochen nach der Trommelfellschienung möglichst nicht schneuzen und keine Valsalva-Manöver durchführen. Besteht der Verdacht auf eine Superinfektion (z. B. bei Unfällen bei Schwimmen), ist eine antibiotische Abschirmung notwendig.

Bei frischen Felsenbeinlängsfrakturen wird das Ohr zunächst nur steril abgedeckt. Es dürfen keinerlei Manipulationen mit unsterilen Instrumenten durchgeführt werden, um keine Keime durch die in der Regel bestehende Trommelfellperforation und den Frakturspalt nach intrakraniell zu verschleppen. Zur Prophylaxe werden in jedem Fall Antibiotika gegeben (wie bei akuter Otitis media, S. 366).

Innenohrschwerhörigkeiten

Eine konservative Therapie von Innenohrschwerhörigkeiten kommt nur dann in Betracht, wenn eine akute Verschlechterung des Hörvermögens auftritt: bei schubweiser Verschlechterung einer progredienten Hörminderung (z. B. Alport-Syndrom, S. 359), seltener viral/seröser Labyrinthitis, Lärmtrauma und Hörsturz. In diesen Fällen wird eine Infusionsbehandlung zur Förderung der Durchblutung des Innenohres eingesetzt, um wirklich alles versucht zu haben. Einer Trägerlösung (z. B. Hydroxyaethylstärke (HAES), niedermolekulares Dextran, physiologische Kochsalzlösung) wird Lidocain als Membranstabilisator zugesetzt (2 mg/kgKG), um die Natriumpumpe der Haarzellen zu normalisieren. Für sog. durchblutungsfördernde Medikamente (Naftidrofuryl, Pentoxifyllin) konnte bei Kindern bisher kein Wirksamkeitsnachweis geführt werden. Weitere Zusätze (Kortikoide, Aciclovir) sind vom individuellen Fall abhängig.

Operative Therapie (ohne apparative Implantate)

Fremdkörper

Eine operative Entfernung von Fremdkörpern ist nur in den Fällen unumgänglich, in denen der Fremdkörper in die Pauke penetriert ist oder der gesamte Gehörgang durch den Fremdkörper ausgegossen ist (z. B. durch Kerzenwachs oder

Abdruckmasse nach Hörgeräteanpassung). In der Regel wird man Fremdkörper mit Häkchen, Öse oder Faßzange entfernen.

Mißbildungen von Außen- und Mittelohr

Außen- und/oder Mittelohrmißbildungen können in den meisten Fällen prinzipiell operiert werden. Die Operation sowohl einer Mikrotie als auch einer Gehörgangsatresie findet grundsätzlich nicht im Säuglings- oder Kleinkindesalter statt. Die Operation ist technisch um so schwieriger und risikoreicher, je kleiner und enger die anatomischen Verhältnisse sind. Hinzu kommt, daß Narbengewebe nicht so gut mitwächst wie normales Gewebe und deshalb z. B. die Lokalisation einer in der frühen Kindheit angelegten Ohrmuschel im späteren Lebensalter völlig falsch sein kann (Abb. 8.23). Die Art der Operationen stellt außerdem eine Belastung dar, die um so größer ist, je kleiner das Kind ist.

Die operativen Methoden zur Korrektur der Mikrotie und Gehörgangsatresie werden in Operationslehren im Detail besprochen. Prinzipiell muß für den Aufbau einer Ohrmuschel mit wenigstens drei einzelnen Operationen gerechnet werden, in denen die Ohrmuschel ausgeformt und später vom Schädelknochen abgehoben wird. Die Neuanlage des Gehörgangs, die Anlage eines Trommelfells und der Aufbau einer Schalleitungskette im Mittelohr erfordert in der Regel ebenfalls 2–3 Operationen. Für jede Einzeloperation beim Aufbau der Ohrmuschel und für die ersten beiden Operationen zur Anlage von Gehörgang und Trommelfell wird Spalthaut benötigt. Die Entnahmestellen dafür sind, relativ gesehen, um so größer, je kleiner das Kind ist. Während der Heilung der Entnahmestellen der Spalthaut ist der tägliche Verbandswechsel unangenehm und weitaus schmerzhafter als der Operationsbereich selbst. Besonders die Pflege des neu angelegten Gehörgangs, der wegen der zirkulären Form fast immer eine Schrumpfungstendenz zeigt, ist langwierig und ebenfalls schmerzend. Der durch die Operation erreichte Hörgewinn liegt im Durchschnitt nur im Bereich von 20–30 dB HL. Ausgehend von der präoperativen maximalen Schalleitungsschwerhörigkeit von etwa 60 dB HL bedeutet das, daß die meisten Patienten auch nach der Operation noch einen Hörverlust von 30–40 dB HL haben. Dies ist so viel, daß in der Kindheit auch nach erfolgreicher

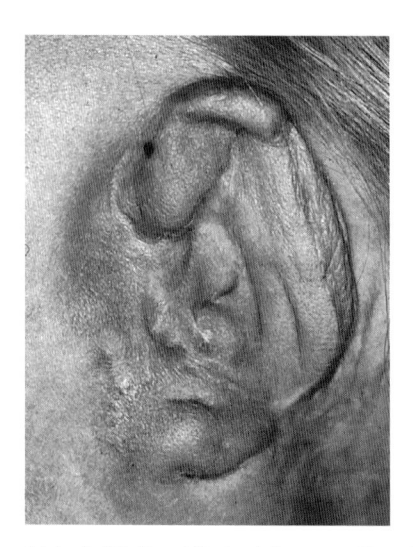

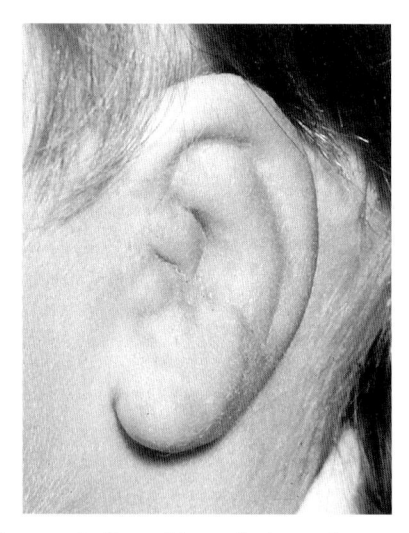

Abb. 8.**23** Zwei Beispiele operativer Ohrmuschelkorrekturen bei angeborener Mikrotie. **a** Die Ohrmuschel wurde zu früh und an falscher Position rekonstruiert, so daß das Ergebnis kosmetisch unbefriedigend bleibt. **b** Eine gut lokalisierte, optisch ansprechende Ohrmuschel. (**b** Foto von Prof. Dr. G.-H. Weerda, Lübeck.)

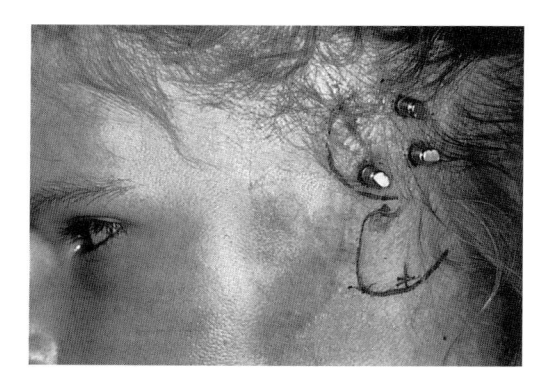

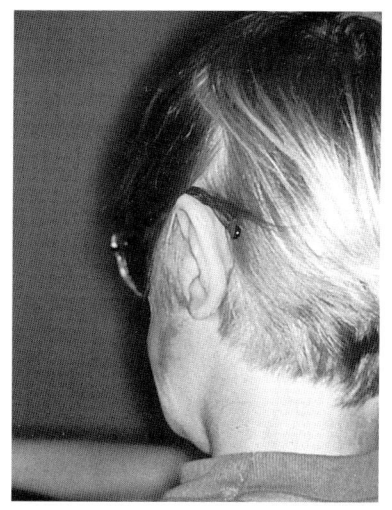

Abb. 8.**24** Kind mit Mikrotie ohne und mit knochenverankerter Ohrepithese (Fotos von Prof. Dr. Dr. M. Farmand).

Operation zusätzlich ein Hörgerät getragen werden muß, wenn das Gegenohr nicht normalhörend ist. Sehr erfahrenen Operateuren gelingt die Hörverbesserung in Ausnahmefällen so gut, daß die Schalleitungskomponente postoperativ unter 20 dB HL liegt.

Der hohe operative Aufwand ist verknüpft mit einer sorgfältigen postoperativen Pflege, die von den Kindern um so weniger toleriert wird, je länger sie dauert. Zieht man daneben den meist unbefriedigenden Hörgewinn in Betracht und den Zwang, weiter Hörgeräte zu tragen, wird die aktuelle Diskussion verständlich, ob den Kindern mit einer Operation der Gehörgangsatresie wirklich gedient ist.

Will man bei Mikrotie einen operativen Ohrmuschelaufbau im Kindesalter durchführen, so sollte die zeitliche Abfolge der Eingriffe vor der Einschulung abgeschlossen sein: Die 1. Operation muß etwa mit 5 Jahren erfolgen.

Nur bei beidseitiger Atresie muß frühzeitig entschieden werden, ob eine operative Behandlung geplant ist. Die Grundsatzentscheidung muß mit den Eltern ausführlich besprochen werden. Bei einer einseitigen Gehörgangsatresie und normalhörendem Ohr auf der Gegenseite wird eine hörverbessernde Operation frühestens im Jugendlichenalter vorgenommen, weil ein normalhörendes Ohr in der Regel für eine reguläre Sprach-, Intelligenz- und Allgemeinentwicklung ausreicht. Man wartet mit der Operation bewußt, bis der Patient selbst mitentscheiden kann, ob er die Operation und die damit verbundenen Belastungen auf sich nehmen will.

Bei guter Versorgung mit einem adäquaten Knochenleitungshörgerät (S. 377) hören die Kinder praktisch normal. Manche Kinder fühlen sich jedoch durch die Mikrotie benachteiligt. Ihnen kann temporär oder auch dauerhaft durch eine Ohrepithese geholfen werden.

Ohrepithesen werden aus fleischfarbenem, weichen Kunststoffmaterial gefertigt. Sie können wesentlich dünner und feiner modelliert werden, als dies beim plastischen Aufbau einer Ohrmuschel aus Knorpel und Spalthaut je möglich ist. Epithesen werden deshalb bei flüchtiger Betrachtung schon aus einer Entfernung von 1–2 m nicht mehr als künstlich erkannt (Abb. 8.**24**).

Epithesen werden entweder angeklebt oder auf im Knochen verankerte Metallstifte gesteckt. Das Ankleben ist auf Dauer eine Belastung für die Haut. Die Möglichkeit des Verrutschens oder Verlierens der Epithese ist darüber hinaus größer als bei der auf die Stifte aufgesteckten Variante.

Die Operationstechniken bei monosymptomatischen Mittelohrmißbildungen sind im Vergleich zu denen bei Gehörgangsatresie und Mikrotie einfach und für den Patienten ungleich weniger belastend. In der Regel kann die exakte Diagnose, welche(r) der Ossikel wie stark mißgebildet sind, selbst durch ein hochauflösendes Computertomogramm präoperativ nicht sichergestellt werden. So dient die Ohroperation in diesen Fällen sowohl der Diagnostik als auch der Therapie. Wie ein möglichst guter Aufbau der Schalleitungskette stattfinden kann, muß vom intraoperativen Befund abhängig gemacht werden. Prinzipiell müssen Verwachsungen der Gehörknöchelchen mit dem umgebenden Knochen gelöst und bestehende Unterbrechungen der Gehörknöchelchenkette durch Interponate überbrückt werden.

In der Regel kann präoperativ nicht sicher ausgeschlossen werden, ob der Steigbügel in der ovalen Nische fixiert ist oder nicht. Ist dies der Fall, muß das Innenohr eröffnet werden, um eine optimale Schallübertragung durch eine Stapesprothese zu gewährleisten (S. 372). Damit besteht zumindest vorübergehend eine Eintrittspforte für Keime ins Innenohr. Eine eitrige Infektion des Innenohres (Labyrinthitis) hat in der Regel eine irreversible Ertaubung zur Folge. Bis zum Schulalter ist die Gefahr eines Infektes der oberen Luftwege mit Beteiligung der Mittelohren groß. Deshalb sollte eine isolierte Mittelohrmißbildung erst danach operiert werden.

Tubenbelüftungsstörungen

Eine Tubenbelüftungsstörung sollte erst nach Ausschöpfen aller konservativen Behandlungsmaßnahmen (S. 365) operativ angegangen werden. Andererseits darf eine so ausgelöste Schalleitungsschwerhörigkeit nicht zu lange bestehen. Operative Interventionen richten sich nach der Ursache der Tubenbelüftungsstörung.

Die häufigste Ursache ist die Hyperplasie der Tonsilla pharyngea. Auch bei weniger eindrucksvollem Befund ist die Adenotomie indiziert. Besteht zusätzlich ein Sero- oder Mukotympanon, ist die Adenotomie allein nicht ausreichend. Es muß außerdem eine Parazentese durchgeführt werden. Diese erfolgt im vorderen unteren Trommelfellquadranten, um weder die Gehörknöchelchenkette noch das runde Fenster zu gefährden. Durch den Parazenteseschnitt wird das im Mittelohr befindliche Sekret abgesaugt. Stellt sich heraus, daß das Sekret sehr zäh ist, sollte ein Paukenröhrchen eingelegt werden. In diesen Fällen muß man davon ausgehen, daß es zu einer Metaplasie der Mittelohrschleimhaut gekommen ist (S. 366), die sich nicht in den 24–48 Stunden zurückbilden kann, die ein Parazenteseschnitt offen bleibt. Versäumt man die Einlage eines Paukenröhrchens, kommt es in der Regel wenige Wochen nach der Operation trotz der durchgeführten Adenotomie und Parazentese zum Rezidivmukotympanon.

Es ist wichtig, daß der Operateur den Ohrbefund innerhalb von etwa 24 Stunden vor der Operation überprüft, um sicher zu gehen, daß noch ein Serotympanon besteht. Viele Narkosen bei Kindern werden mit Lachgas eingeleitet oder durchgeführt, und die Kinder werden oft über einige Zeit mit der Maske beatmet. Lachgas hat die Eigenschaft, ins Mittelohr zu diffundieren, so daß das Mittelohr intraoperativ „belüftet" erscheint. Der Unerfahrene verzichtet unter Umständen ganz auf die Parazentese und auf die Einlage eines Paukenröhrchens. In diesen Fällen tritt schon wenige Wochen postoperativ trotz korrekter Adenotomie erneut ein Serotympanon auf.

Bei Kindern mit angeborener Lippen-Kiefer-Gaumen-spalte ist eine Adenotomie höchstens in seltenen Ausnahmen indiziert, auch wenn eine deutliche Rachenmandelhyperplasie besteht. Der Hauptgrund für die chronischen Tubenbelüftungsstörungen ist bei Spaltkindern die Insuffizienz des Tubenöffnungsmechanismus, die durch die Entfernung der Rachen- und evtl. zusätzlich der Gaumenmandeln nicht behoben wird. Regelmäßig wird durch Adenotomie und Tonsillektomie bei Spaltkindern ein offenes Näseln verstärkt oder erst hervorgerufen, da postoperativ die nasale Perflation deutlich zunehmen kann. Die Therapie der Wahl besteht bei Spaltkindern deshalb in der isolierten Einlage von Paukenröhrchen. Die alleinige Parazentese reicht nicht aus.

Bei chronischen Tubenbelüftungsstörungen kann das Trommelfell manchmal so narbig verändert und evtl. adhärent sein, daß es nicht mehr gelingt, ein Paukenröhrchen einzulegen. Bei schlechtem Hörvermögen sollte man dann zusätzliche operative Traumatisierung vermeiden, notgedrungen auf die Paukenbelüftung verzichten und Hörgeräte anpassen. Die tympanoplastische Versorgung eines solchen Mittelohradhäsivprozesses sollte erst nach Abschluß des Wachstums erwogen werden, wenn die Jugendlichen (ab etwa einem Alter von 16 Jahren) aktiv an der Operationsindikation beteiligt werden können und Einsicht in die Nachpflege haben.

Mittelohrentzündungen

Akute Mittelohrentzündung. Im Zeitalter der Antibiotika (S. 366) ist die operative Behandlung einer akuten Mittelohrentzündung zur Ausnahme geworden. Im akuten Stadium wurde früher zur raschen Schmerzentlastung eine Parazentese durchgeführt. Ein solcher, nur operativ beherrschbarer Schmerzzustand kommt heute praktisch nicht mehr vor. Da eine Narkose für den kurzen Eingriff eigentlich nicht gerechtfertigt ist, müßte man ein Kind mit Gewalt festhalten, um akzidentelle Mittelohrverletzungen durch Abwehrbewegungen zu vermeiden. Maßnahmen dieser Art haben manchen Ärzten einen ungünstigen Ruf eingetragen. Einerseits sollte man auf diese Art kein Kind verprellen, das nach einem solchen Erlebnis keine ärztlichen vertrauensbildenden Maßnahmen mehr akzeptieren wird, andererseits wird man auf Widerstand der Eltern stoßen.

Die echte Mastoiditis mit röntgenologisch nachweisbarer Einschmelzung der Knochensepten als Komplikation der akuten Otitis media (im Gegensatz zur Begleitmastoiditis, S. 355) erfordert obligat die operative Intervention, weil zusätzliche Komplikationen drohen (Labyrinthitis, Durchwanderungsmeningitis, Sinus-sigmoideus-Thrombose, Subduralabszeß). Bei der Mastoidektomie wird das gesamte entzündlich veränderte Zellsystem unter Schonung der hinteren Gehörgangswand ausgeräumt und ein ausreichend weiter Abfluß ins Antrum mastoideum angelegt. Während des Eingriffs muß ein Subperiostal- oder Subduralabszeß sicher ausgeschlossen werden.

Chronische Mittelohrentzündung. Die Operation (Tympanoplastik) ist bei allen Formen der chronischen Mittelohrentzündung die Therapie der Wahl, weil auf diese Weise gleichzeitig der entzündliche Prozeß saniert und die Schalleitungsschwerhörigkeit verbessert werden kann. Die Operationsmethoden sind bei den verschiedenen Krankheitsbildern sehr ähnlich, dagegen differiert die Dringlichkeit der Indikation: Bei der chronischen Schleimhauteiterung und dem Adhäsivprozeß liegt eine relative Operationsindikation, bei der chronischen Knocheneiterung (Cholesteatom) wegen der gravierenden, z.T. lebensbedrohlichen Komplikationen eine absolute Operationsindikation vor.

Prinzipiell ist die Tympanoplastik beim Erwachsenen in örtlicher Betäubung möglich. Beim Kind wird die Operation generell in Vollnarkose durchgeführt, um Bewegungen des Patienten zu verhindern, die zu akzidentellen Verletzungen führen könnten.

Das vorrangige Ziel bei der Operation des Cholesteatoms ist die vollständige Entfernung der durch das eingewachsene Plattenepithel bedingten Eiterung. Wenn nur kleine Reste des Epithelsacks im Mittelohr verbleiben, kommt es zu Rezidiven und weiterer Progredienz der Eiterung. Falls keine massive akute Entzündung besteht, kann in derselben Operation versucht werden, die zerstörte Gehörknöchelchenkette wieder aufzubauen. Alternativ ist es denkbar, nach einem Intervall von wenigstens 6 Monaten in 2. Sitzung eine hörverbessernde Operation folgen zu lassen. Kann man nicht ganz sicher ausschließen, daß Epithel im Mittelohr verblieben ist, empfiehlt es sich, nach einem Intervall von etwa einem Jahr eine Kontrolloperation durchzuführen (Second-look-Operation). Ist tatsächlich Epithel im Mittelohr verblieben, finden sich dann an diesen Stellen kleine kugelige Epithelansammlungen (Cholesteatomperlen), die mühelos entfernt werden können. Ist eine Second-look-Operation vorgesehen, kann eine notwendige Hörverbesserung in gleicher Sitzung geschehen.

Die verschiedenen Operationsmethoden und -schulen der Tympanoplastik sind in Operationslehren im Detail erläutert. An dieser Stelle seien nur ein paar grundsätzliche Strategien erwähnt: Besteht eine Trommelfellperforation, so wird ihr Rand zunächst „angefrischt", d. h. mit einem Skalpell die epithelisierte Kante weggeschnitten, so daß eine frische Wundfläche entsteht. Diese zeigt eine bessere Heilungstendenz. Die Perforation wird dann mit körpereigenem Gewebe abgedeckt oder besser unterfüttert (z. B. Faszie vom M.temporalis, Perichondrium vom Tragus). Das Perichondrium ist stabiler und wird besonders bei größeren Perforationen verwendet. Die Perforation heilt im optimalen Fall von ihren Rändern her entlang des Transplantats zu.

Bei der Operation eines Adhäsivprozesses gibt es zwei prinzipielle Schwierigkeiten: Zum einen müssen die adhärenten Trommelfellteile vollständig von dem Knochen abgehoben werden, an dem sie festgewachsen sind. Verbleiben auch nur winzige Epithelreste auf dem Knochen, so besteht die Gefahr, daß sich ein sekundäres Cholesteatom ausbildet. Das andere Problem besteht darin, daß das Trommelfell meist stark ausgedünnt und ohne Spannung ist. Die dünnen Narben müssen entfernt werden und die Trommelfellreste so stabil unterfüttert werden, daß die erneute Ausbildung eines Adhäsivprozesses möglichst verhindert wird. Manchmal wird zur Stabilisierung eine dünne Knorpelplatte verwendet. Der hierbei genutzte Vorteil der Festigkeit des Knorpels ist zugleich auch Nachteil, da durch die größere Festigkeit meist eine schlechtere Schallübertragung bewirkt wird.

Ist die Gehörknöchelchenkette unterbrochen, muß der Kontakt zwischen Trommelfell und Innenohr durch ein Interponat wieder hergestellt werden, das individuell dem Defekt der Gehörknöchelchenkette angepaßt wird. Dafür werden verschiedene Materialen mit unterschiedlichem Erfolg eingesetzt: Man kann zurechtgeschliffene autologe oder homologe Gehörknöchelchen verwenden, eine individuelle Prothese aus Draht und Bindegewebe formen oder ein im Handel erhältliches Interponat, z. B. aus Keramik, Gold oder Platin-Teflon, anpassen und einsetzen. Die Koppelung zwischen Trommelfell und Innenohr sollte möglichst stabil sein, um ein Verkippen des Interponats zu verhindern. Die Verbindung sollte außerdem etwas Spannung aufweisen, damit die Schallübertragung möglichst gut wird.

Traumatisch bedingte Schalleitungsschwerhörigkeiten

Bei den meisten traumatischen Trommelfellperforationen ist eine Operation im engen Sinne nicht notwendig (S. 357). Nur bei sehr großen Perforationen reicht es manchmal nicht aus, die Lefzen auszukrempeln und die Perforation abzudecken und zu schienen: dann ist eine Tympanoplastik notwendig. Weitere Indikationen zur Tympanoplastik sind: Trommelfellperforationen nach Felsenbeinlängsfraktur, Luxationen der Gehörknöchelchenkette und Perilymphfisteln.

Otosklerose

Die Operation einer Otosklerose ist erst bei einer Schalleitungskomponente von mehr als 15 dB HL sinnvoll. Außerdem sollte man operieren, wenn bei Verdacht auf Otosklerose eine Innenohrschwerhörigkeit rasch zunimmt. Aus bisher nicht geklärten Gründen hält die Operation meist die weitere Progredienz des Innenohrhörverlustes auf.

Bei der Operation wird das Amboßsteigbügelgelenk durchtrennt und der Oberbau des Steigbügels (Köpfchen und Bügel) entfernt. In die Steigbügelfußplatte wird vorsichtig ein Loch gebohrt, das groß genug sein muß, um später die Stapesprothese aufzunehmen. Die Öffnung sollte aber möglichst nicht zu groß sein, um keine zu große Verbindung zwischen Mittel- und Innenohr zu schaffen. Am langen Amboßfortsatz wird nun eine Prothese befestigt, die gerade durch das geschaffene Loch ins Innenohr eintaucht. Es sind vorgefertigte Prothesen verschiedener Materialien und Formen im Handel. Bei schwierigen anatomischen Verhältnissen – z. B. einem überhängenden Fazialis(kanal) – kann es notwendig werden, eine individuell angepaßte Prothese aus Draht und Bindegewebe zu biegen. Der Spalt zwischen Knochenrand in der ovalen Nische und Prothese wird zum Abschluß mit Bindegewebsläppchen abgedichtet.

Hauptrisiko des Eingriffs ist die Ertaubung durch eitrige Labyrinthitis in etwa 1% der Fälle. Die juvenile Otosklerose wird daher erst im Jugendlichenalter operiert, wenn die Häufigkeit der Nasenracheninfekte nachläßt.

Innenohrschwerhörigkeit

Eine operative Verbesserung des Hörvermögens bei Innenohrschwerhörigkeit ist in der überwiegenden Zahl der Fälle heute noch nicht möglich. Nur mit dem Kochleaimplantat besteht bei beidseitiger Gehörlosigkeit und hochgradiger Schwerhörigkeit die Möglichkeit einer operativen Hörverbesserung (S. 382).

Apparative Therapie (Hörgeräteversorgung)

Die Versorgung eines schwerhörigen Kindes mit Hörgeräten ist immer dann notwendig, wenn das binaurale Sprachverständnis eingeschränkt ist und die Schwerhörigkeit nicht durch vertretbare konservative oder operative Methoden ausgeglichen werden kann. Bei einseitiger Schwerhörigkeit und normalhörendem Gegenohr ist eine Hörgeräteversorgung denkbar, wenn das Hörvermögen des schlechteren Ohres mit dem Hörgerät annähernd normal wird. Die Erfahrung zeigt, daß Kinder mit einseitigen Hörstörungen eine Hörgerätversorgung in der Regel jedoch nicht akzeptieren. Liegt bei einem Kind eine beidseitige Schwerhörigkeit vor, sollte man prinzipiell eine beidseitige Hörgeräteversorgung anstreben.

Bei Innenohrschwerhörigkeiten stehen weder konservative noch operative Behandlungsmethoden zu Verfügung. Deshalb ist die Hörgeräteanpassung die einzig mögliche Therapie. Auch bei der beidseitigen Schalleitungsschwerhörigkeit aufgrund einer angeborenen beidseitigen Gehörgangsatresie oder einer beidseitigen Mittelohrmißbildung ist die Hörgeräteversorgung zunächst die Therapie der Wahl. Beim Adhäsivprozeß und bei persistierenden Schalleitungsschwerhörigkeiten nach Tympanoplastik besteht ebenfalls eine eindeutige Indikation zur Hörgeräteversorgung. Schwieriger ist die Indikationsstellung bei Schalleitungsschwerhörigkeit aufgrund chronischer rezidivierender Tubenbelüftungsstörung mit Sero- oder Mukotympanon, z. B. beim Spaltkind. Hier ist die Anpassung von Hörgeräten immer nur die Ultima ratio, nachdem alle konservativen und operativen Möglichkeiten ausgeschöpft sind. Wenn die Paukenröhrchen jeweils nur kurze Zeit im Ohr verbleiben, das Trommelfell zu narbig wird oder Kind oder Eltern operationsunwillig werden, sollte die Hörgeräteversorgung in Erwägung gezogen und mit den Betroffenen ausführlich besprochen werden.

Bei vielen Eltern besteht immer noch ein starker innerer Widerwillen gegen ein Hörgerät. Anders als eine Brille, die heute fast problemlos akzeptiert wird, assoziieren Eltern mit dem Tragen eines Hörgerätes häufig eine geistige Behinderung. Das schlechte Gehör des Kindes und damit die Notwendigkeit der Hörgeräteversorgung wird oft lange Zeit verdrängt und nur schwer akzeptiert. Solange die Eltern die Hörbehinderung nicht angenommen haben und passiven oder gar aktiven Widerstand gegen Diagnose und Therapie leisten, übertragen sich diese negativen Gefühle auf das Kind. Es ist ärztliche Aufgabe, den Eltern bei der Trauerarbeit zu helfen, die mit der Diagnose Schwerhörigkeit verbunden ist.

Die innere Abneigung der Eltern wird in der Regel spätestens bei der Auswahl der Hörgeräte deutlich: Sie hätten am liebsten ein unsichtbares Hörgerät und suchen deshalb nach dem kleinsten, farblich unauffälligsten Gerät. Anders verhalten sich

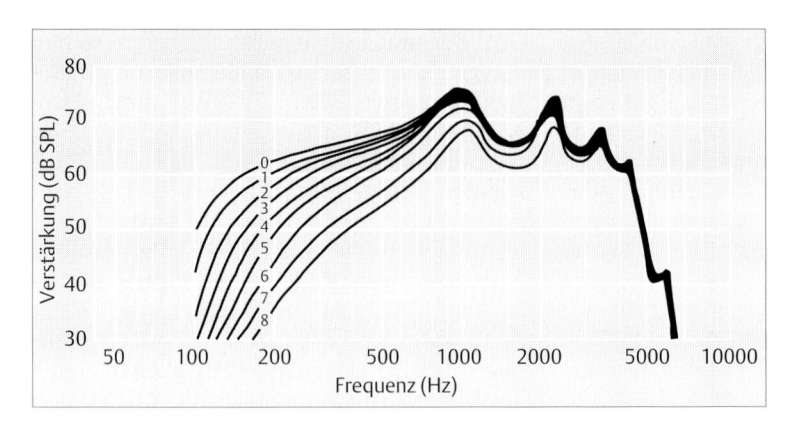

Abb. 8.25 Einfluß einer Tieftonblende (Hochpaßfilter mit variabler Grenzfrequenz) auf das Frequenzspektrum der Verstärkung eines Hörgerätes. Die mit den Zahlen 0 bis 8 gekennzeichneten Linien geben den Frequenzgang bei den verschiedenen, fest vorgegebenen Einstellungen der Tieftonblende wieder.

die Kinder: Sie gehen meist spontan auf die farbigen Gehäuse der Hörgeräte und die bunten Ohrpaßstücke zu und suchen sich begeistert eines in ihrer Lieblingsfarbe aus – oft genug zum Entsetzen ihrer Eltern.

Bauweise von Hörgeräten

Der prinzipielle Aufbau ist bei den verschiedenen Hörgerätetypen gleich. An dieser Stelle wird nur das Funktionsprinzip, nicht die technischen Details jedes einzelnen Bauelementes erläutert. Die Vor- und Nachteile der einzelnen Hörgerätetypen werden auf S. 375 besprochen.

Die grundlegenden Bauteile eines Hörgerätes sind ein Mikrophon, ein Verstärker, ein Lautsprecher und eine Batterie. Als Mikrofon werden sowohl Kugel- als auch Richtmikrophone verwendet. Richtmikrofone nehmen bevorzugt den Schall von vorne auf, Kugelmikrofone aus allen Richtungen.

Die maximal mögliche Leistung des Verstärkers ist von Hörgerät zu Hörgerät unterschiedlich und wird je nach Schweregrad des Hörverlustes ausgewählt. Die meisten Hörgeräte verstärken den Frequenzbereich zwischen 500 Hz und 5 kHz annähernd gleichmäßig. Zusätzlich gibt es Hörgeräte, die auch noch die tiefen Frequenzen bis ca. 125 Hz anheben und solche, die – speziell für Hochtonschwerhörigkeiten – nur die hohen Frequenzen verstärken.

Um die Verstärkungsleistung in den oberen und unteren Frequenzen den individuellen Notwendigkeiten anzupassen, besitzen manche Hörgeräte noch spezielle Regler, mit denen die Verstärkung in den Höhen oder Bässen variiert werden kann (Hochton- und Tieftonblenden, Abb. 8.25).

Unter linearer Verstärkung versteht man, daß laute wie leise Schallsignale im gleichen Maße verstärkt werden. Bei einer Verstärkung um 60 dB (ein gängiger Wert) produziert ein Hörgerät für einen Eingangsschalldruck von 80 dB einen Ausgangspegel von 140 dB und liegt damit in einem Bereich, wo entweder die Schmerz- bzw. Unbehaglichkeitsschwelle überschritten ist oder eine akustische Traumatisierung des Innenohres zu befürchten ist. Um dies zu verhindern, besitzen die meisten Hörgeräte einen Begrenzungsregler, mit dem die maximale Verstärkungsleistung des Hörgerätes vorgewählt werden kann. Leise und mittellaute Signale werden mit dieser Begrenzung nach wie vor linear verstärkt, laute Signale werden jedoch nur bis zu dem gewählten maximalen Schallpegel angehoben. Die sonst möglichen Schallspitzen werden quasi abgeschnitten. Dieses Verfahren der Begrenzung wird deshalb auch Schallspitzenbeschneidung oder Peak clipping (PC) genannt (Abb. 8.26).

Bei Patienten mit eingeschränkter Dynamikbreite ist die lineare Verstärkung nicht günstig. Diese Patienten haben ein Recruitment, das heißt ihre Hörschwelle ist zwar schlechter als bei Normalhörenden, sie empfinden aber laute Töne genauso laut oder sogar lauter. Ihre Lautheitsempfindung wächst also (bezogen auf die dB-HL-Skala) nicht linear an, sondern ist in einen

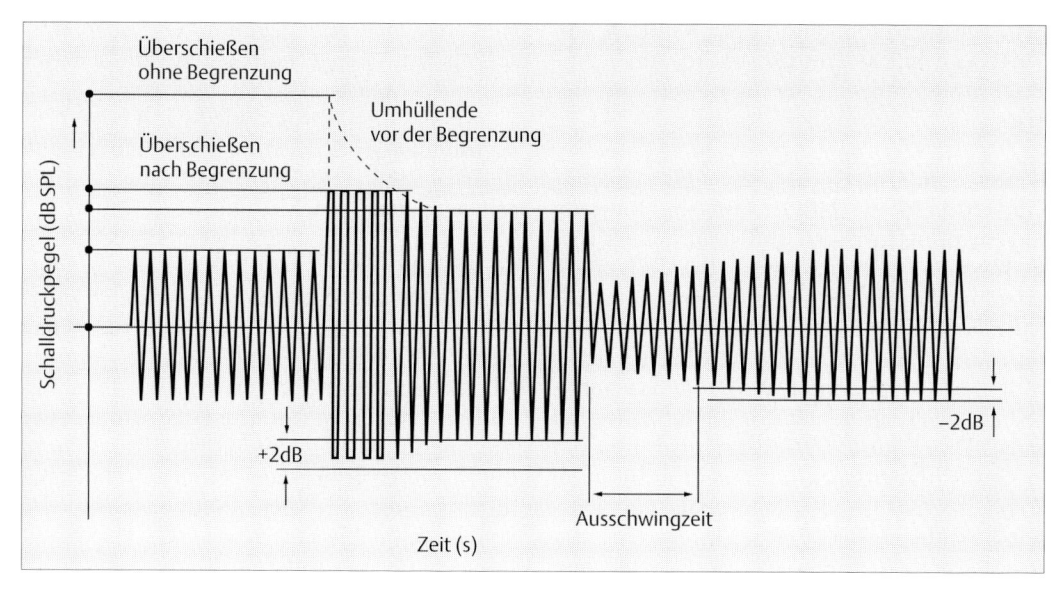

Abb. 8.26 Wirkungsweise einer Schallspitzenbeschneidung (peak clipping, PC)

geringeren Pegelbereich gestaucht. Wird einem solchen Patienten ein Hörgerät angepaßt, sollte es diese Kompression im Dynamikbereich in seiner Verstärkungsleistung widerspiegeln: Leise Töne müssen wesentlich stärker verstärkt werden als laute. Die Verstärkung ist damit nicht linear, sondern ebenfalls komprimiert. Um dies zu erreichen, werden automatische Verstärkungsregler (automatic gain control, AGC) eingesetzt. Die Verstärkungskontrolle kann entweder das Eingangssignal (input, AGCi) oder das Ausgangssignal (output, AGCo) betreffen.

Die automatische Verstärkungskontrolle hat den Nachteil, daß sie nicht wie die lineare Verstärkung zeitgleich mit dem Signaleingang arbeitet, sondern durch die automatische Erkennung immer eine Verzögerung aufweist. Man kann sich das so vorstellen, daß die AGC quasi einen kurzen Moment braucht, bis sie reagiert, nachdem sie „merkt", daß der Schall plötzlich lauter oder leiser ist. Die Zeit, bis die gewünschte automatisch nachgeregelte Verstärkung erreicht wird, nennt man Einschwing- bzw. Ausschwingzeit.

Hörgerätetypen

Taschenhörgeräte. Beim Taschen(hör)gerät sind Mikrophon und Verstärker in einem Gehäuse von der Größe einer Zigarettenschachtel untergebracht. Von diesem führen Kabel zu kleinen Lautsprechern, die mit einem Paßstück im Gehörgang fixiert sind (Einsteckhörer). Das Gehäuse des Taschengerätes wird auf Brusthöhe unter oder über der Kleidung getragen.

Das Taschengerät ist ästhetisch wenig befriedigend. Zudem kommt es zu unerwünschten Nebengeräuschen durch Bewegungen der Kleidung über dem Mikrophon, wenn das Gerät unter der Kleidung getragen wird. Deshalb wird das Taschengerät heute nur noch selten bei speziellen Indikationen angewendet:

Zum einen können mit dem Taschengerät höhere Verstärkungen erreicht werden, als mit allen anderen Hörgeräten. Das liegt an der Größe des Gehäuses, in dem sowohl größere elektronische Bauteile als auch stärkere Batterien untergebracht werden können. Zum anderen entfällt durch den großen Abstand zwischen Gehäuse und Hörerkapsel die akustische Rückkopplung zwischen Hörer und Mikrophon. Dies ist besonders bei mehrfachbehinderten Kindern von Vorteil, wenn sie motorisch so stark eingeschränkt sind, daß sie die meiste Zeit liegen.

Hinter-dem-Ohr-Geräte. Bei Hinter-dem-Ohr-Hörgeräten (HdO) sind die Bauteile so sehr miniaturisiert, daß sie in einem nierenförmigen Gehäuse untergebracht werden können, das hinter die Ohrmuschel paßt (Abb. 8.27). Der Lautsprecher des HdO-Geräts sitzt unter einem dünnen Hartplastikröhrchen (sogenannter Winkel), das gebogen um das Crus helicis vor die Ohrmuschel führt. Das Ende des Winkels wird über ein kurzes Schlauchstück mit einem individuell angefertigten Ohrpaßstück verbunden. Dessen Ausführungsgang endet im Bereich des knöchernen Gehörgangs kurz vor dem Trommelfell.

Für die meisten Hörgeräte gibt es verschiedene Winkelstücke, je nachdem, ob das Gerät für kleine Kinder oder Erwachsene verwendet wird. Sie unterscheiden sich sowohl in ihrer Länge als auch in ihrem Krümmungsgrad: die für Kleinkinder sind kürzer und stärker gebogen. Zusätzlich gibt es Winkel, in denen ein akustischer Klangfilter angebracht ist. Sie bewirken eine Dämpfung der ersten Resonanz des Hörgeräts bei etwa 1 kHz und deren Verlagerung zu tieferen Frequenzen. Gleichzeitig wird oberhalb dieser Frequenz die Verstärkung herabgesetzt. Bei höheren Frequenzen können diese Filter zu irregulären Veränderungen des Frequenzgangs des Ausgangsschalls führen. Deshalb sollten diese Filter nur mit Vorsicht eingesetzt werden.

Das Ohrpaßstück wird nach einem individuellen Abdruck mit schnellhärtendem Plastik angefertigt. Für das Ohrpaßstück selbst stehen verschiedene Materialien zur Verfügung. Bei hochgradigen Schwerhörigkeiten sollten nach Möglichkeit weiche Ohrpaßstücke verwendet werden, da sich diese dem Gehörgang und dem Cavum conchae besser anschmiegen und deshalb weniger Rückkopplungseffekte auftreten. Prinzipiell kann durch bestimmte Ausformung der Schlauchmündung im Ohrpaßstück und durch Zusatzbohrungen (Hochton- oder Belüftungsbohrung) der Frequenzgang des Schalls im Gehörgang verändert werden. Diese Manipulationen im Bereich des Ohrpaßstückes sind bei Säuglingen und Kleinkindern wegen des geringen Durchmessers des Gehörgangs nicht möglich.

Mit dem Längenwachstum des Kindes wachsen auch die Ohrmuschel und der Gehörgang. Deshalb müssen die Ohrpaßstücke immer wieder den aktuellen Verhältnissen angepaßt und erneuert werden. Je nach Schnelligkeit des Wachstums liegt die Frequenz der Erneuerung zwischen 3 und 12 Monaten.

Für alle Formen und Schweregrade von Hörstörungen gibt es spezielle HdO-Geräte. Ist nur eine geringe Verstärkung notwendig, sind die Hörgeräte sehr klein. Hochverstärkende HdO-Geräte, die einen Ausgangsschallpegel von bis zu 145 dB erreichen, sind entsprechend größer, um größere und leistungsfähigere Verstärker und Batterien unterzubringen. Da Schwerhörigkeiten meist um so eher erkannt werden, je höhergradig sie sind, kommt es manchmal zu einem Mißverhältnis zwischen noch sehr kleiner Ohrmuschel eines Säuglings und großem, weil hochverstärkendem HdO-Gerät. In Ausnahmefällen muß bei krassem Größenunterschied, sehr schlechter Paßform und ständiger Rückkopplung vorübergehend ein kleineres, etwas weniger verstärkendes Hörgerät angepaßt werden.

Die meisten HdO-Geräte enthalten eine PC-Begrenzung, nicht alle dagegen Tonblenden oder eine AGC-Regelung.

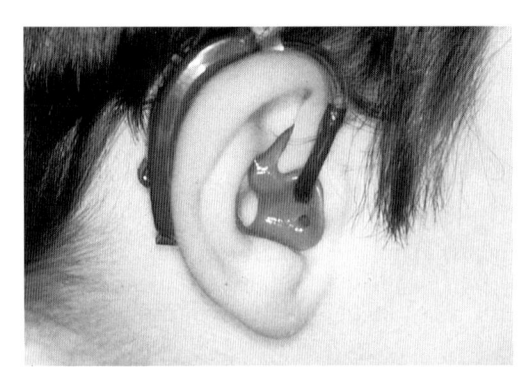

Abb. 8.27 Kind mit Hinter-dem-Ohr-Gerät (HdO-Gerät). Das Ohrpaßstück ist auf Wunsch des Kindes farbig und hat Glimmereinschlüsse.

Diese variabel einstellbaren Bauteile können entweder manuell über Steller im Gehäuse eingestellt oder digital mit einem Zusatzgerät programmiert werden. Die digitale Programmierung bietet eine feinere Abstufung der Einstellung und ermöglicht dadurch eine noch genauere individuelle Anpassung.

Bei Kindern, die noch nicht frei sitzen und stehen können, macht das Rückkopplungspfeifen immer wieder Probleme. Es entsteht selbst bei gut sitzendem Ohrpaßstück immer dann, wenn das Kind die Schläfenregion mit dem Hörgerät anlehnt, gleichgültig ob beim Schmusen mit der Mutter oder bei der Blickwendung auf dem Kissen. Dann verkippt das Ohrpaßstück, der in den Gehörgang abgestrahlte, verstärkte Schall wird wieder vom Mikrophon aufgenommen, erneut verstärkt in den Gehörgang abgestrahlt usw.: es kommt zu einer Rückkopplungsschleife. Dies ist durch die Nähe von Mikrophon und Hörer nicht zu vermeiden. Bei dauerhaft bettlägrigen Patienten muß deshalb die Hörgeräteversorgung mit einem Taschengerät erwogen werden.

Bei Kindern sollten nur HdO-Geräte angepaßt werden, die einen Audioeingang haben, an den Zusatzgeräte angeschlossen werden können (S. 380), z. B. eine drahtlose Übertragungsanlage oder der Fernsehapparat.

Im-Ohr-Hörgeräte. Im-Ohr-Hörgeräte (IO-Geräte) sind so klein, daß sie nur im Gehörgang (Gehörgangsgeräte) oder im Gehörgang und einem kleinen Teil des Cavum conchae (Konchageräte) liegen. Alle Bauteile sind in einem harten, individuell gefertigten Gehäuse untergebracht. Wegen der notwendigen Miniaturisierung von Geräteteilen und Batterie können IO-Geräte nur gering- bis mittelgradige Schwerhörigkeiten bis zu einem Hörverlust von 50–60 dB ausgleichen.

IO-Geräte werden nur in Ausnahmefällen bei Kindern angewendet, da sie für diese zwei gravierende Nachteile haben: Zum einen kann das IO-Gerät nicht oder nur mit einem unvertretbar hohem Kostenaufwand dem ständigen kindlichen Wachstum angepaßt werden. Zum anderen haben die IO-Geräte generell keinen Audioeingang. Dies sollte bei Hörgeräten für Kinder grundsätzlich der Fall sein, um Zusatzgeräte anzuschließen.

Knochenleitungshörgerät. Bei einem Knochenleitungshörgerät ist der Hörer grundsätzlich in einem anderen Gehäuse untergebracht als Mikrophon, Verstärker und Batterie. Das Gehäuse und der Hörer sind mit einem Kabel verbunden. Der Hörer entspricht in der Funktion dem Knochenleitungshörer eines Audiometers und wird wie dieser mit einem Metallbügel oder einem

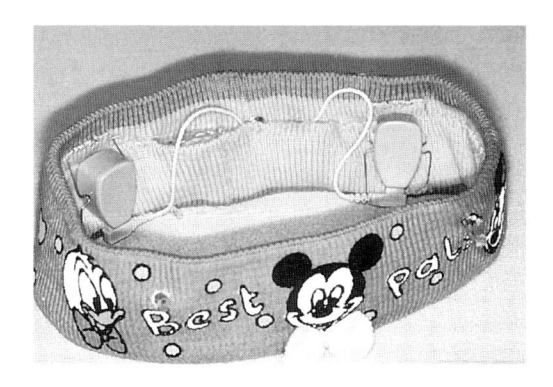

Abb. 8.**28** Externe Knochenleitungshörgeräte, **a** eingearbeitet in ein Stirnband, **b** mit Metallbügel befestigt.

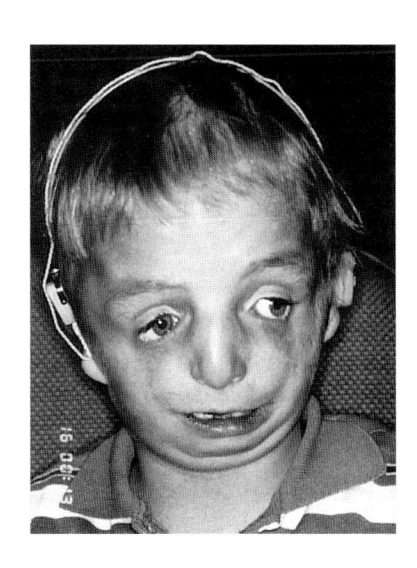

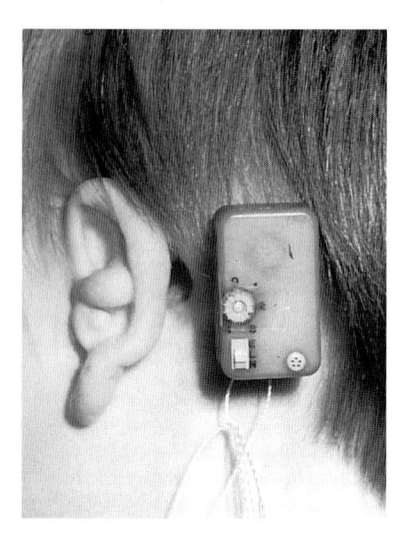

Abb. 8.29 Knochenverankertes Hörgerät bei einem Kleinkind. (Dr. P. Oppermann, Lübeck).

Stirnband auf den Schädelknochen im Bereich des Mastoids gedrückt (Abb. 8.28). Das Gehäuse, das Mikrophon, Verstärker und Batterie enthält, ist entweder an der anderen Seite des Metallbügels, im Stirnband oder in einem Taschengerät untergebracht.

Wie der Knochenleitungshörer eines Audiometers kann auch das Knochenleitungshörgerät aus technischen Gründen keine Verstärkung über etwa 60 dB HL erreichen. Dadurch eignet sich die Versorgung mit Knochenleitungshörgeräten nur für isolierte Schalleitungsschwerhörigkeiten und nicht für hochgradige kombinierte Schwerhörigkeiten. Sie werden bei beidseitigen Gehörgangsatresien eingesetzt. Obwohl der Schall des Hörers über den gesamten Schädelknochen weitergeleitet wird und ein einseitig aufgesetzter Hörer dadurch beide Innenohren erregt – wenn auch mit gewisser Verzögerung –, strebt man bei der beidseitigen Gehörgangsatresie die beidseitige Hörgeräteversorgung an, um einen besseren Richtungseindruck zu erreichen.

Eine Sonderform des Knochenleitungshörgeräts ist das knochenverankerte Hörgerät (Abb. 8.29). Knochenverankerte Hörgeräte werden mit dem Akronym BAHA (bone anchored hearing aids) belegt und derzeit bei einem zunehmenden Indikationsfeld mit Erfolg klinisch erprobt.

Für eine BAHA-Versorgung sind zwei chirurgische Schritte notwendig: die Implantation einer Titanknochenschraube im Planum mastoideum unter einem genügend großen Hautlappen, sowie – nach einer Osseointegrationszeit von 3–6 Monaten – die Anbringung einer Distanzhülse mit Bajonettkupplung für das Hörgerät. Sobald die Wundheilung nach dem zweiten Eingriff abgeschlossen ist, kann ein BAHA angepaßt werden.

Kinder akzeptieren knochenverankerte Hörgeräte gerne und weisen mit dieser Versorgung eher geringere Komplikationsraten auf als Erwachsene.

Nachteile der BAHA bei der Versorgung von Kindern sind vor allem die unhandlichen, zu großen und zu schweren, damit kosmetisch auffälligen Hörgeräte, die zudem zu wenig Flexibilität in der Einstellung bzw. Programmierung bieten (bei den derzeit markterhältlichen Modellen fehlt jegliche Begrenzerschaltung, so daß bei kombinierten Schwerhörigkeiten schnell die Unbehaglichkeitsschwelle überschritten wird). Zudem ist die Verankerungsprozedur der Titanschraube in dem bei Kindern sehr dünnen Planum mastoideum umständlich und problematisch. Die Titanschraube wurde ursprünglich für die Aufnahme sehr hoher Belastungskräfte entwickelt (Zahnverankerung), wird aber beim BAHA nicht entfernt so hoch belastet. Experimente mit einer einfacheren und weiter okzipital gelegenen Verankerung sind noch nicht abgeschlossen.

Zu knochenverankerten Hörgeräten existieren bisher eine Reihe von Einzelfallbeschreibungen, aber noch keine kontrollierten Studien. Wenn Kinder Gelegenheit haben, konventionelle Knochenleitungs- und Luftleitungsgeräte mit knochenverankerten zu vergleichen, geben sie eindeutig den BAHA den Vorzug. Schulkinder können die verbesserte Übertragungsqualität unmißverständlich beschreiben. In Einzelfällen fordern Kinder mit beidseitiger Atresie sogar die beidseitige Versorgung mit knochenverankerten Hörgeräten. Es steht zu erwarten, daß dieser Methode der Hörgeräteversorgung noch weitere Indikationsgebiete zuwachsen werden.

Hörgeräteanpassung beim Kind

Eine Hörgeräteanpassung beim Kind sollte immer dann vorgenommen werden, wenn das binaurale Sprachverständnis gestört ist oder sein könnte (bei jüngeren Kindern). Bei beidseitigen Schwerhörigkeiten ist stets eine beidseitige Hörgeräteanpassung anzustreben. Bei einseitiger Schwerhörigkeit kann eine Anpassung versucht werden, wird vom Kind jedoch selten akzeptiert. Die Anpassung sollte so früh wie möglich nach der Diagnose der Schwerhörigkeit erfolgen, um die sensiblen Phasen der Hörbahnreifung und der Sprachentwicklung möglichst vollständig auszuschöpfen. Dadurch werden die Folgeschäden der Schwerhörigkeit so gering wie möglich gehalten.

Die Hörgeräteanpassung ist beim Kind ungleich schwieriger als beim Erwachsenen und gelingt bei kleinen Kindern am besten unter stationären Bedingungen in Kombination mit der Hördiagnostik. Prinzipiell verwendet man bei der Anpassung dieselben Kriterien wie bei Erwachsenen und stützt sich auf die Hörschwelle für Töne und die Unbehaglichkeitsschwelle. Beim Erwachsenen gibt es verschiedene Anpaßstrategien (POGO, Berger, NAL, Isophonendifferenzmaß u.v.m.), durch die versucht wird, den Pegel des angenehmsten Hörens für Sprache aus Hör- und Unbehaglichkeitsschwelle abzuleiten. Die einzelnen Strategien unterscheiden sich in erster Linie durch die verschiedene Wichtung der Schwellenwerte.

Beim Kind besteht die Schwierigkeit darin, daß mit abnehmendem Alter die bestimmte Tonhörschwelle zunehmend unsicher ist. Die Unbehaglichkeitsschwelle läßt sich meist gar nicht oder nur orientierend bestimmen, da man den Kindern nicht klar machen kann, warum sie mehrere unangenehm laute Töne ertragen sollten. Nach den ersten unbehaglich lauten Schallreizen ist ihre Geduld erschöpft und oft genug ein Weinen provoziert.

Die Stapediusreflexschwelle anstelle der Unbehaglichkeitsschwelle ist als Anhaltspunkt für die Hörgeräteanpassung bei Kindern ungeeignet (2): Aus der Stapediusreflexschwelle und der Tonhörschwelle läßt sich weder isoliert noch in Kombination der Pegel des angenehmsten Hörens von Sprache ableiten. Je kleiner die Kinder sind, um so schwieriger und ungenauer ist die Anpassung. Deshalb ist es sinnvoll, bei kleinen Kindern Hörgeräte anzupassen, die möglichst flexibel einstellbar sind. Dies ermöglicht eine Feineinstellung entsprechend den Bedürfnissen des Kindes unter der weiteren Hörerziehung. Dadurch ist die Hörgeräteanpassung nie innerhalb weniger Wochen abgeschlossen. Die Reaktionsschwellen der Kinder müssen zu Beginn der Hörgeräteanpassung regelmäßig audiometrisch überprüft werden (zunächst in wenigstens 3monatigen Abständen). Gegebenenfalls wird die Hörgeräteeinstellung nachreguliert.

Die Überprüfung des Hörvermögens mit den Hörgeräten erfolgt routinemäßig binaural im Freifeld (S. 341). Das Kind sitzt oder liegt in definiertem Abstand von etwa 1 m vor einem oder zwischen mehreren Lautsprechern. Bei kleinen Kindern werden die Reaktionen auf Schallreize (Töne, Schmalband- und Umweltgeräusche) und die Hörschwelle vergleichend mit und ohne Hörgeräte beobachtet bzw. ermittelt. Ist der Wortschatz des Kindes ausreichend groß und seine aktive Sprache hinlänglich verständlich, erfolgt die Überprüfung mit einem Sprachtest (S. 344). Die Reaktionen/Antworten mit und ohne Hörgeräte werden zum besseren Vergleich in dasselbe Formular eingezeichnet. Die Hörschwelle mit Hörgeräten nennt man Aufblähkurve.

Neben den subjektiven audiometrischen Methoden der Hörgeräteüberprüfung steht mit der sogenannten In-situ-Messung ein objektives Verfahren zur Messung der frequenzabhängigen Hörgeräteverstärkung zur Verfügung. Ein dünner flexibler Plastikschlauch wird in den Gehörgang eingebracht, bis kurz vor das Trommelfell geschoben und dort fixiert. Am Ende des Plastikschlauches befindet sich ein Mikrophon, das den Schalldruck im Gehörgang registriert und an einen Pegelmesser weitergibt. In definiertem Abstand vom Patienten befindet sich ein Lautsprecher, über den bei vorgegebenem Schallpegel fortlaufend die Frequenzen von etwa 100 Hz – 8 kHz vorgespielt werden. Zunächst wird der im Gehörgang erreichte Schallpegel ohne Verwendung des Hörgerätes registriert und die individuelle Kennlinie abgespeichert. Anschließend wird das Hörgerät in den Gehörgang eingesetzt, möglichst ohne den Meßschlauch des Systems zu dislozieren. Die Messung wird wiederholt und der mit und ohne Hörgerät gemessene Schallpegel frequenzabhängig subtrahiert und graphisch dargestellt. Dies gibt die effektive Verstärkung des Schalls durch das Hörgerät wieder.

Obwohl die Methode der In-situ-Messung objektiv ist und damit der subjektiven Überprüfung mit den Aufblähkurven überlegen sein sollte, ist dies wegen zweier gravierender Nachteile nicht der Fall: Zum einen wird der Schallpegel im Gehörgang, kurz vor dem Trommelfell gemessen. Inwieweit sich das Spektrum durch die Übertragung im Bereich des Mittelohres bis hin zur Kochlea verändert, kann nicht vorhergesagt werden. Die auftretenden Veränderungen sind individuell unterschiedlich. Mit der In-situ-Messung kann deshalb nicht beurteilt werden, wie sich die Verstärkung auf das Sprachverständnis auswirkt.

Der zweite Nachteil liegt in der Methode selbst: Je kleiner das zu untersuchende Kind ist, um so schwieriger ist es infolge des engen Gehörgangs, den Sondenschlauch korrekt vor dem Trommelfell zu plazieren. Bei längeren Mainpulationen werden die Kinder unruhig, weil sie nicht verstehen können, warum sie stillhalten sollen. Dieser Nachteil fällt besonders ins Gewicht, da gerade bei den kleinsten Patienten, bei denen die Ergebnisse der Aufblähkurve unsicherer sind, die objektive Überprüfung wünschenswert wäre.

Letzlich ist die In-situ-Messung nur eine Kontrolle der technischen Hörgerätefunktion. Sie sagt nichts über die Qualität der Anpassung aus, die wesentlich von den nichtlinearen Übertragungsleistungen bestimmt wird (Recruitment, aktive und passive Begrenzerschaltungen).

Sonderhörhilfen

Sonderhörhilfen können generell nur mit individueller Begrundung verordnet werden.

Drahtlose Übertragungsanlagen. Drahtlose Übertragungsanlagen sind Sende-Empfänger-Anlagen, die im UKW-Bereich arbeiten. Der Empfänger ist äußerlich ähnlich aufgebaut wie ein Taschenhörgerät und in einem Gehäuse untergebracht, das der Schwerhörige am Körper trägt. Von dort führt ein Kabel zu einem Stecker („Audioschuh"), der auf das HdO-Gerät des Schwerhörigen gesteckt wird (Abb. 8.30). Voraussetzung dafür ist, daß das HdO-Gerät mit einem entsprechenden Eingang („Audioeingang") ausgerüstet ist. Die Akkus des Empfängers sind in einem separaten Ladegerät wieder aufladbar und haben vollständig aufgeladen eine Betriebszeit von ca. 20 Stunden.

Der Sender ist ebenfalls in einem ähnlichen Gehäuse untergebracht. An den Eingang des Senders können zum einen externe Schallquellen wie Radio, Fernsehgerät, Kassettenrecorder sowie ein Mikrofon angeschlossen werden. Die Verwendung des Mikrofons ist für die Kinder am wichtigsten: Das Mikrofon wird zusammen mit dem Sender von der Bezugsperson (Elternteil oder Lehrer) getragen. Sobald die Bezugsperson spricht, sorgt eine Automatik für eine Verbesserung des Signal-Störschall-Abstands: Die Empfindlichkeit der Mikrofone im Hörgerät wird um etwa 15 dB abgesenkt, die Stimme der Bezugsperson wird vom Empfänger direkt auf den Verstärker des Hörgeräts übertragen. Sobald die Bezugsperson aufhört zu sprechen, werden die Hörgerätemikrophone wieder auf normale Lautstärke hochgeregelt, so daß alle Umgebungsgeräusche – z. B. die Antworten der Mitschüler – wieder normal wahrgenommen werden. So wird die Stimme der Bezugsperson auch dann verstärkt und deutlich übertragen, wenn dieser vom Kind abgewandt oder hinter dem Kind spricht. In der Schule (z. B. wenn der Lehrer an die Tafel schreibt und gleichzeitig spricht) oder in der Freizeit (z. B. beim Fahrradfahren hintereinander) ermöglicht die drahtlose Übertragungsanlage ein natürliches Verhalten aller Beteiligten. Die drahtlosen Übertragungsanlagen sind dcshalb wichtige Hilfsmittel für alle schwerhörigen Kinder. Wegen der hohen

Kosten (ca. DM 4000) verlangt der Kostenträger vor der Verordnung von Übertragungsanlagen ähnlich wie bei den Hörgeräten eine individuelle Überprüfung der Eignung nach einer Prüfzeit von wenigstens 4 Wochen.

Vibratoren. Unter dem Namen Mini-Fonator wird ein Schwingungsgeber vertrieben, der Schallschwingungen der Luft direkt auf die Haut überträgt, um deren Sensibilität als Ersatzgehör zu nutzen. Der Mini-Fonator besteht aus drei Komponenten: einem Ansteckmikrophon, einer Verstärkereinheit, und einem Vibrator. Das Ansteckmikrophon hat Kugelcharakteristik und wird vom Schwerhörigen über der Kleidung getragen. Die Verstärkereinheit ist wie bei den Taschenhörgeräten 10 x 5 x 2 cm groß und wird am Gürtel oder in der Tasche befestigt. Die Luftschallschwingungen werden ohne weitere Verarbeitungsschritte auf das Schwingungssystem des Vibrators übertragen, der wie eine flache Scheibe aussieht und wie eine Armbanduhr am Handgelenk befestigt wird. Die Verbindung zwischen den einzelnen Komponenten erfolgt über Kabel.

Der Mini-Fonator hilft gehörlosen und resthörigen Menschen beim Lippenlesen und macht auf Umweltgeräusche in ihrer Nähe aufmerksam. Für alle Schwerhörigen, die mit Hörgeräten Sprache noch wahrnehmen können, ist der Einsatz eines Vibrators nicht sinnvoll.

> **Zusammenfassung**
>
> Das Kapitel gibt einen Überblick über die verschiedenen derzeit gebräuchlichen konservativen (d. h. medikamentösen und physikalischen), operativen und apparativen Therapieformen bei kindlichen Hörstörungen und darüber hinaus einen Ausblick auf neuartige Therapieansätze und -entwicklungen. Für jedes im Kapitel Pädandiologische Klinik genannte Krankheitsbild werden die verschiedenen möglichen Behandlungsformen mit ihren Indikationen, Vor- und Nachteilen dargelegt. Die konservativ-pharmakologischen und operativen Therapiemethoden kommen fast ausschließlich bei Schalleitungsschwerhörigkeiten zum Einsatz und sind bei Innenohrschwerhörigkeiten nur in Ausnahmefällen (z. B. Hörsturz) indiziert. Dagegen ist die apparative Therapie (Hörgeräteversorgung und Sonderhörhilfen) eine Domäne bei Innenohrschwerhörigkeiten und wird nur selten bei Schalleitungsschwerhörigkeiten (z. B. bei Gehörgangsatresien) eingesetzt.

Literatur

1. Daschner, F.: Antibiotika am Krankenbett. Springer, Berlin 1990
2. v. Wedel, H., J. Kießling: In situ-Messungen zur Auswahl und Anpassung von Hörgeräten. Audiol. Akust. 25 (1986) 2

Kochleäre Implantation

Ist eine Taubheit oder eine hochgradige Schwerhörigkeit nicht befriedigend mit einem Hörgerät zu kompensieren, kann man das geschädigte Innenohr mit einer Hörprothese überbrücken und den Hörnerven direkt elektrisch stimulieren. Diese neue Hörhilfe kann vielen Gehörlosen oder hochgradig Schwerhörigen wieder den Zugang zur akustischen Kommunikation eröffnen. Man spricht von Innenohrprothese oder Kochleaimplantat (CI, Cochlea implant).

Prinzip

Das Mikrophonsignal wird über ein Kabel an einen Sprachprozessor weitergeleitet. Der Sprachprozessor extrahiert aus dem Signal akustische Merkmale und kodiert sie in ein Hochfrequenzradiosignal, das über eine Sendespule drahtlos zu einem unter der Haut implantierten Empfänger gesendet wird. Der Empfänger überträgt die Sprachmerkmale auf eine oder mehrere Elektroden in der Nähe des Hörnerven, dessen inadäquate Stimulation beim Patienten einen Höreindruck hervorruft.

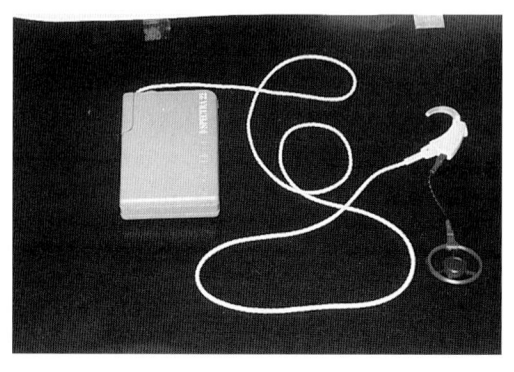

Abb. 8.30 Die äußerlich zu tragenden Bestandteile eines CI.
a Sprachprozessor, Verbindungskabel, Ohrmuschelhalterung mit Mikrophon, ringförmige Sendeantenne.
b Antenne und Mikrophon in situ.

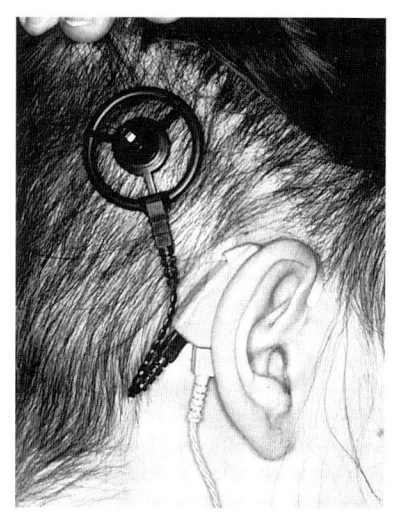

Die Prothese besteht aus zwei Teilen: dem implantierten Empfänger/Stimulator mit einer oder mehreren Elektroden und dem extern getragenen, batteriegetriebenen Sprachprozessor, der über Kabel mit Mikrophon und Sendespule verbunden ist, die der Patient am Kopf trägt (Abb. 8.30). Am Prozessor bestehen mehrere Regelmöglichkeiten (Störgeräuschunterdrückung) sowie Zusatzgeräteanschlüsse zur Ankopplung von Telephon, Radio- oder Fernsehgeräten.

Typen und Funktion

Im Sprachprozessor werden die physiologischen Prinzipien der Informationskodierung auf dem Hörnerven simuliert. Tonotopie und Periodizitätsanalyse (S. 320) werden ausgenutzt, bei Mehrkanalsystemen kann auch die Anregung benachbarter Fasern zur Lautstärkekodierung eingestellt werden.
Man unterscheidet Kochleaimplantate
– nach der Anzahl der Kanäle (Ein- bzw. Mehrkanalsystem; entspricht der Anzahl der verwendeten Elektroden),
– nach der anatomischen Plazierung der Elektroden (intra- bzw. extrakochleäres CI).

Bei Einkanalsystemen wird stets das gesamte Frequenzspektrum der Sprache auf den Hörnerven übertragen. Moduliert wird dabei nur die Amplitude der Stromstärke und die Pulsrate, eine nennenswerte Ortskodierung findet nicht statt.

Bei mehrkanaligen Hörprothesen wird jeweils ein Elektrodenpaar stimuliert. Da die Einzelelektroden an verschiedenen Stellen sitzen, ändert sich so der effektive Reizort auf der Basilarmembran: Dadurch soll die Tonotopie als zusätzlicher Parameter zur Kodierung der akustischen Information genutzt werden.

Das weltweit gebräuchlichste System ist die intrakochleäre 22-Kanal-Elektrode von Clark/Nucleus. Der Sprachprozessor berechnet aus dem Mikrofonsignal die Merkmale Grundfrequenz (f0), erster und zweiter Formant (F1 und F2). Die Grundfrequenz wird als Reizfolgefrequenz kodiert. Die Frequenzen des 1. bzw. 2. Formanten werden zur Ansteuerung der jeweiligen Reizelektrode verwendet. Die spektralen Teilamplituden des 1. und 2. Formanten bestimmen die Reizstromstärke. Die Absolutwerte der Stimulation richten sich nach individuellen Patientendaten.

Das einkanalige, intrakochleäre System von House findet nur noch in Ausnahmefällen Anwendung. Nach Bandpaßfilterung wird das Signal amplitudenmoduliert an die Elektrode übertragen. Je nach Amplitude erstrecken sich dann die Impulsfolgen auf unterschiedliche Erregungsareale entlang der Basilarmembran. Dadurch wird eine Ortskodierung erzielt. Die Zeitkodierung wird hier über den Modulationsgrad, die Lautstärkekodierung über die Reizimpulsbreite erreicht.

Indikation

Mit einem CI können versorgt werden:
- Gehörlose,
- Schwerhörige, die von einem Hörgerät nicht profitieren, wenn genügend funktionsfähige Hörnervenfasern vorhanden sind.

Der Zeitpunkt der Ertaubung (prälingual: vor dem Spracherwerb, postlingual: nach dem Spracherwerb) hat keinen Einfluß auf das operative Vorgehen, bestimmt über die Prognose aber wesentlich die Operationsindikation. Der Indikation zum CI beim Kind muß immer ein konservativer Behandlungsversuch mit beidseitiger Hörgeräteversorgung vorausgehen. Damit ein Fortschritt der kindlichen Entwicklung unter Hörgeräteversorgung verläßlich beurteilt werden kann, braucht man eine Beobachtungsdauer von mehreren Monaten, während derer eine möglichst intensive Förderung durch Eltern und Sonderpädagogen stattfinden sollte. Ein Kind kommt nur dann für ein CI in Betracht, wenn während der Beobachtung keinerlei Fortschritt zu erreichen war.

Patientenvorauswahl

Da funktionsfähige Hörnervenfasern durch das CI stimuliert werden sollen, muß eine Erkrankung des Hörnerven als Ursache der Schwerhörigkeit oder eine sekundäre Hörnervendegeneration ausgeschlossen sein. Es sollen 20–30 % der neuralen Einheiten, bzw. 5000–8000 Nervenfasern für ein ausreichendes Sprachverständnis erforderlich sein. Während bei Erwachsenen ein Promontoriumstest reicht, um sich funktionsfähiger Hörnervenfasern zu versichern, ist bei Kindern gelegentlich eine Elektrokochleographie notwendig, auf die viele Operationskliniken allerdings inzwischen verzichten.

Kinder sollten mindestens 2 Jahre alt sein, damit in der postoperativen Phase ein Mindestmaß an Kooperation vorhanden ist, um die Einstellung und Optimierung des Sprachprozessors zu ermöglichen. Die Voraussetzungen für die Operabilität entsprechen neben den oben angegebenen Kriterien den allgemeinen Bedingungen für die Narkosefähigkeit.

Während bei erwachsenen CI-Kandidaten ein normales intellektuelles Niveau und die Motivation wichtig für die Vorauswahl sind, ist bei Kindern das soziale Umfeld entscheidend. In einer Umgebung, die sich hörend und sprechend miteinander verständigt, gelingt die Rehabilitation auf spielerische Weise einfacher, so daß Kinder gehörloser Eltern weniger für eine Kochleaimplantation geeignet sind. Die Eltern sollten motiviert sein, andererseits an das CI nur realistische Erwartungen knüpfen. Eine Systemerkrankung oder zusätzliche Behinderung dürfen nicht vorliegen. Auch bei Kindern muß dringend darauf geachtet werden, daß die Nachsorge gewährleistet ist. Gerade Eltern aus dem Ausland verbinden mit der Kochleaimplantation die Vorstellung eines „Reparatur"eingriffs, nach dessen Abschluß keine weiteren Maßnahmen erforderlich seien. Ein solches Vorgehen mag im Einzelfall gutgehen, als normal ist es aber nicht anzustreben.

Prognose

Die Untersuchungen an erwachsenen CI-Patienten erlauben folgende Aussagen:
- Postlingual ertaubte Patienten verfügen wegen des Erhalts von Wortschatz und Syntax meist über eine gut erhaltene sprachliche Kompetenz, haben allerdings oft zu hohe Erwartungen an eine Implantation. Wegen der Vergleichsmöglichkeiten mit dem früheren Hörvermögen fällt ihnen die Umstellung auf die veränderten Höreindrücke oft schwer.
- Prälingual Ertaubte stellen diese Vergleiche nicht an. Für das Hörtraining ist jedoch von Nachteil, daß die Tonhöhenunterschiede schlechter auseinandergehalten werden können. Außerdem sind Wortschatz und Syntax meist nur gering entwickelt.

Bei Kindern ist der Zeitpunkt der Ertaubung nicht einfach als prä- bzw. postlingual zu klassifizieren, weil der Spracherwerb eine längere Zeitspanne (etwa 1.–5. Lebensjahr) umfaßt. Eine Ertaubung während dieser Zeit führt ohne Behandlung zum Verlust bereits erworbener Sprachkompetenz, was nach gefestigtem Spracherwerb (also spätestens ab dem 10. Lebensjahr) nicht geschieht. Im Prinzip profitiert ein Kind um so mehr von einem CI, je mehr Hör- und Sprachkompetenz es vor der Ertaubung besaß.

Es wird vermutet, daß ein prälingual ertaubtes Kind sein Ersatzhörvermögen über ein CI so ausnutzen könne, daß die weitere Gesamtentwicklung dadurch günstig beeinflußt wird. Wissenschaftlich belegt ist diese Vermutung noch nicht.

Kontraindikation

Eine Versorgung mit einem Kochlearimplantat ist nicht sinnvoll, wenn Hörreste vorhanden sind, die eine erfolgreiche konventionelle Hörgeräteversorgung erlauben. Bei psychosozialen Verhältnissen, die keine ausreichende Kooperation bei der Rehabilitation erwarten lassen, sollte von einer Implantation Abstand genommen werden. Eine Ossifikation des Schneckenlumens nach Meningitis macht die Einlage einer intrakochleären Sonde unmöglich. Kinder mit Akustikusneurinomen oder anderen Tumoren des Kleinhirnbrückenwinkels scheiden für die Implantation aus. Bei Gehörlosigkeit nach translabyrinthären Frakturen kann die Sondeneinlage an knöchernen Dislokationen scheitern.

Präoperative Diagnostik

Kinder, die für ein CI in Aussicht genommen sind, werden in der gleichen Weise pädaudiologisch untersucht wie andere Kinder mit Verdacht auf Schwerhörigkeit (S. 340). Die Leistungsdaten des (Rest-)Gehörs werden subjektiv- und objektiv-audiometrisch gesichert. Eine besondere Stellung nimmt der Promontorialtest und die Elektrokochleographie ein.

Die Voruntersuchungen sollen ausschließen, daß wesentliche Veränderungen im Mittelohr- oder dem Innenohr zu erwarten sind: rundes Fenster verschlossen, Scala tympani bindegewebig oder knöchern obliteriert, Innenohrdysplasie Typ Mondini (größere innere Weite der Schnecke mit Fehlen einer oder mehrerer Windungen), alte Felsenbeinquerfraktur mit Zerstörung von Schnecke oder Hörnerv.

Das Ergebnis einer Vestibularisprüfung hat keinen Einfluß auf die Indikationsstellung zum CI.

Promontoriumstest und Elektrokochleographie

Zur Differenzierung zwischen einer Innenohr- und einer Hörnervenerkrankung dient der *Promontoriumstest*. Dabei wird nach einem Trommelfellschnitt eine Elektrode durch die Pauke auf die mediale Paukenwand gelegt. Die Elektrode leitet Stromimpulse von einem Reizgenerator an die Kochlea weiter. Entsprechend der Impulsfolgefrequenz und den -amplituden hört der Patient bei intakter Hörnervenfunktion Töne oder Geräusche. Eine differenzierte Hörwahrnehmung beim Promontoriumstest wird als Zeichen dafür gewertet, daß genügend funktionierende Hörnervenfasern vorhanden sind, eine Implantation also erfolgversprechend ist. Der Test ermöglicht keine quantitativen Aussagen über die Hörnervenfunktion. Bei Frühertaubten kann die Aussagekraft durch das Fehlen eines akustischen Erinnerungsvermögens eingeschränkt sein, da diese Patienten taktile und akustische Sensationen nicht immer sicher unterscheiden können. Bei Kindern unter 10 Jahren ist ein Promontoriumstest meist nicht möglich, da die Prozedur unangenehm und manchmal auch schmerzhaft sein kann. Außerdem ist eine minimale Kooperationsfähigkeit erforderlich.

Die *Elektrokochleographie* (ECochG) ermöglicht die Differentialdiagnose von neuraler und Innenohrertaubung (S. 334). Die ECochG ergänzt den Promontoriumstest und soll zu Aussagen über Haarzell- und Hörnervenfunktion verhelfen. Die Indikation bei Kindern ist eingeschränkt, da diese Invasivdiagnostik meist nur in Narkose durchführbar ist. Viele Operateure verzichten daher auf eine präoperative ECochG.

Hörgeräteüberprüfung

Eine wichtige präoperative Frage vor CI ist, ob eine hochgradige Schwerhörigkeit oder Resthörigkeit durch eine Hörgeräteversorgung eine ausreichend kompensiert werden kann und so eine Verbesserung des Sprachverständnisses erreichbar ist. Bei Kindern sollte der Erfolg der Hörgeräteversorgung erst nach einer mehrmonatigen Probephase beurteilt werden.

Ein Sonderfall ist eine Ertaubung nach bakterieller Meningitis, die nicht selten im Kleinkind- und Kindergartenalter auftritt. Nach bakterieller Meningitis können innerhalb von wenigen Monaten Verknöcherungen der Kochlea mit vollständiger Obliteration der Schneckengänge auftreten, die die Plazierung einer intrakochleären Elektrode verhindern. Man sollte dann bei gesicherter Ertaubung die CI-Versorgung nicht hinauszögern und kann auf die Hörgeräte-Probephase verzichten.

Sprachstatus

Vor der Operation werden die sprachlichen Fähigkeiten als weiteres Entscheidungskriterium zur Implantation untersucht. Diese Befunde dienen während der Rehabilitationsphase zur Erfolgskontrolle und Dokumentation der Ergebnisse.

Das Sprachverständnis wird im sogenannten *Closed set* (vorgesprochene Wörter müssen aus einer schriftlich oder bildlich vorgegebenen Liste ausgewählt werden) und *Open set* (keine Vorgaben) geprüft.

Zur Einschätzung der aktiven Sprechleistung bewertet man Artikulation und aktiven Wortschatz. Zusätzlich wird geprüft, ob das Kind Sprachlaute imitieren kann, und welche semantischen und grammatischen Fähigkeiten es besitzt. Dazu existiert eine Reihe von Testverfahren, die z.T. auch in der Untersuchung von normalhörigen Kindern mit einer Sprachentwicklungsverzögerung verwendet werden (S. 35 u. 227).

Röntgendiagnostik

Durch die präoperative Röntgendiagnostik sollen die Felsenbeine mit den Innenohrstrukturen dargestellt werden. Anlagebedingte Fehlbildungen und erworbene pathologische Veränderungen können Kontraindikationen für die Versorgung mit einem Kochleaimplantat sein.

Dazu werden hochauflösende Computer- und Magnetresonanztomographie (CT, MRT) eingesetzt, die im Informationsgehalt den konventionellen Projektionen (Stenvers) weitaus überlegen sind.

Für den Operateur sind Aussagen über Anomalien von Schnecke und Labyrinth, Flüssigkeitsgehalt der Scalae und der Verlauf des N. facialis wichtig. Ein Kleinhirnbrückenwinkeltumor muß auch bei Kindern ausgeschlossen werden. Die Schädeldicke zeigt, wie tief das Implantat eingebettet werden kann.

Ein besonderer Vorteil der MRT ist die gute Darstellung flüssigkeitsgefüllter Räume sowie des Meatus acusticus internus.

CT und MRT können bei kleineren Kindern oft nur in Narkose durchgeführt werden, sind aber dennoch Voraussetzung einer CI-Operation.

Intelligenz und Lernfähigkeit

Zur Bestimmung der Intelligenz sind besondere Intelligenztests für Ertaubte entwickelt worden. Dabei können sprachgebundene und sprachfreie Verfahren unterschieden werden. Die sprachfreien Tests sind nur für Kinder und Jugendliche standardisiert. Sie bewerten hauptsächlich Gedächtnis, Formwahrnehmung und Abstraktionsvermögen. Die entsprechenden Testverfahren gehören in die Hände des Fachpsychologen, werden aber nicht selten vom Sonderpädagogen ausgeführt, der später mit der Rehabilitation der Kinder befaßt wird. Die Testergebnisse können die Indikation zum CI zwar wertvoll untermauern, sind aber keine absolute Voraussetzung für die Operation, da sich die Indikation nicht nach Minimalanforderungen richtet.

Motivation

Der Arzt muß versuchen, die Motivation eines für eine kochleäre Implantation in Frage kommenden Kindes abzuschätzen, und kann sich nicht auf Testverfahren verlassen. Bei Kindern kann das Interesse am Lernen leichter vorausgesetzt werden als bei Erwachsenen. Entscheidend ist das soziale Umfeld und die Eltern-Kind-Interaktion. Eine einmalige Konsultation reicht in der Regel nicht aus, auch die Beobachtungszeit während der (meist stationären) Diagnostik genügt zur Beurteilung wegen der Besonderheit der Umgebung unter Umständen nicht. Man wird sich in dieser Frage am besten mit dem Hausarzt beraten, der ohnehin in den Entscheidungsprozeß mit einbezogen werden sollte.

Präoperative Beratung

Die ausführliche Beratung von Eltern und Kind über das technische Vorgehen und die anschließende Rehabilitation dient den Eltern als Entscheidungshilfe. Dabei sollte der Arzt die Erwartungshaltung an die realen Möglichkeiten angleichen.

Präoperatives Trainingsprogramm

Bereits vor der Implantation sollten Kinder an einem Hörtraining mit zielgerichtetem Programm teilnehmen. Dabei werden die bestehenden Kommunikationsfähigkeiten weiter ausgebildet und mögliche Reserven der Hörgeräteversorgung ausgeschöpft.

Das Programm dient der Förderung von Fähigkeiten, die für die postoperative Rehabilitation erforderlich sind. Wesentlich für Kinder ist die Fähigkeit zur Kategorienbildung (groß – größer – zu groß, klein – kleiner – zu klein, zu leise – leise – laut – lauter – zu laut). Bei Kindern muß dafür evtl. zunächst ein Antwortmuster eingeübt werden. Durch diese Vorübungen lernen die Kinder Begriffspaare wie an – aus, gleich – unterschiedlich, hoch – tief, laut – leise. Hilfreich sind visuelle Analogien wie trauriges – lachendes Gesicht, leeres – halbvolles – überlaufendes Glas. Gleichzeitig können die Familie und die betreuenden Pädagogen vorbereitet werden.

Operatives Vorgehen

Das Elektrodenbündel und das Empfängerteil des Kochlearimplantats werden intrakorporal getragen und müssen in einem operativen Eingriff eingesetzt werden.

Dazu wird nach retroaurikulärer Schnittführung und Erweiterung nach dorsal der Knochen über dem Planum mastoideum bis nahe an den äußeren Gehörgang und bis zur Warzenfortsatzspitze freigelegt und eine Mastoidektomie durchgeführt. Zur Befestigung der Implantate werden Bohrlöcher in der hinteren knöchernen Gehörgangswand, an der Warzenfortsatzspitze und in der posterior überhängenden Kortikalis angelegt. Dorsal des Sinus sigmoideus wird zur Einbettung der Empfangsspule mit Hilfe einer Schablone ein entsprechendes Lager in die Schädelkalotte gefräst. Das Elektrodenbündel wird bei intrakochleärer Lage entweder durch das runde Fenster oder durch ein Bohrloch in die Scala tympani in der Nähe des runden Fensters eingelegt.

Die Elektroden können meist bis etwa 20 mm eingeführt werden. Erfahrungsgemäß ist ein Hörerfolg jedoch auch dann zu erwarten, wenn einige Elektrodenringe außerhalb der Schnecke liegenbleiben.

Risiken und Komplikationsmöglichkeiten

Die operationsbedingten Risiken entsprechen den allgemeinen Risiken einer Mittelohroperation. Dazu zählen Blutung, Trommelfell-, Dura- und Gesichtsnervenverletzung sowie das Auftreten einer Perilymphfistel. Anfangs können Ohrgeräusche auftreten, Schwindel und Gleichgewichtsstörungen sind selten. Kinder sind vor allem durch eine Labyrinthitis im Rahmen einer Mittelohrentzündung gefährdet. Eine unangenehme Komplikation ist die Nekrose des Hautlappens über dem Implantat: Wenn eine Deckung mit Hautschwenklappen nicht erfolgversprechend erscheint, muß das Implantat entfernt werden.

Zu den operativen Risiken kommen die technischen Komplikationsmöglichkeiten. Die Elektroden können beim Einlegen in die Kochlea beschädigt werden und das gesamte Implantat funktionsuntüchtig machen. Das Problem der Elektrodenkorrosion ist inzwischen befriedigend gelöst. Die elektrische Dauerstimulation verursacht manchmal Gewebsanlagerungen an den Elektroden und damit eine Veränderung des Übergangswiderstandes, so daß die Stimulation auf die Dauer schwächer wird.

Nach anfänglich unkompliziertem Verlauf verschieben sich die Elektroden manchmal noch zu einem späteren Zeitpunkt. In beiden Fällen wird das Implantat neu „angepaßt", d. h. die Elektroden werden neu programmiert, ohne daß ein erneuter operativer Eingriff nötig wäre.

Nachbehandlung

Neben unterschiedlichen technischen Systemen existieren auch verschiedenartig aufgebaute Rehabilitationsprogramme. Vergleiche der verschiedenen Systeme sind schwierig, da die Ergebnisse nicht allein auf die Art des verwendeten CI-Systems zurückgeführt werden können.

Anpassung des Sprachprozessors

Wesentliche Voraussetzung für den Erfolg einer Hörprothese ist die individuelle Anpassung an die Hörreaktionen des einzelnen Patienten. Mit Hilfe eines Microcomputersystems kann der Sprachprozessor programmiert werden.

Dynamikanpassung

Im ersten Schritt werden die Hörschwellen für die einzelnen Kanäle (bei Mehrkanalsystemen) bestimmt, indem man die Reizstromstärken stufenweise erhöht, bis der Patient eine Hörwahrnehmung angibt (elektrische Hörschwelle, „threshold level"). Die Reizstromstärke wird dann weiter gesteigert, solange die Hörwahrnehmung noch nicht unangenehm laut wird (elektrische Unbehaglichkeitsschwelle, „comfortable level"). Die Schwellen müssen einzeln für jeden Kanal bestimmt werden, ihre Differenz ergibt den nutzbaren Dynamikbereich. Die Dynamik wird in mehrere Lautheitsstufen unterteilt, deren Schrittweite so angepaßt ist, daß der Patient eine kontinuierliche Lautheitssteigerung empfindet.

Die Bestimmung dieser Schwellen erfordert eine gute Kooperation zwischen Patient und Untersucher und kann individuell unterschiedlich lange dauern. Insbesondere die Ermittlung der Unbehaglichkeitsschwelle bereitet Patienten Schwierigkeiten, die bereits lange ertaubt sind.

Schon bei der Schwellenbestimmung soll der Patient die Töne beschreiben und damit auf die Tonhöhenerkennung achten.

Damit alle Kanäle als gleichlaut empfunden werden, müssen die Kennlinien nach Ermittlung der Hörschwelle und der Unbehaglichkeitsgrenze linearisiert werden. Diese Schwellen können sich langfristig ändern und sollten regelmäßig kontrolliert werden. Meist sinkt die Hörschwelle bei Ansteigen der Unbehaglichkeitsschwelle, so daß der nutzbare Dynamikbereich zunimmt.

Zur Anpassung der Lautstärke stehen außer der Veränderung der Reizstromstärke noch zwei weitere Parameter zur Verfügung: Reizmodus und Pulsdauer.

Der Reizmodus bestimmt, welche Elektroden zur Stimulation elektrisch verschaltet werden. Je weiter die stimulierten Elektroden voneinander entfernt sind (Erhöhung des Reizmodus), desto mehr Hörnervenfasern werden gereizt: Bei gleicher Reizstromstärke steigt die Lautheitsempfindung.

Tonhöhenanpassung

Mehr Probleme bereitet die Tonhöhenanpassung, weil die subjektiven Empfindungen der Patienten oft nicht eindeutig zu interpretieren sind.

Mehrkanalige Hörprothesen nutzen zur Kodierung der Tonhöhe das Ortsprinzip (Tonotopie). Die Frequenzen der Formanten F1 und F2 werden zur Tonhöhenfestlegung einzelnen Elektroden, entsprechend ihrer Länge und damit der Position in der Kochlea, zugeordnet. Die Reizfolge entspricht der Grundfrequenz f0. Da die Frequenzzuordnung in der Schnecke mit dem Abstand vom ovalen Fenster exponentiell abnimmt, die Elektroden aber äquidistant angeordnet sind, muß bei der Programmierung der Tonotopie eine exponentielles

Abstandsgesetz nachgebildet werden. Die Parameter Bandgrenzen und Frequenzbereich sind variabel und lassen sich den individuellen Gegebenheiten anpassen.

In der Anpassungssitzung werden alle Kanäle nacheinander stimuliert. Der Patient gibt an, ob er eine kontinuierliche Tonhöhensteigerung ähnlich einer Tonleiter empfindet. Wenn er Sprünge hört oder Diskrepanzen in der Reihenfolge auftreten (gestörte Tonotopie), müssen die betroffenen Elektroden lokalisiert und entsprechend eingeordnet werden.

Bei Mißempfindungen müssen evtl. vorübergehend einzelne Kanäle abgeschaltet werden. Alternativ dazu kann man die basalen Frequenzbänder verkleinern und die apikalen verbreitern, um die Gesamttonhöhe mehr auf die apikalen als auf die basalen Elektroden zu konzentrieren.

Ein spezielles Programm setzt die gewonnenen Daten für Lautstärke und Tonhöhe schließlich zu einem Sprachprozessorprogramm zusammen (map).

Bei Kindern kann zu Beginn der Rehabilitationsphase mit CI noch keine Reaktion auf akustische Eindrücke beobachtet werden. Man beginnt mit einer vorsichtigen Einstellung des Sprachprozessors nach Erfahrungswerten, evtl. zunächst nur mit Schaltung einer Elektrode bei Mehrkanalsystemen und sukzessiver Zuschaltung weiterer Elektroden. Der Lautstärkepegel wird nur allmählich gesteigert und an den Reaktionen des Kindes kontrolliert. Die Komplettierung des Elektrodensatzes sollte jedoch so bald wie möglich erfolgen, um zu verhindern, daß das Kind immer wieder neue Höreindrücke lernen muß.

Hör- und Sprachtraining

Durch die Implantation eines CI erhöhen sich die Möglichkeiten der auditiven Kommunikation. Postlingual ertaubte Patienten verfügten schon vor der Implantation über Fähigkeiten, die für die auditive Kommunikation wichtig sind, wie z.B. Rhythmusempfinden, Wortschatz, Hörerinnerungen. Sie müssen nicht grundsätzlich neue Fähigkeiten erwerben, sondern sich auf das veränderte akustische Signal einstellen.

Bei prälingual ertaubten Kindern sind die Fähigkeiten zur sprachlichen Verständigung oft sehr gering. Diese Kinder müssen sich zunächst an Klangempfindungen gewöhnen.

Das Ziel jeden Hörtrainings ist die Verwertung ausgewählter akustischer Informationen, die zur sprachlichen Verständigung herangezogen werden können.

Mit dem Hörtraining wird nach Abschluß der Wundheilung begonnen, in der Regel 4 Wochen nach der Implantation.

Zu Beginn der Trainingsphase werden Alltagsgeräusche wie Hupen, Telefonklingeln, Wasserrauschen angeboten. Dann sollen Geräusche und menschliche Stimmen unterschieden werden. Dabei soll der Patient lernen, Strukturen von Zeitmustern akustischer Stimuli zu erkennen.

Beim nächsten Schritt sollen einzelne Sprachmerkmale eingeübt werden, unter Umständen mit zusätzlichen visuellen Informationen (Lippenlesen). So soll der Patient z.B. aus einer Liste von Silbenpaaren das vorgesprochene auswählen. Später steigert sich die Schwierigkeit, indem vier ähnliche Silben vorgegeben werden. Zur Unterscheidung der Silben müssen sich die Patienten auf Silbenzahl, Wortanzahl und Prosodie konzentrieren (suprasegmentale Merkmale). Die Fortschritte werden laufend protokolliert.

Schließlich wird das Erkennen von gesprochenem Text trainiert. Dabei wird der Patient aufgefordert, eine Textvorlage zur verfolgen, während der Text vorgesprochen wird (speech tracking). In dieser Phase des Hörtrainings können die Therapeuten auch am Sprechvermögen des Patienten arbeiten. Stimmgebung und Artikulation können durch auditive Kontrolle den physiologischen Verhältnissen besser angepaßt werden. Durch eine adäquate Prosodie erhöht sich die Verständlichkeit.

Von diesem Rahmenprogramm muß im Einzelfall den individuellen Gegebenheiten entsprechend abgewichen werden. Insbesondere bei Kindern richtet sich das Hörtraining nach dem Alter bei Beginn des Hörverlustes, der Länge der sensorischen Deprivation und deren Auswirkung auf die Sprache.

Rehabilitation

Die Rehabilitation und Integration von CI-Patienten muß zu Hause/außerklinisch stattfinden. Es gilt, die erlernte Kommunikation im Alltag anzuwenden. Dies bedeutet nicht nur die vermehrte Nutzung akustischer Signale für die Kommunikation, sondern auch die Auseinandersetzung mit psychosozialen Veränderungen, die ein Mindestmaß an Selbstvertrauen erfordern. Eine schlechte Akzeptanz beruht häufig auf unrealistischen Erwartungen. So muß vor allem zu Beginn die Motivation zum Tragen des CI intensiv gefördert werden. Dies gelingt mit Rollenspielen, durch Kontakte in einer (Eltern-)Selbsthilfegruppe und die Einbeziehung der Angehörigen.

Besonders bei Kindern mit Kochleaimplantat muß nach der Implantation der Schwerpunkt auf die Verwertung akustischer Informationen für Sprachverständnis und Sprechen gelegt werden. Es ist so möglich, komplexere sprachliche Strukturen zu vermitteln. Die Lernerfolge treten schneller ein, da über das Ohr zusätzliche Merkhilfen genutzt werden können. Dabei ist es wünschenswert, Schulkinder in Klassen zu unterrichten, die ausschließlich aus CI-Patienten bestehen. Bei der Eingliederung in Gehörlosenklassen werden die Kinder einerseits nicht ausreichend akustisch gefordert, andererseits sind ihre Fähigkeiten zu Beginn noch nicht ausreichend, um in Klassen gleichaltriger Schwerhöriger dem Unterricht folgen zu können. Angestrebt wird ein Wechsel in eine Schwerhörigenklasse nach zwei Jahren.

Darüber hinaus benötigen die Patienten einem Implantat Hilfe bei Umstellung auf die veränderte Lebenssituation. CI-Träger haben Probleme im Kontakt zu den Gehörlosen, die den neuen Fähigkeiten ihrer ehemaligen Leidensgenossen zwiespältig gegenüberstehen und zur Ausgrenzung neigen. Die Kommunikationsfähigkeiten unterscheiden sich jedoch weiterhin von denen Normalhöriger, so daß auch hier die Akzeptanz problematisch sein kann.

Ergebnisse

Bisher erhielten weltweit mehrere Tausend Erwachsene und Kinder ein Kochleaimplantat. Dabei kamen unterschiedliche technische Systeme und verschiedene Rehabilitationskonzepte zum Einsatz.

Der Erfolg eines CI hängt zunächst von den vorgegebenen Voraussetzungen ab (Alter des Patienten, Alter bei Eintritt der Ertaubung, Dauer der Ertaubung, bisheriges Hörtraining).

Das bestmögliche Sprachverständnis wird nicht von allen Patienten erreicht. Die Streubreite reicht von der alleinigen Wahrnehmung eines Geräusches oder eines Klanges bis zur rein auditiven Verständigung. Dazwischen stehen die Fähigkeiten, Tonhöhen zu unterscheiden, verschiedene Geräuschqualitäten zu erkennen, Silbenzahlen zu bestimmen und das Verstehen „geschlossener" und „offener" Sprache. Als Erfolgsparameter gelten: Hörvermögen, Sprachverständnis, Sprechvermögen und die subjektive Einschätzung durch den Patienten.

Die Besserung des Sprechvermögens zeigt sich durch eine leichte Absenkung der mittleren Sprechstimmlage und eine stärkere Differenzierung prosodischer Elemente. Die Sprechgeschwindigkeit verringert sich durch weniger Auslassungen und eine bessere Segmentierung.

Die Einschätzungen der Patienten stimmen oft nicht mit den objektiven Parametern überein. Für einen Gehörlosen kann die ausschließliche Wahrnehmung von Umweltgeräuschen eine Bereicherung sein, während vor allem postlingual ertaubte Erwachsene mit einem für CI-Träger überdurchschnittlichen Sprachverständnis unzufrieden sein können.

Bei Kindern zeigen sich signifikante Verbesserungen für das Verständnis von offener und geschlossener Sprache. Auch prälingual ertaubte Kinder können einfache Wörter ohne Unterstützung durch andere Sinne (auditiv) verstehen lernen. Wie längere Verlaufsuntersuchungen zeigen, kann sich bei Kindern das Sprachverständnis auch noch nach Jahren verbessern, während bei Erwachsenen nach etwa drei Jahren keine weitere Besserung mehr eintritt.

Besonderheiten bei Kindern

Die Kochleaimplantation bei Kindern stellt andere Anforderungen an die Auswahl und Rehabilitation als bei Erwachsenen. Ein Programm für Kinder muß häufige kurze Intensivphasen umfassen, aber langfristig angelegt sein. Die Rehabilitationseinrichtungen sind oft von den Wohnorten weit entfernt, so daß dort wiederholte stationäre Aufenthalte erforderlich sind. Vorzeitige Frustrationserlebnisse werden verhindert, wenn die Kontaktpersonen keine überzogene Erwartungshaltung haben. Neben der medizinischen und technischen muß auch die pädagogische Nachsorge gewährleistet sein. In der Sonderschule sind lautsprachorientierte Unterrichtsverfahren erforderlich (unisensorische Hörerziehung, S. 398).

Vor der Implantation ist es notwendig, neben der Effektivität einer Hörgeräteversorgung auch abzuwägen, ob nicht schon durch eine Intensivierung von pädagogischen Maßnahmen Verbesserungen in der Kommunikationsfähigkeit zu erwarten wären. Voraussetzung ist, daß das Kind weder mit einem Hörgerät noch mittels taktiler Hilfen segmentale Sprachanteile erkennt.

Ein positiver Aspekt für die Rehabilitation von CI-Kindern ist deren größere Lernfähigkeit im Vergleich zu Erwachsenen. Sie sind ständiges Lernen durch die Schule gewöhnt, lassen sich durch Fortschritte schneller begeistern und verfügen über ein besseres Kombinationsvermögen sowie eine erhöhte Assoziationsfähigkeit. Förderlich ist auch die allgemeine kindliche Neugier auf neue Geräusche.

Ein Problem stellt oft noch die gesellschaftliche Integration dar, da die Kinder meist weiter Gehörlosenklassen besuchen. Dort sind sie mit dem Mißtrauen der Mitschüler und der Unsicherheit der Lehrkräfte konfrontiert, die auf allgemeiner Ablehnung oder zu hohen Erwartungen beruht.

Ausblick

Mit den bisher verfügbaren Systemen wird eine signifikante Verbesserung des Sprachverständnisses und des Sprechvermögens erreicht, eine flüssige Kommunikation auf rein auditivem Weg ist jedoch nicht immer möglich. Verschiedene Ansätze zur Verbesserung werden untersucht:

- Störgeräuschunterdrückung des Sprachprozessors,
- Verbesserung der Frequenzselektivität: durch neue Elektroden Senkung der Impedanz und lokale Begrenzung der elektrischen Erregung,
- neue Kodierungsstrategien mit Erhöhung der Elektrodenzahl und der Stimulusrate,
- Verfeinerung der digitalen Signalverarbeitung mit verbesserter Merkmalsextraktion,
- Miniaturisierung der Geräte und Senkung des Stromverbrauchs, wodurch zugleich der kosmetische äußere Aspekt verbessert werden könnte.

Weiterhin muß bei Kindern die Wechselbeziehung zwischen Implantat und Schädelwachstum zur Erhöhung der biologischen Sicherheit erforscht werden. Im Verlaufe des Lebens wächst zwar das Innenohr nicht, jedoch der umgebende Schädel. Derzeit werden Elektroden mit expansiven Elementen erprobt, die sich an die veränderlichen Abmessungen des Mittelohres anpassen können.

Die bereits in Einzelfällen beschriebene Implantation von Hirnstammelektroden dürfte auf längere Zeit bei Kindern noch nicht in Frage kommen.

Die Inhalte der Rehabilitationsprogramme vor allem für Kinder und prälingual ertaubte Erwachsene werden laufend erfolgskontrolliert und verbessert.

Bei hochgradigen Schwerhörigkeiten erscheint erreichbar, daß die Ergebnisse des CI die der Versorgung mit einem Hörgerät übertreffen. Dann könnte eventuell die Indikation auf Kinder und Erwachsene mit hochgradiger Schwerhörigkeit erweitert werden, selbst wenn eine Hörgeräteversorgung zuvor bescheidene Erfolge hatte.

Durch die verbesserte Früherkennung kindlicher Schwerhörigkeit und die Einschränkung der CI-Indikation bei Erwachsenen zeichnet sich ab, daß in Zukunft sehr viel mehr Kinder als bisher mit einem Implantat versorgt werden können. Die Rehabilitation wird sich darauf einstellen müssen.

Zusammenfassung

Als Cochlear implant (CI) bezeichnet man eine Innenohrelektrode, die – unter Umgehung des Außen-, Mittel- und Innenohrs – den Hörnerven inadäquat über elektrische Impulse stimuliert. Das gesamte System besteht aus einer implantierbaren Komponente (Ein- oder Mehrkanalelektrode mit Empfangsteil für das Stimulationssignal) und einem extrakorporal getragenen Mikrophon mit Sprachprozessor. Das Programm des Sprachprozessors ist darauf optimiert, sprachrelevante Merkmale aus dem Mikrofonsignal zu extrahieren und als elektrische Pulssequenzen für die Elektroden zu kodieren. Ein CI ist bei Patienten indiziert, deren Gehörlosigkeit oder Schwerhörigkeit mittels Hörgerät nicht zu lindern ist. Bei Erwachsennen ist die Prognose einer CI-Versorgung besonders gut, wenn der Zeitpunkt der Ertaubung nach abgeschlossenem Spracherwerb liegt („postlingual"). Bei Kindern hat sich die CI-Versorgung als besonders günstig herausgestellt, wenn infolge bakterieller Meningitis eine hochgradige Schwerhörigkeit zurückgeblieben ist. Der operative Eingriff ist standardisiert. Die Prognose wird durch sorgfältige Patientenauswahl und -vorbereitung einerseits sowie individuelle Implantatanpassung und Rehabilitation andererseits bestimmt. Bei Kindern scheinen besondere Rehabilitationserfolge möglich zu sein, dennoch sollte das aufwendige Verfahren stets gegen eine konventionelle Hörgerätversorgung abgewogen werden.

Literatur

1. Banfai, K.: Das Cochlear Implant. Gross, Stuttgart 1985
2. Beiter, L.A., J.A. Brimacombe: Cochlear Implants. In Alpiner, J.G., P.A. McCarthy: Rehabilitative Audiology, Children and Adults, 2nd ed. Williams & Wilkins, Baltimore 1993
3. Burian, K., B. Eisenwort, C. Pfeiffer: Hörtraining. Thieme, Stuttgart 1986
4. Clark, G.M., Y.C. Tong, J.F. Patrick: Cochlear Prostheses. Livingstone, London 1990
5. Lehnhardt, E., M.S. Hirshorn: Cochlea Implant – eine Hilfe für beidseitig Taube. Springer, Berlin 1987
6. Meixner R.: Pädagogische Aufgabenstellungen bei Schülern mit Cochlea-Implantat. Hörgesch. Pädagog. 46 (1992) 123
7. Neumann, H.: Aufgaben des Pädagogen als Mitglied einer multidisziplinären Arbeitsgruppe bei Schülern mit Cochlea-Implantat. Sprache Stimme Gehör 16 (1992) 1
8. Owens, E., D. Kessler: Cochlear Implants in Children. Little Brown, Boston 1988
9. Schindler, R.A., M.M. Merzenich: Cochlear Implants. Raven Press, New York 1983

Organisatorische Erfordernisse und Voraussetzungen

Epidemiologie

In Deutschland gibt es keine genauen Studien über die Prävalenz kindlicher Schwerhörigkeit, abgesehen von epidemiologisch angreifbaren Untersuchungen von Patienten-Interessensverbänden. Schätzungen über die Anzahl von hörbehinderten Kindern in sonderpädagogischen Einrichtungen belaufen sich auf etwa 80 000 Kinder, über deren Hörverlust und Altersverteilung allerdings wenig bekannt ist. Ein Zentralregister über kindliche Hörstörungen ist noch nicht gesetzlich verankert und befindet sich im Aufbau.

Auch weltweit sind „harte" Zahlen über kindliche Schwerhörigkeit nur schwer zu gewinnen. Angloamerikanische Studien beziffern die Inzidenz angeborener Schwerhörigkeit mit 10^{-4}. In einer aktuellen Übersicht (11) sind 10 Studien zusammengestellt, in denen ca. 4,5 Millionen Kinder auf Schwerhörigkeit untersucht wurden (Abb. 8.**31**). Das Risiko für kindliche Schwerhörigkeit von 50 dB HL kann nach diesen Untersuchungen pauschal mit 1:1000 angesetzt werden. Gewisse Unsicherheiten der heterogenen Studien (Auswirkung der Röteln-Epidemie in den frühen 60er Jahren, Einschluß von erworbenen und möglicherweise progredienten Schwerhörigkeiten) ändern am Grundsatz der hohen Häufigkeit nichts.

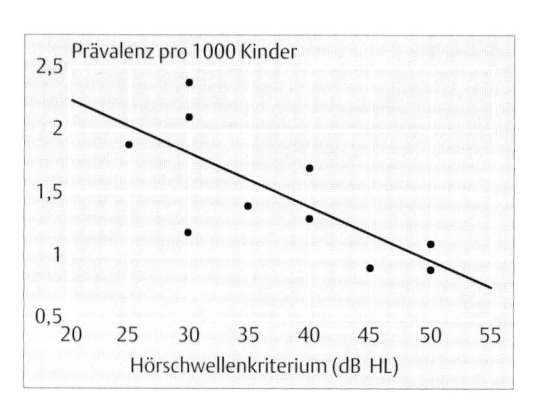

Abb. 8.31 Publizierte Prävalenzraten von sensorineuralen und kombinierten Schwerhörigkeiten in mehreren Studien.

Amerikanische Reihenuntersuchungen an Studenten mit einem niedrigen Schwellenkriterium (20 dB HL) belegen eine Prävalenz von 3% für einseitige, von 1% für beidseitige Schwerhörigkeit (National Speech and Hearing Survey [6]). Man darf mit aller Vorsicht verallgemeinern, daß ähnliche Werte in allen Industriestaaten gelten: Insgesamt muß Schwerhörigkeit im Kindes- und Jugendlichenalter als relativ häufige Erkrankung angesehen werden.

Früherfassung

Es besteht nach allen aktuellen Erkenntnissen kein Zweifel daran, daß die Folgen kindlicher Schwerhörigkeit um so geringer sind, je früher die Schwerhörigkeit diagnostiziert wird und je konsequenter Förderungsmaßnahmen ergriffen werden (15, 3). Für den Bereich der kongenitalen Innenohrschwerhörigkeiten (unabhängig davon, ob erworben oder hereditär) sollte die Frühdiagnose durch Siebtestuntersuchungen vorbereitet und durch eine aufwendigere Hördiagnostik gesichert werden.

Obwohl der Nutzen der Früherkennung und Frühförderung von Hörschäden unumstritten ist, gibt es weder in Deutschland noch im europäischen Ausland gesetzlich vorgeschriebene Reihenuntersuchungen von Neugeborenen. 1992 wurde in Deutschland eine hochgradige oder an Taubheit grenzende Schwerhörigkeit erst im Alter von knapp unter zwei Jahren diagnostiziert (5), was gegenüber früheren Jahren zwar eine Verbesserung darstellte, aber immer noch viel zu spät für eine „Frühtherapie" ist.

In den USA haben einige Bundesstaaten auf der Basis eines Vorschlags der American Speech-Language-Hearing Association (ASHA) gesetzliche Regelungen zur Früherkennung getroffen. Der erste Bundesstaat mit einer solchen Regelung war 1970/71 Massachusetts.

Sollen Siebtests und Reihenuntersuchungen flächendeckend erfolgreich sein, dürfen sie nicht nur von spezialisierten Klinikabteilungen oder nur an Krankenhäusern der Maximalversorgung durchgeführt werden. Wie andere Vorsorgeuntersuchungen auch, müssen Siebtests in die Hand des Kinder- oder des Allgemeinarztes gelegt werden, der auffällige Verdachtsfälle konsequent an Fachabteilungen weiterleitet. Ein System zur Früherkennung kann aber nur dann zufriedenstellend funktionieren, wenn die im Screening auffälligen Kinder an pädaudiologischen Zentren ohne lange Wartezeit genauer untersucht werden können. Die derzeit an einigen Universitätskliniken vorhandene diagnostische Kapazität reicht dafür nicht aus. Die aktuelle Diskussion über Wirtschaftlichkeit, die strikte Trennung zwischen ambulanter und stationärer Behandlung und nicht zuletzt die zahlenmäßig geringe Lobby der schwerhörigen Kinder haben den Aufbau eines verläßlichen Filters bisher verhindert. Durch Aktivität verschiedener Elternvereine und Selbsthilfegruppen kam in jüngster Zeit etwas Bewegung in die festgefahrene Situation, Deutschland bleibt damit aber noch immer hinter zahlreichen anderen Ländern zurück (1)

Siebtest im Neugeborenen- und Säuglingsalter

Obwohl es medizinisch vertretbar wäre, eine Reihenuntersuchung zum Gehör erst im Alter von drei Monaten durchzuführen, ist das damit verbundene organisatorische Problem zu groß: die Eltern scheuen den Aufwand eines neuerlichen Arztbesuchs. Entsprechend kann ein Siebtest zum kindlichen Gehör seiner Funktion nur gerecht werden, wenn er neben anderen Vorsorgeuntersuchungen noch auf der Neugeborenenstation stattfindet.

Die Vorsorgeuntersuchung zum Gehör ist nicht die einzige präventive Untersuchung, die im Neugeborenenalter sinnvoll ist. Außer gesetzlich vorgeschriebenen Blutuntersuchungen (zum Ausschluß von z. B. Phenylketonurie oder Hypothyreose) gehören heute weitere technische Untersuchungen zum klinischen Standard, wie z. B. die Ultraschalluntersuchung der Säuglingshüfte. Der untersuchende Pädiater muß für sämtliche diagnostischen Techniken ausgebildet sein. Probleme der Ausbildung, der Investitionsmittel und der berufspolitischen Abgrenzung haben bisher verhindert, daß in Deutschland eine sichere Vorsorge zu kindlichen Hörschäden entstanden ist – von wissenschaftlichen Studien abgesehen, die nicht aus der Krankenversorgung finanziert wurden.

Aus den umfassenden Studien der Jahre 1988–1992 ging die Reihenuntersuchung mittels TEOAE eindeutig als das beste Screeningverfahren hervor. Sämtliche früher verwendeten Methoden sind den TEOAE an Spezifizität und Sensitivität unterlegen.

Im Normalfall wäre es durchaus möglich und denkbar, einen Säugling noch auf der Neugeborenenstation mit TEOAE zu untersuchen. Bei sogenannten Risikokindern, die nach dem Kriterienkatalog der ASHA in erhöhtes Risiko für kindliche Schwerhörigkeit aufweisen, wird man unmittelbar postnatal keine Diagnostik erzwingen, sondern die allgemeine Stabilisierung der Vitalfunktionen abwarten, bevor neben anderen diagnostischen Schritten die Hördiagnostik beginnen kann.

Siebtest im Kleinkindes- und Kindergartenalter

Das häufigste kindliche Hörproblem im Kleinkind- und Kindergartenalter ist das intermittierende Mukotympanon mit Schalleitungsschwerhörigkeit von 30–40 dB HL. Relativ oft wird eine daneben bestehende, unabhängige sensorineurale Schwerhörigkeit übersehen, weil der Arzt zu sehr auf den meist offensichtlichen Organbefund fixiert ist. Da auch eine isolierte, vorübergehende Schalleitungsschwerhörigkeit während der sensiblen Phasen des Spracherwerbs Folgen wie Lernstörungen bis in das Erwachsenenalter hinein zeitigen kann (7), ist die Erkennung und Behandlung außerordentlich wichtig.

Zwar könnte ein erfahrener Otologe ohne weiteres ein Mukotympanon ausschließlich durch (ggf. mikroskopische) Trommelfellinspektion diagnostizieren, andererseits wird er kaum für Reihenuntersuchungen etwa in Kindergärten zu gewinnen sein.

Die TEOAE – eigentlich ein Funktionstest äußerer Haarzellen – sind nach der RIHAP-Studie (Rhode Island Hearing Assessment Project (17)) mit ihrer vergleichsweise einfach zu erlernenden Technik auch und gerade für Reihenuntersuchungen geeignet und besitzen selbst bei Ausführung von angelerntem Personal eine optimale Sensitivität und Spezifität. Die Sorgen von Hausärzten um Zeit und Kosten für ihre Patienten sollten gegenüber dem zu erwartenden Erfolg in den Hintergrund treten.

Trotz aller Anstrengungen haben die allgemeinen Vorsorgeuntersuchungen U3-U9 (S. 347) keine erkennbare Verbesserung der Frühdiagnose von Hörstörungen gebracht. Zwar ist die Akzeptanz der Vorsorgeuntersuchungen auf ärztlicher Seite sehr gut: Kinder-, Allgemein- und pädaudiologisch erfahrene Ärzte arbeiten dabei zusammen. Auf der Patientenseite läßt die Akzeptanz der Untersuchungen mit wachsendem Alter nach: Während noch ca. 90 % der Eltern die erste außerklinische Untersuchung (U3) wahrnehmen, sinkt dieser Prozentsatz bei der U9 auf unter 40 %.

Obwohl dafür genauere Analysen fehlen, sind mehrere Gründe denkbar: Die Vorsorge-Untersuchungen zum Hörvermögen werden zumeist von audiometrischen Laien oder unerfahrenem Personal durchgeführt. Bei auffälligem Ergebnis eines Screeningtests wird ein Kind nicht genauer untersucht, sondern eine abwartende Haltung eingenommen (wait-and-see-Strategie), was bei Siebtests prinzipiell nicht erlaubt ist. Dadurch werden die Eltern in Sicherheit gewiegt, sie lassen weitere Untersuchungen aus. Im Sinne der Entwicklungsneurologie ist der dadurch bedingte Zeitverlust später nicht mehr aufzuholen.

Förderungsmethoden

Wegen der historischen Entwicklung wird bis heute systematisch zwischen der Lautspracherziehung und der Gebärdenspracherziehung in jeweils reiner Ausprägung unterschieden. Die Diskussion um diese vermeintlich exklusive Alternative der Förderung von hörbehinderten Kindern hält mit unterschiedlicher Intensität seit Jahrhunderten an und erlebt derzeit in Deutschland bedauerlicherweise eine polemische Polarisation, die in anderen Ländern nicht nachvollzogen wird.

Der Methodenstreit wurde weder von Patienten noch von Therapeuten oder Pädagogen neu entfacht, sondern von Philologen in die Schwerhörigen- und Gehörlosen-Pädagogik hineingetragen. Mehr aus taktischer Überlegung denn aus sachlichen Gründen hat sich die Diskussion bereits in die politische Ebene hinein verlagert. So können sich weder Eltern noch Ärzte noch Sonderpädagogen oder andere Therapeutengruppen dieser Polarisierung entziehen, die auf dem Rücken der Betroffenen ausgetragen wird.

Von ärztlicher Seite wird die Integration eines hörbehinderten Kindes in die Gesellschaft angestrebt, in der 99 % ihrer Mitglieder normal hören und sich über die Lautsprache miteinander verständigen. Will man hörbehinderte Kinder nicht aus der Gesellschaft ausgrenzen, muß primär versucht werden, sie zur Kommunikation in der Lautsprache zu befähigen.

Unter den erfahrenen Sonderpädagogen ist unumstritten, daß der Schwerhörige möglichst intensiv lautsprachlich geschult werden sollte, man dem Gehörlosen aber zusätzliche Gebärden nicht verweigern wird. Dieser Mittelweg ist kein Kompromiß, sondern ein Optimum, das in jedem Einzelfall neu aufgefunden werden muß.

Lautspracherziehung

Die Lautsprache geht auf die „deutsche Schule" der Schwerhörigenpädagogik zurück, die Samuel Heinicke 1762 in Leipzig begründete. Die Lautspracherziehung wird von vielen sehr erfahrenen Schwerhörigenpädagogen im deutschen Sprachraum eingesetzt, die damit – nachdem in der Nachkriegszeit eine zunehmende Zahl von Frühdiagnosen gestellt wurden – seit etwa 1960 bahnbrechende Erfolge erzielten (9). Als wichtigste Vertreter seien A. Löwe (Heidelberg) und S. Schmidt-Giovannini (Meggen/Luzern) genannt, deren Arbeiten neue Entwicklungen in der Hörgeschädigtenpädagogik einleiteten. Der Argumentation von Löwe (10) für die Lautsprache ist denn auch nichts hinzuzufügen: Lautspracherziehung führt durch Nutzung und Ausreifung der adäquaten neuronalen Netzwerke zu

– besserer Wahrnehmung,
– besserer Kommunikation im Elternhaus,
– besserem Lesenlernen,
– insgesamt besserer Integration, und verhindert Gehörloseninseln" („lebenslange Apartheid").

Auf eine Beschreibung der pädagogischen Methoden im Einzelnen kann hier verzichtet werden.

Gebärdensprache

Bereits seit dem 18. Jahrhundert haben Gehörlose und Schwerhörige Ersatzkommunikationsmethoden genutzt, wenn sie sich mit ihrer hörenden Umwelt nicht oder nur unzureichend verständigen konnten. Sie haben – für den Laien erstaunliche – Fertigkeiten entwickelt, von den Lippen abzulesen, ihre eigene Kommunikation durch Gesten zu unterstützen oder ausschließlich durch Gesten zu führen.

Die Ersatzkommunikationsmethoden wurden vor allem im Alltagsleben eingesetzt, wenn die Gehörlosen unter sich waren und dadurch keine Sprachregeln einhalten mußten. Entsprechend rudimentär ist die Kommunikation, die auf diese Weise möglich ist.

Die Zeichen der Gebärdensprache werden aneinandergereiht, Regeln dafür (Grammatik und Syntax) gibt es nicht. Von einer Hamburger Arbeitsgruppe wurde versucht, eine Systematik, eine Schrift und ein Lexikon der Gebärdensprache zu erstellen (12), das mit dem Namen Deutsche Gebärdensprache (DGS) belegt wurde. Danach lassen sich an Gebärdenzeichen vier Elemente unterscheiden:

- Handform
- Handstellung
- Ausführungsstelle (vor der Brust, Schulter, Gesicht, an bestimmten Körperteilen, unterstützt von Mimik) und
- Bewegung.

Dabei wurden etwa 30 unterschiedliche Handformen festgestellt, womit gemeint ist, daß die Hand z. B. zur Faust geballt, ein oder mehrere Finger abgespreizt oder einwärts gedreht werden können. Die Stellung der so geformten Hand ist wichtig für die Bedeutung des einzelnen Handzeichens: es ist nicht gleich, ob bei einer Faust der Handrücken vom Körper weg oder zum Körper hin zeigt. Sieben verschiedene Handstellungen werden unterschieden. Ein weiteres Strukturmerkmal ist die Ausführungsstelle der Gebärde. Es gibt unterschiedliche Bedeutungen, ob das Handzeichen an der Schulter, über dem Kopf, vor dem Gesicht oder vor der Brust ausgeführt wird. Auch im Kontakt mit bestimmten Körperteilen sind Gebärden möglich. Das letzte bedeutungstragende Element der Gebärdensprache ist die Handbewegung, deren Richtung, Geschwindigkeit und Intensität Sinn und Inhalt übernehmen sollen.

Die Elemente der Gebärdensprache sind im Prinzip frei miteinander kombinierbar, so daß allein nach den Regeln der Kombinatorik mehrere Tausend verschiedene Gebärden möglich sind, die aber nie einheitlich oder etwa als Gesamtheit benutzt werden. Infolgedessen hat jede Gemeinschaft von Gehörlosen, die auf Gebärdensprache angewiesen ist, ihren eigenen Zeichensatz entwickelt, der von anderen Gemeinschaften meist nicht verstanden wird.

Auf diese Weise kann die Gebärdensprache einfache Kommunikationskanäle eröffnen. Sie hat allerdings folgende Nachteile bei der Kommunikation:

- das stark erweiterte Zeicheninventar, das vollständig kaum je zu lernen ist und raschem Wandel unterworfen ist,
- die extreme regionale Variabilität, die nicht mehr als Dialekt zu bezeichnen ist,
- funktionierende Kommunikation nur bei Sichtkontakt, also abhängig von Beleuchtung und Sehvermögen,
- fehlende Grammatik,
- fehlende schriftliche Dokumentation,
- fehlende Assoziationseigenschaften.

Die Gebärden-„Sprache" ist somit im Grunde keine Sprache, sondern ein der lebendigen Sprache weit unterlegenes Verständigungsmittel (8).

Genutzt wurde die Gebärdensprache bereits immer nur von sogenannten Gehörlosen (alter Begriff: Taubstumme), die auf Grund ihrer Hörbehinderung auch Intelligenzdefekte entwickelten. Seit der erfolgreichen Anwendung der Kochleaimplantation auch bei Kindern (klinisch erprobt etwa seit 1985) ist auch dieser kleinen Gruppe eine Rehabilitationsmöglichkeit erschlossen worden, die auf Lautsprache aufbaut und damit eine ernsthafte Integration der Kinder anstrebt anstelle einer Ausgrenzung aus der hörenden Gesellschaft. Die Gebärdensprache hat dadurch erheblich an Bedeutung verloren.

Auch im Ausland, das die Gebärdensprache einseitig bevorzugte (Schweden und USA), sind in der Zwischenzeit Umkehrbewegungen zu beobachten.

Lautsprachbegleitende Gebärde

Die Probleme der Förderung werden potenziert, wenn ein Kind mehrere Behinderungen hat, etwa im Rahmen eines Syndroms Mißbildungen der Artikulationsorgane, Lernstörungen oder geistige Behinderungen. Trotz großer apparativer und pädagogischer Anstrengung gelingt es bei diesen Kindern oft nicht, eine Kompetenz zur selbständigen Lautsprache zu erreichen. Ihnen die Benutzung von Gebärden zu untersagen, hieße eine weitere Ausgliederung zu betreiben. Solche Kinder, aber auch oft Gehörlose untereinander, benutzen zur Unterstützung ihrer Kommunikation Gebärden.

Als lautsprachbegleitende Gebärden (LBG) bezeichnet man die Handzeichen, die zur Unterstützung der Lautsprache verwendet werden, der Lautsprache aber die Führung der Kommunikation lassen (bimodale Kommunikation). Wie häufig dabei Gebärden eingesetzt werden müssen, richtet sich nach den Bedürfnissen des Kommunikationsempfängers. Bei Kindern birgt die Methode die Gefahr der Reizüberflutung und damit die Konzentration auf den einfachsten wahrnehmbaren Sinneskanal, das visuelle System. Ein Kind fordert dann aus Bequemlichkeit Gebärden, obwohl es sie nicht bräuchte. Dadurch kann der wichtige akustische Reiz vernachlässigt werden, so daß möglicherweise sensible Phasen für die Hörbahnreifung verpaßt werden.

Jenseits des Zeitraums des Hör-Sprach-Erwerbs (also bei Schwerhörigen und Gehörlosen etwa ab dem 12. Lebensjahr) mag die LBG-Methode unkritisch sein, darunter sollte sie nur sparsam eingesetzt werden.

Integration

Für die angestrebte Integration in die Gesellschaft sollten möglichst viele der hörgeschädigten Kinder die Laut- und die Schriftsprache beherrschen. Es kann nicht oft genug wiederholt werden, daß für dieses Ziel die Förderung so früh wie möglich – bei kongenitaler Schwerhörigkeit im Säuglingsalter – beginnen muß, um die kritischen Phasen der Hirnreifung auszunutzen und – etwa bei progredienter Schwerhörigkeit – dem Kind die adäquaten Reize noch in einer Phase relativ guten Restgehörs anzubieten. Die wechselseitigen Beziehungen zwischen den Entwicklungsbereichen können so genutzt werden.

Nach diesem Prinzip ist nicht eine Re-Habilitation, sondern eine Habilitation mit einer kombinierten Hörerziehung und Spracherziehung notwendig, wie sie seit etwa 1960 zunehmend praktiziert wird. Die Habilitation hörgeschädigter Kleinkinder kann auf eindrucksvolle Erfolge verweisen: Etwa 70% aller Schwerhörigen und etwa 10% aller Kinder, die früher als Gehörlose eingestuft worden wären, können eine normale Regelschule besuchen.

Zu Kindern, die im Säuglings- oder Kleinkindalter mit einem Kochleaimplantat versorgt wurden, liegen derzeit noch keine Studien über Schulleistungen vor, weil die Beobachtungsdauer noch zu gering ist. Man darf davon ausgehen, daß der Prozentsatz gehörloser Kinder in Regelschulen infolge des Kochleaimplantats demnächst sprunghaft in die Höhe gehen wird.

Frühförderung

In Deutschland werden regional unterschiedlich verschiedene Frühförderungsformen angeboten:

- Hausspracherziehung (der Fachpädagoge kommt in die Wohnung der Eltern),
- Frühförderung in einer besonderen Einrichtung (Mutter und Kind gehen dorthin in regelmäßigen Abständen),
- Frühförderung in einer logopädischen Praxis,
- wechselnde Gruppenförderungsmaßnahmen (mehrere hörgeschädigte Kinder kommen in die Einrichtung),
- Familientreffen in regelmäßigen Abständen (zum Erfahrungsaustausch und für die soziale Entwicklung der Kinder).

Obwohl auf den ersten Blick die Hausspracherziehung die angenehmste Möglichkeit zu sein scheint, kann eine pauschale Abwägung zwischen den verschiedenen Varianten nicht gegeben werden, im günstigsten Fall sollten Eltern unter verschiedenen Angeboten wählen und evtl. kombinieren können (16).

Die Frühförderung soll erreichen, die gleichzeitige Parallelentwicklung von Emotion, Motorik, Kognition sowie sozialer und sprachlicher Kompetenz zu erhalten. Des weiteren sollten die Eltern trainiert werden, auf ihr u.U. auffälliges Kind normal zu reagieren, um zu verhindern, daß durch eine protektive Eltern-Kind-Interaktion die Entwicklung zusätzlich in Rückstand gerät.

Voraussetzung hierfür ist beim hörgeschädigten Kind die Versorgung mit adäquaten Hörgeräten. Ein hörgeräteversorgtes

Kind wird schneller auf Ansprache durch die Eltern reagieren, dadurch mehr Ansprache erhalten und auch mehr Interesse entwickeln, an sprachlicher Kommunikation teilzunehmen. Förderung ist immer gleichzeitig auch Forderung: Das Kind muß immer an seiner oberen Leistungsgrenze gefordert werden, darf aber nicht überfordert werden, weil dann das Interesse und die Motivation zu neuen Leistungen schlagartig nachlassen. Die Gratwanderung zwischen Forderung und Überforderung muß von den Eltern und allen Therapeuten sorgfältig kontrolliert werden und ist nicht immer einfach.

Frühförderung wird heute nach Möglichkeit als Haussprachererziehung von speziell ausgebildeten Sonderpädagogen geleistet, die das Kind in seiner gewohnten Umgebung besuchen, dort Therapiestunden abhalten und vor allem die Eltern im Umgang mit dem Kind beraten. Wegen des familiennahen Konzepts müssen Sonderpädagogen oft weite Wege fahren, um die einzelnen Kinder zu erreichen. Eine Betreuung häufiger als 2- bis 4mal im Monat ist meist nicht realisierbar. Im Sinne der Vermeidung einer Überforderung scheinen häufigere Förderungsstunden auch nicht notwendig, selbst wenn manche Eltern darauf dringen.

Elternaufgaben

Die Eltern eines schwerhörigen Kindes werden oft von der Diagnose überrascht und benötigen Zeit, sich auf diesen Schicksalsschlag einzustellen. Man spricht von Trauerarbeit, bis sie bereit sind, die Diagnose als solche zu akzeptieren und sich ihr zu stellen. In dieser Situation darf man als Arzt die Eltern nicht alleine lassen. Tröstende Worte über die Möglichkeiten der apparativen und edukativen Förderung sind zunächst nicht gefragt, sondern vor allen Dingen Humanität im Umgang, Zuhören und Beantworten von Fragen, auch wenn dieselbe Frage mehrfach gestellt wird. Die mit der Mitteilung einer solchen Diagnose einhergehende Belastung für die Eltern führt oft genug zu emotionalen Reaktionen, die sich bei ungeschickter Führung gegen den jeweils Nächststehenden richten, der mit dem Kind zu tun hat (Arzt, Logopädin, Sonderpädagoge). Je nach Persönlichkeitsstruktur der Eltern kann diese Phase Stunden oder Wochen dauern, sie ist aber nach einer gewissen Zeit abgeschlossen, und dann sind die Eltern weiteren Beratungen auch zugänglich.

Während der Phase der Frühförderung haben die Eltern den längsten, häufigsten und intensivsten Kontakt mit ihrem Kind. Es sind vor allem die Eltern, die sich im Interesse einer ganzheitlichen Entwicklungsförderung dem Kind gegenüber normal und natürlich verhalten müssen.

Es hilft den Eltern, wenn sie in aller Offenheit sämtliche medizinische Diagnosen kennen und durchaus Behandlungs- und Förderungsalternativen selbst gegeneinander abwägen können. Sie sollten dabei zwar beraten, aber nicht bevormundet werden. Selbsthilfegruppen wie die Bundesgemeinschaft der Eltern und Freunde hörgeschädigter Kinder können mit ihrem Schriftenmaterial hierbei sehr hilfreich sein (Bundesgemeinschaft der Eltern und Freunde hörgeschädigter Kinder e.V., Pirolkamp 18, 22397 Hamburg).

Pädagogische Aufgaben

Der in den verschiedenen Altersstufen der Frühförderung tätige Sonderpädagoge wird um so erfolgreicher sein, je mehr er von seiner Arbeit und seiner Methode überzeugt ist. Je nach Ausstattung obliegen ihm die Aufgaben der Förderung, der Organisation und Koordination verschiedener Maßnahmen, der Entwicklungskontrolle und unter Umständen auch der Kontrolle der Hörgerätversorgung. Der Pädagoge wird allerdings erst in Aktion treten können, wenn sämtliche medizinischen Möglichkeiten zur Behebung des Hörverlustes ausgenutzt sind, d.h. er betreut vorwiegend Kinder mit permanenten, mindestens mittelgradigen Hörstörungen.

Für die erfolgreiche Sonderpädagogik ist ein persönliches Engagement und viel Geduld notwendig. Erfahrene Helfer tun sich leichter mit ihrer Einstellung zum Kind.

Auch vom Sonderpädagogen erwarten Eltern nicht nur Anleitung, sondern Information. Er wird diese Information dosiert abgeben und dafür sorgen, daß es möglichst nicht zu Mißverständnissen kommt.

Eltern behinderter Kinder greifen jede Information ungeprüft auf, die ihnen über die Behinderung im allgemeinen oder im speziellen zuteil wird. Sie sind oft nicht in der Lage, Informationen aus verschiedenen Quellen gegeneinander abzuwägen und zu wichten. Aus dieser Situation ergibt sich leicht eine Konstellation, in der die Eltern einen Therapeuten und seine Beratung gegen den nächsten ausspielen. In Unkenntnis einer solchen Situation kann man geneigt sein, etwa die Kooperation mit anderen Therapeuten abzubrechen. Jedes pädagogisch-therapeutische Elterngespräch sollte sich dieser Gefahr bewußt sein.

Hör-Sprach-Erziehung. Ohne Rücksicht auf die in Deutschland geführte Diskussion zwischen Gebärdensprache und Lautspracherziehung ist international anerkannt, daß die Hör-Sprach-Erziehung oder, wie sie gelegentlich genannt wird, die unisensorische Hörerziehung der erfolgreichste Ansatz der Habilitation ist. Obwohl schon seit Jahrhunderten praktiziert, hat sie ihren Erfolg erst seit der Früherkennung von Hörschäden und der konsequenten Ausnutzung von Resthörvermögen entfalten können.

Die Hypothesen der Hör-Sprach-Erziehung:

- ein vorhandener Hörrest sollte optimal verstärkt und zum Erwerb von Sprachkompetenz genutzt werden,
- für den Spracherwerb braucht ein Kind wechselseitige lautsprachliche Kommunikation, sind eindrucksvoll durch die guten Ergebnisse der Schwerhörigen-Sonderpädagogik in den letzen Jahrzehnten belegt.

Voraussetzung für die unisensorische Hörerziehung ist unter anderem, daß die anderen Sinnesqualitäten (visuelles System – Gesichtssinn, taktiles System – Tastsinn, kinästhetisches System – Körperwahrnehmung) bei der Kontaktaufnahme mit dem Kind nicht überbetont werden. Sie könnten sonst kompensatorisch für das Gehör eintreten (Sinnesvikariat) und für eine Ablenkung von dem eigentlich angestrebten Förderungsziel sorgen.

Das Hörtraining sollte kommunikatives Verhalten fördern und dabei möglichst den Sprachrhythmus und die Betonung ausnutzen, es sollte spielerisch stattfinden, so daß es den Charakter des Trainings oder der Arbeit verliert, und es sollte sich schließlich an den Bedürfnissen und Interessen eines Kindes orientieren. Es liegt am Geschick des einzelnen Frühförderers, die individuell richtige Mischung zu treffen. Auch das hörbehinderte Kind merkt das persönliche Engagement des Frühförderers und wird darauf entsprechend reagieren. Gelingt eine solche Förderung, spricht man von einem ganzheitlichen Hörtraining, womit nicht nur das Einüben einzelner Wörter oder ganzer Sätze gemeint ist.

Sprachwahrnehmung und Sprechen hängen gegenseitig von einander ab: Je mehr ein hörgeschädigtes Kind sprechen kann, desto mehr wird es auch Sprache erkennen und verarbeiten können und umgekehrt (14).

Sondereinrichtungen. Allen Bemühungen zum Trotz können Kinder mit hochgradiger Schwerhörigkeit in Regelkindergärten und -schulen nicht immer integriert werden. Auch das beste Hörgerät kann noch nicht verläßlich zwischen Nutz- und Störschall unterscheiden, so daß schwerhörige Kinder in einem Regelkindergarten unter Umständen isoliert werden und dadurch an Kommunikationsmöglichkeit und -kompetenz einbüßen. Um diesen Kindern gerecht zu werden, gibt es Sondereinrichtungen (Kindergarten, Schule, Berufsbildungswerke) für Schwerhörige und Gehörlose.

Kindergarten. Mit dem Eintritt in das Kindergartenalter verläßt ein schwerhöriges Kind den Bereich der „Früh"-Förderung. Während in der Haussprachliche Erziehung eine individuelle Einzeltherapie möglich ist, die die persönlichen Besonderheiten mit einschließt, erfordert ein Kindergarten zum ersten Mal die Anpassung an eine Gruppe, in ein festes Sozialgefüge. Im Sonderkindergarten für Schwerhörige können erheblich kleinere Gruppen als im Regelkindergarten gebildet werden. In der Regel werden die Kinder von geschultem Personal betreut, das geeignetes Lehr- und Spielmaterial und die notwendige technische Ausstattung zur Verfügung hat. Allgemein wird der familiennahe Sonderkindergarten angestrebt, den das Kind täglich von zu Hause aus besucht. Während diese Organisationsform in Ballungsräumen funktioniert, müssen Kinder aus Flächenländern zentralisiert mit Heimunterbringung im Sonderkindergarten zusammengefaßt werden.

Schule. Ab dem Schulalter differenziert der Sonderpädagoge zwischen gehörlosen und schwerhörigen Kindern, um die Fördermaßnahmen besser auf die individuellen Leistungsreserven abstimmen zu können. Beide Schularten sind in Deutschland heute recht gut mit drahtlosen Übertragungsanlagen ausgestattet und haben Klassenfrequenzen von weniger als 12 Kindern. Die sonderpädagogischen Methoden sind Gegenstand eines eigenen Studiengangs und füllen eigene Lehrbücher. Sie sollen hier nicht näher dargestellt werden.

Das Prinzip der Schwerhörigen- bzw. Gehörlosenschule soll eine Durchlässigkeit in sämtliche Richtungen gewährleisten. Viele Eltern empfinden den Verweis auf eine Sonderschule als einen Makel und versuchen zunächst, ihr hörgeschädigtes Kind in einer Regelschule ausbilden zu lassen – oft gegen den Rat der sonderpädagogischen Gutachter. Nicht immer können Lehrer an Regelschulen auf ein hörgeschädigtes Kind adäquat eingehen, auch wenn sie primär dazu Bereitschaft zeigen. Die Frage der Schuleignung ist ein pädagogisches und psychologisches Problem, bei dessen Beurteilung vor allem die Frage berücksichtigt werden sollte, wie gut die Hörschädigung apparativ versorgt ist und welche Kompensationsmöglichkeiten dem Kind zur Verfügung stehen: intellektuelles Niveau, Sprachkompetenz, verständnisvolles, aber nicht überprotektives Elternhaus.

Auf Grund geringer Schülerzahlen existieren nur wenige weiterführende Schulen für Hörgeschädigte in Deutschland, die als zentrale Anlaufstellen für die Region oder ein ganzes Bundesland die Kinder meistens in einem Internat unterbringen müssen. Dabei wird im Interesse der Integration angestrebt, die Schüler mit der gesamten Breite der gesellschaftlichen Kommunikation zu konfrontieren und sie nicht übermäßig zu schonen. Schonung führt zu Ghettobildung und erreicht gerade keine Integration.

Berufsausbildung und berufliche Integration. Im dualen System der Berufsausbildung in Deutschland bildet ein Betrieb praktisch aus, während parallel dazu auf einer Berufsschule die theoretischen Grundlagen gelehrt werden. Eine Ausbildung nach diesem Muster setzt allerdings im Betrieb eine gewisse Bereitschaft von Vorgesetzten und Kollegen voraus, einem hörbehinderten Lehrling entgegenzukommen. Die aktuelle Diskussion um Ökonomie ist für eine Integration eher hinderlich. Auch die mit bester Absicht verfaßten Schutzgesetze für Behinderte (etwa im Arbeitsrecht) haben sich in ihrer Auswirkung gerade gegen die Gruppe gekehrt, die sie eigentlich schützen sollten.

Hörbehinderte, die das Arbeitsamt als „nicht vermittelbar" klassifiziert, können alternativ zum dualen System eine Ausbildung in einem Berufsbildungswerk erhalten, in dem berufspraktische und theoretische Ausbildung unter einem Dach vereint werden. Ein Berufsbildungswerk kann aus organisatorischen Gründen nur wenige Ausbildungsgänge anbieten, diese aber auf die Bedürfnisse von Hörbehinderten sehr gut abstimmen.

War es früher die Ausnahme, daß ein Hörbehinderter eine Hochschul- oder Fachhochschulausbildung absolvieren konnte, so zeigen sich inzwischen die Folgen der konsequenten Hör-Sprach-Erziehung in Verbindung mit Früherkennung von Hörschäden unter anderem darin, daß Hörbehinderte immer öfter eine solche Hochschulausbildung erfolgreich abschließen. An dieser Entwicklung hat auch die Versorgung mit Kochleaimplantaten teil: der Implantatträger ist mit seinem System so mobil wie der normalhörende Student und ist nicht auf besondere kommunikationstechnische Ausstattung in Hörsaal oder Labor angewiesen.

Allerdings muß bei jeder Art Ausbildung an eine spätere berufliche Arbeitsstelle gedacht werden. Das Endziel der Integration eines Hörbehinderten ist erst dann erreicht, wenn er in seinem Beruf genauso wirken kann wie ein normalhörender Kollege. Bei vielen Berufen kommt es auf schnelle und korrekte Informationsübermittlung an, womöglich unter Streß. Für diese Berufe sind Hörbehinderte nicht geeignet, da nicht ausgeschlossen werden kann, daß sie an ihrem Arbeitsplatz sich oder andere gefährden. Deswegen sollte ein hörbehinderter Jugendlicher schon in der Schulphase behutsam in Richtung auf eine geeignete Berufswahl gelenkt werden.

Im Prinzip steht dem Hörbehinderten jede Berufsausbildung offen. Da er jedoch einen Großteil seiner intellektuellen Fähigkeiten für die Kompensation seiner Behinderung aufwenden muß, wählt der Hörberhinderte oft einen Beruf mit geringerer kommunikativer Beanspruchung: Handwerksberufe, neuerdings auch in der Computerbranche (Softwareentwicklung). Nur wenige Hörbehinderte finden sich in Verwaltungspositionen.

Ärztliche Interventionen

Der mit Frühdiagnose und Management kindlicher Hörstörungen befaßte Pädaudiologe sollte

- Kinder geeignet (mit Mikroskop und Kinderaudiometrie) untersuchen können,
- die Methoden der Kinderaudiometrie beherrschen und über eine geeignete Untersuchungsumgebung verfügen,
- die lokalen Förderungsmöglichkeiten und möglichst auch die Mitarbeiter der verschiedenen Institutionen persönlich kennen,
- die Eltern (ggf. Pflegeeltern, Heimpersonal) in Diagnostik und Förderungskonzept einbeziehen,
- als Teammitglied arbeiten,
- Kenntnisse über kindliche Entwicklung haben,
- die Interventionsstrategien beherrschen.

Eine möglichst genaue Diagnostik ist die Basis jeder Intervention. Bei Kindern mit geringgradiger ein- oder beidseitiger Schwerhörigkeit und mit Schalleitungsschwerhörigkeit ist besonders von Bedeutung, den pathologisch-anatomischen Befund sowie die audiologisch-funktionellen und sprachlich-intellektuellen Leistungen zu erfassen.

Auch wenn es einfacher erscheint, einen definitiven Behandlungsplan erst nach Abschluß der Diagnostik zu erstellen, sollte mit aufwendiger Untersuchung nicht zuviel Zeit verloren werden. Unter stationär-klinischen Bedingungen ist es möglich, innerhalb von drei Tagen die Diagnose so weit zu sichern, daß am 3. Tag mit der Hörgerätversorgung begonnen werden kann.

Im weiteren Verlauf sieht sich der ärztliche Pädaudiologe mit dem Problem der seromukösen Otitis media konfrontiert. Die Ergußbildung im Mittelohr – als einziges Symptom oder als unabhängige Begleiterkrankung bei einer Innenohrschwerhörigkeit – kann Dauerfolgen verursachen, wenn sie zu lange während der sensiblen Phasen der Sprachentwicklung anhält. Im Sinne einer Vorsorge sollte sie unmittelbar behandelt werden (S. 370).

Der Pädiater untersucht Trommelfell und Gehörgang gern mit einem Otoskop, einem beleuchteten Ohrtrichter mit Batteriehandgriff. Das Otoskop ist einem Mikroskop in allen Belangen unterlegen (Vergrößerung, Beleuchtung, Stereoskopie, Auflösung) und kann nur als Screeninginstrument angesehen werden. Durch die Manipulation mit verlängertem Hebelarm führt die Untersuchung zu einer reaktiven Hyperämie des Trommelfells, wodurch viele Mittelergußbildungen nicht diagnostiziert werden. Von den zahlreichen betroffenen Kindern werden nur wenige an einen HNO-Arzt überwiesen, meist nur dann, wenn die Eltern darauf insistieren. Infolgedessen erhalten viele Kinder keine Behandlung, die sie eigentlich nötig hätten.

Die Folgen von vorübergehender Schalleitungsschwerhörigkeit sind nicht organisch zu beschreiben und werden von Ärzten oft unterschätzt. Der Arzt bricht die Behandlung einer Otitis media nicht selten nach der akuten Phase ab, obwohl ein Mittelohrerguß weiterbesteht (7). Die zögernde Haltung des Arztes wird von den Eltern als Entwarnung interpretiert, und sie halten weitere Maßnahmen für unnötig.

In den Kategorien Sprachentwicklung und auditive Sprachperzeption ist am ehesten ein Bruch in der Entwicklung durch passagere Schalleitungsschwerhörigkeit zu erwarten. Eltern reagieren darauf „rücksichtsvoll" mit vereinfachter Kommunikation, Babysprache oder Gesten. Da die Eltern-Kind-Interaktion nur schwer standardisiert erfaßt werden kann, muß die ärztliche Befunddokumentation einen entsprechenden Hinweis enthalten.

Die Bedeutung der Frühdiagnose einer leichten oder mittelgradigen beidseitigen Schwerhörigkeit, einer einseitigen Schwerhörigkeit oder einer akuten, evtl. zusätzlichen Schalleitungsstörung besteht darin, daß bei geeigneter apparativer bzw. operativer Versorgung die Schwerhörigkeit praktisch vollständig ausgeglichen werden kann. Unter Einschränkung der schlechten Störschallselektivität konventioneller Hörgeräte kann ein solches Kind als voll rehabilitiert betrachtet werden, es wird sprachliche Signale nutzen und kommunikative Fähigkeiten entwickeln. Erfolgt die Hörgerätversorgung im ersten Lebensjahr und werden interkurrente Mittelohrinfekte konsequent behandelt, ist es wahrscheinlich, daß die Sprachentwicklung etwa im normalen Zeitrahmen abläuft.

Eine wichtige ärztliche Aufgabe besteht darin, die Eltern des Kindes für die Beobachtung von Verhalten zu sensibilisieren. Die Auskünfte der Eltern können nicht hoch genug eingeschätzt werden zur Frage, ob das Hörgerät in der Alltagssituation eine geeignete Verstärkung liefert. Aus dem von den Eltern geschilderten kindlichen Verhalten kann am ehesten auf eine zu hohe oder zu geringe Verstärkung des Hörgerätes geschlossen werden. Entsprechend sollten die Eltern geschult werden, einfache Probleme am Hörgerät selbst zu beheben (Batteriewechsel, Verstärkungsregelung).

Zusammenfassung

Kindliche Schwerhörigkeit kommt häufiger vor als meist angenommen. Präventive und rehabilitative Maßnahmen können bei rechtzeitiger Diagnosestellung den Leidensweg audiogener Behinderung lindern oder sogar ganz verhindern. Dazu gehören umfangreiche Fördermaßnahmen, deren Effizienz exemplarisch mehrfach belegt ist, die sich aber nur schwierig flächendeckend einsetzen lassen. Grundsätzlich ist eine lautsprachliche Früherziehung der Kinder anzustreben, weil nur auf diese Weise eine Integration bis in die Berufswelt erfolgen kann. Die einseitige Betonung der Gebärdensprache ist eine Modeerscheinung, die das Gegenteil des angestrebten Ziels erreicht: Isolation und Abkapselung. Kindliche Schwerhörigkeit wird nicht selten wegen interkurrenter Mittelohrprobleme übersehen (Mukotympanon). Auch im Verlauf der Förderung müssen selbst vorübergehende Ergußbildungen in der Pauke konsequent behandelt werden. Bei allen diagnostischen und therapeutischen Maßnahmen sind die Eltern des Kindes voll einzubeziehen, weil sie die Hauptlast der Hörbehinderung zu tragen haben. Wenn Eltern, Sonderpädagogen, Therapeuten und Ärzte dabei vertrauensvoll zusammenarbeiten, lassen sich erstaunliche Rehabilitationserfolge erzielen.

Literatur

1. Blake, P.E., J.W. Hall: The status of state-wide policies for neonatal hearing screening. J. Amer. Acad. Audiol. 1 (1990) 67
2. Clark, M.: Language through Living for Hearing Impaired Children. Hodder & Stoughton, Edinburgh 1989
3. de Villiers, P.A.: Educational implications of deafness: language and literacy. In Eavey, R.D., J.O. Klein: Hearing Loss in Childhood: A Primer. Report of the 102nd Ross Conference on Pediatric Research. Ross Laboratories, Columbus (Ohio) 1993 (p. 127)
4. Günther, K.: Gehörlosenpädagogik zwischen Hörsprecherziehung, lautsprechbegleitenden Gebärden und Gebärdensprache. Hörgesch. Pädagog. 45 (1991) 311
5. Hartmann, K.: Zum Stand der Früherkennung und Frühförderung hörgeschädigter Kinder 1992. In

Bundesgemeinschaft der Eltern und Freunde hörgeschädigter Kinder e.V.: „Früh"erkennung? Memorandum zur Früherkennung und Frühförderung hörgeschädigter Kinder, Hamburg 1993
6. Hull, F.M., P.W. Mielke, J.A. Willeford, R.J. Timmons: National Speech and Hearing Survey. US Department of Health, Education and Welfare, Washingten D.C. 1992
7. Klein, J.O.: Risk factors for otitis media in children. In Kavanagh, J.F.: Otitis Media and Child Development. York Press, Parkton MD 1986 (p. 45)
8. Lindner, G.: Gültigkeit der Grundannahme in der Gebärdendiskussion? Sprache Stimme Gehör 18 (1994) 85
9. Löwe, A.: Haus-Spracherziehung für hörgeschädigte Kleinkinder, 3. Aufl. Winter, Berlin 1969
10. Löwe, A.: Ist von der bilingualen Erziehung hochgradig hörgeschädigter Kinder eine höhere Sprachkompetenz zu erwarten? In Bundesgemeinschaft der Eltern und Freunde hörgeschädigter Kinder e.V.: „Früh"erkennung? Memorandum zur Früherkennung und Frühförderung hörgeschädigter Kinder, Hamburg 1993
11. Mauk, G.W., T.R. Behrens: Historical, political, and technological context associated with early identification of hearing loss. Semin. Hear. 14 (1993) 1
12. Prillwitz, S.: Zum Zusammenhang von Kognition, Kommunikation und Sprache mit Bezug auf die Gehörlosenproblematik. Thieme, Stuttgart 1982
13. Prillwitz, S.: HamNoSys Version 2. Hamburger Notationssystem für Gebärdensprache. Eine Einführung. Signum, Hamburg 1989
14. Quigley, S., R. Kretschmer: The Education of Deaf Children: Issues, Theory and Practice. McGraw-Hill, London 1982
15. Ross, M.: Implications of delay in detection and mangement of deafness. Volta Rev. 92 (1990) 69
16. van Uden, A.: Das gegliederte Konzept der Hausspracherziehung, ihre Organisation und ihre Methoden. In BDT: Tagungsbericht des Bundes deutscher Taubstummenlehrer, Aachen 1963 (S. 93)
17. White, K.R., B.R. Vohr, T.R. Behrens: Universal newborn hearing screening using transient evoked otoacoustic emissions: results of the Rhode Island Hearing Assessment Project. Semin. Hear. 14 (1993) 18

9 Begutachtung

Allgemeine Richtlinien und gesetzliche Grundlagen

Der ärztliche Gutachter muß sich stets der rechtlichen Grundlage bewußt sein, auf der er um sein Urteil gefragt wird. Sie unterliegt einem ständigen Wandel und kann im Rahmen dieses Lehrbuches nur oberflächlich erläutert werden. Für eine vertiefte Darstellung sei auf die Monographie von Feldmann (2) verwiesen.

Nach deutschem Recht kann sich ein Gutachter ausschließlich beratend zur Höhe einer *Minderung der Erwerbsfähigkeit* (MdE) äußern. Festgesetzt wird die MdE letztlich durch eine Verwaltungsbehörde oder ein Gericht (1), die für jeden Einzelfall einen Ermessensspielraum behalten. Jede MdE beruht auf subjektiver Einschätzung der Gesamtsituation, sie kann nicht „gemessen" werden. Deswegen sollen im Versorgungswesen lediglich Werte vorgeschlagen werden, die ohne Rest durch 10 teilbar sind.

Gesetzliche Unfallversicherung

Sie wird von den Berufsgenossenschaften wahrgenommen und kommt für Folgen von Arbeitsunfällen sowie Berufskrankheiten auf. Als *Arbeits- oder Wegeunfall* gilt, wenn ein – von außen kommendes, körperschädigendes, plötzliches Ereignis beim Dienst oder bei der direkten An- oder Heimfahrt – auftritt. Als *Berufskrankheit* bezeichnet man die Folge von Langzeitschädigungen, d. h. wenn nicht eng begrenzte, innerhalb von Arbeitsschichten wirkende Einflüsse in ursächlichem Zusammenhang mit der beruflichen Tätigkeit eine Erkrankung hervorgerufen haben, die in der Berufskrankheitenverordnung (BKVO) aufgeführt ist. Beispiele sind physikalische und chemische Noxen auf die Kehlkopfschleimhaut oder Hörverluste durch Lärm. Ausnahmsweise können auch Erkrankungen, die nicht in der BKVO aufgeführt sind, als Berufskrankheit anerkannt werden, wenn am Zusammenhang kein Zweifel besteht. Bei der Prüfung dieser Frage sind stets nichtberufliche Noxen mit zu bewerten, z. B. Nikotin und Alkoholabusus. Die MdE der gesetzlichen Unfallversicherung richtet sich nach den funktionellen Auswirkungen, z. B. auf die Stimme oder die Atmung.

Gesetzliche Krankenversicherung (GKV)

Sie verwendet den Krankheitsbegriff der *Reichsversicherungsordnung (RVO)*: „jeder regelwidrige körperliche und geistige Zustand, der eine Heilbehandlung notwendig macht oder ausschließlich Arbeitsunfähigkeit zur Folge" hat. Die GKV erlaubt gegenüber anderen Versorgungswerken auch Abstufungen von 5%. Der geringste Grad beträgt 10%; entschädigt wird erst ab einer MdE von 20%.

Bei der Schätzung einer MdE ist von der Erwerbsfähigkeit des Geschädigten im Zeitpunkt des Arbeitsunfalles/Beginns der Erkrankung auszugehen. Die ursprüngliche Erwerbsfähigkeit wird als 100% angenommen, so daß der Grad der eingebüßten Erwerbsfähigkeit grundsätzlich nach dem Umfang der verbliebenen Arbeitsmöglichkeiten aus dem gesamten Erwerbsleben zu beurteilen ist. Die Einschränkung der Erwerbstätigkeit wird abstrakt geschätzt: nach Ausmaß des Körperschadens, nach Integritätsverlust und nach Einbuße an Gesundheit. Sie darf nicht mit der konkreten Erwerbsminderung (EM) verwechselt werden, d. h. einem effektiven Minderverdienst.

Die MdE gilt als eine allgemeine Bewertung der Einschränkung der potentiellen Entfaltungsmöglichkeiten durch die Schädigungsfolgen. Diese Konstruktion kann zur

Folge haben, daß ein Unfallverletzter eine Rente erhält und daneben eine sogar höher bezahlte Berufstätigkeit aufnehmen kann. Bei Kindern wird so verfahren, als seien sie zur Zeit des Unfalls bereits im allgemeinen Arbeitsleben gestanden.

Bundesversorgungsgesetz (BVG)

Dieses Gesetz setzt im Versorgungswesen bei der MdE-Festlegung eine Gesundheitsstörung von mindestens sechs Monaten Dauer voraus. Die Beurteilung der MdE hat nicht – wie bei der gesetzlichen Unfallversicherung – seelische Begleiterscheinungen und Schmerzen, also subjektives Empfinden einzubeziehen. Zu berücksichtigen sind jedoch erhebliche *Entstellungen sichtbarer Körperteile*, besonders des Gesichtes. Dieser Grundsatz betrifft manche Verstümmelungen der Artikulationsorgane, z. B. Unterkieferverluste, aber nicht schwere Kehlkopfverletzungen.

In der *Kriegsopferversorgung* ist die MdE nach der körperlichen Beeinträchtigung im allgemeinen Erwerbsleben zu beurteilen (§ 39 Abs. 1 BVG), ausgehend von der Erwerbsfähigkeit eines „normalen Menschen".

Schwerbehindertengesetz (SchwBG)

Für alle Behinderten ist hier ein Ausgleich vorgesehen, wobei die Behinderung definiert ist als „die Auswirkung einer nicht nur vorübergehenden Funktionsbeeinträchtigung, die auf einem regelwidrigen, körperlichen, geistigen oder seelischen Zustand beruht". Der Gutachter ist nach dem SchwBG gehalten, stets seine persönliche Meinung begründet zu äußern. Er soll nicht nur schematisch nach allgemeinen Richtlinien und Begutachtungstabellen vorgehen, zumal diese in kurzen Abständen geändert werden. Das SchwBG ersetzt die MdE durch den *Grad der Behinderung (GdB)* als Maß für die Auswirkungen eines „Mangels an funktioneller Intaktheit". Der GdB hat keinen Bezug zum ausgeübten Beruf. Im Unterschied zur MdE-Bewertung spielt bei der Festsetzung des GdB die Ursache der Behinderung keine Rolle. Der GdB-Prozentsatz wirkt sich nicht auf eine Rentenzahlung, sondern auf Erleichterungen des Arbeitslebens aus, z. B. bei Besteuerung, Kündigungsschutz oder im Verkehr.

Bundessozialhilfegesetz (BSHG)

Es regelt die Sozialhilfe bei Bedürftigkeit und Leistungen, die aus der gesetzlichen Krankenversicherung ausgegliedert sind, und tritt bei Nichtversicherten voll ein, allerdings – zur Verhinderung eines zu großzügigen „Selbstbedienungsprinzips" – nur bis zu festen Einkommensgrenzen. Die Sozialhilfe ist an ein Begutachtungsverfahren beim Gesundheitsamt oder bei einem, vom Bundesland bestellten Facharzt gebunden (*Landesarzt für Hör- und Sprachbehinderte*). Nach § 39 Abs. 1 BSHG erhalten Eingliederungshilfe „alle Personen, die" (z. B. durch eine Beeinträchtigung der Hör- und Sprachfähigkeit) „nicht nur vorübergehend wesentlich behindert oder von einer solchen Behinderung bedroht" sind. Hierbei kann es sich um Leistungen zur Unterbringung in einem Internat, um Sonderhörhilfen oder um andere Kommunikationsmittel handeln.

Da die Leistungen von GKV und BSHG kurzlebigen wechselnden Anpassungen unterliegen, müssen sie jeweils aktuell erfragt werden. Eine von der Arbeitsgemeinschaft für Gemeinschaftsaufgaben der Krankenversicherung herausgegebene *Begutachtungsanleitung bei Schwerhörigkeit und Hörgeräteversorgung* ist dort direkt zu beziehen: Rellinghauserstraße 35–95, 45128 Essen. Sie wurde als Information für den medizinischen Dienst der Krankenversicherung entwickelt und fortgeschrieben. Ihr Ziel ist vorwiegend „... die Aufgabenentwicklung auf medizinisch indizierte Fälle und auf den wirtschaftlich vertretbaren Rahmen zu begrenzen."

Hörstörungen

Hörstörungen Erwachsener unterliegen nicht pädaudiologischer Begutachtung. Sie waren im Zuge der Beurteilung von Kriegsopfern (nach dem BVG) und von berufsbedingter Lärmschwerhörigkeit (nach der BKVO) Gegenstand ausgedehnter Untersuchungen, so daß ihre gutachterliche Bewertung heute weitgehend schematisiert ist (2).

Tabelle 9.1 Bestimmung des prozentualen Hörverlustes eines Ohres aus den Einzelergebnissen einer sprachaudiometrischen Untersuchung. a_1: Hörverlust in Zahlen (in dB), w_s: „Gesamtwortverstehen", Addition der erreichten Diskriminationswerte bei 60, 80 und 100 dB HL

		a_1 = Hörverlust für Zahlen in dB										
		< 20	ab 20	ab 25	ab 30	ab 35	ab 40	ab 45	ab 50	ab 55	ab 60	ab 65	ab 70
w_s = Gesamtwortverstehen*	< 20	100	100	100	100	100	100	100	100	100	100	100	100
	ab 20	95	95	95	95	95	95	95	95	95	95	95	100
	ab 35	90	90	90	90	90	90	90	90	90	90	95	100
	ab 50	80	80	80	80	80	80	80	80	80	90	95	100
	ab 75	70	70	70	70	70	70	70	70	80	90	95	100
	ab 100	60	60	60	60	60	60	60	70	80	90	95	
	ab 125	50	50	50	50	50	50	60	70	80	90		
	ab 150	40	40	40	40	40	50	60	70	80			
	ab 175	30	30	30	30	40	50	60	70				
	ab 200	20	20	20	30	40	50	60					
	ab 225	10	10	20	30	40	50						
	ab 250	0	10	20	30	40							

* Das Gesamtwortverstehen (w_s) wird aus der Wortverständniskurve errechnet. Es entsteht durch Addition der Verständlichkeitswerte bei 60, 80 und 100 dB Lautstärke.

Hörstörungen bei Kindern

Kindliche Schwerhörigkeiten werden meist im Rahmen des BSHG sowie des SchwBG beurteilt. Zunächst orientiert sich die Begutachtung kindlicher Schwerhörigkeit an den Richtlinien für Erwachsene. Der prozentuale Hörverlust wird für jedes Ohr getrennt aus dem Sprachaudiogramm, oder – falls nicht möglich – aus dem Tonaudiogramm bewertet (Tab. 9.1, 9.2). Aus dem prozentualen Hörverlust für beide Ohren ergibt sich der Grad der Behinderung (GdB, Tab. 9.3). Bei Kindern muß allerdings berücksichtigt werden, daß

– die audiometrischen Meßergebnisse im Vergleich zu denen von Erwachsenen sehr viel ungenauer sind (S. 324),
– die Schwerhörigkeit in Wechselwirkung mit der kindlichen Entwicklung tritt und diese zusätzlich behindert (Sprach- und Intelligenzentwicklungsstörungen).

Als Anhaltspunkt gilt folgende Regel: Eine kindliche Schwerhörigkeit von mehr als 90 dB verursacht lebenslang einen GdB von 100%, wenn sie vor dem vollendeten

Tabelle 9.2 Bestimmung des prozentualen Hörverlustes eines Ohres aus der Luftleitungskurve im Tonschwellenaudiogramm (nach Rösner)

Tonhörverlust dB	500 Hz	1000 Hz	2000 Hz	4000 Hz
10	0	0	0	0
15	2	3	2	1
20	3	5	5	2
25	4	8	7	4
30	6	10	9	5
35	8	13	11	6
40	9	16	13	7
45	11	18	16	8
50	12	21	18	9
55	14	24	20	10
60	15	26	23	11
65	17	29	25	12
70	18	32	27	13
75	19	32	28	14
80	19	33	29	14
ab 85	20	35	30	15

Tabelle 9.**3** Bestimmung des Grades der Behinderung (GdB) aus den prozentualen Hörverlusten beider Ohren

rechtes Ohr	Hörweite für Umgangssprache								
	4m	Normalhörigkeit	0–20	0	0	10	10	15	15
		geringgradige Schwerhörigkeit	20–40	0	15	20	20	30	30
	1m	mittelgradige Schwerhörigkeit	40–60	10	20	30	30	40	40
	0,25m	hochgradige Schwerhörigkeit	60–80	10	20	30	45	50	50
	a.c.	an Taubheit grenzende Schwerhörigkeit	80–95	15	30	40	50	60	60
	∅	Taubheit	100	15	30	40	50	60	70
			Hörverlust in %	0–20	20–40	40–60	60–80	80–95	100
				Normalhörigkeit	geringgradige Schwerhörigkeit	mittelgradige Schwerhörigkeit	hochgradige Schwerhörigkeit	an Taubheit grenzende Schwerhörigkeit	Taubheit
		Hörweite für Umgangssprache				4m	1m	0,25m ac	∅
			linkes Ohr						

(Werte innerhalb des umrandeten Bereichs: 10, 20, 35, 50, 65)

7. Lebensjahr erworben wurde. Auch bei Eintritt der Schwerhörigkeit nach diesem Alter werden 100% GdB zugesprochen, wenn die begleitenden Sprachstörungen für sich 50% GdB ausmachen, sonst 80%–90%. Jenseits des vollendeten 7. Lebensjahres kann man versuchen, mittels Sprachaudiometrie sowie Aufblähkurve für beide Ohren separat einen prozentualen Hörverlust und daraus den GdB zu bestimmen, was in manchen Fällen sehr problematisch sein kann (Patient nicht deutscher Muttersprache).

Für ein schwerhöriges Kind sollte beim Versorgungsamt ein Schwerbehindertenausweis beantragt werden. Bei Kleinkindern mit an Taubheit grenzender Schwerhörigkeit werden neben dem GdB von 100% auch die Merkzeichen G (erheblich gehbehindert) und B (Notwendigkeit ständiger Begleitung) in den Ausweis eingetragen. Den Kindern steht auch das Merkzeichen H (hilflos) im Ausweis zu, was Freifahrten im öffentlichen Personennahverkehr sowie Steuervergünstigungen für die Eltern zur Folge hat. Das Merkzeichen H wird nach Vollendung des 1. Lebensjahres bis zum Ende der Berufsausbildung zuerkannt, nach dem 16. Lebensjahr allerdings nur dann, wenn neben der an Taubheit grenzenden Schwerhörigkeit Störungen der Kompensationsleistungen vorliegen (z. B. geistige Behinderung).

Sprech-, Sprach- und Redeflußstörungen

Sie beruhen *im Kindes- und Jugendalter* nicht selten auf Hörstörungen, deren Grad dann auch für die Sprech- und Sprachstörungen relevant ist. Sprech- und Sprachstörungen bei Kindern ohne Hörstörungen sind meist nur vorübergehender Natur. Deshalb kann eine prozentuale Behinderung nur zeitlich begrenzt angegeben werden. Kinder mit schweren Sprech-Sprach-Störungen gehören zum Personenkreis des § 39 Abs. 1 BSHG (behindert oder von Behinderung bedroht).

Balbuties (Stottern) wirft auch im *Erwachsenenalter* häufig die Frage nach externen Ursachen auf. Ein äußerer Auslöser (außergewöhnliche Schreckerlebnisse, Hirntraumen) kann allerdings nur in Ausnahmefällen bei dem multifaktoriellen Leiden gutachterlich als Ursache anerkannt werden, wenn auf Grund eines eindeutigen zeitlichen Zusammenhanges die Kausalität offensichtlich erscheint: vor dem Ereignis normales Redevermögen, unmittelbar danach das Vollbild des Stotterns. Der Grad der Behinderung schwankt dann zwischen 0% bei leichter, 10–20% bei mittelgradiger und situationsabhängiger und 30% bei schwerer Redeflußstörung. In extremen Fällen können bei permanenter praktischer Redeunfähigkeit und definitiv gescheiterter Eingliederung in den Arbeitsprozeß ausnahmsweise einmal bis zu 100% GdB zugebilligt werden, was ausführlich begründet werden muß. Besteht eine gleichzeitige Aphasie („aphasisches Stottern") oder ein schweres postkontusionelles Syndrom, wird der Phoniater dem Neurologen nur ein Zusatzgutachten liefern. Die Gesamtbeurteilung hat eventuelle psychoreaktive Störungen zu berücksichtigen.

Bei einem beruflichen Eignungsgutachten wird man dem Stotterer von einem Sprecherberuf abraten. Eine Polizeidiensttauglichkeit ist nicht gegeben, sehr wohl aber eine eingeschränkte Wehrtauglichkeit. Allerdings sind unter den Veränderungen des Wehrdienstes wesentliche Verschlechterungen der Redeflußstörung beschrieben worden.

Stimmstörungen

Berufsdysphonien

Berufsdysphonien stellen kein einheitliches Krankheitsbild dar: Neben rein organisch bedingten Stimmstörungen kommen funktionelle und rein psychogene Störungen vor. Sie werden meist nach der RVO begutachtet, wobei zwischen Arbeitsunfähigkeit, Berufseinschränkung sowie Berufsunfähigkeit differenziert wird. Die gutachtliche Trennung von exogener Schädigung und persönlichkeitsbedingten Faktoren ist in aller Regel schwierig.

Dysphonien durch Inhalationsnoxen am Arbeitsplatz (*Listenstoffe*) sind meldepflichtig, auch der Verdacht muß gemeldet werden. In einer Einzelfallprüfung wird nach § 551 Abs. 2 *Unfallversicherungs-Neuregelungsgesetz* der Verdacht untersucht, ob eine nichtaufgeführte Erkrankung nachweislich berufsverursacht ist.

Dysphonien durch Lärmexposition können mit und ohne chronische Laryngitis durch permanente Stimmüberforderung beim Sprechen auftreten. Wenn ein Sprecher dauernd gegen Störlärmpegel von mehr als 85 dB(A) bestehen muß, kommt es bei etwa 50% (ab 90 dB(A) bei 90%) der Sprecher nach mehr als dreijähriger Tätigkeit zu stimmlichen Schäden. Die Stimmstörung wird als anlagebedingt eingestuft und nicht als Berufskrankheit anerkannt, da bei Ausschaltung der Störlärmquelle(n) lärminduzierte Dysphonien zu vermeiden sind.

Beruflich bedingte funktionelle Dysphonien treten bei Sprech- und Singberufen relativ häufig auf. Sie werden auch als *Lehrerstimme* oder *Lehrerkrankheit* bezeichnet und zeigen gegenüber anderen funktionellen Dysphonien eine eigene Charakteristik (4). Sie werden jedoch nicht als *primär* berufsbedingt angesehen, so daß auch sie in der *Berufskrankheitenverordnung* nicht aufgeführt sind: Es liegen keine von außen einwirkende Einflüsse vor, außerdem bestehen stets anlagemäßige Kausalfaktoren.

Das Bundessozialgericht hat die Anerkennung als Berufskrankheit mit der Begründung abgelehnt, der Stimmapparat sei primär den beruflichen Anforderungen nicht gewachsen. Ein nicht vorbelastetes Stimmorgan nimmt selbst unter stimmlichen Höchstleistungen keinen bleibenden, rentenberechtigenden Schaden, auch nicht beim Singen langer Opernpartien oder bei langem und lautem Sprechen in großen Klassenräumen.

Folgende Faktoren wirken begünstigend auf die Lehrerdysphonie:

– schlechte stimmliche Konstitution,
– schlechte stimmliche Ökonomie,
– ungenügende sprechtechnische Ausbildung,

- inhalative Noxen (Rauch),
- Lärm,
- Berufsmüdigkeit,
- Überforderung,

wobei die beiden letzteren nicht Gegenstand ärztlicher Begutachtung sind. Die Betroffenen fühlen sich nicht selten falsch eingeschätzt und neigen dazu, mehrere Ärzte aufzusuchen.

Hormonelle Dysphonien

Unter vitaler Indikation werden bei Patientinnen mit hormonpositivem Mammakarzinom Androgene zur Behandlung eingesetzt. Die virilisierenden Nebenwirkungen werden – im Einvernehmen mit den Patientinnen – in Kauf genommen und nur bei ungenügender Aufklärung als ärztlicher Behandlungsfehler eingeklagt.

Auch bei elektiver Indikation muß der Arzt vor Verordnung von Steroidhormonen bzw. Anabolika seiner Aufklärungspflicht genügen und die (meist weiblichen) Patienten auf mögliche stimmliche Nebenwirkungen hinweisen. Gelegentlich stellt sich die Frage der Berufsunfähigkeit nach Hormongaben bei Sprecher- und Sängerberufen, meist nach längeren therapeutischen Bemühungen und mehrmaligen Arbeitsversuchen. Beim Fehlen wesentlicher morphologischer Veränderungen gehen oft logopädische Übungsbehandlungen, Einsatz technischer Hilfsmittel (z. B. Megaphone bei Sportlehrern, Mikrophonverstärkeranlagen in der Schule) sowie ein Umsetzen auf weniger belastende Unterrichtsstunden voraus.

Werden Ovulationshemmer ausschließlich mit kontrazeptiver Indikation eingenommen, gelten eventuelle folgende Stimmstörungen nicht als Krankheit.

Stimmlippenlähmungen

Am häufigsten wird eine Stimmlippenlähmung iatrogen hervorgerufen. Eine Rekurrensparese ist das typische Operationsrisiko von Schilddrüsen-, anderen Hals- und Thoraxeingriffen und läßt sich auch bei sorgfältigstem operativem Vorgehen nicht sicher verhindern (Risiko bei Strumektomie 1%–3%, bei Rezidivstrumektomie 10%–30%). Eine Begutachtung wird oft mit der Frage der zivilrechtlichen Haftung des Operateurs gefordert, die aber zumeist auf die Frage nach rechtswirksamer Operations-Aufklärung hinausläuft, die nicht vom ärztlichen Gutachter festgestellt wird. Der phoniatrisch-ärztliche Gutachter muß daher dem Gericht den aktuellen Zustand detailliert schildern und eine Prognose abgeben.

Da bis zu etwa einem Jahr nach dem Eingriff Rückbildungen möglich sind, kann erst danach eine Dauerschädigung beurteilt werden, zumal eine Kompensation durch Stellungswechsel der gelähmten Stimmlippe möglich ist (50). Ein operativer Eingriff mit dem Ziel der Stimmverbesserung kann dem Patienten nach Erreichen eines Endzustandes (nicht vor Ablauf eines Jahres) zugemutet werden, wenn die Prognose eines solchen Eingriffs günstig erscheint, d. h. wenn durch Medianverlagerung einer lateral/intermediär fehlstehenden oder exkavierten Stimmlippe ein vollständiger Glottisschluß erreicht werden kann.

Verletzungen des Kehlkopfes

Schädigungen durch akute Traumen, z. B. Schleuderverletzungen der Halswirbelsäule, mechanische Zertrümmerungen von Larynx- oder Artikulationsorganen sowie inhalative Traumen (Explosionen mit Freisetzen von Ätzstoffen in Form von Gasen, Nebeln oder Dämpfen) machen bei deutlich erkennbaren Veränderungen wie Stimmlippeneinblutungen, Hämatomen, Kehlkopffrakturen, Glottisödemen oder frischen Schleimhautulzerationen die Zusammenhangsfrage einfach. Wurde wegen einer Verletzung ein operativer Eingriff vorgenommen, so gelten auch eventuelle Folgeverletzungen als Unfallfolge. Meistens soll jedoch nicht der akute Zustand, sondern der Residualzustand nach abgeschlossener Wundheilung beurteilt werden.

Innere Larynxverletzungen durch Intubation oder Ösophagoskopie werden gelegentlich als ärztlicher Behandlungsfehler eingeklagt. Diese sind im Verhältnis zur Gesamtzahl aller Intubationen so selten, daß sie nicht als „typisches Risiko" gelten können, und werden deswegen beim Operationsgespräch manchmal nicht erwähnt. Andererseits ist selbst dem Laien unmittelbar einsichtig, daß bei Manipulation in einem präformierten Hohlraum Wandverletzungen auftreten können. Ein schuldhafter Behandlungsfehler ist für den phoniatrischen Gutachter praktisch nie zu erkennen. Also ist in der Regel zu entscheiden, ob der verursachende Arzt erfahren genug war, nach den Regeln der Kunst und mit der nötigen Vorsicht gehandelt hat, sich nach der Komplikation richtig verhalten hat und ob die Operationsaufklärung rechtswirksam war. Bei Wahleingriffen obliegt die Aufklärungspflicht dem Arzt, der die Intubation oder die Endoskopie vornimmt.

Maligne Geschwülste des Kehlkopfs

Nach jeder auch noch so schonenden Behandlung eines malignen Tumors im oberen Aerodigestivtrakt verbleibt ein Defekt mit Funktionseinschränkung, unabhängig von der Art der Tumorbehandlung (Operation, Bestrahlung, Chemotherapie oder eine Kombination). In der Begutachtung wird berücksichtigt: Ausdehnung des Primärtumors nach dem TNM-System sowie die Prognose und das Ansprechen der Therapie. Fünf rezidivfreie Jahre nach der Behandlung werden als Heilungsbewährung gewertet, erst danach gilt der Patient als geheilt und kann hinsichtlich einer Defektheilung endgültig begutachtet werden. In der Phase vor Ablauf der „Heilungsbewährung" wird dem Patienten im allgemeinen ein höherer GdB zugebilligt als danach.

Kehlkopfteilverlust. Nach Teilresektionen wird die postoperative Stimm- und Sprechfähigkeit, Atmung und allgemeinkörperliche Beeinträchtigung nach Ablauf der Heilungsbewährung mit einem GdB von 20–50% bewertet, davor mit GdB von 50–60%. Tumoren mit schlechter Prognose nach klassischer horizontaler oder vertikaler supraglottischer Teilresektion werden auf 80% GdB eingeschätzt. Im 3.–5. postoperativen Jahr ist eine Absenkung der GdB auf 30% bei günstiger und 50% bei ungünstiger Prognose vorgesehen.

Im Schwerbehindertenrecht liegt die Grenze zwischen günstiger und ungünstiger Prognose bei einer 75%igen Wahrscheinlichkeit auf eine 5-Jahres-Heilung. Danach sind T_3-Stimmlippen-, T_4-Supraglottis- und alle maligne Hypopharynxtumoren als ungünstig einzuschätzen.

Laryngektomie. Während der Heilungsbewährung steht allen Laryngektomierten grundsätzlich ein GdB von 100% und ein Schwerbehindertenausweis zu. Danach wird ein GdB von mindestens 70% angenommen, der je nach Komplikationen und Rehabilitation erhöht werden kann.

Ein Residualzustand nach *Laseroperationen* im Kehlkopfbereich entspricht im wesentlichen dem nach konventionellen mikrochirurgischen Eingriffen und ist gutachterlich analog zu bewerten. Alle kleineren Abtragungen und Exzisionen, besonders bei Neubildungen an den Stimmlippen, bedingen in der Regel keine rentenberechtigenden Schäden.

Eine Auflistung der phoniatrisch relevanten MdE gibt abschließend Tab. 9.4 wieder.

Tabelle 9.4 Auflistung der MdE phoniatrisch relevanter Krankheitsbilder (nach Feldmann)

Stimmstörungen	
– mit Heiserkeit bei Belastung	0–10 %
– mit dauernder erheblicher Heiserkeit	20 %
– mit Aphonie	30 %
Stimmstörungen bei speziellen Sing- und Sprechberufen	bis 50 %
Stimmstörungen bei Paresen	
einseitige Stimmlippenlähmung	
– in Median-Paramedian-Stellung	
– mit guter Stimme, aber Heiserkeit unter Belastung	0–10 %
– in Intermediär- oder Lateralposition	
– mit dauernder Heiserkeit	20 %
– mit Aphonie	30 %
beidseitige Stimmlippenlähmung	
– je nach Atembehinderung und Stimmfunktion	30–50 %
– mit Dauerkanüle	40–50 %
Trachealstenosen	
– mit geringer Atembehinderung	0–10 %
– mit stärkerer Atembehinderung	20–40 %
– mit erheblicher Atembehinderung bereits in Ruhe	50 %
– mit Dauerkanüle	40–50 %
Tracheotomie	
– mit Dauerkanüle, geringer Tracheobronchitis und guter Sprechstimme	40 %
– mit erheblichen Reizerscheinungen und/oder starker Beeinträchtigung bis Verlust der Sprechstimme	50–70 %
Teilverlust des Kehlkopfes	
– je nach Sprechfähigkeit und körperlicher Leistungsfähigkeit	20–50 %
– bei erheblicher Einschränkung der Sprechfähigkeit und Stenoseatmung	bis 80 %
– bei Teilverlust wegen Bösartigkeit im Frühstadium ($T_1 N_0 M_0$) bis 5 Jahre nach Geschwulstentfernung GdB von 50–60 %	
Kehlkopfverlust (Laryngektomie)	
– bei guter Ösophagusstimme und ohne Begleiterscheinungen außerhalb des Halsbereiches	50–70 %
– bei Bronchitis und mangelnder Bauchpresse	80 %
– bei schwerer Tracheobronchitis und Nervenlähmung im Hals-Schulter-Bereich und starken Lymphabflußstörungen	80–100 %
– bei Heilungsbewährung nach Bösartigkeit für 5 postoperative Jahre GdB von 100 %	
Verletzungen und Erkrankungen von Mund und Rachen	
– bei Lippendefekt mit ständigem Speichelfluß	20–30 %
– bei schweren Zungenfunktionsstörungen mit Kieferklemme	30–40 %
– bei teilweisem Unterkieferverlust, je nach Einschränkung der Artikulation und Kaufunktion	0–50 %
– bei teilweisem Oberkieferverlust	0–40 %
– bei Verlust des Gaumens	30–50 %
– bei Lippen-, Kiefer-, Gaumenspalte je nach Entstellung	20–50 %
Artikulationsstörungen durch Lähmungen oder Mund-Rachen-Defekte	
– bei noch gut verständlicher Sprache	10 %
– bei schwer verständlicher Sprache mit Schluckstörungen	20–40 %
– bei kaum verständlicher Sprache	50 %
Stottern (Balbuties)	
– bei leichtem Stottern	0 %
– bei mittelgradigem, situationsabhängigem Stottern	10–20 %
– bei schwerem Stottern	30 %
Stottern kann selbst bei fehlender MdE Berufsunfähigkeit bedingen	

Zusammenfassung

Mit zunehmender Häufigkeit werden ärztliche Sachverständigengutachten im Zusammenhang mit Kommunikationsstörungen angefordert. Der Gutachter muß immer berücksichtigen, auf welcher rechtlichen Grundlage seine Stellungnahme erwartet wird. Der Rahmen bewegt sich zwischen gesetzlicher Unfall-, Renten- und Krankenversicherung über Stellungnahmen nach dem Schwerbehinderten- und Bundesversorgungsgesetz sowie Privatversicherungen bis hin zu zivil- und strafrechtlichen Fragen im Zusammenhang mit vermuteten Behandlungsfehlern. Die allgemeinen Begutachtungsrichtlinien gelten mit einigen Besonderheiten auch für Kinder. Folgende Besonderheiten müssen berücksichtigt werden:
– wenn (bei Kindern) durch Kommunikationsstörungen sekundäre Entwicklungsstörungen verursacht werden,
– wenn (bei Erwachsenen) durch Kommunikationsstörungen sekundäre psychische Störungen auftreten (reaktive Depression).
Beide Kategorien sind der Erfassung durch psychometrische Richtzahlen nur schwer zugänglich.

Literatur

1. Bundessozialgericht, Urteil vom 29.11.56 – 2 RU 121/56
2. Feldmann, H.: Das Gutachten des Hals-Nasen-Ohren-Arztes, 3. Aufl. Thieme, Stuttgart 1994
3. Fritze, E.: Die ärztliche Begutachtung. Rechtsfragen, Funktionsprüfungen, Beurteilungen, Beispiele, 4. Aufl. Steinkopff, Darmstadt 1992
4. Gundermann, H.: Heiserkeit und Stimmschwäche, 3. Aufl. Fischer, Stuttgart 1981
5. Kittel, G., J. Peterhans: Stimmlippenparesen nach Strumektomien. Sprache Stimme Gehör 9 (1985) 65

Sachverzeichnis

A

Aachener Aphasietest 38, 268
AAT 38, 268
Abdominalatmung 44, 84
Abstimmung, Vokaltrakt 59
Abtast-Theorem 14, 16
Achalasie 309, 310
Adamsapfel 153
Adduktionsinsuffizienz, Stimmlippen 164
adenoide Vegetationen 353
Adenotomie 370
Aerodigestivtrakt 199
Aerodynamik, Glottis 57
Affixe 209
AGC 375, 376
Agrammatismus 265
Akalkulie 263
Akanthose 157
Akromegalie 124
Aktionspotentiale 114, 300
akute Mittelohrentzündung 354, 366, 371
Akzeleration 70, 71
Akzent, rhythmischer 198
Akzente 204, 209
Akzentmethode 176
Akzeptabilität, Ruktussprechen 186
Alexie 263, 265
Allophon 209
Alport-Syndrom 359, 363
ALS 295
Altern, Stimme 72
American Speech-Language-Hearing Association (ASHA) 392
Aminoglykoside 362
Amusie 263
Amyloidablagerungen 156
Amyloidose 135, 304
Amyotrophe Lateralsklerose 295, 305
Anabolika 122
Analog-Digital-Wandler 15
Analyse, kognitive 261
Anamnese, Singstimme 84
Anarthrie 234, 251, 264
Androgene 122
Androglottie 123

Angst, Stottern 280
Ankyloglossie 239
Anomalien, Epiglottis 153
Anomie 264, 265
Anosognosie 262
Anpassungsfähigkeit 258
Anpassungsstörungen, soziale 41
Ansatzräume 59
Ansatzrohr 199
Anschlußheilbehandlung 190
Antiformanten 213
Aphasie 3, 258, 276, 299
– Ätiopathogenese 267
– amnestische 266
– Broca 266
– Definitionen 258
– Dekodifikations-Prototyp 262
– Diagnostik 38, 268
– gemischter Prototyp 265
– globale 265, 266
– Klassifikation 265
– Klinik 262
– Kodifikations-Prototyp 264
– Pathognomie 262
– Prognose 273
– Prototypen 262
– Therapie 272
– transkortikale 266
– Typologie 261
– Weigl-Schema 268
– Wernicke 266
Aphasiekonzepte 258
Aphonie, psychogene 133
Aphrasie 293
Apoplexie 268
Apraxie 256, 299
– bukkofaziale 256
– ideative 264
– ideomotorische 264
– motorische 264
Arbeits- oder Wegeunfall 403
Arbeitshyperämie, Stimmlippen 134
Armstoß- und Armwurfübungen 176
Artikulation 60, 192
– Störungen 231
Artikulationspunkt 61

Artikulationszone 235
Artikulatoren, Ventilmechanismen 199
Aryankylose 156
Aryluxation 156
Arytänoidektomie 173
Aryüberkreuzungsphänomen 152
ASHA 393
Asphyxie 360
Aspiration 305, 306, 309-311
Aspirationsmethode, Ruktusstimme 185
Assimilation 220, 233
Asymmetrien, Larynx 87, 153
AT 41
Atemapparat 47
Atembewegungen 44
Atemmuskulatur, Einstellbewegungen 46
Atemregulation 45
Atemruhevolumen 45
Atemtypen 44, 46
Atemübungen 175
Atemvolumen 44
Atemwurfübungen 176
Atmung
– kombinierte 46
– Sänger 76
Audiometrie, eigene Angaben 342
Audiometrie, Freifeld 341
Audiometrie, Kinderlieder 343
Audiometrie, Knochenleitung 341
Audiometrie, Konditionierung 342
Audiometrie, Luftleitung, Kopfhörer 341
Audiometrie, Reaktion 341
Audiometrie, Richtungshören 342
Audiometrie, subjektive 340
Audiometrie, Tonschwelle 340
Audiometrie, Umweltgeräusche 343
audiophonatorische Kontrolle 67
Aufblähkurve 379
Aufmerksamkeit 258
Aufmerksamkeits-Belastungs-Test 37
Augmentation
– Kommunikation 299
– Stimmlippen 174
Ausruf 209
Aussprache, fehlerhafte 231
Autismus 293
– kindlicher 299
Autoregulation, Sprechablauf 278
Aversionstherapie 42

B

Balbuties 275
Basilarmembran 315
Bauchatmung 84
Bauchreden 78

Befindlichkeitsskala 39
Begutachtung 403
– Hörstörungen 404
– Redeflußstörungen 406
– Sprachstörungen 406
– Sprechstörungen 406
– Stimmstörungen 407
Behauchtheit 101
Bekräftigung 209
Benton-Test 37
BERA 334, 347
– Artefakte 338
– Welle V 337
Beratung, psychagogische 41
Bernoulli-Effekt 10, 64, 135
Berufsdysphonie 407
Berufskrankheit 403
Berufskrankheitenverordnung 403, 407
Berufsunfähigkeit 38
Beschwerdefragebogen 39
Bewegungsmessung 254
Bewegungsstörungen, glottische 297
Bilderschrift 194
Binnenohrmuskeln 318
Biofeedback, Stimmtherapie 176
Biplanarität, Linguistik 206
bit 26
Body-Cover-Theorie, 54
Bolus 302, 305
Botulinumtoxin, Stimmtherapie 170
Bougierung 310
Bradylalie 274
Broca-Aphasie 256, 266
BSHG 404
bulbäre Poliomyelitis 295
Bundessozialhilfegesetz (BSHG) 404
Bundesversorgungsgesetz (BVG) 404
BVG 404

C

Carcinoma in situ 159
CERA 321, 334, 338
charakteristische Frequenz, Hörbahn 320
Cheilo-Gnatho-Uranoschisis 245
Cheiloschisis 245
Chemotherapie 182
Chitismus 233
Cholesteatom 351, 356
Chordektomie 182
Chorea 296
Chorea minor 296
Chronische Mittelohrentzündung 367, 371
CI 383
Clocks 276
Cluttering 287

CO_2-Laser 182
Cochlea Implant, CI 382
Communication Board 299
Competence 207
Compliance 325, 326, 329
Computertomographie, Larynx 96
Cri-du-chat-Syndrom 117
Crib-O-Gram 347

D

D-Impuls 12
Datenreduktion 28
Dauerbelastbarkeit 38
Dauerschall 198
Decken 78
Dekodierung 30, 261
Demenz 263
Desensibilisierung, psychologische 42
Diaphragma laryngis 152
Digitalisierung 15
Diphtherie 156
Disfluency 220, 274, 279
Diskretheit, Phoneme 206
Diskrimination 231
Distinctive features 212
Distorsionsprodukt 333
Divertikel 304, 306
Doppelartikulation 206
dorsolaterales Medulla-oblongata-Syndrom 295
Down-Syndrom 224
DPEOAE 333
Druck
– subglottaler 59, 62
– subglottischer 63
Druckmessung, subglottal 86
Druckprobe, Gutzmann 87
Dynamik, Perzeption 199
Dysarthrie 234, 250, 251, 264, 265, 299
– Ätiologie 251
– Diagnostik 253
– hypotone 253
– kongenitale 154
– psychogene 114, 133
– rigid-hypokinetische 252
– spastische 251
– Therapie 255
Dysarthrophonie 295
Dysfunktionen, minimale zerebrale 276
Dysglossie 124, 234, 239
Dysgrammatismus 226, 229
Dyskinesien 258
Dyslalie 231, 233
– audiogene 234
– dysgnostische 233

– dyslogische 238
– dyspraktische 234
– konditionierte 234
– motorische 234
– sensorische 233
Dysodie 79
Dysphagie 304, 305
Dysphasien 258
Dysphonie 115
– dysplastische 152
– entwicklungsbedingte 117
– funktionelle 125
– funktionelle, Therapie 177
– organische 137
– spasmodische 170, 297
– spastische 297
– Therapie 169
Dysphrasien 291, 293
Dyspraxie 258
– fazio-bukkolinguale 234
– orofaziale 225
Dysprosodie 264
Dyssaphie 115
Dystonie 252
– fokale 255

E

Ebenen, linguistische 208
– grammatisch-syntaktische 211
– phonologisch-phonetische 209
– pragmatische 211
– semantisch-lexikale 209
Echolalie 218
ECochG 334
Effizienz, Stimmproduktion 86
Eigenfrequenz 11
Eignung, Stimmberufe 110
Ein-Massen-Modell, Larynx 11
Einschwingvorgänge 212
Einwortsatz 219
Elektrodenkorrosion 387
Elektroglottographie 94
Elektrokochleographie 334, 383, 384
Elektromyographie, Larynx 96
Elision 220, 233
Eltern-Kind-Interaktion 396, 401
Embolien, zerebrale 268
Embolophrasien, Stottern 280
EMG, Larynx 96
– Dysarthrie 253
– Rekurrensparese 164
Emissionen, otoakustische 329
Emotionen 258
Entropie 26
Entwicklungsstammeln 231

Entwicklungstests 35
Enzephalitis 305
Epidemiologie 391
Epitheldysplasien, Larynx 157, 158
ERA 334
Erbchorea 296
Erkältungsinfekte, Sänger 80
Ermüdungskatarrh 80
Ersatzplastiken, Larynx 189
Erwerbsfähigkeit, Minderung 403
Eunuchoidismus 124
Exploration 38

F

Falsett 76
Faltung 12
Faltungssatz 14
Fast-Fourier-Transformation 18
Fazialisparese 351, 361
Fazio-Londe-Syndrom 295
Fehlsteuerungen 114
Felsenbeinfraktur 362
Fettinjektion, Stimmlippen 174
FFT 18
Figur-Hintergrund-Unterschied 198
Filterung 8, 12, 14, 22, 23
Fistel, Register 76
Fluency disorders 274
Foramen jugulare 162
Formant 14, 18, 20, 32, 212, 382
Fourier-Transformation 13, 14, 17, 319
Frage 209
Fragealter
– erstes 219
– zweites 221
Franceschetti-Syndrom 351
Freiburger Persönlichkeits-Inventar 39
Freiburger Sprachtest 344
Freifeld 379
Fremdkörper 350
Fremdkörpergefühl 305
Fremdneurosen 40
Frenulotomie 240
Frequenz-Orts-Transformation 319
Frequenzspektrum 59
Fröschels 4
Früherkennung, Hörstörungen 392
Frühförderung, Hörgeschädigte 396

G

Galen-Anastomose 162
Ganglion spirale 316
Gastransportfunktion 45

Gastrostomie 310
Gaumensegel 60
– kongenital kurzes 243
Gaumensegelbewegung, dissoziierte 243
Gaumensegelparesen 243
Gaumensegelprothese 255
Gaumenspalte
– offene 245
– submuköse 245
GdB 404, 405
Gebärde, lautsprachbegleitende 395
Gebärdensprache 192, 394
Gebärdenspracherziehung 394
Gebrauchsapraxie 264
Gedächtnisleistung 37
Gehör, phonematisches 199
Gehörgangsatresie 351
Gehörgangsfremdkörper 365
Gehörknöchelchen 318
Gehörlose, Rehabilitation 199
Gehörlosenschule 389
Gelenke, Larynx 48
Gelenkerkrankungen, Larynx 156
Generativismus 207
Geräusch 198, 203
Geschwindigkeitsquotient,
    Stimmlippenschwingung 56
Gespräch, präoperatives 184
Gestagene 122
Gestik 204
Giessen-Test 39
GKV 403
Globusgefühl 116
Globussyndrom 306
Glossektomie 299
Glottis
– Primärfunktion 47
– Sekundärfunktion 47
Glottiserweiterung 173
– Laser-Arytänoidektomie 173
Glottisfunktion 54
Glottisgenerator 47
Glottiskymographie 93
Glottisöffnung 58
Glottisschiefstand 153
Glottisschlageinsatz 99
Glottisschluss 57
Glottographie, akustische 95
Glottoplastik 173
Gnosien 258
Goldenhar-Syndrom 352
Göttinger Test 344, 345
Grammatik 192, 202
– Entwicklung 220
– generative 207
GRBAS-Skala 102
Greisendiskant 72

Grundbewegung, Stimmlippenschwingung 55
Grundfrequenz 382
Grundfrequenzstörung 115
Grunzer-Syndrom 134
Gruppenpsychotherapie, dynamische 41
Gruppentherapie, Laryngektomie 185
Gürtelpneumographie 85
Gutzmann 3

H

Haarzellen, äußere 315, 319
Haarzellen, innere 315
Hallradius 23
Haltung 46, 76
Hamburg-Wechsler-Intelligenztest 36
Händigkeit 261
Hasenscharte 245
Hauptformanten 61
HAWIE 36
HAWIK 36
Heilungsbewährung 409
Heiserkeit 101, 115
– Anamnese 83
Heiserkeitsfelder 106
Hemianopsie 263
Hemiplegie 264
Hemisphäre, dominante 261
Hirnnerven 302, 305
Hirnschaden, frühkindlicher 225
Hirnschädigung, frühkindliche 234, 276, 295
Hirnstamm 302, 304, 305
Hirnstammpotentiale 323, 335
Hirntrauma 276
Hirsutismus 122
Hochatmung 46, 84
Hochfrequenzvideographie 132
Hochgeschwindigkeits-Videographie 93
Hochgeschwindigkeitsglottographie 93
Hochlautung 235
Hör-Sprach-Erziehung 398
Hörbahn 316
Hörbahnreifung 358
Hördiagnostik 324
Hören, funktionelles 74
Hörerziehung 396
– unisensorisch 390
Hörgerät 373
– Audio-Eingang 380
– HdO 376
– IO 377
– Knochenleitung 377
– knochenverankert (BAHA) 378
– Taschengerät 375
Hörgeräteanpassung 379
Hörgerätversorgung 373

Hormonbehandlung, Sängerinnen 82
Hörnerv 320
Hörprüfung, objektive 324
Hörprüfung, subjektive 324
Hörrest, tieffrequenter 338
Hörschwelle 319, 374
Hörsturz 363
Hörtraining 398
Hörverlust, prozentualer 405
HPV 158
Hustenstoß 47
Hyalinosis cutis et mucosae
 (Urban-Wiethe-Syndrom) 156
Hyperämie, Stimmlippen 134
Hyperbilirubinämie 117
Hyperkinesie 252
Hyperrhinophonie 241
– funktionelle 242
– organische 243
Hyperthyreose 125
Hypogenitalismus 124
Hypoglossusparese 239
Hypogonadismus 124
Hypophysenhormon 119
Hypoplasie, Stimmlippen 153
Hyporhinophonie 241
– funktionelle 248
– organische 248
Hypothyreose 125

I

IALP 5
Ictus laryngis 297
Ikonen 205
Impedanz 8, 20, 317, 325
– akustische 64
Impedanztransformation 317, 318
Impulsantwort 12
Impulsschall 198
In-situ-Messung 379
Index, Linguistik 204, 205
Indifferenzlage 74, 99
Individualtherapie 42
Information 25, 26
– akustische 211
– Auswahl 198
– periphere 200
– Reduktion 196
Informationsfluß, kommunikativer 261
Informationskodierung 382
Informationsmuster, 114
Informationsübertragung 8
Informationsverarbeitung, zentrale 258
Informationswechsel 195
Initialvibrator 64

Injektionsmethode, Ruktusstimme 185
Innenohr, nicht-lineare Übertragung 332
Innenohrschwerhörigkeit 357, 358, 367, 373
Innervation, Larynx 51
Inputmechanismen, Sprache 196
Inspektion, Larynx 87
Instrumental conditioning 284
Insuffizienz, velopharyngeale 246
Integration, Hörgeschädigte 389, 395, 396, 399
Intelligenz 36, 258
Intelligenzdiagnostik 36
Intelligenztest, Ertaubte 385
Intensitätskodierung, Hörbahn 320
Interaktion 42, 195
Internusparese 156
Intoxikationen, Schluckstörungen 305
Invalidität 38
Ischämie, transitorische 268
Isthmus faucium 61

J

Jargon-Aphasie 264
Jodeln 77

K

Kalibrierung 343
Kanal 28, 29, 203
Kastration 124
Kastrierungs-Syndrom, Aphasie 264
Kategorienbildung, linguistische;
  CI 386
Kaumethode 175
Kaustimme 99
Kehlkopfanomalie 152
Kehlkopfhypoplasie 153
Kehlkopfspalte 154
Keratose 157
Kernneurosen 40
Kinematik, Dysarthrie 251
Kippmechanismus, Larynx 52
Klang, Phonetik 198
Klanganalysen, Stimme 106
Klangfarbe 61, 62, 98
Klangfarbenkonstanz 198
Klassifizierung, Sängerstimme 75
Klavikularatmung 84
Kleinhirnbrückenwinkeltumor 384
Kleinwuchs, hypophysärer 124
Klimakterium, Stimme 72
Klubs, Laryngektomierte 190
Knalltrauma 363
Knochenleitung 317
Knödeln 78

Knötchen, Stimmlippen 134
– Therapie 178
Koartikulation 209
Kochlea 314
Kochleaimplantat, CI 382, 395, 396, 399
Kodierung, Aphasie 261
Kollageninjektion, Stimmlippen 174
Kommunikation 1, 28, 192, 195
– analoge 205
– augmentative 299
– digitale 205
– gestisch gesteuerte 300
– gestische 300
– lautsprachliche 25
– nerval gesteuerte 300
– nonverbale 298
Kommunikationsfähigkeit 194, 299
Kommunikationstafel 272, 299, 300
Kompetenz 207, 216
Komplexität, syntaktische 206
Komplikationen, Ventilprothesen 188
Konditionierung
– instrumentelle 42
– klassische 42
Konglutinationen 274
Konsonanten 213
– Artikulation 199
Kontaktveränderungen, Stimmlippen 136, 157
– Therapie 180
Kontamination 220, 233
Kontinuität, Linguistik 207
Kontrazeptiva 122
Kontusionen, Stimmlippen 165
Konzentrations-Verlaufstest 37
Konzentrationsfähigkeit 37, 258
Koordination
– audio-motorische 198
– praxische 200, 261
Koordinationsneurose, spastische 276
Kortex, auditorischer 320
Kortex, primärer 320
Kostalatmung 84
Kostoabdominalatmung 46
Krankenversicherung, gesetzliche 403
Kreativität, Linguistik 206
Kretinismus 125
Krikoidstenose 154
Krisen, katastrophische; Aphasie 264
Kundgabe 209, 218
Kurzzeitgedächtnis 37

L

Labyrinthmißbildung 358
LAD 196
Lähmungen, Larynx 160

Lähmungssyndrome, periphere; Larynx 162
Lall-Periode 225
Lallperioden 218
Laloneurose 275
Lalophobie 292
Lampenfieber 292
Landau-Kleffner-Syndrom 364
Längen-Breitendifferenzen, Stimmlippen 153
Language acquisition device 196
Langue 207
Langzeit-Mittelwert-Spektralanalyse, Stimme 108
Langzeitintubationen 167
Lärm 363
Laryngismus stridulus 154
Laryngitis
– akute 154
– chronische 155
– gastrica, Therapie 180
– submucosa 156
Laryngomalazie 154
Laryngoskopie
– direkte 88
– indirekte 87
Laryngozele
– äußere 157
– innere 157
Larynxfrakturen 167
Larynxkarzinome 159
Larynxmikroskopie
– direkte 88
– indirekte 87
Larynxpapillomatose 158
Larynxphotographie 89
Larynxsklerodermie 156
Larynxspatel 88
Larynx, Stützgerüst 47
Larynxtumoren
– benigne 158
– maligne 158
Larynx-Tbc 155
Laser-Arytänoidektomie 173
Laserchirurgie, Stimmtherapie 172
Lautagnosie, partielle 233
Lautbildung
– kindliche 219
– Störung 231
Laute 209
Lautheit 23
Lautsprache 69, 394
Lautspracherziehung 394
Leaking, Schlucken 305
LBG 396
Lebensweise, Sänger 82
Lee-Effekt, Stottern 285
Leistungsdiagnostik, Psychologie 39
Leistungsprüfung, Stimme 109

Leistungsspektrum 13
Leitungsaphasie 266
Lemma 209
Lern- und Gedächtnistest 37
Lerntests 35
Lerntheorie 42, 284
Lese-Rechtschreib-Schwäche 225
Leukoplakie 157
Lexem 209
Lexik 209
Lexikologie 209
Lexikon 192, 209
Linguistik 202, 203, 207
Linkshänder, Aphasie 261
Lippen-Kiefer-Gaumenspalte 304, 353, 370
locked-in-Syndrom, Aphasie 299
Lockerungsübungen, Stimme 176
Logasthenie 292
Logoneurosen 291
Logopädie 1
Logopathie, psychasthenische 292
Logophobie 292
Logopudie 292
Logorrhoe 264, 292
Lokution, Linguistik 204
Longitudinalwellen 18
Long-term average spectrum (LTAS) 108
Luftduschen, Ruktusbildung 185
Luftimpuls 58
Luftleitung 317
Luftströmungsgeschwindigkeit 59, 63
Luftströmungsrate 59
Lungenkapazitäten 45
Lungenvolumina 45
Lupenstroboskopie 93
Lysen, medikamentöse 273

M

Magnetstimulation, Larynx 97
Magnettontechnik 102
Mainzer Kindersprachtest 344
Makroglossie 125, 239
Manierismen, sprachliche 293
Manometrie 310
Maschinensprachen 194
Massenblutung, zerebrale 268
Mastoidektomie 371
Mastoiditis 371
MdE 403
Mechanorezeptoren, Larynx 64
Medianparese, Stimmlippen 161
Mehrfachwahl-Wortschatztest 36
Mehrwortsatz 219
Melodie, Perzeption 199
Membran-Polsterpfeife 63

Mendelsohn-Maneuver 311
Mengenfolgentest 36
Meningitis 384, 385
– bakteriell 361
Menstruation, Stimme 81
Merkfähigkeit 37, 258
Merkfähigkeitstest 37
Metaplasie, Larynx 160
Metathesis 220, 233
Mikrochirugie
– direkte 172
– indirekte 171
Mikroglossie 239
Mikrophonsteuerung, Stroboskopie 90
Mikrostroboskopie 92
Mini-Fonator 381
Minnesota Multiphasic Personality Inventory 39
Mißbildungen 350
Mittelhirnsyndrom, traumatisches 296
Mittelohr 313
– Adhaesivprozeß 371, 372
– Knocheneiterung 356
– Mißbildung 368
Mm. cricothyroidei, Traumen 165
MMPI 39
Mogilalie 233
Monochorditis vasomotorica 155
Monoplegie 264
Montgomery-Tubus 310
Morbus Alzheimer 296
Morbus Koch, Larynx 136
Morbus Parkinson 296, 305
Morgagni-Ventrikel 60, 157
Morphem 192, 206, 209, 211
Motorik 258, 261
Mukotympanon 314, 318, 354, 370, 400
Mukoviszidose 156
Multiinfarktdemenz 305
Multiple Sklerose 296
Muskelendplatten 114
Muskelentspannung, progressive 41
Muskelkraftmessung 253
Muskelschädigungen, Larynx 156
Muskulatur, Larynx 49
Musterbildung, phonologische, phonetische 231
Mutation, Stimme 70, 71
– Stadien 71
Mutationsdreieck 71
Mutationsstörungen, Therapie 177
Mutismus 291
Myasthenia gravis 305
Myelinisierung 322
Myoklonien 252

N

N. laryngeus inferior, Lähmung 161, 162
N. laryngeus superior, Lähmung 162
N. vagus, Lähmung 160
Nachahmung, Sprachentwicklung 218
Nachhallzeit 23
Nasalität 78, 241
Näseln 241
– gemischtes 249
– geschlossenes 248
– Klassifizierung 241
– offenes 242
– Operationsfolgen 248
Näselprüfungen 241
– A-I-Probe 241
– Auskultation 241
– Hauchspiegelprüfung 241
– Kopfdrehsymptom 241
– retrovelare Palpation 241
Neoglottis 183
Neologismen 264
Nervus cochlearis 316
Nervus facialis 316, 318
Neuromyographie, Larynx 97
Neurose 40, 276
Niveaudifferenzen, Stimmlippen 153
Norm, Linguistik 207
Nosognosie 264
Nucleus ambiguus 161
Nucleus cochlearis 316
Nucleus olivaris superior 317

O

OAE 329
Ödeme, Stimmlippen 135
Ösophagusstimme 184
Offenquotient, Stimmlippenschwingung 56
Ohrepithese 369
Ohrmuschel 313
Ohrpaßstück 376
Ohrplakode 322
Omnipotenz, semantische 206
Operant conditioning 284
Ösophagus 302, 304, 306
Ösophagussphinkter, Widerstand 185
Otitis externa 354, 366
otoakustische Emissionen 329
– Distorsionsprodukt-evozierte 330, 332
– evozierte 329
– transitorisch evozierte 330
Otosklerose 357, 372
ototoxische Medikamente 362
Otozyste 322

Outputmechanismen, Sprache 199
Ovulationshemmer, Stimme 122

P

Pachydermie, Larynx 157
Palatolalie 245
Palatophonolalie 241
Palpation, Larynx 87
Pantomime 300
Papillome, Larynx 158
Papovaviren 158
Paradigma, Linguistik 208
Paralalie 233
Paralinguistik 204
Paramedianparese 163
Paraphasien
– phonematische 256, 264
– semantische 264
– syllabische 264
– verbale 264
Parapraxie 256
Parästhesien, laryngeale 116
Paresen, Gaumensegel 243
Parole 207
Partialraumtheorie 61
Passavantscher Wulst 61
Passe-partout-Wörter 264
Pauke 313
Pauli-Test 37
Pausen 204
Peak clipping (PC) 374
Pegel 22
Pendred-Syndrom 359
Penetration, laryngeale 305, 306
Performanz 207, 216
Periode 8, 16
Periodizitätsanalyse 320
Persönlichkeit 38, 258
Persönlichkeitsfragebögen 39
Persönlichkeitsinventare 39
Persönlichkeitsstrukturen 38
Persönlichkeitstests, standardisierte
   Beurteilungsverfahren 38
Phasenverlauf,
   Stimmlippenschwingungen 91
Phobie 42, 292
Phonasthenie 117
Phonationsdauer 63
Phonationsverdickungen 134
– harte 135
– Sänger 80
– Therapie 178
– weiche 135
phonatorischer Stillstand, Stimmlippen 92
Phonem 29, 31, 192, 199, 206, 209, 231

Phonetik 209
– akustische 211
Phonetographie 103
Phoniatrie/Pädaudiologie, Definition 1
Phonochirurgie 171
Phonologie 209
Pneumatisation 313, 322, 355
Pneumographie 85
Pneumotachographie 85
Poliomyelitis 305
Politzer 365
Polsterpfeife 63
Polter-Stottern 281
Poltern 287
– Prognose 290
– Symptome 288
– Therapie 289
Polyarthritis, Larynx 156
Polypen, Stimmlippen 135
polypoide Schleimhautverdickungen,
   Stimmlippen 135
Postlingualität 383
Postmutation 71
Pragmatik 192, 204, 206, 211
Präkanzerosen 157
Prälingualität 383
Prämutation 71
Praxien 200
Primärschall, Larynx 56
Produktivität, Linguistik 206
Progenie 124
Progesteron 122
Prolongationen, Stottern 279
Promontoriumstest 383, 384
Prosodie 204
– Perzeption 199
Protonenpumpenblocker 180
Prototypen, Aphasien 262
Proxemik 204
Pseudoaufmerksamkeit 262
Pseudobulbärparalyse 252
Pseudoglottis 185
Pseudotumoren, dyschylische 134
Psychoanalyse 40
psychogene Aphonie, Therapie 178
psychogene Hörstörung 363
Psychologe, Laryngektomie 186
Psychologie, klinische 34
Psychomotorik 37
Psychopathologie 38
Psychopathometrie 34
Psychopharmaka, Sänger 82
Psychotherapie 39, 40
– kleine 41
– Stimme 177
Pulsdauer 387

R

Rachenmandel 353
Radix, Linguistik 209
Rahmeneinstellung, Stimmlippenspannung 52
Randkantenverschiebung,
  Stimmlippenschwingung 55
Randneurosen 40
Rauhigkeit, Stimme 101
Räusperzwang 305
Raven-Test 36
RBH-Schema 101
Recessus piriformes 60, 305, 309
Rechtshänder, Aphasie 261
Recruitment 324, 374
Redeflußstörungen 274
– Begutachtung 406
Redundanz 27, 31, 203
Reflexe, vokale 204
Reflexmechanismen, Stimmgebung 64
Reflux 309, 310
– Therapie 180
Refluxösophagitis 136
Regelsysteme, Stimme 114
Register, Stimme 69
– Definition 76
– Einteilung 76
Registerbruch 77
Registerdivergenz 77
Registerwechsel 77
Regularität, Stimmlippenschwingungen 91
Regularitätsanalysen, Stimme 107
Regurgitation 305, 306
Reichsversicherungsordnung (RVO) 403
Reifung, Hörorgan 322
Reimtest, Audiometrie 345
Reizmodus, CI 387
Reizstromtherapie
– Stimme 169
– Stimmlippenlähmung 180
Rekurrensnerv 51
Rekurrensparese 161, 408
– Ausschlußdiagnostik 163
– doppelseitige 161
– einseitige 161
– idiopathische 164
– Therapie 173, 180
Repetitionen, Stottern 279
Reservevolumen
– exspiratorisches 45
– inspiratorisches 45
Residualvolumen 45
Resonanz 62, 116
– Ansatzräume 57
– subglottale 61
Resonanzabstimmung 62
Resonanzstelle 319

Resonanzverhalten, Ansatzräume 62
Respiratio muta 45
Respiratio phonatoria 46
Resthörigkeit 385
Retention, Schlucken 305
Retrosternalschmerz 309
Reynolds-Zahl 10
Rhinoglossie 245
Rhinolalia aperta 241
Rhinolalia clausa 241
Rhinolalia mixta 241
Rhinolalie 241
Rhinophonia aperta 125, 241
Rhinophonia clausa 241
Rhinophonia clausa anterior 248
Rhinophonia clausa posterior 248
Rhinophonia mixta 241, 249
Rhinophonia mixta anterior 249
Rhinophonia mixta posterior 249
Rhinophonie 241
Rhinophonolalie 241
Rhode Island Hearing Assessment Project
  (RIHAP) 393
RIHAP 330
Rinden, Aphasie
– hintere 260
– primäre 260
– sekundäre 260
– tertiäre 260
– vordere 260
Rippenatmung 84
Röntgen-Hochgeschwindigkeitskinematographie
  310
Rorschachtest 39
Rötelnembryopathie 360
Rückverlagerung 78
Ruktusbildung 184
– Methoden 185

S

Sängerformantpegel 105
Sängerknötchen 134
Sängerstimme 73
Satz 211
Säuglingsschrei 69
Säuglingsstimme 69
Schädelhirntrauma 305, 362
Schallausbreitung 18
Schalleitungsschwerhörigkeit 20, 349, 354,
  367, 372
Schallgeschwindigkeit 19, 317
Schetismus 233
Schichtneurosen 40
Schizophrasie 293
Schlaganfall 268

Schleimhaut, Larynx 51
Schlucken 302
- Physiologie 302
- supraglottisches 311
Schluckreflex 304, 305, 311
Schluckstörungen 304
- Ätiologie 304
- Diagnostik 309
- Klinik 305
- Therapie 310
Schlucktechnik 309, 311
Schlußphase, Stimmlippen 92, 115
Schlüsselbeinatmung 84
Schreiatmung 69
Schreiknötchen 134
Schreiperiode 218
Schuleignung 399
Schwangerschaft 81, 322
SchwBG 404
Schwelltonvermögen 78, 100
Schwerbehindertenausweis 406
Schwerbehindertengesetz (SchwBG) 404
Schwerhörige 199
Schwerhörige, Rehabilitation 199
Schwerhörigenpädagogik 397
Schwerhörigenschule 389
Schwerhörigkeit
- Frühdiagnose 392
- hochgradige 385
Schwingung 8
- Periode 8
Schwingungsablauf, Stimmlippen 55
Schwingungsform, Stimmlippen 92
Schwingungsmuster, Stimmlippen 64
Schwingungsweite, Stimmlippen 91
Schwingungszyklus, Stimmlippen 58
Screening, Audiometrie 324, 325, 346
Screening-Verfahren, psychodiagnostische 39
Sedláčková-Syndrom 243
Seeman 5
Selbstentspannung, konzentrative 41
Selbstkontrolle 42
Semantem 209
Semantik 192, 209
Semiotik 202, 203
Sensibilitätsstörung, Schlucken 306
Septumplastik, Sänger 81
SES 223
SEV 224
- audiogen 224, 227
- Definition 222
- Diagnostik 227
- Differentialdiagnose 228
- familiär 225
- geistige Retardierung 225
- genetisch 224
- nach Hirnschäden 225

- organisch 224
- Prognose 229
- psychogen, 224
- Therapie 228
- umgebungsbedingt 224
- zentralorganisch 225
Shuntoperationen, Laryngektomie 189
Shy-Drager-Syndrom 296
Siebtests
- Pädaudiologie 392, 393
- psychodiagnostische 39
Sigmatismus 233
Signal 203, 204, 205
Signifikant 206
Signifikat 205, 206
Silent aspiration 306
Sing- und Sprechstimmfeld 106
Singstimme 73
- Mutation 71
Singstimmprofil 104
Sinnesvikariat 358, 398
Sklerodermie, Schlucken 304
Sonagramm 18, 29
Sonagraphie 108
Sonderkindergarten 399
Sonderpädagogik 399
Sonderschule 399
Sozialpsychologie 42
Soziolinguistik 211
Spannapparat, Larynx 52
Spasmophemie 275
spastische Dysphonie 297
Speech Pathology 1, 5
Speech-Bulb-Prothese 244
Spektralanalyse, Stimmklang 107
Spektrum 13
Sphinkter, velopharyngealer 61
Sphinkterfunktion, Glottis 47
Spirographie 85
Spirometrie 85
Sprachängste 42
Sprachaudiometrie 344
Sprache
- alphabetische 192
- Begutachtung 406
- Definition 192, 203, 208
- Entstehung 193
- Heuristik 193
- orale 192, 196
- Phylogenese 193
- Physiologie 192
- propositionelle 264
- zentrale Steuerung 201
Sprachentwicklung
- normale 215
- Symbolfunktion 219
- verzögerte 281

Sprachentwicklung, Voraussetzungen 215
Sprachentwicklungsstörung, SES 223
Sprachentwicklungsverzögerung, SEV 35, 222
Spracherkennung 29
Spracherziehung 396
Sprachfunktion 192
Sprachfunktionen, Hierarchie 196
Sprachheilkindergarten, Stottern 283
Sprachheilschule, Stottern 283
Sprachkompetenz 261
Sprachmerkmale 29, 31, 382
– distinktive 31
Sprachneurose 276
Sprachprozessor 382
Sprachrinde 261
Sprachschwächetypus 275, 281
Sprachstörungen
– Begutachtung 406
– hysterische 293
– neurasthenische 292
– neurotische 291
– psychotische 291
– zerebrale 38
Sprachsynthese 29
Sprachverarbeitung 192, 321
Sprachverstehen 218
Sprachzentrum 261
– Broca 263
– Wernicke 263
Sprechangst 280, 292
Sprechapraxie 256
– Ätiologie 256
– Diagnostik 256
– Klinik 256
– Therapie 256
Sprechberufe 73
Sprechen 196
– Physiologie 192
Sprecherstimme 73
Sprechhilfe, elektronische 184, 189
Sprechneurosen 277
Sprechscheu 292
Sprechstimme 73
Sprechstimmlage, mittlere 71, 99
Sprechstimmprofile 104, 105
Sprechstörungen, Begutachtung 406
Sprechunvermögen 299
Sprechvermögen 299
Sprechverständlichkeit 299
– Messung 255
Sprengeinsatz, Stimme 99
Stammeln 231
– Anwendungsübungen 237
– Artikulationsübungen 236
– Ätiologie 232
– Diagnostik 235
– dyspraktisches 234

– Einteilungen 232
– Häufigkeit 235
– Hörübungen 236
– inkonstantes 232
– inkosequentes 232
– isoliertes 232
– konditioniertes 234
– motorisches 234
– multiples 232
– partielles 232
– Prognose 238
– sensorisches 233
– sog. organisches 234
– Therapie 235
– Übungszeit 238
– universelles 232
Stapediusreflex 318, 325, 328
Steigerungsfähigkeit, Stimme 100
Stellknorpelluxation 165
Stellungsänderungen, Larynx 87
Stereotypien, Aphasie 264
Steroide, Stimme 122
Steuerung, Stimme 64, 74
Stillstand
– laryngoskopischer 160
– phonatorischer 157, 160
– respiratorscher 160
– stroboskopischer 160
Stimmbelastungstests 110
Stimmbruch 70, 71
Stimme
– Akustik 75
– Altersveränderungen 72
– Diagnostik 83
– Krankheiten 114
– Mißbrauch 118
– Physiologie 44
– Therapie 169
Stimmeinsätze 69, 98
Stimmentwicklung 70
Stimmerhöhung, operative 173
Stimmersatz 184
Stimmerzeugung 47, 54
– Body-Cover-Theorie 54
– Theorien 63
– Wirkungsgrad 59
Stimmfeldmessung 103
– spektrale 105
Stimmgattung 71, 75
Stimmgebrauch
– physiologischer 74
– unphysiologischer 74
Stimmheilkuren 174
Stimmintensität 63
Stimmklang 101
Stimmkrankheit 114
Stimmkrise 71

Stimmlippen
- Aufbau 54
- Grundbewegung 55
- Randkantenverschiebung 55
Stimmlippenbeweglichkeit
- phonatorische 47
- respiratorische 47
Stimmlippenbewegungen, paradoxe 297
Stimmlippenersatz 185
Stimmlippenknötchen 134
- Sänger 80
- Therapie 178
Stimmlippenlähmungen 161, 408
- idiopathische 164
- Neuritis 164
- periphere 162
- schlaffe 164
- straffe 163
- Therapie 180
- zentrale 161
Stimmlippenlänge, Messung 93
Stimmlippentumoren 159
Stimmlippenverstärkung, Stimmtherapie 174
Stimmprüfung, Sänger 78
Stimmrehabilitation
- Laryngektomie 184
- Teilresektionen 183
- Tumorchirurgie 182
Stimmreinheitsskalen 115
Stimmschwächetyp, familiär-hereditärer 152
Stimmsitz 78
Stimmstärke 63, 98
- Messung 102
Stimmstörung 114
- Begutachtung 407
Stimmtheorie
- myoelastisch-aerodynamische 64
- neurochronaxische 63
Stimmtherapie
- Biofeedback 176
- Botulinumtoxin 170
- kommunikative 174
- Laserchirurgie 172
- medikamentöse 170
- operative 171
- physikalische 169
- Psychotherapie 177
- Übungsbehandlung 174
Stimmtypen 76
Stimmübungen, Kindesalter 70
Stimmungsäußerung 67
Stimmversagen, intermittierendes 297
Stimmwechsel 70, 71
Stimulation, elektrische; CI 387
Stoffwechsel 195
stomatognates System 302, 309
Störung, Kommunikation 203

Störungsbewußtsein, Stottern 280
Stottern 274
- antizipatorisches 278
- Assoziationsübungen 283
- Ätiologie 275
- Ausweichreaktionen 280
- Definition 275
- Diagnostik 280
- EEG 276
- Embolophrasien 280
- Entspannungsübungen 283
- Entwicklung 278
- Erwachsenentherapie 283
- Frustration 279
- Frustrations-Theorie 277
- Häufigkeit 275
- Heilung 286
- Kapazitätenmodell 278
- Kindertherapie 281
- klonisches 279
- Konflikt-Theorie 277
- laryngeales 297
- Lee-Effekt 285
- Lerntheorien 277
- Leseübungen 284
- Medikamente 283, 284
- Neurose-Theorien 276
- Prognose 283, 286
- Psychoanalyse 277
- Redeübungen 284
- Rehabilitation 286
- Satzbildungsübungen 284
- semantische Theorie 277
- shadowing 285
- Sprachheilkindergarten 283
- Sprachheilschule 283
- Sprechangst 280
- Sprechübungsbehandlung 283
- Stadien 279
- Starthilfen 280
- Störungsbewußtsein 279-282
- Symptome 278
- Therapie 281
   *Grundmodelle 285
   *medikamentöse 283
   *nach Seeman 283
   *nach van Riper 284
   *„Sprich-fließend"-Modell 285
   *„Stottere-fließend"-Modell 285
   *Verhaltenstherapie 284
- tonisches 279
- verzögerte Sprachrückkopplung 285
Strahlentherapie 182
Striopallidum 276
Stroboskopie 90
Strömung, laminare, turbulente 9
Strömungsgesetze, Bernoulli 63

Strukturalismus 208
Strumektomien 162
Stummheit
– autistische 293
– psychisch bedingte 291
Stützgerüst, Larynx 47
Stützvorgang 76
Sukkulenzen, Larynx 135
Sulcus glottidis 152
– Therapie 173
Summ- und Resonanzübungen 175
Superiorparesen 162
Suprabulbärparalyse 295
Symbole 205
Symbolfunktion, Sprachentwicklung 219
Syndrom, apallisches 262
Synechie, Stimmlippen 153, 167
Syntagma 208
Syntax 192
– Entwicklung 220
Syringomyelie 295
Systemerkrankungen, Schluckstörungen 304

T

Tachylalie 274
Tachyphemie 287
Taschenfaltenstimme 134
– Therapie 178
Taschenfalten-Pseudotumoren,
  dyschylische 158
TAT 39
Tauglichkeitsuntersuchungen, Stimmberufe 110
Teilleistungsschwächen 224
Teilleistungsstörungen 37, 225, 232
Teilresektionen, Larynx 182
TEOAE 331, 332, 393
Test, dichotischer 345
Testbatterien 34
Testehrlichkeit 38
Testergebnisse, Interpretation 39
Testosteron 122
Testpsychologie 34
Tests, psychologische, 39
– Normierung 34
– Objektivität 34
– psychometrische 34
– projektive 39
– Reliabilität 34
– Validität 34
Text 211
Textlinguistik, kommunikative 211
Thalamus 276
Thalidomid 361
Therapiekonzepte, Larynxkarzinom 183
Therapieverordnung 181

Thorakalatmung 44
Thyreoplastik 172
Tiefatmung 84
Token-Test 38, 270
Tonhaltedauer 101
Tonhöhe 62, 98
– Messung 103
Tonhöhenumfang 70, 71, 100
Tonotopie 8, 319, 320, 387, 388
Tonsillektomie, Sänger 81
Tonus, Dysarthrie 251
Tracheostomaventile 188
Tracheotomie 310, 311
Training, autogenes 41
Transformationsgrammatik 207
Transinformation 28, 30
Transinformations-Index 28
Transitions, Phonetik 212
Transmittersubstanzen 114
Traumen, Larynx 164
Tremolo 78
Tremor 252
Trisomie 21 353
Trommelfell, Beurteilung 324
Tuba auditiva 314, 318, 353, 354, 362, 365
Tubenbelüftungsstörung 353, 355, 356, 365, 370
Tumoren
– dyschylische 134
– Larynx 157
Tumultus sermonis 287
Tuning, Vokaltrakt 59
Turbulenz 9, 115
Tympanometrie 325, 326
Tympanoplastik 371

U

Übergangserscheinungen, Phonetik 212
Übersichtsaufnahmen, Larynx 95
Übungstherapie, konbiniert-psychologische 174
UEP 5
Umschrift, phonetische 209
Unbehaglichkeitsschwelle 374
Unfallversicherung, gesetzliche 403
Unflüssigkeit, Rede 274, 279
– physiologische 220
Union der Europäischen Phoniater (UEP) 5
unisensorische Hörerziehung 398
Uranoplastik 247
Usher-Syndrom 359
Uvula bifida 245

V

Vallecula 305, 309
Valsalva 365
Veitstanz 296
Velopharyngoplastik 244
Ventilprothesen 184, 186
Ventiltönchen 11
Ventrikelprolaps 157
Verbalität
– automatische 265
– höhere 264
– niedere 264
– serielle 265
– soziale 265
Verhaltensanalyse 284
Verhaltensfragebogen 39
Verhaltenstheorie 284
Verhaltenstherapie 40, 42
– Stottern 42
Verknöcherung
– Kochlea 385
– Larynx 49
Verordnung, Therapie 181
Verschaltung, neuronale 322
Verschrobenheiten, sprachliche 293
Verständlichkeit
– Dysarthrie 255
– Ruktussprechen 186
Verstärkung, positive 42
Vertäubung 343
Verwechselungsmatrix, Transinformation 30
Vestibulum laryngis 60
Vibrato 78
Videoendoskopie 90
Videolaryngoskopie 90
Videofluoroskopie 310
Videokymographie 94
Virilismus 122
Virologie, Papillome 158
Vitalkapazität 45, 63
Vokale
– Akustik 32
– Artikulation 61, 199
– Phonetik 212
Vokalausgleich 78
Vokalfarbe 61
Vokalformanten 58

Vokalismyositis 156
Vokalisparese 156
Vokaltrakt 9, 10, 20, 21, 199
– Abstimmung 59
Vorfeldfunktionen, kognitive 37
Vorschul-Lerntest 35
Vorstufen, sprachliche 218

W

Wackelkontakt-Phänomen, Stimme 297
Wahrnehmungsstörungen 363
Wahrscheinlichkeit, Informationstheorie 25, 26
Wanderwellentheorie 319
Warzenfortsatz 313
Welle 19
Wellengleichung 19
Wellenlänge 19, 317
Wellenwiderstand 20
Wernicke-Aphasie 266
Windkesselfunktion, Ösophagus 185
Wissenschaftsgeschichte,
    Phoniatrie/Pädaudiologie 3
Wobble-Ton 341
Wolfsrachen 245
Wort 211
Wortfindungsstörungen 267
Wortsalat 264
Wortschatz 228
– Entwicklung 220

Z

Zäsuren 204
Zeichen 205, 206
Zeitsignal 13
Zelen, Larynx 157
Zerebralparesen 304
Zervikalnerven 302, 305
Zopfmuster, Stimmlippenmuskel 55
Zwangsneurose 292
Zweiwortsatz 219
Zwerchfellspannung 46
Zwerge 124
Zysten, Larynx 157